SCIENCE ET ART

DES

ACCOUCHEMENTS

PAR LE DOCTEUR

WILLIAM THOMPSON LUSK

PROFESSEUR D'OBSTÉTRIQUE, DE MALADIES DES FEMMES ET DES ENFANTS
A BELLEVUE-HOSPITAL

Ouvrage traduit sur la dernière édition américaine et annoté

PAR

LE DR DOLÉRIS

Chef de clinique d'accouchements et de gynécologie
de la Faculté de Médecine de Paris
Membre de la Société obstétricale et gynécologique de Paris

PRÉCÉDÉ D'UNE PRÉFACE

PAR LE PROFESSEUR PAJOT

PRÉSIDENT DE LA SOCIÉTÉ OBSTÉTRICALE ET GYNÉCOLOGIQUE DE PARIS
PROFESSEUR DE CLINIQUE A LA FACULTÉ DE MÉDECINE, ETC.

PARIS

GEORGES STEINHEIL, ÉDITEUR

2, RUE CASIMIR-DELAVIGNE, 2

SCIENCE ET ART

DES

ACCOUCHEMENTS

4816. — PARIS. IMPRIMERIE A. L. GUILLOT
7, rue des Canettes, 7

SCIENCE ET ART
DES
ACCOUCHEMENTS

PAR LE DOCTEUR
WILLIAM THOMPSON LUSK
PROFESSEUR D'OBSTÉTRIQUE, DE MALADIES DES FEMMES ET DES ENFANTS
A BELLEVUE-HOSPITAL

Ouvrage traduit sur la dernière édition américaine et annoté

PAR

LE Dr DOLÉRIS
Chef de clinique d'accouchements et de gynécologie
de la Faculté de Médecine de Paris
Membre de la Société obstétricale et gynécologique de Paris

PRÉCÉDÉ D'UNE PRÉFACE

PAR LE PROFESSEUR PAJOT
PRÉSIDENT DE LA SOCIÉTÉ OBSTÉTRICALE ET GYNÉCOLOGIQUE DE PARIS
PROFESSEUR DE CLINIQUE A LA FACULTÉ DE MÉDECINE, ETC.

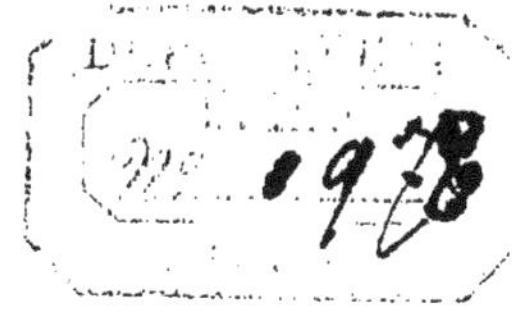

PARIS
GEORGES STEINHEIL, ÉDITEUR
2, RUE CASIMIR-DELAVIGNE, 2

PRÉFACE

Les médecins des divers pays ont reproché souvent aux praticiens français de ne pas connaître suffisamment les travaux publiés à l'étranger.

Il y a une vingtaine d'années ce reproche pouvait être fondé.

Mais, en obstétrique, pour ne parler que du sujet de ce livre qu'on me charge de présenter au public médical, les accusés seraient en droit, aujourd'hui, de renvoyer le reproche aux accusateurs d'autrefois.

A aucune époque, les traductions de mémoires, d'ouvrages, de traités dogmatiques, n'ont été aussi nombreuses, en France, qu'elles le sont depuis quelques années.

Il n'est guère de travail, d'une certaine notoriété, américain, anglais, allemand, etc., soit d'obstétrique, soit de gynécologie, qui n'ait trouvé, chez nous, son traducteur et son éditeur.

Contrairement à ces conditions, si favorables à la diffusion des sciences, les Américains semblent peu au courant des travaux français, les Allemands feignent de les ignorer et les Anglais ne les citent, à peu près, jamais.

Beaucoup d'obstétriciens et de gynécologues de ces divers pays en sont encore à Baudelocque et à Mme Boivin. Quelques-uns sont arrivés jusqu'à Jobert de Lamballe et les plus avancés n'ont guère dépassé P. Dubois.

On a pourtant beaucoup travaillé en France depuis vingt-cinq ans, mais, comme seulement un petit nombre des travaux de nos compatriotes ont été traduits en langues étrangères, nos idées sont restées presque inconnues aux hommes distingués en obstétrique et en gynécologie répandus dans les diverses contrées.

Le traité du docteur Thompson Lusk est un de ces livres où la tradition ne manque pas, sans doute. Personne, en 1885, n'a la prétention d'inventer les accouchements, mais l'originalité du terroir se montre assez fréquemment pour donner au livre un caractère personnel, genre de succès enviable, parce qu'il exclut la banalité.

L'auteur a commencé par une innovation d'une utilité peut-être contestable.

Au lieu de débuter par l'étude de la portion du squelette dans laquelle se passent les phénomènes qu'il va décrire, il a cru devoir faire l'anatomie des organes génitaux de la femme, pour rejeter l'ostéologie près du mécanisme de l'accouchement.

Sans rechercher le motif de cette marche bizarre, nous avouons ne pas saisir le bénéfice qu'en peut retirer le lecteur, mais il nous faut rendre justice aux descriptions : elles sont claires, aidées de figures excellentes et, sauf leur place, elles ne prêtent point à la critique.

Dans l'étude de la fécondation de l'œuf et de la grossesse, on trouvera sommairement presque toutes les notions désirables, mais, ici déjà, quelques travaux français eussent complété le tableau.

Le bassin osseux et les mécanismes de l'accouchement viennent ensuite.

Les vieilles traditions se retrouvent ici dans toute leur pureté, sauf l'erreur, datant de Baudelocque, et rectifiée depuis trente ans en France, erreur qui consiste à confondre le temps de *rotation externe* avec le temps de *restitution*.

L'auteur décrit encore les cinq temps classiques, auxquels on en a ajouté un sixième, qui en nécessitait un septième, pour être complet : le temps de *restitution* qui se produit quelquefois.

Le moment nous semble arrivé (nous le disions déjà timidement il y a une vingtaine d'années, dans nos cours à l'Ecole de Paris) de délaisser enfin ces traditions utiles et respectables quand on en était encore à l'analyse et à la collection des faits, mais surannées depuis l'époque où la synthèse est devenue possible.

Nous l'avons déjà dit : dans les manifestations purement physiques de la *vie*, quand les faits, analysés avec sagacité et interprétés avec justesse, sont devenus innombrables, la synthèse s'impose et l'on en tire souvent des données utiles.

Quand il s'agit de phénomènes biologiques, il est beaucoup plus difficile et souvent impossible de trouver la loi, en raison de l'intervention incessante de l'élément *vie*, dont l'essence inconnue vient, à chaque instant, compliquer le problème.

Mais, pendant le travail, la *vie* représente seulement la force initiale, cause des actes secondaires qui constituent, presque à eux seuls, le processus fonctionnel. Dans l'accouchement, à part la contraction et l'effort volontaire, manifestations vitales, tout le reste appartient plus à la physique qu'à la biologie.

Là, une sélection devient faisable; l'esprit peut séparer facilement les grands faits principaux des détails accessoires, une simplification est possible, les phénomènes fondamentaux apparaissent. La science a fait un pas.

Ainsi, quand on étudie le travail de l'accouchement avec la connaissance des faits acquis, on ne tarde pas à s'apercevoir qu'il n'y a dans les phénomènes mécaniques que *trois* temps véritables, se répétant pour les deux parties fœtales, *la tête et le tronc*, si la tête se présente la première, *le tronc et la tête*, si le tronc sort le premier.

Ces *trois* temps sont 1° la *progression* (1) (descente, engagement) souvent accomplie en partie à la fin de la grossesse; 2° la *rotation;* 3° l'*expulsion.*

Les prétendus temps : *flexion, extension, amoindrissement et restitution* ne sont que des phénomènes accessoires et corrélatifs des mouvements passifs qu'ils accompagnent, compléments plus ou moins nécessaires des changements commandés par l'accommodation fœtale. Ils ne sont que le *comment* de chacun des vrais temps de l'accouchement. Comment se fait la progression du sommet? L'extrémité céphalique est obligée, pour s'engager, de se fléchir dès que son volume dépasse la capacité du détroit supérieur, ou qu'elle s'appuie sur le segment inférieur de l'utérus, etc.

De même que tous les hommes qui savent enseigner se sont ralliés à la théorie de l'*accommodation* pendant la grossesse et le travail, de même, la *loi unique* des phénomènes mécaniques de tous les accouchements n'a plus guère d'opposants en France, tout le monde ayant compris, pour l'enseignement et la pratique, les avantages d'une synthèse réalisée si habituellement par la nature elle-même, l'unité dans la diversité.

De même, on délaissera bientôt la vieille tradition des cinq, six ou sept temps, chargeant la mémoire sans utilité pratique et l'on

(1) Une erreur m'a fait dire *flexion* au lieu de *progression* dans le Dictionnaire encyclopédique. Cette erreur a été reproduite dans *Les travaux d'obstétrique et de gynécologie.*

s'apercevra que les *trois* temps, décrits avec leurs phénomènes accessoires, suffiront à tous les besoins des accouchements naturels et artificiels.

De même, on abandonnera la routine qui décrit encore dans les traités les plus nouveaux, la dilatation, la formation de la poche des eaux, la rupture des membranes, l'écoulement du liquide amniotique comme des phénomènes du domaine de la vie, quand il est d'une évidence indiscutable que ce sont des faits qu'on observerait identiques, s'ils se passaient entre des corps inertes, sous l'influence de forces agissant de la même manière.

Ces réserves faites, les mécanismes sont décrits clairement, les soins à donner pendant l'accouchement normal, sont l'objet d'un chapitre très détaillé rempli de considérations sages et pratiques.

Seule, la conduite à tenir pendant la délivrance, sera vivement discutée en France, l'auteur paraît un partisan convaincu de la délivrance par *expression*.

La méthode par *expression* n'a pas rencontré chez nous une grande faveur.

Beaucoup d'entre nous, et à notre avis avec raison, la réservent pour les cas où le cordon rompu ne permet pas la méthode classique.

Comprimer, masser, exprimer un utérus souvent fatigué par des contractions énergiques et répétées pendant un grand nombre d'heures ne semble point à la majorité des accoucheurs français une pratique ayant pour elle la prudence et la raison.

La tension et les tractions douces sur le cordon, *tendre et attendre*, comme nous le disons, nous paraîtra toujours plus sensé.

Mais, quand la tige ombilicale vient à manquer, nous n'hésitons pas à donner d'abord à l'*expression* la préférence sur l'introduction de la main dans l'utérus. Ils sont nombreux les auteurs, les professeurs et les praticiens convaincus, qu'au nombre des manœuvres les plus propres à favoriser l'apparition de graves complications puerpérales, il faut ranger en première ligne les introductions de la main dans les délivrances artificielles:

Nous acceptons donc, la délivrance par *expression* seulement pour les cas où le choix est entre elle et l'introduction de la main, mais nous préférons toujours la méthode ancienne pour les délivrances ordinaires, en y adjoignant les précautions que nous enseignons. Il est vrai que les traités français les plus récents donnent, à propos de cette méthode ancienne et des préceptes que nous recommandons, les conseils les plus erronés. Ainsi quelques-uns veulent, qu'après avoir tendu le cordon, si le placenta, dont on a constaté le décollement, ne s'engage pas, on abandonne, pour le moment, les tentatives de délivrance pour y revenir plus tard. Nous affirmons, que de toutes les méthodes de délivrance, il n'en est pas de plus mauvaise. On s'expose ainsi à ne jamais extraire le placenta. Non. Il ne faut pas abandonner le cordon. Il faut, au contraire, continuer à le tenir *tendu*, jusqu'à ce que le délivre ait eu le temps de se *mouler et de s'accommoder* à la forme et au volume qu'il doit acquérir pour pouvoir traverser le canal utérin et pénétrer dans le vagin. Par cette simple manœuvre, faite avec *patience* et prudence, on extraira facilement les placentas normaux. Mais même ceux dont le volume propre, ou accru par de gros caillots renfermés dans les membranes, ou ceux dont la compacité est extrême traverseront, eux aussi, les voies génitales sans rupture du cordon.

Quant aux anesthésiques dans les accouchements naturels, l'auteur croit encore à l'anesthésie, sans la narcose. Il y a déjà plusieurs années que la question est résolue en France.

Les grossesses multiples, puis les accidents de la grossesse ouvrent le chapitre de la pathologie et toute cette partie est remplie de remarques utiles.

Mais nous nous séparons de l'auteur à propos de l'intervention dans les avortements incomplets.

M. Lusk est un partisan résolu de l'intervention pour extraire l'arrière-faix dans les avortements, nous sommes, nous, un partisan non moins absolu de l'expectation, en combattant les hémorrhagies dangereuses s'il y en a, bien entendu.

Si une portion du placenta est engagée dans l'orifice, nous recommandons de n'y point toucher, ce corps étranger stimulant l'action utérine, favorisant l'engagement et l'expulsion du délivre.

Si l'on y touche et que par malheur, ce qui arrive le plus souvent, on déchire la portion engagée sans pouvoir entraîner la totalité de l'arrière-faix, l'orifice se referme et la vie de la femme se trouve gravement compromise.

Pour nous, la limite de l'expectation, dans ces cas, nous est indiquée par l'odeur des lochies.

Dès que la mauvaise odeur se fait sentir, il faut agir. L'auteur du traité ne paraît connaître que les pinces à faux germe et l'instrument de G. Thomas. Il est singulier que les diverses espèces de curettes françaises ne lui aient pas encore été signalées.

« La nature des substances qui entrent dans la composition du tampon est une chose indifférente », nous sommes ici d'un avis tout à fait opposé, mais ce n'est pas le lieu de discuter ce point et d'apporter des raisons difficiles à réfuter.

Le traité dont nous donnons une idée sommaire, présente, en cet endroit, une singularité. Nous sommes forcés de l'avouer, elle nous paraît incompréhensible. Après la pathologie de la grossesse, l'auteur place un chapitre qu'il intitule *Chirurgie obstétricale*. Ce chapitre est bon sans doute, et il est surtout semé de notes par le traducteur, qui y défend, avec beaucoup de justesse, certaines idées françaises attaquées par les auteurs anglais surtout avec des raisons d'une très médiocre valeur.

Les inconvénients des mouvements de *latéralité*, dans les extractions par le forceps, ont le don d'exciter la critique des Anglais et des Américains, ce qui prouverait qu'ils ne les ont jugés qu'en théorie ou qu'ils ne savent pas les utiliser.

Toutes les opérations sont suffisamment décrites. De temps en temps, se rencontrent des préceptes un peu trop absolus, ainsi : « *dans les positions mento-postérieures la rotation du menton en avant par des applications répétées du forceps est inadmissible.* » Pourquoi donc? Puisque la nature tourne bien le menton en avant dans *l'immense majorité* des positions *mento-postérieures* vous ne voulez pas dire directes, nous supposons (il n'est pas certain qu'elles existent) mais *obliques droites*, comme elles sont le plus ordinairement.

Dites, cela est souvent difficile, quelquefois impossible; on n'obtient peu ou pas d'enfants vivants par cette opération. Mais ne dites pas « cela est inadmissible » quand la nature vous a montré cent fois l'exemple; « inadmissible » vous n'en savez rien.

Il est impossible, dans cette préface déjà trop longue, de signaler toutes les opérations et d'indiquer les remarques qu'elles susciteraient, mais, nous demandons ici personnellement la parole contre une de ces assertions absolues et risquées comme il s'en rencontre de temps en temps dans ce traité.

M. Lusk écrit à propos du céphalotribe qui lui appartient « sa *construction entraîne virtuellement l'abandon de deux idées chimériques sur l'usage et le mode d'action du céphalotribe à savoir : que l'instrument est capable d'aplatir la tête de manière qu'elle puisse traverser un bassin ne mesurant que cinq centimètres...* »

Personne n'a jamais tout vu. Personne ne sait tout, même

dans sa profession. M. Lusk ignore, qu'en France, on a fait passer, avec le céphalotribe, des fœtus à terme normaux par des bassins de cinq centimètres et au-dessous, *les rétrécissements ayant pu être mesurés quelques années après, sur le cadavre des femmes.*

L'auteur dit : « La méthode de M. Pajot n'a jamais conquis l'approbation des accoucheurs. » Qu'il nous soit permis de lui demander s'il l'a expérimentée ou vu expérimenter (1).

Le traducteur a fait suivre cette critique par des considérations très justes et que nous recommandons aux lecteurs.

Après l'exposé des opérations, le livre aborde la pathologie du travail. En général, on étudie la thérapeutique, la médecine opératoire après la pathologie. Ici, c'est le contraire ; mais, sauf l'ordre illogique que nous signalons, on trouvera dans cette partie du livre de bons chapitres sur les rétrécissements du bassin, les anomalies et les monstruosités fœtales un peu écourtées, l'éclampsie, l'hémorrhagie, le placenta prævia, les ruptures, les thrombus et, enfin, le volume est terminé par un sommaire des maladies puerpérales en quatre-vingts pages.

En résumé, tout en maintenant nos réserves sur les quelques points de nos désaccords avec l'auteur, nous sommes heureux de constater qu'il a fait un livre intéressant, témoignant d'études profondes et de connaissances pratiques très étendues. Le plus grand reproche qu'on puisse lui faire est son ordonnance bizarre, dont les motifs auraient besoin d'être expliqués. Mais, comme

(1) D'ailleurs, dans les sciences médicales, qualifier de « *chimériques* » les faits qu'on n'a pas encore observés, les résultats qu'on n'a pas obtenus, est une grosse imprudence. Ce qu'un homme n'a jamais vu, un autre a pu le voir, ce qu'il n'a jamais obtenu, un autre a pu l'obtenir. Seuls, les faits contradictoires échappent à cette règle. Une méthode qui a donné *sept* succès sur *neuf* bassins à opération césarienne, et l'*une* des mortes ayant une rupture *avant* l'opération, vaut, peut-être, la peine d'être tentée.

chacun est libre d'étudier les chapitres dans l'ordre qui lui convient, ce défaut, si défaut il y a, n'empêchera pas nos élèves et nos confrères de le lire avec grand intérêt.

Quant au traducteur, actuellement mon collaborateur à l'hôpital de Clinique d'Accouchements et de Gynécologie de Paris, les notes qu'il a placées dans ce livre parleront pour lui. Elles montreront l'homme intelligent, instruit et laborieux qu'il est.

Professeur PAJOT.

SCIENCE ET ART DES ACCOUCHEMENTS

ANATOMIE ET PHYSIOLOGIE

CHAPITRE Ier

ORGANES DE LA GÉNÉRATION CHEZ LA FEMME

Mont de vénus. — Vulve. — Grandes lèvres. — Clitoris. — Petites lèvres. — Vestibule. — Bulbe. — Méat urinaire. — Glandes sébacées. — Glandes muqueuses. — Orifice du vagin. — Hymen. — Vagin. — Vaisseaux du vagin. — Utérus. — Trompes de Fallope. — Ovaire. — Vaisseaux et dépendances de l'utérus. — Nerfs de l'utérus. — Lymphatiques. — Développement des organes femelles de la génération. — Arrêts de développement.

Les organes de la génération chez la femme se divisent naturellement de la façon suivante : 1° les parties génitales externes ou le pénil et la vulve (*Pudendum*) et le vagin ; 2° l'utérus, les trompes de Fallope et les ovaires.

Les parties génitales externes et la cavité vaginale servent surtout à l'acte de la copulation. Comme, d'autre part, elles constituent le canal traversé par l'enfant au moment de l'accouchement, la connaissance de leur structure anatomique est d'une haute importance pour ceux qui se vouent à la pratique de l'obstétrique.

Les organes internes, c'est-à-dire l'utérus, les trompes de Fallope et les ovaires, offrent un immense intérêt en raison du rôle qu'ils jouent dans la gestation ; ainsi l'ovaire fournit le germe aux dépens duquel le nouvel être va se développer. Les trompes de Fallope le reçoivent et le conduisent vers l'utérus. Dans la matrice, le germe fécondé trouve les matériaux nécessaires à son accroissement et à son développement ultérieur.

I. — PARTIES EXTERNES DE LA GÉNÉRATION. — VAGIN

Pénil et vulve (*Pudendum*). — C'est l'ensemble des parties génitales visibles extérieurement.

Cette région est constituée par le mont de Vénus, les lèvres, le clitoris et l'hymen. Située à l'ouverture inférieure du bassin, son aspect est celui d'un coin d'où le mot *cunnus, i, e; cuneus*. Sa base est formée par le mont de Vénus, coussin adipeux abondamment recouvert de poils, appliqué sur la symphyse pubienne. Comme sa position dépend du degré d'incurvation de la partie inférieure du tronc, elle peut quelquefois, par suite d'une inclinaison extrême du bassin, être dirigée assez en arrière pour rendre difficile l'introduction du spéculum et l'accomplissement de l'acte vénérien. Elle est divisée sur la ligne médiane par la fente vulvaire (*rima pudendi*), qui s'étend du mont de Vénus au périnée. De chaque côté de la vulve, on voit deux replis cutanés, longitudinaux, légèrement courbés et renflés, reposant sur des coussins de tissu aréolaire adipeux.

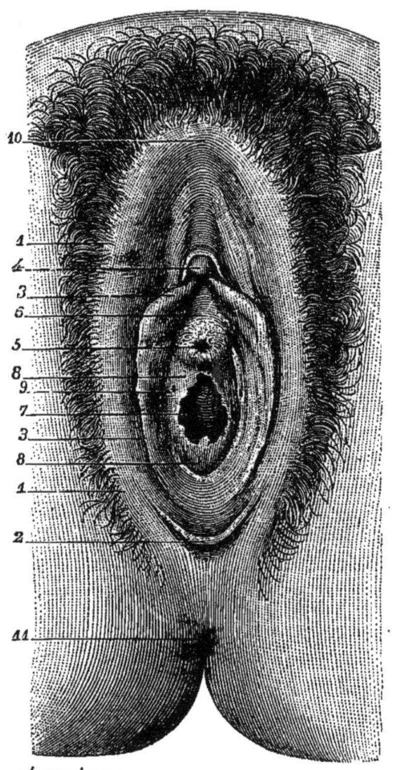

Fig. 1.— Parties génitales externes.—1. Grandes lèvres. — 2. Fourchette. — 3. Petites lèvres. — 4. Clitoris. — Prépuce et frein du clitoris. — 5. Méat urinaire. — 6. Vestibule. — 7. Orifice du vagin. — 8. Membrane de l'hymen. — 9. Orifice de la glande vulvo-vaginale, ou glande de Duverney. — 10. Commissure antérieure des grandes lèvres. — 11. Orifice anal.

Ces replis constituent les *grandes lèvres* qui, comme le mont de Vénus, mais à un degré moindre, sont recouvertes de poils. Chez la femme jeune et bien portante, elles sont fermes et bien pleines, tandis que chez les personnes avancées en âge ou dont la constitution est délabrée, elles sont ridées et pendantes par suite de la diminution du tissu adipeux. — Les grandes lèvres agissent comme une sorte de valve qui ferme l'orifice du vagin; d'où le terme *vulva, i, e; valva*, la *porte à deux battants* des anciens. Quand elles sont pleines et bien bombées, elles sont presque adossées l'une à l'autre et constituent la « vulve fermée » (*vulva connivens*). Mais la diminution du tissu adipeux entraîne, par suite de leur flaccidité consécutive, un entrebâillement des grandes lèvres, ce qui crée la vulve béante (*vulva hians*).

Les *grandes lèvres* présentent une face externe et une face interne. La face externe possède les caractères ordinaires des tissus cutanés et est abondamment pourvue de glandes sébacées volumineuses. L'autre face est en tout point semblable à une membrane muqueuse, hormis que les follicules muqueux sont remplacés par des glandes sébacées. Le tissu cellulaire sous-cutané est composé de tissu connectif, riche en éléments élastiques et renferme des lobules graisseux continus avec le tissu adipeux sous-jacent. Il sert de support à un plexus veineux remarquable auquel est principalement due la turgescence des grandes lèvres dans le prurit et celle qui accompagne l'excitation vénérienne. L'existence d'éléments contractiles n'a jamais été démontrée.

Cette opinion est en désaccord avec celle de quelques auteurs français. Le professeur Sappey décrit aux grandes lèvres une couche musculaire lisse, véritable dartos de la femme, analogue à la tunique correspondante du scrotum. D.

Les deux extrémités de la vulve portent le nom de *commissures antérieure et postérieure* des grandes lèvres. Mais ces termes, en tant qu'ils comportent l'idée de bandes unitives entre les grandes lèvres sont impropres, car Luschka (1) a montré que ces replis se continuent directement : en avant avec le mont de Vénus et avec le périnée en arrière.

Le *clitoris* est un petit corps allongé, immédiatement situé au-dessous de la commissure antérieure. Par sa forme et sa structure, il ressemble au pénis, mais il en diffère par l'absence de corps spongieux et d'urèthre. On le divise en trois parties : racines, corps et gland. Les *racines* sont longues, fusiformes et insérées sur les bords de la branche ascendante de l'ischion et descendante du pubis. Le *corps* est formé par la réunion des racines sur la ligne médiane, immédiatement au-dessous de l'arcade pubienne. Même dans l'état d'extrême érection, sa longueur moyenne n'excède pas deux centimètres et demi. Le *gland* est arrondi, imperforé. Il atteint parfois le volume d'un petit pois. L'enveloppe épidermique du gland offre une coloration rouge pâle. Elle est pourvue de papilles dont une partie reçoit des vaisseaux et l'autre des terminaisons nerveuses semblables à celles décrites au mamelon et appelées par Krause bulbes terminaux (*End-Kolben*). Le système nerveux du clitoris est plus complètement développé que le système nerveux correspondant du pénis. On considère cet organe comme le siège des sensations voluptueuses ressenties par la femme au moment de la copulation.

Les *petites lèvres* sont deux replis muqueux, étroits, à surface rouge et humide, situés entre les grandes lèvres avec lesquelles ils se continuent par leur face externe. Leur face interne est continue à la muqueuse du vestibule. Quelquefois, on les désigne sous le nom de *nymphes*. *Nymphæ vocantur vel quod sint castitatis præsides, vel*

(1) Luschka. *Die Anatomie des menschlichen Beckens*, p. 407.

quod sponsum primo intermittant, vel quod aquis prosilientibus præsint (Plazzonus) (1). C'est-à-dire, comme l'écrit Charles Bell dans son *Anatomie* : le plus modeste des usages qu'on leur ait attribué, est celui de la direction du cours de l'urine. Lorsque, comme chez la femme vierge, la fente vulvaire est étroite, les petites lèvres sont cachées et protégées par les grandes. Mais avec une vulve béante, par suite de leur exposition à l'air, les petites lèvres acquièrent une

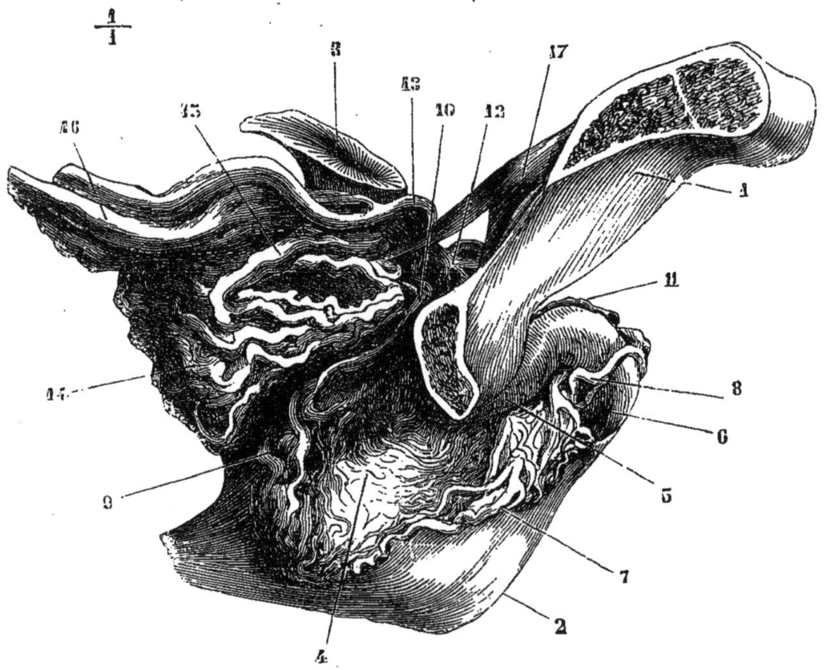

Fig. 2. — Vue latérale des organes des parties génitales externes de la femme. — 1. Pubis. — 2. Petites lèvres. — 3. Vessie. — 4. Bulbe du vagin. — 5. Racines du clitoris. — 6. Gland du clitoris. — 7. Veines allant du bulbe du vagin vers le clitoris. — 8. Veines allant à la région dorsale du clitoris. — 9. Veines émergentes de la partie postérieure du bulbe. — 10. Veine qui en provient. — 11. Veine dorsale du clitoris. — 12. La même se réunissant à des veines postérieures du bulbe pour se jeter dans une . . . — 13. Veine vésicale. — 14. Plexus vésical. — 15. Veine émergente de ce plexus. — 16. Veine vésicale (Beaunis et Bouchard).

couleur bleu sale et participent des caractères de la peau. Chez les femmes Hottentotes et Boschimanes elles atteignent parfois une longueur de vingt centimètres et constituent le *Tablier des Hottentotes*.

Chacune des petites lèvres se divise à sa partie antérieure en deux replis. Le repli externe qui se réunit au repli correspondant du côté opposé pour former un capuchon au clitoris : *prépuce du clitoris;* les replis inférieurs qui convergent et se réunissent pour constituer

(1) Luschka. *Die Anatomie des menschlichen Beckens*, Tubingen, 1864, p. 408.

le *frein du clitoris*. Ces attaches servent à porter le clitoris au contact du pénis, tandis que les petites lèvres sont refoulées intérieument durant l'acte de la copulation. Les petites lèvres se réunissent en arrière, dans la plupart des cas, et forment un mince repli circulaire ; *frein de la vulve* ou *fourchette*. On considère habituellement la fourchette comme étant la commissure des grandes lèvres, mais Luschka (2) a démontré l'inexactitude de cette opinion.

Le *vestibule* est l'espace angulaire limité par les petites lèvres et l'orifice du vagin.

Les *bulbes* du vagin sont constitués par deux paquets veineux réticulés, courbés, en forme de sangsue, situés de chaque côté, entre le vestibule et l'arcade pubienne. Kobelt a démontré qu'ils correspondent aux deux moitiés séparées du bulbe de l'urèthre de l'homme. Ils sont composés de tissu érectile, et, distendus par le sang, ils mesurent près de trois centimètres de longueur. Tandis que la tête de l'enfant traverse la vulve pendant la parturition, les bulbes du vagin sont repoussés en avant de façon à prévenir toute compression entre l'arcade pubienne et la tête du fœtus. Leur rupture peut néanmoins se produire quelquefois et l'hémorrhagie aboutit alors à la formation d'un *thrombus* des grandes lèvres. Les extrémités antérieures des bulbes du vagin sont plus amincies et communiquent, par l'intermédiaire d'un petit plexus (*plexus intermédiaire* de Kobelt) avec les vaisseaux du gland du clitoris. C'est à travers cette voie de communication que le sang, refoulé durant l'excitation vénérienne, par les contractions réflexes du muscle *constrictor cunni;* passe du bulbe turgescent dans le gland du clitoris.

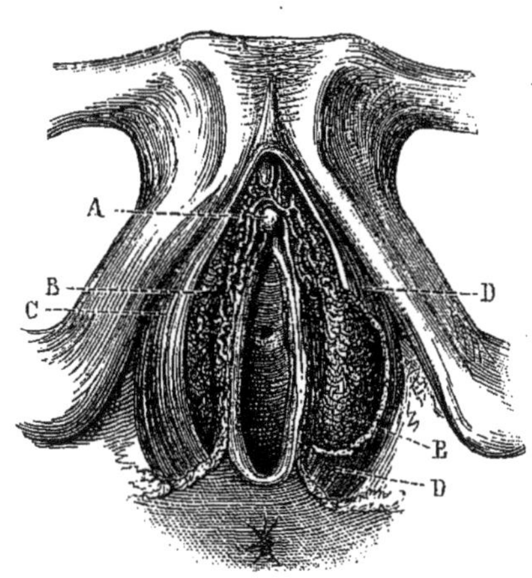

Fig. 3. — Vue de face des organes érectiles des parties génitales de la femme. — A. Clitoris. — BB. Bulbes du vagin situés de chaque côté de l'extrémité inférieure de ce conduit. — C. Moitié droite du muscle constricteur du vagin. — DD. Moitié gauche du muscle constricteur du vagin. — Le muscle a été échancré pour mieux laisser voir le bulbe correspondant.

Le *méat urinaire* est situé sur la ligne médiane, à la partie inférieure de la cavité vestibulaire, à deux centimètres environ du gland du clitoris. Il présente un anneau de fibres musculaires qui le

(1) Luschka. *Loc. cit.*, p. 404.

tient fermé dans les circonstances ordinaires. La présence de ces fibres détermine un bourrelet de la muqueuse, qui est facilement reconnu par le toucher et sert de guide pour l'introduction du cathéter.

On trouve dans le tissu des nymphes une grande quantité de *glandes sébacées* qui sécrètent une matière grasse, blanc jaunâtre, douée d'une odeur spéciale. Cette matière, par son accumulation au-dessous du prépuce du clitoris, constitue le *smegma préputial,* si ordinaire chez les femmes qui négligent les soins de propreté.

Les *glandes muqueuses* de la vulve sont divisées en deux groupes : grandes glandes vestibulaires et petites glandes vestibulaires. Celles-ci au nombre de cinq ou sept sont irrégulièrement disposées au voisinage du méat urinaire. Elles appartiennent à la variété des glandes en grappes composées, ont à peu près le volume d'une graine de pavot et possèdent des conduits volumineux, courts, munis de larges orifices.

Selon Tyler Smith, un de ces orifices peut être assez dilaté pour rendre possible l'introduction d'un cathéter de petit calibre, et faire supposer au chirurgien qu'il a atteint la vessie, alors que son instrument est réellement engagé dans un cul-de-sac (1).

Les *grandes glandes vestibulaires* furent, pour la première fois, vues chez l'homme par Bartholin. Elles portent tantôt son nom, tantôt celui de Duverney. Au nombre de deux, elles sont du volume d'un pois, et de couleur jaune rougeâtre. Elles sont situées en arrière des extrémités postérieures du bulbe du vagin qui, néanmoins, les recouvre en partie. Elles appartiennent à la variété des glandes en grappes composées. Les acini s'ouvrent dans un conduit long de 15 à 18 millimètres, large à son origine mais se rétrécissant vers son extrémité. Le conduit suit une direction oblique le long du côté interne du bulbe du vagin, et se termine en avant de l'hymen, à l'angle que l'hymen ou ses vestiges (*caroncules myrtiformes*) forment avec les parois du vestibule. Les glandes de Bartholin sécrètent une humeur jaunâtre, visqueuse, qui favorise l'expulsion du fœtus au moment du travail. En rendant ces régions humides et glissantes, cette sécrétion les protège contre les violences mécaniques. Une abondante sécrétion peut également être causée par des rêves voluptueux, ou, d'une façon plus réelle, elle peut être provoquée par toute sorte d'excitations vénériennes. Elle est beaucoup plus copieuse chez les jeunes personnes que chez celles qui sont arrivées au terme moyen de la vie, et, dans la vieillesse, elle semble parfois cesser entièrement.

L'*orifice du vagin* est limité par les petites lèvres et le vestibule. Il présente de grandes différences, à la fois de volume et d'aspect,

(1) W. Tyler Smith. *Manual of Obstetrics*, p. 22.

chez les jeunes enfants, les vierges, les femmes adonnées aux rapports sexuels et celles qui ont eu des enfants.

Chez la vierge, il est en partie fermé par un repli de la muqueuse : l'*hymen*. Ce repli affecte habituellement la forme d'un croissant, présente un bord libre concave qui regarde vers le méat urinaire et est muni, à la partie antérieure, d'une petite ouverture destinée à l'écoulement des règles. Il existe, cependant, un certain nombre d'autres variétés d'hymen moins communes, dont voici les plus importantes : 1° L'hymen annulaire, à ouverture petite et centrale ; 2° l'hymen criblé, à orifices étroits et multiples ; 3° l'hymen imperforé qui entraîne une occlusion complète du vagin et détermine la rétention des menstrues ; 4° l'hymen frangé, en raison de sa ressemblance avec l'extrémité frangée des trompes de Fallope. Cette variété possède une grande importance médico-légale en ce qu'elle pourrait être confondue avec une rupture réelle de la membrane hyménéale.

Les minces tissus qui constituent l'hymen sont d'habitude déchirés au premier coït complet. La rupture de l'hymen n'est pas, cependant, dans tous les cas le résultat forcé du rapprochement sexuel. Une jeune fille de dix-neuf ans, traitée en ce moment pour des accidents d'aménorrhée dans le service gynécologique de l'hôpital de Bellevue, présente un hymen parfait, percé d'une ouverture de dimensions ordinaires. Cependant les tissus de cette membrane sont assez extensibles, pour qu'un spéculum Fergusson d'un moyen volume (deux centimètres et demi), ait pu, à plusieurs reprises, être introduit dans un but d'exploration, sans avoir aucunement compromis l'intégrité de l'hymen. Hyrtl, signale un spécimen d'organes génitaux femelles, conservé au musée de Meckel, à Halle, où l'hymen est resté parfait, bien que la femme eût accouché d'un enfant de sept mois (1).

Nous devons à Schrœder (2) cette notion que les éminences charnues, connues sous le nom de *caroncules myrtiformes*, sont le résultat du travail de l'accouchement et non, dans la majorité des cas, l'effet du rapprochement sexuel. Le coït produit simplement une solution de continuité sur un ou plusieurs points des bords libres de l'hymen. Mais, la compression exercée par la tête de l'enfant durant le travail, amène la nécrose et la chute de cette membrane encore persistante bien que déjà déchirée. Ultérieurement, les saillies isolées de tissu muqueux qui persistent d'ordinaire autour de l'orifice vaginal, constituent les derniers vestiges apparents de l'hymen. Ma propre expérience est absolument conforme à cette vue. J'ai toujours, chez les jeunes filles publiques nullipares, entrées à l'hôpital Bellevue,

(1) Hyrtl. *Handbuch der topographischen Anatomie.* Wien, 5 te. Auflage, Bd. II, p. 162.
(2) Schroeder. *Schwangerschaft, Geburt und Wochenbett*, Bonn, 1867, p. 6.

pour des maladies de matrice, rencontré un hymen déchiré, jamais des caroncules myrtiformes (1).

Vagin. — Le vagin est un canal membraneux reliant l'utérus aux parties génitales externes. Il suit une direction oblique en avant, à partir de ses insertions au col utérin jusqu' à son orifice vulvaire. Ses parois, antérieure et postérieure, sont, en l'absence de toute dilatation artificielle, adossées l'une à l'autre. En raison de l'extrême extensibilité de son tissu, on s'exagère habituellement sa longueur. En admettant la possibilité de variations considérables liées au poids, à la situation, etc., de l'utérus, on peut adopter comme une bonne moyenne de mensuration : six centimètres et demi pour la paroi antérieure, et huit centimètres environ pour la paroi postérieure (2). Le vagin est situé entre le rectum et la vessie et présente des connexions plus ou moins intimes avec ces deux organes. Dans son cinquième supérieur, il est séparé du rectum par le cul-de-sac de Douglas. A partir de ce point, et jusqu'à sa limite inférieure, le vagin et le rectum forment une cloison commune, la *cloison recto-vaginale*. Au-dessus du plancher du bassin, une couche de tissu cellulaire continu au fascia pelvien relie le vagin au rectum. Au-dessous, l'union entre les deux organes se fait directement. C'est seulement la moitié supérieure de la paroi commune que Luschka (3) désigne sous le nom de *cloison recto-vaginale*.

Dans sa moitié supérieure, la paroi antérieure du vagin est unie à la vessie par l'intermédiaire d'un tissu connectif lâche, tandis que dans sa moitié inférieure, elle est intimement soudée aux tissus situés autour de l'urèthre. La cloison ainsi formée entre l'urèthre et le vagin se nomme *cloison uréthro-vaginale*.

Le cul-de-sac (*fornix*), c'est ainsi qu'on nomme le segment le plus élevé du vagin, embrasse circulairement le col de l'utérus et remonte au moins deux fois plus haut sur sa face postérieure que sur sa face antérieure. En dehors de toute distension artificielle, les parois du vagin sont directement appliquées sur la portion vaginale du col.

La *structure* des parois du vagin n'est pas la même dans toutes les parties de ce conduit. Dans son segment supérieur, la face interne est

(1) Dans une série de recherches publiées en 1879 et 1880 (*Progrès médical et archives de tocologie*), Budin a complété cette doctrine, en y ajoutant des aperçus personnels au double point de vue embryogénique et obstétrical pur. Pour lui l'horifice hyménéal fait partie intégrante du vagin dont il constitue l'orifice réel et c'est à sa résistance que sont dues la difficulté et la longueur de la deuxième période du travail, dans certaines circonstances où l'on incrimine sans distinction l'ensemble des parties molles du périnée. Cette donnée vient d'être remise en question par les nouvelles recherches de Wertheimer (*Journal de l'anat.*, 1883), Tourneux et Legay (*Soc. de biologie*, 1884), Pozzi (*Soc. de biologie*, 1884). D.

(2) Luschka. *Die anatomie des menschlichen Beckens*. Tubingen, 1864, p. 383.

(3) *Loc. cit.*, p. 384.

à peu près lisse et unie, et son épaisseur mesure de deux à trois millimètres. Les parois elles-mêmes sont composées d'une muqueuse, d'une tunique musculaire et d'une couche extérieure ou gaîne, nature connective. Cette dernière est essentiellement élastique et

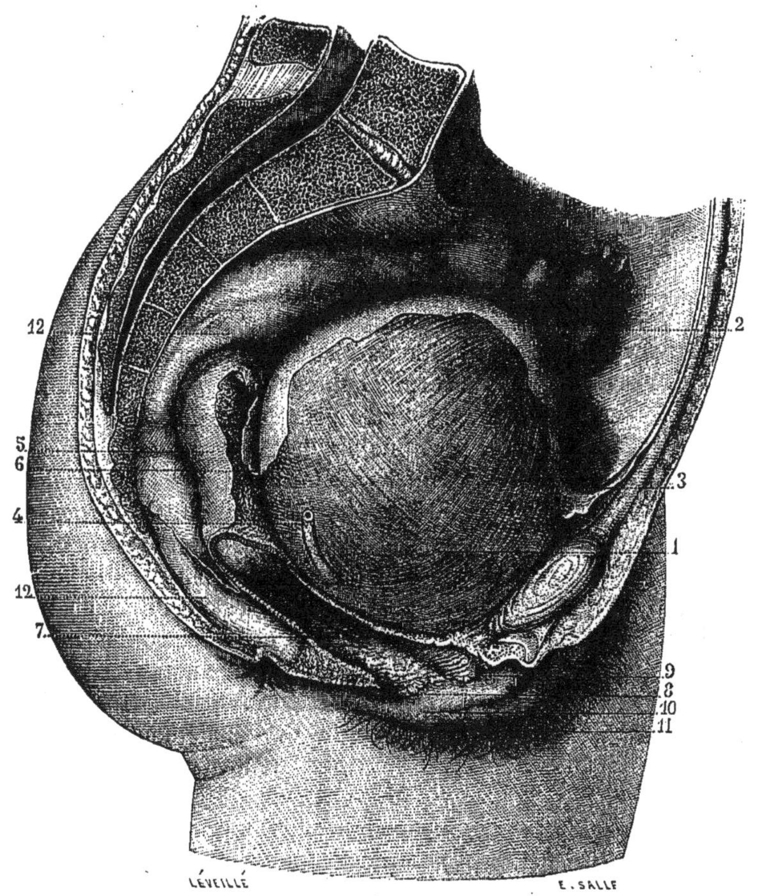

Fig. 4. — 1. Cavité vésicale dans laquelle ont été injectés par l'uretère 450 grammes d'eau. — 2. Sommet de la vessie s'élevant à 5 centimètres au-dessus de la symphyse pelvienne et restant situé bien en arrière de la paroi abdominale antérieure. — 3. Cul-de-sac que décrit le péritoine en passant de cette paroi sur la vessie; on peut remarquer qu'il se rapproche beaucoup de la symphyse. — 4. Partie terminale de l'uretère droit. — 5. Utérus très fortement refoulé en arrière et en bas, et dont la direction diffère peu de celle du vagin. — 6. Cul-de-sac utéro-vésical du péritoine. — 7. Cavité du vagin. — 8. Son extrémité antérieure. — 9. Méat urinaire. — 10. Petite lèvre. — 11. Grande lèvre. — 12. Rectum fortement déprimé par l'utérus et séparant cet organe de la convexité du sacrum.

sert de support aux vaisseaux sanguins. Les fibres musculaires, de la variété des fibres lisses, courent dans deux directions, longitudinale et transverse, et, elles sont si bien entrecroisées qu'on ne peut, par la dissection, les séparer en deux couches distinctes.

La gaîne connective et les couches musculaires gagnent en épaisseur à mesure qu'elles se rapprochent de l'orifice du vagin. Un anneau de fibres striées (*sphincter vaginal* de Luschka) entoure l'extrémité inférieure du vagin et de l'urèthre. La contraction de ce sphincter n'exerce pas seulement son action sur l'orifice du vagin, elle sert également à fermer l'urèthre en le comprimant contre la cloison uréthro-vaginale (1).

On appelle *colonnes du vagin* deux saillies épaisses qui s'étendent sur la ligne médiane des parois antérieure et postérieure du conduit, sur son segment inférieur seulement. La colonne antérieure est, dans la majorité des cas, la plus accusée. Un sillon longitudinal la divise souvent en deux parties. Dans la trame de ces épaisses saillies, les fibres musculaires offrent une disposition réticulaire et contiennent des rameaux émanés des plexus veineux. Les colonnes présentent donc une structure semblable à celle des corps caverneux. Pourtant elles ne sont pas douées de propriétés érectiles. A l'état de turgescence, elles servent à l'occlusion du vagin, mais leur résistance, comparable à celle d'une éponge gonflée, est facile à vaincre (2). La muqueuse qui tapisse les colonnes est très épaisse et abondamment pourvue de vaisseaux.

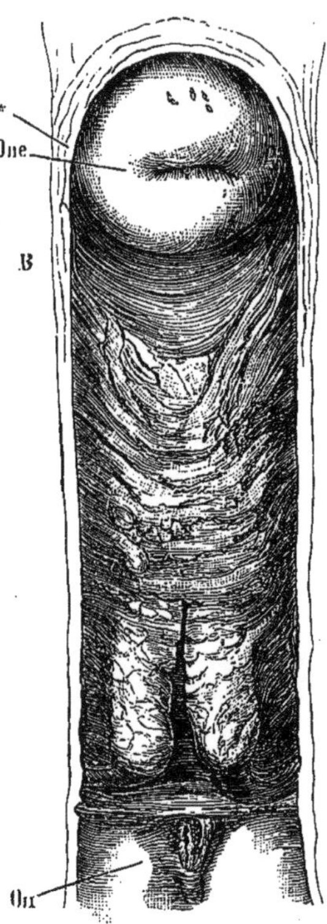

Fig. 5. — Vagin vu dans toute sa longueur (la partie postérieure a été sectionnée et détachée). *Ou*. — Orifice de l'urèthre. — *Oue*. Orifice utérin externe. — B. Section de la paroi au niveau du cul-de-sac.

Le vagin est également sillonné de saillies transversales (*cristæ* et non *rugæ*, ce ne sont pas de simples plicatures) beaucoup plus marquées sur la paroi antérieure que sur la postérieure. Ces saillies ont, chez les vierges, une consistance presque cartilagineuse. Tout ce qui diminue la tonicité des tissus, comme le catarrhe chronique, l'accouchement et toute cause de même nature, contribue à les effacer et à rendre lisse la surface du canal.

La muqueuse du vagin est pourvue d'un grand nombre de pa-

(1) Luschka. *Die anatomie des menschlichen Beckens*, Tubingen, 1864. p. 387.
(2) Henle. *Handbuch Eingeweidelehre des Menschen*, Braounschweig, 1866, p. 450.

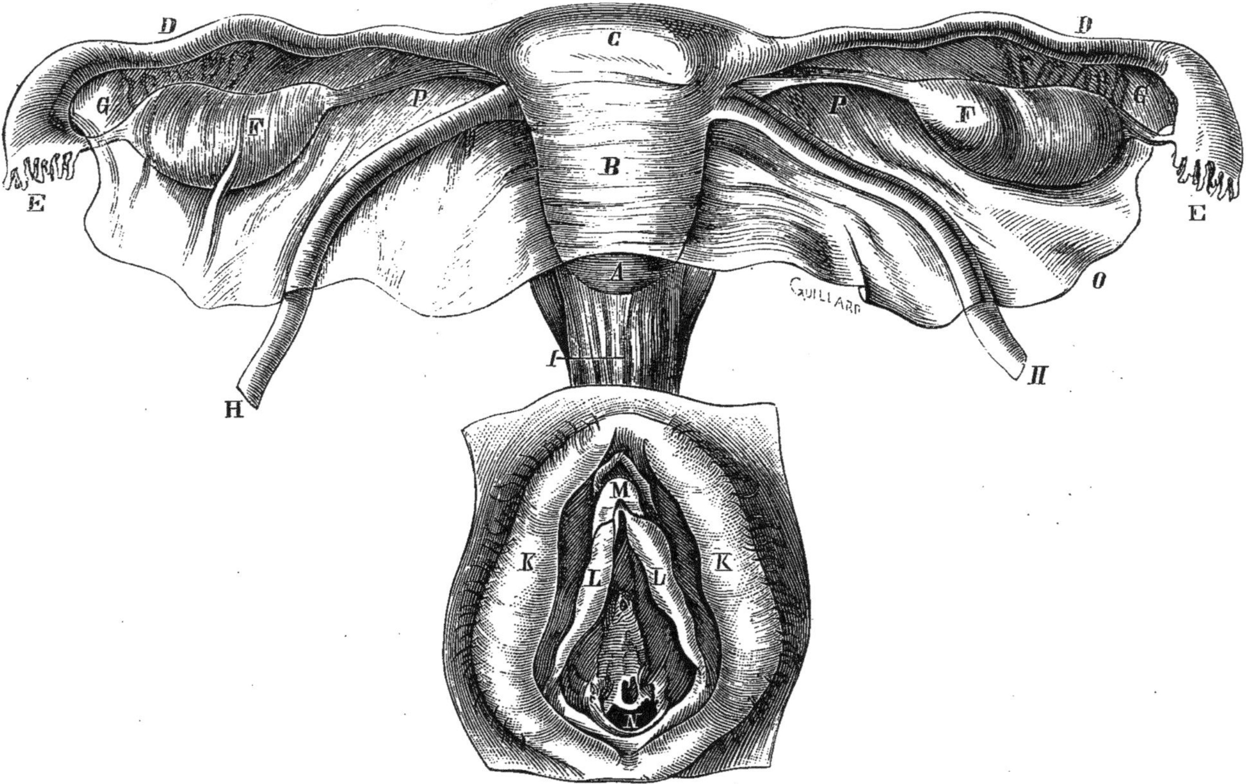

Fig. 6. — A. Portion vaginale du col. — B. Corps de l'utérus. — C. Fond. — D. Trompe de Fallope. — E. Franges. — F. Ovaires. — G. Paroviarium. — H. Ligaments ronds. — I. Vagin. — K. Grandes lèvres. — L. Petites lèvres. — M. Clitoris. — N. Hymen (Beigel).

pilles vasculaires qui, dans certaines conditions, celles surtout afférentes à la grossesse, peuvent prendre un degré de développement si considérable qu'elles donnent au doigt une sensation granuleuse caractéristique.

Malgré l'absence de glandes sécrétantes, la surface du vagin est, même à l'état de repos, enduite d'une mince couche de mucus acide. L'orgasme vénérien, la menstruation et la grossesse augmentent de beaucoup la quantité de cette sécrétion. Les artères hypogastrique, utérine, vésicale et honteuses envoient toutes des branches au vagin. On peut quelquefois sentir les battements de l'artère utérine à travers les parois du fond du vagin. Durant la grossesse, ces battements sont assez marqués pour constituer un signe important de gravidité.

Les veines forment autour du vagin un plexus fermé. Comme toutes les veines du bassin, elles sont dépourvues de valvules. Aussi sont-elles exposées à la stase sanguine, toutes les fois qu'une cause quelconque vient créer un obstacle à la circulation en retour. La stase veineuse, en dilatant les veines du vagin, communique à cet organe une coloration pourpre foncé. Comme les conditions précédentes sont absolument réalisées dans l'état de gestation, Jacquemin et Kluge ont proposé de ranger cette coloration, qu'ils ont comparée à celle de la lie de vin, parmi les signes de la grossesse. Toutefois on l'observe encore, quoique à un moindre degré, dans les cas de prolapsus utérin, de tumeurs pelviennes et autres circonstances analogues. Comme il existe une libre communication entre les plexus du vagin et ceux de la vulve, de la vessie, du rectum et de l'utérus, s'il se produit un trouble dans la circulation de l'un quelconque de ces organes, ce trouble doit nécessairement se traduire par un désordre circulatoire dans les organes contigus.

Les rapports généraux qui existent entre les parties génitales internes et externes sont admirablement représentés dans la figure 6 empruntée à Beigel (1). Elle offre l'ensemble complet du système génital d'une vierge (grandeur naturelle).

II. — UTÉRUS, TROMPES DE FALLOPE ET OVAIRES

Utérus. — L'utérus de la femme vierge diffère un peu par sa forme et son volume de celui de la femme qui a eu des enfants. La description qui va suivre ne doit s'appliquer qu'à l'utérus des femmes nullipares. En raison de sa forme extérieure, l'utérus a été comparé à une bouteille renversée, à large goulot. Il est aplati d'avant en arrière. Sa

(1) Beigel. *Die krankheiten des weiblichen Geschlechtes*, Erlangen, 1874, Bd. I, p. 23 (*fig.* 2).

longueur moyenne est d'environ soixante-deux millimètres. Mais ces dimensions sont sujettes à varier. Un étranglement assez nettement accusé le divise en deux parties à peu près de même longueur. La partie supérieure, plus développée, présente deux faces : l'une antérieure aplatie, l'autre postérieure convexe. Elle est limitée par trois bords : un bord supérieur un peu convexe et deux latéraux qui sont convexes en haut et concaves en bas. Les trompes de Fallope traversent l'utérus à l'angle de réunion des bords supérieur et latéraux. A ce niveau, la largeur de l'utérus est d'environ trente-sept millimètres.

La partie inférieure est fusiforme et mesure environ treize millimètres dans son plus grand diamètre. Cette dernière portion de l'utérus est appelée *cervix* ou *col*. Celle comprise entre le col et les trompes de Fallope constitue le *corps* de l'organe. Le *fond* est le segment situé au-dessus des trompes.

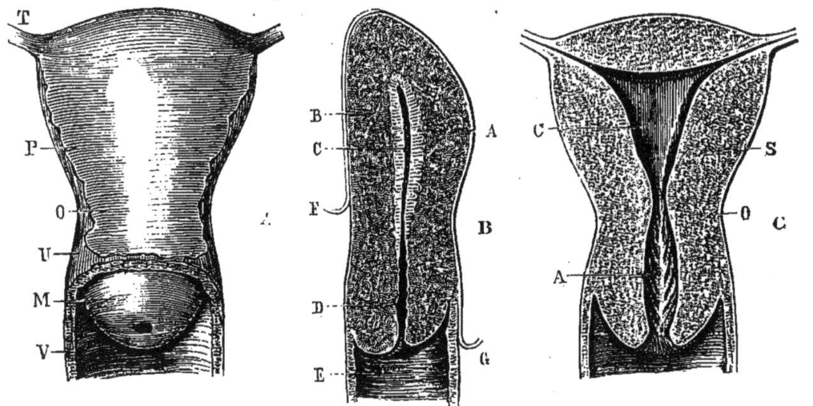

Fig. 7. — **A.** Utérus d'une fille vierge vu par la face antérieure : M. Portion vaginale du col. — O. Isthme utérin, séparant le corps du col. — P. Corps de l'utérus. — T. Trompes. — V. Vagin.
B. Coupe antéro-postérieure d'un utérus nullipare : A. Membrane muqueuse. — B. Tissu musculaire. — C. Cavité du corps. — D. Cavité du col. — E. Conduit vaginal. — F. Cul-de-sac vésico-utérin du péritoine. — G. Cul-de-sac recto-vaginal du péritoine.
C. Coupe transversale d'un utérus multipare : A. Cavité du col et arbre de vie. — C. Cavité du corps. — O. Isthme séparant le corps du col. — S. Tissu propre.

L'extrémité inférieure du col proémine librement dans le vagin et constitue la *portion vaginale.* Elle présente une ouverture transversale dont la largeur varie d'un à quatre millimètres. On la nomme orifice externe, ou plus habituellement museau de tanche, en raison de ce que les anatomistes la comparent comme forme à la bouche de ce poisson. Le museau de tanche est limité par deux lèvres, dont l'antérieure est toujours plus longue que la postérieure. Mais, la distance de l'orifice externe à l'insertion vaginale n'étant, en avant, que la moitié de cette distance considérée à la partie postérieure, le doigt, dans l'exploration faite par le vagin, éprouve une sensation telle que la lèvre antérieure paraît en réalité la plus courte des deux. La longueur, invariablement plus grande de la lèvre antérieure, combinée à l'obliquité naturelle de l'utérus, fait que l'orifice externe regarde presque directement en arrière, disposition dont on peut facilement se rendre compte par l'examen des organes, *in situ*, à l'aide du spéculum de Sims.

Sur la section latérale de l'utérus, on voit qu'il est pourvu d'une cavité dont la partie supérieure, ou cavité du corps, doit être distinguée de la portion inférieure, ou canal cervical. La *cavité du corps* a une forme triangulaire à bords convexes. Les deux angles supérieurs communiquent avec les trompes de Fallope par une étroite ouverture,

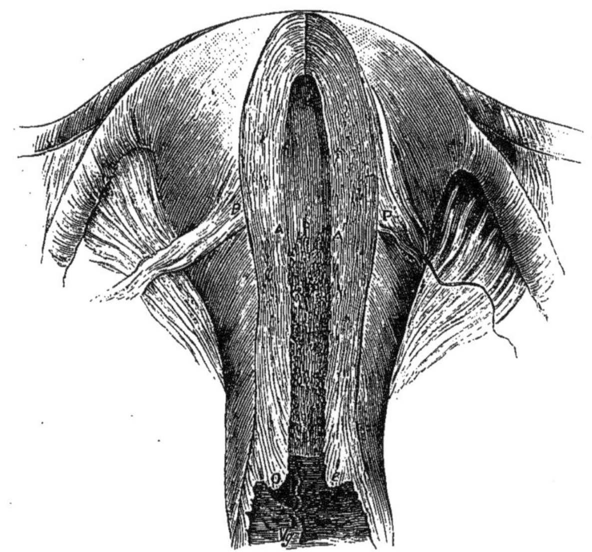

Fig. 8. — Utérus de vierge ouvert par sa partie postérieure montrant en A A' l'orifice interne. Oe. Orifice externe. — P. Replis du péritoine (d'après Bandl).

à peine assez large pour permettre l'introduction d'une fine soie. A l'angle inférieur se trouve l'orifice interne, ouverture circulaire assez grande pour admettre une sonde utérine, et qui constitue la limite anatomique interne entre le corps et le col de l'utérus. Le *canal cervical* est fusiforme et se trouve situé entre les deux orifices déjà décrits. Sa surface interne est caractérisée par la présence de deux crêtes longitudinales situées sur les parois antérieure et postérieure, desquelles partent des crêtes secondaires obliques en haut, donnant lieu à une disposition qui justifie le nom d'*arbre de vie*.

Chez la femme qui a eu des enfants, la longueur de l'utérus est d'environ sept centimètres et demi; cinq environ pour le corps et deux et demi pour le col. Le fond est plus convexe. La distance qui sépare les points d'insertion des trompes mesure un peu plus de cinq centimètres. La largeur du col, au niveau de son union avec le corps, mesure vingt-cinq millimètres. L'utérus, dès lors, affecte chez elle, la forme d'une poire. De triangulaire, la cavité devient plutôt ovoïde. L'orifice externe n'est plus constitué par une fente transversale unie, mais ses bords déchirés par l'accouchement, donnent la sensation d'une surface arrondie et plissée.

Sur une section de profil faite sur un utérus sain à l'état de vacuité, on trouve les parois immédiatement accolées. Il n'y a donc pas de cavité à l'état normal.

L'utérus est disposé dans le bassin de façon à jouir d'une grande mobilité. Comme on l'a vu, son extrémité inférieure fait saillie dans le vagin. La portion sus-vaginale du col est fixée en avant aux parois de la vessie. Quant à la portion de l'utérus qui s'étend librement dans la cavité pelvienne, elle est tapissée par une réflexion du péritoine, tout comme si l'utérus eût été poussé de bas en haut dans l'enveloppe péritonéale. Ainsi le péritoine la tapisse en avant et en arrière. Les

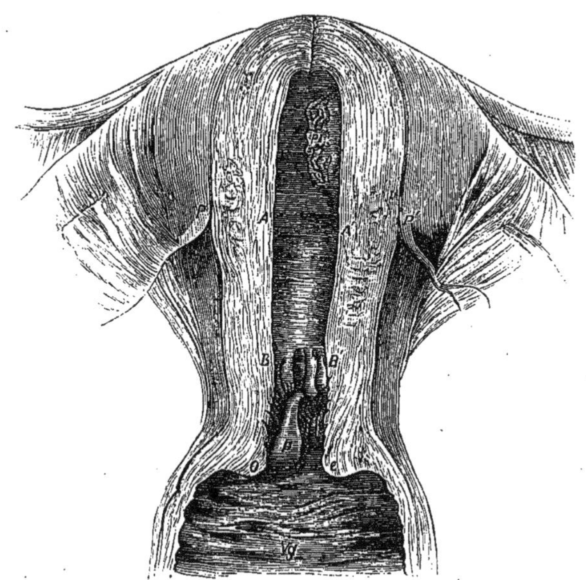

Fig. 9. — Utérus de multipare. — A A'. — Portion de la cavité utérine correspondant aux replis du péritoine P P'. — B B'. Orifice interne. — Oe. Orifice externe (d'après Bandl).

deux expansions de la séreuse se réunissent sur les parties latérales de l'utérus et s'épanouissent ensuite de chaque côté, vers l'ilium. Ces replis du péritoine qu'on nomme ligaments larges (*ligamenta lata*), livisent la cavité pelvienne en deux loges à peu près égales. Deux autres replis péritonéaux, contenant quelques fibres contractiles émanées de la tunique musculaire de l'utérus, se portent en avant, de cet organe à la vessie et constituent les replis *vésico-utérins*. Ceux-ci forment les parois latérales d'un espace limité en avant par la vessie, en arrière par l'utérus : *cul-de-sac vésico-utérin*.

A la partie postérieure, le péritoine tapisse non seulement la portion sus-vaginale de l'utérus, mais descend aussi sur cette partie du vagin qui recouvre la lèvre postérieure de la portion intra-vaginale. A ce niveau, il s'infléchit en haut pour se continuer avec l'enveloppe péritonéale du rectum. Ainsi se trouve constitué un cul-de-sac profond connu sous le nom d'excavation recto-utérine ou *cul-de-sac de Douglas*. Deux replis latéraux du péritoine s'étendent aussi de l'utérus au rectum, et constituent les parois latérales de ce cul-de-sac; ce sont les plis ou ligaments *recto-utérins*.

Les bords libres de ces replis renferment des fibres musculaires émiprovenant de l'utérus et du vagin. Les plis recto-utérins se dirigent en arrière, près du rectum, et vont se fixer au voisinage de la deuxième vertèbre sacrée. Comme les fibres contractiles qu'ils contiennent ont pour usage de maintenir l'utérus dans un état d'antéversion normale, Luschka propose de les appeler : *rétracteurs de l'utérus* (1).

La membrane péritonéale qui tapisse l'utérus est d'une structure nemment délicate; ses adhérences au tissu sous-jacent sont, en avant, si intimes qu'il est, par la dissection, impossible de l'en détacher sans produire de déchirure. En arrière, au contraire, elle n'est unie à la matrice que par l'intermédiaire d'un tissu aréolaire très lâche, aussi peut-on la décoller facilement avec le doigt. Par suite de ces dispositions anatomiques, les lésions inflammatoires qui ont leur siège dans la partie antérieure causent des douleurs beaucoup plus vives que celles qui évoluent en arrière.

Bien que, d'une manière générale, on puisse dire que la direction de l'utérus coïncide avec l'axe du détroit supérieur, il faut toujours avoir présent à l'esprit que sa position peut être considérablement modifiée par l'action des organes voisins. Ainsi, la vessie pleine rejette le fond de l'utérus en arrière; le rectum, à l'état de réplétion, le pousse en avant. Enfin, si la vessie et le rectum sont tous les deux à l'état de vacuité, l'action des muscles rétractiles contenus dans les plis recto-utérins, détermine un faible degré d'antéversion.

L'utérus est composé de fibres musculaires, disposées en faisceaux et reliées entre elles par des fines trabécules de tissu connectif. On a

(1) Luschka. *Die Anatomie des Weiblichen Beckens*, Tubingen, 1864, p. 361.
Il est évident que la rétraction du col de l'utérus en arrière reporte le corps de cet organe en avant.

surtout étudié la disposition de ces fibres dans une période avancée de la grossesse, moment où l'on peut en isoler trois couches bien distinctes :

1° La *couche superficielle;* qui s'étend, comme un voile sur les faces antérieure et postérieure de l'utérus, en laissant les parties latérales absolument libres. Elle a la ténuité d'une membrane et adhère au péritoine d'une manière intime. Elle donne des fibres longitudinales à la couche musculaire externe des trompes de Fallope. D'autres fibres émanées de la face postérieure, se réunissent pour constituer le *ligament de l'ovaire*, large faisceau, ayant environ deux centimètres et demi de long sur douze millimètres de large. Né de la partie supérieure des parois latérales de l'utérus, ce ligament se rend à l'ovaire en passant entre les deux feuillets du ligament large. De la face antérieure part un faisceau semblable, de forme arrondie, le *ligament rond*, qui, à travers le canal inguinal, se rend à la symphyse pubienne où ses fibres se terminent dans la couche connective du mont de Vénus. Sa longueur est de dix à douze centimètres environ. Sur l'utérus à l'état de vacuité, le fond de l'organe restant situé au-dessous des rebords du bassin, le ligament rond décrit une courbe dirigée en haut, en dehors et en avant, pour gagner l'orifice inguinal interne.

2° La *couche moyenne;* qui constitue la partie la plus épaisse des parois de l'utérus. Elle est composée de fibres longitudinales et de fibres transversales. Mais ces fibres, au lieu d'être disposées en couches distinctes, selon la disposition habituelle aux muscles des organes creux, forment un feutrage inextricable dont les mailles contiennent les vaisseaux de l'utérus.

Une partie des fibres longitudinales dérivent des fibres transversales inférieures et se dirigent en bas pour se continuer avec les fibres longitudinales du vagin. Les autres, longitudinales dès leur origine, s'enchevêtrent intimement avec les fibres transversales. A mesure qu'elles approchent du col, leur nombre décroît progressivement, et c'est par de fins prolongements qu'elles se terminent dans le tissu connectif immédiatement situé au-dessous de la muqueuse du col.

3° *La couche interne* est formée de fibres circulaires continues en haut avec les fibres musculaires des trompes de Fallope, en bas avec celles du vagin. Comme la couche externe, elle est peu importante par son volume. Elle représente les vestiges du développement primitif de l'utérus aux dépens des conduits de Muller. Une condensation spéciale des fibres musculaires autour de l'orifice externe du col constituerait le *sphincter du col*, dont un grand nombre d'anatomistes admettent l'existence.

Sur la face externe du col, exactement au niveau de son insertion vaginale, existe un anneau épais de fibres transversales. A ce même niveau, un cercle de vaisseaux logés dans les mailles d'un tissu connectif lâche et riche en larges lacunes lymphatiques, entoure le col. Ainsi se trouve constitué une sorte de bourrelet fibro-vasculaire dont le volume augmente considérablement pendant la grossesse. On trouve nettement, dans le col, du tissu connectif représenté par les éléments de la variété conjonctive ordinaire. Dans le corps de l'utérus il existe également des travées de tissu connectif ondulé, à mailles lâches, qui envoient des prolongements autour des vaisseaux et entre les faisceaux musculaires. Dans la couche moyenne, des gaînes de tissu connectif entourent les vaisseaux, et des fibres, d'une extrême finesse, pénètrent entre les faisceaux d'éléments contractiles. Des fibres ténues, ayant le même caractère, existent dans la couche musculaire interne ; elles se rendent de là au tissu connectif de la muqueuse.

On divise la muqueuse de l'utérus en deux parties : celle qui revêt le corps et celle qui revêt le col. Entre les deux existent des différences de structure caractéristiques.

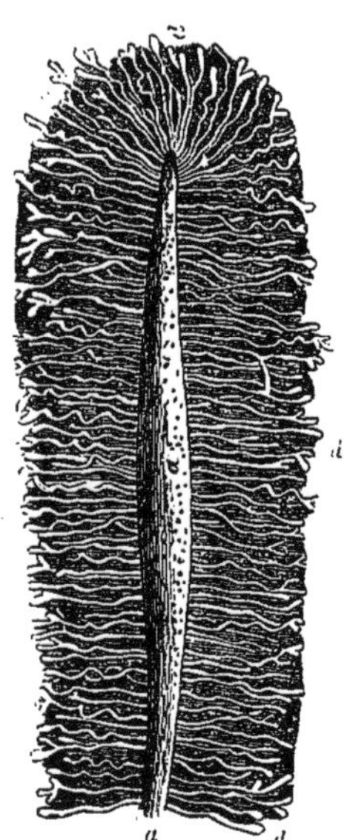

Fig. 10.— Section transversale de la cavité utérine, *a*.—Glandes, *d*. (d'après Weber).

La *muqueuse du corps* est unie et veloutée. Son épaisseur au niveau du fond et sur les parois latérales est d'environ un millimètre, mais elle augmente au voisinage des trompes et de la portion cervicale. Dans les conditions normales, elle est recouverte d'un mince enduit de mucus transparent et alcalin. Vue à la loupe, elle offre un aspect criblé dû aux orifices des *glandes utérines*. Ce sont des glandes en tube à trajet sinueux, divisées souvent dans leur partie profonde en deux ou trois culs-de-sac distincts. Elles s'étendent généralement dans toute l'épaisseur de la muqueuse et, exceptionnellement, s'enfoncent jusque dans la partie musculaire de l'utérus.

Elles sont pourvues d'une membrane basale (*basement membrane*) délicate, formée de cellules fusiformes qui s'engrènent réciproquement comme dans la tunique endothéliale des capillaires et des lymphatiques. Elles sont tapissées intérieurement par des cellules cylindriques munies de cils d'après certains auteurs.

La muqueuse du corps, proprement dite, elle, est recouverte d'un epithélium vibratile capable de déterminer un courant dirigé vers les trompes de Fallope (1).

(1) V. Stricker. *Die Lehre der Geweben*, Leipsic, 1871, art. *Utérus*, von Dr. R. Chrobak, p. 1173 et seq.

Dans l'intervalle des glandes s'étend un réseau capillaire très irrégulier, à minces parois, cheminant près de la surface libre de la muqueuse et aboutissant aux ramifications des veines qui, pendant la menstruation, deviennent la source de l'hémorrhagie veineuse.

L'espace intermédiaire est comblé par du tissu connectif réticulaire formé de fibres délicates et de cellules fusiformes, dont les noyaux donnent, aux pièces durcies, un aspect granuleux. Léopold attribue à ce tissu la signification d'un système lymphatique lacunaire (1). Les adhérences solides de la muqueuse à la couche musculaire s'expliquent par la continuité des éléments connectifs des deux tuniques.

La *muqueuse du col* possède une coloration jaune rougeâtre. Elle est de consistance ferme, et sillonnée par les plis penniformes décrits précédemment. Aussi la distingue-t-on facilement, par la vue et le toucher, de la muqueuse du corps qui est rouge, unie et veloutée. A l'époque de la puberté, elle possède un épithélium cylindrique, cilié, qui cesse en bas, à quatre ou cinq millimètres de l'orifice externe (2). On trouve des glandes en tube simples, et des glandes à culs-de-sac multiples, sur le sommet et les parties latérales des crêtes, enfin sur les autres points de la cavité du col où ces saillies font défaut. Ces glandes, considérées au point de vue de leur développement, sont de simples invaginations de la muqueuse ; elles sont tapissées par un épithélium cilié. Quand un de leurs conduits vient à s'oblitérer, les produits de sécrétion s'accumulent et forment des vésicules, de couleur jaune paille, désignées sous le nom d'*œufs de Naboth.*

Les papilles, en forme de massue, sont très nombreuses dans la moitié ou le tiers inférieur de la cavité du col. Suivant Lott (3) une section faite sur une de ces papilles serait en tout semblable à celle qui porterait, sur un des plus petits replis de l'arbre de vie de l'utérus. La muqueuse du col possède donc une vaste surface de sécrétion, fournissant un mucus alcalin doué d'importantes fonctions physiologiques intimement liées aux phénomènes de la conception, de la grossesse et du travail de l'accouchement.

Trompes de Fallope. — Les trompes de Fallope, comme il ressort de l'étude de leur développement embryologique, sont, pour parler rigoureusement, des parties intégrantes de la matrice. Un simple coup d'œil jeté sur la figure 11 rendra très manifeste la continuité des tissus de l'utérus et des trompes. On remarquera aussi que

(1) Leopold. *Die Lymphgefässe des normalen nicht schwangeren Utérus.* « Arch. f. Gynaek », Bd. VI, 1873, Heft I, p. 33.

(2) Lott. *Zur anatomie und physiologie der Cervix Uteri*, Erlangen, 1872, p. 17.

(3) *Loc. cit.*, p. 20.

le canal de ces dernières communique directement avec la cavité utérine.

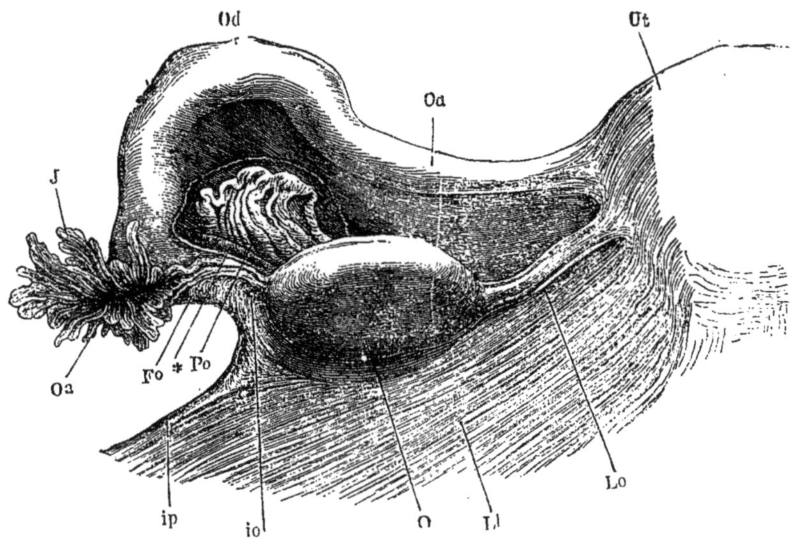

Fig. 11. — Angle supérieur droit de l'utérus (*ut*) et portion du ligament large (*Ll*) avec l'oviducte de l'ovaire, vus par la face postérieure. — *Od.* Isthme de l'oviducte. — *Od'.* Ampoule de ce canal. — J. Pavillon. — *Or.* Orifice abdominal de la trompe. — *Fo.* Franges ovariennes. — O. Ovaire renversé en bas. — *Lo.* Ligament de l'ovaire. — *io.* Ligament infundibulo-ovarique. — *ip.* Ligament infundibulo-pelvien à son attache au bassin. — *Po.* Parovarium ou organe de Rosenmuller, mis à nu par l'ablation d'une portion du feuillet postérieur du ligament large. — (*) Rameau vasculaire qui suit le bord de l'ovaire.

Leur longueur est de huit à dix centimètres. Elles sont enveloppées par l'un des replis que forme le bord supérieur des ligaments larges. A mesure qu'elles se portent en dehors de l'utérus, elles suivent un trajet un peu sinueux et augmentent progressivement en largeur et en épaisseur. Leur extrémité libre présente une ouverture communiquant avec la cavité abdominale, l'ostium *abdominal*, assez large pour admettre une plume d'oie, tandis que le diamètre de leur orifice utérin ne dépasse pas un millimètre. Henle a appelé *isthme* des trompes, la moitié interne, plus étroite, à direction à peu près rectiligne, et *ampoule* la partie externe, sinueuse et dilatée. Un certain nombre de prolongements frangés, déchiquetés, couronne l'orifice abdominal, d'où le nom d'*extrémité frangée* de la trompe. Ces franges ont également reçu, des anciens anatomistes, le nom de mors du diable, à cause de la ressemblance qu'on lui attribuait avec la racine de la plante appelée *mors du diable* (scabieuse des bois). Quant à la forme singulière de cette racine, elle serait, suivant la légende, due à la morsure que lui fit le diable, furieux de l'action bienfaisante qu'elle exerçait sur les maladies qui frappent l'espèce humaine (1). Une de ces franges (F*o*, *fig.* 11), de beaucoup la plus longue de toutes, va se fixer à l'extrémité externe de l'ovaire.

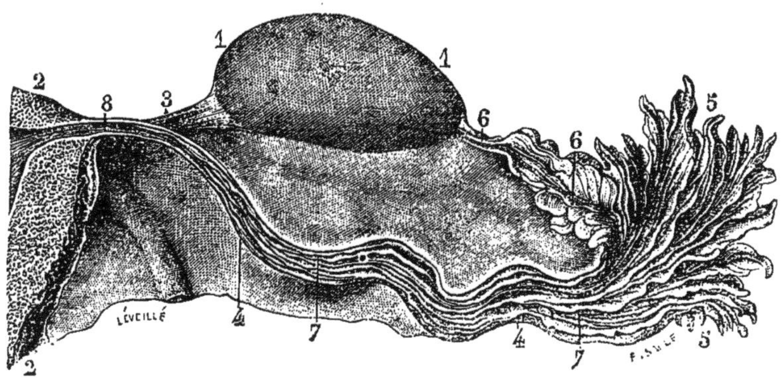

Fig. 12. — Plis longitudinaux de la trompe utérine. — 1, 1. Ovaire. — 2, 2. Utérus dont une partie seulement a été conservée. — 3. Ligament de l'ovaire. — 4, 4. La trompe utérine dont les parois ont été incisées sur toute sa longueur pour montrer ses plis longitudinaux. — 5, 5. Pavillon de la trompe sur la surface interne duquel tous ces plis se prolongent. — 6, 6. Frange unissant le pavillon de l'ovaire. — 7, 7. Plis longitudinaux de la trompe s'étendant à toute sa longueur. — 8. Extrémité interne de la cavité de la trompe se continuant avec le sommet des angles latéraux de l'utérus.

Les *parois musculaires* des trompes sont formées de fibres lisses semblables à celles qui ont été décrites à propos de l'utérus. Elles sont disposées sur deux couches : l'une, longitudinale, continue à la couche externe de l'utérus; l'autre, circulaire, faisant suite aux fibres circulaires de la couche interne de cet organe. L'électrisation galvanique des trompes amène la production de contractions vermiculaires. Entre les tuniques musculaires et l'enveloppe péritonéale existe une couche de tissu connectif, servant de support à un riche réseau de vaisseaux sanguins.

La *muqueuse* des trompes, très riche en vaisseaux, possède un épithélium à cils vibratiles capable de déterminer la production d'un courant dirigé vers l'utérus. Elle présente un grand nombre de plis longitudinaux, dont la disposition est beaucoup plus compliquée au niveau de l'ampoule qu'au niveau de l'isthme. Dans l'ampoule, ils forment une sorte d'arborisation, comme on peut s'en rendre compte en regardant les figures 12 et 13.

Ovaires. — Les ovaires sont deux corps, aplatis, à peu près ovoïdes, situés, selon la description classique, entre les deux lames des ligaments larges. Leur longueur est environ trois à quatre centimètres sur

(1) Hyrtl. *Topographische Anatomie*, Wien., 1865, Bd. XI, p. 210.

deux centimètres ou deux centimètres et demi de largeur, et dix à douze millimètres d'épaisseur. Chaque ovaire est fixé à l'utérus par un faisceau musculaire ayant environ deux centimètres et demi en longueur sur cinq millimètres en largeur. On le nomme *ligament de l'ovaire*.

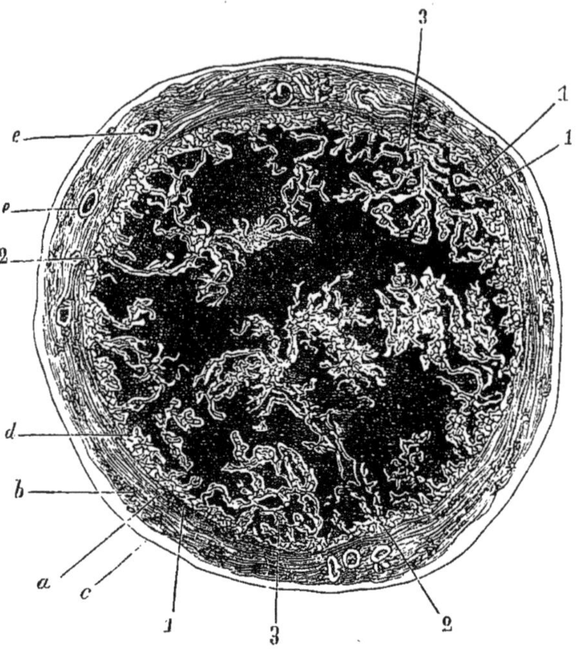

Fig. 13. — Section à travers le pavillon de la trompe (Gros. de 30 diam.). — *a*. Tissu sous-muqueux. — *b*. Couche musculaire. — *c*. Tunique séreuse. — *d*. Muqueuse. — *ee*. Vaisseaux. — 1, 1. Petits replis simulant des villosités vues de profil. — 2, 2. Replis longitudinaux de grande dimension munis de plis secondaires nombreux. — 3, 3. Petits replis, réunis de manière à former des sortes de conduits canaliculés (d'après Luschka).

La surface de l'ovaire est lisse chez la jeune fille, mais à partir de la puberté elle devient, par suite du développement, de la rupture et de la cicatrisation des follicules de Graaff, inégale et chagrinée.

Bien qu'on attribue aux ovaires une forme ovoïde, un de leurs bords, le supérieur, est plus convexe que les autres. L'inférieur, qui est relativement rectiligne, est fixé à la face postérieure de l'aileron postérieur des ligaments larges. Le feuillet postérieur de ce ligament paraît se réfléchir sur la totalité de l'ovaire, à l'exception néanmoins du bord adhérent où siège le hile. En cet endroit les vaisseaux utéro-ovariens, compris entre les feuillets des ligaments larges, pénètrent dans la substance même de l'organe. Selon Waldeyer, le péritoine finirait brusquement au niveau du bord inférieur ou base de l'ovaire.

Il a établi que, précisément en ce point où l'on suppose qu'a lieu la réflexion du péritoine, les coupes micrographiques montrent que l'épithélium de la séreuse fait place à un épithélium cylindrique.

Si l'on adopte cette opinion, la couche superficielle de l'ovaire doit plutôt être classée parmi les muqueuses que parmi les membranes séreuses. On doit aussi la considérer comme étant en continuité de structure avec le revêtement des trompes de Fallope, et non avec le péritoine (1).

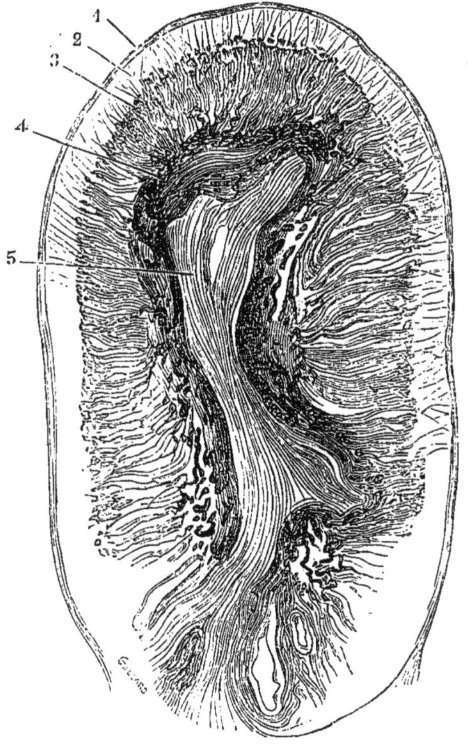

Fig. 14. — Coupe longitudinale de l'ovaire d'une fille de seize ans (Gros. de 8 diam.). — 1. Albuginée. — 2. Couche fibreuse de la portion corticale. — 3. Couche cellulaire de la région corticale. — 4. Substance médullaire. — 5. Tissu connectif lâche séparant les couches denses de la substance médullaire (d'après Henle).

Quand les ligaments larges sont séparés du corps, et qu'ils sont, maintenus, autant que possible, dans leur position naturelle le bord convexe de l'ovaire regarde en bas; mais pour peu que les ligaments larges et ceux de l'ovaire soient tiraillés, le bord convexe se redresse et regarde directement en arrière.

Une coupe de l'ovaire montre que cet organe possède un stroma fibreux dont la disposition peut être très bien comprise, si l'on se reporte à l'excellente figure ci-contre empruntée à Henle.

L'ovaire est enveloppé par une tunique fibreuse appelée *tunique albuginée*. Cette enveloppe manque toutefois dans les trois premières années de la vie. Même à l'époque du développement complet, elle ne peut être séparée en couche isolée ; elle adhère d'une manière intime aux tissus sous-jacents. Au-dessous de l'albuginée le parenchyme de l'ovaire est divisé en deux parties : une externe, *substance corticale*, une interne, *substance médullaire*.

(1) Waldeyer. *Eierstock und Nebeneierstock*. Stricker's « Handbuch der Lehre der Geweben », p. 545.

Celle-ci a une texture spongieuse et une coloration rouge, elle contient une quantité considérable de vaisseaux sanguins, dont les ramifications décrivent des courbes spiroïdes.

La substance corticale est grisâtre. Elle loge un grand nombre de petites vésicules douées de propriétés fonctionnelles essentielles.

Une étude minutieuse de ces vésicules sera faite au moment où nous traiterons de la question de l'ovulation. Le stroma de la substance corticale n'est nulle part très distinct de celui de la substance médullaire. La plus grande partie des fibres du stroma s'irradient du centre vers la périphérie.

Immédiatement au-dessous de la tunique albuginée, le tissu connectif de la substance corticale forme comme une sorte de feutrage. Cette portion est désignée dans la figure 14, sous le nom de couche fibreuse, pour la distinguer d'une portion plus centrale qui, voisine des vaisseaux et des follicules, est essentiellement formée de cellules rondes ou fusiformes.

Vaisseaux de l'utérus et de ses dépendances. — Le sang artériel de l'utérus est fourni par plusieurs vaisseaux : 1° l'*artère utérine hypogastrique*. Comme son nom l'indique, cette artère vient de l'hypogastre. Elle se dirige d'abord en bas pour gagner les culs-de-sac du vagin, où ses battements peuvent être perçus pendant la grossesse. Elle s'infléchit alors en haut, chemine entre les feuillets des ligaments larges, et décrit un trajet flexueux le long des parties latérales du col de l'utérus. Elle donne quelques petites branches aux culs-de-sac du vagin, et quelques rameaux importants à l'utérus. Un certain nombre des branches utérines se distribuent à la surface de l'utérus, les autres pénètrent dans la tunique musculaire et constituent un réseau capillaire à mailles serrées, immédiatement situé au-dessous de la muqueuse. Une branche circonflexe, reliant entre elles les artères utérines, présente un intérêt chirurgical particulier. Elle est située au point de réunion du col et du corps de la matrice. Pendant la grossesse, se développent d'autres rameaux anastomotiques (1). Comme dans l'état de gestation, l'utérus est immédiatement appliqué contre les parois abdominales, des souffles artériels peuvent être distinctement perçus en certains points. A l'auscultation, ils constituent un signe de la grossesse improprement nommé bruit placentaire. — 2° L'*artère utérine aortique*, ou artère spermatique interne (artère utéro-ovarienne). Elle naît à deux pouces et demi environ au-dessus de la bifurcation de l'aorte, suit un trajet flexueux et, en certains points, décrit des tours de spire, qui sont surtout marqués pendant la grossesse. Située au-dessous du péritoine, elle se dirige d'abord obliquement en bas vers la cavité

(1) Hyrtl conteste la formation d'anastomoses pendant la grossesse et affirme que dans l'utérus gravide, comme dans l'utérus non gravide, les artères ne communiquent entre elles que par des capillaires.

du bassin, remonte alors entre les feuillets des ligaments larges pour gagner, par ses branches secondaires, l'ovaire et les trompes de Fallope, et par sa branche terminale les côtés de l'utérus où elle communique directement avec l'artère utérine hypogastrique.

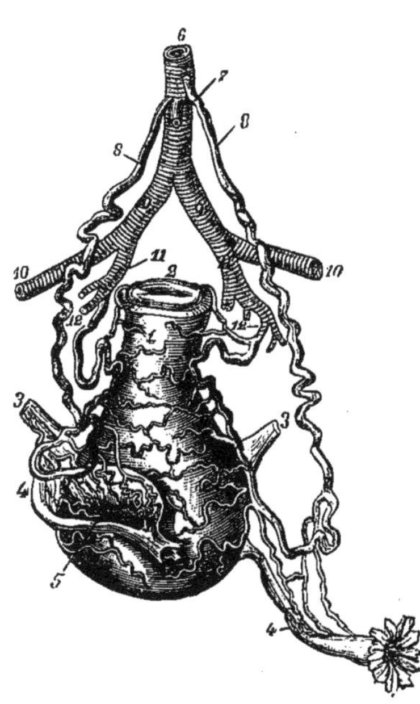

Fig. 15. — Artères de l'utérus, dix jours après l'accouchement. — L'utérus est renversé en avant de manière à présenter sa face postérieure. — 1. Fond de l'utérus. — 2. Portion vaginale. — 3, 3. Ligaments ronds. — 4, 4. Trompes de Fallope. — 5. Ovaire droit. — 6. Aorte abdominale. — 7. Artère mésentérique inférieure. — 8, 8. Artère utérine aortique (utéro-ovarienne). — 9, 9. Artères iliaques primitives. — 10. Artères iliaques extérieures. — 11. Artère hypogastrique. — 12. Artère utérine hypogastrique (d'après Luschka).

Cette communication, entre les artère utérine aortique ou utéro-ovarienne et utérine hypogastrique, sert à assurer un courant sanguin continu pendant la grossesse. La situation de l'artère utérine en dehors du bassin, et la grande facilité de sa compression en feraient un auxiliaire bien insuffisant si elle était la source unique du sang qui va à l'utérus. Il est bon de noter ici, que la compression exercée sur l'aorte, après l'accouchement dans le but de juguler les hémorrhagies post partum ne modifie en rien le courant sanguin qui, par les branches utérines aortiques ou utéro-ovariennes, va à l'utérus.

Il résulte des belles injections de Rouget (1) que les branches utérines aortiques affectent une disposition toute spéciale au moment où elles pénètrent dans le corps de l'utérus. Au lieu de présenter, comme les autres branches, des divisions dichotomiques, elles se segmentent, en abordant les trompes de Fallope, pour former de douze à dix-huit bouquets artériels dont chaque rameau s'enroule en tire-bouchon. Ces bouquets s'agglomèrent si bien entre eux, que souvent ils recouvrent entièrement les angles de l'utérus.

Les *veines de l'utérus* constituent un réseau qui traverse le tissu de l'organe dans toutes les directions. Leur adhérence intime aux couches musculaires les rend béantes à la coupe. Dilatées pendant la grossesse, elles portent le nom de sinus. Rouget signale également

(1) Rouget, *Recherches sur les organes érectiles de la femme* « Journal de la Physiologie », 1858, t. I, p. 320 et seq.

la présence de canaux veineux entremêlés, enroulés sur eux-mêmes, et affectant parfois la disposition spiroïde décrite à propos des rameaux artériels. Le même auteur soutient que les dernières divisions artérielles communiquent avec le système veineux par de fins vaisseaux, mesurant depuis un jusqu'à trois dixièmes de millimètre et non par un réseau capillaire.

Le sang qui revient de l'utérus se rend à deux plexus veineux, les plexus utérin et pampiniforme.

1° *Plexus utérin*. Ce plexus ne reçoit du sang que de l'utérus. Il est situé entre les ligaments larges et se jette dans la veine hypogastrique.

2° *Plexus pampiniforme*. Le plexus pampiniforme reçoit le sang de l'utérus, des trompes de Fallope et des ovaires. Les branches se réunissent en un tronc unique, la veine utéro-ovarienne, qui suit le même trajet que l'artère du même nom et va se jeter, à droite, dans la veine cave, à gauche dans la veine rénale.

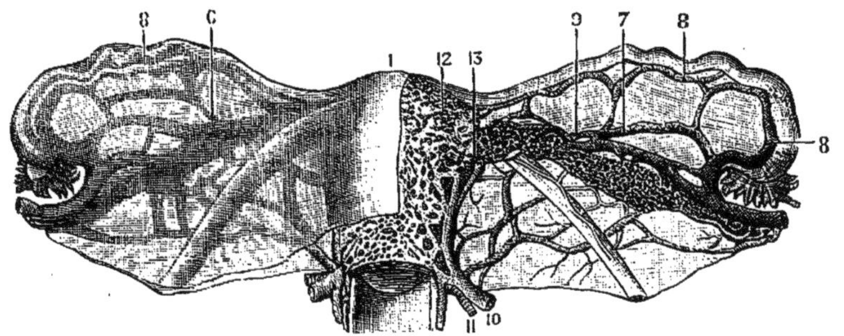

Fig. 16. — Veines utérine et utéro-ovarienne (plexus pampiniforme). — 1. Utérus vu de face : sa moitié droite est recouverte par le péritoine; sur la moitié gauche on peut voir le plexus des veines utéro-ovariennes. — 6. Vaisseaux utéro-ovariens revêtus par le péritoine. — 7. Les mêmes à découvert. — 8,8,8. Veines des trompes de Fallope. — 9. Plexus veineux du hile de l'ovaire. — 10. Veine utérine. — 11. Artère utérine. — 12. Plexus veineux recouvrant les bords de l'utérus. — 13. Anastomoses de la veine utérine avec la veine utéro-ovarienne (d'après Sappey).

Les *artères de l'ovaire* viennent, comme nous avons eu déjà l'occasion de le montrer, de l'artère spermatique interne (artère utéro-ovarienne). Elles pénètrent dans la substance médullaire par le hile de l'organe et décrivent un trajet spiroïde. Les rameaux artériels s'anastomosent en dehors de l'ovaire, en formant une sorte de treillis, limitant des espaces dont le volume décroît de plus en plus, à mesure qu'on se rapproche de la surface de la glande. Les veines naissent, par des radicules, du réseau capillaire, gagnent alors rapidement en volume et présentent un aspect variqueux. Elles forment par leurs anastomoses un plexus à mailles de volume très variable. Le sang est alors repris par les troncs veineux, qui cheminent parallèlement aux artères et qui se terminent enfin dans la veine spermatique interne, appelée par Sappey (*fig* 16) veine utéro-ovarienne.

Se basant sur la description précédente (1), Rouget établit un parallèle entre la structure du pénis et celle du corps de l'utérus et affirme l'identité de structure des deux organes. Mais on ne retrouve pas dans l'utérus un détail essentiel au tissu érectile, tel qu'on le comprend généralement; une gaîne fibreuse dense, véritable tunique albuginée, entourant l'organe érectile, limitant son degré de dilatabilité et servant à accroître la turgescence. Comme preuve expérimentale des propriétés érectiles de l'utérus, Rouget a montré que, sous l'influence d'une injection forcée, faite sur le cadavre par l'artère spermatique (utéro-ovarienne) et assez complète pour dilater le corps de l'organe, l'utérus proémine dans le bassin et exécute un mouvement semblable à celui du pénis au moment de l'orgasme vénérien. Mais on peut objecter que la distension forcée des vaisseaux d'un utérus flasque, dont les parois musculaires ont perdu, dans la mort, toute leur tonicité, ne doit pas nécessairement représenter les phénomènes qui, durant la vie, résultent de l'excitation sexuelle ou qui accompagnent chaque ovulation. Malheureusement, dans tout ce qui a trait au corps de l'utérus, les difficultés de l'exploration directe sur le sujet vivant ont rendu jusqu'ici la solution de cette question impossible.

L'étude du col utérin, au contraire, fournit des raisons physiologiques et anatomiques qui permettent d'admettre, pour lui, l'existence d'une certaine espèce d'érectilité. Mais, incontestablement, la tunique albuginée fait défaut. Aussi n'est-ce point un organe érectile parfait. Toutefois, et c'est là une des conséquences de l'investigation gynécologique, il peut arriver que le simple toucher, pratiqué pour les besoins du diagnostic provoque l'orgasme vénérien. Wernich (2) et Litzmann (3) ont fourni des observations précises sur les phénomènes que présente la partie accessible de l'utérus durant l'orgasme. On a une observation très remarquable de Beck sur le même sujet (4). Ces faits démontrent, d'une manière presque absolue, que l'excitation voluptueuse intense s'accompagne de la rigidité du col utérin qui donne au doigt une sensation semblable à celle fournie, durant l'érection, par le gland de l'organe mâle.

(1) Rouget. *Recherches sur les organes érectiles de la femme*, « Journal de la Physiol. », t. I, p. 338 et seq.

(2) Wernich. *Die Erections fähigkeit des unteren Uterus. — Abschnittes*, « Beitr. zur Geburtsh. und Gynaek. », Bd. I, p. 296.

(3) Wagner's *Handwoerterbuch der Physiologie*. Bd. III, p. 53.

(4) Beck. *Comment les spermatozoïdes pénètrent dans l'utérus*, « Am. Jour. Obst. », nov. 1874.

Les détails anatomiques suivants, sur le col utérin, sont empruntés à Henle. Les parois des vaisseaux (artères, branches capillaires, veines) sont caractérisées par le développement remarquable des fibres musculaires de la couche circulaire. Ainsi, dans les vaisseaux dont la lumière mesure de dix à quarante millièmes de millimètre, le diamètre de la lumière est d'environ le tiers du diamètre total. Leur disposition est aussi toute spéciale. Dans les lèvres du col utérin et spécialement en dehors des tuniques musculaires, de petites branches descendent directement vers la surface muqueuse. Ces branches, à trajet onduleux, cheminent parallèlement et, à peu près, à distance égale les unes des autres. De la face profonde de la muqueuse et de même façon, les veines partent et suivent un trajet parallèle à celui des artères, en affectant la même disposition qu'elles. Les anastomoses capillaires entre les veines et les artères, sont situées immédiatement au-dessous de l'épithélium et forment, dans les papilles, des anses vasculaires. Dans les plis palmés, la direction générale des vaisseaux est absolument perpendiculaire à la surface. En raisonnant sur ces faits, Henle remarque qu'il n'y a rien dans la situation des vaisseaux artériels qui nécessite le développement si remarquable de leurs parois, car ils ne sont pas particulièrement exposés à des compressions de l'extérieur. « *Là* cependant, dit-il, où se rencontrent de si puissants moyens pour le maintien de la contraction, des phénomènes remarquables de relâchement et de dilatation sont possibles. » Aussi, prévoit-il, comme une chose au moins probable, que ces variations, dans le degré de contractilité des fines ramifications vasculaires, peuvent doter la portion cervicale et vaginale de l'utérus d'une certaine faculté d'érection ou tout au moins de turgescence.

C'est là une déduction anatomique basée, comme nous l'avons déjà vu, sur l'observation physiologique.

Une opinion semblable sur la théorie de M. Rouget, qui assimile l'ovaire à un organe érectile, est émise par Sappey dans les termes suivants :

« Le tissu érectile est sutout formé de capillaires, très courts et anastomosés, que soutiennent des trabécules musculaires et dans lesquels s'ouvrent les dernières divisions des artères ; or, dans le bulbe, ce ne sont pas de simples capillaires qu'on rencontre, mais de véritables veines, offrant leur disposition habituelle. Il n'y a ici ni capillaires dilatés, ni aréoles, ni trabécules. L'analogie signalée par M. Rouget est donc beaucoup plus apparente que réelle (1). »

Nerfs (2). — Les nerfs de l'utérus viennent des cordons ganglion-

(1) *Traité d'anatomie*, Paris, 1874, t. IV. p. 691.

(2) Pour leur histoire la plus récente et la plus complète, *Voir* Frankenhaeuser. *Die nerven der Gebärmutter*, Iena, 1867.

naires du système du grand lymphathique, qui possède avec tous les organes abdominaux des connexions importantes. Immédiatement au niveau du point de bifurcation de l'aorte, se trouve un large faisceau

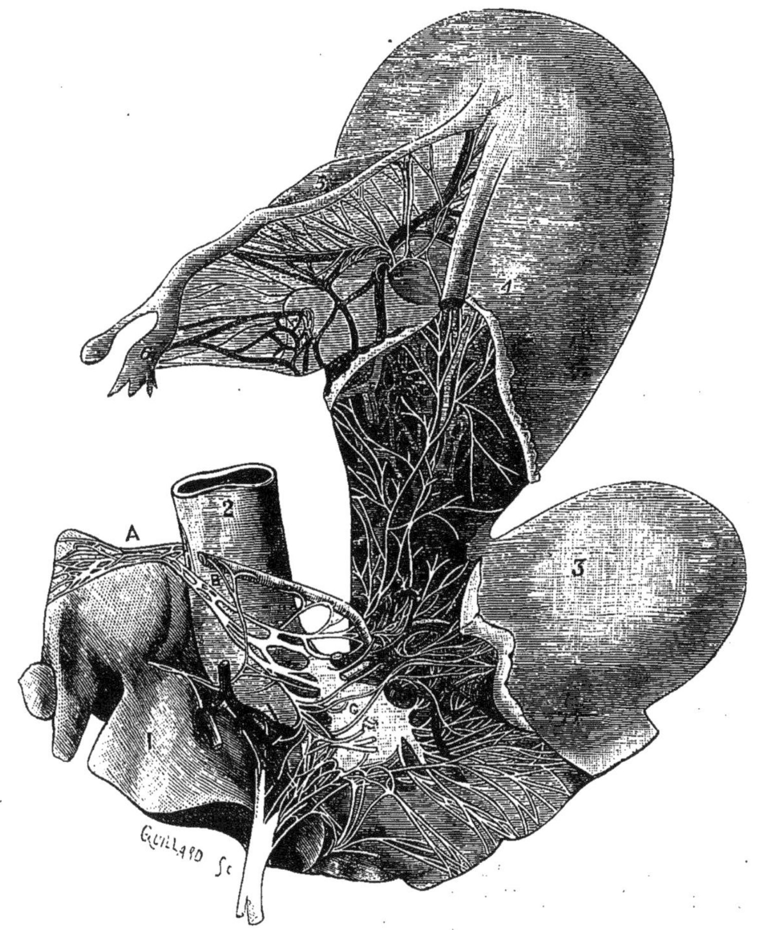

Fig. 17. — Nerfs de l'utérus. — A. Grand plexus utérin. — B. Plexus hypogastrique. — C. Ganglion cervical. — 1. Sacrum. — 2. Rectum. — 3. Vessie. — 4. Utérus. — 5. Ovaire. — 6. Extrémité de la trompe de Fallope (Frankenhaeuser).

d'éléments nerveux appelé : *grand plexus utérin*. Il est constitué par la réunion des fibres émanées des ganglions spermatiques (deux paires de ganglions situées de chaque côté de l'artère mésentérique inférieure) et de filaments provenant de cette portion du plexus aortique qui se distribue principalement à l'artère mésentérique supérieure (plexus mésentérique supérieur, Frankenhaeuser). A quatre centimètres environ au-dessous de la bifurcation de l'aorte, il se divise en deux troncs, les plexus hypogastriques, qui, passant à droite et à gauche du rectum, vont à l'utérus et à la partie supérieure du vagin. Les plexus hypogastriques reçoivent plusieurs branches nerveuses des dernières paires lombaires et trois filets émanés des ganglions sacrés supérieurs. De chaque côté du rectum, chacun des troncs se divise en deux branches secondaires inégales. La moins volumineuse se rend directement aux parois postérieure et latérale de l'utérus, tandis que l'autre, plus importante, concourt à la formation du ganglion cervical utérin. Ce ganglion cervical est un plexus volumineux qui, pendant la grossesse, a une longueur de cinq centimètres sur quatre centimètres de largeur. Il est constitué par la réunion de filets provenant du plexus hypogastrique, des trois ganglions sacrés supérieurs et des premier, second et troisième nerfs sacrés. Ce ganglion fournit des rameaux à tout l'utérus et plus spécialement à sa portion cervicale. Examinés à l'œil nu, les filets nerveux échappent bien vite aux regards dès qu'ils pénètrent dans les parois de l'utérus. Mais leurs dernières terminaisons, dans les éléments musculaires, ont été indiquées par Frankenhaeuser sur des préparations micrographiques. Elles paraissent pénétrer dans les noyaux mêmes des fibres-cellules.

Lymphatiques. — Nous avons déjà eu l'occasion de remarquer qu'il existe probablement des espaces lymphatiques dans la muqueuse de l'utérus. Dans la partie musculaire de l'organe, on rencontre des espaces semblables au milieu du tissu connectif qui réunit les faisceaux musculaires. Il existe de véritables vaisseaux lymphatiques dans le tissu connectif qui, dans le parenchyme de l'utérus, accompagne les troncs artériels. Au-dessous de la couche séreuse, se trouve un réseau de vaisseaux lymphatiques munis de valvules, et présentant des rétrécissements et des dilatations. Les espaces lymphatiques de la muqueuse utérine communiquent, par des dépressions infundibuliformes, avec ceux des couches musculaires. Immédiatement au-dessous de la couche musculaire externe, sur les bords latéraux de l'utérus, siègent de volumineux vaisseaux absorbants, dans lesquels se jettent les vaisseaux lymphatiques des parois internes et de la couche sous-péritonéale. Les lymphatiques du col se rendent aux ganglions de la cavité pelvienne. Ceux qui viennent du fond et des parties latérales suivent le trajet du plexus pampiniforme et établissent des communications avec les lymphatiques de la région lombaire (1).

(1) Leopold. *Die Lymphgefässe der normalen nicht Schwangeren Utérus.* « Arch. f. Gynaek. », Bd. VI, Heft I, p. 1 et seq. — Luschka. *Die Anatomie des menschlichen Beckens*, Tübingen, 1865, p. 378.

Développement des organes génitaux de la femme. — A la première période de la vie fœtale, apparaissent, de chaque côté de la colonne vertébrale, trois organes convexes et dont la notion exacte est nécessaire à tous ceux qui veulent avoir une idée nette du développement des organes génitaux chez la femme. Ces organes sont : les corps de Wolff, les conduits de Muller, et les organes rudimentaires destinés à former les ovaires à une époque plus avancée du développement.

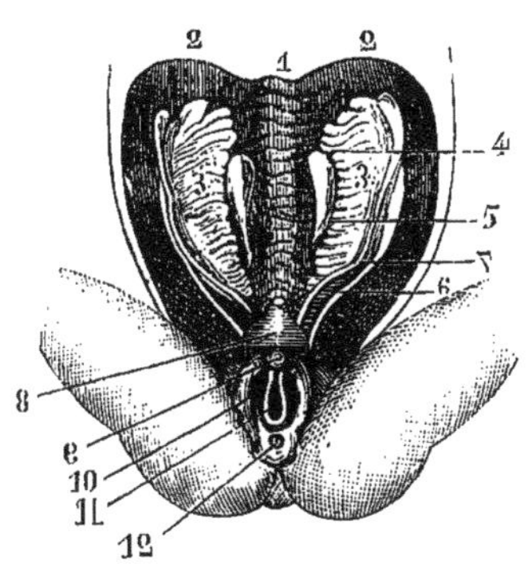

Fig. 18. — Organes génitaux rudimentaires. — Organes génitaux internes représentés à la septième semaine de la vie fœtale. — Organes génitaux externes correspondant à une période plus avancée. — 1. Colonne vertébrale. — 3, 3. Corps de Wolff. — 5. Glandes destinées à former les ovaires chez la femme, les testicules chez l'homme. — 6. Canal de Wolff. — 7. Conduit de Muller. — 8. Vessie. — 9. Tubercule représentant le rudiment, soit du clitoris, soit du pénis. — 10. Replis destinés à former les grandes lèvres (chez l'homme, le scrotum). — 11. Sinus uro-génital. — 12. Anus (Luschka).

Les *corps de Wolff* sont des organes glandulaires, oblongs, temporaires, destinés, suppose-t-on, à remplir chez l'embryon les fonctions excrétoires du rein. Ils possèdent des canaux, situés sur leurs parties latérales, canaux qui se réunissent au-dessous d'eux pour aller s'aboucher dans le sinus uro-génital.

Sur la partie interne des corps de Woff, apparaissent deux organes destinés à former les ovaires. Allongés d'abord, ils acquièrent, dans la suite, une forme plus ovale.

Les conduits de Muller sont de formation secondaire. Ils proviennent d'invaginations de l'épithelium du péritoine, naissent près de l'extrémité antérieure des corps de Wolff et se dirigent ensuite en bas parallèlement aux conduits de Wolff (Kœlliker). Inférieurement, ils se portent en avant, en décrivant des spires, se réunissent sur la ligne médiane et vont s'aboucher en même temps dans le sinus uro-génital. Dans la huitième semaine, les parties inférieures des conduits, opposées l'une à l'autre, se fusionnent et constituent les premiers rudiments de l'utérus et du vagin. Les portions libres des conduits forment plus tard les trompes de Fallope. Au début de leur formation, l'utérus et le vagin sont tous les deux divisés en deux parties par une cloison commune, qui plus tard disparaît de bas en haut.

Au quatrième mois de la vie fœtale, l'utérus présente des traces bien distinctes de sa première origine dans les conduits de Muller. Le fond n'est pas développé. Les saillies de l'arbre de vie, localisées au col à une époque ultérieure, s'étendent alors sur toute la longueur de l'utérus. Une dépression marque, vers le fond, le point de réunion des conduits de Muller. On peut voir deux cornes se dessiner sur la surface externe de l'utérus. Vers le huitième ou neuvième mois, la convexité du fond est complètement formée. Les cornes disparaissent sur la face externe, mais on les retrouve toujours, durant la vie, à la face interne sur des sections transversales de l'utérus (Voy. *fig.* 12, p. 21).

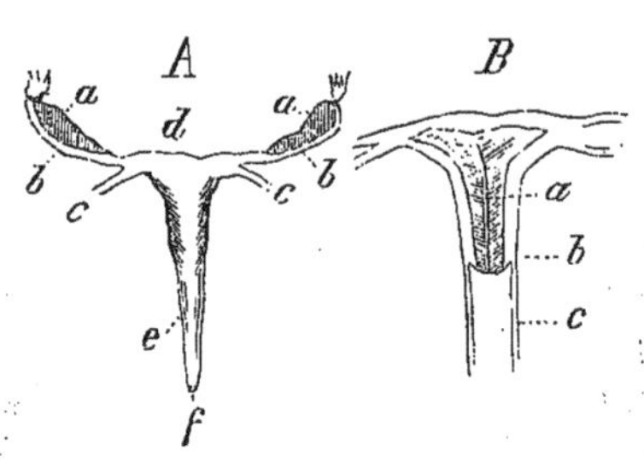

Fig. 19.—A. Utérus et ses annexes chez le fœtus à la fin du quatrième mois (grandeur naturelle). — A. Vue de leur surface externe. — *aa* Ovaires relativement considérables, d'une longueur presque égale à celle des oviductes. — *bb*. Trompes de Fallope (oviducte).— *cc*. Ligaments ronds.— *d*. Utérus. — *e*. Vagin. — *f*. Orifice du vagin.

B. Vue de la surface interne. — *a*. Ramifications de l'arbre de vie s'étendant jusqu'au fond de l'utérus. — *b*. Portion vaginale de l'utérus. — *c*. Vagin (Courty).

Avant que la différenciation des sexes ne soit un fait accompli, voici quel est l'aspect des organes génitaux externes. Deux saillies ou plis limitent une ouverture médiane (sinus uro-génital). Elles se réunissent pour former le scrotum chez l'homme, les grandes lèvres chez la femme. Au-dessus du point où se fait la réunion de ces plis, existe un petit corps saillant, ou tubercule, qui formera le pénis ou le clitoris. Dans les deux cas, la face inférieure de ce tubercule est pourvue d'un sillon. Les bords du sillon s'étendent sur les côtés du sinus uro-génital et, dans le développement du type féminin, constitueront les petites lèvres. Le sinus uro-génital possède un orifice commun pour la vessie et les parties génitales internes.

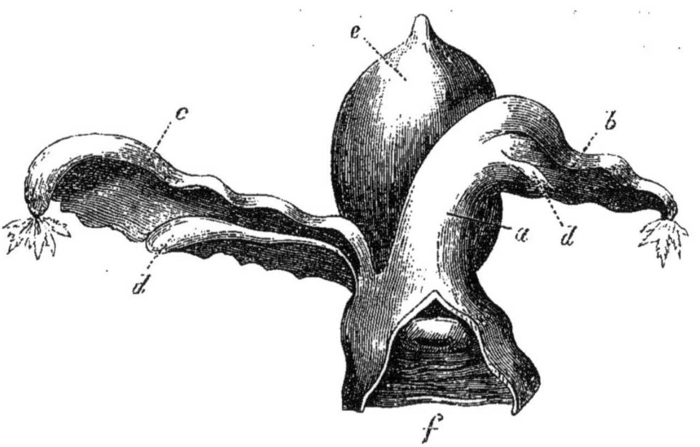

Fig. 20.— Utérus unicorne d'un jeune enfant ; vue postérieure (Pole).— *a*. utérus unicorne ; la moitié gauche de l'utérus ne s'est pas développée. — *b*. Trompe de Fallope du côté droit. — *c*. Trompe de Fallope du côté gauche, existant d'une manière exceptionnelle. — *dd*. Ovaires. — *e*. Vessie (Courty).

ANOMALIES DE L'UTÉRUS. — Un arrêt de développement peut être l'origine de variétés d'utérus qui s'éloignent du type ordinaire. En voici quelques-unes empruntées à Courty, qui ont en obstétrique une importance capitale.

Utérus unicorne. — L'utérus unicorne résulte de l'atrophie ou du développement incomplet d'un des conduits de Muller, l'autre conduit ayant continué normalement son évolution. On a alors un utérus formé d'une seule moitié, ne possédant généralement qu'une seule trompe de Fallope.

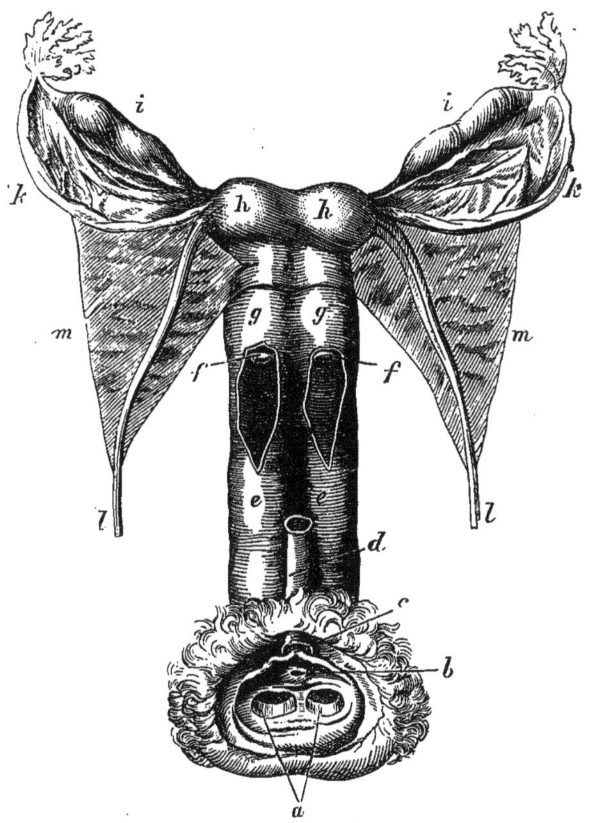

Fig. 21. — Utérus double et vagin d'une fille âgée de dix-neuf ans (Eisenmann). *a*. Orifice vaginal double avec un hymen double. — *b*. Méat urinaire. — *c*. Clitoris. — *d*. Urèthre. — *ee*. Vagin double. — *ff*. Orifices utérins. — *gg*. Portions cervicales. — *hh*. Corps et cornes. — *ii*. Ovaires. — *kk*. Trompes de Fallope. — *ll*. Ligaments ronds. — *mm*. Ligaments larges (Courty).

2° *Utérus double.* — Les conduits de Muller se sont tous les deux développés, mais ils ne se réunissent pas. Il se forme ainsi deux utérus distincts, et chacun d'eux représente, en réalité, la moitié d'un utérus normal.

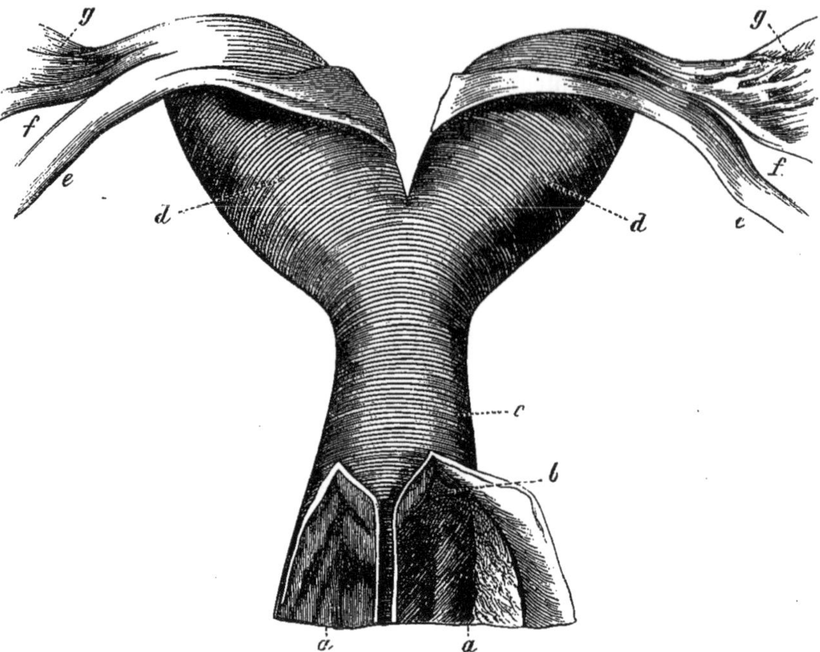

Fig. 22. — Utérus bicorne, cavité double et vagin double d'une fille de dix-sept ans. — *c*. Portions cervicales réunies l'une à l'autre, offrant l'aspect d'un col unique. — *dd*. Les deux cornes (Schrœder).

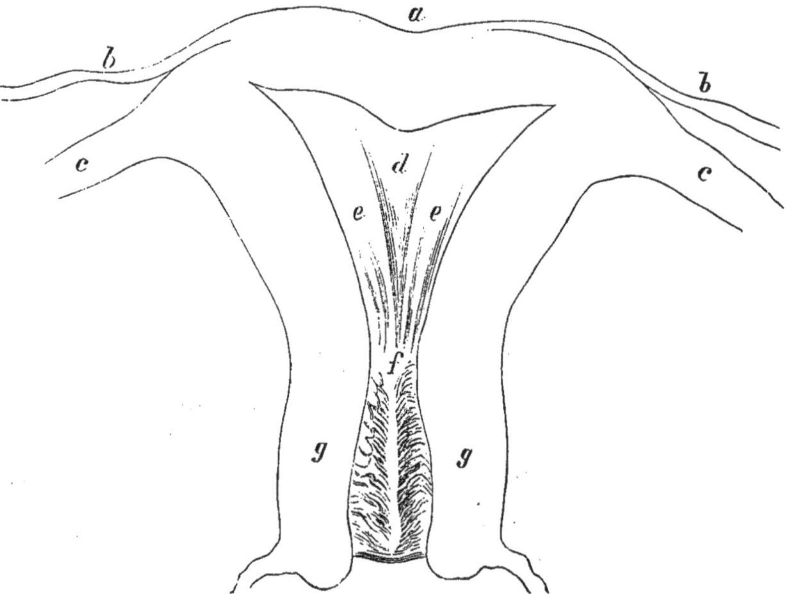

Fig. 23. — Utérus cordiforme, double grandeur naturelle (Kussmaul).

Utérus bicorne. — Les conduits de Muller se réunissent d'une façon partielle, mais la réunion n'arrive pas au niveau ordinaire indiqué par les ligaments ronds. La portion supérieure de l'utérus se trouve divisée en deux cornes séparées l'une de l'autre par un sillon.

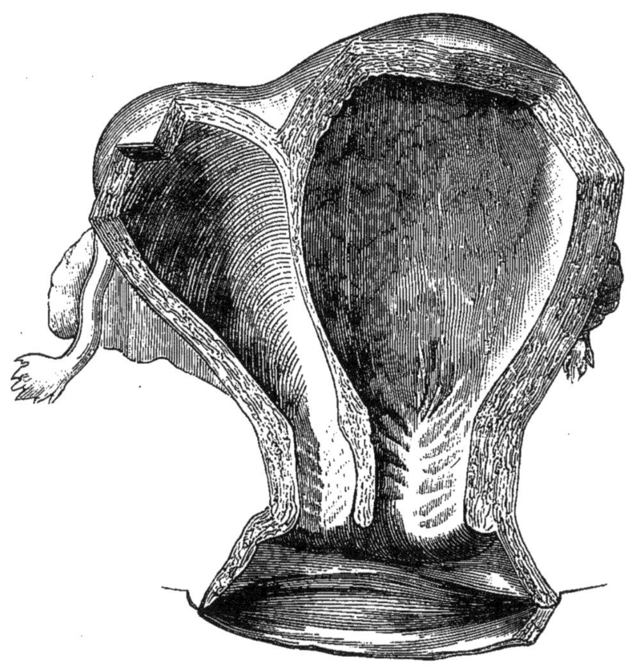

Fig. 24. — Utérus cloisonné biloculaire. — Utérus double avec vagin unique, vu par la partie antérieure; développement plus considérable des parties gauches, du fait de la grossesse. (Cruveilhier).

Utérus cordiforme. — Cette variété d'utérus représente les traces du type fœtal indiqué dans la figure 18. Le fond, au lieu de se développer complètement, reste déprimé et prend un aspect qui rappelle de loin celui d'un cœur de carte à jouer.

Utérus biloculaire. — Dans ce type, l'union intime des deux conduits de Muller a eu lieu, mais la cloison qui résulte de leur soudure persiste encore. On se trouve ainsi en présence de deux cavités utérines distinctes.

La cloison peut s'étendre dans toute la longueur du vagin, de façon à créer un vagin double; ou bien, la résorption de la cloison vaginale et d'une portion de la cloison utérine peut avoir lieu, de sorte que l'utérus possède une cavité double et un col unique : utérus *semipartitus*.

PHYSIOLOGIE DE L'OEUF

CHAPITRE II

DÉVELOPPEMENT DE L'OVULE

FOLLICULES DE GRAAF ET OVULE — Déhiscence de l'ovule. — Formation du corps jaune. — Migration de l'ovule. — Fécondation. — Changements qui se produisent dans l'œuf après la fécondation. — Nutrition de l'embryon. — Allantoïde et chorion. — Caduques. — PLACENTA : son développement et sa structure. — Formation du cordon ombilical. — Liquide amniotique.

La Physiologie de l'œuf comprend sa genèse, son développement, son expulsion hors de l'ovaire, sa fécondation et la série complète des changements qui transforment la structure si simple du germe en un organisme complexe doué des caractères spécifiques des parents.

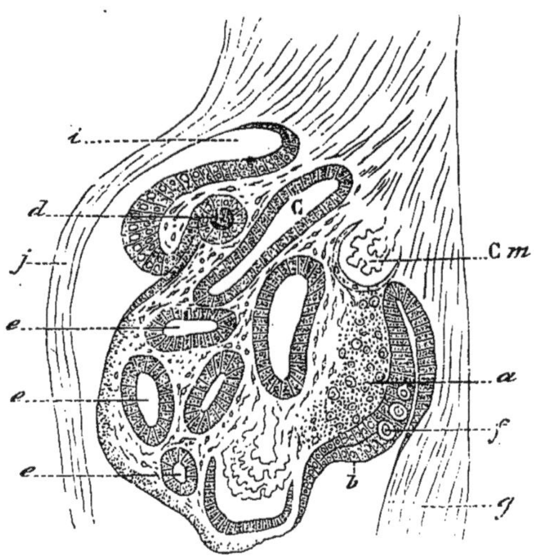

Fig. 25. — Coupe transversale du tubercule germinatif ou éminence génitale avec le corps de Wolff, le canal de Muller et l'ovaire, dans la première période de leur développement. Combinaison de deux préparations dont l'une représentait le corps de Wolff avec la dépression du canal de Muller, et l'autre le corps de Wolff, au même degré de développement, avec l'ovaire à son origine. Embryon de poulet à la fin du quatrième jour de l'incubation (d'après Waldeyer). — *a.* Stroma de l'ovaire. — *b.* Couche corticale épaissie de l'ovaire, on y voit des cellules épithéliales qui donnent naissance aux ovules. — *c.* Coupe transversale du conduit principal de Muller. — *d.* Canal de Muller au moment de sa formation. Dépression de l'épithélium germinatif. — *eee.* Coupe transversale des canalicules latéraux du corps de Wolff. — *g.* Mésentère. — *Cm.* Corpuscules de Malpighi. — *j.* Somatopleure. — *i.* Espace séparant la somatopleure de l'éminence génitale.

Les considérations suivantes touchant l'histoire de l'œuf émanent du travail, assez connu maintenant, de Valdeyer (1).

Follicules de Graaf et ovule. — Dans l'embryon du poulet, au quatrième jour de l'incubation, le corps de Wolff est recouvert d'un épithélium cylindrique dont la forme contraste notablement avec celle des cellules plates du péritoine. Bientôt après, apparaît, sur le côté interne du corps de Wolff, un épaississement de l'épithélium qui constitue le premier rudiment de l'ovaire. Au-dessous de cet épaississement épithélial, se dessine, bientôt après, une petite élévation, de forme arrondie, riche en cellules développées aux dépens du tissu interstitiel du corps de Wolff. De l'épithélium naîtront plus tard les follicules de Graaf et les ovules, tandis que la prolifération du tissu connectif amènera la formation du stroma vasculaire ovarien. Dans l'intervalle du quatrième au cinquième jour, quelques cellules font déjà prévoir, par leur volume, leur forme arrondie et leurs noyaux volumineux, qu'elles sont appelées à devenir les futurs ovules. Quant

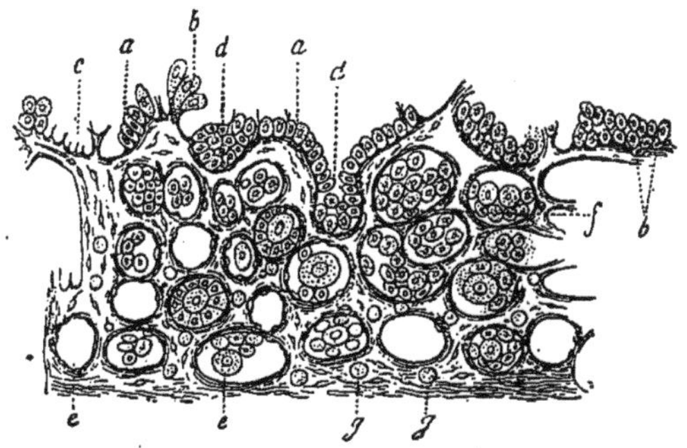

Fig. 26. — Section verticale d'un ovaire d'un fœtus humain de trente-deux semaines. — *aa*. Epithélium. Cellules épithéliales les plus récemment développées, situées dans la couche épithéliale.— *c*. Trabécules connectives ayant pénétré dans la couche épithéliale. — *ee*. Follicules primordiaux entourés par de fines cellules embryonnaires. — *f*. Groupe de cellules épithéliales logé dans les mailles connectives parmi lesquelles on peut en distingner quelques-unes d'un volume considérable (ovules primordiaux). — *g*. Cellules granuleuses de His.

au développement ultérieur de l'ovaire, il est le résultat de la multiplication des cellules épithéliales et de l'extension continue du stroma. A mesure que les travées connectives s'étendent vers la périphérie et s'insinuent entre les cellules, celles-ci se casent peu à peu entre les éléments du stroma. Le tissu conjonctif prend de la sorte une disposition trabéculaire qui affecte la forme d'un réseau et dont les mailles sont remplies par des amas de ces cellules de forme à peu près cylindrique. Les plus volumineuses d'entre elles, dont il a été déjà ques-

(1) *Eierstock und Nebeneierstock*, Stricker's « Handbuch der Lehre von den Geweben », Leipsic, 1870.

tion, sont appelées *ovules primordiaux*. Quant aux plus petites, leur volume n'augmente pas et elles se disposent autour des plus grandes, à la manière d'un épithélium. Dans la suite du développement, le tissu connectif s'insinue toujours entre les éléments cellulaires, jusqu'au moment où chacun des ovules primordiaux est exclusivement contenu dans une loge spéciale. Ces loges, avec les cellules qu'elles renferment, constituent les follicules de Graaf dans leur état rudimentaire. La présence, dans le même follicule de Graaf, de deux ovules distincts, n'a lieu que fort rarement. Tandis que s'effectue le développement des ovules et la prolifération des cellules épithéliales, il se produit une action irritative dans le stroma environnant. Il en résulte un accroissement de la vascularité et l'apparition, autour de chacun des amas cellulaires, d'un tissu connectif jeune. A mesure que les follicules grandissent, leur couche externe prend un aspect fibrillaire. De la sorte, il se constitue, autour de chacun des follicules de Graaf, une enveloppe distincte, appelée par Baër *theca folliculi*, enveloppe du follicule, composée d'une couche vasculaire interne, *tunique propre* (*tunica propria*), et d'une couche externe fibrillaire (*tunica fibrosa*).

Chaque ovule primordial est entouré, au début, d'une couche unique de cellules cylindriques. Mais, progressivement, il se fait de nouvelles

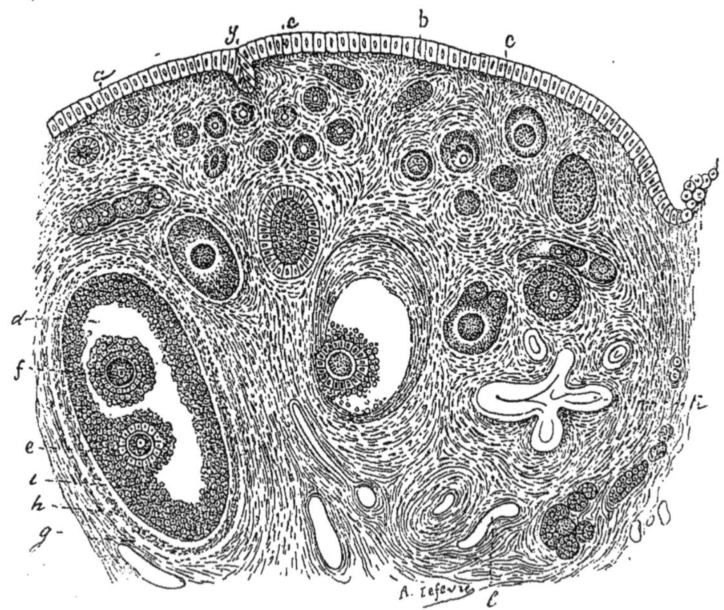

Fig. 27. — Coupe verticale de l'ovaire de la chienne. — *a*. Epithélium de l'ovaire. — *bb*. Tubes. — *c*. Follicules jeunes. — *d*. Follicules arrivés à maturité. — *c*. Disque proligère avec l'ovule. — *f*. Epithélium du second ovule dans le même follicule. — *g*. Tunique fibreuse du follicule. — *h*. Tunique propre du follicule. — *i*. Membrane granuleuse (Waldeyer).

couches au milieu desquelles l'ovule reste logé. Puis, en un point éloigné de l'ovule, apparaît un espace cavitaire en forme de croissant qui se remplit d'un liquide clair, provenant de serum transsudé, et formé, en partie, aux dépens d'éléments épithéliaux dégénérés. Autour de l'ovule persiste un amas de cellules qui constitue le *disque proligère*. A mesure qu'augmente la quantité du liquide folliculaire, les cellules cylindriques sont refoulées contre la membrane propre et constituent une troisième enveloppe ou couche, nommée *membrane granuleuse*.

Un coup d'œil jeté sur une section transversale de l'ovaire d'un mammifère adulte y montre la présence de follicules arrivés à des étapes différentes de leur évolution.

Pour nous résumer :

Les *jeunes follicules* sont formés d'ovules primordiaux, entourés d'épithélium, et inclus dans le stroma de l'ovaire.

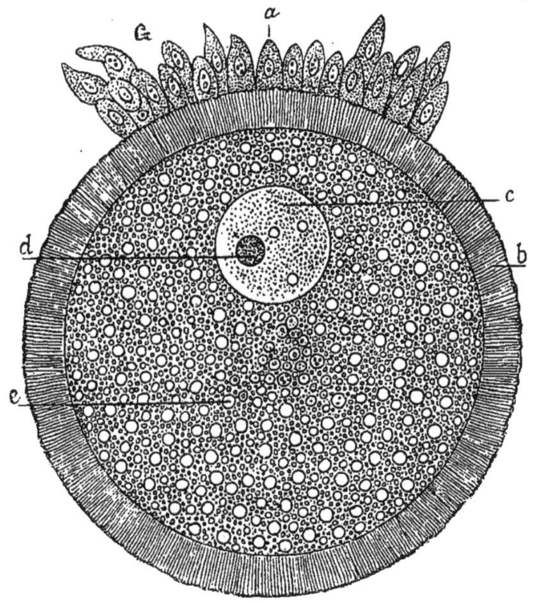

Fig. 28. — Ovule contenu dans un follicule de Graaf, du lapin. — *a.* Epithélium de l'ovule. — *b.* Zone radiée ou pellucide. — *c.* Vésicule germinative. — *d.* Tache germinative. — *e.* Vitellus (Waldeyer).

Les *follicules complètement développés* ont un caractère vésiculaire. Ils sont entourés d'une enveloppe de tissu connectif, *theca folliculi*, formée de deux couches (tunique propre et tunique fibreuse). La tunique propre est tapissée par des cellules (membrane granuleuse), disposées en amas (disque proligère), autour de l'ovule. Tantôt le disque proligère est superficiellement situé, tantôt il occupe la partie la plus profonde du follicule. Une couche spéciale de cellules cylindriques (épithélium de l'ovule) entoure chaque ovule.

Henle évalue à trente-six mille le nombre total des follicules de Graaf contenus dans chaque ovaire (1).

L'*ovule*, au moment de son expulsion de l'ovaire, cesse d'être une simple cellule, composée de protoplasma ordinaire et présente les caractères particuliers suivants : il est d'un volume notable; celui de la femme mesure deux dixièmes de millimètre environ; il possède une enveloppe mince, transparente, appelée *membrane vitelline* ou à cause de sa transparence, *zone pellucide*. On croyait autrefois cette zone pellucide produite par un épaississement de la membrane celluleuse. Mais on la regarde généralement aujourd'hui comme une partie surajoutée à l'ovule primordial. Il est probable que les portions fixes des cellules radiées, disposées autour de l'ovule dans le disque proligère, contribuent à la former. Les détails apparents dans la figure 28 représentent, d'après Waldeyer, les cellules en train de subir une transformation cuticulaire.

Les fins linéaments qu'on peut apercevoir, lorsqu'on a recours à de forts grossissements sont, suivant cet auteur, des filaments inaltérés du protoplasma primitif (2). L'épaisseur de la zone pellucide est de 1/20 à 1/10 du diamètre de l'ovule.

Le corps de la cellule devient le *vitellus* ou *jaune* de l'œuf. Celui-ci possède la contractilité et toutes les autres propriétés du protoplasma ordinaire. Sa consistance est visqueuse. Enfin il est opaque, par suite de la présence de très fines granulations et de vésicules de forme globulaire.

Le noyau de la cellule se transforme en une vésicule volumineuse, claire, limpide, appelée *vésicule germinative*. Le nucléole persiste à l'état de corps opaque, probablement solide, dans la vésicule germinative, où il est connu sous le nom de *tache germinative*.

OVULATION ET FORMATION DES CORPS JAUNES

On a déjà vu que le nombre des follicules de Graaf était, pour chaque ovaire, estimé à trente-six mille environ. La formation de ces follicules, au moins pour le grand nombre, est un fait accompli, durant la vie intra-utérine. Néanmoins, avant la puberté, ces éléments restent à l'état de repos. Mais, à cette époque, échoit à l'ovaire un rôle

(1) Henle. *Handbuch der Eingeweidelehre*, Braunschweig, 1866, p. 483.

(2) Waldeyer. *Eierstock und Nebeneierstock*, Stricker's « Handbuch der Lehre von den Geweben », Leipsic, 1871, p. 554.

fonctionnel de la plus haute importance. Sa surface, si on l'examine à ce moment, n'apparaît plus unie, mais parsemée de petites vésicules. Ces vésicules ne sont autre chose que les follicules de Graaf, augmentés de volume et qui, à mesure qu'ils sont distendus par le liquide qu'ils renferment, tendent vers la périphérie devenue alors *tunique albuginée*, où ils forment des proéminences arrondies et translucides. La disparition progressive des vaisseaux sanguins et lymphatiques amène l'amincissement d'un point de la paroi du follicule ; ce point faible est la macula, ou *stigma folliculi*.

La déhiscence de l'ovule est due à l'action combinée d'une dégénérescence graisseuse des éléments cellulaires contenus dans les parois d'un follicule arrivé à maturité et de la formation du corps jaune.

Le *corps jaune* commence par une abondante prolifération cellulaire à laquelle participent à la fois l'épithélium folliculaire et la tunica propria. Des anses vasculaires proéminent dans la cavité du follicule et s'insinuent de plus en plus dans des espaces déjà pleins. Finalement le follicule se déchire en un point et expulse alors son contenu, au milieu duquel se trouve l'ovule. Lorsque les follicules de Graaf sont arrivés à maturité, la congestion qui se fait à chaque époque menstruelle, agit évidemment de la manière la plus efficace pour amener la succession de ces phénomènes.

Immédiatement après la rupture des follicules de Graaf, le sang se répand dans leur cavité. La prolifération des cellules de la membrane granuleuse continue d'une manière active. Au même moment, commence un travail de désintégration. Mais au lieu de fournir des produits de dégénérescence, il aboutit à la formation d'une substance, colorée en jaune (*pseudo-vitellus*) et granuleuse. A l'examen microscopique, on y trouve, mêlés à la masse granuleuse, des globules qui n'ont pas précisément le caractère des globules graisseux, mais qui correspondent à ceux que renferme le vitellus de l'œuf.

Durant l'évolution du processus que nous venons de décrire, il se fait au dépens du réseau vasculaire qui entoure les follicules de Graaf, une transmigration abondante de globules blancs qui soulèvent les cellules granuleuses et le pseudo-vitellus, et les refoulent vers le centre du follicule. Des prolongements vasculaires, semblables à de petites papilles, écartent les jeunes cellules (leucocythes), et font de tout côté irruption dans les masses épithéliales et les granulations du faux vitellus. Comme certains vaisseaux plus volumineux déterminent la formation de saillies plus accusées, il en résulte pour le corps jaune une apparence plissée.

Dans l'état de complet développement, le corps jaune est ainsi constitué : 1° Le faux vitellus mélangé au sang épanché ; 2° la couche épaisse de cellules granuleuses mêlées à la substance jaune. C'est cette couche qui, pour la plus grande part, forme la portion jaune, plissée, du *corpus luteum*; 3° les vaisseaux qui, émanant de tous côtés pénètrent dans la masse épithéliale en dissociant les cellules. Comme ces vaisseaux se dirigent vers le centre du follicule, ils finissent par envahir la masse des éléments conjonctifs épithéliaux du corps jaune, et les replis cessent d'être distincts.

Finalement, la résorption du faux vitellus s'accomplit; les derniers vestiges du sang épanché se transforment en cristaux sanguins, les vaisseaux artériels sont frappés de dégénérescence; les masses épithéliales et le tissu connectif aréolaire disparaissent graduellement jusqu'à ce qu'il ne reste plus qu'une cicatrice blanche et étoilée.

Si l'expulsion de l'œuf n'est pas suivie de fécondation, le corps jaune atteint son volume maximum à la fin de la troisième semaine, époque à laquelle il commence à s'atrophier pour se trouver réduit, après deux mois, à une cicatrice insignifiante.

Mais, si la fécondation a lieu, les transformations du corps jaune se font plus lentement. Il atteint alors un degré de développement remarquable. Son accroissement en volume se fait d'une manière continue durant deux mois. Puis, il reste stationnaire jusqu'à la fin du sixième mois. Durant les trois derniers mois de la grossesse, il perd peu à peu sa belle couleur jaune et devient plus petit; mais son diamètre mesure encore douze millimètres à la fin de la période de gestation (1).

On nomme souvent le corpus luteum de la grossesse *vrai* corps jaune pour le distinguer de la variété plus commune qui succède à la rupture d'un follicule de Graaf à une période menstruelle. Ceux-ci sont appelés *faux* corps jaunes, parce qu'on les rencontre chez des femmes vierges et qu'ils ne constituent pas un signe d'une grossesse antérieure.

Migration de l'ovule. — Henle, on l'a vu, a estimé à trente-six mille environ le nombre des ovules contenus dans chaque ovaire. Un petit nombre, seulement, réunissent les conditions nécessaires pour que la fécondation soit possible. L'histoire des grossesses extra-utérines nous enseigne que l'ovule, au moins dans quelques cas, peut, après son expulsion de l'ovaire, tomber dans la cavité abdominale. Aussi, c'est-il un sujet intéressant que de rechercher les conditions qui déterminent habituellement le passage d'un ovule, de l'ovaire, dans la trompe de Fallope du côté correspondant. Il n'y a pas lieu d'accepter, comme on le fait généralement, cette érectilité spéciale de la trompe de Fallope qui lui permettrait d'appliquer contre l'ovaire son extrémité en forme d'entonnoir, juste au moment de la rupture d'un follicule de Graaf. Nous repoussons donc, comme une chose absolument invrai-

(1) Dalton. *Traité de physiologie humaine,* Philadelphie, 1861, p. 564 et suiv.

semblable, l'existence dans les franges d'un degré d'intelligence assez extraordinaire pour leur permettre d'effectuer l'adaptation exacte de la trompe sur le point précis où l'ovule doit être expulsé; d'autant plus qu'il est démontré que les trompes ne possèdent aucune des propriétés caractéristiques des tissus érectiles. Les injections de leurs vaisseaux faites sur le cadavre, ne communiquent à ces organes aucun changement dans leur forme ou leur situation (1).

On a également invoqué l'action musculaire pour expliquer de quelle façon les franges saisissent l'ovaire, mais la galvanisation des trompes, pratiquée sur des criminels récemment exécutés, ne détermine que des contractions vermiculaires qui ne modifient en rien la situation des franges (2). En vérité, quand nous nous souvenons de la position occupée par les trompes dans la cavité pelvienne; quand nous considérons qu'elles sont toujours fatalement soumises à la compression exercée par la masse intestinale, il nous est difficile de comprendre comment elles pourraient exécuter aucun mouvement un peu étendu (3).

En l'absence de toute preuve expérimentale, l'opinion de Henle d'après laquelle le passage de l'ovule dans les trompes de Fallope est dû aux courants déterminés par les cils vibratiles qui tapissent les surfaces interne et externe des franges, est, dans le champ des hypothèses probables, une de celles qui mérite la plus sérieuse considération. Une des franges (frange ovarique, *fig.* 11, p. 20) est, comme nous l'avons déjà vu, fixée d'une façon invariable à l'extrémité externe de l'ovaire. Il est probable que l'ovule, expulsé du follicule de Graaf, glisse, entraîné par la sérosité péritonéale, jusqu'au bord inférieur et externe de l'ovaire où existe un courant capable de le saisir et de le conduire dans le pavillon de la trompe. Les chutes de l'ovule durant le parcours qu'il doit suivre pour arriver à sa destination, selon toute probabilité, ne sont pas rares. Les observations de Thiry (4) four-

(1) Rouget. *Les organes érectiles de la femme*, « Journal de la Physiol. », I, 1858, p. 337.

(2) Hyrtl. *Handbuch der topographischen Anatomie*, Wien, 1865, Bd. II, p. 210.

(3) Henle. *Handbuch der Eingeweidelehre*, Braunschweig, 1866, p. 470. — Rouget (*Organes érectiles*, « Journ. de la Physiol. », 1858) a étudié avec beaucoup de soin les fibres musculaires situées entre les deux feuillets des ligaments larges. Ces fibres se continuent directement avec celles de la couche musculaire, externe de l'utérus. Un certain nombre d'entre elles se distribueraient, d'après cet auteur, de façon à déterminer le rapprochement des franges vers l'ovaire. Henle, critiquant cette opinion de Rouget, remarque que l'on pourrait accorder une plus grande importance à ces fibres si elles se distribuaient seulement aux trompes de Fallope. Mais, comme elles s'étendent également sur l'ovaire, il est probable que leur action a pour effet de ramener à la fois l'ovaire et les trompes de Fallope vers la ligne médiane.

(4) Gottinger. *Nachrichten*, 1862, p. 171.

nissent un appui à la théorie qui fait jouer un rôle important aux cils vibratiles dans la migration des ovules. Cet auteur a remarqué que chez les batraciens, dont les oviductes sont fixés aux parois abdominales et situés à une certaine distance de l'ovaire, il se forme sur la paroi péritonéale, au moment de la ponte, des petites traînées d'épithélium cilié (voies gazonnées) qui convergent toutes vers les orifices des trompes (1).

Tant que l'ovule reste dans l'ampoule, c'est-à-dire dans le pavillon ou portion dilatée de la trompe, sa progression plus avant résulte d'abord des mouvements des cils ; mais au delà de l'isthme, les fibres musculaires le soumettent à une nouvelle force propulsive, en agissant par des mouvements péristaltiques.

Fécondation. — Le point précis des organes génitaux où se fait la fécondation a été placé différemment, suivant les auteurs, tantôt dans les trompes, tantôt dans l'utérus, tantôt dans l'ovaire. On peut rejeter la possibilité de la fécondation dans la matrice, puisqu'il a été démontré que chez la femme, le voyage de l'ovule jusque dans l'utérus exige plus de dix jours, période bien supérieure à celle de la vie de l'ovule, lorsque ce dernier ne s'est pas vivifié au contact de l'élément générateur mâle. Les grossesses abdominales prouvent, d'une façon certaine, que l'ovaire peut devenir le siège de la fécondation, mais leur rareté extrême nous conduit à considérer cette fécondation sur l'ovaire lui-même, comme un phénomène exceptionnel, chez la femme du moins. Il est juste, en effet, de ne point oublier que chez elle, l'ovule doit assez souvent manquer de pénétrer dans la trompe. Le raisonnement à priori nous conduit néanmoins à considérer ainsi que Henle, l'ampoule avec ses replis arborescents, comme l'organe spécialement destiné à servir de réceptacle au liquide séminal. L'état congestif de la muqueuse, sa structure canaliculaire et les contractions de ses fibres musculaires, toutes ces conditions, semblent faites pour favoriser le contact intime des spermatozoïdes et de l'ovule, lorsque celui-ci est arrivé à ce niveau (2).

Le *sperme*, dont le contact est essentiel à la fécondation de l'ovule, est un fluide épais, visqueux, de nature albuminoïde et possédant une odeur particulière qu'on a comparée à celle de la râpure d'os. Par l'examen microscopique, on y constate la présence d'éléments anatomi-

(1) Aucune hypothèse n'explique les observations de migration complète d'ovules qui, partis d'un ovaire, arrivent dans la trompe de Fallope du côté opposé. Cependant la possibilité de pareils faits est incontestable. Ainsi, la grossesse a pu se produire malgré l'absence ou l'oblitération parfaite de la trompe du même côté où existait le corps jaune. Pour l'étude bibliographique de la question, consulter Schrœder : *Lerbuch der Geburtshulfe*, 4te Auflage, p. 22.

(2) Henle. *Handbuch der Eingeidelehre*, 1866, p. 476.

ques nombreux et de petite dimension appelés *spermatozoïdes*. Chaque spermatozoïde est formé d'une *tête* ovalaire et d'une extrémité allongée et filiforme où *queue*. La tête est aplatie et sa largeur est de quatre μ environ. Vue de profil, elle présente un aspect pyriforme. La longueur totale du spermatozoïde est de quarante à cinquante μ.

Les spermatozoïdes ne flottent pas simplement dans le fluide séminal, ils jouissent de la faculté de se mouvoir d'un endroit à un autre comme s'ils étaient doués de volonté. Comme, à la vérité, l'observateur les voit avancer, tantôt isolément, tantôt par groupes, parfois plongeant au fond du liquide séminal, ou s'élançant de nouveau à sa surface, évitant maintenant un obstacle, ou trouvant avec adresse leur route à travers des masses épithéliales, il est difficile de ne pas admettre, comme on le supposait déjà depuis longtemps, que ce soient là réellement des organismes distincts doués d'un certain degré de spontanéité. Mais, à l'heure actuelle, tout le monde estime que les mouvements ondulatoires de la queue, qui sont la source de la force propulsive, sont dus à des changements moléculaires de tissu, semblables à ceux qui produisent les mouvements amiboïdes du protoplasma, ou les oscillations des processus ciliaires des épithéliums vibratiles.

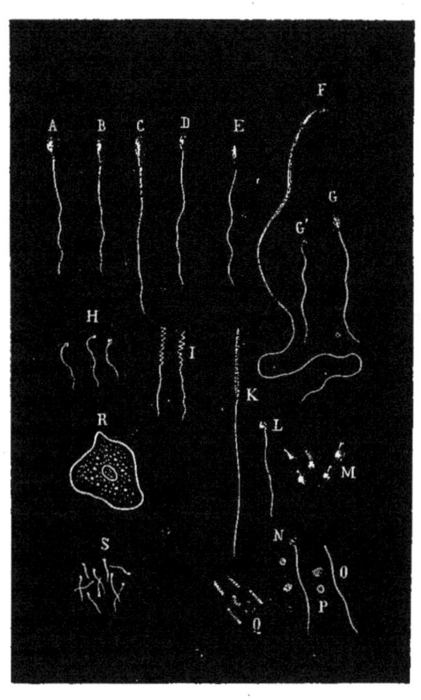

Fig. 29.—Spermatozoïdes de diverses espèces animales.— *a*. Spermatozoïde du cochon d'Inde.— *b*. Du taureau.— *c*. Du mouton. — *d*. Du cheval. — *e*. Du lapin. — *f*. Du rat.— *gg'*. De l'homme. — *h*. Du coq. — *i*. Du moineau. — *k*. Du pigeon. — *l*. De la perche. — *m*. Du brochet. — *no*. De la grenouille (en hiver). — *p*. Granulations mobiles du sperme chez le même animal. — *q*. Spermatozoïdes de la grenouille (en été). — *r*. Plaque épithéliale pavimenteuse. — *s*. Spermatozoïdes à petite tête que l'on rencontre parfois chez l'homme.

Henle estime que les spermatozoïdes parcourent en moyenne une distance de vingt-cinq millimètres en sept minutes et demie. C'est à ces organismes que le sperme doit son pouvoir fécondant, qu'ils ne lui confèrent qu'autant qu'ils conservent leur propriété de locomotion, propriété qui a pu être retrouvée dans toute sa force, chez des spermatozoïdes restés dans les organes génitaux de la femme, huit à dix jours après l'éjaculation (1).

Nos connaissances précises touchant le processus de la fécondation se résument à cette notion que les spermatozoïdes traversent la membrane vitelline et se dissolvent dans le vitellus.

En 1840, Martin Barry décrivit un point de la zone pellucide (membrane vitelline) du lapin, qui lui parut être une ouverture destinée au passage des spermatozoïdes. Tout d'abord les embryologistes annoncèrent que les descriptions de Barry reposaient sur des erreurs ; mais, depuis, l'existence d'un orifice de cette nature, appelé par Keber *micropyle,* a été surabondamment démontrée, au moins chez les poissons, mollusques, insectes, etc. (2).

Une série d'observations intéressantes, afférentes à ce sujet, ont été faites par M. Robin sur les ovules du *néphelis vulgaire*, ou sangsue commune. La dernière phase de la maturation de l'ovule consiste dans la disparition de la vésicule germinative. Au même moment il se produit une rétraction du vitellus qui, consécutivement, se trouve réduit du sixième ou du quart de son volume. Tout d'abord, la suppression de la tension interne due à cette rétraction détermine le plissement de la membrane vitelline. Mais, ultérieurement, un liquide clair, limpide, exsudé probablement en partie du vitellus, en partie émané, par endosmose, de source extérieure, remplit l'espace intermédiaire et détermine la disparition des plis. Les spermatozoïdes, dans leurs mouvements autour de l'ovule, prennent une direction oblique ou perpendiculaire à la membrane vitelline. On peut, en un point de celle-ci, observer d'une manière distincte la pénétration de ces éléments. Au bout d'une heure, la pénétration est terminée, et l'on peut alors apercevoir des faisceaux de spermatozoïdes, les uns en dedans, les autres en dehors de l'ovule. Dans l'espace clair, limpide, entourant le vitellus, on les voit se mouvoir d'une façon très

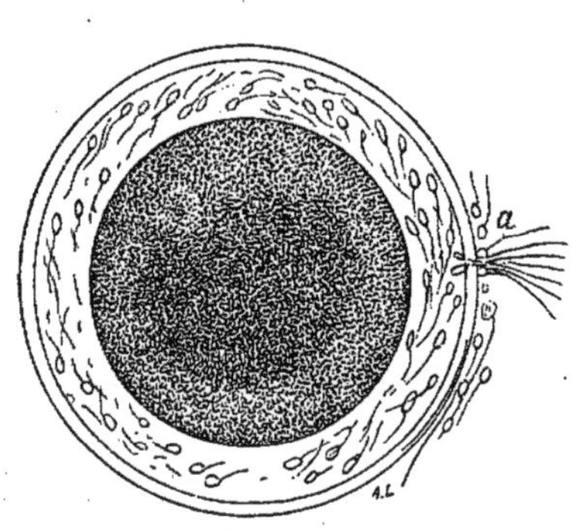

Fig. 30. — Ovule du *nephelis vulgaris*, montrant la rétraction du vitellus et la pénétration des spermatozoïdes à travers la membrane vitelline (Gross. de 300 diamètres) (d'après Robin).

(1) Luschka. *Die Anatomie des menschlichen Beckens*, Tübingen, 1864, p. 273.

(2) Voy. Milne Edwards. *Leçons de physiologie*, t. VIII, Paris 1873, p. 361 et seq. ; — Waldeyer. *Eierstock und Nebeneierstock*, Stricker's « Handbuch », p. 354.

active pendant un certain temps ; mais au bout de quinze à vingt minutes, leurs mouvements se ralentissent et enfin après deux heures, ils cessent tout à fait. Le dénombrement, pratiqué à ce moment, des spermatozoïdes qui restent encore, démontre qu'un certain nombre de ceux qu'on avait vu arriver dans l'espace limpide ont disparu. Ils ont été absorbés directement par le vitellus pour servir à la fécondation (1).

CHANGEMENTS QUI S'OPÈRENT DANS L'OVULE APRÈS LA FÉCONDATION

En étudiant l'anatomie de l'ovule, nous avons dit, qu'à l'origine, il était constitué par une simple cellule, douée de contractilité et des autres propriétés dévolues à la matière vivante. Les ovules de certaines variétés d'éponges, qui sont dépourvus de zone pellucide, se meuvent sous le champ du microscope, en envoyant des prolongements digités, et absolument analogues aux amibes ordinaires (2). Robin a décrit les mouvements du vitellus, à l'intérieur de la zone pellucide, dans les ovules des sangsues et ceux d'animaux d'ordre inférieur (3).

La vésicule germinative disparaît avant que l'ovule n'ait quitté la vésicule de Graaf ou immédiatement après son expulsion de l'ovaire. Comme on a plus fréquemment observé cette disparition dans l'ovule fécondé, on a généralement attribué ce phénomène à la pénétration des spermatozoïdes, mais Robin le considère simplement comme la preuve que l'ovule est arrivé à sa maturité et qu'il est devenu apte à la fécondation. Ce phénomène se produit également dans l'œuf non fécondé (4).

La première indication nette des changements opérés dans l'ovule, par son contact avec l'élément générateur mâle, indication qui est en même temps un signe certain de fécondation, consiste dans l'apparition spontanée d'un noyau sphérique au centre du vitellus.

Presque immédiatement après sa formation, le noyau vitellin se segmente en deux noyaux. Par un procédé analogue de fragmentation, le vitellus se sépare en deux moitiés. Les noyaux se comportent comme des centres d'attraction autour desquels se condensent les portions moléculaires et visqueuses du protoplasma.

De cette façon, la cellule primitive se trouve transformée en deux

(1) *Mémoire sur les phénomènes qui se passent dans l'ovule avant la segmentation du vitellus.* Robin. « Journal de la Physiologie », t. V, p. 67 et seq.

(2) Haeckel. *Anthropogenie*, Leipsic, 1874, p. 112.

(3) *Loc. cit.*, p. 100 et seq.

(4) Robin. *Sur la production du noyau vitellin*, « Journ. de la Physiol. », t. V., p. 316.

nouvelles cellules, absolument semblables et logées, l'une près de l'autre, dans l'intérieur de la membrane vitelline. On a donné à cette fragmentation cellulaire le nom de *segmentation*. La segmentation

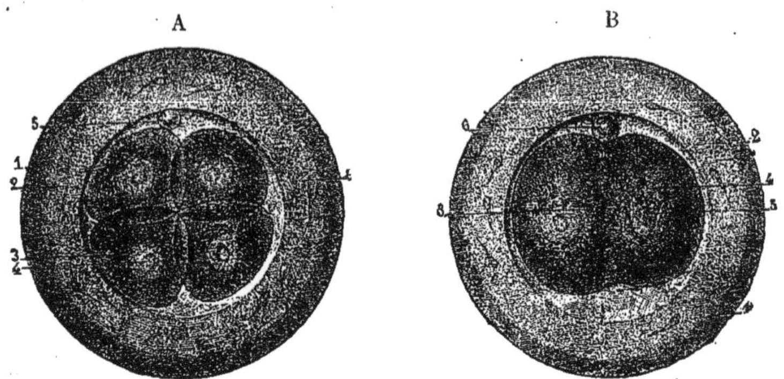

Fig. 31. — Segmentation du vitellus (d'après Coste).
A. Division en deux globes vitellins. — 1. Couche d'albumine qui entoure la membrane vitelline. — 2. Membrane vitelline. — 3. Vitellus en voie de segmentation. — 4. Noyau vitellin. — 5. Nucléole. — 6. Globule polaire.
B. Division en quatre globes vitellins. — 1. Couche d'albumine. — 2. Membrane vitelline. — 3. 4. Noyaux vitellins et leur nucléole. — 5. Globule polaire. — 6. Spermatozoïde.

continuant à se produire, les deux nouvelles cellules se fragmentent en quatre, puis en huit, jusqu'à ce qu'enfin elles en aient engendré un grand nombre qui donnent à l'ovule l'aspect d'une mûre, d'où vient le nom de *corps mûriforme* qu'on lui donne à cette époque de son développement.

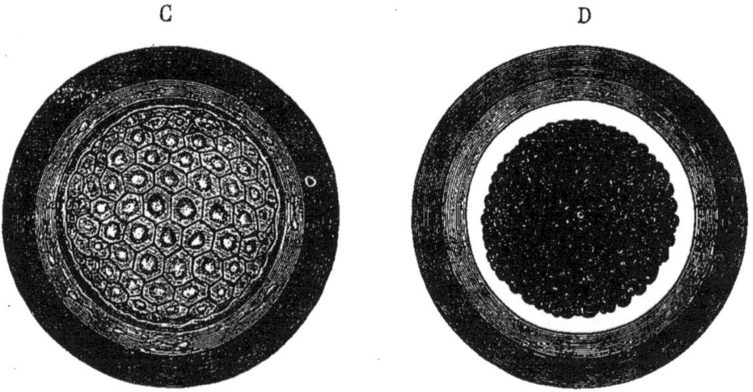

Fig. 31 *bis*. — C. Segmentation ayant donné lieu à un grand nombre de sphères vitellines, aplaties par pression réciproque (d'après Coste).
D. Corps mûriforme rétracté (d'après Coste).

Un liquide clair se condense bientôt au centre de l'œuf. Peu abondant au début, sa quantité augmente progressivement jusqu'à ce que les cellules se trouvent refoulées à la surface. Le corps mûriforme est ainsi transformé en un élément globulaire appelé *vésicule blastodermique* (*fig.* 32). Les parois de cette vésicule sont formées d'une couche unique de cellules, constituant une membrane continue, *membrane blastodermique*. Grâce à l'absorption d'une certaine quantité de liquide, durant la traversée de la trompe de Fallope, le diamètre de l'ovule, par le développement complet de la membrane blastodermique, augmente de 2/10 de millimètre à 5/10 ou 1 millimètre.

Toutes les cellules qui proviennent de la segmentation du vitellus primitif ne prennent pas, cependant, part à la formation de la membrane blastodermique. Si on examine attentivement la vésicule blastodermique, tout de suite après son développement, on constate la présence sur un point de sa surface d'une tache arrondie, opaque qui provient de l'accumulation, sur la surface interne de la membrane, d'une partie des éléments de la segmentation cellulaire. Vue de profil, cette tache présente dans l'intérieur de la vésicule, une forme demi-circulaire (1). En s'étendant à la périphérie, les cellules qui la constituent s'appliquent sur la surface interne de la membrane blastodermique, et lui forment un revêtement. L'ovule se trouve de la sorte composé de deux membranes cellulaires, nommées respectivement feuillet interne et feuillet externe de la membrane blastodermique. On nomme aussi le feuillet externe *ectoderme*, pour le distinguer du feuillet interne appelé *endoderme*.

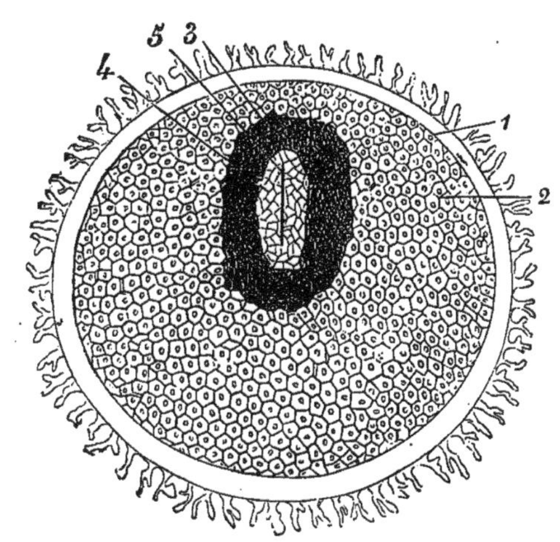

Fig. 32. — (Figure schématique.) — Formation de la tache embryonnaire. — 1. Membrane vitelline hérissée de villosités. — 2. Blastoderme. — 3. Tache embryonnaire — 4. Aire transparente. — 5. Ligne primitive.

Il se dépose, à la même époque, une couche liquide entre le feuillet externe de la membrane blastodermique et le *chorion*, nom que prend maintenant la zone pellucide. Avant la formation complète de l'endoderme, apparaît à un point de la surface de la vésicule blastodermique une tache brillante et arrondie. Elle marque le point

(1) La théorie de Bischoff et des autres auteurs, qui prétendent que l'*aire germinative* se développe en ce point, tombe devant les dernières recherches de Koelliker. — Albert Koelliker. *Entwickelungs-Geschichte*, erste Hälfte, p. 227, Leipsic, 1876.

où se produiront les phénomènes les plus importants liés au développement de l'embryon; on la nomme *aire germinative*. Elle ne diffère, dès le principe, des autres parties de la vésicule blastodermique, que par un épaississement plus considérable des cellules qui constituent l'ectoderme. — Les cellules de l'endoderme ne subissent aucun changement.

L'aire germinative affecte plus tard une forme ovale, et présente un bord opaque avec une partie centrale brillante. On nomme celle-ci *aire pellucide ou transparente*, et l'autre *aire opaque*.

Ultérieurement, une troisième couche cellulaire intermédiaire, nommée *mésoderme*, se développe entre l'ectoderme et l'endoderme (1). Dans le mésoderme apparaissent les premiers vaisseaux sanguins, avec leur développement opaque, l'aire prend le nom d'*aire vasculaire*.

Enfin le mésoderme se divise en deux couches, de sorte que, à une certaine période de son évolution, l'embryon est composé de quatre couches distinctes.

Sans entrer dans une analyse minutieuse de la question, il est bon d'établir que, selon l'opinion la plus répandue, ces couches sont considérées comme ayant, avec le développement ultérieur du corps, les relations suivantes :

Le feuillet externe ou ectoderme concourt à la formation de l'épiderme, des poils, des ongles, des éléments glandulaires de la peau, du cerveau, de la moelle, des organes des sens, et peut-être de ceux de l'appareil génito-urinaire.

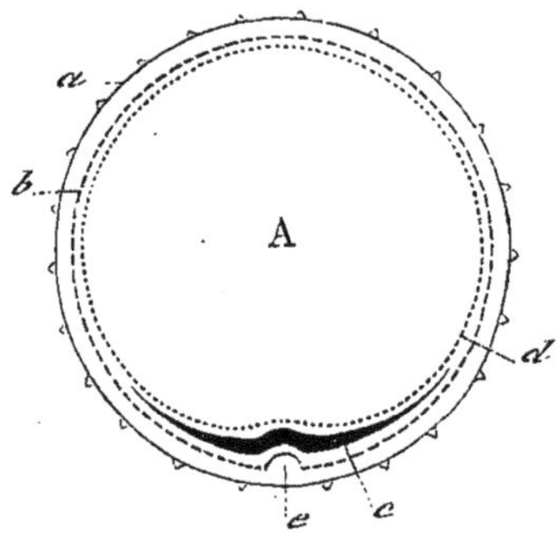

Fig. 33. — A. Coupe schématique de l'œuf à la première période de son développement. — *a*. Membrane vitelline. — *b*. Feuillet externe. — *c*. Feuillet moyen. — *d*. Feuillet interne. — *e*. Gouttière médullaire.

La deuxième ou lame externe du mésoderme donne naissance au chorion, aux muscles du tronc (ceux qui concourent aux mouvements du corps), et au système osseux.

La troisième ou lame interne du mesoderme, fournit les éléments fibreux et musculaires du tube digestif, le sang, les vaisseaux sanguins et les glandes vasculaires sanguines.

Le feuillet externe uni à la lame externe du mésoderme ou lame musculo-cutanée constitue ce qu'on appelle la *somatopleure*.

(1) Selon Koelliker, les cellules du mésoderme dérivent uniquement de la prolifération des cellules de l'ectoderme, *Entwickelungs-Geschichte*, 2te Auflage, p. 268.

La réunion du feuillet interne et de la lame interne du mésoderme ou lame fibro-intestinale constitue la *splanchnopleure*. D.

De la couche interne, ou endoderme dérive, l'épitélium qui tapisse les parois et les glandes de l'intestin (1).

A peu près à l'époque où l'aire germinative cesse d'être circulaire pour prendre une forme ovale, apparaît au centre de la zone pellucide une tache étendue, opaque, ovalaire, résultat de la prolifération de cellules appartenant aux couches externe et intermédiaire. Elle est appelée *tache embryonnaire* ou, par quelques auteurs, *protosoma*, parce qu'elle représente la première phase du développement de l'embryon.

On peut voir déjà, dans la forme spéciale de cette tache ovalaire, l'indice de la division ultérieure de l'embryon en deux parties, la plus large pour la tête, la plus étroite pour le tronc. A ce moment et d'une ma-

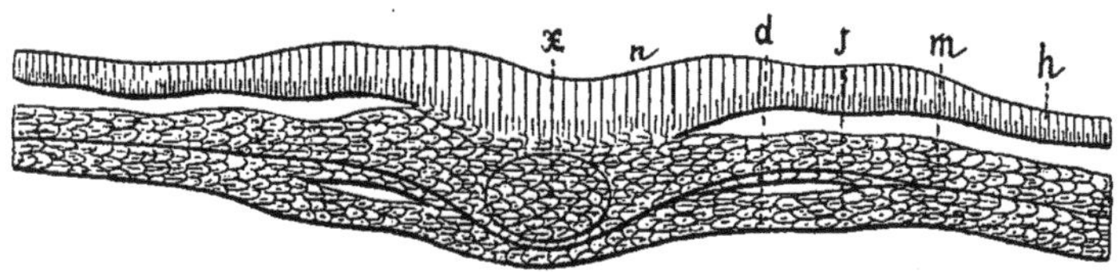

Fig. 34. — Section transversale d'un embryon de poulet quelques heures après le début de l'incubation. — *h*. Feuillet externe de la membrane blastodermique. — *hi*. Couche externe du feuillet moyen. — *f*. Couche interne du feuillet moyen. — *d*. Feuillet interne de la membrane blastodermique. — *n*. Trace primitive de la gouttière médullaire. — *x*. Corde dorsale.

nière subite, apparaît au centre de la tache embryonnaire une ligne très fine nommée *ligne primitive*, qui la divise en deux parties latérales symétriques. La ligne primitive consiste en un sillon ou gouttière, limité par deux renflements nommés *lames dorsales* constitués par un épaississement de la couche externe. On peut prendre promptement une idée nette des lames dorsales, en jetant les yeux sur une section transversale de l'œuf (*fig*. 33).

Par l'examen microscopique d'une semblable coupe transversale on constate que l'embryon est composé de trois couches qui, chez les vertébrés, sont réunies entre elles sur la ligne médiane. La couche intermédiaire (mésoderme), la plus épaisse des trois, paraît déjà formée de deux couches intimement unies. On peut distinguer la ligne primitive au milieu de la face supérieure et les lames dorsales qui constituent sur ses côtés deux saillies peu accusées.

Au même moment, immédiatement au-dessous de la gouttière primitive, se différencie de la masse cellullaire un cordon cylindrique nommé *corde dorsale*. Il tire son importance de ce fait que c'est précisément autour de lui que les vertèbres se développent dans la suite.

(1) Hæckel. *Anthropogenie*, p. 218.

Celles-ci dérivent elles-mêmes de deux cordons longitudinaux, qui se séparent par un clivage, des portions du mésoderme situées immédiatement de chaque côté de la corde dorsale. Les autres parties, périphériques, du mésoderme se distinguent maintenant sous le nom de *lames latérales* ou *abdominales*. En même temps, les lames dorsales

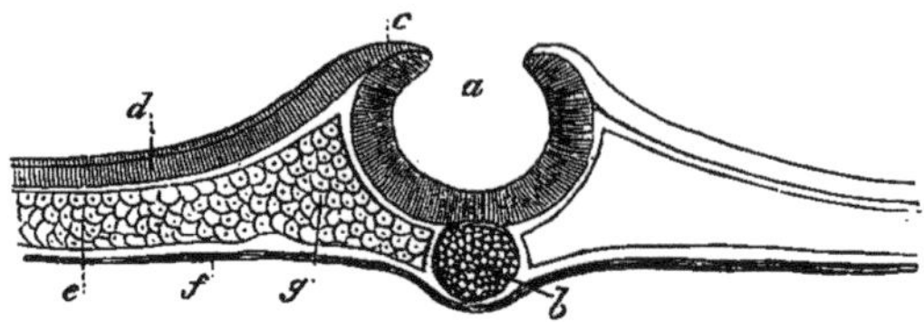

Fig. 35. — Coupe transversale d'un embryon de poulet dans une région où il n'existe pas encore de protovertèbres. Les lames protovertébrales sont encore confondues avec les lames latérales. La gouttière médullaire n'est pas encore fermée (seconde moitié du second jour de l'incubation, d'après Koelliker. — *a*. Gouttière médullaire. — *b*. Corde dorsale. — *c*. Crête dorsale. — *d*. Lame épidermique ou cornée. — *e*. Cellules du feuillet moyen dans la région qui deviendra la lame latérale après le clivage. — *g*. Cellules du feuillet moyen dans la région qui deviendra la lame vertébrale après le clivage. — *f*. Feuillet interne.

continuent à se développer et, s'incurvant l'une vers l'autre, finissent par se réunir sur la ligne médiane de façon à constituer un canal fermé, *canal médullaire*, dans lequel se développe le système nerveux central. Ainsi, on remarquera que l'organe par l'intermédiaire duquel l'individu est mis en contact avec le monde extérieur, dérive primitivement de la couche externe du blastoderme (ectoderme).

Le feuillet moyen (mésoderme) se sépare à ce moment en deux lames, l'interne et l'externe, dont l'indice, comme nous l'avons vu, existait déjà précédemment. Ces deux lames restent unies par leurs bords internes et forment plus tard, au niveau de leur réunion, les

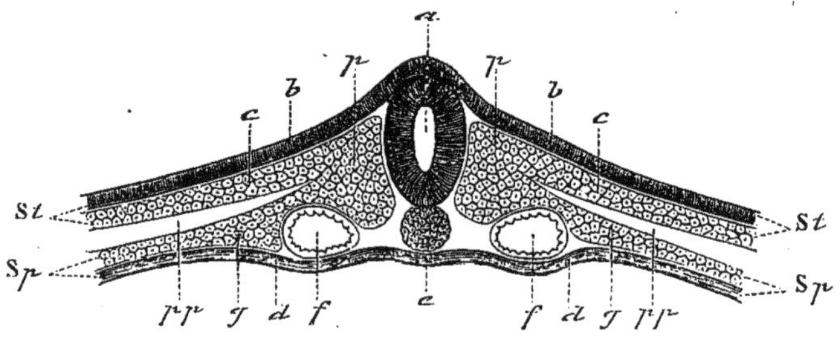

Fig. 36. — Coupe transversale d'un embryon de poulet, dans la région où se formera la troisième protovertèbre. La lame latérale se différencie de la lame vertébrale par le clivage du feuillet moyen (d'après Koelliker). — *a*. Canal médullaire. — *b*. Lame épidermique ou cornée. — *c*. Lame musculo-cutanée. — *q*. Lame fibro-intestinale. — *pp*. Cavité de clivage ou cavité pleuro-péritonéale à son début (*formant la lame latérale*), — *p*. Lame vertébrale. — *c*. Corde dorsale ou notocorde. — *f*. Aorte. — *d*. Feuillet interne. — *st*. Somatopleure. — *sp*. Splanchnopleur.

replis mésentériques. Les extrémités externes de la lame interne s'incurvent en dedans et finalement se réunissent pour former l'intestin. Elles enveloppent alors le feuillet interne du blastoderme (endoderme). Leur réunion, comme pour les lames dorsales, s'opère de la tête à l'extrémité caudale, parallèlement de chaque côté. Ainsi, le tube intestinal se forme aux dépens de la couche interne du mésoderme, qui fournit les parties fibro-musculaires, uni au feuillet interne du blastoderme (endoderme), duquel dérivent les éléments glandulaires. Pourtant une certaine portion de la vésicule blastodermique n'est pas comprise dans le tube intestinal et s'échappe, durant les premiers mois de la gestation, du corps de l'embryon; c'est la *vésicule ombilicale* (*fig.* 37). Enfin le feuillet externe ou cutané du blastoderme (ectoderme) et la lame externe du mésoderme (feuillet fibro-musculaire du tronc) réunis, s'incurvent en avant et en dedans, de façon à limiter une cavité allongée, le cœlome, qui entoure l'intestin. Cette cavité, chez les mammifères est, plus tard, divisée par le diaphragme en deux cavités secondaires : thorax et abdomen.

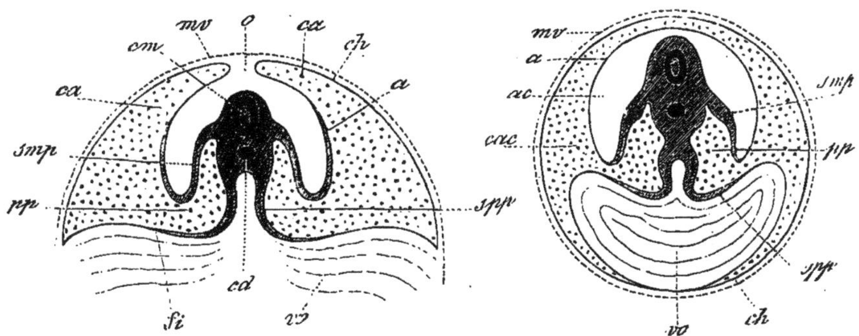

Fig. 37. — Figures schématiques représentant la formation de la vésicule ombilicale et de l'amnios — *cm.* Canal médullaire. — *cd.* Corde dorsale. — *a.* Amnios. — *ca.* Capuchon amniotique. — *smp.* Somatopleure. — *spp.* Splanchnopleure. — *fi.* Feuillet interne. — *ch.* Chorion. — *mv.* Membrane vitelline. — *pp.* Cavité pleuro-péritonéale ou cœlome. — *vo.* Vésicule ombilicale. — *a.* Amnios. — *ac.* Cavité amniotique. — *cac.* Cavité amnio-choriale (cœlome externe). — *pp.* Cavité pleuro-péritonéale. — *smp.* Somatopleure. — *mv.* Membrane vitelline. — *ch.* Chorion. — *vo.* Vésicule ombilicale.

Vu de profil à l'époque où s'opèrent ces modifications, le corps de l'embryon présente une extrémité antérieure, ou céphaliquo, renflée et une postérieure effilée. Dans une des premières périodes de son évolution, il manifeste de bonne heure une tendance à faire saillie au-dessus du niveau de l'aire germinative. Son dos se cintre et ses extrémités se rapprochent. Entre les deux lames du mésoderme s'accumule une certaine quantité de liquide qui les sépare l'une de l'autre. La lame externe s'unit au feuillet cutané, de façon à constituer une membrane unique, dont les replis s'élèvent, en même temps, des extrémités et des parties latérales de l'embryon, qu'elles entourent d'un ourlet extérieur, ou parapet. Dans la suite du développement, ces replis se rapprochent au-dessus du dos de l'embryon et finissent par se réunir. Ainsi est constitué un sac contenant l'embryon, appelé *amnios* et dont la cavité, ultérieurement, se remplit de liquide.

NUTRITION DE L'EMBRYON

Il importe maintenant de rechercher de quelles sources l'embryon reçoit les éléments nutritifs nécessaires à son accroissement et à son développement futur.

Nous avons déjà vu que le volume de l'ovule, durant son passage à travers la trompe de Fallope, augmente, grâce à l'absoption de principes albuminoïdes, de 2/10 de millimètre à 5/10 ou 1 millimètre.

En décrivant la formation de l'intestin, nous avons noté qu'une portion seulement de la vésicule blastodermique était enveloppée par la lame interne du mésoderme s'incurvant en dedans, tandis que l'autre portion de la vésicule s'échappait de l'abdomen. La vésicule ombilicale est, comme l'intestin, tapissée par le feuillet interne du blastoderme (endoderme), et est recouverte par une expansion de la lame interne du mésoderme. Au début, sa cavité est en communication avec l'intestin et, par les éléments qu'elle renferme, concourt à la nutrition de l'embryon. Mais cette disposition n'est que temporaire. Le conduit s'oblitère bientôt, et les débris de la vésicule ombilicale demeurent suspendus au-dessous de l'intestin auquels ils sont rattachés par un pédicule imperméable.

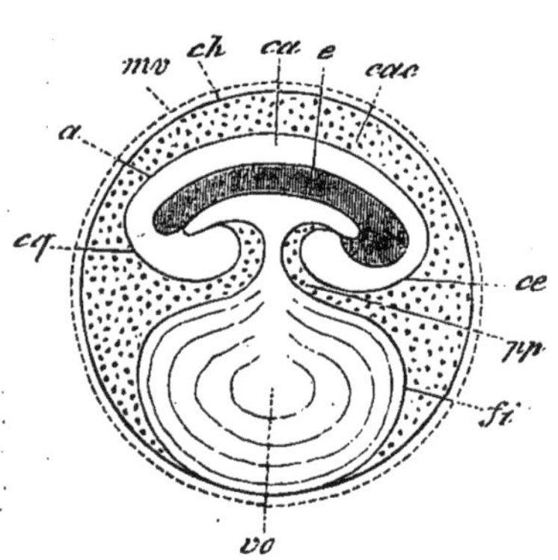

Fig. 38. — Développement de l'amnios. — c. Embryon. — *ca.* Cavité amniotique. — *a.* Amnios. — *cac.* Cavité amnio-choriale (cœlome externe). — *ce.* Capuchon céphalique de l'amnios. — *cq.* Capuchon caudal de l'amnios. — *pp.* Cavité pleuro-péritonéale. — *fi.* Feuillet interne. — *vo.* Vésicule ombilicale. — *ch.* Chorion. — *mv.* Membrane vitelline.

Depuis le moment de son passage dans l'utérus, l'ovule retire la plus grande partie de sa nourriture de la muqueuse de cet organe; d'abord, par simple absorption, puis grâce à la formation du placenta, organe à travers lequel le sang circule séparé de celui de la mère par des cloisons membraneuses extrêmement ténues. C'est à travers ces cloisons mitoyennes, que se rendent au fœtus tous les principes nutritifs nécessaires à son existence et à son développement, et que s'échappent les produits excrémentitiels qui représentent la somme des déchets *liés à l'accomplissement des phénomènes vitaux de l'embryon.*

Il n'existe pas de question physiologique d'un plus haut intérêt que celle du mécanisme par lequel la circulation du fœtus est mise en relation intime avec celle de la mère. Elle embrasse l'étude de l'allantoïde, du chorion, de la caduque; enfin celle de l'organe qui dérive d'eux tous, du *placenta.*

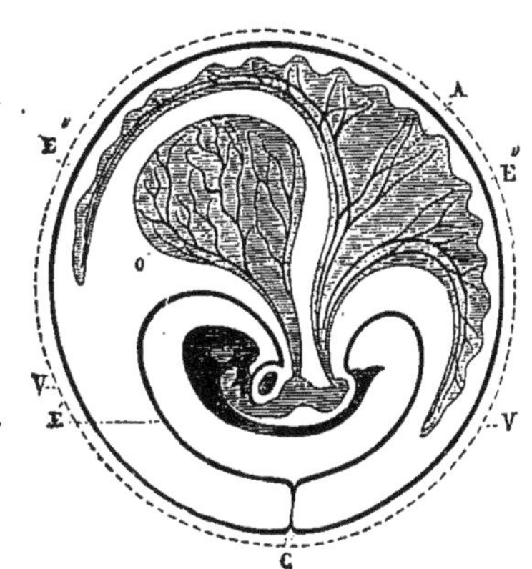

Fig. 39. — Figure schématique montrant le complet développement de l'amnios et la formation du chorion. — A. Allantoïde. — C. Ombilic amniotique. — Amnios. — E''. Chorion blastodermique. — O. Vésicule ombilicale. — V. Membrane vitelline presque complétement atrophiée.

Allantoïde et chorion. — Le chorion constitue l'enveloppe externe de l'ovule. Avant l'apparition de l'amnios, il est simplement formé par la zone pellucide, ou membrane vitelline. Au moment où l'ovule tombe dans la cavité utérine, la membrane vitelline se recouvre de fines villosités amorphes qui servent à le fixer dans l'utérus.

Lorsque, par la réunion des replis de l'amnios, cette membrane est complètement constituée, le *chorion* reste temporairement accollé à la lame externe de l'ectoderme, au point où les replis amniotiques s'unissent au-dessus du dos de l'embryon.

Pendant ce temps, cette lame externe s'étend jusqu'à ce qu'elle soit arrivée au contact de la membrane vitelline qui disparaît alors. Elle devient ainsi, à son tour, l'enveloppe externe de l'œuf ou chorion. Le nouveau chorion est bientôt comme l'ancien, recouvert d'un grand nombre de villosités non vasculaires. Celles-ci ne sont point pleines, mais creuses et analogues à des doigts de gant. Elles prennent rapidement un volume remarquable. De nouvelles villosités s'élèvent du chorion; les plus anciennes bourgeonnent et envoient des prolongements latéraux de façon que, déjà, à la troisième semaine, toute la surface de l'ovule est recouverte d'une épaisse frondaison de villosités de l'aspect le plus gracieux et le plus délicat.

Nous venons de noter ce fait que la vésicule ombilicale était un organe temporaire et qu'elle ne jouissait d'une importance physiologique que pendant une courte période. Cependant, apparaît un nouvel organe à l'aide duquel s'établit une étroite connexion entre l'embryon et les villosités du chorion. On nomme cet organe *allantoïde*. L'allantoïde est constituée au début par une saillie en forme de sac, qui proémine de l'extrémité postérieure de l'intestin, au moment où les replis amniotiques s'élèvent ainsi qu'un talus autour de l'embryon. A cette époque, la vésicule ombilicale est encore très volumineuse. Comme elle et comme l'intestin, l'allantoïde est formée de deux couches qui dérivent du feuillet interne de la membrane blastodermique (endoderne) et de la lame interne du mésoderme. Elle devient rapidement vasculaire et croit vite en volume. La *surface* interne du sac est partout adhérente à elle-même, de façon à ne former qu'une membrane unique. Dans le cours de la troisième semaine, l'allantoïde atteint le chorion sur lequel elle s'étend et lui constitue un revêtement vasculaire complet. D'après l'opinion générale, les vaisseaux de l'allantoïde pénètrent partout dans les villosités du chorion. A ce moment, le chorion et l'allantoïde s'accolent ensemble et forment, par leur réunion, une membrane composée appelée *chorion per-*

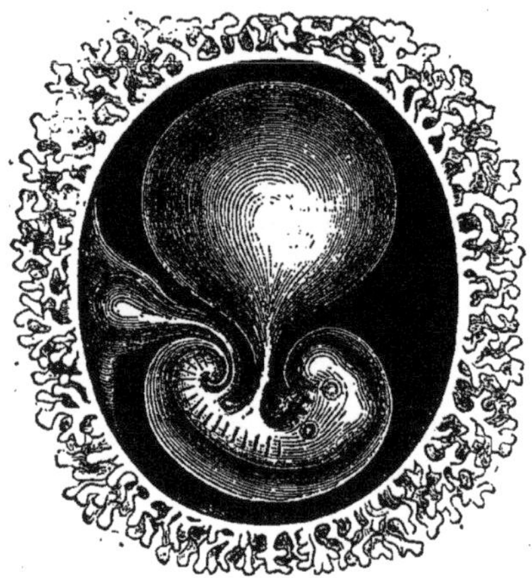

Fig. 40. — Embryon humain à la troisième semaine, destiné à montrer les villosités recouvrant la surface entière du chorion.

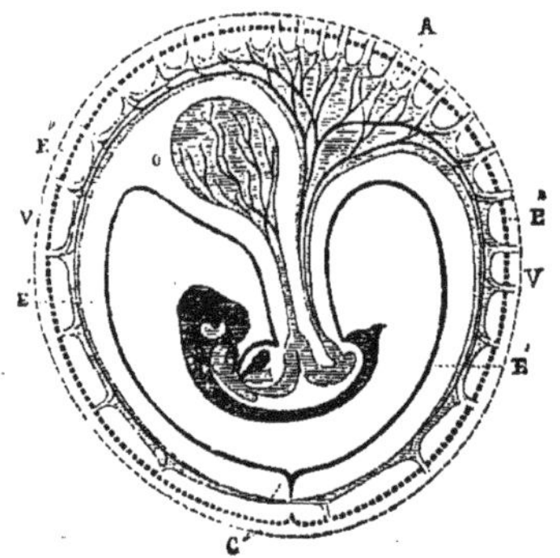

Fig. 41. — A. Allantoïde. — C. Point où les capuchons se sont confondus pour ne plus former qu'une seule membrane. — E'. Amnios. — E''. Chorion blastodermique. — D. Vésicule intestinale. — V. Membrane vitelline.

ent (1). L'embryon est, dès le principe, relié au chorion vascu- par deux artères et deux veines. Les deux artères persistent me artères du cordon ombilical. Une des deux veines disparait, is que l'autre s'élargit en proportion et constitue la veine ombi- e.

vec le développement de l'ovule, sa surface perd de sa vascularité,

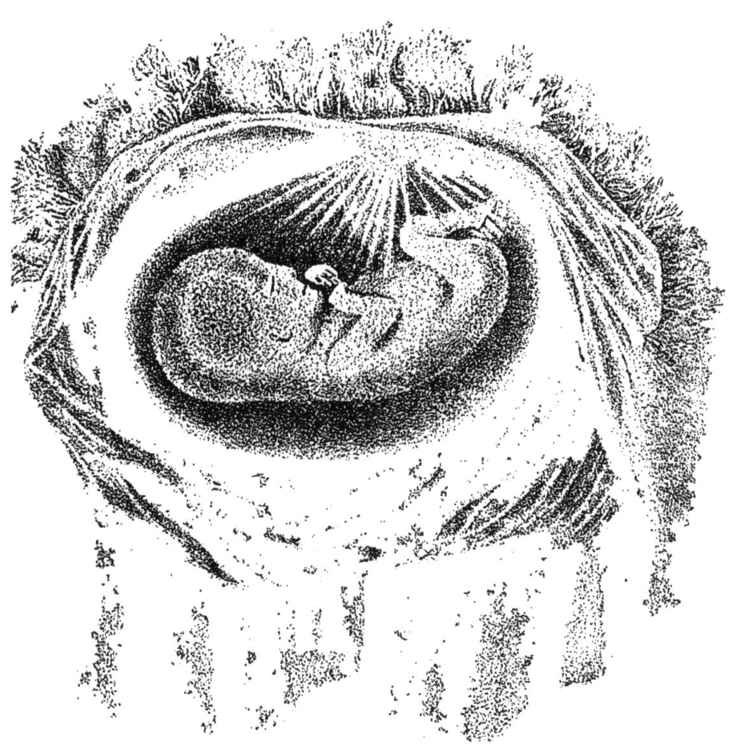

2. — Embryon humain à la douzième semaine, contenu dans l'amnios; grandeur naturelle 1).

ais au voisinage de la pénétration des vaisseaux allantoïdiens,

La partie externe, dérivée de l'ectoderme, donne naissance à l'épithélium et est née *exochorion;* tandis que la surface vasculaire interne, fournie par l'allantoïde itue l'*endochorion.*

point au niveau duquel les villosités augmentent en volume et en nombre. Sur tout le reste de la surface de l'œuf, les villosités s'atrophient et disparaissent.

Ainsi, la plus grande portion du chorion prend un aspect poli, tandis qu'un tiers environ de sa surface, destiné à concourir à la formation du placenta, reste épais et tomenteux.

Caduques. — Lorsque l'œuf arrive des trompes de Fallope dans l'utérus, il trouve la muqueuse de cet organe, grâce à certaines modifications, prête à le recevoir. Ces modifications, ainsi que le fait ressort d'une pièce examinée par le docteur Engelmann (1), consistent dans une augmentation de dix fois son épaisseur normale (1 centimètre).

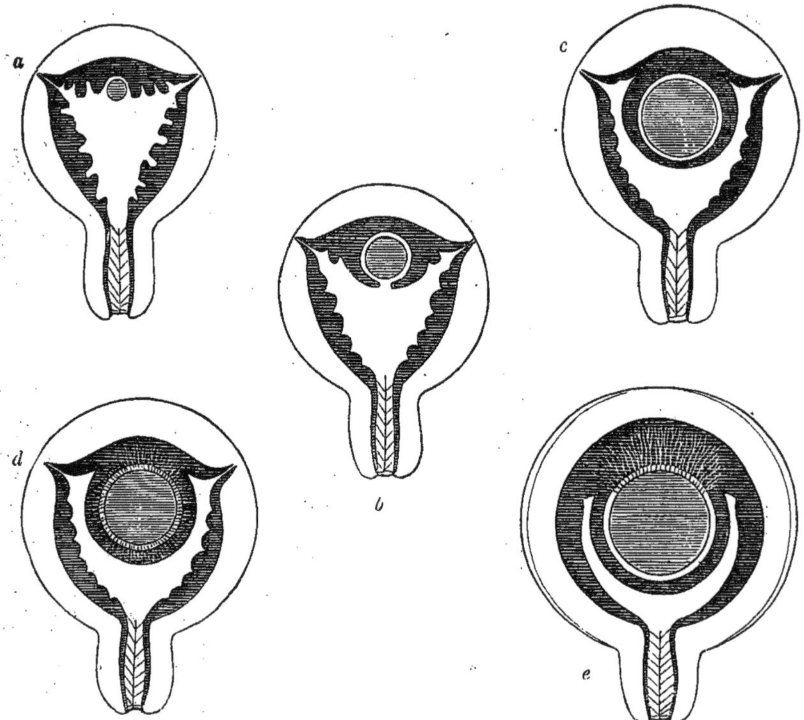

Fig. 43. — Les figures *a b c d e* sont des schémas destinés à faire voir les rapports que l'œuf contracte avec la muqueuse utérine.

Les tissus étaient excessivement vasculaires et toute la muqueuse sillonnée de plis. L'épaississement était exclusivement dû à l'accroissement des éléments connectifs inter-glandulaires. Le fait était sur-

(1) Engelmann. *Membrane muqueuse de l'utérus*, « Journal américain d'obstétrique », mai, 1875.

tout marqué dans les couches supérieures, où les cellules offraient le caractère d'un jeune tissu connectif. La muqueuse était devenue douce et onctueuse, grâce à une production abondante de la substance amorphe inter-cellulaire, qui caractérise le tissu connectif dans l'état embryonnaire.

C'est de cette muqueuse épaissie, vasculaire, onctueuse, que provient la *caduque vraie.*

L'ovule, bientôt après son arrivée dans l'utérus, trouve à se loger dans un des plis de la caduque vraie. Habituellement, il se fixe dans la partie supérieure de la cavité utérine, sur la paroi postérieure, près de l'un des orifices des trompes. Le point de contact entre l'ovule

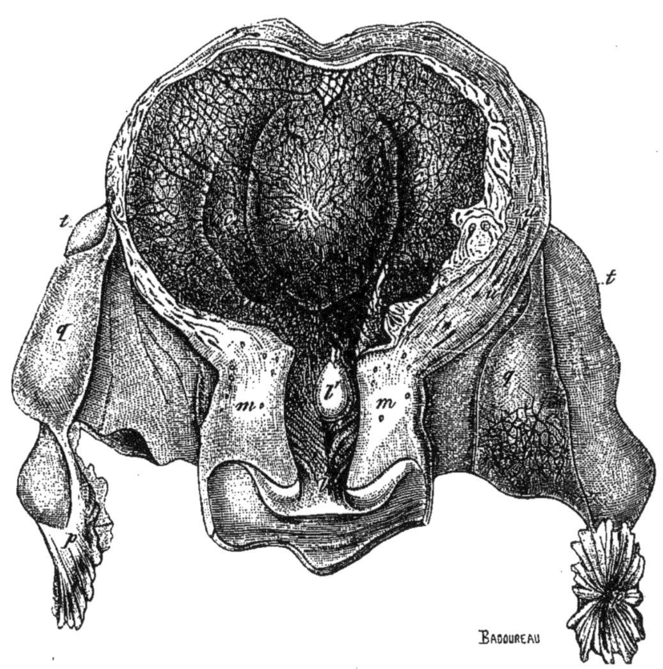

Fig. 44. — Utérus au vingtième ou vingt-cinquième jour de la gestation, réduit à la moitié de sa grandeur naturelle (Coste).

et la caduque est appelé *caduque sérotine.* Celle-ci possède une importance physiologique réelle comme représentant le lieu où se développera le placenta.

L'ovule n'est pas simplement adhérent. Il est, pour ainsi dire, *enfoui* dans la muqueuse, dont les plis s'élèvent autour de lui et finissent par se réunir de façon à le renfermer dans une cavité spéciale séparée de la cavité générale de l'utérus (1).

On nomme les plis muqueux qui entourent l'ovule, *caduque réfléchie*.

Un mucus visqueux et opaque remplit l'espace qui existe entre la caduque vraie et la caduque réfléchie.

Placenta. — Les villosités qui recouvrent le chorion s'implantent dans le tissu souple et ramolli de la caduque et tirent, par voie d'absorption, les éléments nutritifs du système circulatoire de la mère. Après la formation du chorion permanent, par suite de l'expansion de l'allantoïde jusqu'à la surface interne de l'œuf, les vaisseaux allantoïdiens apportent directement au fœtus les matériaux absorbés. Au début, l'absorption a lieu sur tous les points de la circonférence du chorion, mais, à mesure que l'œuf augmente de volume, la caduque réfléchie s'amincit, et ses vaisseaux s'oblitèrent. A cette même époque, les villosités cessent de croître sur cette partie du chorion qui est en contact avec la caduque réfléchie, et l'ensemble des prolongements qui président aux échanges entre la mère et le fœtus se concentrent au niveau de la *sérotine*. A ce niveau, le chorion, au lieu de prendre un aspect uni, se recouvre d'un nombre infini de villosités qui grandissent, s'allongent et, en multipliant leurs prolongements latéraux, affectent une disposition arborescente. Les villosités se groupent en touffes, au nombre de seize à vingt environ, dont l'ensemble constitue une masse molle, spongieuse, et forme le placenta fœtal.

La muqueuse utérine, dans laquelle sont implantées les villosités, contribue également, pour sa part, à la formation complémentaire du placenta. La structure de la portion du placenta appelée placenta maternel a été le sujet d'opinions d'une extrême divergence. Il est fort difficile, à la vérité, de prendre une idée nette de son anatomie, si on ne fait pas précéder cette étude de considérations sur certains points liés à son développement.

Ainsi, on décrit souvent, d'une façon erronée, les villosités comme pénétrant directement dans les éléments glandulaires de la muqueuse utérine contiguë. Le professeur Turner a pourtant montré, d'une manière concluante, que, dans toutes les formes placentaires les moins complexes du règne animal, les dépressions et les cryptes, dans

(1) Léopold, dans son étude de la muqueuse utérine, adopte l'opinion de Reichert, touchant la formation de la caduque réfléchie, d'après laquelle, l'œuf, par suite du moindre développement de la sérotine, serait logé dans l'épaisseur de la caduque vraie. (Voir *Studien über die Utérusschleimhaut, etc.*, « Arch. f. Gynaek. », Bd. XI, p. 455.)

lesquelles sont implantées les villosités, occupent le tissu mou, pulpeux, inter-glandulaire. En outre, Engelmann a attiré l'attention sur le volume considérable des ramifications terminales des villosités, dans le placenta humain, volume qui rendrait mécaniquement impossible leur pénétration dans les conduits glandulaires, hormis des circonstances exceptionnelles. D'ailleurs, Friedlander a démontré, ainsi que nous le signalerons plus loin, la persistance dans la sérotine, même après l'expulsion du placenta, à terme, des éléments glandulaires aplatis et augmentés en volume (1).

Aussi peut-on juger, comme un fait nettement établi, que le placenta maternel dérive du tissu inter-glandulaire et non des glandes elles-mêmes.

Chez la jument, les connexions des villosités avec la muqueuse utérine sont des plus simples. Le moindre effort suffit pour les extraire des cryptes qui, sur une section verticale, offrent l'aspect de dépressions en forme de cupules situées entre les glandes. Ces cryptes sont entourées par un réseau capillaire très serré, et tapissées par des cellules épithéliales. Celles-ci sont en partie cylindriques et semblables à celles qui recouvrent la cavité utérine, en dehors de l'état de gestation, mais un certain nombre sont tellement tuméfiées que leur longueur excède à peine leur largeur tandis que d'autres affectent des formes irrégulières.

Des types de transition prouvent que les cellules, ainsi déformées, tirent leur origine de l'épithélium cylindrique ordinaire (2).

Par la description que nous venons de faire, on peut voir que les villosités, renfermant les vaisseaux de communication avec le fœtus, pénètrent dans les cryptes de la muqueuse utérine. Les parois de ces cryptes sont remarquablement vasculaires et possèdent un revêtement épithélial. Aussi, n'existe-t-il aucune communication directe entre les vaisseaux sanguins de la mère et ceux du fœtus. Les cryptes élaborent, néanmoins, un produit de sécrétion nommé, par Haller, *lait utérin*, dans lequel existent des principes gras, salins et albuminoïdes dissous dans de l'eau. C'est pour cela que le lait utérin est, à bon droit, considéré comme un liquide nutritif, et il est, sans doute, absorbé par les villosités, pour servir à la nutrition du fœtus (3).

(1) Friedlander. *Untersuchungen über den Uterus*, 1870; *ueber die Innenfläche des Uterus post partum*. « Arch. f. Gynack. », Bd. IX, p. 22, 1876. Les observations de Friedlander ont été confirmées par Kundrat et Engelmann, Langhans et Léopold.

(2) Professeur Turner. *Structure du placenta*, « Journ. of. anat. and physiol. », vol. X, p. 136.

(3) Il est impossible de retirer du placenta de la jument le lait utérin, sans qu'il soit mêlé aux produits de sécrétion des glandes utérines. Les analyses des profes-

Chez le chat, les villosités du chorion prennent l'aspect de folioles larges et découpées, qui, vers le milieu de la grossesse, sont si bien accolées aux parois des cryptes, qu'il est impossible de séparer les deux surfaces l'une de l'autre. Des coupes verticales montrent que les

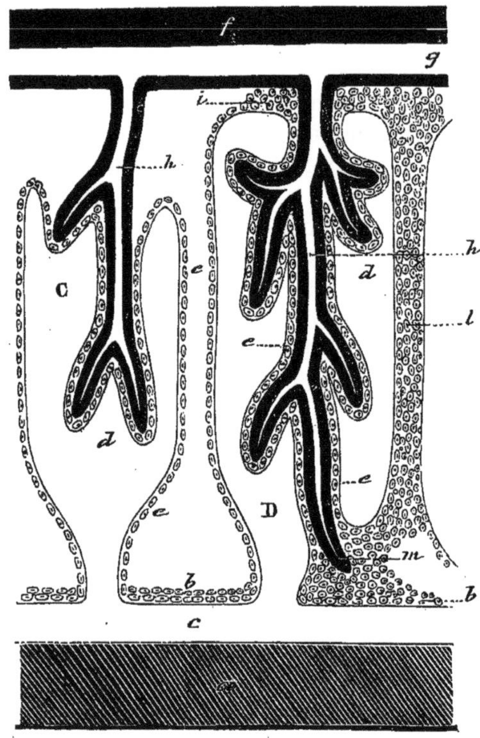

Fig. 45. — Schéma d'un placenta humain.

C. Villosité en voie de développement. — *a*. Parois de l'utérus gravide. — *b*. Surface utérine du placenta. — *c*. Vaisseaux utérins. — *d*. Espace sanguin maternel entourant la villosité, s'étendant jusqu'à la face fœtale du placenta. — *ee*. Cellule épithéliale d'origine maternelle formant le scrotum, tapissant d'une part les espaces sanguins maternels et formant *v*, d'autre part, les parois de la villosité.
D. Villosité complètement développée. — *h*. Vaisseaux sanguins fœtaux se rendant dans la villosité. — *f*. Chorion. — *g*. Vaisseaux du chorion.

parois des cryptes s'adaptent étroitement aux sinuosités des villosités, de façon à leur constituer un revêtement immédiat. Les injections des capillaires de la mère montrent qu'ils se dilatent de façon à acquérir

seurs Prevost, Schlossberger et Gamgée ont porté sur un liquide qui provenait de placentas polycotylédonaires. *Voir* Structure du placenta, p. 176.

un volume égal à deux et trois fois celui des capillaires situés dans les villosités fœtales (1).

Dans le placenta humain, les connexions des villosités et de la muqueuse utérine présentent des différences, si on les considère à diverses périodes du développement. Ainsi, *au début*, les villosités

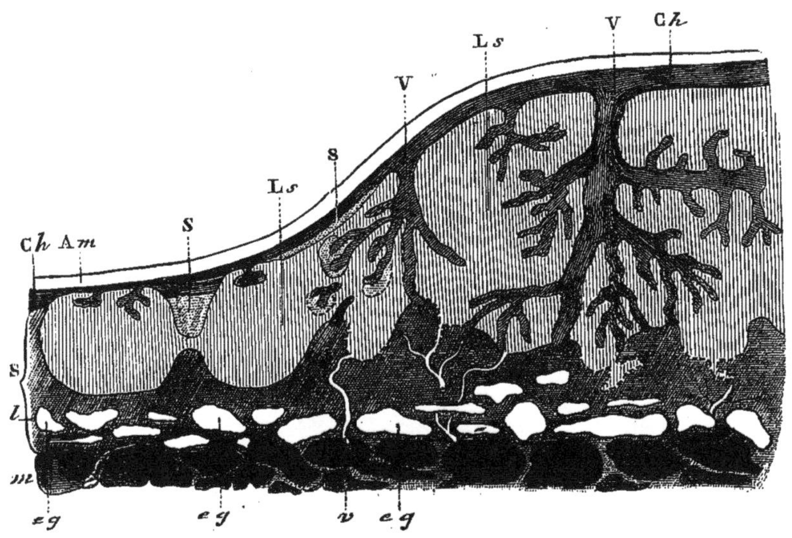

Fig. 46. — Section du placenta utérin et du placenta fœtal au terme de la gestation (d'après Léopold). — *Am.* Amnios. — *Ch.* Chorion. — S. Couche formant les caduques utérine et réfléchie. La caduque utérine comprenant elle-même la couche des cellules du côté fœtal et la couche des glandes du côté de la tunique musculaire. — *eg eg.* espaces glandulaires. — *l.* Ligne de séparation du placenta et des membranes, de l'utérus lui-même; des espaces glandulaires existent de chaque côté de cette ligne de séparation. — *m.* Tunique musculaire de l'utérus. — SS. Portion de sérotine tapissant la face interne du chorion (caduque sous-choriale de Koelliker, lame de clôture de Winskler), — L*s*. Grandes lacunes du système sanguin. — VV. Villosités avec ramification; les unes aboutissant directement dans la grande lacune les autres traversant les lacunes pour aboutir à la sérotine. — V. Vaisseau utérin aboutissant à une grande lacune.

creuses et cylindriques, s'implantent simplement dans le tissu lisse, pulpeux, inter-glandulaire. Mais, à mesure qu'elles se développent, se ramifient et deviennent arborescentes, des saillies, formées aux dépens de la prolifération des éléments superficiels de la sérotine, s'élèvent autour des ramifications et des prolongements des villosités.

A cette époque, on distingue dans le placenta une portion fœtale, *placenta fœtal*, constituée par les touffes villeuses de l'œuf et une portion utérine, *placenta utérin*, dérivée des tissus de la sérotine.

Vers le troisième et le quatrième mois, l'union entre les parties fœtale et maternelle est très étroite. Mais, ultéreurement, le développe-

(1) Turner. *Op. cit.*, p. 155, 156.

ment du tissu utérin ne se fait pas parallèlement à celui des villosités, de sorte que le placenta, complètement développé, représente un organe presque exclusivement fœtal. Une couche de muqueuse utérine, dont l'épaisseur n'excède pas 1 millimètre, recouvre la surface du placenta après la délivrance. Entre les cotylédons, cependant, d'épaisses expansions de la sérotine s'étendent jusqu'à une distance considérable sans jamais toutefois, excepté sur les bords, atteindre le chorion.

Des coupes pratiquées sur des placentas durcis montrent que la majeure partie des troncs des villosités se ramifient à une petite distance du chorion. Les rameaux secondaires prennent une direction radiée et donnent naissance à des rameaux tertiaires, dont les extrémités en forme de massue, s'implantent dans la sérotine. De ces branches tertiaires partent également de fins prolongements latéraux qui affectent une disposition dendritique, et qui comblent les espaces laissés entre les rameaux tertiaires.

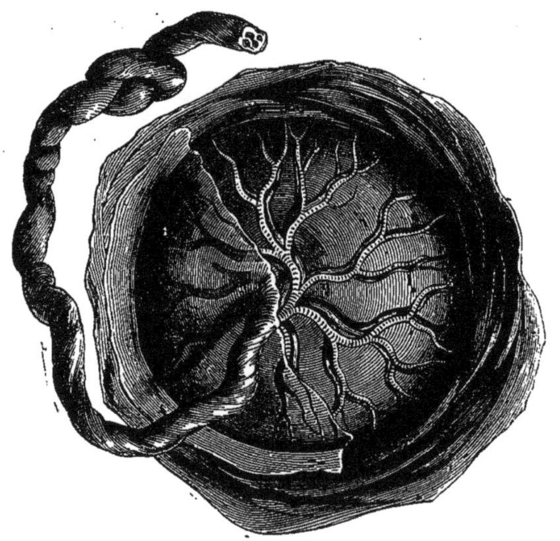

Fig. 47. — Face fœtale du placenta.

Un grand nombre de ces touffes latérales s'implantent directement dans la sérotine et comblent en partie l'intervalle laissé entre les branches radiées les plus volumineuses ; d'autres, flottent librement dans les lacs sanguins dérivés des vaisseaux maternels (1).

(1) Langhans. *Zur Kenntniss der menschlichen Placenta*, « Arch. f. Gynaeck. », Bd. I, 1870, p. 317. Voy. aussi : Koelliker. *Entwickelungs-Geschichte*. Léopold. *Der Bau der Placenta*, « Arch. f. Gynaeck. », Bd. XI, 1877, p. 443.

La détermination de l'origine précise et de la nature des espaces vasculaires, situés entre les villosités, a été le sujet de longues discussions. Nous avons vu que, dans les premiers mois, les expansions de la sérotine s'étendent profondément entre les villosités, et renferment des capillaires largement dilatés. Cependant, plus tard, on ne retrouve pas trace de ces vaisseaux dans le placenta, excepté au niveau des couches épaisses du placenta utérin, où l'épithélium, ou revêtement interne, peut encore être reconnu. L'hypothèse la plus probable est que les villosités, en se développant, entament et finissent par détruire les parois des vaisseaux, dont le sang s'échappe alors librement dans les espaces qu'elles délimitent. On peut, à la vérité, constater la présence d'une mince couche épithéliale sur les troncs et les touffes villeuses ; mais celle-ci, le fait a été suffisamment démontré, appartient aux villosités et dérive de l'exochorion (1).

On ne peut hasarder que des conjectures sur le point de savoir si ces cellules sont capables de modifier, d'une manière essentielle, la nature des échanges entre le sang fœtal et le sang maternel. Le fait que certains médicaments, comme l'iodure de potassium et l'acide salicylique, lorsqu'on les administre, durant les derniers jours de la grossesse, sont retrouvés dans le sang et les sécrétions du fœtus, tandis que d'autres, comme le curare et peut-être le mercure, ne s'y rencontrent jamais, donnent quelque probabilité à cette hypothèse qui veut que ces cellules possèdent une action spéciale, autre qu'une simple action osmotique (2).

Structure du placenta arrivé à son développement complet. — Le placenta, après sa séparation d'avec l'utérus, constitue une masse molle, spongieuse, affectant une forme un peu ovalaire. Son plus grand diamètre mesure de seize à dix-neuf centimètres ; son épaisseur au niveau du point d'insertion du cordon est de un et demi à trois centimètres ; son poids moyen est de cinq cents grammes. Sa face interne est lisse et recouverte par l'amnios, à travers lequel les vaisseaux, en communication avec ceux du cordon, peuvent être vus, par transparence, dans leur distribution à la surface de l'organe et avant leur pénétration dans la masse placentaire. La face utérine donne au toucher une sensation granuleuse, spéciale. Elle est divisée en un certain nombre de lobes, correspondants aux touffes villeuses fœtales ou cotylédons, déjà décrits. Elle est recouverte d'une couche membraneuse

(1) Koelliker. *Entwickelungs-Geschichte*, 2te Auflage, p. 333 ; — Léopold. *Der Bau der Placenta*, « Arch. f. Gynaek., Bd. XI, p. 467.

(2) *Vide* Fehling. *Zur Lehre der Stoffwechsel*, « Arch. f. Geburtsk. », Bd. IX, p. 313 ; — Beneke, *Ztschr. f. Geb. und Frauenkrankheiten*, Bd. I, p. 477 ; — Gusserow, « Arch. f. Geburtsk. », Bd. III, p. 241 ; — Schauenstien und Spaeth, « Jahrb. der Kinderheilk. », 2tes Jahrg., p. 13.

mince et molle, qui envoie des cloisons entre les cotylédons. Cette membrane provient simplement de la couche superficielle de la sérotine.

Les artères spiroïdes émanant de l'utérus pénètrent dans les cotylédons et conduisent le sang de la mère dans les espaces ou lacunes situés entre les touffes fœtales. Le sang circule lentement à travers ces lacunes, puis il est ramené à l'utérus par la veine coronaire qui contourne circulairement le bord du placenta, ainsi que par des veines logées dans les sillons intercotylédonaires. Ces veines ou sinus se continuent avec les veines des parois utérines (1). Les touffes fœtales qui baignent de la sorte dans le sang maternel reçoivent, par les artères ombilicales, le sang qui revient du fœtus chargé d'acide carbonique. Au niveau des ramifications extrêmes des villosités, une arcade ou une anse fait communiquer les capillaires artériels avec les branches correspondantes de la veine ombilicale, qui ramène au fœtus du sang rouge, c'est-à-dire artérialisé (2).

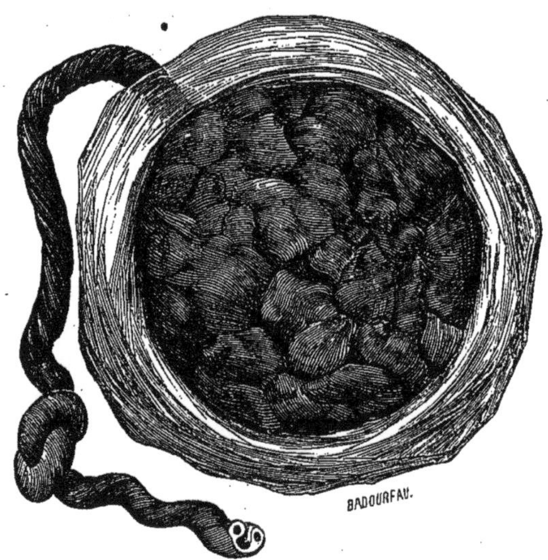

Fig. 48. — Face utérine du placenta.

Mais le placenta n'est pas seulement un organe respiratoire. Le dé-

(1) Pour la démonstration complète de l'existence des lacunes placentaires, voir le travail du professeur Turner : *Structure du placenta humain*, « Journ. d'anat. et de phys. », vol. VII, p. 120. Consultez également le « Traité de physiologie humaine » du professeur Dalton, 1867, p. 615, au sujet de ses expériences ingénieuses sur la distension des espaces qui existent entre les villosités, au moyen de l'air. Pour les objections, consultez le travail minutieux de Braxton Hicks dans les *Trans. Obst.* de Londres, vol. XIV, qui mérite d'être lu avec attention.

(2) Voir les expériences de Zweifel, *Die Respiration des Fœtus*, « Arch. f. Gynaek. », Bd. IX, p. 292. Voir aussi les *Expériences de Legallois*, Bérard, t. III, p. 422.

veloppement rapide de l'œuf qui, d'une simple cellule microscopique, arrive au volume d'un enfant à terme, indique, comme un fait certain, que les rapports du fœtus avec les courants sanguins du placenta lui permettent de retirer de la mère les principes immédiats, nécessaires au développement des tissus, à la différenciation des organes et à l'accomplissement des fonctions.

On a, en outre, montré qu'à cette époque le fœtus possède une température propre, un peu plus élevée que celle de la mère (1). Cette production de chaleur est nécessairement liée à une destruction proportionnelle de ses tissus. Le fait est rendu évident par la présence de l'urée dans la vessie et dans le liquide amniotique. On peut en outre ici se poser cette question secondaire, à savoir si le placenta ne fait que représenter la principale voie par laquelle sont expulsés les déchets organiques de l'excrétion fœtale.

DÉVELOPPEMENT DU CORDON OMBILICAL

Pour bien comprendre la structure du cordon, il est bon de se remettre dans l'esprit les différents détails liés à l'histoire de son développement. A l'époque où l'allantoïde commence à paraître sous l'aspect d'une saillie émanée de l'intestin et en forme de sac, l'embryon ne représente guère qu'un appendice de la vésicule ombilicale. Le volume plus considérable de celle-ci repousse l'allantoïde au-dessus de l'extrémité caudale du fœtus. Par son développement et son expansion, l'allantoïde gagne le chorion et constitue une sorte de pédicule, qui sert à établir entre le fœtus et la périphérie de l'œuf, une communication vasculaire. Ce pédicule représente le premier rudiment du cordon ombilical. Ses vaisseaux se réduisent à deux artères, les artères ombilicales, et à une seule veine, la veine ombilicale. Cependant, la vésicule ombilicale diminue de volume, et s'atrophie de façon à ne plus former qu'un simple filament. L'amnios se remplit de liquide, exsudé probablement du corps du fœtus, et continue à s'étendre de façon à arriver, vers la fin du deuxième mois, en contact avec le chorion (2). Tandis que l'amnios se développe il se réfléchit sur le pédicule de l'allantoïde et l'engaîne à la manière d'un doigt de gant. Enfin, la structure du cordon se complète par l'apparition d'une substance élastique, nommée gélatine de Wharton. Cette substance est constituée par des éléments connectifs qui délimitent de larges espaces contenant de la matière amorphe. Le rôle de la gélatine de Wharton est d'empê-

(1) Wurster. *Ueber die Eigenwärme der Neugebornen.* « Berl. klin. Woch., n° 87, 1869; Alexeef. *Ueber die Temperatur des Kindes im Uterus*, « Arch. f. Gynaek. », Bd. X, p. 141.

(2) Voir le traité de Hunter : l'utérus gravide, pl. XXXIII, *fig.* 2; — Ecker. *Physiolog. Icon.*, pl. XXXIII, *fig.* 7.

cher la compression des vaisseaux du cordon. Elle provient de la prolifération des éléments des couches externes de l'amnios et de l'allantoïde, qui dérivent toutes les deux du feuillet moyen décrit à propos du développement du fœtus (*Voir p.* 70). Du feuillet moyen dérive également le tissu connectif du corps.

Entièrement développé, le cordon est constitué par la gaîne amniotique, la gélatine de Warthon, la veine et les artères ombilicales, les vestiges de la vésicule ombilicale (1), et le pédicule de l'allantoïde (2). Sa longueur moyenne est de cinquante centimètres; mais on l'a vue atteindre 1m,90 et se réduire à sept centimètres seulement (3). La trop

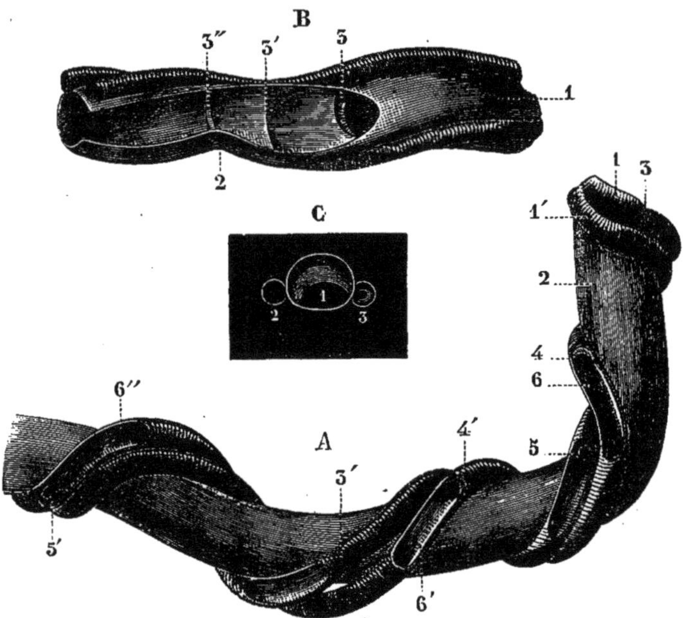

Fig. 49. — A. Artères ombilicales (1, 1') enroulées autour de la veine (2). — Rétrécissement indiquant la présence du repli (3, 3'). — Replis semi-lunaires (4, 4'). — Replis diaphragmatiques ou circulaires (5, 5'). — Ouvertures latérales faites à la paroi des artères (6, 6', 6''). — B. Veine (1). — Ouverture sur la face latérale présentant un rétrécissement (2) au niveau d'un repli intérieur (3'). — Replis semi-lunaires (3, 3', 3''). — C. Coupe de la veine et des artères, perpendiculaire à leur axe longitudinal, montrant un repli appartenant à la veine (1), et deux autres appartenant aux artères, dont l'un (2) semi-lunaire, l'autre (3) diaphragmatique.

grande longueur du cordon expose à la formation de circulaires autour du cou, du corps et des membres du fœtus. Son volume est habituellement égal à celui du petit doigt; mais il varie parce que son dia-

(1) Schultze. *Das Nabelbläschen, ein constantes Gebilde*, etc., Leipsic, 1861.

(2) Ahlfeld. *Die Allantois des Menschen*, « Arch. f. Gynaek. », Bd. X, p. 81

(3) *Lehrbuch der Geburtshülfe*; von Otto Spiegelberg, p. 82.

mètre dépend surtout de la quantité de gélatine de Wharton. Les artères se contournent de manière à former des spires autour de la veine et, par suite du plus grand développement de l'artère droite, ces spires, la plupart du temps, marchent de droite à gauche. On peut, comme détail anatomique, noter que les parois des artères sont à peine plus épaisses que celles de la veine.

Liquide amniotique. — On ignore l'origine du liquide amniotique pendant les premiers mois de la gestation ; l'hypothèse la plus probable est qu'il dérive simplement, par exsudation, des tissus du fœtus. Après la formation du placenta, un réseau capillaire anastomosé avec les vaisseaux du cordon ombilical se développe au-dessous de l'amnios dans la partie du chorion qui recouvre le placenta. Il se fait aux dépens de ces vaisseaux une transsudation de sérum qui s'accumule dans la cavité de l'amnios (1). Le réseau capillaire disparaît à la fin de la première moitié de la grossesse. L'augmentation ultérieure du liquide amniotique est due à l'accumulation de l'urine que le fœtus émet d'une façon intermittente durant la vie intra-utérine (2). La composition de ce liquide est en rapport avec sa double origine. Il renferme, en outre de l'eau, de l'albumine, de l'urée, et les principes salins que l'on rencontre dans le sérum et dans l'urine. Sa quantité varie habituellement de deux cent cinquante à cinq cents grammes, dont la moitié se produit presque exclusivement pendant les trois derniers mois lunaires (3).

CHAPITRE III

DÉVELOPPEMENT DU FŒTUS

Aire germinative. — Ligne primitive. — Lames dorsales. — Canal médullaire. — Vésicules cérébrales. — Corde dorsale. — Lames vertébrales. — Développement du squelette. — Développement de l'intestin, de la face, des poumons, du foie, du pancréas, de la vessie, du cœur. — Développement du fœtus aux différents mois de la grossesse. — Fœtus à terme. — Tête fœtale. — De l'attitude ; de la position ; de la présentation du fœtus.

L'étude du développement du fœtus appartient en propre aux ouvrages de physiologie et c'est à eux que nous renvoyons le lecteur, pour un supplément de détails. Nous avons, néanmoins, dans les lignes

(1) Jungbluth. *Beiträge zur Lehre vom Fruchtwasser.* « Inaug. Dissert., Bonn, 1869.

(2) Gusserow. *Zur Lehere vom Stoffwechsel des Fœtus*, « Arch. f. Gynaek. », Bd. III, p. 268, 269 ; — Prochownick. *Beiträge zur Lehre vom Fruchtwasser und seiner Entstehung*, « Arch. f. Gynaek. », Bd. XI, p. 304.

(3) Gusserow. *Loc. cit.*, p. 269.

qui vont suivre, énuméré la série des principaux phénomènes qui se produisent durant le développement embryologique, guidé par l'idée que la chose pourra être utile aux élèves aussi bien qu'aux praticiens.

Nous rappellerons d'abord la segmentation du vitellus, la formation du blastoderme et le développement de l'aire germinative, par la condensation d'éléments cellulaires, en un point de la surface interne de la membrane blastodermique. Le feuillet blastodermique interne est formé par l'expansion périphérique des cellules au niveau de l'aire germinative. Entre les feuillets externe et interne en apparaît un troisième, feuillet moyen. Ce dernier, au début, ne dépasse pas l'aire germinative. Ultérieurement, son bord périphérique se divise en deux lames. Il existe chez les vertébrés, à l'endroit où se développera la colonne vertébrale, une sorte de fusion entre les différents feuillets. Au début, l'aire germinative a la forme d'un disque arrondi à partie centrale brillante, *zone pellucide*, avec un bord sombre, *zone opaque;* plus tard elle affecte une forme ovalaire. Au centre de la *zone pellucide*, se forme, grâce à une multiplication rapide des éléments cellulaires, une tache ovale et sombre, *nommée tache embryonnaire*, destinée précisément à la formation de l'embryon.

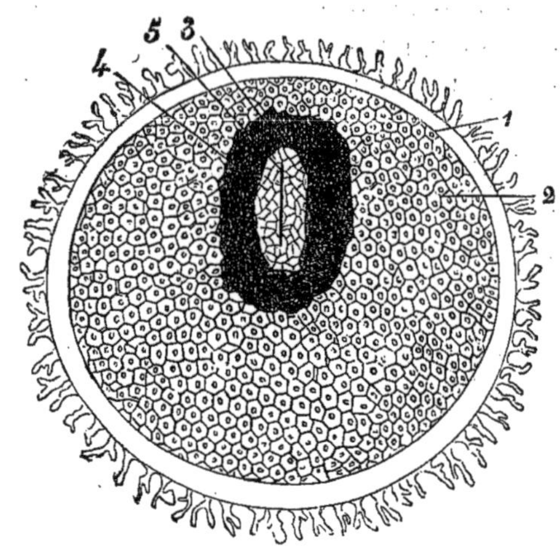

Fig. 50. — Formation de la tache embryonnaire. — 1. Membrane vitelline hérissée de villosités. — 2. Blastoderme. — 3. Tache embryonnaire. — 4. Aire transparente. — 5. Ligne primitive.

Au centre de la tache embryonnaire, apparaît presque subitement la *ligne primitive*, sillon limité par deux saillies, les *lames dorsales* qui se réunissent au-dessus du dos de l'embryon de manière à circonscrire un espace cylindrique, le *canal médullaire*. Dans ce canal, une fois fermé, se développe le système nerveux, représenté d'abord par un cordon de volume uniforme. Puis, apparaît à la partie antérieure une dilatation, unique d'abord, mais qui, ultérieurement, se trouve divisée par deux étranglements en trois loges communiquant entre elles, et appelées vésicules cérébrales. La première se subdivise plus tard en deux autres vésicules destinées à fournir respectivement les hémisphères cérébraux et les couches optiques; la seconde vésicule primitive donne naissance aux tubercules quadrijumeaux ou centre de la vision. La troisième, ou vésicule postérieure primitive, se sépare en deux vésicules secondaires, dont l'antérieure donnera le cervelet et la postérieure la moelle allongée et le pont de Varole (Flint). — Les dilatations brachiale et lombaire apparaissent, au niveau des points, d'où partent les nerfs, qui se distribuent aux extrémités supérieures et inférieures.

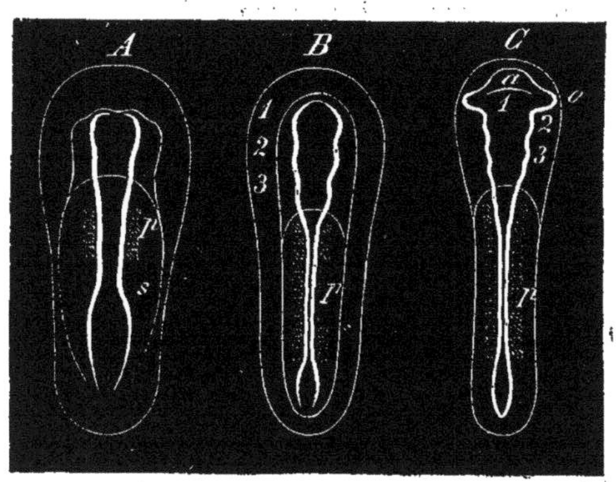

Fig. 51. — A. Développement du système nerveux d'un embryon de poulet vingt-quatre heures après l'incubation. — B. Développement du système nerveux d'un embryon de poulet trente-six heures après l'incubation. C. Développement du système nerveux d'un embryon de poulet chez un embryon plus âgé. — *p*. Protovertèbre. — *s*. Sinus rhomboïdal. — *a*. Vésicules cérébrales. — (1. antérieure. — 2. moyenne. — 3. postérieure.) — *o*. Vésicule oculaire primitive.

Dans les périodes les plus précoces du développement, apparaît, immédiatement au-dessous de la gouttière primitive, un corps cylindrique effilé à ses deux extrémités, d'une consistance cartilagineuse et qui s'étend sur toute la longueur de l'embryon. C'est la *corde dorsale* (*fig.* 53), organe transitoire, mais d'un grand intérêt, car, chez les vertébrés, il est intimement lié à la formation du système osseux.

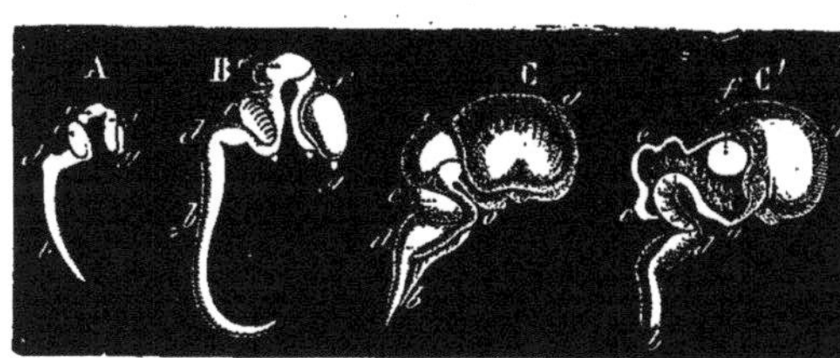

Fig. 52. — Développement de la moelle. — A. Du cerveau chez l'homme (Longet). — Cerveau et moelle à la septième semaine.
B. Période un peu plus avancée. — *b*. Moelle épinière. — *d*. Augmentation de volume de la moelle épinière et son incurvation antérieure.
C. Cervelet. — *e*. Tubercules quadrijumeaux. — *f*. Couche optique. — *g*. Hémisphères cérébraux.
C'. Cerveau et moelle épinière, à la onzième semaine, comme le précédent.
C". Section verticale de la figure précédente.

De chaque côté de la corde dorsale et disposées parallèlement à elle, existent deux masses longitudinales (*fig.* 53), séparées des parties centrales du feuillet moyen. On les nomme quelquefois lames vertébrales primitives, bien qu'elles représentent plutôt des colonnes. Elles concourent à la formation des vertèbres, des muscles du dos, et de l'origine des nerfs spinaux. Les deux portions périphériques du feuillet moyen servent à circonscrire la grande cavité du corps, et sont appelées *lames abdominales* (*f*, *fig.* 53).

La moitié antérieure du fœtus est, dans les premières périodes du développement, occupée par les vésicules cérébrales. On ne constate point dans l'étendue de cette région la division en lames vertébrales et abdominales. Les couches moyennes, qui prennent là le nom de *lames cérébrales* se replient sur les vésicules et les enveloppent dans une simple capsule membraneuse, de laquelle dérivent les os, les muscles et les ligaments de la tête.

Dans la moitié postérieure de l'embryon, les lames vertébrales

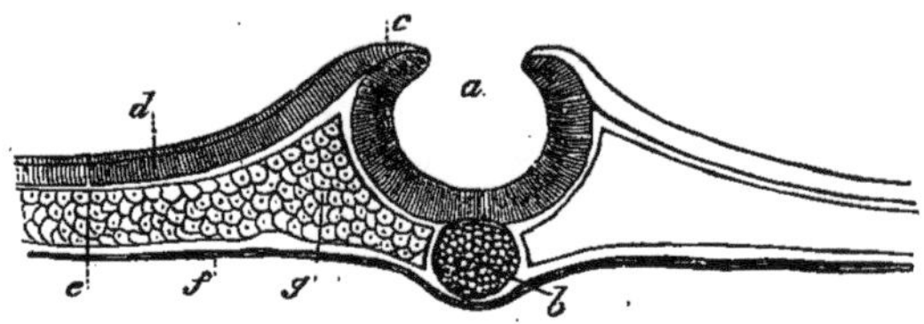

Fig. 53. — Coupe transversale d'un embryon de poulet, dans une région où il n'existe pas encore de protovertèbres. — Les lames protovertébrales sont encore confondues avec les lames latérales. La gouttière médullaire n'est pas encore fermée (Seconde moitié du second jour de l'incubation, d'après Koelliker). — *a*. Gouttière médullaire. – *b*. Corde dorsale. — *c*. Crête dorsale. — *d*. Lame épidermique ou cornée. — *e*. Cellules du feuillet moyen dans la région qui deviendra la lame vertébrale après le clivage. — *g*. Cellules du feuillet moyen dans la région qui deviendra la lame vertébrale après le clivage. — *f*. Feuillet interne.

bientôt après leur formation, se divisent en un certain nombre de segments cubiques (*p*, *fig*. 51). Ceux-ci se soudent au-dessus et au-dessous, tout autour de la corde, pour constituer les *vertèbres primitives*. Les portions des lames vertébrales, qui se réunissent au-dessous du cordon spinal, circonscrivent la *corde dorsale*. Autour de celle-ci, comme d'un centre de développement, se forme le cartilage aux dépens duquel se constituent les corps des vertèbres. La corde dorsale disparaît pour la plus grande part, à mesure que se développe le squelette, de sorte qu'à la naissance on ne retrouve des vestiges de son existence que dans les disques intervertébraux.

La *colonne vertébrale* est exclusivement formée aux dépens de la portion interne des lames vertébrales. Leurs portions externes, ainsi que nous l'avons vu, concourent à la formation des muscles de la région dorsale et des racines des nerfs spinaux. Si les lames vertébrales ne se soudent pas au-dessus de la région dorsale du fœtus, les arcs osseux qui engaînent le canal médullaire restent incomplets. Lorsque, par suite d'un arrêt de développement, ainsi que le fait se produit quelquefois, ces conditions se trouvent réalisées à la naissance, les méninges et la moelle forment une tumeur en forme de sac qui constitue l'affection décrite sous le nom de *spina bifida*.

Pendant que sur la face dorsale du fœtus ces modifications s'accomplissent, une gouttière peu profonde se creuse parallèlement à la corde dorsale et immédiatement au-dessous d'elle. A ce niveau, les deux feuillets internes, — feuillet interne du blastoderme (endoderme) et lame interne du feuillet moyen (mésoderme), — la ferment latéralement de manière à constituer, de la tête à l'extrémité pelvienne, un canal cylindrique fermé à ses extrémités. Mais ce canal, *canal intestinal*, possède encore un orifice de communication avec la vésicule ombilicale, dont le volume est à cette époque très considérable. Plus tard, en même temps que s'effectue le développement de l'embryon, le tube intestinal s'oblitère, et la vésicule ombilicale, qui a cessé d'avoir un rôle physiologique important, n'est plus rattachée au fœtus que par un cordon imperméable. Le tube intestinal donne naissance à tous les viscères de la cavité pleuro-péritonéale, hormis ceux qui font partie du système génito-urinaire.

Les ouvertures, qui font communiquer la cavité intestinale avec la bouche et l'anus, sont le résultat d'un travail secondaire. L'orifice buccal commence à se dessiner dans l'enveloppe membraneuse qui entoure la tête du fœtus, sous la forme d'une dépression en *cul-de-sac*. Cette dépression continue à se creuser, jusqu'à ce qu'elle soit arrivée au contact de la partie supérieure de l'intestin. A ce moment commence la résorption du tissu intermédiaire. L'intestin, tapissé par la membrane blastodermique interne, s'unit au feuillet externe du blastoderme. Même chez l'adulte, les différences caractéristiques qui existent entre l'épithélium de la cavité buccale et celui de la cavité œsophagienne, témoignent de la différence d'origine des muqueuses des deux régions. Un processus de même ordre amène la formation de l'anus, et le met en communication avec la partie inférieure de l'intestin. Lorsque, par suite d'un arrêt de développement, la dépression anale ne se produit pas, ou n'arrive pas au contact de l'intestin, la malformation connue sous le nom d'*anus imperforé* se trouve réalisée.

Dans la partie postérieure de la bouche et sur les régions latérales du cou, apparaissent quatre ouvertures, en forme de fentes. Elles offrent un certain intérêt parce que, si elles sont transitoires et dépourvues d'importance physiologique chez les vertébrés les plus élevés, elles représentent chez les poissons des organes permanents, les branchies ou organes de la respiration.

On les nomme *fentes viscérales*. Elles limitent quatre prolongements falciformes appelés *arcs viscéraux*.

La cavité buccale est d'abord constituée par un orifice, ou cloaque, considérable, qui communique avec l'extrémité antérieure de l'intestin. Mais, à une période très précoce du développement, apparaissent, au niveau de la région frontale de l'embryon, deux dépressions en forme de canal, les *fosses nasales* qui constituent les premières traces de l'appareil de l'olfaction. Les fosses nasales sont, au début, nettement séparées l'une de l'autre et ne communiquent pas avec la cavité buccale.

Au moment où celle-ci se ferme pour constituer la bouche, une saillie appelée *bourgeon frontal* ou *intermaxillaire*, et dirigée de haut en bas, se forme aux dépens de la paroi frontale. A droite et à gauche naissent du bord inférieur du bourgeon frontal, deux bourgeons secondaires plus petits, nommés *bourgeons incisifs*, qui limitent la face interne des fosses nasales. A la même époque, deux prolongements émanés de la paroi frontale s'enroulent sur la face externe des fosses nasales. De cette façon, à la place des fosses nasales se trouvent constitués deux canaux, en forme de gouttière, qui s'ouvrent inférieurement et conduisent directement dans la cavité buccale. Le développement de ces bourgeons fait paraître le bourgeon intermaxillaire fendu ou échancré.

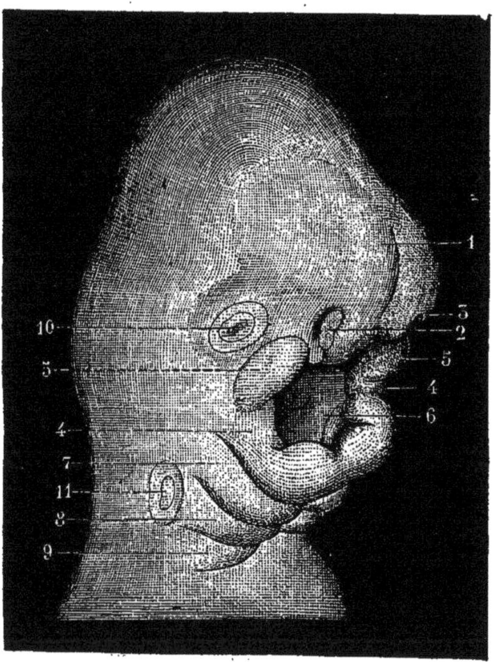

Fig. 54. — 1. Bourgeon frontal. — 2, 3. Fossettes olfactives droite et gauche. — 4. Bourgeons maxillaires inférieurs, réunis sur la ligne médiane. — 5. Bourgeon maxillaire supérieur. — 6. Bouche. — 7. Deuxième arc pharyngien. — 8. Troisième arc pharyngien. — 9. Quatrième arc pharyngien. — 10. Vésicule auditive primitive. (Grossissement, 15 diamètres.)

La formation de la mâchoire supérieure se termine par le développement, au niveau des extrémités centrales, de l'arc maxillaire (arc viscéral supérieur), de deux bourgeons coniques (G, *fig.* 54) qui s'avancent l'un vers l'autre sur la ligne médiane. En se portant ainsi en dedans, ils enferment entre eux le bourgeon intermaxillaire et donnent naissance au plancher des canaux olfactifs. Les pressions latérales adossent, l'une à l'autre, les moitiés divergentes de la surface échancrée du bourgeon intermaxillaire. Et, par ce mécanisme, les conduits nasaux, qui primitivement, étaient très écartés l'un de l'autre, se trouvent intimement accolés. En outre, les yeux, situés d'abord sur les parties latérales de la tête, sont ramenés vers le front jusqu'à ce que leurs axes regardent directement en avant et deviennent parallèles l'un à l'autre.

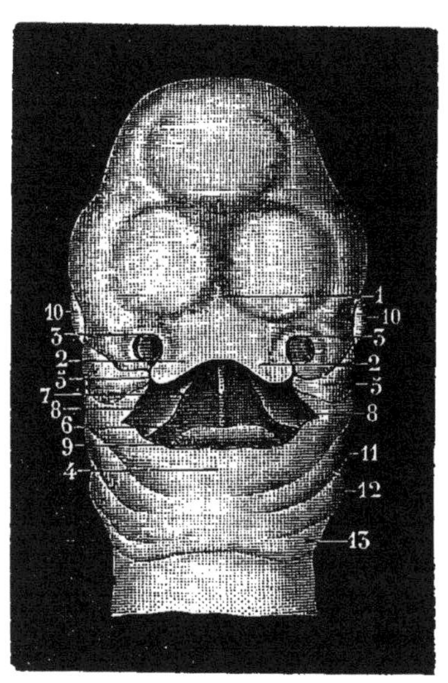

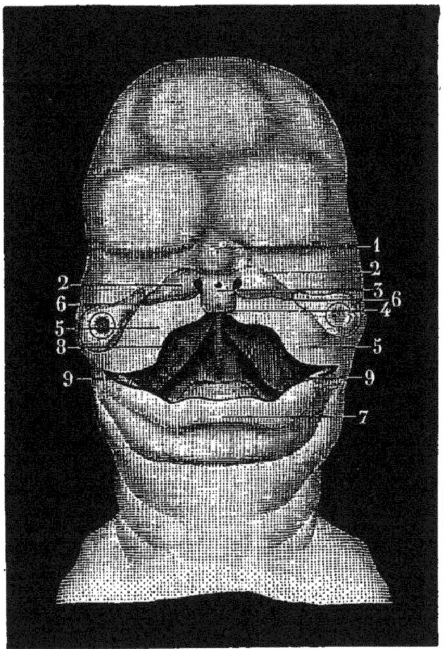

Fig. 55. — Face d'un embryon humain de trente-cinq jours (d'après Coste). — 1. Bourgeon médian. — 2. Bourgeon incisif. — 3. Narines. — 4. Lèvre et mâchoire inférieures. — 5. Bourgeon maxillaire supérieur. — 6. Bouche. — 7. Vestige de la cloison des fosses nasales. — 8. Vestige des deux moitiés de la voûte palatine. — 9. Langue. — 10. Yeux. — 11, 12, 13. Arcs pharyngiens.

Fig. 56. — Face d'un embryon humain de quarante jours (d'après Coste). — 1. Premier vestige des ailes du nez. — 3. Vestige de la sous-cloison. — 4. Bourgeon incisif. — 5. Bourgeon maxillaire supérieur. — 6. Sillon du sac lacrymal et canal nasal. — 7. Lèvre inférieure. — 8. Bouche. — 9. Moitié latérale de la voûte palatine.

L'os intermaxillaire auquel, après la dentition, sont fixées les incisives internes de la mâchoire supérieure, dérive du bourgeon frontal. Ce bourgeon ne donne pas seulement naissance aux deux maxillaires supérieurs, mais c'est aussi à ses dépens que se forment les os sphénoïde et palatin.

L'affection dite *bec-de-lièvre* résulte d'un arrêt dans le mode de développement que nous venons de décrire. Comme la mâchoire, la lèvre est formée par la réunion des bourgeons frontal et maxillaires supérieurs. Lorsque l'un des bourgeons maxillaires supérieurs ne vient pas se souder au bourgeon intermaxillaire, il existe une fissure en dehors de la ligne médiane. Elle constitue le *bec-de-lièvre simple*. Si l'arrêt de développement se produit à la fois des deux côtés, on a le *bec-de-lièvre double*. Quelquefois la division ne se limite pas à la lèvre et s'étend jusqu'à la mâchoire. Dans ce cas l'affection porte le nom de *bec-de-lièvre compliqué*.

Le plafond de la bouche ou *voûte palatine*, qui établit une séparation entre la cavité buccale et les conduits nasaux, est constitué par deux lames émanées des faces internes des bourgeons maxillaires supérieurs. Ces lames s'approchent l'une de l'autre et finissent par se souder intimement sur la ligne médiane. Un arrêt de développement sur l'un des côtés entraîne la division de la voûte palatine.

Le vomer, qui constitue la cloison verticale des narines, dérive du bourgeon intermaxillaire.

Le bourgeon maxillaire supérieur une fois constitué, la portion du premier arc pharyngien, qui n'a pas contribué à sa formation, devient le bourgeon maxillaire inférieur (*Voir* 4, *fig.* 55). De sa base proviennent deux petits os de l'oreille, le marteau et l'enclume. Sa portion externe se transforme en une bande cartilagineuse, nommée cartilage de Meckel, qui s'unit à son congénère du côté opposé. Sur la face externe de ce cartilage se développent les éléments permanents de la mâchoire inférieure.

Le deuxième arc pharyngien fournit l'étrier, l'apophyse styloïde, le ligament stylo-hyoïdien et la petite corne de l'os hyoïde.

Du troisième proviennent le corps et la grande corne de l'os hyoïde.

Le quatrième arc n'apparaît chez l'embryon que comme un organe rudimentaire, et ne contribue à la formation d'aucun organe permanent.

Les poumons proviennent de la partie antérieure du tube intestinal. Ils sont, au début, constitués par une petite poche en cul-de-sac, unique, qui se développe dans cette partie de l'intestin immédiatement située en arrière des arcs viscéraux. Plus tard ce sac se bifurque à sa partie inférieure et donne naissance, sur les côtés, à deux moitiés symétriques (A). Chaque moitié se divise et se subdivise à la façon d'une glande en grappe et constitue le poumon. La partie supérieure du cul-de-sac s'allonge et donne naissance à la trachée (B).

L'œsophage provient de la partie antérieure de l'intestin. L'ouverture de la trachée dans l'œsophage devient la fente glottique.

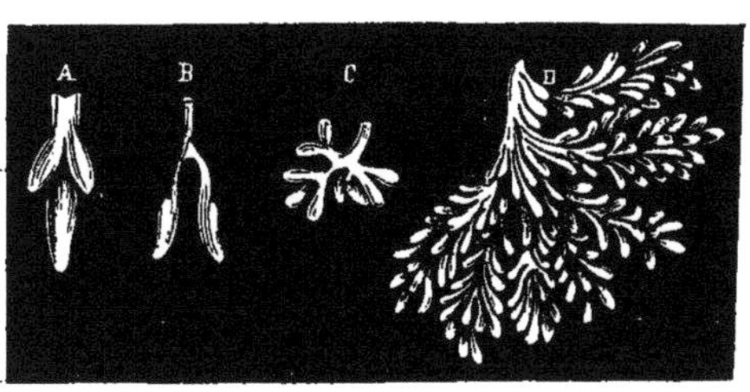

Fig. 57. — Développement des poumons (Longet). — AB. Développement des poumons (d'après Rathke). — CD. Développement histologique des poumons (d'après J. Muller).

En arrière des poumons, (en allant du front vers le siège), se forme, aux dépens du tube intestinal, une dilatation fusiforme. Elle représente la première ébauche de l'estomac. Elle prend plus tard une direction oblique, son extrémité supérieure se portant à gauche, et l'inférieure à droite. Son plus grand développement du côté gauche détermine la formation du grand cul-de-sac et de la grande courbure de l'estomac.

Au-dessous de l'estomac, le tube digestif croît rapidement en longueur. Il forme d'abord une anse fixée par le mésentère à la colonne vertébrale et qui, par sa face convexe, fait saillie dans la vésicule ombilicale. Plus tard, par suite de son développement rapide, il se pelotonne en anses et en circonvolutions nombreuses.

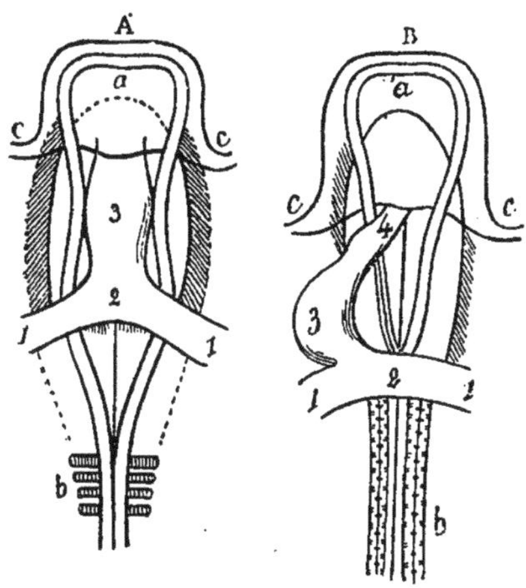

Fig. 58. — Cœur d'un embryon de poulet dans les premières périodes de sa formation (Remak). — A. Moitié antérieure de l'embyron après vingt-huit heures ou trente heures d'incubation. — B. Après environ trente-six heures d'incubation. — 1. 1. Veines. — 2. Oreillette. — 3. Ventricule. — 4. Bulbe aortique.

Enfin, la distinction du duodénum, de l'iléum et du jéjunum devient manifeste. Jusqu'à l'époque de la soudure des parois abdominales, une portion d'intestin s'échappe au niveau de l'ombilic. La persistance de ce fait, au moment de la naissance, crée la *hernie ombilicale congénitale*.

Le foie commence à se dessiner, sous la forme de deux saillies vésiculaires qui proéminent du duodénum. Elles se fusionnent ensuite intimement, pour constituer un organe unique. Leurs orifices de communication, dans le duodénum, représentent les conduits biliaires. Primitivement au nombre de deux, ils se confondent plus tard, pour ne plus former qu'un seul conduit. L'enveloppe fibreuse du foie et les vaisseaux hépatiques dérivent de la couche interne du mésoderme.

Les lobules proviennent de bourgeons ramifiés nés du feuillet interne ou glandulaire (endoderme). Le développement du foie est d'abord rapide. Vers le troisième mois, il remplit presque entièrement la cavité abdominale. Mais, ultérieurement, par suite du développement de l'estomac et des autres viscères abdominaux, l'organe hépatique se trouve rejeté vers l'hypochondre droit.

Quoique son développement ultérieur, comparé à celui de la masse totale du corps, soit relativement moindre, cependant, à la naissance, le foie est encore plus volumineux comparativement que chez l'adulte.

Le pancréas se développe, par un processus identique, aux dépens d'un bourgeon plein, né sur le côté gauche du duodénum. Primitivement le conduit pancréatique est simple, mais dans la suite il se divise presque toujours en deux.

La portion terminale de l'intestin est d'abord rectiligne, mais, par suite de son développement ultérieur, elle se recourbe et forme deux portions inégales ; la plus longue constitue le *colon*, la plus courte le *rectum*.

La vessie se développe aux dépens de cette portion de l'allantoïde, qui se trouve enveloppée par les lames abdominales. On se rappelle que l'allantoïde, ainsi que les poumons et le foie, commence par un bourgeon plein, né de la paroi intestinale, mais situé à la partie postérieure du tube digestif. Aussi, dans le principe, la vessie et l'intestin s'ouvrent-ils dans un cloaque commun. Mais, dans la suite, une cloison transversale vient séparer les orifices anal et génito-urinaire.

Au début de la vie, le système vasculaire est extrêmement simple. Le cœur présente d'abord un aspect fusiforme et est entièrement formé de cellules, puis il se creuse et prend la forme d'un S. Du liquide s'accumule dans sa cavité, quelques cellules se détachent d'elles-mêmes des parois et flottent dans le liquide. Elles représentent les premiers éléments cellulaires du sang et possèdent un noyau. De même, les vaisseaux sanguins ne sont, au début, que des cordons cylindriques, formés de cellules, qui se creusent ensuite, se remplissent de liquide et fournissent des cellules nucléées. Il est, au point de vue physiologique, intéressant de noter que les premières pulsations du cœur apparaissent bien avant les éléments musculaires, alors que cet organe est encore exclusivement formé d'éléments cellulaires (1).

L'extrémité antérieure du cœur se continue avec le système artériel. L'extrémité postérieure ou caudale reçoit le sang veineux.

(1) A. Koelliker. *Entwickelungs-Geschichte*, 2te Auflage, p. 159.

Le cœur s'incurve bientôt sur lui-même, et proémine vers la région centrale de l'embryon et du côté droit. A mesure que l'incurvation s'accentue, les extrémités veineuse et artérielle se rapprochent l'une de l'autre. Deux étranglements peu marqués divisent la cavité primitive en trois cavités secondaires, communiquant l'une avec l'autre. « La première, contiguë aux extrémités veineuses, est nommée portion *auriculaire*, la moyenne portion *ventriculaire;* la troisième enfin, qui constitue le tronc artériel primitif, est représentée par le *bulbe artériel* » (Quain) (*fig.* 55 et 56).

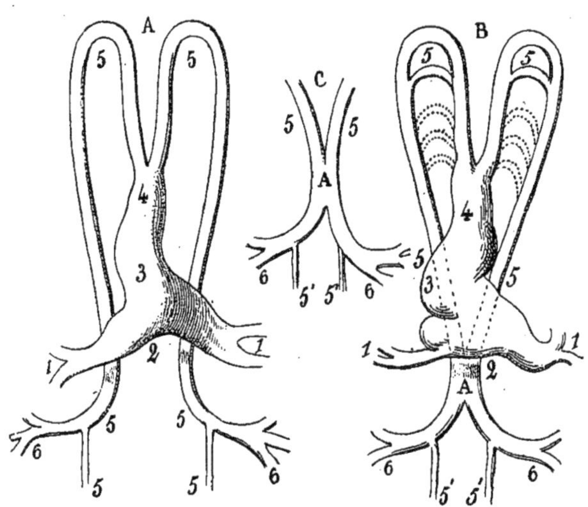

Fig. 59. — Aspect du cœur et des premiers vaisseaux artériels (Quain). — A, A, une période correspondant à la trente-sixième ou trente-huitième heure de l'incubation. — B et C, à la quarante-huitième heure de l'incubation. — 1, 1. Veines primitives. — 2. Portion auriculaire du cœur. — 3. Portion ventriculaire. — 4. Bulbe aortique. — 5, 5. Arcs aortiques. — La figure C montre leur réunion en A dans la figure B : au-dessous de l'arc supérieur, on aperçoit le second arc aortique formé, et, en descendant davantage, les lignes ponctuées indiquent la position des arcs successifs. — 5', 5. Artères vertébrales inférieures. — 66. Artères omphalo-mésentériques.

Le bulbe artériel se divise en deux branches qui élèvent le sang du cœur au premier arc viscéral. Dans la région qui correspond à la base du futur cerveau, elles s'infléchissent en arrière et se dirigent ensuite en bas et cheminent en avant de la corde dorsale. Ces deux rameaux, émanés du bulbe artériel, sont appelés *artères vertébrales supérieures*. On les nomme également *arcs aortiques*. Ils se fusionnent au-dessous du cœur, pendant un cours trajet, pour constituer un tronc unique, qui se divise à son tour en deux branches. Celles-ci représentent les artères vertébrales inférieures. Elles cheminent parallèlement l'une à l'autre, le long de la future colonne vertébrale, et aboutissent à l'extrémité caudale de l'embryon.

Dans leur trajet, les artères vertébrales inférieures fournissent un grand nombre de rameaux, limités d'abord, au niveau de l'*aire germinative*, par un cercle veineux, nommé *sinus terminal*. Les veines, chargées de ramener le sang du fœtus, sont situées plus profondément que les artères et se réduisent à deux troncs fort courts qui communiquent avec l'extrémité auriculaire du cœur. Plus tard, le sinus terminal disparaît, et deux artères remarquables par leur volume s'étendent au delà des limites de l'*aire germinative*, qui prend alors le nom d'aire *vasculaire*, et se distribuent à la surface de la vésicule ombilicale; on les désigne sous le nom d'artères *omphalo-mésentériques* ou artères *vitellines*. Primitivement, quatre veines, plus tard deux seulement, portant le nom des artères correspondantes, ramènent le sang à l'embryon. Finalement, artères omphalo-mésentériques et veines correspondantes sont respectivement remplacées par un tronc unique, de sorte que la circulation vitelline se trouve alors réduite à une seule veine et à une seule artère.

D'après cette disposition, le cœur primitif, simple organe cylindrique, chasse le sang, à chaque systole, dans les artères vertébrales qui le distribuent à tous les points de l'embryon, et principalement aux parois de la vésicule ombilicale. Là, il se charge des principes nutritifs et est ramené au cœur, durant la diastole, par les veines omphalo-mésentériques.

Au moment où s'accomplit la transition de la circulation vitelline à la circulation allantoïdienne ou placentaire, de nombreuses modifications se produisent dans toute l'étendue du système vasculaire. Voici les plus importantes : 1° Le ventricule unique du cœur se divise en deux cavités secondaires par le développement progressif d'une cloison, qui s'étend du sommet à la portion auriculaire. A la fin du deuxième mois, la formation de la cloison est complète et le cœur se compose alors de deux ventricules et d'une seule oreillette. Une seconde cloison, qui s'étend de la base vers les ventricules, divise l'oreillette en deux cavités secondaires, l'une droite, l'autre gauche. Différant de la cloison interventriculaire, celle-ci reste incomplète à sa partie postérieure où elle présente une ouverture, le *trou ovale* ou *trou de Botal* qui persiste durant toute la période de la vie fœtale. Un mince repli, appelé *valvule d'Eustachi*, s'insère au bord antérieur de l'orifice de la veine cave inférieure. Cette valvule divise l'oreillette droite en deux parties inégales, et dirige le sang de la veine cave, qui est située derrière elle, dans l'oreillette gauche. En même temps, le sang venu de la veine cave supérieure passe en avant du trou ovale et de la valvule d'Eustachi, pour se jeter directement dans le ventricule droit. Un mince repli valvulaire en forme de croissant, nommé *valvule du trou ovale* ou de Vieussens, se développe d'arrière en avant de la face postérieure des oreillettes. Il est situé un peu à gauche du trou ovale et proémine dans l'oreillette gauche. Cette disposition permet au sang de passer sans difficulté de l'oreillette droite dans l'oreillette gauche, tandis qu'elle prévient efficacement son reflux, de celle-ci dans la première.

2° Pendant que ces phénomènes s'accomplissent, il se développe au-dessous des arcs aortiques une série d'arcs vasculaires, dont la situation et le nombre correspondent à ceux des arcs viscéraux de l'embryon (B, *fig.* 56). Mais tous ces arcs n'existent pas en même temps. Un certain nombre s'atrophient et disparaissent. A droite, le troisième et le quatrième, en comptant de haut en bas ; à gauche, le troisième

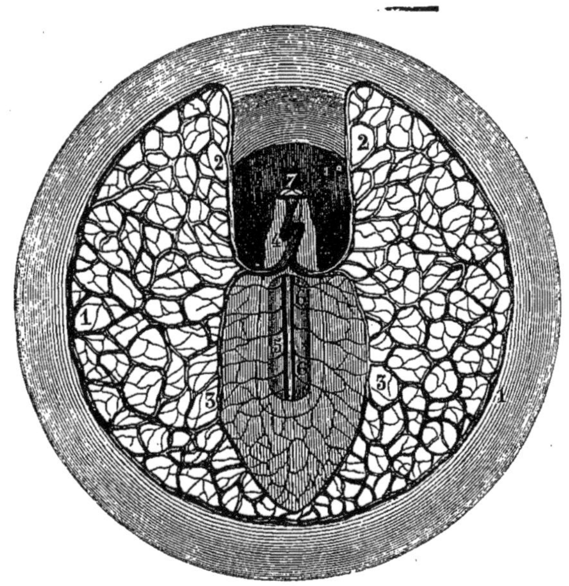

Fig. 60. — Figure représentant l'aire vasculaire (première circulation) chez un embryon de lapin, vu par le côté ventral (d'après Bischoff). 1. Sinus-terminal. — 2. Veine omphalo-mésentérique. — 3. Sa branche inférieure. — 4. Cœur déjà incurvé en S. — 5. Aortes primitives ou artères vertébrales inférieures. — 6. Artères omphalo-mésentériques. — 7. Vésicules oculaires primitives.

et le cinquième seuls persistent et conservent une destination spéciale. Bientôt après la formation de la cloison interventriculaire, le bulbe artériel se divise en deux vaisseaux bien distincts dont l'un (*a*) communique avec le ventricule droit et l'autre (*p*) avec le ventricule gauche. Celui-ci (*a*) communique avec la deuxième (en comptant de bas en haut) paire d'arcs vasculaires formés entre les branches ascendantes et descendantes des arcs aortiques. L'arc (V) du côté droit devient l'artère sous-clavière; l'arc correspondant du côté gauche se développe et forme la crosse de l'aorte. La branche droite du bulbe artériel s'ouvre dans le premier arc vasculaire gauche; celui-ci fournit des rameaux (*p*) vasculaires aux poumons, et constitue l'artère pulmonaire. La portion de cet arc située au delà des rameaux pulmonaires reste, pendant toute la vie fœtale, en communication avec l'aorte, et porte le nom de *canal artériel* (*ca*).

La portion inférieure de l'artère vertébrale gauche devient l'aorte permanente tandis que la droite s'atrophie et disparaît. Les branches ascendantes des arcs aortiques primitifs donnent les carotides primitive et externe (*c c*). Les artères carotides internes proviennent des troisièmes arcs vasculaires et d'une partie des artères vertébrales.

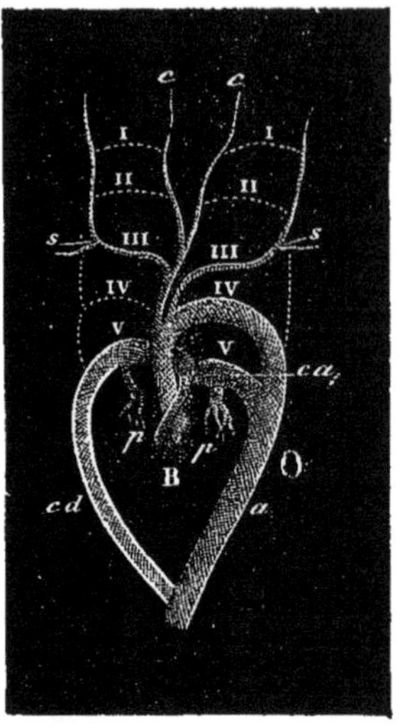

Fig. 61. — Transformation des arcs aortiques (d'après von Baër) en troncs artériels permanents chez les mammifères. I, II, III, IV, V de chaque côté, les cinq paires d'arcs aortiques : I, les plus anciens ; V, les plus nouveaux ou derniers formés. — B. Bulbe de l'aorte. — *cc*. Les deux carotides, encore unies, se séparent plus tard. — *ss*. Les deux sous-clavières, la droite partant du tronc innominé. — *a*. L'aorte. — *pp*. Les artères pulmonaires. — *ca*. Canal artériel gauche, ou canal artériel de Botal. — *cd*. Canal artériel droit.

Les artères ombilicales tirent d'abord leur origine des artères vertébrales inférieures, puis de l'hypogastrique ou artère iliaque interne.

La veine ombilicale pénètre dans l'abdomen par le nombril et gagne alors la face inférieure du foie. Elle fournit un certain nombre de rameaux au lobe gauche, au lobe carré, et au lobe de Spigel. Au niveau du sillon transverse, elle se divise en deux branches, dont la plus volumineuse se jette directement dans la veine porte et fournit au lobe droit du sang ombilical; tandis que l'autre se rend dans la veine cave inférieure et constitue le *canal veineux*. Aussi la plus grande partie du sang artérialisé, qui revient du placenta à travers la veine ombilicale, pénètre-t-il d'abord dans le foie avant de passer dans la circulation générale; tandis que l'autre partie, moins considérable, se déverse dans la veine cave inférieure. Mais comme la disproportion relative, qui existe entre les troncs hépatiques et le canal veineux, ne fait que s'accuser avec les progrès de la gestation, vers la fin de la grossesse, la presque totalité du sang placentaire est forcée de traverser le foie. Ainsi, d'une part, le veine cave inférieure porte à l'oreillette droite le sang qui revient des extrémités inférieures, chargé des déchets de la nutrition; et, d'autre part le sang placentaire, venu directement de la veine ombilicale, à travers le canal veineux, c'est-à-dire ayant traversé l'organe hépatique.

Chez le fœtus, la direction des courants sanguins, dans le cœur, est en harmonie avec l'absence des mouvements d'expansion dans les organes pulmonaires. Avant le premier mouvement respiratoire, qui a lieu à la naissance, le poumon est petit, et, si tout le contenu de la partie droite du cœur se déversait à la fois, comme chez l'adulte, dans les vaisseaux pulmonaires, il pourrait en résulter un engorgement intense avec rupture de capillaires. Mais le danger est évité, grâce à des dispositions anatomiques déjà indiquées. Ainsi, dans les premiers mois, au lieu de passer de l'oreillette droite dans le ventricule droit, le sang ne fait que traverser cette oreillette, guidé par la valvule d'Eustachi, gagne l'oreillette gauche par le trou ovale et arrive alors dans le ventricule gauche. Les contractions du cœur le chassent dans l'aorte et, par les vaisseaux volumineux auxquels celle-ci donne naissance, le distribuent à la région céphalique et aux membres supérieurs. Ramené des régions supérieures du fœtus par la veine cave supérieure, le sang arrive dans l'oreillette droite, et passe en avant de la valvule d'Eustachi pour tomber dans le ventricule droit.

Dans les premiers mois du développement, la valvule d'Eustachi prévient complètement toute collision entre les courants des veines caves au niveau de l'oreillette droite. Mais, avec les progrès de la grossesse, la valvule d'Eustachi tend à disparaître peu à peu et permet à une partie du sang de la veine cave inférieure de se mélanger à celui de la veine cave supérieure, pour venir avec lui gagner le ventricule droit.

Les contractions du cœur chassent le sang dans l'artère pulmonaire, qui n'en envoie aux poumons qu'une quantité insignifiante, tandis que le reste, à travers le canal artériel, passe dans l'aorte qui le distribue aux parties inférieures de l'embryon.

On remarquera donc, qu'à toute époque, la tête et les parties supérieures du corps reçoivent du sang régénéré au niveau du placenta. Qu'au contraire les parties inférieures ne reçoivent, pendant un certain temps, que du sang qui a déjà nourri les tissus et reçu les déchets des régions supérieures. Mais, à une période plus avancée de la grossesse, lorsque la valvule d'Eustachi s'est déjà atrophiée, les parties inférieures reçoivent également une certaine quantité de sang placentaire. Ce détail est bien en harmonie avec ce fait si connu, que le développement de cette partie devient relativement beaucoup plus remarquable, au fur et à mesure que le terme approche.

Lorsque, à la naissance, la circulation placentaire finit, les vaisseaux ombilicaux s'obturent à l'exception des artères ombilicales qui restent perméables, dans leur portion inférieure, et constituent les artères vésicales. Après que la respiration s'est établie, le sang des cavités droites du cœur se distribue aux poumons et revient au cœur gauche, par les veines pulmonaires. Le canal artériel s'atrophie et disparaît alors. A ce moment, la réplétion de l'oreillette gauche, par le sang, détermine,

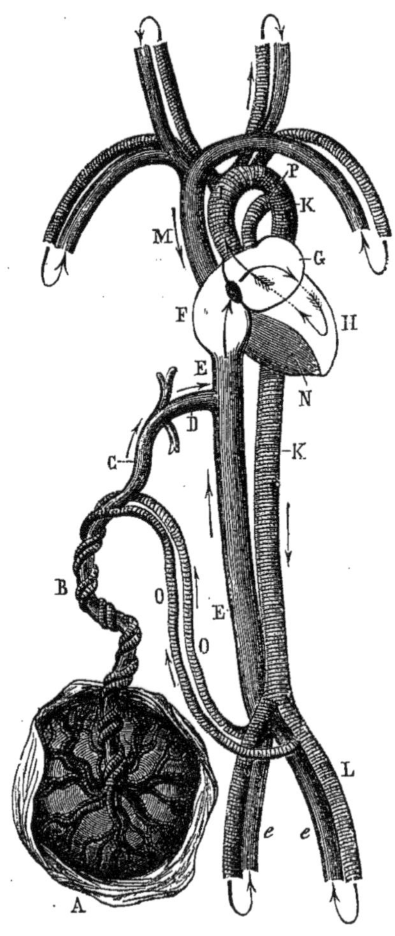

Fig. 62. — *Schéma de la circulation fœtale.*

A. Placenta. — B. Cordon. — C. Veine ombilicale. — D. Sa distribution dans le foie. — EE. Veine cave inférieure. — *ee.* Veines iliaques primitives. — F. Oreillette droite. — G. Oreillette gauche. — H. Ventricule gauche. — I. Crosse de l'aorte. — KK. Aorte descendante. — L. Artères iliaques primitives. — M. Veine cave supérieure. — N. Ventricule droit. — OO. Artères ombilicales. — P. Canal artériel.

par compression, la fermeture de la valvule du trou de Botal. Exceptionnellement, cet orifice peut persister après la naissance et cette anomalie permet à une certaine quantité de sang de passer de l'oreillette droite dans l'oreillette gauche. Elle constitue alors une des formes de cet état pathologique désigné sous le nom de *cyanose des nouveau-nés*, affection caractérisée par des accès de dyspnée intermittente, la coloration bleue des téguments et l'abaissement de la température.

DÉVELOPPEMENT DU FŒTUS AUX DIFFÉRENTS MOIS DE LA GROSSESSE

On a coutume d'évaluer la durée de la grossesse à deux cent quatre-vingts jours et de diviser cette période en dix mois de vingt-huit jours chacun. Comme il est d'une grande importance, pour un accoucheur, de pouvoir, dans certains cas, déterminer l'âge d'un fœtus ou d'un embryon expulsé avant terme, le tableau suivant, des modifications qui se produisent durant chaque mois de la grossesse, pourra lui aider à se faire une opinion sur ce sujet. Mais, selon l'expérience des auteurs, toutes les règles établies à propos de l'âge de l'œuf ne possèdent qu'une valeur approximative, à cause des variations considérables qui, normalement, se produisent, suivant les individus, dans la rapidité du développement.

Premier mois. — A la fin de la seconde semaine, l'embryon est représenté par la tâche embryonnaire, qui affecte alors la forme d'un biscuit. Les lames dorsales sont développées. L'œuf entier mesure deux millimètres et l'embryon six millimètres. Une semaine après, la longueur de l'embryon a doublé, et il présente comme modifications spéciales : l'incurvation du dos, l'accroissement de l'extrémité céphalique, les rudiments des trois organes des sens les plus importants et l'ébauche des arcs viscéraux. L'amnios est complètement développé. L'embryon reçoit, de la vésicule ombilicale, les éléments de sa nutrition. L'allantoïde étend les vaisseaux du fœtus jusqu'à la périphérie de l'œuf, mais ces vaisseaux ne pénètrent pas encore dans les villosités. Un ovule, âgé exactement de quatre semaines, décrit par Waldeyer, avait environ le volume d'un œuf de pigeon, et mesurait dix-huit millimètres de long sur seize millimètres de large. Il pesait un peu plus de deux scrupules. L'embryon mesurait presque huit millimètres, du sommet de l'extrémité céphalique à la pointe du coccyx. La tête de l'embryon présentait les vésicules cérébrales primitives. Les yeux étaient situés sur les parties latérales de la tête et les oreilles en arrière des yeux. Au-dessous, les arcs viscéraux étaient très nettement marqués. Quatre saillies, semblables à des bourgeons, représentaient les premières traces des membres inférieurs et supérieurs. L'intestin, avec les ouvertures de la bouche et de l'anus, était constitué. Le cordon apparaissait court et épais, accompagné d'une veine unique et de deux artères. L'amnios était modérément distendu et séparé encore du chorion par un certain espace. Enfin la vésicule ombilicale possédait un volume assez considérable.

Deuxième mois. — Un embryon, décrit par Waldeyer, de six à sept semaines, mesurait, suivant sa courbure dorsale, deux centimètres et demi de long. Un autre décrit par Ecker, à la huitième semaine, mesurait, suivant une ligne allant directement de la tête à l'incurvation caudale, seize millimètres (1).

L'œuf lui-même avait le volume d'un œuf de poule. L'amnios est à la fin du deuxième mois distendu par du liquide et adossé au chorion (2).

Les villosités se multiplient au niveau de l'insertion du cordon ombilical. Le volume de la vésicule ombilicale a de beaucoup diminué et elle n'est plus suspendue à l'embryon que par un mince pédicule. La longueur du cordon ombilical est plus considérable, mais ses vaisseaux ne décrivent pourtant pas un trajet spiroïde. L'anneau ombilical est petit, quoiqu'il donne encore issue à des anses intestinales. L'ossification de la clavicule et du maxillaire inférieur commence. Les trois divisions des membres sont nettement indiquées.

Troisième mois. — Vers la fin du deuxième mois, la longueur de l'œuf est d'environ neuf centimètres. Celle de l'embryon oscille entre sept et huit centimètres; il pèse à peu près trente grammes. Le chorion a perdu un grand nombre de ses villosités. Le placenta, quoique de petit volume, est constitué. Le cordon s'allonge en décrivant des tours de spire. Le cou se dessine à ce moment entre la tête et le tronc. Le développement des côtes différencie le thorax de la cavité abdominale. La bouche est fermée par les lèvres et la cavité nasale séparée de la bouche par la voute palatine. Des points d'ossification apparaissent dans la plupart des os. Des ongles minces, d'aspect membraneux, se forment aux doigts et aux orteils. Le scrotum et les grandes lèvres commencent à se constituer aux dépens de replis cutanés. Le pénis et le clitoris ne présentent alors aucune différence de longueur.

Quatrième mois. — Vers la fin du quatrième mois, le placenta s'accroît en volume et en épaisseur. Le cordon possède environ deux ou trois fois la longueur du fœtus, et il gagne en épaisseur, par suite de la formation de la gélatine de Wharton. La longueur du fœtus varie de dix à quinze centimètres. Son poids est estimé entre soixante et cent trente grammes. La tête du fœtus égale le quart de la longueur totale du corps; les os du crâne sont en partie ossifiés. Les sutures et les fontanelles sont larges. La bouche, les yeux, les oreilles et le nez prennent leur forme caractéristique. Le sexe s'accuse, la peau devient

(1) Spiegelberg. *Lehrbuch der Geburtshülfe*, p. 84.
(2) *Loc. cit.*, p. 84.

plus ferme, les cheveux commencent à se développer. Enfin, les membres du fœtus exécutent de faibles mouvements.

Cinquième mois. — La longueur du fœtus varie de dix-huit à vingt-cinq centimètres et son poids égale presque trois cent vingt grammes. La tête est encore relativement volumineuse. La face est ridée et présente un aspect sénile. Un fin duvet (lanugo) apparaît sur la surface totale du corps. Les mouvements du fœtus sont, à ce moment, distinctement perçus par la mère.

Sixième mois. — Vers la fin du sixième mois, la longueur du fœtus est de vingt-huit à trente-quatre centimètres et son poids, de sept cent cinquante grammes environ. La substance adipeuse commence à se déposer dans le tissu cellulaire sous-cutané. Les paupières sont séparées nettement. L'enfant né à cette époque respire faiblement mais meurt en peu de temps.

Septième mois. — La longueur du fœtus varie de trente-cinq à trente-huit centimètres, et son poids atteint près de douze cents grammes. La peau est encore ridée, de coloration rouge, et couverte d'un enduit caséeux. Les enfants mis au monde entre la vingt-quatrième et la vingt-huitième semaine, agitent leurs membres et crient faiblement au moment de la naissance, mais ils succombent, en dépit de tous les soins, au bout de quelques jours.

Nota. — Ahlfeld a entrepris, dans ces derniers temps, des recherches, dans le but de savoir si cette assertion que les enfants, nés avant la fin de la vingt-huitième semaine, succombaient fatalement, n'était pas trop exagérée. Plusieurs praticiens ont observé des exemples de survie chez les enfants nés avant terme et qui, d'après la date donnée par les parents et les indications tirées de l'examen des enfants eux-mêmes, rentraient dans les conditions considérées comme fatales. Ahlfeld a recueilli un certain nombre de cas de ce genre, publiés dans des mémoires traitant de la question. Tenant compte de toutes les causes d'erreur, qui ne nous permettent d'accepter ces observations qu'avec beaucoup de réserve, nous ne nous croyons pas moins obligé de faire cas des remarques d'Ahlfeld et de voir, dans tout enfant qui respire encore à la naissance, un être que des soins incessants peuvent conserver. Le scepticisme des médecins pourrait n'être pas étranger au grand nombre des insuccès (1).

Huitième mois. — La longueur du fœtus varie entre quarante et quarante-deux centimètres; son poids atteint environ mille six cent soixante grammes. La membrane papillaire disparaît; les cheveux deviennent plus épais à la tête; le *lanugo* commence à disparaître de la face; les ongles sont plus fermes, mais n'arrivent pas encore à l'extrémité des doigts. Habituellement, on peut, à cette époque, trouver chez

(1) Ahlfeld. *Ueber unzeitig und sehr frühzeitig geborene Früchte die am Leben blieben*, « Arch. f. Gynack. », Bd. VIII, p. 194.

les mâles, un des testicules dans le scrotum. L'ombilic occupe à peu près le centre du corps; on peut, avec des soins, sauver la vie d'un enfant né à ce terme.

Neuvième mois. — La longueur du fœtus varie de quarante-deux à quarante-cinq centimètres, son poids est d'environ deux mille cinquante centimètres. Le corps s'arrondit et la face devient plus avenante. Elle perd ses rides et son aspect sénile. Les os de la tête fléchissent facilement et le lanugo commence à disparaître de la surface du corps. Les enfants, nés à cette époque, sont moins vigoureux que les enfants à terme; ils dorment presque toujours et risquent fort de succomber, s'ils ne sont pas entourés de la plus vive sollicitude.

Dixième mois. — Dans les deux premières semaines, le fœtus mesure de quarante-cinq à quarante-huit centimètres et pèse deux mille cinq cents grammes environ (1).

Pour rendre plus facile l'évaluation de ces mesures, faites de mémoire, il est suffisamment exact d'estimer la longueur du fœtus, au *troisième* et au *quatrième* mois, respectivement à *trois* et *quatre* pouces. On peut avoir une approximation suffisante de la longueur du corps aux cinquième, sixième, septième et huitième en doublant le nombre des mois. Enfin au neuvième et au dixième mois cette longueur peut être portée à dix-sept et dix-huit pouces.

J'ai dû pour ne pas m'éloigner du texte étranger, conserver la division de la grossesse en dix mois lunaires. Chacun de ces mois étant de vingt-huit jours, c'est-à-dire quatre semaines, il sera toujours aisé, dans la limite de précision que comporte l'évaluation, toujours incertaine, de l'âge exact du fœtus, d'établir un rapport précis entre notre manière de compter et celle des autres pays. — Quant au moyen pratique, pour apprécier la longueur du fœtus, suivant son âge, voici un procédé mnémotechnique fort simple et assez exact. Jusqu'au cinquième mois, il suffira de multiplier par lui-même le chiffre du mois et on obtiendra ainsi les nombres 2, 4, 9, 10, 25 qui représentent en centimètres cette évaluation. A partir du cinquième mois, on multipliera simplement par 5 le chiffre du mois et on obtiendra les nombres 30, 35, 40, 45, 50 (c. m.) correspondants aux 6e, 7e, 8e, 9e et 10e mois lunaires. D.

Fœtus à terme. — Le corps de l'enfant, né à terme, est bien potelé; la peau a perdu sa coloration rouge foncé; le fin duvet (*lanugo*)

(1) Ces poids et mesures sont tirées des statistiques d'Hecker, basées sur quatre cent quatre-vingt-six observations Voir « Monatsschr. f. Geburtsk. », Bd. XXVII, 1866.

Les observations de Fesser donnent des résultats analogues. (*Lehrbuch der Geburtshülfe*, von Otto Spiegelberg, 1877, p. 86.)

L'analyse de deux cent cinquante cas, dans lesquels on avait pu déterminer la date de la conception, fournit à Ahlfeld des moyennes beaucoup plus fortes. *Bestimmungen der Grosse und des Alters der Frucht vor der Geburt*, « Arch. f. Gynaek. », II, 1871, p. 361.

qui la recouvrait a, en grande partie, disparu; les ongles dépassent les extrémités des doigts; chez le mâle, le scrotum renferme les deux testicules et, chez la femelle, les grandes lèvres sont adossées l'une à l'autre. Au cinquième mois, la surface du fœtus est recouverte d'un vernis caséeux (*vernix caséosa*) formé d'un mélange de débris épithéliaux, de duvet et de produits des glandes sébacées. Cet enduit est probablement destiné à prévenir, durant la vie intra-utérine, l'imbibition de la peau, par le fluide amniotique. La quantité de cette substance, qui se trouve sur le corps du fœtus, au moment de la naissance, est fort variable. On la trouve plus spécialement au niveau du dos et des angles de flexion des extrémités.

Les enfants, nés à terme, crient avec force immédiatement après la naissance, agitent leurs membres, avec vivacité, et tettent, lorsqu'on leur présente le sein. Dans les premières heures, ils émettent de l'urine et du *méconium*, mélange de mucus intestinal, de débris épithéliaux, de cellules épidermiques, de lanugo et spécialement de bile, qui lui communique une couleur noire ou brun verdâtre (1).

La longueur moyenne, à la naissance, varie de cinquante à cinquante-deux centimètres. Le poids moyen paraît, jusqu'à un certain point, lié à des particularités de race. — Scanzoni (2) a trouvé, sur près de 9 000 enfants à terme, une moyenne de 3 178 grammes, pour les deux sexes. Ingerslev (3), à Copenhague, calculant sur 3 450 cas, est arrivé à peu près au même résultat. Hecker (4), à Munich, sur un peu plus de 1 000 cas, a trouvé comme moyenne 3 087 grammes; tandis que Fesser (5), à Breslau, n'a obtenu que six livres et demie. Bailly (6) assigne également comme poids moyen un peu moins de 3 500 grammes. Les poids de 200 enfants, nés à l'hôpital de Bellevue, ont donné à l'auteur une moyenne de 3 480 grammes. Les garçons pesaient en moyenne 3 586 grammes et les filles 3 329 grammes. Les trois quarts des mères étaient d'origine irlandaise, un cinquième étaient nées en Amérique et les autres se divisaient en Anglaises, Écossaises et Allemandes. L'enfant le plus volumineux pesait onze livres. — Ingerslev a trouvé, comme poids le plus fort, dix livres cent quatre-vingt grammes. Hecker a vu deux enfants qui pesaient entre dix et onze livres. Mme Lachapelle, sur 7 000 enfants, en a rencontré treize qui pesaient

(1) Zweifel. *Untersuchungen über das Meconium*, « Arch. f. Gynaek. », Bd. VII, 1875, p. 474.
(2) Scanzoni. *Lehrbuch der Geburtshülfe*, p. 96.
(3) Ingerslev. *Poids des enfants nouveau-nés*, « Journ. d'Obts. », III, 1876, p. 705.
(4) *Klinik der Geburtskunde*, II, 1864.
(5) Spiegelberg. *Lehrbuch der Geburtshülfe*, p. 86.
(6) Bailly. *Nouveau dictionnaire*, t. XV, art. *Fœtus*, p. 5.

dix livres, mais pas un qui dépassât ce poids. Des auteurs (1), dignes de foi, rapportent des observations d'enfants qui auraient pesé de douze à seize livres; généralement ces enfants étaient mort-nés. Waller, cependant, rapporte le cas d'un enfant vivant, qu'il délivra à l'aide du forceps et qui pesait 7 160 grammes (2). Le poids de l'enfant est influencé par certaines conditions : 1° *Par le sexe*. Les garçons pèsent généralement plus que les filles; 2° *Par le nombre des grossesses*. Les enfants des primipares pèsent généralement moins que ceux des multipares. L'accroissement du poids du fœtus, dans les grossesses répétées, a lieu d'une façon graduelle; mais cette loi se trouve en défaut lorsque les grossesses se succèdent avec une trop grande rapidité, ou qu'il se produit un changement de sexe. Dans ce dernier cas, le désavantage est pour la fille qui vient après un garçon (3); 3° *Par l'âge de la mère*. Duncan a observé que les enfants

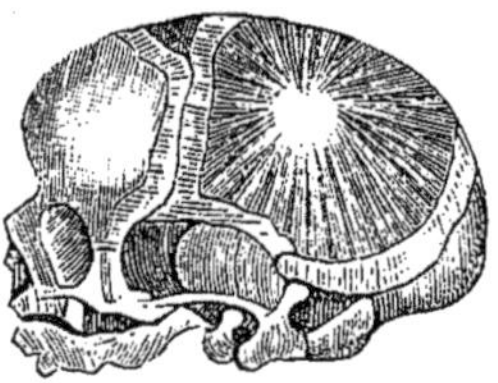

Fig. 63. — Tête fœtale. Vue de profil (Hodge).

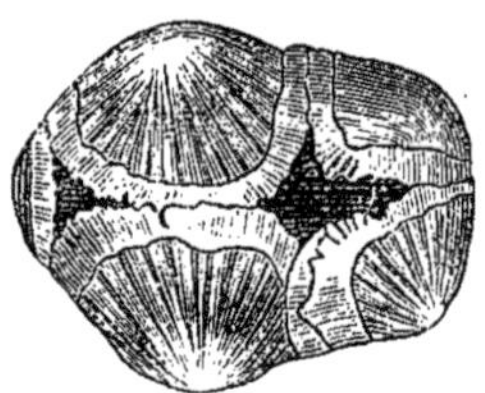

Fig. 64. — Tête fœtale. Vue par en haut (Hodge).

les plus lourds provenaient des mères dont l'âge variait entre vingt-cinq et vingt-neuf ans (4); pour Wernich entre trente et trente-quatre (5); 4° *Par la constitution et l'état de santé des parents*. Quelques auteurs enfin admettent que la taille du père influe sur celle de l'enfant.

Tête fœtale. — La tête, excepté chez les enfants de volume anormal, constitue la partie la plus volumineuse et la plus résistante de celles qui doivent traverser le canal destiné à la parturition (6). Ses diamètres, ainsi que les caractères physiques des os qui la constituent, possèdent une importance capitale dans le mécanisme du travail. Aussi y a-t-il avantage à rapprocher leur étude de celle de ce mécanisme,

(1) Naegele. *Lehrbuch der Gerburtshülfe, bearbeitet von Grenser*, 8te Auflage, p. 624.

(2) Waller. *Comptes rendus* de la Société Obst., Londres, vol. I, p. 309.

(3) Wernich. *Ueber die Zunähme der Weiblichen Zeugungsfähigkeit*, « Beitr. zur Geburtsh. », Bd. I, p. 3.

(4) Duncan. *Fécondité, Fertilité et Stérilité*, p. 53.

(5) *Loc. cit.*, p. 10.

(6) Chez les gros enfants, les épaules créent quelquefois des difficultés très considérables pour l'accouchement.

mais la connaissance de la structure du crâne joue un rôle essentiel dans le diagnostic, pendant la grossesse.

Le volume de la face est, relativement à celui du crâne, très petit. Ce dernier est constitué par les frontaux, les pariétaux, l'occipital, les temporaux et les ailes du sphénoïde. A la naissance, ces os ne sont pas, comme chez l'adulte, directement articulés les uns avec les autres; la réunion est effectuée au moyen de bandes fibreuses nommées *sutures*, au niveau desquelles l'ossification ne s'accomplit qu'ultérieurement. Il est d'une grande importance d'être familiarisé avec la connaissance des sutures suivantes : 1° *Suture frontale*, entre les os frontaux; 2° *Suture sagittale* entre les pariétaux; 3° *Suture coronale*, entre les pariétaux et les os frontaux; 4° *Suture lambdoïde*, entre l'occipital et les deux pariétaux.

Lorsque trois ou plus de trois os se rencontrent, leurs angles arrondis présentent, au point de concours, un espace dépourvu de substance osseuse, comblé par des éléments fibreux semblables à ceux qui forment les sutures. Ces espaces membraneux constituent les *fontanelles*. Deux de celles-ci, l'une considérable, *fontanelle antérieure*, l'autre petite, *fontanelle postérieure*, présentent un intérêt obstétrical immédiat parce que, avec les sutures, elles permettent, dans les grossesses avancées, de déterminer par le toucher la position de la tête.

La *grande fontanelle*, ou espace bregmatique (bregma, sinciput), occupe l'intervalle qui existe entre les os pariétaux et frontaux; sa forme est celle d'un losange. Son angle antérieur se continue avec la suture frontale; le postérieur avec la suture sagittale, les latéraux avec chacune des moitiés de la suture coronale; l'angle antérieur est beaucoup plus allongé que le postérieur.

La *petite fontanelle* siège au point de concours de l'occipital et des pariétaux. Sa forme est triangulaire et, comme son nom l'indique, elle est de petites dimensions. Elle ne persiste pas au-delà de la naissance, par suite de l'ossification complète des angles qui la constituent.

On peut, par le toucher, reconnaître, durant le travail, la fontanelle antérieure à son volume considérable, à sa forme losangique, enfin à ses quatre sutures respectivement perpendiculaires. Au contraire, la fontanelle postérieure est petite et triangulaire; la suture sagittale forme, de chaque côté, avec la suture lambdoïde, un angle obtus et se termine à l'occipital. Il arrive souvent, durant la descente de la tête fœtale dans l'excavation pelvienne, que l'occipital se trouve refoulé au-dessous des pariétaux, lesquels forment une saillie le long de laquelle le doigt est sûrement conduit au siège de la petite fontanelle, lors même que celle-ci n'est plus représentée que par un vide ou un simple hiatus.

ATTITUDE, PRÉSENTATION ET POSITION DU FŒTUS

L'attitude du fœtus, dans l'utérus, est la suivante : la colonne vertébrale est tournée en avant, le menton est rapproché de la poitrine, les membres supérieurs sont fléchis, les avant-bras croisés sur le thorax; les cuisses sont fléchies sur le ventre et les pieds étendus de façon à venir au contact des jambes qui sont souvent, à la manière des avant-bras, croisées l'une sur l'autre. Le fœtus, grâce à cette disposition, occupe le moins de place possible, et affecte une forme ovoïde dont la tête représente la plus petite extrémité.

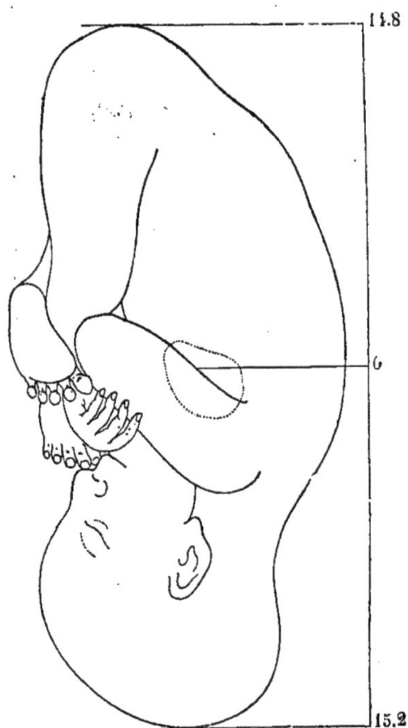

Fig. 65. — Enfant pelotonné. — Dessin schématique.— La situation du cœur au niveau d'une coupe pratiquée à 1 centimètre en dedans et à gauche de la ligne médiane a été indiquée exactement.

On entend par *présentation*, la partie du fœtus qui occupe le segment inférieur de l'utérus. La désignation de la présentation permet d'indiquer les rapports relatifs de l'axe du fœtus et du plus long diamètre de l'utérus. Lorsqu'il y a coïncidence de ces deux axes, l'une des deux extrémités du fœtus, *tête* ou *siège*, constitue la présentation. Si le long diamètre de l'enfant correspond au diamètre oblique ou transverse de l'utérus, il s'agit d'une présentation de l'*épaule*.

Bien que la présentation du sommet soit à peu près la règle (96 p. 100) durant le travail, il se produit fréquemment, au cours de la grossesse, des changements de position du fœtus. La fréquence de ces mutations est en raison inverse de l'époque de la gestation, et elles deviennent de plus en plus rares dans les derniers mois. Elles sont plus communes chez les multipares que chez les primipares. Elles ont lieu assez souvent, chez les premières, un peu avant l'accouchement, tandis qu'elles sont exceptionnelles chez les autres durant les trois dernières semaines. On a dépensé beaucoup d'imagination pour essayer d'expliquer la fréquence des présentations du sommet à la fin de la grossesse. Hippocrate pensait que, durant les premiers mois de la gestation, le fœtus est assis dans la matrice, la tête regardant en haut; mais, qu'au septième mois, il exécute un tour complet sur lui-même, fait la culbute et se prépare ainsi à sortir. L'accomplissement de cet acte serait le résultat de mouvements volontaires. Aristote voyait dans les présentations du sommet la conséquence des lois de la pesanteur et sa théorie, qui a toujours eu de nombreux adhérents, est, encore aujourd'hui, très vivement défendue (1).

Dubois (2) a porté un rude coup à cette théorie en montrant que, si on laissait tomber un fœtus mort du quatrième au neuvième mois, dans une baignoire remplie d'eau, ce n'était pas la tête, mais le dos ou l'épaule droite qui arrivaient les premiers au fond de la baignoire. Se fondant sur ces faits, Dubois a nié l'influence de la pesanteur et a rapporté les présentations du sommet à des déterminations instinctives ou volontaires du fœtus, destinées à le mettre dans la position la plus favorable pour son séjour dans l'utérus et pour l'accouchement. Le même auteur a également invoqué contre la théorie hippocratique, la fréquence des présentations transversales et pelviennes, dans les cas de fœtus morts *in utero* et d'accouchements prématurés; fréquence qui resterait inexplicable si la pesanteur jouait le rôle unique ou essentiel dans la présentation. Simpson (3), d'accord en cela avec Dubois, attribue les présentations de la tête aux mouvements du fœtus, mais, à la théorie des déterminations instinctives et volontaires, il substitue, dans un exposé excessivement ingénieux, la théorie de l'action réflexe. Ainsi, la fréquence des positions défectueuses durant les premiers mois s'expliquerait par la forme sphérique de la cavite utérine, qui permettrait au fœtus d'exécuter des mouvements illimités. Mais, dans les derniers mois, la matrice ayant pris une forme plus ovoïde, le fœtus ne peut plus convenablement s'adapter à l'utérus qu'à condition de s'y trouver placé la tête en bas. Si, pour une raison quelconque, il est dévié de cette position qui représente la position normale, l'utérus réagit en exerçant des pressions à la surface du fœtus; ces pressions provoquent des mouvements réflexes et, pour ainsi dire, d'adaptation, réglés de façon à rétablir la position normale. Duncan (4) et Veit ont, en partie, réhabilité la théorie de la pesanteur, en montrant que, malgré les expériences de Dubois, le centre de gravité siège plus près de l'ex-

(1) Voir pour le côté historique, le traité de Cohnstein, intitulé, *Die Aetiologie der normalen Kinderlage*, « Monatssch. f. Geburtsk. », Bd. XXXI, p. 142.

(2) Dubois. *Mémoire sur la cause des présentations du sommet*, « Mém. de l'Acad. Roy. de méd. », t. II, 1833, p. 265.

(3) Simpson. *Attitude et positions du fœtus dans l'utérus*, « Mémoires d'Obstét. », édité par Priestley et Storer, vol. II, p. 81.

(4) Duncan. *Recherches d'obstétrique*, p. 14. — Veit. « Scanzoni's *Beiträge* », Bd. IV, p. 279.

trémité céphalique que de l'extrémité pelvienne. Ces observateurs ont constaté qu'un fœtus frais, plongé dans une solution saline ayant à peu près un poids spécifique égal au sien, au lieu d'enfoncer le dos ou le côté tourné vers le fond de la baignoire, prend une direction oblique, dans laquelle l'épaule droite regarde en bas (1). Ces auteurs concluent que le fœtus, couché sur le plan incliné formé par les parois utérines, prendrait une position identique si d'autres forces actives n'intervenaient pas. Nous avons enfin à citer l'opinion de Credé, de Kristeller (2) et de Braxton-Hicks (3), suivant laquelle les contractions de l'utérus gravide ont pour but d'adapter la position du fœtus à la configuration de cet organe.

Chacune de ces diverses opinions doit certainement renfermer une partie de la vérité, mais aucune ne la contient tout entière. L'existence de toutes les influences que nous venons d'énumérer n'est pas douteuse, mais il nous reste à assigner cliniquement à chacune d'elles leur valeur relative. Dans les premiers mois de la grossesse, la forme sphérique de la cavité utérine, le petit volume du fœtus, si on le compare à celui de la matrice, enfin l'abondance du liquide amniotique assurent au fœtus la plus grande somme de mobilité. A cette époque, la position du fœtus peut être modifiée par les mouvements actifs, qui sont subjectivement perçus par la mère, souvent pour la première fois, à la quatorzième semaine. Comme, même durant la première moitié de la grossesse, les épaules et la tête sont ordinairement dirigées en bas, il est bon d'attribuer cette position aux lois de la pesanteur. La fréquence des présentations vicieuses, dans les accouchements prématurés, s'explique par la dilatation rapide du col et la mobilité du fœtus, circonstances qui facilitent le déplacement de la tête fœtale, sous l'influence des pressions exercées suivant l'axe du corps de l'enfant. Les présentations défavorables sont plus fréquentes dans les cas de fœtus morts, mais Duncan a établi que, par suite des modifications *post mortem*, le centre de gravité se rapprochait souvent de l'extrémité pelvienne. A mesure que, par suite des progrès de la grossesse, le développement longitudinal de l'utérus l'emporte sur le développement en largeur, le fœtus se place de lui-même suivant le diamètre le plus long de l'organe. Cette adaptation ne fait que se compléter durant la dernière période de la gestation. Si une cause quelconque vient détruire cette *corrélation* des axes utérin et fœtal, elle provoque la compression d'une partie de la surface du fœtus. De là, des mouvements réflexes, se passant surtout dans les extrémités inférieures et qui remettent le fœtus dans la position qui lui

(1) En raison de la présence du foie du côté droit.

(2) Voir Schrœder, *Handbuch der Geburtshülfe*, 4te Auflage, p. 47.

(3) Hicks. *Contractions de l'utérus gravide*, « Obstet. trans. », p. 224.

cause le moins de gêne. Souvent aussi les parois utérines sont soumises aux pressions exercées par le fœtus, et leurs contractions le maintiennent dans la direction de l'axe de l'organe.

Dans les cas d'hydramnios, les conditions vers la fin de la grossesse ressemblent à celles du début de la gestation ; aussi les présentations défectueuses, favorisées par la surabondance du liquide amniotique et la mobilité consécutive du fœtus, apparaissent-elles fréquemment. Si, au contraire, et c'est là ce qui se passe vers la fin des grossesses normales, le fœtus remplit à peu près la cavité utérine, ses mouvements sont limités et ses déplacements exceptionnels. Chez les primipares, la configuration pyriforme de l'utérus, dans les derniers mois, est plus accusée, aussi la tête se trouve-t-elle ordinairement maintenue par les parois utérines dans la cavité pelvienne. Chez les multipares, au contraire, à cause de la laxité des parois utérines, le fœtus, obéissant aux lois de la pesanteur, est couché un peu obliquement dans la cavité utérine, sa tête reposant sur l'une des fosses iliaques. Mais, lorsque le travail commence, les contractions utérines reportent la tête fœtale dans l'axe du détroit supérieur du bassin.

Les modifications qui se produisent dans les présentations du fœtus ne consistent pas seulement dans la transformation de directions obliques en d'autres qui le sont un peu moins, ou dans des déplacements simplement liés aux influences de la pesanteur. En effet, même dans les grossesses avancées, une présentation de la tête peut succéder à une présentation du siège et *vice versa* (1). P. Müller cite l'observation d'un fœtus qui, dans l'espace de cinq jours, accomplit six évolutions de ce genre (2). Il ne nous est pas maintenant permis de supposer que les difficultés qu'éprouve le fœtus, par suite de la résistance liée à la brièveté du diamètre transverse de l'utérus, puissent être vaincues par des forces relativement aussi médiocres que celles de la pesanteur, des mouvements d'adaptation réflexes, et des contractions utérines partielles. Dans le cas de Müller, si le récit de la mère est exact, les changements observés ont dû se produire non pas d'une manière progressive, mais tout d'un coup et grâce à des mouvements énergiques des membres du fœtus. Le caractère de ces mouvements, qu'ils soient spontanés, réflexes ou instinctifs, exige de nouvelles recherches.

On entend par le terme *position*, le rapport d'un point déterminé du corps du fœtus avec les parois utérines. Dans les présentations du

(1) Schrœder. *Schwang. Geb. u. Wochenbett*, Bonn, 1867, p. 21 ; — Schultze. *Unters. über den Wechsel der Lage*, etc., Leipsic, 1868 ; — Fassbender. « Berl. Beiträge zur Geb. und Gynaek. », Bd. I, p. 41.

(2) Scanzoni. *Handbuch der Geb.*, 4te Auflage, p. 123.

sommet ou du siège, le dos est généralement tourné à gauche, aussi, a-t-on appelé cette position, *première position*. Si le dos regarde à droite, cela constitue la *deuxième position*, qui est moins fréquente que la précédente.

Le dos est habituellement dans la première position, un peu dirigé en avant, tandis que dans la seconde il est de préférence dirigé en arrière. Dans les présentations de l'épaule, il regarde d'ordinaire en avant. Les changements de *position* sont fréquents durant la grossesse et ils se produisent, sous l'influence de la pesanteur, si aucune autre cause ne vient les empêcher. Chez une femme qui se tient droite, l'axe de l'utérus coïncide avec celui du détroit supérieur et forme avec l'horizon un angle de 35 degrés. L'utérus n'occupe pas exactement la ligne médiane, mais se trouve un peu plus *incliné à droite*. Il est également *tordu légèrement sur son axe*, de façon que sa régoin latérale gauche regarde un peu en avant. Aussi, *dans la station debout*, la paroi antérieure de l'utérus ne forme pas seulement un plan incliné, mais ce plan comporte une double direction de haut en bas et de droite à gauche. Si l'on a tous ces détails bien présents à l'esprit, il sera facile de comprendre que le fœtus reposant sur le plan incliné formé par la paroi antérieure de l'utérus, devra, s'il est livré à lui-même tourner son dos vers le côté gauche de la matrice, l'épaule droite regardant en bas. *Dans le décubitus dorsal*, l'axe de l'utérus forme avec l'horizon un angle de 30 degrés, et le plan incliné est, non plus en avant, mais à droite et en arrière. Dans ce cas, le fœtus reposant avec son épaule droite sur le plan formé par la paroi postérieure de l'utérus, devra nécessairement tourner son dos vers la région droite de l'organe. Ces considérations ne sont pas purement théoriques, car, lorsque les conditions que nous avons signalées comme capables de laisser au fœtus la liberté de ses mouvements, se trouvent réalisées, les modifications des positions fœtales indiquées ci-dessus sont la conséquence des changements qui se produisent dans l'attitude de la mère (1).

(1) Hoening. « Scanzoni's *Beiträge* », Bd. VII, p. 99.

PHYSIOLOGIE DE LA GROSSESSE

CHAPITRE IV

MODIFICATIONS PRODUITES PAR LA GROSSESSE DANS L'ORGANISME MATERNEL

Modifications survenant dans l'appareil sexuel et les organes voisins. — Modifications de l'utérus. — Explication du raccourcissement apparent du col. — Modifications du vagin, de la vulve, de l'abdomen, de l'ombilic, des seins, des mamelons. — Troubles fonctionnels de la vessie. — Constipation. — Œdème. — Modifications dans l'ensemble de l'organisme.

MODIFICATIONS DE L'APPAREIL SEXUEL ET DES ORGANES VOISINS

L'état de grossesse est marqué par l'intensité de nutrition que la fécondation de l'ovule impose aux organes de la génération et aux viscères voisins. Dès le début de la gestation, la vascularité de l'*utérus* augmente; la muqueuse devient molle et épaisse. Les fibres musculaires deviennent de sept à onze fois plus longues, de trois à cinq fois plus larges. Il s'en développe de nouvelles, durant les cinq premiers mois, principalement au niveau de la couche interne. Les fins éléments de tissu connectif, situés entre les fibres musculaires, deviennent beaucoup plus abondants, et, vers la dernière période de la grossesse, on peut constater la présence de fibres fasciculées bien distinctes. Les vaisseaux sont accrus dans leur nombre, leur longueur, leur diamètre. Les artères, comme nous l'avons déjà indiqué, suivent un trajet spiroïde et communiquent, sur certains points, directement avec les veines. Les veines sont dilatées et forment, surtout dans la région placentaire, un réseau à larges mailles. Les parois veineuses sont intimement unies aux parois musculaires et demeurent béantes à la section. Les lymphatiques, émanés du tissu spongieux de la muqueuse, traversent les éléments musculaires et se condensent en des plexus considérables qui se distribuent spécialement sur le fond et sur les parties latérales. Les nerfs deviennent plus longs, plus épais et se développent vers l'intérieur de la cavité utérine. On peut, sur la face interne de l'utérus, constater la présence d'un certain nombre de ganglions (1).

Le ganglion cervical qui, en dehors de la grossesse, mesure dix-huit millimètres de long, sur douze millimètres de large, atteint maintenant une largeur de trois centimètres et demi, et une longueur de cinq centimètres.

Les modifications de structure s'accompagnent d'un accroissement

(1) Spiegelberg. *Handbuch der Geburtshülfe*, p. 50.

énorme du volume de l'utérus. Le poids de cet organe, qui, chez les vierges, est d'environ trente-trois grammes, atteint, vers la fin de la grossesse, à peu près celui de deux livres. L'augmentation de volume se fait d'une manière progressive. Le tableau suivant, emprunté à Arthur Farre (1), donne les dimensions approximatives de l'utérus aux différents mois de la grossesse.

	Largeur.		Longueur.
Fin du 3e mois.	113 à 126	millim.	101 millim.
» 4e »	138 à 151	—	126 »
» 5e »	151 à 176	—	139 »
» 6e »	201 à 226	—	164 »
» 7e »	252	—	189 »
» 8e »	277	—	202 »
» 9e »	302	—	227 »

D'après Levret, la surface d'un utérus vierge mesure seize pouces carrés (un décimètre carré) environ, tandis que celle d'un utérus gravide à terme atteint environ trois cent trente-neuf pouces carrés (vingt et un décimètres carrés) (2). Krause estime que la cavité utérine est accrue de cinq cent dix-neuf fois son volume normal (3). La dilatation de l'utérus n'est pas due, au moins dans les premiers temps de la grossesse, à la pression exercée par l'expansion de l'œuf, car, les mêmes changements se produisent pendant les premiers mois dans le cas de grossesse extra-utérine. Mais, dans les derniers mois, l'effort mécanique doit jouer un certain rôle au moment où les parois utérines s'amincissent et s'accommodent au volume de l'œuf. Au terme de la grossesse, l'épaisseur des parois de l'utérus n'est pas uniforme, elle varie de quatre à six millimètres.

A une période avancée de la grossesse, on peut séparer par la dissection, trois couches de fibres musculaires bien distinctes :

1° Une couche externe, qui recouvre l'utérus à la manière d'un voile délicat, et qui adhère intimement au péritoine;

2° Une couche moyenne qui constitue la plus grande partie de l'épaisseur des parois utérines. Elle est formée de fibres circulaires qui entourent les vaisseaux, et de fibres longitudinales et circulaires entremêlées;

3° Une couche interne exclusivement composée de fibres circulaires et qui forme, autour des orifices des trompes et de l'orifice interne du col, des anneaux musculaires (4). Comme la première, cette dernière couche est d'un développement médiocre.

(1) « Encyclopédie d'Anatomie et de Physiol. », article *Utérus* et ses dépendances.

(2) *Voir* Scanzoni. *Handbuch der Geburtshülfe*, p. 77.

(3) *Voir* Spiegelberg. *Handbuch der Geburtshülfe*, p. 51.

(4) Pour la description détaillée de la disposition réciproque des fibres musculaires des différentes couches des parois utérines, consulter Hélie : *Recherches sur la disposition des fibres musculaires de l'utérus développées par la grossesse*, Paris, 1864.

Un grand nombre d'anatomistes admettent l'existence d'un sphincter spécial au niveau de l'orifice interne, mais d'autres auteurs ne l'admettent pas comme démontrée. Les données cliniques plaident vivement en sa faveur. D'après les recherches de Kreitzer les fibres musculaires, disposées autour de l'orifice interne, possèdent dans toutes les couches une direction plus ou moins transversale (1).

Le développement de l'utérus gravide détermine une forte expansion du péritoine qui s'épaissit sur certains points, grâce à la formation d'éléments nouveaux. En même temps, les feuillets des ligaments larges se séparent progressivement, de sorte que, vers la fin de la grossesse, les ovaires et les trompes de Fallope sont en contact intime avec l'utérus.

Le développement de l'utérus porte principalement sur le corps de l'organe, le col n'y participant que pour une faible part. Durant les premiers mois, l'accroissement en volume se fait plutôt suivant les diamètres antéro-postérieur et transverse que suivant le diamètre longitudinal. Il en résulte qu'il est impossible, avant le quatrième mois, de percevoir nettement le fond de l'utérus, à travers les parois abdominales, au-dessus de la symphyse pubienne. Durant les premiers mois, le poids du corps de l'utérus exagère le degré d'antéversion normale. Au cinquième mois, la matrice occupe toute la région hypogastrique, et au neuvième elle atteint l'épigastre. Mais, pendant les deux dernières semaines, elle descend un peu dans l'excavation pelvienne. A la même époque, le fond de l'utérus s'abaisse en avant, et se trouve à sept ou huit centimètres environ, et au-dessous de l'extrémité inférieure du sternum.

Dans la position *verticale* de la femme, l'utérus, dans le cas de grossesse avancée, repose sur la paroi antérieure de l'abdomen. Comme, dans l'intervalle des contractions, l'utérus n'est plus qu'un simple sac contenant une certaine quantité de liquide, il s'aplatit d'avant en arrière et sa largeur augmente aux dépens de sa hauteur mesurée par la distance qui sépare son fond de la symphyse pubienne. Dans la position *horizontale*, au contraire, la matrice restant couchée sur la colonne vertébrale, sa longueur augmente et sa largeur diminue. Dans la première de ces positions, les intestins occupent l'espace qui existe en arrière de l'utérus ; dans la seconde, ils reposent principalement sur les parties latérales et, en partie aussi, en avant de l'organe.

La forme ovoïde de l'utérus persiste pendant les trois premiers mois de la grossesse. Durant les trois mois qui suivent, par suite de

(1) Kreitzer. *Anat. Unters., übèr die Musculatur der nicht Schwangern Gebärmutter*, « Petersb. med. Ztschr. », 1871, Heft II, p. 113.

l'augmentation relative des diamètres antéro-postérieur et transverse, le corps prend peu à peu l'aspect d'une sphère aplatie. Après le sixième mois, le diamètre longitudinal l'emporte de nouveau sur les autres.

Comme la dilatation de l'utérus s'opère beaucoup plus rapidement dans le segment supérieur de l'organe que dans le segment inférieur, la cavité utérine prend, dans les conditions normales, une forme ovalaire, avec une extrémité inférieure plus étroite, qui correspond à l'ovoïde céphalique du fœtus dans les présentations du sommet. On a longtemps enseigné et cru que ce changement de forme qui survient dans les derniers mois de la grossesse, était dû à l'ouverture progressive du col, qui, ainsi, devait contribuer à l'agrandissement de la cavité utérine. Mais il est probable que, sauf de rares exceptions, le col utérin conserve son intégrité absolue jusqu'au moment du travail. La dilatation de la matrice, rendue nécessaire par l'augmentation de volume du fœtus, résulte principalement du développement et de la distension du fond de l'utérus et de sa paroi postérieure (1).

Le *col de l'utérus* participe à l'hypertrophie de l'organe entier. Mais son accroissement, terminé au quatrième mois, résulte moins de l'augmentation de son volume ou de la formation d'éléments nouveaux, que du relâchement de ses éléments anatomiques et de l'infiltration séreuse de son tissu. Celle-ci est la conséquence d'une hyperémie cervicale, occasionnée par la dilatation passive et l'atonie des vaisseaux. Il en résulte un ramollissement des tissus qui se manifeste d'abord dans la portion du col qui offre la plus faible résistance, c'est-à-dire le tissu sous-muqueux. Il commence à l'orifice externe, s'étend ensuite de dehors en dedans, à travers les éléments musculaires de la portion vaginale, et remonte ensuite vers l'orifice interne (2). Les follicules de la muqueuse cervicale fournissent une sécrétion épaisse qui remplit la cavité du col et constitue ce qu'on désigne sous le nom de « *bouchon muqueux* ». Souvent les orifices folliculaires s'oblitèrent. Leur cavité se remplit alors des éléments de leur propre sécrétion, et ils proéminent à la surface de la muqueuse, constituant les œufs de Naboth. Dans les grossesses avancées, les érosions au pourtour de l'orifice externe font rarement défaut.

La marche de la grossesse semble déterminer un *raccourcissement* du col portant d'abord sur la portion vaginale et ultérieurement sur la totalité de l'organe. Dans la première théorie que l'on ait donnée de ce phénomène, théorie qui est encore aujourd'hui généralement acceptée, on admet que, vers le sixième mois, le col s'ouvre progressivement de

(1) Pour la théorie contraire, soutenue par Bandl, *voir* la note de la page 159, article *Travail*.

(2) Lott. *Zur Anatomie und Physiologie des Cervix Uteri*, Erlangen, 1872, p. 35-36.

haut en bas, et contribue ainsi à l'agrandissement de la cavité utérine. L'espace nécessaire au fœtus se trouve ainsi ménagé d'une façon parallèle à la rapidité de son développement. La solidité de cette théorie réside surtout dans la conformation que paraissent lui apporter les données fournies par le toucher.

Contrairement à cette théorie, Stoltz soutient, dans sa thèse inaugurale publiée en 1828 (1), que l'orifice interne reste fermé jusqu'aux deux dernières semaines qui précèdent la grossesse, moment où, sous l'influence des contractions douloureuses, l'effacement du col décrit par les premiers auteurs se produit, au moins chez les primipares. Stoltz explique ce raccourcissement apparent du col par une dilatation fusiforme de cet organe entraînant le rapprochement de ses deux orifices. En 1859, Duncan (2) fournit des preuves qui témoignaient de la justesse des opinions de Stoltz, preuves basées sur la dissection de deux utérus de femmes mortes, l'une au septième, l'autre au huitième mois de grossesse. Dans ces cas, la longueur du col n'avait subi, du fait de la grossesse, aucun changement ou rien que des modifications insignifiantes. Mais Duncan, d'accord avec Stoltz, admettait que, durant les derniers jours de la gestation, les premières contractions utérines douloureuses pouvaient amener l'ouverture de l'orifice interne. En 1863, il montra que Stolz avait été devancé dans cette découverte par Weitbrecht, 1750 (3). En 1862, le professeur I. E. Taylor (4), de New-York établit, opinion certainement exacte dans la majorité des cas, que le col restait fermé et conservait sa longueur totale jusqu'au commencement du véritable travail. Comme preuve, il offrit les résultats fournis par des examens faits *post mortem* sur des femmes qui, pour des causes diverses, avaient succombé durant la première période du travail (5). En 1873, je trouvai dans l'amphithéâtre de dissection le cadavre d'une femme, enceinte de sept mois, qui avait succombé durant la première période du travail, mais avec une dilatation du col déjà bien avancée. La poche des eaux, sous la forme d'un sac cylindrique du diamètre de cinq centimètres, proéminait dans la cavité vaginale. Les deux orifices du col étaient parfaitement délimités; la dilatation de cet organe était uniforme dans toute son étendue et la tête était située au-dessus de l'orifice interne. Il était évident que le col ne contribuait nullement à la formation de la ca-

(1) *Sur les différents états du col, mais principalement sur les changements que la gestation et l'accouchement lui font éprouver*, Strasbourg, 1826.

(2) *Du col utérin pendant la grossesse*, « Edimburg. Med. Journ. », vol. IV, 1859, p. 774.

(3) *Voir*, « Edimburg. Med. Journ. », septembre 1863.

(4) Taylor. *Sur le col de l'utérus*, « Am. Med. Times », 21 juin 1862.

(5) *Voir* également le cas de Angus Mc Donald, dans « Edimburg. Med. Journ. », avril 1877.

vité utérine, et servait seulement de voie de communication entre la matrice et le vagin. Le Dr Taylor a fait d'intéressantes remarques sur l'action du col pendant le travail, en se servant dans ses recherches d'un volumineux spéculum cylindrique (sept à huit centimètres de diamètre), grâce auquel on pouvait se rendre absolument compte de l'ensemble des phénomènes. Cet observateur a vu, chez les multipares, la tête descendre au moment d'une contraction douloureuse, de façon

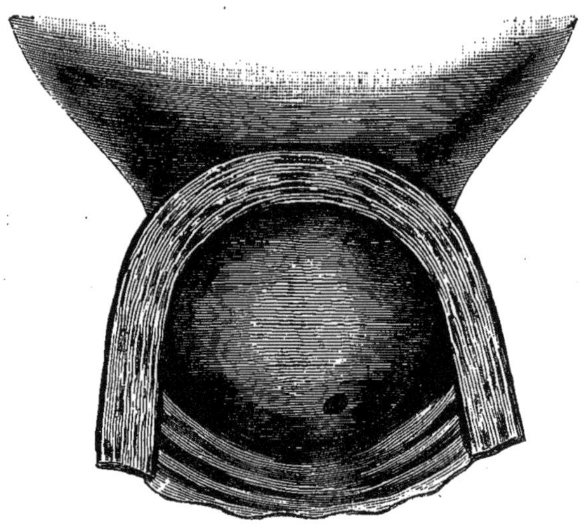

Fig. 66. — Vue de la portion vaginale du col d'une primipare; commencement du neuvième mois (Taylor).

à produire l'occlusion complète du col, et se retirer ensuite en laissant le col absolument semblable à ce qu'il était avant le travail (1).

Si l'on a démontré d'une manière indéniable que le col n'éprouvait pas de raccourcissement, il n'est pas aussi évident que l'orifice interne reste fermé, dans tous les cas, jusqu'au commencement du travail. Assurément, il existe de rares exceptions à la règle. Litzmann (2) a signalé un cas dans lequel on avait trouvé, au moment du travail, les membranes insérées sur la paroi cervicale, autour de l'orifice externe. J'ai, dans quelques circonstances, jugé opportun, surtout pendant la dernière période de la grossesse, de vérifier par le toucher la dilatation de l'orifice interne. Je ne trouvai jamais le col dilaté au point de se continuer avec la cavité utérine ; il restait distinct et séparé, conservant son existence indépendante. Il est impossible d'expliquer comment

(1) « Med. Record », 13 octobre 1877.

(2) *Das Verhalten des Cervix Uteri in der Schwangerschaft*, « Arch. f. Gynaek. », Bd. X, p. 130.

cette dilatation peut être due à un travail non douloureux. Müller (1) la considère plutôt comme la conséquence de la pression exercée par la tête sur le col ramolli. J'eus un jour l'occasion d'examiner une multipare arrivée vers la dernière période de la grossesse. Elle me consultait afin de savoir s'il y avait du danger pour elle à faire un voyage en chemin de fer, pour se rendre dans une ville voisine. Je trouvai la tête du fœtus en bas, le col ramolli et l'orifice interne avec une dilatation

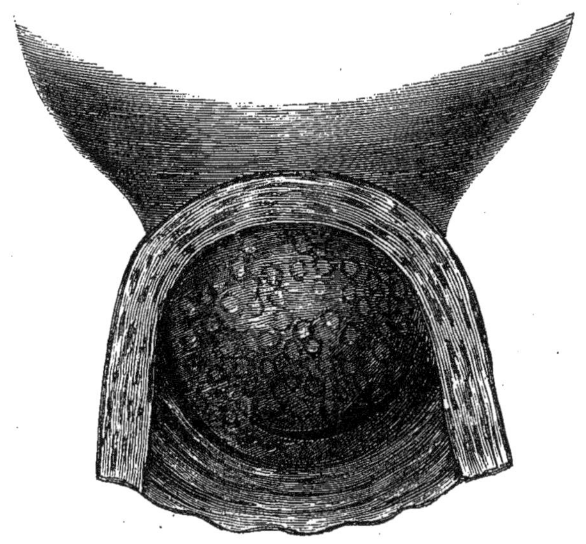

Fig. 67. — Vue du col d'une multipare ; neuvième mois (Taylor).

de la dimension d'un dollar. Deux semaines plus tard, je fus appelé à revoir cette femme, durant la première période du travail, et je constatai que le canal du col, sous l'influence des contractions utérines, s'était de nouveau fermé.

Le raccourcissement apparent du col est indubitablement dû en partie à la tuméfaction de la muqueuse vaginale, survenant dans la grossesse, et à celle des tissus vasculaires, à mailles lâches, qui entourent le col, au niveau de son insertion vaginale. On peut, en outre, observer une différence entre les cas dans lesquel la tête occupe la cavité pelvienne et ceux dans lesquels elle repose dans une des fosses iliaques. Dans ce dernier cas, on constate à la fois, par le spéculum et le toucher, que le col a conservé sa longueur totale. Dans le premier, au contraire, la lèvre antérieure est souvent effacée, tandis que la lon-

(1) Müller. *Untersuchungen über die Verkürzung der Vaginalportion in den letzten Monaten der Graviditat,* « Scanzoni's Beitrage », Bd. V, H. 2, 1869, p. 306 et seq. Müller cependant ne rejette pas la possibilité de l'action des contractions utérines.

gueur du canal et la paroi postérieure du col ne subissent aucune modification.

Pour expliquer ces phénomènes, il faut se souvenir que, dans la position verticale, l'utérus forme avec l'horizon un angle de 35 degrés. Le poids de l'œuf, s'exerçant alors sur le plan incliné formé par l'utérus, augmente la convexité de la paroi antérieure, et la tête du fœtus, en pénétrant dans l'excavation pelvienne, ne tombe pas directement sur l'orifice interne, mais un peu en avant, et détermine, fait en harmonie avec les lois de la pesanteur, une saillie du segment antéro-inférieur. Aussi, par le toucher vaginal, trouve-t-on la tête en bas et recouverte par les parois de l'utérus ; tandis que le col regarde

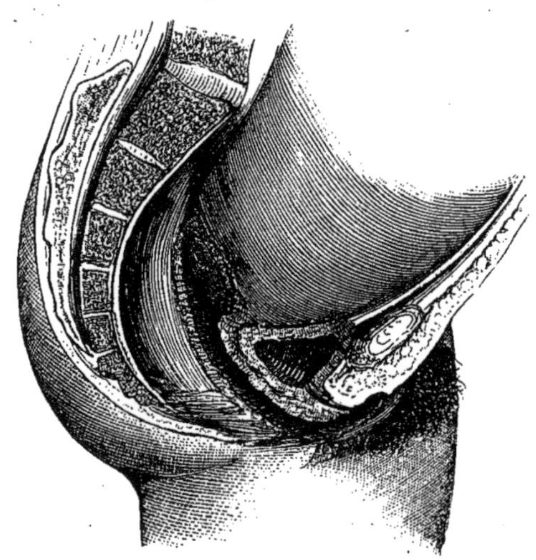

Fig. 68 montrant la connexité de la paroi antérieure de l'utérus produite par le poids de l'œuf. Le col est situé en haut et en arrière et peu accessible au toucher.

directement en arrière, est quelquefois situé en dehors de la ligne médiane et devient souvent difficile à trouver, parce que, pour l'atteindre, le doigt est obligé de contourner la tête fœtale. La saillie produite par la tête efface le cul-de-sac formé par la lèvre antérieure et la paroi vaginale, tandis que la lèvre postérieure ne subit aucun changement. Le canal du col prend une direction à peu près verticale; et, si on l'examine avec soin, avec les ménagements que réclame la mollesse de son tissu, on constate qu'il a conservé sa longueur normale. Si l'on éloigne la tête du col, ou si l'on fait tenir le sujet sur les genoux et sur les coudes, de façon à permettre à la tête de remonter, la lèvre antérieure reprend ses dimensions normales (1).

(1) P. Muller. *Op. cit.*, p. 342; — Lott. *Verhalten des Cervix Uteri während der Schwangerschaft*, p. 71 ; — I. E. Taylor. *Du non-raccourcissement du col durant la ges-*

Le *vagin* subit des modifications correspondantes à celles de l'utérus, mais, assurément, moins profondes. Les éléments musculaires lisses s'hypertrophient; les vaisseaux des plexus veineux augmentent de volume et donnent aux parois vaginales une coloration bleue; la muqueuse s'épaissit et fournit une sécrétion plus abondante. La longueur est également accrue. Aussi, bien qu'elle soit attirée en haut,

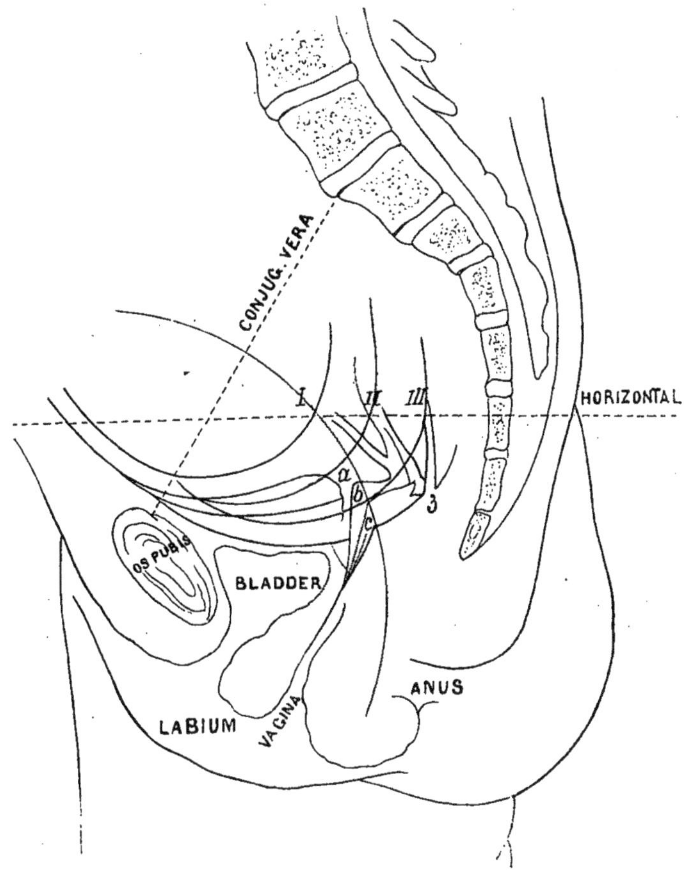

Fig. 69. — Diagramme montrant les modifications survenues dans le col par suite des pressions que la tête fœtale exerce sur la paroi antérieure (Lott). — *Horizontal*, plan de l'horizon. — *Os pubis*, pubis. — *Labium*, grandes lèvres. — *Vagina*, vagin. — *Anus*, anus. — *Bladder*, vessie. — *Conjug. vera*, diamètre antéro-postérieur du détroit supérieur.

grâce à l'élévation de l'utérus, la paroi antérieure du vagin vient assez souvent proéminer au dehors de la vulve. Les papilles deviennent turgescentes et fournissent au doigt une sensation granuleuse.

tation, « Med. Record », 13 octobre 1877, p. 646, avec la communication verbale faite par l'auteur sur les résultats de ses examens des femmes grosses placées dans la position genu-pectorale.

La *vulve* devient turgescente, les grandes lèvres forment un hiatus, le développement des veines et des plexus veineux donne à la muqueuse une couleur sombre, enfin la sécrétion des follicules est abondante.

Les éléments connectifs situés autour de l'utérus et entre les feuillets des ligaments larges deviennent le siège d'une infiltration séreuse. Les lymphatiques, chargés de reprendre les déchets produits par les modifications rapides qui s'accomplissent dans les organes pelviens, acquièrent des dimensions qui sont en harmonie avec le complément de travail qui leur est dévolu. Les hanches s'arrondissent, par suite du dépôt de graisse qui se fait dans le tissu sous-cutané de toute la région pelvienne.

Le développement de l'utérus amène une distension excessive des *parois abdominales* qui, chez les personnes qui se nourrissent bien, gagnent en épaisseur, grâce à une formation plus abondante de tissu adipeux. Au cinquième mois, la dépression ombilicale commence à s'effacer, et, vers le septième, l'ombilic est sur le même plan que la peau. Durant les deux derniers mois, la compression, exercée par l'utérus, refoule la cicatrice ombilicale qui forme alors une saillie arrondie. Une autre conséquence de la distension excessive des parois abdominales consiste dans l'apparition de stries rosées, bleuâtres, parfois d'une blancheur éclatante, qui persistent après la délivrance, bien qu'elles aient perdu leur coloration. Ce sont les *vergetures*. Elles font rarement défaut dans le dernier tiers de la grossesse. On les rencontre plus nombreuses dans la partie inférieure de l'abdomen, principalement sur les parties latérales, où elles dessinent des lignes incurvées et sinueuses. Elles résultent d'un état atrophique des différentes couches de la peau, de l'oblitération partielle des espaces lymphatiques, et de la condensation des éléments connectifs qui, au lieu de constituer des mailles losangiques, sont devenus parallèles entre eux (1). Elles succèdent aussi aux distensions pathologiques de l'abdomen et ne sont pas exclusivement propres à la grossesse. On en rencontre de semblables sur les fesses et sur les faces antérieure et postérieure des cuisses. Elles peuvent également se produire dans des circonstances indépendantes de la gestation, ainsi, à l'occasion du développement rapide des hanches au moment de la puberté. Les femmes enceintes éprouvent souvent des sensations douloureuses au niveau des insertions costales des muscles abdominaux. Ces sensations sont plus fréquentes chez les multipares et siègent surtout à droite, parce que l'utérus est principalement porté de ce côté. Les muscles droits se trouvent, dans certains cas, séparés l'un de l'autre. Ce phénomène (*éventration*)

(1) Busey. *Cicatrices de la grossesse*, « Comptes rendus de la Soc. Am. Gynéc. », vol. IV, p. 141.

se produit surtout chez les femmes à bassin rétréci et de petite taille, chez lesquelles, à cause de l'insuffisance du diamètre longitudinal de la cavité abdominale, l'utérus est obligé de se créer l'espace nécessaire à son développement complet, au dépens des parois abdominales.

Avant la gestation, les *glandes mammaires* ont une consistance ferme et une forme hémisphérique. Pendant la grossesse, le volume des seins augmente et ils subissent des modifications de structure et de consistance caractéristiques. Ces changements sont dus à la tuméfaction du tissu connectif de l'organe, au développement d'acini glandulaires sur le trajet des canaux galactophores et à l'augmentation, entre les lobules, du dépôt de tissu graisseux. L'accroissement du volume des seins commence au deuxième mois et devient très manifeste dans l'intervalle compris entre le quatrième et le cinquième mois. Par suite de ce développement des éléments glandulaires, les seins fournissent au toucher la sensation d'inégalités nodulaires, sensation d'abord beaucoup plus marquée à la périphérie, et qui s'accuse progressivement vers le centre de la glande. Les veines se dilatent et dessinent un réseau au-dessous des téguments. Souvent, au début de la grossesse, les femmes éprouvent une sensation de plénitude des seins et ressentent des douleurs qui s'irradient vers l'aisselle. A mesure que les seins se développent, il arrive, chez beaucoup de femmes, que la peau cède à la périphérie, où la tension est la plus considérable, et où apparaissent des stries bleues, blanches, rouges, identiques à celles que l'on rencontre sur les cuisses et sur la paroi abdominale.

Le *mamelon* s'allonge, sa sensibilité augmente et il devient véritablement érectile. Les modifications qui se produisent au niveau de l'*aréole* sont considérées, avec raison, comme un des signes les plus importants de la grossesse. Souvent, au deuxième mois, le tissu de l'aréole paraît, pour la première fois, mou et œdémateux, et il fait un relief sur la peau qui l'entoure. Les follicules, au nombre de dix à vingt environ, sont tuméfiés et humectent la surface cutanée du produit de leur sécrétion. Vers le milieu de la grossesse, apparaît, autour du mamelon, un cercle dû au dépôt de matière pigmentaire. Sa coloration dépend en partie, mais non complètement, de la constitution même des femmes. Elle est en effet beaucoup plus marquée chez les femmes brunes que chez celles qui ont des cheveux clairs et une peau délicate. Noire comme du jais chez les négresses, elle est chez l'albinos à peine rosée (Montgomery). Le diamètre moyen du cercle pigmentaire est de 25 à 37 millimètres, mais il peut de beaucoup dépasser ces dimensions. Durant la dernière période de la grossesse, apparaît souvent autour de l'aréole normale une aréole nouvelle (*aréole secondaire*), diaprée de taches arrondies et qui, pour se servir de l'expression de Montgomery, paraît constituée comme si on avait fait tomber la matière colorante sous forme d'une pluie de gouttelettes. Cet aspect est essentiellement dû à l'existence de follicules sébacés, tuméfiés et dépourvus de substance pigmentaire (*aréole mouchetée*, *tachetée*, etc.).

Les compressions, exercées par l'utérus gravide, déterminent des troubles fonctionnels dans les organes voisins de la cavité pelvienne. La capacité de la *vessie* est diminuée et provoque une plus grande fréquence des mictions. Chez certaines femmes, ayant une distension moyenne de la vessie, le simple fait de tousser ou de rire détermine des mictions involontaires. La constipation, qui est fréquente, est moins le résultat d'une obstruction mécanique que l'effet d'un affaiblissement de la tonicité intestinale. Dans les derniers mois de la gestation, la compression des *nerfs sacrés* s'accompagne parfois d'engourdissement des extrémités, de *douleurs névralgiques*, de crampes et de gêne de la locomotion. L'*œdème* qui se produit dans la moitié inférieure du corps et les *dilatations variqueuses* des veines des jambes, de celles du rectum et de la vulve, doivent être rapportés aux compressions et, tout à la fois, à l'augmentation de la tension vasculaire dans les vaisseaux du bassin..., phénomènes qui sont sous la dépendance immédiate de la grossesse.

MODIFICATIONS PRODUITES DANS L'ENSEMBLE DE L'ORGANISME

Il existe dans le *système circulatoire* une augmentation de la quantité du sang, en rapport avec le développement vasculaire énorme qui se fait dans l'utérus gravide (1). Il en résulte un certain état de pléthore, mais pléthore de nature séreuse. Les globules rouges du sang, l'albumine, le fer et les sels, sont en proportion moindre; au contraire, la proportion de la fibrine, et surtout de l'eau, se trouve augmentée. Ces modifications s'expliquent par les emprunts que le fœtus, pour se développer, est obligé de faire au système maternel. L'accroissement de la déperdition subie par l'organisme, prouvée par l'augmentation de la quantité d'acide carbonique et d'urée éliminés, s'accompagne généralement d'un affaiblissement dans la puissance d'absorption et d'assimilation. Le faible degré d'hydrémie, l'absence complète d'appauvrissement sanguin, que l'on constate chez certaines femmes qui, durant leur grossesse, conservent un appétit excellent et qui peuvent fournir au fœtus une grande quantité d'éléments nutritifs, démontrent chez les autres l'action réelle des conditions précédentes dans la production des accidents que nous venons de passer en revue (2).

(1) Cette affirmation, qui n'est que l'expression logique d'une nécessité physiologique, a été confirmée par les expériences de Spiegelberg et Gscheidlin sur les chiennes. *Voir Untersuchungen über die Blutmenge trächtiger Hünde.* « Arch. f. Gynaek. », Bd. IV, p. 112.

(2) Hasse. *Das Blut der Schwangeren*, « Arch. f. Gynaek. », Bd. X, p. 351; — *Voir*

Comme conséquence nécessaire de cette augmentation de la quantité totale du sang chez les femmes enceintes, il faut, pour que la circulation soit possible, ou bien que la fréquence des contractions du cœur soit plus considérable, ou que la quantité de sang qui pénètre dans les ventricules pendant la diastole soit plus grande. Or, on sait maintenant, que le nombre des pulsations cardiaques ne varie pas — et, la réalisation de l'autre hypothèse exigerait la dilatation des cavités du cœur. Pour la même cause, la tension artérielle est augmentée et donne au pouls un degré de plénitude qu'on a regardé comme une indication de la saignée. La présence, dans les organes du bassin, de vaisseaux de plus grand volume et en plus grand nombre détermine un accroissement de la somme de travail dévolue au cœur, à laquelle correspond une hypertrophie excentrique du ventricule gauche (1).

La grossesse augmente le volume de la *glande thyroïde*. Dans les régions où le goître existe à l'état endémique, et chez les femmes déjà prédisposées, la gestation peut créer une forme transitoire de cette affection, ou devenir le point de départ de la forme permanente de la maladie (2).

Chez un peu plus de la moitié des femmes enceintes, de minces lamelles ossiformes, principalement formées de phosphate et de carbonate de chaux, se déposent à la face interne du crâne. Elles ont, de quatre dixièmes de millimètre à un millimètre d'épaisseur. Rokitansky leur a donné le nom d'*ostéophytes*. Ils apparaissent après le troisième mois et siègent de préférence sur le frontal et les pariétaux, principalement le long du sillon interhémisphérique et de l'artère méningée moyenne (3).

Nous avons déjà signalé l'augmentation de l'acide carbonique éliminé par les *poumons*, qui se produit pendant la grossesse. Andral et Gavarret ont trouvé que les femmes enceintes consommaient à peu près 8 grammes de carbone par heure, au lieu de 6,4 comme on l'observe chez les femmes non gravides. La largeur du thorax augmente, sa profondeur diminue, proportions qui subissent, après la délivrance, un rapport inverse. Il existe, au moins dans la dernière période de la gros-

ibid., pour les nouvelles expériences relatives à la diminution des sels et du fer (hématine) du sang et les faits relatifs à l'exagération de la désassimilation.

(1) Pour les résultats obtenus par Larcher et les autres savants français qui ont étudié cette question, consulter le *Traité d'accouchement* de Joulin, p. 383.

(2) L. Tait. *Augmentation de volume du corps thyroïde*, « Obst. Journ. of Gr. Brit. and Ire. », juin 1875.

(3) Forster. *Handbuch der patholog. Anat.*, Bd. II, p. 945. Ces ostéophytes ne sont pas spéciaux à la grossesse. Ils se présentent aussi fréquemment dans les maladies à forme consomptive. « Nouveau dict. de Chir. et de Méd. », t. XVII, article *Grossesse*.

sesse, une diminution de la capacité vitale des poumons (1). Mais cette espèce d'affaiblissement respiratoire disparaît en grande partie, lorsque la matrice, vers les deux ou trois dernières semaines de la grossesse, s'abaisse en bas et en avant dans la cavité abdominale.

Très peu de femmes enceintes échappent aux troubles de la digestion, dont les plus fréquents sont les *nausées* et les *vomissements* dus aux contractions réflexes de l'estomac et du diaphragme. Ces accidents se produisent surtout le matin, au moment du réveil, c'est-à-dire chez les personnes à jeun; ils sont beaucoup plus rares après les repas. Dans certains cas, les troubles gastriques n'apparaissent que trois ou quatre fois, au début de la grossesse, à l'occasion de la première suppression des règles. Mais, ordinairement, ils se reproduisent tous les jours durant les trois premiers mois, époque à partir de laquelle ils s'amendent d'une manière progressive. Dans les premiers temps de la gestation, l'appétit devient capricieux et rappelle celui des femmes chlorotiques. Certaines personnes rechercheraient même pour leur nourriture des substances insolites et répugnantes (envies). L'augmentation de la sécrétion des glandes salivaires constitue souvent un symptôme d'une certaine valeur. La constipation existe dans la majorité des cas; mais quelques femmes sont atteintes d'une diarrhée qui se manifeste souvent, à cette époque du mois où elles auraient eu leurs règles, si elles n'avaient pas été enceintes.

Il n'est pas rare de voir beaucoup de femmes perdre, durant les trois premiers mois de la grossesse, leur embonpoint et leur couleur, de voir leurs yeux s'entourer d'un cercle noir et leur regard devenir indécis et égaré. Mais, après le troisième mois ou plus tard, lorsque la mère a perçu les mouvements du fœtus, l'appétit reparaît, la digestion devient plus active, la nutrition se relève, et, dans les circonstances ordinaires, il se fait une augmentation de *poids* qui ne dépend pas simplement du développement de l'œuf. D'après les évaluations de Gassner, ce gain moyen est pour les huit premiers mois de cinq livres et demie, dans le neuvième de six livres et demie, et dans le dixième de trois livres et quart environ. Il a trouvé que l'augmentation ne dépassait guère, en tout, le treizième du poids total du corps (2).

Nous avons déjà parlé, en traitant des modifications des seins dé-

(1) Dohrn a trouvé que, sur 60 femmes p. 100, il se produit, durant la dernière période de la grossesse, une diminution marquée dans la capacité vitale des poumons, quand on la compare à celle qui existe, chez les mêmes sujets, douze ou quatorze jours après la délivrance. *Zür Kenntniss der Einflusses von Schwangerschaft und Wochenbett auf die vitale Capacität der Lungen*, « Monatsschr. f. Geburtsk. », Bd. XXVIII, 1866, p. 457. Les observations antérieures, faites par Fabius et Wintrich, ne concordent pas entièrement avec celles de Dohrn. *Voir* Spiegelberg. *Lehrbuch der Geburtshülfe*, 1877, p. 63.

(2) « Monatsschr. f. Geburtsk. », Bd. XIX, p. 1.

terminées par la grossesse, de la pigmentation de l'aréole. Le front se recouvre aussi parfois de taches brunâtres d'un aspect sale, qui peuvent envahir toute la face, mais qui siègent de préférence sur les paupières, la racine du nez et la lèvre supérieure. Ces taches, ainsi que les modifications qu'elles impriment à la physionomie, sont rarement permanentes; elles disparaissent, dans la majorité des cas, peu de temps après les couches. On observe souvent des changements de coloration analogues au niveau des parties génitales externes et sur l'abdomen; elles ne manquent jamais le long de la ligne blanche et autour de l'ombilic.

L'augmentation de la tension artérielle rend l'urine plus abondante et plus aqueuse. On rencontre dans celle-ci, assez fréquemment, de l'albumine, due probablement, dans les cas légers, à des affections catarrhales et transitoires de la vessie (1).

Le système nerveux devient beaucoup plus impressionnable. Le caractère est souvent complètement changé. La femme la plus douce peut devenir irritable, acariâtre, déraisonnable. L'intelligence est souvent déprimée, surtout dans les premiers mois, au moment où la nutrition générale est le plus altérée. La mélancolie, chez des femmes qui ont déjà une disposition à la vésanie, peut dégénérer en folie. Il existe habituellement un affaiblissement de la mémoire, surtout chez les femmes qui ont déjà eu un certain nombre d'enfants dans un intervalle très court. En revanche, les femmes nerveuses peuvent, pendant la grossesse, perdre leur excitabilité; quelques personnes enfin ressentent en plus une sensation spéciale de bien-être. Les accidents névralgiques sont fréquents (névralgie faciale, dentaire, etc.); parfois il existe des zones d'anesthésie et de parésie; dans beaucoup de cas, on constate des troubles des sens : nyctalopie, amaurose, ambliopie, surdité, perversion du goût et de l'odorat. Il existe, quelquefois, un prurit très pénible; finalement, les femmes enceintes sont sujettes à des vertiges et à des syncopes.

(1) Kaltenbach. *Ueber Albuminurie und Erkrankungen der Harnorgane in der Fortpflanzungsperiode*, « Arch. f. Gynaek. », Bd. III, p. 1.

CHAPITRE V

DIAGNOSTIC DE LA GROSSESSE

Signes de la grossesse. — Suppression des règles. — Nausées. — Salivation. — Mamelles. — Développement du ventre. — Modifications du col et de ses orifices. — Mouvements du fœtus. — Ballottement. — Battements du cœur fœtal. — Souffle utérin. — Souffle funiculaire. — Méthodes d'exploration physique. — Inspection du ventre. — Palper. — Auscultation. — Toucher vaginal. — Différences entre la première grossesse et les grossesses suivantes. — Diagnostic de la mort du fœtus. — Durée de la grossesse. — Détermination du jour des couches, basée sur la notion de la date des dernières règles. — Époque de l'apparition des mouvements du fœtus. — Volume de l'utérus.

Une expérience consommée de tous les signes qui peuvent nous aider à reconnaître l'existence de la grossesse, constitue la partie essentielle des connaissances que doit posséder tout praticien. Les erreurs, commises au sujet du diagnostic de l'état de grossesse, ne passent jamais inaperçues. Aussi, exposent-elles sûrement ceux qui les commettent à la critique et au ridicule. En outre, si nous mettons de côté ces considérations personnelles, nous ne devons pas oublier que, dans la pratique de la médecine et de la chirurgie, la gestation peut grandement modifier le pronostic et la thérapeutique. D'ailleurs, et c'est là une des missions les plus agréables que le médecin puisse être appelé à remplir, c'est de pouvoir dissiper d'injustes soupçons de grossesse, qui suffisent parfois à ternir la réputation d'une femme parfaitement honnête. En outre, l'auteur de ce livre a la connaissance de faits dans lesquels des médecins experts, par des conclusions irréfléchies, précipitées, inexactes, avaient injustement porté préjudice à des personnes innocentes. Les phénomènes désignés sous le nom de « signes de la grossesse » sont basés sur l'étude des modifications physiologiques que subit l'ovule, et de celles que le développement de l'œuf détermine dans l'organisme maternel. Un grand nombre de ces signes ne possèdent qu'une médiocre importance et ne peuvent qu'attirer l'attention sur la possibilité de l'existence d'une grossesse. La réunion d'un certain nombre d'entre eux fournit une preuve plus forte de la probabilité de la gestation. Mais, il en est quelques-uns qui, même pris isolément, constituent des signes probables de la grossesse; très peu d'entre eux enfin possèdent une valeur absolue. De là cette règle : Le médecin doit toujours avoir présentes à l'esprit, les causes possibles d'erreur, et, dans les cas douteux, il ne doit exprimer son avis qu'avec une sage réserve.

La sûreté du diagnostic de la grossesse dépend de la facilité acquise de grouper, par la pensée, les *symptômes* suivant leur valeur respective, et de l'habitude que l'on aura des moyens divers qui permettent de déterminer les *signes objectifs*.

TABLEAU DES SIGNES DE LA GROSSESSE SUIVANT UN ORDRE MÉTHODIQUE

PAR M. **PAJOT**, PROFESSEUR DE CLINIQUE D'ACCOUCHEMENTS ET DE GYNÉCOLOGIE A LA FACULTÉ DE MÉDECINE DE PARIS.

SIGNES FOURNIS PAR			
MODIFICATIONS FONCTIONNELLES, Fournissant les signes de présomption.	MENSTRUATION		**Suppression** (les exceptions sont **très rares**, mais la suppression, **pour autres causes que la grossesse, est fréquente**). (P. Dubois.)
	DIGESTION		**Troubles** (dégoûts, nausées, vomissements), surexcitation de la fonction (rare); perversion (commune). **Constipation** (état ordinaire), **diarrhée** (état exceptionnel).
	SÉCRÉTIONS		**Phénomènes du côté des mamelles** (picotements, gonflement, aréole colorée, mouchetée, sa projection, tubercules papillaires, colostrum, lait, etc.); du **côté des reins** (kyestéïne, albumine, diminution des sels calcaires); de **la peau** (masque, coloration de la ligne blanche); **glandes salivaires** (ptyalisme); **muqueuse** (vaginale).
	INNERVATION		**Névralgies** dentaire, faciale, etc.; **Névroses** : éclampsie, chorée, etc., ces troubles sont rares.
	CIRCULATION		**Palpitations, varices, œdème, modification du sang.** (Diminution des globules et augmentation de la fibrine à la fin.)
	RESPIRATION		**Troubles mécaniques.**
TOUCHER Fournissant **deux** espèces de signes.	1° MODIFICATIONS DE LA PARTIE INFÉRIEURE DE L'UTÉRUS. Signes de probabilité (P. Dubois) ou sensibles.	DU COL DE L'UTÉRUS. **Consistance**	Diminuée, ramollissement de bas en haut *graduel jusqu'à égaler la mollesse du vagin.*
		Forme *de la cavité et des orifices.*	Primipare, *cavité fusiforme, orifice externe*, fermé *jusqu'à l'accouchement;* par exception pas très rare), **ouvert,** *laissant pénétrer le tiers de la phalange* (Pajot). Multipare, *cavité en éteignoir, orifice* externe largement ouvert, *orifice* interne fermé, *sauf* exception rare. (A six mois, une portion de la phalange pénètre dans le col.)
		Longueur	*Modifiée seulement dans les dernières semaines*, elle diminue. (Stoltz.)
		Position	*On dit le col plus bas au commencement, plus élevé à la fin.*
		Direction	Inclinée à gauche et en arrière, *résultat de l'inclinaison inverse du corps.*
		DU CORPS.	**Augmenté de volume et ramolli** (caoutchouc).
	2° BALLOTTEMENT Signe de probabilité ou sensible — de certitude pour quelques-uns. (Pajot.)		Sensation d'un **corps** solide, flottant, mobile dans un liquide, *perçue par le doigt de l'accoucheur placé soit dans le cul-de-sac antérieur* (P. Dubois, Pajot), *soit dans le col lui-même* (Velpeau, Depaul). — On peut aussi par le *toucher* reconnaître la *présentation* et la *position* fœtales. Si dans le *dernier* mois, on n'atteint aucune partie du fœtus, c'est par le *palper* et l'*auscultation* qu'il faut rechercher la *présentation* et la *position.*
PALPER Fournissant **deux** espèces de signes.	1° MODIFICATIONS DE LA PARTIE SUPÉRIEURE DE L'UTÉRUS. Signes de probabilité ou sensibles.	**Volume**	Augmentation graduelle : à 9 *mois*, **épigastre**, *un peu au-dessous.* 8 . . . 7 . . . à 6 *mois*, **ombilic,** *un peu au-dessus.* 5 . . . 4 . . . à 3 *mois*, **pubis**, *partie supérieure.*
		Consistance	Diminuée. — Ramollissement. — Sensation kystique, fluctuation *assez nette parfois.*
		Forme	*En vacuité*, pyriforme; *en gestation*, **spéroïde**, *puis* **ovoïde.**
		Direction	De droite à gauche et de haut en bas (*par exception directement au centre ou de gauche à droite*).
		Position	Légèrement tordu sur son axe, *de façon à rendre la paroi latérale gauche un peu antérieure.* (Opération césarienne.)
	2° MOUVEMENTS ET RÉGIONS DU FŒTUS	**Actifs** *ou propres* (Stoltz).	De trois espèces. **Chocs** *sur les parois latérales*, les plus communs. **Soubresauts, frottements** (main froide sur le ventre). Certitude, **mais perçus par l'accoucheur.**
		Passifs *ou communiqués* (Stoltz),	**ou ballottement abdominal**, *sensation de corps mobiles dans un liquide. Signe de probabilité.* Sensations données par la tête, le tronc, les membres.
AUSCULTATION Fournissant **deux** signes.	1° BRUITS DE SOUFFLE Signe de probabilité ou sensible.		**Isochrone** *au pouls de la mère* — **fugace** — *le plus souvent dans les régions latérales et inférieures de l'utérus* (**souffle placentaire** (Kergaradec) (**souffle abdominal**, Bouillaud, *compression*) **souffle utérin**, P. Dubois, *anévrysme artérioso-veineux*), **Quatre espèces de souffles distincts dans l'utérus** (Pajot) : 1° *souffle sans battement*, le plus ordinaire; 2° *souffle avec battement*, plus rare; 3° *souffle du cœur fœtal*, très rare; 4° *très rarement bruit de piaulement, signalé par quelques accoucheurs* (Pajot).
	2° BRUIT DU CŒUR FŒTAL Signe de certitude.		**Tic-tac de montre : 130** *pulsations à la minute en moyenne*, **108** *au minimum*, **160** *au maximum* — **se trouve** sur les parties latérales et inférieures de l'utérus, le plus souvent; et surtout à gauche, à cause de la position occipito-iliaque gauche antérieure, *la plus fréquente.* (Comparer au pouls de la mère.) (Choc fœtal. Pajot.)
PERCUSSION			**Moyen d'exploration indispensable dans quelques grossesses douteuses.**

J'ai pensé que je rendrais service aux praticiens et aux élèves en intercalant à la suite de ce paragraphe le tableau ci-dessus, dressé par mon éminent maître, le professeur Pajot. J'y ai vu l'avantage certain de compléter les idées de l'auteur américain par un ensemble synthétique qui résume merveilleusement la doctrine et la pratique françaises. D.

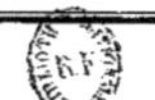

Nous avons donc à considérer :

1° Les signes de la grossesse, la date de leur apparition et les causes possibles d'erreur;

2° Les procédés d'investigation obstétricale.

3° Le diagnostic différentiel de la grossesse.

SIGNES DE LA GROSSESSE

La *suppression des règles*, chez la plupart des femmes qui se sont mises dans le cas de devenir enceintes, constitue le premier indice du fait de la conception. Assurément, si elles étaient auparavant régulièrement menstruées, ce signe ne les trompe presque jamais. Pourtant, il ne possède pas de signification absolue. On doit, pour l'apprécier à sa juste valeur, avoir bien dans l'esprit la série nombreuse des déviations auxquelles la menstruation est sujette. Il n'est pas rare de rencontrer, chez les femmes mariées, des retards de quelques jours ou même de deux ou trois semaines, dans les époques menstruelles.

Ces retards sont assez fréquents chez les femmes nouvellement mariées, en raison de la perturbation causée par les premiers rapports sexuels. Ils peuvent aussi reconnaître pour cause, des refroidissements, des fatigues, des émotions d'ordre psychique. Chez les femmes non mariées qui, en raison de certains écarts de conduite imprudents, pourraient avoir à redouter une grossesse, le retard des époques peut exclusivement dépendre de leurs appréhensions.

Nous n'avons pas à détailler ici les causes de l'aménorrhée; elles agissent aussi bien chez les femmes mariées que chez les filles. Mais le médecin, au fait de toutes les particularités qui concernent ses clientes et de leur constitution, fera facilement la distinction des accidents aménorrhéiques, et les différenciera aisément de la suppression du flux cataménial, causée par la grossesse. S'il existait encore quelque doute sur la nature des phénomènes observés, il serait bon de réserver le diagnostic et d'attendre, pour l'exprimer, l'apparition d'autres symptômes.

La grossesse, qui suspend l'ovulation, phénomène accompagnant d'ordinaire la menstruation, n'est pas incompatible avec l'existence d'un écoulement périodique qui peut jeter quelque obscurité sur le diagnostic. Lorsque la conception a lieu immédiatement avant une période menstruelle, très souvent, elle n'arrête pas le flux cataménial, dont l'abondance néanmoins est ordinairement diminuée. Un petit nombre de femmes restent menstruées pendant les deux ou trois premiers mois de la grossesse, et, exceptionnellement, pendant toute la durée de la gestation. Certains auteurs ont même rapporté des observations de femmes qui n'étaient réglées (?) qu'au cours de la grossesse (Montgomery). Il est probable que, dans les cas de ce genre, l'hémorrhagie, avait sa source dans le col. Dans une circonstance, mon ami, le Dr L. Yale, médecin de cette ville, constata, dans la cavité du col, la présence d'un polype muqueux de petit volume dont l'ablation fit cesser les accidents hémorrhagiques. Nous devons, en relatant ces déviations du type normal, inviter les praticiens à n'accorder à ces faits que leurs proportions réelles. Ils sont d'une extrême rareté, et un médecin ne risque guère de tomber dans l'erreur, lorsqu'il reste sceptique en présence d'une grossesse supposée chez une femme dont la menstruation continue à s'effectuer normalement. La question de l'existence de la grossesse, chez des personnes qui sont d'habitude irrégulièrement réglées ou chez lesquelles l'écoulement menstruel fait absolument défaut, est souvent, durant les premiers mois, entourée de difficultés. Il est des femmes qui ne voient leurs règles que de temps en temps et à de longs intervalles. S'il leur arrive de soupçonner qu'elles sont enceintes, elles deviennent capables de dissimuler tous les autres phénomènes confirmatifs de leur état ou, dans le cas contraire, elles peuvent parvenir à une période très avancée de la gestation sans en avoir conçu le moindre pressentiment. En pareille circonstance, si le médecin ne base pas son opinion sur l'étude des signes objectifs, il peut être quelquefois induit en erreur; et cela suffit à le placer, ainsi que sa cliente, dans une situation ridicule.

Nous devons ranger dans la même catégorie de faits, les cas de grossesses survenues chez des femmes qui nourrissent, avant la réapparition des règles; des jeunes filles chez lesquelles la menstruation ne s'est pas encore établie; enfin chez des personnes qui paraissent avoir dépassé l'âge de la ménopause.

De tous les troubles sympathiques de la grossesse, ceux de l'appareil digestif possèdent, au point de vue du diagnostic, l'importance la plus grande.

Les *nausées* et les *vomissements*, qui surviennent principalement le matin et qui accompagnent la suppression des règles, constituent des signes auxquels les femmes elles-mêmes, et d'une manière générale les personnes étrangères à la médecine, accordent une grande valeur. Mais ces signes font quelquefois défaut pendant la grossesse, tandis qu'on les observe dans un grand nombre d'autres circonstances. Dans certaines formes remarquables de chlorose, ils se trouvent associés à la cessation du flux cataménial. Mais (1) si l'on a éliminé toutes les autres causes pathologiques qui peuvent les produire, ils deviennent

(1) La formation d'une mince pellicule à la surface de l'urine, lorsqu'elle a lieu vingt-quatre ou quarante-huit heures après l'émission, était autrefois considérée comme un signe d'une grande valeur. La substance qui la compose a reçu le nom de kiesteïne et est formée de phosphates, de champignons et d'infusoires. Mais elle n'existe pas d'une façon constante dans l'urine des femmes grosses; on peut la trouver dans d'autres circonstances et même dans l'urine de l'homme.

des symptômes dignes d'attirer l'attention, surtout si on les observe chez des femmes qui, ayant eu des rapports sexuels, se sont mises, par le fait, dans le cas de devenir enceintes et qui, antérieurement, n'avaient jamais éprouvé des accidents de cette nature. La *salivation* abondante (ptyalisme) possède une valeur égale.

Des sensations de picotements au niveau des *seins*, leur tuméfaction, la turgescence et la pigmentation de l'aréole; le développement, autour du mamelon, des follicules glandulaires; la dilatation des veines superficielles; la sécrétion du lait, constituent autant de signes importants mais non infaillibles de la gravidité. Ainsi, les sensations douloureuses des mamelles, leur tuméfaction réflexe, peuvent être la conséquence d'affections des organes génitaux. Ces phénomènes n'ont de valeur que s'ils prennent un caractère de persistance et d'augmentation progressive. La *pigmentation du mamelon* peut être le vestige de grossesses antérieures. On ne risque guère de se tromper si l'on constate la réunion des autres modifications de l'aréole, mais j'ai souvent observé leur absence complète. J'ai également relevé des cas, dans lesquels la sécrétion lactée avait absolument fait défaut, jusqu'à l'époque des couches. On a même cité des exemples nombreux et fort intéressants de lactation chez des personnes non gravides. Mais ces cas exceptionnels perdent beaucoup de leur importance par ce fait, que la sécrétion lactée ne s'établit, au cours de la grossesse, qu'après l'apparition des autres signes qui permettent d'établir un diagnostic précis.

Le *développement du volume du ventre*, durant le gestation, suggère toujours l'idée de l'existence d'une grossesse. Mais on ne doit pas oublier que ce développement ne reconnaît pas toujours une origine utérine. Il peut être la conséquence d'ascites, du dépôt abondant de tissu adipeux dans les parois abdominales, du tympanisme abdominal, de la présence enfin d'un grand nombre de tumeurs n'ayant, avec l'utérus, aucune connexion. S'il paraît être produit par une tumeur de l'utérus, on doit s'attacher d'abord, dans les premiers mois, à élucider l'hypothèse de la présence de corps fibreux, ou de la persistance d'une subinvolution et de l'accroissement de volume souvent associé à l'évolution d'inflammations péri-utérines. Si, chez des femmes supposées enceintes depuis plusieurs mois, il n'existe aucun développement de la matrice, ce seul fait devient, au point de vue de l'existence d'une grossesse, un signe d'une valeur négative absolue.

Les modifications qui se produisent au niveau du *col utérin* et de ses *orifices* ont, pour la discussion de l'existence de la grossesse, une grande valeur. Elles consistent dans une tuméfaction molle et œdémateuse du col, le caractère velvétique de la muqueuse, associés à l'exagération de la sécrétion cervicale. L'orifice externe, chez les primipares, au lieu de fournir la sensation d'une dépression transversale, semble circulaire. Chez les multipares, cet orifice laisse pénétrer l'extrémité du doigt à une plus grande profondeur. Durant les deux premiers mois, ces modifications ne sont pas suffisamment accusées pour qu'on puisse les différencier des phénomènes que l'on observe au moment ou aux approches d'une époque menstruelle.

On appelle *mouvements du fœtus*, les premières sensations perçues par la mère témoignant de la présence du fœtus. Ils sont au début très faibles et on les a comparés à ces « trémulations que transmet un petit oiseau qu'on tient dans la main » (Montgomery). Les recherches modernes ont fixé à la dixième semaine le moment des premières contractions musculaires de l'enfant; mais elles éveillent rarement l'attention de la mère avant la seizième ou la dix-huitième semaine, bien que des personnes expérimentées puissent les reconnaître à une époque moins avancée. Je puis dire que c'est généralement la règle chez les femmes affectées d'hyperesthésie. Les déclarations précises de femmes intelligentes ne me laissent aucune raison de douter qu'elles aient pu avoir conscience de la vie du fœtus dès la douzième semaine. Les mouvements donnent au début des sensations comparables à des battements d'ailes où à de petits coups, mais leur intensité augmente avec les progrès de la grossesse. Un long jeûne, des positions spéciales au lit, accroissent leur activité. Ils disparaissent complètement durant une grande partie de la journée. Quelquefois on ne les observe plus pendant plusieurs jours; dans certains cas, pendant plusieurs semaines et cela, sans que la vie de l'enfant soit le moins du monde compromise. On a signalé des observations de femmes qui, durant la période complète de la gestation, n'avaient aucunement perçu les mouvements de l'enfant. Les ascites, l'hydropisie de l'amnios sont de nature à en rendre la perception obscure.

Mais, dans la recherche des mouvements du fœtus, on ne doit accepter les impressions subjectives de la mère qu'avec une certaine réserve. Il existe, en effet, des exemples assez nombreux de femmes qui, *affolées de grossesse*, ne se sont pas seulement préparé une déception, mais ont induit en erreur leurs médecins par l'assurance avec laquelle elles affirmaient avoir senti les mouvements de l'enfant.

En revanche, la perception de ces mouvements par le médecin fournit un signe d'une certitude absolue.

Ces mouvements *perçus par l'accoucheur* sont *actifs* ou *passifs*.

Les mouvements actifs peuvent être reconnus à la vue ou par le palper immédiat. Ils ne sont guère distincts avant le sixième mois lunaire, mais ce n'est point une règle invariable. (Ainsi, une de mes clientes, mère de six enfants, fit, à quatre mois, une fausse couche. L'expulsion de l'œuf eut lieu le 27 mars. Le 27 décembre de la même année, juste neuf mois après, elle accoucha d'un enfant à terme. Or, on avait parfaitement perçu par la vue et le toucher, les mouvements de l'enfant dans les derniers jours de juillet.) Au début, ils donnent la sensation d'un simple coup ou choc. Mais vers le sixième et le septième mois, on peut sentir les membres fuir, en roulant ou glissant, sous la main. Durant les deux derniers mois on peut, chez les femmes dont les parois abdominales sont dans l'état de relâchement, saisir dans la main un des membres du fœtus, s'il forme surtout, par hasard, une saillie appréciable sous les couches tégumentaires. Les mouvements du fœtus ont, dans certaines circonstances, été parfaitement simulés par des contractions irrégulières et spasmodiques de certains muscles abdominaux. A propos du cas resté célèbre de Jeanne Southcote qui, à l'âge de soixante-quatre ans, fut déclarée enceinte par Holy Ghost, le Dr Reece s'exprime ainsi : « J'ai senti rouler sous ma main quelque chose qui semblait doué d'une sorte de mouvement ondulatoire, et qui paraissait et disparaissait de la même manière qu'un fœtus eût pu faire. » (1)

On désigne sous le nom de *ballottement*, le mouvement passif communiqué au fœtus par le médecin. On peut l'obtenir, soit, en imprimant au contenu de la matrice, à l'aide des deux mains placées sur la paroi abdominale, des impulsions capables de faire flotter, de l'une à l'autre, le corps intermédiaire; ou bien en exerçant une brusque impulsion sur le segment inférieur de l'utérus, à l'aide d'un doigt introduit dans la cavité vaginale, au niveau de la région immédiatement située en avant du col. Par cette manœuvre, la tête, s'il s'agit d'une présentation du sommet, quitte d'abord le doigt qu'elle revient frapper au bout de quelques instants, en donnant la sensation d'un léger choc. On peut quelquefois chercher avec succès le ballottement vaginal dès la fin du quatrième mois. Le ballottement doit être considéré comme un signe de certitude de la grossesse, car il n'existe pas d'autre condition dans laquelle on puisse rencontrer un corps flottant dans la cavité utérine. Sauf un calcul vésical mobile dans la vessie distendue par l'urine. Le fait a été observé. D.

Les signes de la grossesse fournis par *l'auscultation* sont le *souffle utérin* et les bruits du *cœur fœtal*. La découverte de ces derniers est due à Mayor, chirurgien de Genève, ainsi qu'il ressort de la note suivante, publiée par l'éditeur de la « Bibliothèque universelle » au sujet du *compte rendu* fait par Percy, le 29 juin 1712, à l'Académie des sciences, à propos du mémoire de Laënnec, touchant l'auscultation. « Cette observation nous en rappelle une faite par M. Mayor, qui nous paraît présenter un grand intérêt à cause de ses rapports avec l'obstétrique et la médecine légale. Ce savant a découvert qu'on peut, d'une manière certaine, déterminer si l'enfant est en vie en appliquant l'oreille

(1) Montgomery. *Signes de la grossesse*, 2e éd., p. 144.

sur le ventre de la mère. S'il est vivant, on peut percevoir les battements du cœur et les différencier du pouls maternel (1). »

Le temps n'a fait que confirmer de la façon la plus complète l'exactitude de cette affirmation. La perception des bruits du cœur fœtal, lorsqu'on les a une fois bien nettement entendus, est considérée aujourd'hui comme le signe le plus certain de la grossesse et la preuve la plus manifeste de la vie du fœtus. Comme ceux de la mère, ces bruits sont constitués par deux battements bien distincts et ont été comparés par Kergaradec au tic-tac d'une montre. Ils sont beaucoup plus rapides que les bruits du cœur maternel et leur nombre varie de 120 à 160 par minute. Les mouvements de la mère, les mouvements actifs et passifs du fœtus peuvent augmenter leur fréquence d'une façon transitoire. Au début d'une contraction et surtout après la rupture des membranes, les bruits du cœur deviennent souvent plus fréquents; inversement, durant la période d'état de la contraction, ils peuvent même cesser tout à fait, momentanément, par le fait de la compression du corps de l'enfant ou à cause des désordres produits dans la circulation placentaire. Dans l'intervalle des contractions, ils reprennent leur rythme habituel. Mais qu'à un moment quelconque, leur fréquence reste, d'une façon permanente, au-dessus ou tombe au-dessous de la moyenne normale, la vie de l'enfant doit être considérée comme compromise. Comme la circulation du fœtus est entièrement indépendante de celle de la mère, il n'existe pas de relation directe entre le nombre des pulsations fœtales et celui des pulsations maternelles. Cependant, les affections fébriles de la mère pouvant s'accompagner de désordres dans la santé de l'enfant, il en peut résulter une exagération de la fréquence des battements du cœur fœtal.

Le cœur bat en général beaucoup plus vite chez les filles que chez les garçons, différence qui est sans doute en rapport avec le volume moindre des premières, à la naissance. Cinquante observations ont donné à Frankenhaeuser (2) la moyenne suivante : 124 pulsations par minute, pour les garçons, 144 pour les filles. Aussi, pensait-il, qu'on pouvait essayer de prédire le sexe de l'enfant *in utero*, trois mois avant l'accouchement. Mais l'observation ultérieure a démontré que cette déclaration, basée sur la notion de la fréquence des battements du cœur fœtal, n'avait au plus qu'une valeur approximative, et que c'était une pratique sage que de réserver un pronostic que l'événement pouvait démentir. Généralement, on peut percevoir les bruits du cœur, de la dix-huitième à la vingtième semaine. Dans des circonstances favorables, on a pu l'entendre de la quinzième à la seizième. Habituellement, on les perçoit au niveau de la région dorsale du fœtus; dans les

(1) Joulin. *Traité complet d'accouchement*, 1867, p. 410.

(2) « Monatsschr. f. Geburtsk. » Bd., XIV, p. 161.

présentations de la face, au contraire, le bruit maximum se rencontre en regard de la face antérieure du thorax. Les bruits du cœur sont quelquefois masqués par l'épaisseur des parois abdominales chez les personnes grasses, ou par la présence d'une quantité excessive de liquide amniotique. Ils peuvent même faire absolument défaut, lorsque le dos du fœtus regarde du côté de la colonne vertébrale. Aussi, a-t-on coutume de les rechercher très souvent à différents intervalles, avant d'affirmer la mort du fœtus en se basant sur leur absence.

Le souffle *utérin* est un bruit isochrone au pouls de la mère. Il ressemble beaucoup au souffle perçu au niveau des tumeurs anévrysmales; il offre de grandes variations de qualité et d'intensité. Il peut être beaucoup plus fort chez les femmes profondément anémiques. Son timbre varie durant les contractions utérines; au fort des douleurs, il peut disparaître momentanément. Découvert par Kergaradec en 1822, il fut alors attribué à la circulation utéro-placentaire et fut, pour cette raison, nommé bruit placentaire. Mais, comme on constata qu'il persistait deux ou trois jours après la délivrance, on fut obligé de lui reconnaître une origine différente. On admet, généralement aujourd'hui, qu'il se produit dans les branches ascendantes de l'artère utérine. Rotter (1) et Rapin ont démontré que si l'on exerçait, à la fois du côté de l'abdomen et du côté du vagin, une compression le long du trajet de l'artère utérine on pouvait, par le toucher, percevoir un mouvement vibratoire, qui concordait avec les bruits perçus à l'auscultation.

Le souffle utérin est rarement perçu avant le quatrième mois, Spiegelberg (2) déclare qu'il a pu l'entendre dès la huitième à la neuvième semaine, chez des femmes dont les parois abdominales étaient très souples, en enfonçant son stéthoscope, placé au-dessus de la symphyse pubienne, assez profondément pour atteindre les parties latérales du segment inférieur de l'utérus. Les fibroïdes utérins pouvant donner lieu à des bruits analogues, le *souffle utérin*, comme signe de grossesse, perd beaucoup de sa valeur.

On entend quelquefois, en auscultant l'abdomen, un bruit soufflant, isochrone au pouls fœtal. Il se passe dans le cordon ombilical et est appelé *souffle funiculaire*. Son étiologie est un sujet de controverse. Comme on ne l'observe que quinze ou seize fois sur cent, il n'a, comme signe de la grossesse, qu'une importance médiocre.

Interrogatoire. — Chaque fois qu'on soupçonne l'existence d'une grossesse, on a coutume d'instituer une sorte d'enquête qui consiste dans la recherche préliminaire des symptômes subjectifs les plus importants. On doit considérer comme tels : la suppression des menstrues, les nausées connues sous le nom de *maladie du matin*

(1) Rotter. *Ueber fühlbares Uteringeraüsch*, « Arch. f. Gynaek. », p. 539.
(2) *Lehrbuch der Geb.*, p. 104.

(*morning-sickness*), la salivation, les picotements et les douleurs lancinantes au niveau des seins, le développement du ventre et les mouvements du fœtus. Mais, comme nous l'avons déjà vu, aucun de ces symptômes ne constitue un signe de certitude. Les femmes peuvent, par leurs déclarations et avec la meilleure foi du monde, induire le médecin en erreur ; ou, si elles ont un intérêt quelconque à tromper, elles peuvent nier l'existence de tous les symptômes accusateurs. Aussi, faut-il souvent suppléer au témoignage des malades par les données que peut fournir l'examen clinique. Le toucher vaginal suffit généralement. Mais, dans quelques cas, on aura besoin de s'aider de tous les signes objectifs, avant d'arriver à une conclusion définitive.

PROCÉDÉS D'INVESTIGATION OBSTÉTRICALE

La malade peut être, pour l'examen, *debout* ou *couchée*.

Quand elle est dans la première de ces positions, le médecin doit d'abord *examiner les seins* et rechercher les modifications caractéristiques que leur imprime la grossesse. Il doit, à la vue, apprécier la turgescence et la coloration spéciale de l'aréole, le développement des follicules, l'aréole secondaire et l'augmentation de volume des mamelles. Pour différencier cet accroissement de l'organe de celui qui pourrait résulter d'une accumulation de tissu adipeux, il doit rechercher l'existence de veines développées superficiellement et constater par le toucher les nodosités et les irrégularités dues au développement des éléments glandulaires. Il peut en pressant le sein, au voisinage du mamelon, entre le pouce et l'index, constater la présence du lait.

Le médecin pratique quelquefois *l'examen par le vagin*, la malade étant debout, lorsqu'il désire simplement se renseigner, rapidement, sur l'état du canal vaginal et sur celui de la portion inférieure de l'utérus. La femme se tient soit les pieds écartés, ou, l'un deux reposant sur un tabouret, tandis que le médecin, à genoux devant elle, entoure ses hanches de son bras gauche et que sa main droite, soulevant les vêtements de sa cliente, procède à l'exploration nécessaire. Mais cette méthode ne fournit que des renseignements incomplets et peut déplaire à des malades susceptibles. Elle ne possède d'ailleurs aucun avantage sur l'examen que l'on pratique, la femme étant couchée, et le médecin n'y a recours que rarement et dans les cas exceptionnels de sa pratique qui réclament un examen rapide.

Bien que, dans un but spécial, il puisse être plus avantageux d'adopter le décubitus latéral ou la position génu-pectorale ; dans la plupart des cas, il est préférable de faire coucher la malade sur le dos, position qui se prête mieux, à la fois, à l'inspection externe et interne et à l'exploration mixte.

Dans le décubitus dorsal, le corps doit être placé aussi horizontalement que possible, la tête et les épaules reposant sur un oreiller, les cuisses fléchies à angle droit sur le corps et écartées l'une de l'autre. Les parois abdominales et le périnée se trouvent de cette façon placés dans le relâchement le plus complet. On doit enlever le corset et toutes les autres pièces de l'habillement qui pourraient gêner la liberté de l'examen. On couvrira la malade avec un drap, et l'on relèvera ses habits de façon à mettre le ventre complètement à découvert. Si l'examen immédiat n'est pas nécessaire, il est bon de ramener doucement la chemise sur la paroi abdominale, afin de ménager la pudeur de la femme. Lorsqu'il est utile d'examiner la surface extérieure, on doit tâcher de disposer le drap de façon que la région pubienne ne soit pas exposée à la vue.

L'inspection du ventre permet de reconnaître sa forme, sa configuration, la coloration de sa surface, les vergetures dues à sa distension et l'état de l'ombilic. L'aplatissement du ventre au niveau de la région ombilicale et sa saillie sur les parties latérales suggéreraient l'idée d'une ascite. La dépression de l'ombilic est incompatible avec une grossesse avancée. Les mouvements du fœtus sont quelquefois visibles à travers les parois abdominales.

Palper abdominal. — Le palper abdominal permet : 1° de reconnaître le volume, la forme et la consistance de la tumeur utérine, et de la différencier des autres tumeurs développées dans la cavité abdominale ; 2° d'affirmer, dans les grossesses avancées, la présence du fœtus. Dans un très grand nombre de cas, le palper seul permet d'établir l'existence de la grossesse. Mais, ce n'est qu'après le troisième mois, lorsque l'utérus devient accessible au-dessus de la symphyse pubienne, que ce moyen d'exploration devient efficace.

Pour pratiquer le palper, le médecin, debout à côté de la malade, parcourt de bas en haut, en partant du pubis, la surface de l'abdomen avec l'extrémité de ses doigts. Il apprécie, de cette manière, l'épaisseur de la paroi abdominale et la position générale de l'utérus. Celle-ci peut être délimitée en refoulant en dedans, vers les côtés de la matrice, les parois abdominales, à l'aide du bord cubital des deux mains. On maintient alors l'organe d'une main, tandis qu'imprimant avec l'autre des pressions intermittentes, on tâche de déterminer la consistance de la tumeur. Après le deuxième mois de la grossesse, l'utérus devient mou et élastique. Ces modifications s'accusent avec les progrès de la gestation, de sorte que, vers la dernière période, le palper fournit souvent une sensation vague de fluctuation. Le médecin se tourne ensuite du côté des pieds de la femme, et exerce une pression profonde, au-dessus de la symphyse pubienne, vers les bords du segment inférieur de l'utérus. Il doit alors s'efforcer de percevoir le mouvement vibratoire qu'on apprécie, parfois, sur le trajet des artères utérines. A la même époque, dans les présentations de la tête (après le sixième mois), on peut constater la présence d'un corps dur et rond, et le faire flotter entre les deux mains. Il est possible chez les personnes maigres, dont les parois abdominales et utérines sont flasques, de délimiter dans les derniers mois, de bas en haut : le *dos*, le *siège* et les *extrémités* du fœtus. Les manœuvres de l'examen, pratiquées chez les personnes arrivées à une période avancée de la grossesse, provoquent d'ordinaire les mouvements de l'enfant. Ils sont alors très nettement appréciés.

DIAGNOSTIC DIFFÉRENTIEL DE LA GROSSESSE

Le diagnostic différentiel de la grossesse et des autres causes de l'accroissement du volume du ventre n'offre, dans la plupart des cas, aucune difficulté. Dans les *fibroïdes* utérins sous-péritonéaux, on observe une inégalité de surface et une résistance des tissus bien caractéristiques. Mais on ne doit pas oublier que ces productions, causes fréquentes de stérilité, ne doivent pas absolument éloigner l'hypothèse de la grossesse. Dans le cas exceptionnel où elles coïncident avec la gestation, le diagnostic peut, pendant quelque temps, demeurer incertain. Néanmoins il est important, s'il existe encore quelque doute sur le diagnostic, de s'abstenir de l'usage des sondes et d'attendre le résultat d'un nouvel examen. Au bout de quelques semaines, le développement rapide de l'utérus gravide, les mouvements du fœtus, les bruits du cœur fœtal fourniront les données nécessaires pour fixer le diagnostic.

Les *kystes de l'ovaire,* durant la première période de leur développement, siègent dans un des côtés du bassin et peuvent alors être très facilement confondus avec la grossesse. L'historique des ovariotomies nous montre même que l'erreur est encore possible, si l'on néglige de faire un examen complet et minutieux, alors que le kyste, très volumineux, remplit toute la cavité abdominale. Si le kyste ovarique complique la grossesse, celle-ci peut parfois être méconnue, simplement parce que cette éventualité n'aura pas été suffisamment soupçonnée. Ainsi, une jeune fille vint me voir, il y a quelques années, et me demanda mon avis sur la nature d'une tumeur abdominale dont elle était affectée. Je diagnostiquai un kyste de l'ovaire. Un an après, elle consulta un chirurgien distingué de cette ville, qui lui conseilla de faire enlever sa tumeur. Ayant obtenu son consentement, il pratiqua l'opération, et à sa stupéfaction, tomba sur un utérus gravide. Il apprit, par la suite, que cette jeune fille, s'étant laissé persuader que, en raison de sa maladie de l'ovaire, elle ne courait aucun risque de devenir enceinte, avait cédé aux sollicitations de son amant. Plus tard, se sentant grosse, elle avait volontairement caché son état et, vers le septième mois, avait réclamé vivement une opération, avec l'espoir qu'une issue fatale viendrait effacer sa honte. Le chirurgien ne toucha pas au kyste et referma au plus tôt la plaie abdominale; mais la jeune fille mourut quelques jours après. Dans ces cas, l'existence incontestable d'un kyste ovarique et la bonne réputation de la malade s'étaient combinés pour détourner les soupçons d'une grossesse.

Le kyste de l'ovaire fournit généralement, au palper, une sensation de fluctuation beaucoup plus nette que l'utérus gravide. Mais le diagnostic ne peut être absolument basé que sur la présence ou l'absence des signes habituels de la grossesse.

Les *couches denses de graisse* dans l'épaisseur des parois abdominales, les *ascites*, peuvent être confondues avec la grossesse, bien que ces états ne puissent donner lieu qu'à de vagues sensations.

On peut reconnaître le *météorisme* abdominal au timbre particulier de la percussion et à l'absence de tumeur utérine. On peut s'assurer de ce dernier point, en faisant faire à la malade des inspirations profondes et des expirations prolongées. Le médecin place la main gauche sur l'abdomen et reste inactif durant l'inspiration; mais durant l'expiration, à l'aide des doigts de la main droite, obliquement placés sur ceux de la main gauche, il exerce une compression vers la colonne vertébrale. Au retour de l'inspiration, il conserve rigoureusement tout l'espace gagné. — Dans les expirations suivantes sa main pénètre plus profondément encore, et, peu à peu, si aucune tumeur ne s'interpose, elle arrive jusque sur les vertèbres (1). Lorsqu'il existe une sensibilité excessive des parois abdominales, on peut administrer le chloroforme jusqu'à anesthésie complète. Quelques personnes, grâce à la *contraction des muscles abdominaux*, arrivent à simuler une tumeur, qu'on peut même délimiter par le palper abdominal. Ces tumeurs, dites « tumeurs imaginaires », apparaissent surtout chez des femmes hystériques, très désireuses de devenir mères. Elles sont éminement propres à égarer les médecins imprévoyants, s'ils se contentent d'examiner le ventre ou de recueillir les symptômes qu'accusent leurs clientes. Mais elles s'affaissent et disparaissent à l'aide de la chloroformisation ou lorsque, durant l'examen, l'attention des malades se trouve distraite.

Auscultation. — L'auscultation fournit les signes les plus sûrs de la grossesse. On peut se servir du stéthoscope ou de l'oreille immédiatement appliquée sur la paroi abdominale. La perception des bruits du cœur du fœtus exige une certaine habitude, mais on peut l'acquérir en peu de temps. Comme ces bruits ne sont jamais que d'une très

(1) Cette excellente méthode est empruntée au professeur Spiegelberg. *Diagnose der Eierstocktumoren*, Volkmann's *Samml. Klin. Vortr.*, n° 55.

faible intensité, il faut, quand on les recherche, qu'il règne autour de la malade un silence absolu. On ne les perçoit que fort difficilement avant la fin du sixième mois. Il n'existe pas de point fixe au niveau duquel on puisse toujours les entendre. Dans les présentations du sommet ou du siège, lorsque le fœtus est, par le dos, en contact avec la paroi utérine, ils retentissent plus nettement au niveau de la région dorsale. Dans la présentation de la face, au contraire, c'est la partie antérieure du fœtus qui se trouve comprimée par les parois de la matrice, et le maximum des bruits du cœur siège en regard de la poitrine. Comme, durant les trois derniers mois de la gestation, les présentations du sommet, avec le dos du fœtus à gauche, sont les plus fréquentes, le maximum des bruits siège le plus souvent sur une ligne allant de l'épine iliaque antérieure et supérieure à l'ombilic. Lorsque le dos du fœtus regarde à droite, il est tourné en même temps un peu en arrière. Dans ces conditions, le cœur est plus éloigné et l'intensité de ses battements paraît moindre. Il faut soigneusement éviter de confondre avec le pouls fœtal les bruits propagés du cœur de la mère et les pulsations de l'aorte. L'épaisseur des parois abdominales, l'abondance du liquide amniotique peuvent rendre difficile la constatation des bruits du cœur. Quand le dos du fœtus regarde en arrière ou au moment des contractions utérines, ils peuvent complètement disparaître; mais si le fœtus est vivant, des examens répétés les feront bientôt découvrir. Quant au souffle utérin, son maximum d'intensité siège sur les côtés de l'utérus. On doit donc, durant les premiers mois, le rechercher presque sur la ligne médiane, immédiatement au-dessus de la symphyse pubienne.

Toucher vaginal. — Le toucher vaginal permet de pratiquer l'examen du canal génital et du segment inférieur de l'utérus contenu dans l'excavation pelvienne. Un accoucheur doit s'habituer à se servir aussi facilement de chacune de ses mains, et à faire son exploration de n'importe quel côté du lit sur lequel repose sa cliente. Il doit, pour rendre l'introduction moins douloureuse, enduire son index de cold-cream, de lard, de beurre, de vaseline, d'huile, ou simplement d'eau de savon. Comme il doit passer sa main au-dessous des habits, il fera bien d'isoler son indicateur avec son pouce et ses autres doigts, afin de ne point salir les vêtements de sa cliente. Il doit alors la prier d'écarter largement les genoux tandis que son index, glissant en avant sur le périnée, gagnera l'entrée du vagin. Il apprécie les dimensions et la direction de cet orifice en même temps que la résistance des parties externes. S'il existe une quantité considérable de poils au niveau des parties génitales, il facilite beaucoup l'introduction de l'index, en écartant les grandes lèvres à l'aide des doigts de l'autre main. Tandis que le doigt pénètre dans le vagin, il est bon de noter l'état de l'urèthre, celui du rectum (s'il est rempli de matières fécales), la longueur et la largeur du vagin et l'abondance de la sécrétion fournie par les parois vaginales. Pour explorer la moitié antérieure du bassin, il faut fléchir dans la paume de la main, les doigts restés inactifs, diriger la face palmaire de l'index en avant et avoir le soin de chercher en haut la partie qui se présente. -- Durant les premiers mois, placer l'autre main sur le ventre, au-dessus de la symphyse, et, par des mouvements combinés, apprécier le volume, la forme et la consistance de l'utérus. — Si la grossesse est assez avancée, on peut produire le ballottement. — Pour atteindre le col, l'index doit être ensuite dirigé en arrière. Un certain nombre de praticiens préfèrent, à ce moment, étendre les autres doigts primitivement fléchis, et les tenir grandement ouverts appuyés sur le périnée. Si l'on n'arrivait pas jusqu'au col, on pourrait à la fois se servir du médius et de l'index. Si l'on introduit le médius avec précaution, on ne cause à la femme aucune douleur nouvelle, et on gagne 25 millimètres de distance environ. On peut également diminuer cette distance en plaçant le poing fermé sous le sacrum, de façon à diminuer le degré d'inclinaison du bassin. On a souvent besoin de recourir à ce moyen lorsque, vers la fin de la grossesse, le col est anormalement élevé et qu'il regarde directement en arrière. Par le toucher, on reconnaît le volume et l'épaisseur du col, la longueur de ses parois antérieure et postérieure, la forme de l'orifice et, si cet orifice est ouvert, l'état du canal cervical.

Le *toucher rectal* ne devient nécessaire que dans les cas d'obstruction du vagin, condition qui n'est pas incompatible avec la gravidité; mais on y a également recours dans d'autres circonstances pour compléter les renseignements fournis par le toucher vaginal.

Bien que le *spéculum* puisse, par la constatation de la coloration de la muqueuse du vagin, donner un renseignement des plus importants, on ne l'utilise guère comme moyen de diagnostic de la grossesse.

DIFFÉRENCES QUI EXISTENT ENTRE LA PREMIÈRE GROSSESSE ET LES SUIVANTES

Chez les femmes qui ont déjà eu un accouchement à terme, les traces de leur première grossesse restent indélébiles et sont facilement reconnues. Comme il est quelquefois, au point de vue médico-légal, très important pour le médecin de pouvoir reconnaître s'il est, oui ou non, en présence d'une *première grossesse*, tout praticien doit tâcher de se rendre familières les différences caractéristiques qu'elle présente avec les autres.

Chez les *primipares*, les téguments de l'abdomen sont fermes et tendus, et ne laissent que difficilement délimiter l'utérus à travers leur épaisseur. Les vergetures que l'on constate sur le ventre, les cuisses et les fesses n'apparaissent que tardivement, et ont une coloration rouge brun ou ardoisée. Les seins sont fermes, pleins et sensibles à la pression. Les grandes lèvres sont adossées l'une à l'autre, et la fourchette est intacte. L'hymen est déchiré, mais chacun de ses fragments s'insère, dans toute son étendue, au pourtour de l'orifice vaginal. L'urèthre est hypertrophié et apparaît sous la forme d'un corps cylindrique, d'une coloration rouge bleuâtre, à l'entrée du vagin. Le vagin est étroit, présente des rides transversales bien accusées, et donne quelquefois au toucher une sensation granuleuse, par suite de l'hypertrophie de ses papilles. La portion vaginale du col est molle; lorsque vers la dernière période de la gestation, la tête a pénétré dans l'excavation pelvienne, il se produit un raccourcissement de sa lèvre antérieure. L'orifice externe reste fermé, ou, assez souvent, vers la fin de la grossesse, admet l'introduction de l'extrémité du doigt explorateur. Il présente alors une ouverture de forme circulaire à contours souples, avec un bord interne saillant au niveau du point où il se continue avec la muqueuse cervicale. Le canal cervical est fusiforme.

La tête fœtale, dans les derniers mois, plonge habituellement dans l'excavation et proémine dans le vagin.

Chez les *multipares*, la peau de l'abdomen est lâche, ridée et peut être plissée dans la main.

L'utérus est relâché, et l'on peut, à travers ses parois, reconnaître dans certains cas les parties saillantes du fœtus; — on le limite facilement. Outre les vergetures, semblables à celles que les primipares portent sur le ventre, on peut chez les multipares en rencontrer de plus anciennes, d'une blancheur très vive et d'un aspect argenté. Les seins sont flasques, pendants et striés de lignes brillantes. La vulve reste entr'ouverte et offre une coloration bleue, due au développement des veines superficielles. Généralement la fourchette porte les traces d'anciennes déchirures. Les caroncules myrtiformes constituent les derniers vestiges de l'hymen (1).

La surface du vagin est unie, grâce à l'effacement des rides transversales. La tuméfaction des papilles de cet organe est exceptionnelle. Le col est tuméfié et sa forme plutôt cylindrique que conique. Parfois, il ressemble à un cône à base inférieure (*col en éteignoir*). L'orifice est ouvert et permet l'introduction de l'extrémité du doigt. Cet état de béance résulte des déchirures antérieures du col, qui sont les effets inévitables de toute parturition. Ces déchirures sont très variables

(1) *Voyez* p. 7 et 8.

dans leur étendue, mais toujours assez faciles à reconnaitre. Comme elles siègent généralement sur les côtés, elles transforment l'orifice externe en une gouttière transversale, limitée par une paroi antérieure et une paroi postérieure bien nettes. La cavité cervicale a la forme d'un canal rétréci dans sa partie supérieure. Au neuvième mois (plus tôt dans certains cas), le doigt traverse facilement l'orifice interne et arrive jusqu'à la tête du fœtus. Celle-ci descend rarement dans l'excavation pelvienne avant le commencement du travail, et reste fixée soit au niveau du détroit supérieur, soit dans l'une des fosses iliaques.

En terminant, on peut, par précaution, ajouter que, si la réunion de tous ces signes plaide éloquemment en faveur de la réalité d'une grossesse antérieure, leur absence n'est pas incompatible avec le fait d'un avortement antérieur ou, même, dans des cas exceptionnels, l'expulsion d'un fœtus à terme.

DIAGNOSTIC DE LA MORT DU FŒTUS

On peut songer à la présence dans l'utérus d'un enfant mort, lorsque les mouvements actifs du fœtus ne sont pas réveillés par la palpation, ou lorsque les bruits du cœur sont impossibles à percevoir, malgré des examens répétés. Comme nous l'avons déjà vu, un certain nombre de circonstances peuvent, momentanément, par leur réunion, bien que l'enfant soit parfaitement en vie, rendre négatifs les résultats de l'auscultation.

Durant les premiers mois qui précèdent l'époque pendant laquelle les bruits du cœur sont perceptibles, la mort du fœtus est rendue probable par certaines sensations subjectives de la mère telles que l'affaissement et la diminution du volume de la matrice, la flaccidité des seins, des langueurs et des frissons, des saveurs désagréables dans la bouche et la sensation d'un poids simulant la présence d'un corps étranger dans l'hypogastre. Il y a certitude de la mort du fœtus lorsque, à travers le col ouvert, les os du crâne déformé, devenus accessibles, paraissent relâchés, disloqués et mobiles au-dessous des téguments crâniens.

DURÉE DE LA GROSSESSE

Il n'existe pas, dans la science obstétricale, de question au sujet de laquelle on ait dépensé autant de sagacité que celle de la détermination de la durée normale de la grossesse. Comme il a été reconnu impossible de fixer, d'une façon précise, à quel moment la conception (c'est-à-dire la fécondation de l'ovule par le spermatozoïde) a lieu, on a coutume de considérer, comme point de départ de la gestation, la date de la dernière menstruation ou celle d'un coït fécondant unique. Il semble, au premier abord, que cette dernière devrait fournir des données plus exactes. Mais (1) en raison des différences du temps qui s'écoule entre le moment où le sperme est déposé dans les organes génitaux et le moment de la conception, ce n'est que dans des cas fort rares qu'il devient possible de déterminer quel a été le coït fécondant. Duncan a recueilli 46 observations dans lesquelles les rapports sexuels n'avaient eu lieu qu'à un jour déterminé, et a trouvé qu'en moyenne, la parturition s'était produite 275 jours après. Ahlfeld a déduit de l'analyse de 425 cas une moyenne de 271 jours (2).

Hecker la calcule d'après 108 observations et la fixe à 273,52 jours (3). Veit a publié 43 cas donnant une moyenne de 276,42 jours (4). Les 63 de Faye donnent 270-66 jours (5). Un certain nombre de ces observations sont certainement d'une authenticité douteuse, deux d'entre elles, dans lesquelles les couches auraient eu lieu 329 à 330 jours après le coït, doivent être mises au rang de fables. Même en admettant que le nombre de ces évaluations puisse compenser en partie certaines inexactitudes, la médiocre valeur de ces moyennes ressort de la notion des différences considérables qui existent entre les termes de la gestation suivant les cas envisagés individuellement. Ainsi, dans le tableau d'Ahlfeld, il existait entre la plus longue et la plus courte durée de la gestation (durée maximum et minimum) une différence de 99 jours ; de 63 dans celui d'Hecker ; de 36 dans celui de Veit. On observe les mêmes variations dans la durée de la portée des animaux domestiques, chez lesquels la fécondation suit un rapprochement sexuel unique. D'après les recherches, connues aujourd'hui, de Tessier, de Krahmer et de Spencer, la durée moyenne de la gestation chez les lapins est de 31 jours, les écarts de 8 ; chez les moutons la durée moyenne est de 151 jours et les écarts de 26 ; chez les vaches la gestation peut durer 283 jours, mais elles peuvent vêler du 183e au 356e jour ; enfin chez les juments, elle peut durer 347 jours en moyenne, mais ces animaux peuvent mettre bas du 287e au 419e jour (6).

Néanmoins, les tableaux d'Ahlfeld montrent que la date des couches ne varie que dans des limites peu étendues. Sur six cent cinquante-

(1) Duncan. *Fécondité, fertilité et stérilité*, 2e éd., p. 433-435.

(2) *Beobachtungen über die Dauer der Schwangerschaft.* « Monatsschr. f. Geburtsk. », Bd. XXXIV, p. 208. Les calculs d'Ahlfeld donnaient une moyenne de 269,91 jours, mais ils ont été corrigés par Loewenhardt qui a constaté que les tableaux de cet auteur fournissaient en réalité comme moyenne 270,94. *Voir* Loewenhardt. *Die Berechnung und Dauer der Schwangerschaft.* « Arch. f. Gynaek. », Bd. III, p. 458.

(3) Alhfeld, *loc. cit.*, p. 208.

(4) *Ib.*, p. 200.

(5) On peut trouver les autres tables dans la 2e édition des *Signes de la grossesse* (Montgomery), p. 493 et suiv.

(6) *Voir* Alfheld, *loc. cit.*, p. 216 ; — Saint-Cyr. *Traité d'obstétrique vétérinaire*, p. 107 et suiv.

trois femmes, dans la proportion de 27,56 p. 100, la délivrance eut lieu dans la trente-huitième semaine; de 27,56 p. 100 dans la trente-neuvième; de 26,19 p. 100 dans la quarantième; enfin de 10,01 p. 100 dans la quarante et unième semaine. En d'autres termes, dans plus de la moitié des cas elle se produisit de la trente-neuvième à la quarantième semaine, et dans les proportions de 80 p. 100 de la trente-huitième à la quarante et unième inclusivement. Dans les autres cas, 40 p. 100 environ, elle précéda la trente-huitième semaine, et probablement, dans ces circonstances, des causes accidentelles avaient favorisé l'accouchement prématuré. Quant à celles qui, dans la proportion de 6 p. 100, se seraient effectuées après la quarante et unième semaine, elles sont pour le plus grand nombre d'une authenticité discutable. Finalement la gestation qui se prolonge au delà de 285 jours est assurément d'une grande rareté (1).

PRONOSTIC DU JOUR DE L'ACCOUCHEMENT. — TERME DE LA GROSSESSE

Dans toutes les méthodes adoptées pour la détermination du jour de l'accouchement, on a coutume de rejeter, comme d'un calcul douteux, les cas exceptionnels dans lesquels la date de la parturition est très en deçà ou très au delà du terme moyen. On ne trouvera jamais un procédé capable de donner exactement l'indication du jour où commencera le travail. Quelle que soit la méthode employée, on admet que des erreurs de quatre à cinq jours sont absolument inévitables. On sait que les émotions, les fatigues, des indigestions, des violences mécaniques et autres causes semblables peuvent, vers la fin de la gestation, hâter le moment du travail. Néanmoins on s'est ingénié à restreindre le plus possible les limites dans lesquelles les erreurs peuvent se produire.

Dernière menstruation. — Nous avons déjà fait remarquer qu'il était, dans la plupart des cas, impossible d'utiliser la notion du jour de la conception (c'est-à-dire l'insémination). Aussi, a-t-on coutume, dans toutes les évaluations de la durée de la grossesse, de prendre comme moment du début, la date de la dernière menstruation. Comme en outre, c'est ordinairement dans les jours qui suivent immédiatement l'apparition des règles, que la conception a lieu, un certain nombre de médecins ont choisi la fin de la menstruation comme la

(1) Certains cas de grossesses prolongées s'expliquent par ce fait que la conception peut avoir lieu immédiatement avant l'époque menstruelle à partir de laquelle on calcule l'époque du terme Dans un cas où une femme avait accouché trois cent soixante-cinq jours après la dernière apparition des règles, elle avoua elle-même que, pendant les vingt-six jours qui les avaient suivies, elle avait pris des précautions pour ne point devenir enceinte.

date la plus convenable du début de la grossesse. Ahlfeld estime que, parmi les femmes mariées, 35,55 fois sur 100, la conception se produit le dernier jour des règles, tandis que 88,44 fois sur 100, elle a lieu dans les douze jours à partir du premier jour de l'apparition des menstrues (1).

Mais l'expérience démontre qu'il n'existe pas un seul jour, entre les périodes menstruelles, pendant lequel la conception ne soit possible. Les femmes juives, auxquelles la loi de Moïse défend les rapprochements sexuels durant les règles et les sept jours qui les suivent, jouissent d'une fécondité proverbiale. Lowenhardt a montré que, étant données deux femmes, dont la conception a lieu dans un coït unique, pratiqué à une date répondant au même nombre de jours après la dernière menstruation, il n'y a pas nécessairement correspondance dans le jour de l'accouchement chez toutes deux (2).

Comme on n'a qu'un médiocre avantage à déterminer le jour de l'accouchement d'après la connaissance du jour de la conception, il est passé dans l'usage de faire partir la grossesse plutôt du premier que du dernier jour des règles, par la raison que les femmes conservent mieux le souvenir de la date du premier jour.

Depuis Hippocrate, on a coutume de considérer la grossesse comme formée de dix mois lunaires (neuf mois solaires), ou de dix périodes menstruelles de vingt-huit jours chacune. Se guidant sur cette idée, Nægele (3) a proposé un moyen rapide de calculer *deux cent quatre-vingts* jours, à partir d'une date quelconque donnée. Ce moyen est généralement adopté.

Cette méthode consiste à compter *neuf* mois, ou, ce qui revient au même, à compter à rebours jusqu'à trois à partir de la date choisie comme point de départ du calcul, et à ajouter *sept* jours — (*six, dans les années bissextiles, après le mois de février*); Nægele fait partir son calcul du premier jour de la dernière période menstruelle. Son procédé est de même applicable lorsqu'on aime mieux faire partir le début de la grossesse du dernier jour des règles.

Pour sept mois de l'année, la méthode de cet auteur est absolument exacte. Mais, pour parfaire les deux cent quatre-vingts jours, il est nécessaire, lorsque le terme tombe en février, d'ajouter quatre jours ; en décembre et janvier cinq jours ; et six jours en avril et septembre. On trouve dans les carnets de visite des médecins des tableaux qui permettent de déterminer, d'un simple coup d'œil, à quelle date reportent les deux cent quatre-vingts jours.

Le cercle suivant de Schultze est fait d'après la méthode de Nægele.

(1) Ahlfeld, *loc. cit.*, p. 191.
(2) *Op. cit.*, p. 41 et suiv.
(3) Nægele. *Lehrbuch der Geb.*, achter Auflage, p. 122.

Les chiffres placés entre les rayons indiquent le nombre exact de jours qu'on doit ajouter à chaque mois correspondant au terme. Ceux qui sont entre parenthèses s'appliquent aux années bissextiles.

Malheureusement l'hypothèse que le travail commence à l'expiration de dix périodes menstruelles, de vingt-huit jours chacune, ne se trouve justifiée que dans un très petit nombre de cas; aussi a-t-on jugé nécessaire de faire quelques restrictions à cette règle que la durée normale de la grossesse est de dix périodes menstruelles. La variabilité de la supputation trouve son explication dans ce fait que, même chez les femmes les mieux réglées, la gestation ne comprend pas exacte-

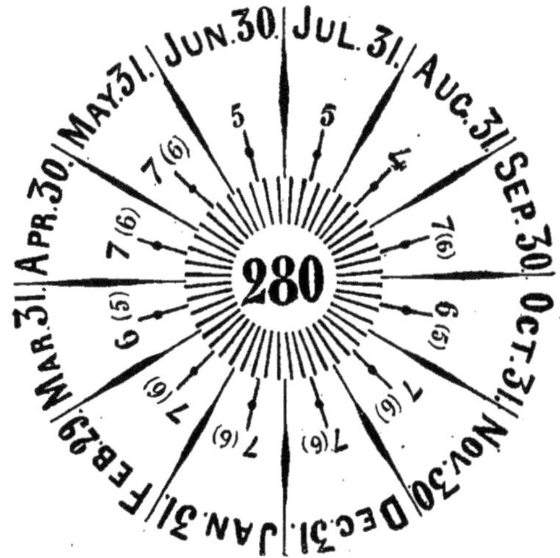

Fig. 70. — Diagramme pour l'évaluation du terme (Schultze).

ment dix périodes de vingt-huit jours chacune. Bien que l'ovulation soit suspendue pendant toute la durée de la grossesse, l'ovaire exerce encore, à chaque retour des périodes menstruelles, chez un certain nombre de femmes, une influence sur les organes de la génération. Parfois cette influence se traduit par une sensation de plénitude dans les organes pelviens, qui s'accompagne, dans certains cas, du réveil des appétits sexuels. Parfois aussi, on a constaté qu'elle créait une prédisposition à l'avortement, de sorte qu'il devient nécessaire, pour toutes les femmes sensibles et impressionnables, d'éviter tout dérangement, de cause mécanique ou réflexe, tant qu'elles restent soumises à de semblables influences. Lorsque l'œuf est arrivé à maturité, le retour de la dixième époque menstruelle favorise, dans une certaine mesure, l'accomplissement du travail. Lowenhardt (1) a

(1) *Die Berechnung und die Dauer der Schwangerschaft.* « Arch. f. Gynack. », Bd. III, p. 476.

déclaré qu'il lui avait été possible de calculer, chez vingt-deux femmes, la durée de la grossesse avec une approximation suffisante, en admettant que les dix périodes menstruelles représentent non pas deux cent quatre-vingts jours, mais dix fois le laps de temps qui existe entre la dernière époque menstruelle et celle qui la précède. Jamais, en procédant de cette manière, l'erreur commise n'a excédé cinq jours; degré d'approximation que ne peut donner la méthode de Nægele.

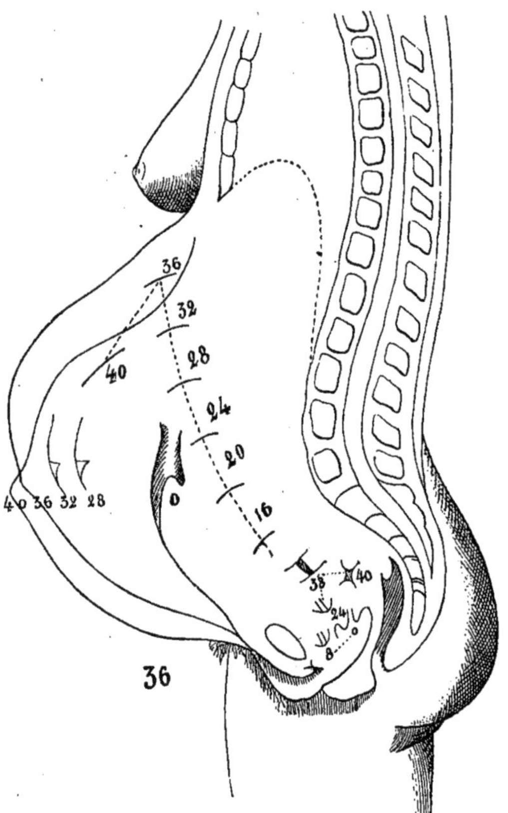

Fig. 71. — Diagramme de Schultze.

Date de la perception des premiers mouvements fœtaux. — Quand on ne peut être renseigné sur la date des dernières règles, on a coutume de déterminer l'époque du travail en ajoutant vingt-deux semaines à la date de l'apparition des premiers mouvements de l'enfant, qui est généralement considérée comme correspondant à la dix-huitième semaine. Mais, en raison des grands écarts qui existent, suivant les individus, dans l'apparition des mouvements, ce mode de supputation est essentiellement incertain.

Volume de l'utérus. — Comme le développement de l'utérus s'accomplit d'une manière régulièrement progressive, on s'est servi de l'appréciation de son volume pour déterminer l'âge de la grossesse. D'après une évaluation un peu grossière, employée fréquemment près du lit de la parturiente, au deuxième mois, l'utérus a le volume d'une orange; au troisième, celui d'une tête de fœtus; au quatrième, on peut le sentir au-dessus de la symphyse pubienne; au cinquième mois, le fond de l'organe se trouve à mi-chemin de la symphyse et de l'ombilic; au sixième, il atteint l'ombilic, qu'il dépasse de deux ou trois travers de doigt au septième mois; au huitième, il s'élève à distance égale de l'ombilic et de l'épigastre, qu'il atteint au neuvième; au dixième, il atteint l'épigastre. Enfin deux ou trois semaines avant l'accouchement, l'utérus s'abaisse en s'inclinant un peu en avant, de sorte que son bord supérieur se trouve à peu près à la hauteur qu'atteignait l'organe au huitième mois.

Dans les évaluations précédentes, la plupart des données sont déduites des relations qui existent entre le fond de l'utérus et l'ombilic. Mais, celui-ci n'a pas un siège invariable. Spiegelberg a prouvé que la distance du bord supérieur de la symphyse à l'ombilic pouvait présenter des différences individuelles de 19 centimètres (1). Il a de plus, obtenu, comme distance moyenne du fond de l'utérus à la symphyse pubienne pour les différents mois de la grossesse, les chiffres suivants (2) :

De la 22e à la 26e semaine	210	millimètres.
» 28e »	260	»
» 30e »	275	»
» 32e et 33e	290	»
» 34e	300	»
» 35e et 36e	310	»
» 37e et 38e	325	»
» 39e et 40e	330	»

Mais le volume de l'utérus est sujet à des variations considérables, en rapport avec le volume de l'enfant et la quantité de liquide amniotique.

(1) *Lehrbuch der Geb.*, Bd. II, p. 115.

(2) Ces mensurations excèdent de beaucoup celles données par Farre, p. 98. Le désaccord provient, en partie, des différences individuelles que l'on rencontre, et en partie de ce que ces mensurations étaient faites avec des mètres fabriqués en étoffe. Ainsi, Ahlfeld, se servant du cyrtomètre de Beaudelocque, trouva que la distance du fond de l'utérus à la symphyse n'était que de 26 centimètres à la quarantième semaine. Il constata également que la longueur de l'enfant égalait deux fois la distance que présente le fœtus, de la tête au siège, quand il occupe dans l'utérus son attitude fléchie habituelle. Il a proposé de déterminer l'âge de la grossesse en mesurant, *in utero*, l'axe fœtal, au moyen d'un cyrtomètre dont on fait reposer l'une des extrémités, introduite par le vagin, sur la tête, tandis que l'autre vient appuyer sur le point de la paroi

GROSSESSE

CHAPITRE VI

CONDUITE DU MÉDECIN PENDANT LA GROSSESSE

Hygiène de la grossesse. — Troubles de la grossesse. — Désordres de la circulation causés par la grossesse. — Anémie pernicieuse des femmes enceintes — Œdème par hydrémie. — Varices. — Nausées et vomissements. — Aigreurs. — Ptyalisme. — Prurit. — Névralgie faciale. — Céphalalgie. — Insomnie.

Nous avons vu, en étudiant les effets de la grossesse, qu'outre les modifications locales subies par les organes génitaux et les troubles causés par les compressions anormales, l'organisme devait s'adapter à une série de conditions tout à fait nouvelles et que les plus remarquables de celles-ci consistaient dans l'altération qualitative du sang, dans l'augmentation de sa quantité totale, l'accroissement de la somme de travail dévolue aux poumons et aux reins, enfin l'apparition de désordres, de nature réflexe, dans le système nerveux et l'appareil digestif. Les conditions physiologiques de la femme enceinte touchent de si près à celles qui, en toute autre circonstance, seraient considérées comme pathologiques, qu'elle se trouve dans la nécessité d'observer rigoureusement certaines règles d'hygiène, et que le médecin est souvent appelé à employer les ressources de son art pour maintenir des phénomènes trop intenses dans des limites compatibles avec la marche d'une grossesse normale.

Hygiène de la grossesse. — L'augmentation, durant la gravidité, de la quantité d'acide carbonique éliminé au niveau des poumons est nécessairement liée à une dépense plus forte d'oxygène. Par suite de cette suractivité respiratoire, il est capital pour la femme enceinte d'avoir à sa disposition une grande quantité d'air pur et frais. Aussi, le séjour à la campagne dispose-t-il mieux aux grossesses normales que celui des villes populeuses. On doit proscrire les appartements petits, fermés, chauds; éviter la réclusion et l'encombrement.

abdominale correspondant immédiatement au siège. Il tâchait de déterminer ainsi la longueur du fœtus à chaque semaine de la grossesse. Mais ses statistiques montrent, dans les mesures d'enfants arrivés à la même semaine, des variations telles qu'elles ôtent à la méthode toute valeur pratique. *Voir* Ahlfeld. *Bestimmung der Grosse und der Alters der Frucht vor der Geburt.* « Arch. f. Gynaek. », Bd. II, p. 353.

Dans le régime, doivent entrer tous les aliments nutritifs et de digestion facile. La tendance naturelle aux aigreurs, à la flatulence, aux nausées, ne peut qu'être augmentée par l'abus des aliments gras ou sucrés (abus des pâtisseries et des confitures). Je n'ai jamais observé ces désirs immodérés d'aliments bizarres, appelés *envies*, et je suis disposé à les rejeter, en grande partie, au rang des fables. Un bon appétit constitue la sauvegarde la plus sûre contre les accidents de la grossesse. Néanmoins, en raison de la suractivité dans les phénomènes d'assimilation, l'augmentation considérable du poids n'est pas incompatible avec un appétit très modéré. En revanche, un appétit immodéré, durant la grossesse, doit être considéré comme un phénomène anormal qui mérite d'être réprimé.

Les habits doivent être lâches et aisés. Jarretières et corsets étroits seront supprimés. Lorsque la saillie du ventre tient les vêtements écartés des membres inférieurs, les femmes, pour se garantir, feront usage de caleçons en flanelle remontant jusqu'à la ceinture.

On conseillera un exercice modéré qui ne doit jamais aller jusqu'à la fatigue. Les marches, les promenades en voiture dans un endroit où l'on peut respirer le grand air, constituent les meilleurs moyens pour conserver le sommeil, l'appétit et entretenir les facultés assimilatrices. En revanche, les exercices violents prédisposent à l'avortement. Il est établi que c'est au troisième et au septième mois que cette prédisposition est la plus marquée. Durant toute la grossesse, on redoublera de précautions au retour de chaque époque menstruelle. Les longs voyages en chemin de fer deviennent alors une source fréquente d'accidents. Les rapports sexuels, qui ne doivent pas néanmoins être interdits d'une manière absolue, n'auront lieu que plus rarement. Les excès de ce genre, chez les nouveaux mariés, sont une cause habituelle d'avortement.

Par des bains nombreux, on mettra le tégument dans les meilleures conditions possibles, car il peut, par sa propre action éliminatrice, venir au secours des reins en se chargeant d'une partie du travail qui leur est dévolu. L'exagération de la sécrétion vaginale rend essentiel pour les femmes de laver souvent leurs parties génitales externes. Les irrigations vaginales sont, pour plusieurs d'entre elles, une source de bien-être; mais on n'injectera jamais plus de cinq cents grammes d'eau; de plus, on la dirigera avec douceur, et avec tous les ménagements nécessaires pour permettre un reflux immédiat.

L'irritabilité anormale que l'on observe souvent chez les femmes enceintes réclame, de la part des personnes appelées à vivre en relations intimes avec elles, la plus grande somme de patience et de douceur. L'intolérance et les traitements rigoureux n'ont aucune prise sur leurs caprices. Ces derniers sont les effets d'un dérangement nerveux spécial, et on doit les considérer comme des désordres bien plus d'ordre physique que moral.

Pathologie de la grossesse. — Durant la période entière de la gestation, les femmes élevées au milieu de tous les raffinements de la civilisation sont le plus souvent sujettes à un grand nombre d'indispositions. Mais, en règle générale, on devrait établir que les tentatives faites dans le but de diminuer la série des accidents inhérents à la grossesse ne sont qu'une entreprise vaine, et il n'existe pas de méthode meilleure pour engendrer l'hystérie que de fixer l'attention des femmes sur des indispositions insignifiantes. La meilleure médication consistera, la plupart du temps, dans les amusements et les occupations capables de distraire les femmes de la préoccupation d'elles-mêmes. Mais lorsque ces accidents, dépassant les limites du malaise, constitueront une souffrance réelle ou créeront un véritable danger, on devra, suivant les circonstances, s'efforcer de les faire cesser ou de les atténuer.

Sang et circulation pendant la grossesse. — Les modifications les plus importantes des parties constitutives du sang consistent dans la diminution des globules rouges et de l'albumine. La diminution des premiers, véhicules de l'oxygène, ne peut se faire sans grand dommage pour l'économie. Lorsqu'ils ont subi une altération dans leur structure, les éléments cellulaires dont la vitalité est intimement liée à leur faculté d'emprunter au sang l'oxygène qui leur est nécessaire, souffrent dans leur nutrition, et, privés des éléments réparateurs, ils se désintègrent ou se remplissent de particules de graisse.

Les modifications histologiques et histochimiques du sang ont été l'objet d'études toutes modernes de la part des auteurs français. — Par la méthode de la numération des globules, Grancher a montré que le nombre des hématies, qui est de cinq à 6 millions par millimètre cube de sang chez la femme hors d'état de digestation, tombe, pendant la grossesse, à deux, trois, quatre millions. Le nombre des leucocythes, au contraire, qui est de trois à neuf mille dans le premier cas, arrive à quatre, cinq, dix mille dans le second. D'après cette découverte, Peter a dénommé l'état du sang des femmes enceintes : leucocythose physiologique.

En 1879, j'ai étudié, en collaboration avec mon maître et ami Quinquaud (1), les variations de l'hémoglobine basées sur la connaissance du pouvoir respiratoire du sang, par la méthode de Schutzemberger, modifiée par Quinquaud. Nous avons pu contrôler les résultats déjà obtenus par Nasse et Miskemann, et constater la perte plus ou moins considérable du pouvoir oxydant des globules pendant la grossesse. Cette notion, déjà plus précise, puisqu'elle indique mieux que ne le fait la numération, la valeur physiologique, qualitative, du sang, mise en regard de sa valeur quantitative, nous

(1) *Voir* Quinquaud, *Chimie pathologique.*

a donné des résultats variables suivant les individus et suivant l'époque de la grossesse. Voici quelques moyennes :

Chez la femme non gravide la quantité d'hémoglobine est de 120 grammes pour 1 000 grammes de sang. Le pouvoir respiratoire est de 230 centimètres cubes pour 1 000. Quant aux matériaux solides du sérum, ils sont de 90 grammes pour 1 000.

1° Chez certaines femmes enceintes, robustes et bien portantes, le chiffre de l'hémoglobine est, à la période initiale de la gestation, de 108 grammes; celui du pouvoir oxydant des globules 207 centimètres cubes. Au neuvième mois : hémoglobine 103; pouv. oxydant 98. Ces chiffres sont rapportés à 1 000 grammes de sang.

2° Chez les femmes les plus débiles, dès le premier mois, l'hémoglobine est à 93 grammes; le pouvoir oxydant à 180 centimètres cubes. A la fin de la grossesse : hémoglobine 65gr,5, pouvoir oxydant 123 centimètres cubes.

Le chiffre des matériaux solides du sérum s'abaisse proportionnellement.

Nous avons rencontré tous les degrés intermédiaires. D'où cette loi : *Il existe toujours une destruction, tantôt forte, tantôt faible, de la subsubstance oxygénifère du sang pendant la grossesse.* Il n'y a pas de loi pour la proportion de la perte progressive. Du commencement de la gestation au terme, une femme peut s'anémier très peu, tandis que d'autres peuvent résister très longtemps, puis subir des perturbations rapides; d'autres, enfin, peuvent s'anémier progressivement du premier jour au dernier. Tout dépend des maladies intercurrentes et des conditions morbides antérieures, héréditaires ou acquises, que la gestation peut venir réveiller. En principe, dans les meilleures conditions sanitaires et constitutionnelles les modifications du sang doivent être insignifiantes. Dans les organisations défectueuses ou délabrées, au contraire, elles peuvent aller jusqu'à l'anémie grave, l'anémie dite pernicieuse. D.

Ces modifications s'accompagnent nécessairement d'une perte de poids, d'une sorte de prostration musculaire, de l'affaiblissement de l'activité fonctionnelle des organes glandulaires, enfin de l'exagération de l'irritabilité nerveuse. Elles amènent, comme conséquences, la perte de l'appétit, les difficultés de la digestion, l'apparition de douleurs névralgiques. Les exercices musculaires les plus modérés exigent de véritables efforts et s'accompagnent de lassitude; le vertige, la perte de la mémoire, et, dans quelques cas, l'hystérie, la chorée, la folie, peuvent succéder à des désordres survenus dans les centres nerveux. Des syncopes, des palpitations, des phénomènes d'oppression précordiale, sont liés à l'affaiblissement de l'action du cœur; la tension artérielle est abaissée et il en résulte de l'hypérémie veineuse; finalement le ralentissement du cours du sang, dépourvu de son albumine, au lieu de favoriser le courant endosmotique, détermine la transsudation du sérum à travers les parois vasculaires, et donne lieu à des œdèmes et à des hydropisies.

Gusserow (1) (1871) a fait remarquer que l'anémie de la grossesse peut devenir assez profonde pour amener une terminaison fatale.

Le traitement de l'*anémie* est essentiellement prophylactique. La lumière, l'air, un exercice modéré, la bonne nourriture, la régularité des fonctions digestives, une société joyeuse et le débarras momentané des affaires du ménage ou des soucis de famille, resteront toujours les moyens les plus efficaces contre son développement. Bien que d'un médiocre secours pour réparer les pertes dont nous venons de parler, le fer est le moyen le plus puissant pour enrayer les progrès de la maladie. Le fer réduit par l'hydrogène, à la dose de 20 centigrammes, seul ou combiné avec 1 milligramme d'arsenic, m'a rendu, dans le traitement de ces accidents, les services les plus signalés. Mais si l'on veut retirer tout l'avantage de son action bienfaisante, on doit continuer de l'administrer sans interruption pendant plusieurs semaines. Les préparations martiales liquides, bonnes dans d'autres circonstances, ne m'ont paru que rarement tolérées, assez longtemps, par les femmes enceintes. Dans les cas d'atonie stomacale, lorsque l'estomac ne peut tolérer ni la viande de bœuf, ni celle de mouton, on doit administrer en petite quantité, mais à des intervalles rapprochés, des aliments de nature albuminoïde et d'assimilation aisée, du lait, des œufs à la coque, de la viande hachée crue ou peu cuite. Si le marasme est profond et le rectum tolérant, on peut alléger l'estomac d'une partie de son travail en ayant recours aux lavements nutritifs préparés suivant les règles de Leube, moyen passé aujourd'hui dans l'usage. Dans des cas d'anémie pernicieuse, Gusserow a tenté la transfusion, mais sans aucun succès. Aussi conseille-t-il de recourir au travail prématuré. J'ai, chez une malade de ma clientèle hospitalière, après consultation avec mes collègues, et avant que mon attention n'eût été encore éveillée par les tentatives de Gusserow, essayé cette dernière méthode. La malade marchait lentement, mais d'une manière évidente vers la santé, jusqu'au moment où, profitant de l'absence momentanée de la garde-malade, elle sortit du lit et fit un repas copieux de bœuf salé et de choux. Elle fut prise de vomissements, tomba dans le collapsus et mourut en quelques heures. Bien que ne frappant pas exclusivement les multipares, cette forme de l'anémie atteint surtout les femmes qui, en peu de temps, ont eu plusieurs enfants.

Un des effets assez communs de l'hydrémie consiste dans l'œdème des membres inférieurs, apparaissant d'abord au niveau des malléoles, puis remontant jusqu'aux grandes lèvres, au vagin et à la partie inférieure de l'utérus. Lorsque cet œdème ne se complique d'aucun accident du côté des reins, il est rarement dangereux, bien qu'il soit fré-

(1) Gusserow. *Ueber nochgradigste Anœmie.* Schawangerer. « Arch. f. Gynaek. », Bd. II, p. 218,

quemment l'origine d'un grand malaise. Dans quelques cas d'œdème vulvaire, les grandes lèvres peuvent atteindre le volume d'une tête d'adulte et, par suite de l'infiltration séreuse, devenir presque transparentes. Si la distension est excessive, des accidents de gangrène deviennent imminents et obligent à recourir à la ponction. Dans les hôpitaux, on ne devra la pratiquer qu'en s'entourant de toutes les précautions antiseptiques. Dans une douzaine de cas que j'ai traités de cette manière, j'ai vu se produire l'avortement deux ou trois jours après l'opération ; c'est là une coïncidence assez fréquente pour décider à ne recourir à la ponction qu'avec la plus grande réserve.

L'œdème des extrémités inférieures ne disparaît presque jamais entièrement avant la fin de la grossesse, bien que son degré puisse être moindre dans les derniers mois, à l'époque où le fond de l'utérus tombe un peu en avant. Lorsque l'infiltration est insignifiante, limitée aux malléoles, obligeant seulement la femme à ne se servir que de vieilles chaussures ou des savates de son mari, on doit s'abstenir de tout traitement. Mais si la peau des membres est distendue et douloureuse, on recouvrira ceux-ci de nappes chaudes, on essaiera de provoquer la diaphorèse, on donnera des toniques et la malade gardera la position couchée, ou bien on lui fera tenir les jambes élevées *à l'américaine*. L'usage des catarthiques, qui sont une nouvelle cause d'appauvrissement du sang, ne peut qu'aggraver la situation de la malade.

Varices. — Les varices sont plus fréquentes chez les multipares que chez les primipares. Mais, tant que les gros vaisseaux veineux ne sont pas intéressés, elles n'offrent aucune importance. La veine saphène est toujours la première atteinte, puis les branches qu'on rencontre sur la face interne des jambes et des cuisses, principalement au-dessus des genoux (1) ; les veines de la vulve le sont moins souvent. Enfin, le développement des veines hémorrhoïdales se produit dans la majorité des cas.

Le traitement des varices se résume à l'emploi des moyens propres à prévenir leur développement, et à empêcher leur rupture. La première indication est pleinement remplie par la régularisation des fonctions digestives et l'usage de bas élastiques. On a recommandé les injections sous-cutanées d'une solution contenant 5 ou 10 centigrammes d'ergotine, qui, assure-t-on, ne provoquent pas des contractions utérines. Comme le danger de ces ruptures n'est pas seulement imaginaire [Spiegelberg (2) a signalé deux cas de mort qui reconnaissent une pareille origine], les malades devront être pourvues d'une compresse et d'un bandage, qu'on leur apprendra

(1) Spiegelberg. *Loc. cit.*, p. 250.

(2) *Loc. cit.*, p. 250. Pour la discussion complète de la question, voir la thèse d'Agrég. du Budin : *Des varices chez la femme enceinte.*

à appliquer elles-mêmes, pour parer aux cas de nécessité urgente, qui exigent qu'on intervienne, avant qu'on ait eu le temps de recourir à un médecin.

Nausées et vomissements. — Il n'est qu'un bien petit nombre des agents thérapeutiques connus qu'on n'ait pas employés dans le traitement des nausées et des vomissements de la grossesse. On est même allé, pendant un certain temps, jusqu'à accorder à certains d'entre eux des vertus spécifiques ; mais les sages leçons de l'expérience ont servi heureusement à dissiper toutes ces espérances trompeuses ; car on a constaté que les plus efficaces demeuraient souvent incertains, ou ne procuraient de soulagement qu'à un nombre restreint de malades. Aussi, c'est ordinairement une pratique sage que de n'instituer aucun traitement contre les accidents légers de cette nature, les vomissements du matin, par exemple, et même les nausées continuelles, tout le temps, du moins, que l'alimentation et la nutrition générale des malades ne sont pas intéressées. Dans ces cas, Seyffert recommande de permettre à la femme d'aller dans la famille de sa mère, trouvant un immense avantage dans le changement du milieu, et ce conseil peut dans la pratique rendre de véritables services. Mais lorsque les symptômes alarmants se prolongent au delà de trois mois et que, d'une manière manifeste, ils paraissent tendre à affaiblir les forces vitales, on doit recourir à tous les moyens, dans l'espoir qu'un de ceux qui sont encore en vogue pourra servir à prévenir une issue fatale.

Dès le début de la méthode de traitement dirigée contre les vomissements de la grossesse, quelle qu'elle soit, il est essentiel que le médecin promette à sa cliente que la médication ne peut manquer d'être couronnée de succès. On doit avoir soin de bien régulariser les fonctions intestinales, la constipation ne faisant qu'aggraver les désordres gastriques. Si, durant les premiers mois, on constate un état de rétroversion ou de rétroflexion de l'utérus, on replace l'organe dans sa situation normale, en faisant mettre la malade à quatre pattes, et on prévient un nouveau déplacement par l'usage d'un pessaire. On pratiquera, à l'aide du spéculum, l'examen du col, et, si sa surface paraît exulcérée, on la cautérisera, tous les deux ou trois jours, avec une solution de nitrate d'argent au dixième. Dans un grand nombre de cas, l'application, au creux de l'estomac, de courants faradiques amène un apaisement des symptômes ; dans d'autres, l'application de sachets remplis de glace, au niveau de la région cervicale, procure aux malades un grand soulagement. Pinard a essayé avec succès les inhalations d'oxygène. Quelquefois les boissons glacées exercent une action bienfaisante. Le docteur Fordyce Barker recommande les eaux gazeuses contenant quatre grammes de bromure de potassium par syphon. Le champagne sec ne sert qu'à une classe relativement restreinte, mais je l'ai vu, le plus souvent, mal toléré par les estomacs affaiblis. De tous les agents médicamenteux, le sous-nitrate de bismuth et l'oxalate de cérium sont les plus employés. J'ordonne ordinairement 60 centigrammes du premier, combinés avec 30 ou 60 centigrammes du second, qu'on doit prendre dix minutes avant de manger. Mon médicament de choix, dans les cas de catarrhe gastrique, est la teinture de noix vomique, donnée à la dose de dix gouttes avant chaque repas. La solution de Fowler, prise par gouttes au moment de manger, jouirait d'une salutaire influence en diminuant l'irritabilité de l'estomac. L'administration, par la bouche ou par la voie hypodermique, de 5 milligrammes de morphine, fera souvent mieux tolérer la nourriture, par l'estomac; mais, elle expose au morphinisme. Simmons, de Yokohama, recommande des lavements, matin et soir, avec 2 grammes de chloral, pratique à laquelle Richardson conseille de recourir plus souvent (1). Après les repas, la digestion peut être facilitée à l'aide de 60 centigrammes de pepsine, administrée seule ou associée à une dilution d'acide muriatique ou de phosphate acide de Horsford (2).

Lorsque les vomissements sont absolument incoercibles, événement exceptionnel toutes les fois que le médecin a pu obtenir l'entière soumission de sa cliente, et que la mort par inanition est imminente, il ne reste plus, comme ressource dernière, que de recourir à l'avortement ou à l'accouchement prématuré. Mais avant de recourir à ces moyens extrêmes, on doit se souvenir que les vomissements s'arrêtent ordinairement d'eux-mêmes à la fin du troisième mois ou à la fin du sixième, lorsqu'ils ont persisté plus longtemps. En outre, chaque fois que la chose sera possible, on ne devra songer à recourir aux moyens destinés à évacuer l'utérus, qu'alors que l'enfant sera devenu viable. Enfin, dans les cas où il sera nécessaire de conserver la force de la malade pour assurer l'existence de l'enfant, ou pour attendre la cessation naturelle des accidents, l'alimentation par le rectum sera d'un grand secours (3). On peut également, dans ce but, conseiller le

(1) Richardson. *Hydrate de chloral dans la pratique obstétricale.*

(2) Le Dr Copeman recommande la dilatation de l'orifice externe et du canal cervical à l'aide de l'index. On doit enfoncer le doigt jusqu'à la première articulation, mais sans jamais franchir l'orifice interne. D'après Copeman, ce procédé, qui porte son nom, serait toujours infaillible. La dilatation digitale du col a été également adoptée, avec enthousiasme, par le Dr Marion Sims, « Arch. de Méd. », vol. III.

(3) Le Dr Busey, dans un article publié dans le « Am. Journ. of the med. sc. », 1879, p. 112-117, recommande le repos de l'estomac, les lavements nutritifs, et l'administration, par le rectum, du bromure de potassium.

lait, les œufs, le sang défibriné (1), bien que je n'aie rien trouvé d'aussi efficace que la préparation de viande de bœuf et de pancréas, suivant la méthode de Leube (2). Le docteur Henry F. Campbell rapporte l'observation d'une de ses clientes qui fut, durant cinquante-deux jours, exclusivement nourrie par l'alimentation rectale (3); mais les cas de ce genre sont exceptionnels, si j'en juge par ma propre expérience, car, d'ordinaire, la présence des matières injectées par le rectum rend cet organe intolérant. Comme la pratique de l'avortement et de l'accouchement prématuré expose toujours à la critique celui qui s'y livre, et, qu'en outre, elle met en péril les jours de la malade, il est sage de faire partager à un collègue expérimenté la responsabilité d'une pareille opération.

Aigreurs. — Les aigreurs ne deviennent très incommodes que durant les derniers mois de la grossesse. On ne peut que rarement les guérir avant la délivrance, mais il est possible de les amender en partie, par l'usage du carbonate de magnésie ou l'ingestion des *sels aromatiques d'ammoniaque* pris à la dose d'une demi-cuillerée à thé.

Ptyalysme. — On a observé parfois une sécrétion abondante de salive, qui se continuait pendant la moitié ou les trois quarts de la journée. On a souvent recommandé contre cette affection l'atropine à petites doses, la pilocarpine à la dose de 5 milligrammes, et l'extrait aqueux du *Viburnum prunifolium.*

Prurit. — Sans amener de lésions visibles de la peau, le prurit provoque quelquefois chez les femmes enceintes des souffrances intolérables. On obtient un soulagement momentané en faisant prendre aux malades un *bain sodique* prolongé, et en enduisant ensuite de vaseline tout le tégument cutané. Très fréquemment, les démangeaisons se localisent au niveau des parois abdominales distendues. Dans ces cas, l'application *loco dolenti* de compresses imbibées de liniments camphrés additionnés de chloroforme (lin. sav. comp., 90 grammes; chlorof., 32 grammes), ou d'une solution d'acide phénique (1/100e), calme pendant quelque temps les démangeaisons. S'il existe du prurit vulvaire, outre les applications externes, on devra très soigneusement laver le vagin avec des solutions de borax ou d'acide phénique. On peut, deux

(1) Le Dr A. H. Smith conseille, pour prévenir toute décomposition, l'addition de 10 centigrammes de chloral pour chaque fluidance de sang.

(2) La formule de Leube se compose de 300 grammes de viande de bœuf finement coupée, auxquels on ajoute un tiers de leur poids de pancréas écrasé (pancréas de cochon ou de bœuf). On triture le mélange, mis dans un mortier, avec 150 grammes d'eau tiède, jusqu'à ce qu'il soit réduit à une purée épaisse. (*Clin. méd.* de Forster, p. 24). On ne doit jamais donner, en une fois, plus de 200 grammes; et jamais plus souvent que toutes les quatre heures.

(3) H. F. Campbell. *Alimentation rectale pendant la grossesse*, « Compte rendu de l'Am. Gyn. Soc. », vol. III, p. 273.

fois par jour, en injecter avec douceur dans le vagin une demi-pinte, sans courir le moindre risque de provoquer le travail. Si les démangeaisons sont les conséquences de l'écoulement d'une matière due à une ulcération du col, les cautérisations à l'aide du nitrate d'argent, ou l'introduction, chaque soir, d'un tampon de coton trempé dans un mélange de tannin et de glycérine (acide tannique, 4 grammes; glycér., 32 grammes) peuvent procurer quelque soulagement aux malades.

Névralgie faciale. — La névralgie de la cinquième paire est une affection commune chez les femmes enceintes. Elle est souvent calmée par les applications externes d'atropine, de chloroforme ou de liniment camphré. Si ces remèdes ou d'autres de même espèce restent sans effet, on doit immédiatement recourir aux injections hypodermiques de morphine. Comme les effets de la morphine ne sont que momentanés, on peut prévenir le retour des souffrances en faisamt prendre à la malade de l'extrait liquide de *Gelsemium*, à la dose de trois à cinq gouttes toutes les quatre heures et en suspendant son administration, dès que le plus léger degré de ptosis se produit. Le croton-chloral, à la dose de 15 à 30 centigrammes par heure, a été également employé avec succès. Bartholow conseille de ne pas dépasser 1 gramme, et Lindner (*Arch. f. Gynaek.*, Bd. XVI, p. 312) recommande de le faire prendre à la dose de 60 centigrammes en une fois, au moment de se coucher.

Céphalalgie. — On doit, pour le traitement des maux de tête, s'attaquer à la cause qui les engendre, combattre la constipation ou donner du fer lorsque la céphalalgie est d'origine anémique. Je n'ai jamais hésité, quand elle m'a paru sous la dépendance de la malaria, à donner la quinine à doses massives, et jamais il ne m'est arrivé de constater qu'elle exerçait une action abortive. Dans les cas où la névralgie est purement de source réflexe, il faut employer la poudre de guarana, les stimulants diffusibles et toute la série des sédatifs du système nerveux. Malheureusement, il n'existe aucune règle fixe qui, en présence de certains cas de céphalalgie, puisse indiquer d'une manière précise le médicament qu'il convient d'employer.

Insomnie. — L'insomnie absolue, les troubles du sommeil, peuvent, vers la fin de la grossesse, mettre les femmes dans des conditions défavorables, pour supporter les fatigues de l'accouchement. On accordera la plus grande confiance, comme moyen de traitement, à l'usage modéré du bromure de potassium, au chloral, au camphre, à l'hyoscyamine et à la codéine. On devra rejeter les préparations opiacées ordinaires, à cause de la facilité avec laquelle on s'habitue à l'opium. Même lorsque l'on n'emploie que les hypnotiques les plus irréprochables, on doit se garder de leur administration prolongée. Mais leur emploi s'impose lorsqu'on en use à propos et avec les précautions convenables, dans le but de faire cesser un état pathologique réel.

ACCOUCHEMENT

CHAPITRE VII

PHYSIOLOGIE ET PHÉNOMÈNES CLINIQUES DU TRAVAIL

Causes du travail. — Contraction utérine. — Influence des contractions sur les parois utérines. — Contraction des ligaments utéro-pelviens.—Action des muscles abdominaux.—Action du vagin — Douleurs du travail. — Influence générale des douleurs du travail sur l'organisme. — Symptômes précuseurs du travail. — Première, deuxième et troisième périodes du travail. - Durée. — Action des forces expulsives.

On englobe sous le nom de *travail* l'ensemble des phénomènes physiologiques et mécaniques à l'aide desquels l'œuf est expulsé des organes maternels de la génération. Comme ce terme implique l'idée d'une activité propre, on en restreint l'application à l'ensemble des efforts qu'exige la parturition chez les animaux vivipares. La durée de la gestation présente de très grandes variations, si on l'envisage dans les différentes classes du règne animal. Le travail s'accomplissant dans des conditions normales, coïncide généralement avec la *maturité* du fœtus. Dans l'espèce humaine, la maturation de l'œuf s'opère, très approximativement, dans l'intervalle de dix périodes menstruelles.

CAUSES DU TRAVAIL

Les théories que l'on a imaginées sur les causes directes du travail sont jusqu'ici restées stériles. Les détails qui suivent représentent la somme des connaissances que nous possédons sur les conditions qui, durant la grossesse, paraissent agir dans le but de préparer les efforts expulsifs.

1° Pendant les trois premiers mois, le développement de l'utérus est plus rapide que celui de l'œuf, qui reste absolument mobile dans la cavité utérine, excepté au niveau de son insertion placentaire. Au quatrième mois, la caduque réfléchie adhère assez intimement au chorion pour qu'on ne puisse les séparer qu'à l'aide d'un léger effort, et l'amnios se trouve lui-même adossé au chorion. Après le quatrième mois, le chorion et l'amnios sont soudés l'un à l'autre, bien qu'on puisse, même à la fin de la gestation, les séparer en usant de quelque précaution. Après le cinquième mois, se produit la soudure de la caduque vraie et de la caduque réfléchie. Dans la seconde moitié de la grossesse, le développement rapide de l'œuf amène une expansion correspondante de la matrice et les parois utérines s'amincissent au point que, vers la fin de la gestation, leur épaisseur n'excède pas 4 ou 6 millimètres. Mais, le développement de la surface utérine n'est pas une simple conséquence de la distension subie par l'organe; cela ressort de ce que, vers la fin de la grossesse, l'utérus pèse vingt fois son poids normal; et de ce que, dans les grossesses extra-utérines, la matrice, malgré l'absence d'œuf dans sa cavité, augmente de volume dans de certaines limites. L'accroissement du poids de l'utérus est dû à l'augmentation en nombre, en largeur et en épaisseur des fibres-cellules musculaires, à un développement vasculaire considérable et à une formation abondante d'éléments connectifs. Jusqu'à la moitié du septième mois, on a observé la formation de nouvelles fibres-cellules sur la surface interne de l'utérus. Selon Ranvier, les fibres musculaires lisses se transforment en fibres musculaires striées à mesure que l'on approche du terme de la grossesse (1).

On n'a pas encore démontré, d'une manière précise, par quel mécanisme s'accomplissait la distension de l'utérus. *A priori*, deux hypothèses seulement paraissent admissibles : ou bien les éléments anatomiques constitutifs sont distendus à la manière de faisceaux élastiques; ou bien il se produit une disposition nouvelle des éléments musculaires en vertu de laquelle les fibres-cellules, au lieu de rester, comme cela à lieu au début de la grossesse, parallèles les unes aux autres, se dissocient par glissement et se déplacent peu à peu, avec les progrès de la gestation, de façon à ne plus s'accoler que par leurs extrémités. Probablement, bien que le fait ne soit pas démontré, la minceur des parois que l'on observe vers la fin de la grossesse, est due à ce double mécanisme. Ces prémisses étant posées, il devient possible de discuter si l'une des causes du travail ne résiderait pas dans l'irritabilité de l'utérus, réagissant, à la manière d'un organe creux, contre la distension excessive que subissent les fibres dans la dernière période de la gestation. En faveur de cette opinion, militent les prédispositions au travail prématuré que créent l'hydramnios et les grossesses multiples, états qui s'accompagnent d'une distension excessive bien antérieure à l'époque du complet développement du fœtus.

2° Il existe, dès le commencement de la grossesse, une exagération de l'irritabilité de l'utérus. A vrai dire, la facilité avec laquelle, en palpant l'organe à travers les parois abdominales, on provoque les contractions, a été mise en avant par Braxton Hicks comme un des signes caractéristiques de la grossesse. Cette irritabilité s'accuse surtout au retour des époques menstruelles, et prend une physionomie des plus

(1) *Voir* Tarnier et Chantreuil. *Traité de l'art des accouchements*, p. 203.

caractéristiques, durant les derniers mois : moment où les contractions spontanées indolores sont des phénomènes ordinaires dans la grossesse la plus normale.

3° Les recherches de Friedländer, de Kundrat, d'Engelmann et de Léopold ont démontré que la caduque vraie était décomposable : 1° en une couche externe, dense, membraneuse, formée de cellules volumineuses semblables à celles des épithéliums pavimenteux, dérivées de cellules cylindriques transformées, et 2° en un réseau sous-jacent, probablement constitué aux dépens des parois des éléments glandulaires de la caduque hypertrophiée. C'est au niveau de cette seconde couche que se fait la séparation de la caduque. Les culs-de-sac glandulaires

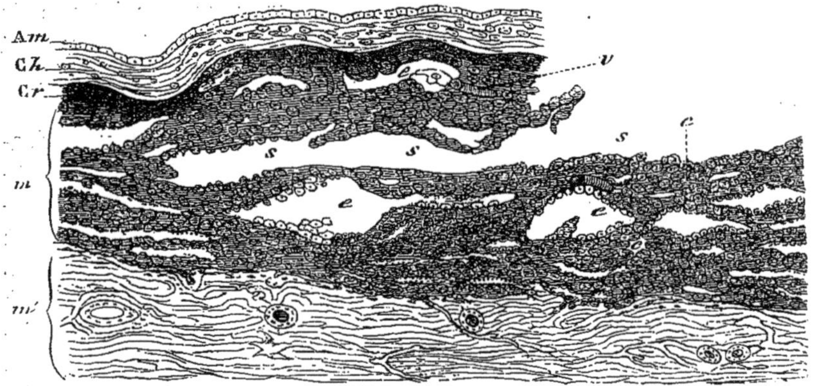

Fig. 72. — Coupe de l'utérus et des membranes au huitième mois de la gestation (d'après Léopold). — *Am*. Amnios. — *Ch*. Chorion. — *Cr*. Caduque réfléchie. — *m*. Caduque utérine. — *m'*. Tunique musculaire. — *v*. Vaisseaux. — *s*. Ligne de séparation de l'utérus et des membranes. De part et d'autre de cette ligne on voit les restes des glandes représentés par les espaces *e*, *e*, *e*, plus grands et plus nombreux du côté resté adhérent à l'utérus.

persistent, même après l'expulsion de l'œuf. Un certain nombre d'observateurs ont constaté, vers la fin de la grossesse, la dégénérescence graisseuse des cellules de la caduque, mais Léopold, Dohrn et Langhans ont démontré que ce n'était point un fait constant (1). Le volume des trabécules qui limitent les aréoles du réseau dont nous venons de parler, diminue avec les progrès de la grossesse. Ainsi, de 50 μ qu'elle est au quatrième mois, leur épaisseur tombe à 9 μ durant les autres mois, modification matérielle qui facilite la déhiscence de la caduque (2).

4° A partir du cinquième mois, apparaissent dans la sérotine, principalement au voisinage des vaisseaux à minces parois, des cellules

(1) Léopold. *Studien über die Schleimhaut*, etc., « Arch. f. Gynaek. », Bd. XI, p. 49.

(2) Engelmann. *Muqueuse de l'utérus*, p. 45.

d'un volume considérable. Les plus volumineuses d'entre elles, appelées cellules géantes, peuvent contenir jusqu'à quatre noyaux. Quoique d'origine physiologique, elles ressemblent pour la plupart aux cellules cancéreuses spécifiques des anciens auteurs. Elles offrent un intérêt obstétrical en raison de ce fait observé par Friedländer et confirmé par Léopold, qu'elles pénètrent dans les sinus utérins à partir du huitième mois, déterminent la coagulation du sang et la formation d'un tissu connectif jeune, qui oblitère par thrombose une partie des sinus veineux dès avant le travail. L'obstruction de ces vaisseaux tend à accroître la pression du sang veineux dans les espaces intervilleux du placenta.

5° Il est bon de rappeler ici que les nerfs de l'utérus dérivent en grande partie du système du grand sympathique. Le volumineux ganglion cervical qui, durant la grossesse, mesure environ 50 millimètres en longueur sur 37 millimètres d'épaisseur, reçoit néanmoins des rameaux émanés des second, troisième et quatrième nerfs sacrés. Les physiologistes n'ont pas encore entrepris la recherche de toutes les voies de propagation des excitations motrices qui aboutissent à l'utérus durant la grossesse. Une de mes malades de l'hôpital, atteinte de paralysie des membres inférieurs, de rétention d'urine et de paralysie du sphincter anal, accoucha parfaitement, bien que sans douleur. La cause de cette paralysie était obscure, et la malade recouvra d'ailleurs une santé parfaite. Jacquemier cite un cas analogue (1), dans lequel la paralysie était la conséquence d'une compression partielle de la moelle épinière, au niveau de la première vertèbre dorsale. D'autre part, Schlesinger (2) a montré que le sympathique ne constituait pas le seul nerf moteur de l'utérus, car, même après la section minutieuse de toutes les branches du plexus aortique, les mouvements réflexes de l'utérus succédaient à l'excitation de cet organe.

On a démontré qu'il existait au niveau de la moelle allongée un centre moteur de la matrice. L'activité de ce centre est mise en jeu dans les états anémiques ou lorsqu'il existe de l'acide carbonique en excès dans le sang qu'il reçoit. Les émotions morales profondes peuvent éveiller ou suspendre la contractilité de l'utérus.

On peut provoquer les contractions réflexes utérines par l'excitation des extrémités centrales des nerfs spinaux. Ce phénomène sert à expliquer la relation que, depuis si longtemps, on a reconnue exister entre les mamelles et les organes de la génération. Lorsqu'on sectionne la moelle au-dessous du bulbe, la production de ce phénomène devient impossible.

Mais les excitations directes de l'utérus amènent des contractions

(1) *Loc. cit.*, p. 492 et seq.

(2) Ober und Schlesinger. *Stricker's Wiener med. Jahrbuch*, 1872.

indépendantes de l'action de la moelle allongée; dans ce cas la moelle agit à la façon d'un centre réflexe. Lorsque le sang des artères est chargé d'acide carbonique, il agit à la manière d'un stimulant physiologique du travail (1). Par suite de la destruction des connexions organiques de la caduque avec l'utérus, l'œuf agit comme un corps étranger, et, détail bien connu, détermine immédiatement les contractions de l'organe. Enfin (2), Kehrer a montré que la section d'une corne de l'utérus, pratiquée pendant le travail, était suivie de la persistance des contractions rythmiques des fibres musculaires et que celles-ci se continuaient durant une demi-heure à une heure après la section; à condition toutefois que les tissus fussent tenus à un degré d'humidité et de température convenable.

Nous offrons la théorie suivante des causes du travail, non point que nous la jugions complète, mais simplement comme un moyen de grouper entre eux et suivant leur ordre d'importance l'ensemble des faits précédents. La marche de la grossesse est marquée par une augmentation de l'irritabilité de l'utérus, irritabilité qui s'accuse encore davantage, au retour de chaque époque menstruelle. En même temps que se rapproche l'époque du terme, l'amincissement des cloisons, qui séparent les éléments glandulaires, prépare la déhiscence plus facile de la couche dense interne de la caduque. La sensibilité réactionnelle rapide de l'utérus aux excitations réflexes parties des extrémités périphériques des nerfs spinaux, aux irritations locales directes et à la présence dans les vaisseaux utérins d'un sang chargé d'acide carbonique, explique la grande fréquence des contractions indolores qui apparaissent plusieurs jours et, dans certains cas, plusieurs semaines avant l'époque du travail.

A ces causes d'excitations de la contractilité utérine, il faut sans doute ajouter la réaction que doivent provoquer la distension de cet organe, due au développement de l'œuf, et les troubles circulatoires produits quelquefois dans les centres nerveux, par les vives émotions morales.

De même que l'on concevrait difficilement l'apparition de contractions utérines fréquemment répétées, en dehors de toute séparation de la caduque, c'est-à-dire lorsque la caduque vraie et la caduque réfléchie sont déjà intimement fusionnées; de même on comprend que la séparation physiologique de la caduque, lorsqu'elle existe sur une étendue suffisante, doive nécessairement, en faisant de l'œuf un véritable corps étranger, créer une cause puissante d'apparition du

(1) Voir Schlesinger. *Stricker's Wiener med. Jahrbuch*, 1873.

(2) Kerher. *Beiträge zur vergleichende und experimentellen Geburtskunde*, 2tes Heft., p. 48.

travail. C'est de la même façon que par la séparation artificielle des membranes, on réussit à provoquer le travail prématuré.

De la sorte, au moment où le développement du fœtus se trouve terminé, tout est préparé pour son expulsion. Lorsque d'autres causes ne viennent pas auparavant agir comme forces déterminantes, l'exagération de l'irritabilité utérine, au retour de chaque époque menstruelle, explique assez bien la coïncidence habituelle du travail avec la dixième période cataméniale.

PHÉNOMÈNES PHYSIOLOGIQUES DU TRAVAIL

Contractions utérines. — Les contractions utérines sont entièrement indépendantes de la volonté. Ainsi que cela se produit dans tous les organes composés de fibres lisses, chaque contraction de l'utérus est, au début, lente et faible ; peu à peu elle atteint son maximum d'intensité ou acmé qui persiste quelque temps ; puis elle s'éteint tout à fait. Le cycle complet est appelé *douleur* du travail. On a observé des mouvements péristaltiques chez les animaux qui possèdent un utérus bicorne. On a également constaté dans l'espèce humaine un mouvement analogue, procédant du fond de la matrice vers le col. Mais, si ces contractions péristaltiques existent réellement, elles se propagent avec une si grande rapidité, qu'il est préférable d'assimiler l'utérus à un muscle creux qui se contracte simultanément dans toutes ses parties.

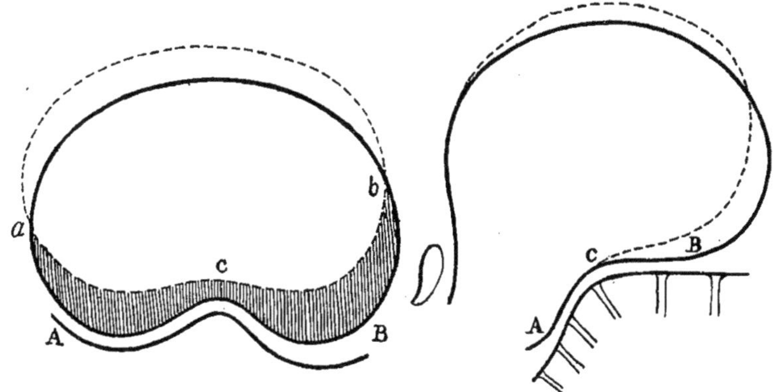

Fig. 73. — Section transversale de l'utérus. La ligne pointillée représente la forme de l'organe pendant une contraction. La ligne pleine représente sa forme pendant l'intervalle des contractions (Lahs).

Fig. 74. — Section longitudinale. La ligne pointillée montre l'élévation du fond de l'utérus pendant une contraction (Lahs).

Les progrès du travail s'accompagnent d'une augmentation de la force et de la durée des contractions. Plus elles sont *longues* et plus *courts* sont les intervalles qui les séparent. La durée moyenne d'une contraction douloureuse est d'une minute environ.

Action des contractions douloureuses sur les parois utérines. — On sait bien que, durant les intervalles qui existent entre les douleurs, l'utérus affecte une forme ovoïde et qu'il est aplati d'avant en arrière par suite de la compression exercée par les parois abdominales; mais, pendant les douleurs, et en même temps qu'il comprime le contenu liquide de l'œuf, il tend à devenir un peu plus globuleux. Par suite, le diamètre transverse diminue, tandis que le diamètre antéro-postérieur augmente en proportion. Grâce à ce changement, l'utérus, qui, avant, reposait par sa face postérieure sur la colonne vertébrale, se relève assez pour que son fond détermine une saillie de la paroi abdominale (*fig.* 73).

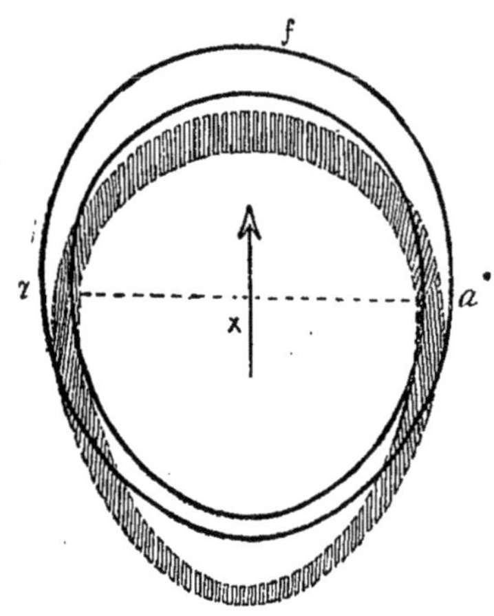

Fig. 75.— Diagramme représentant les changements d'épaisseur des parois utérines pendant le travail (Lahs).

Comme, en outre, le segment inférieur de l'utérus diminue peu à peu d'épaisseur dans la région du col, ses parois résistent moins énergiquement aux pressions exercées par l'œuf et subissent un mouvement de distension au retour de chaque contraction. Tandis que, durant les contractions, le segment inférieur de la matrice s'amincit, la diminution de volume de l'organe contracté détermine un épaississement des parois du corps et du fond de l'utérus (1) (*fig.* 75).

Contraction des ligaments de l'utérus. — Les fibres musculaires des ligaments ronds et des ligaments larges sont en continuité directe de structure avec la couche musculaire externe de l'utérus. Comme on devait le prévoir, elles entrent en contraction en même temps que cet organe. Par leurs contractions, elles fixent l'utérus sur le détroit pelvien, tandis que les ligaments ronds servent en outre à reporter en avant le fond de la matrice.

Action des muscles abdominaux. — Les contractions de la paroi abdominale aident d'une manière puissante à l'action expulsive de l'utérus. Au début du travail, ces contractions sont volontaires; mais, à mesure que le travail progresse, elles prennent de plus en plus le caractère réflexe, au point que, chez beaucoup de femmes, la ten-

(1) L'auteur doit la plus grande partie des notions qui vont suivre au travail ingénieux du Dr Lahs, intitulé : *Die Theorie der Geburt.*

dance à pousser au moment des douleurs, paraît être liée à des impulsions irrésistibles. Voici le mécanisme par lequel ces forces auxiliaires entrent en jeu. Tandis que, vers le moment du summum de la douleur, le fond de l'utérus se relève et presse sur les parois abdominales, les femmes font une inspiration profonde, la glotte se ferme et le diaphragme se contracte. Celui-ci refoule les intestins en bas et, de cette façon, concourt à amener l'utérus dans une direction à peu près perpendiculaire au plan du détroit supérieur. Tous les muscles expirateurs entrent alors en activité et se contractent. Les femmes, pendant ce temps, fixent le tronc en prenant des points d'appui sur leurs membres supérieurs et inférieurs. De cette manière, la capacité de la cavité abdominale est considérablement diminuée et l'utérus se trouve comprimé, non seulement par les parois musculaires adjacentes, mais par la masse totale des viscères abdominaux. L'ensemble de ces phénomènes est suivi d'un double effet.

1° Il se produit une augmentation de la pression intra-utérine;

2° Une partie du sang contenu dans les vaisseaux volumineux du tronc reflue vers les extrémités. On peut imputer à cette circonstance l'état de turgescence, de congestion faciale, qui se produit au moment des douleurs. Comme la pression intra-abdominale n'est pas amenée à s'exercer sur les organes contenus dans la cavité pelvienne, il en résulte une hyperémie du vagin et des tissus du voisinage. Conséquemment, le canal que la tête doit traverser s'infiltre de sérosité, avec les progrès du travail et n'oppose à la partie qui s'engage qu'une faible résistance. En même temps, les éléments glandulaires éprouvent une excitation sécrétoire exagérée et la muqueuse des voies génitales est baignée par un liquide abondant qu'on voit s'écouler librement au dehors.

Action du vagin dans la parturition. — A mesure que la tête progresse à travers la cavité cervicale, le vagin fait, d'abord, obstacle à son engagement. Mais lorsque la circonférence la plus considérable de la tête fœtale a franchi le canal génital, les contractions vaginales concourent, pour une part, à l'expulsion des autres parties du fœtus et à celle du placenta.

Douleurs du travail. — Les douleurs qui accompagnent les contractions utérines se produisent d'abord dans le segment inférieur de l'utérus. Au début, elles siègent principalement au-dessus du sacrum, d'où elles s'irradient vers le rectum et la vessie, sur les parties latérales de la paroi abdominale et le long des cuisses. Dès le commencement du travail, elles sont obtuses et obsédantes. Mais à mesure que le travail s'accomplit, elles présentent une intensité qui, chez beaucoup de femmes, atteint un degré intolérable. Elles sont entièrement dues à la compression des nerfs utérins causée par la contraction des éléments musculaires de l'organe. Aussi leur acuité est-elle en raison directe de la résistance qui doit être vaincue. Localisées d'abord, comme nous l'avons vu, au segment inférieur, elles gagnent ultérieurement le corps et le fond de l'utérus. Les souffrances de la femme augmentent à mesure que se produit la distension mécanique du col, principalement avec celle de l'orifice; elles prennent enfin le caractère d'une *agonie suprême* au moment même où la tête traverse le vagin et la vulve, qui sont abondamment pourvus de nerfs spinaux sensitifs.

Bien qu'il n'y ait pas d'accouchement absolument indolore, cependant, dans les cas où la première période du travail est lente et où la résistance des parties molles est faible, les douleurs peuvent être relativement insignifiantes.

Influence des douleurs sur l'organisme. — La tension artérielle est accrue pendant chaque douleur : la fréquence du *pouls* s'élève jusqu'à ce qu'elle ait atteint un maximum, à partir duquel elle décline lentement pour revenir à son rythme normal; les *mouvements respiratoires* sont ralentis, par suite des contractions des parois abdominales, mais ils deviennent plus rapides durant les intervalles indolores en raison de l'activité musculaire générale. Pendant le travail, la *température* s'élève progressivement, mais, en règle générale, elle ne varie que dans des limites peu étendues; enfin l'*excrétion urinaire* est augmentée, par suite de l'exagération de la pression artérielle (1).

PHÉNOMÈNES CLINIQUES DU TRAVAIL

Symptômes précurseurs. — Vers la trente-neuvième semaine de la grossesse, l'utérus habituellement s'abaisse en masse mais modérément vers la cavité pelvienne, tandis que le fond de l'organe se porte en avant. Ce changement de position s'accompagne d'une diminution très notable de la dyspnée et d'un apaisement très marqué des troubles gastriques antérieurs. A la même époque, les femmes éprouvent une plus grande gêne dans la locomotion; l'œdème des extrémités inférieures s'accuse davantage, la pression intra-pelvienne cause des envies fréquentes d'uriner et prédispose au développement des hémorrhoïdes, surtout si, comme c'est la règle chez les primipares, la tête descend profondément dans la cavité pelvienne. Il est certain que chez les primipares, en effet, ces changements de position sont plus accentués que chez les femmes qui ont eu plusieurs grossesses. A mesure que la gestation touche à sa fin, une sécrétion glaireuse abondante s'écoule du col, le vagin se relâche, les grandes lèvres se tumé-

(1) Nægele. *Lehrbuch der Geb.*, p. 163.

fient et la vulve reste béante. Pendant une période, variable suivant le sujet et précédant le travail, apparaissent, à des intervalles irréguliers, des contractions indolores. Ces contractions, nommées *douleurs prémonitoires,* sont d'ordinaire chez les multipares le prélude du travail, tandis que chez les primipares, elles restent souvent inappréciables. Elles commencent généralement dans la soirée et persistent jusque vers le milieu de la nuit. Elles coïncident souvent avec une sensation de tiraillement, ayant son siège entre le sacrum et la symphyse, et un sentiment de tension dans la région abdominale. Quelquefois, elles amènent une dilatation considérable de l'orifice interne, jamais suffisante cependant pour qu'une portion de la cavité cervicale puisse contribuer à l'agrandissement de la cavité de l'utérus.

Dans un but d'intérêt clinique, on a divisé la durée du travail en trois périodes :

Une première période, ou période de *dilatation* du canal cervical;

Une seconde période, généralement appelée période d'*expulsion*, s'étendant de la dilatation complète du col jusqu'à l'expulsion de l'enfant;

Une troisième, dite période de *délivrance.*

1° *Première période. — Dilatation du col.* — Le véritable début du travail est marqué par des douleurs qui agitent les femmes et les portent à se cramponner en avant ou à appuyer fortement leur sacrum, dans le but d'alléger leurs souffrances. D'ordinaire, dès les premières contractions, les femmes préfèrent la position assise, qui leur permet, durant les sensations douloureuses, de presser sur le sacrum avec les avant-bras. Les douleurs du travail commencent avec la dilatation de l'orifice interne. Dans le travail bien engagé, la dilatation s'exécute d'une façon progressive; tandis que l'orifice interne s'ouvre, les contractions forcent les membranes à bomber dans la cavité du col et à presser sur ses parois. Les efforts douloureux augmentent d'intensité et de fréquence avec les progrès du travail. Pendant qu'ils se produisent, l'orifice externe se trouve distendu, de telle façon que son bord s'amincit et s'accuse très nettement (1). Lorsque la contraction cesse, l'orifice revient sur lui-même et les membranes rétrocèdent. Chaque nouvelle douleur augmente le degré de dilatation et force les membranes à s'engager un peu plus profondément. Le ramollissement, la laxité des parties et l'hypersécrétion molles deviennent de plus en plus marqués. Comme les bords de l'orifice subissent des compressions, il se produit des déchirures, en raison desquelles les écoulements muqueux sont mélangés avec le sang. Lorsque la dilatation est arrivée à un certain degré (ha-

(1) Chez les multipares, la résistance de l'orifice externe peut être complètement nulle.

bituellement au moment où le diamètre de l'orifice externe mesure de 8 à 9 centimètres), la saillie, que les membranes font dans le col, persiste même pendant l'intervalle des douleurs, et elles sont sur le point de se rompre. Après leur rupture, qui a lieu généralement d'une manière spontanée, une partie des eaux s'échappe au-devant de la tête fœtale. Néanmoins la plus grande quantité du liquide amniotique se

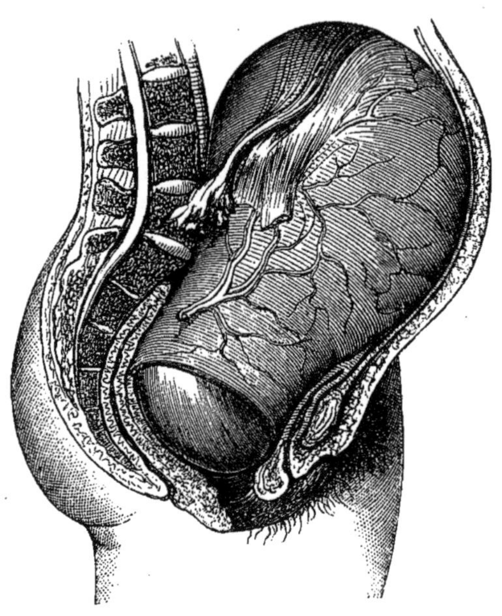

Fig. 76.— Représentant une poche des eaux hémisphérique, tendue pendant la contraction utérine et faisant saillie à travers l'orifice utérin presque complètement dilaté (Tarnier et Chantreuil).

trouve retenue dans l'utérus, grâce aux pressions exercées par la partie qui se présente et qui agit à la manière d'une valve. Après un court intervalle, la tête descend dans le col, dont les bords sont refoulés jusque sur les parois du bassin, et finissent par être dilatés, au point que le col et le vagin ne forment plus qu'un canal unique et continu (*fig.*77).

Dans les cas où la partie qui s'engage n'oblitère pas exactement le segment inférieur de l'utérus, une quantité plus ou moins considérable du liquide amniotique s'écoule au dehors après la rupture des membranes. Généralement celle-ci s'effectue au point le plus déclive de la partie convexe qui constitue la poche des eaux dans l'orifice cervical même. Quelquefois, néanmoins, cette déchirure peut se produire au-dessus du col, et donner issue à un écoulement graduel du liquide, malgré la persistance de la poche.

Si la rupture des membranes a lieu avant que la dilatation soit complète, la tête descend et dilate la région dans laquelle elle s'engage, en agissant à la manière d'un coin. Dans des cas exceptionnels, si l'on abandonne le travail à la nature, la rupture des membranes ne se produit pas, et l'œuf peut arriver jusqu'à la vulve en conservant son intégrité parfaite. En pareille circonstance, les membranes se rompent

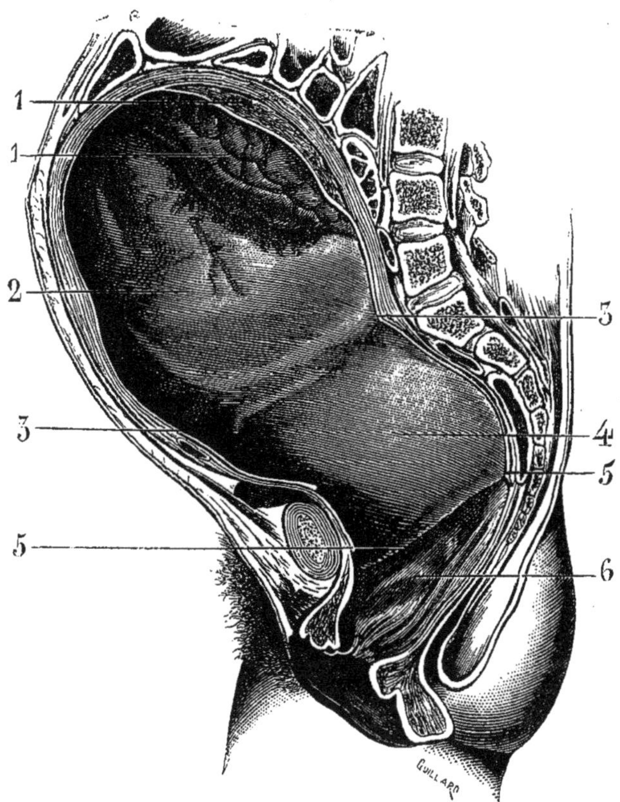

Fig. 77. — Utérus et canal de la parturition au moment où l'orifice utérin est complètement dilaté. La cavité du corps de l'utérus, le canal cervico-utérin et le vagin ne forment, pour ainsi dire, qu'une seule cavité continue. — 1. Placenta. — 2. Cavité du corps de l'utérus. — 3. Anneau de Bandl. — Canal cervico-utérin ou de Braune. — 5. Orifice utérin complètement dilaté. — 6. Vagin.

quelquefois au voisinage du cou de l'enfant, et la tête sort couverte d'une « coiffe », c'est-à-dire de la portion des membranes que les vieilles nourrices considèrent comme un gage de bonheur (enfant né coiffé). Dans des cas encore plus rares, si la poche des eaux est petite et la quantité du liquide amniotique médiocre, l'expulsion du fœtus peut avoir lieu sans qu'il y ait rupture de ses enveloppes.

2° *Période d'expulsion.* — Après le court repos qui suit la rupture des membranes, les douleurs deviennent plus fortes et plus fréquentes. Elles se trouvent puissamment aidées par les contractions involontaires des muscles abdominaux qui, quoique déjà doués d'une certaine activité, ne jouaient encore qu'un rôle secondaire. A chaque douleur, la tête s'engage maintenant davantage; pourtant elle rétrograde encore au moment où la contraction cesse. Lorsque la tête a dépassé le détroit inférieur du bassin, qu'elle n'est plus couverte que par les parties molles, le périnée bombe en dehors, les grandes lèvres s'écartent et une partie de la région occipitale vient apparaître à la vulve. Engagée dans le canal pelvien, la tête progresse à chaque douleur en distendant le périnée, tandis qu'elle rétrocède d'une certaine quantité après les contractions. Les pressions qui s'exercent sur le rectum provoquent l'évacuation des matières stercorales qu'il renferme. Finalement l'amincissement du périnée est tel qu'on peut, à travers son épaisseur, sentir les sutures; la rétrocession de la tête ne se produit plus, l'anus affecte une forme ovalaire, l'orifice vulvaire regarde en avant et en haut, et l'urèthre est comprimé contre la symphyse pubienne. Cependant la tête arrive à proéminer à la vulve jusqu'à un niveau voisin de la circonférence céphalique passant par les bosses pariétales; les lèvres de la vulve ainsi que la fourchette constituent une mince bande circulaire, à travers laquelle elle progresse peu à peu, à chaque contraction de l'utérus ou des parois abdominales. Par son passage, la tête détermine d'ordinaire des déchirures peu étendues de la fourchette ou de la région antérieure du périnée. La même contraction ou celles qui la suivent amènent l'expulsion du tronc. La sortie de l'enfant est suivie de l'irruption du liquide amniotique, qui se trouve habituellement coloré par le sang provenant d'un décollement partiel ou complet du placenta.

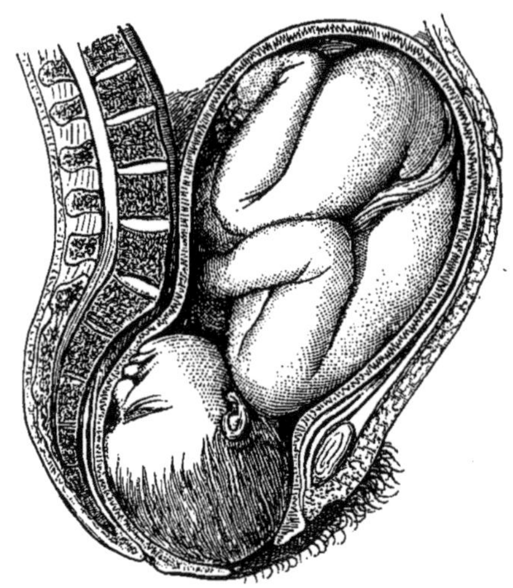

Fig. 78. — Section longitudinale de la tête fœtale et des parties maternelles pendant la période d'expulsion. La vulve est à peine entrouverte (Tarnier et Chantreuil).

3° *Période de délivrance.* — Elle commence à la sortie de l'enfant et finit à l'expulsion du délivre.

Après l'expulsion de l'enfant, la déplétion sanguine intra-cérébrale, qui accompagne la diminution de la pression intra-abdominale, produit souvent une sensation de faiblesse et quelquefois une syncope passagère. Dans certains cas, l'évacuation rapide de l'utérus est suivie d'un frisson, qu'il ne faut pas considérer comme un commencement de fièvre, mais qui est le résultat de troubles vaso-moteurs et de la disparition, avec l'expulsion de l'enfant, d'une source de chaleur. Mais la plupart des femmes éprouvent une sensation agréable de bien-être et de délassement. Cette sensation de quiétude ne dure jamais plus de quelques minutes à un quart d'heure; jusqu'au moment où apparaissent les contractions qui décollent le placenta et le forcent à s'engager dans le vagin.

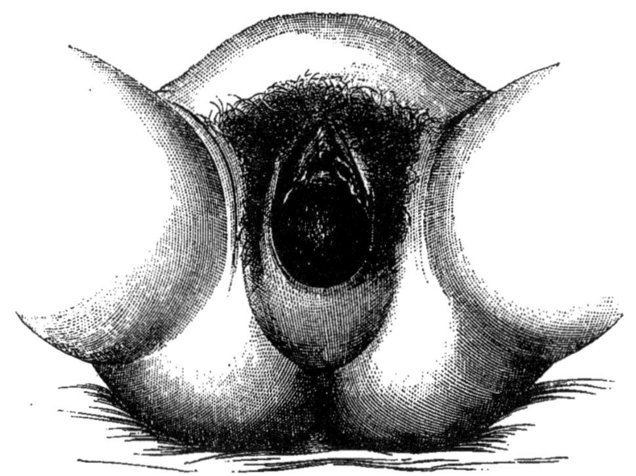

Fig. 79. — Représentant la tête à la vulve, à la période terminale de l'expulsion. Le périnée est distendu et bombe fortement (Tarnier et Chantreuil).

Le décollement du placenta se produit au niveau de la couche réticulée et lamelleuse formée dans la sérotine aux dépens des parois amincies et allongées des glandes en tube, la couche cellulaire dense de la sérotine restant adhérente au placenta fœtal. Comme les vaisseaux de la mère se trouvent fatalement déchirés, le décollement placentaire s'accompagne d'une hémorrhagie. Mais celle-ci est promptement arrêtée grâce aux contractions de l'utérus qui, d'une part, produisent la compression des vaisseaux et, d'autre part, créent des conditions favorables à l'organisation de caillots fibrineux au niveau des orifices vasculaires. Si l'on abandonne à la nature l'expulsion du placenta, celui-ci pénètre par son bord dans le vagin, tandis qu'en exerçant sur le cordon des tractions prématurées, on oblige le placenta à se présenter à l'orifice cervical par sa face fœtale. Arrivé dans le vagin, son expulsion se termine, grâce à l'action des muscles abdominaux secondée par la rétraction des muscles qui constituent le plancher du bassin.

Selon Gassner (1), après l'accouchement, par suite de l'expulsion de l'œuf, de l'exhalation qui s'effectue par les poumons et par le tégument, des évacuations excrémentitielles et de l'hémorrhagie, les femmes éprouvent une perte de poids qui équivaut au neuvième environ du poids total du corps.

Durée du travail. — Sur 506 accouchements, Spiegelberg a trouvé, pour les primipares, une durée moyenne de 17 heures, pour les multipares de 12 heures. Pour les primipares âgées de plus de trente ans, Hecker a trouvé une moyenne de 21,1 heures, tandis que celle obtenue par Ahlfeld pour 82 femmes âgées de plus de trente-deux ans était de 27,6 heures (2).

Dans le travail qui s'effectue normalement, la durée de la seconde période est ordinairement de deux heures chez les primipares et de moitié environ chez les multipares; bien que, chez ces dernières, le degré de résistance des parties soit souvent si faible, qu'il suffit de quelques contractions pour effectuer l'expulsion. D'après Kleinwachter (3) les contractions utérines débuteraient généralement entre 10 heures du soir et minuit. Spiegelberg (4) pose en principe que le plus grand nombre des accouchements ont lieu de minuit à 3 heures du matin.

ACTION DES FORCES EXPULSIVES

Après avoir étudié séparément l'action de l'utérus, celle de ses ligaments et celle des muscles abdominaux, pendant le travail, il nous reste encore à montrer la combinaison de ces divers facteurs et à faire voir de quelle manière ils tendent vers l'objectif unique de tous les efforts de la parturition, c'est-à-dire vers l'expulsion de l'œuf.

Au début, les contractions utérines sont *intermittentes*. Si, perdant leur caractère rythmique, elles deviennent *continues*, elles cessent de faire partie du domaine physiologique. Ce n'est que pendant le phénomène de la contraction que le travail s'accomplit. S'il arrive jamais que les alternatives de relâchement fassent défaut, et si l'uté-

(1) Gassner. *Ueber d. Veränderungen des Koerpergewichtes b. Schwang., Gebär. und Woechner*, « Monatsschr. f. Geburtsk. », XIX, p. 18.

(2) Spiegelberg. *Lehrbuch*, p. 134-135.

(3) Kleinwächter. *Die Zeit der Geburtsbegnines*, « Ztschr. f. Geburtsh. », Bd. I, p. 230.

(4) Spiegelberg. *Lehrbuch*, etc., p. 135.

rus entre en état de contraction *tétanique*, le travail s'arrête et les douleurs restent sans effet.

L'utérus est un muscle creux qui, au moment des douleurs, s'applique étroitement sur son contenu. Si tous les points des parois de cet organe possédaient la même épaisseur, l'effet des contractions se répartirait uniformément sur la périphérie de l'œuf; et, comme le contenu de celui-ci est théoriquement incompressible, l'effort produit demeurerait sans résultat. Mais si la structure des parois est telle qu'en différents points, leur épaisseur ne soit pas la même, les compressions périphériques, exercées sur l'œuf, pendant une douleur, feront proéminer celui-ci au niveau du point de la plus faible résistance, à condition toutefois que les tissus amincis soient doués de propriétés élastiques. Or l'inégalité du développement des parois utérines et l'élasticité du tissu utérin constituent deux faits anatomiques indéniables. Ainsi, le fond et le segment inférieur de l'utérus sont essentiellement plus minces que la partie moyenne de l'organe. Celle-ci est souvent deux ou trois fois plus épaisse que le segment inférieur (1). Ainsi, grâce à l'existence de ces conditions, les pressions concentriques exercées sur le liquide contenu dans l'œuf déterminent l'augmentation du diamètre longitudinal de l'utérus. Mais si l'exagération de la convexité du fond constitue un fait incontestable, se produisant au moment des douleurs, l'effet principal de celles-ci réside dans l'allongement du segment inférieur. Des causes diverses concourent à la production de ce résultat. Près du col, le tissu n'est pas seulement plus mince, mais la plus grande partie des fibres qui le composent suit une direction à peu près longitudinale qui ne leur permet

(1) En 1876, Bandl (*Ueber das Verhalten des Uterus und Cervix in der Schwangerschaft und während der Geburt*) attira l'attention sur l'état d'amincissement du segment inférieur de l'utérus. Pour lui, cet amincissement s'étend de la portion considérée autrefois comme l'orifice interne du col, jusqu'à dix ou quinze centimètres au-dessus; il se termine brusquement par un relief musculaire faisant saillie à la surface interne. Ce relief circulaire, connu sous le nom d'anneau ou ring de Bandl, fut le sujet d'une vive discussion. Bandl le considère comme constituant le véritable orifice interne. Quant à la portion amincie du segment inférieur de la matrice, elle représente pour Bandl la partie supérieure de la cavité cervicale ouverte et distendue en raison du développement de l'œuf. Ce que l'on regarde d'ordinaire comme formant le col anatomique complet, ajoute-t-il, n'est que la portion inférieure persistante du canal primitif du col.—Cette espèce de résurrection, sous une forme nouvelle, de la doctrine de Rœderer, a été aussi vivement attaquée que chaudement défendue. La discussion porte essentiellement sur les véritables limites de la muqueuse cervicale; mais les conclusions des anatomistes sont à ce sujet excessivement divergentes. Voir les publications récentes de Küstner, en faveur des idées de Bandl. « Arch. f. Gynaek. », Bd. XII, H. 3. Marchand und Bandl, Bd. XV, H. 2. — Mais en faveur de l'intégrité du col durant la grossesse. Müller, ib., Bd. XIII, H. 1; Langhans und Müller, Bd. XIV, H. 2; Sänger, 3; Thiede, « Ztschr. f. Geburtsh. und Gynaek. », Bd. IV, H. 2; Mac Donald. « Obst. journal of Gr. Br. and Irel. », juillet 1877.

d'opposer qu'une résistance bien inférieure à celle du tissu formé à la fois de fibres circulaires et longitudinales, disposition qui domine au niveau du fond et des parties supérieures de l'utérus.

En outre, ainsi que l'a fait remarquer Lahs (1), le segment inférieur supporte, dans les positions que les femmes prennent habituellement, tout le poids de l'œuf, aussi bien celui des parties liquides que celui des parties solides qu'il contient. Enfin, toutes les pressions exercées par les muscles abdominaux se dirigent de haut en bas.

Jusqu'ici, pour simplifier les choses, nous avons considéré l'utérus

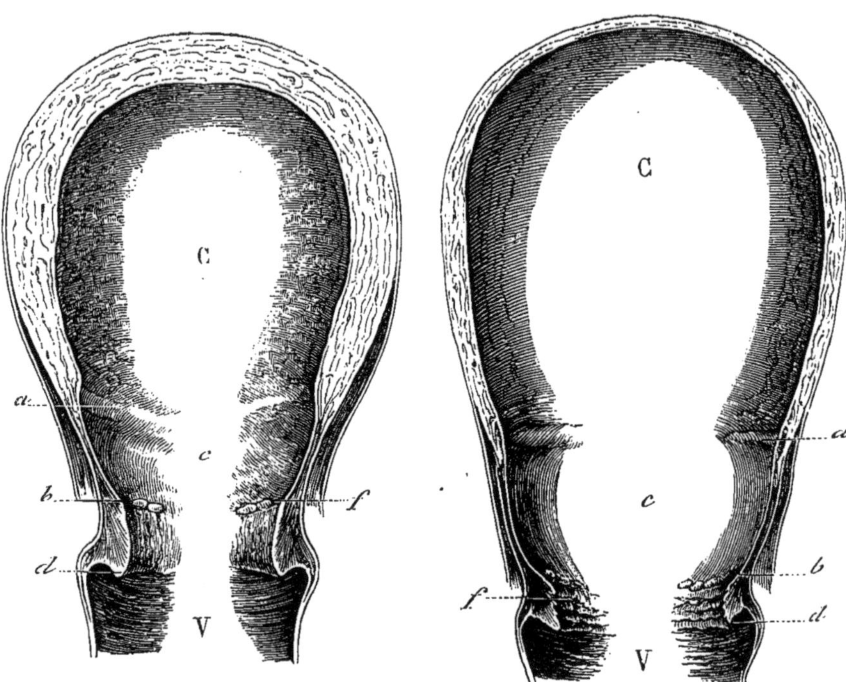

Fig. 80. — Section longitudinale des parois utérines au huitième mois de la grossesse (Bandl). — C. Cavité du corps. — V. Vagin. — c. Canal cervico-utérin. — a. Anneau de Bandl (véritable orifice interne reporté plus haut). — b, f. Orifice interne (fictif-orifice de Muller. Orifice interne de la portion cervicale persistante). — d. Orifice externe.

Fig. 81. — Coupe analogue à la précédente, mais à la fin du neuvième mois.— C. Cavité du corps. — V. Vagin. — a. Anneau de Bandl. — c. Canal cervico-utérin allongé. — f. Portion persistante du col très diminuée.— b, d. Orifice interne (de Muller) et externe très raprochés et presque confondus.

comme un sac ferme, avec des parois d'inégale épaisseur. En réalité, le segment inférieur de l'utérus se termine par une ouverture, le canal du col, qui, de petites dimensions, il est vrai, au commencement

(1) Lahs. *Die Theorie der Geburt*, p. 116.

du travail et capable d'opposer une sérieuse résistance aux pressions exercées par l'œuf, n'en est pas moins susceptible d'une dilatation suffisante pour permettre l'expulsion du fœtus.

La dilatation du col est en partie de cause mécanique, et en partie le résultat de certaines modifications organiques dont nous avons déjà fait une exposition sommaire.

La dilatation mécanique résulte de :

1° La pression qu'exerce l'œuf sur le segment inférieur de l'utérus, pression qui force l'orifice interne à s'ouvrir, et qui efface le col de haut en bas;

2° La rétraction de l'utérus, propriété essentielle qui demande une courte description. Tandis que chaque contraction utérine est suivie d'un relâchement des parois et d'une période de repos, une modification graduelle ne cesse de s'opérer dans la longueur et la disposition réciproque des fibres musculaires. Elles se distendent dans le segment inférieur et se séparent. Dans la partie supérieure, au contraire, elles se raccourcissent, se tassent, et subissent dans leur situation un changement tel, que celles qui, auparavant, ne se touchaient que par leurs extrémités, deviennent à peu près parallèles. Aussi, dans les zones supérieures, les parois deviennent plus courtes et plus épaisses surtout dans le sens longitudinal. La ligne de démarcation qui sépare le segment inférieur aminci, de la zone supérieure épaissie, est constituée par une saillie nommée anneau de Bandl. C'est aux modifications qui se produisent dans l'utérus au-dessus de l'anneau de Bandl que convient le terme de rétractilité. Comme celle-ci se fait d'une manière progressive, elle détermine un retrait ascendant des parois utérines; et ce retrait, non seulement amène la distension du segment inférieur, au moment des contractions douloureuses, mais même le soumet, vers la fin de la période de dilatation, à un degré plus ou moins intense de tension permanente. Comme, en outre, l'anneau de Bandl se trouve attiré en haut, les fibres longitudinales du segment inférieur, par suite de leur insertion partielle sur la portion vaginale du col, concourent directement à la dilatation du canal cervical.

3° Au moment où se produisent les contractions des muscles abdominaux, l'utérus se trouve refoulé en bas dans la cavité pelvienne; mais ce mouvement de descente est limité par la résistance des ligaments utérins et des organes adjacents. En outre, cette résistance des attaches de la matrice exerce sur le col une traction périphérique qui a pour effet de maintenir ses parois écartées.

Toutefois, la dilatation normale du col n'est, en aucune manière, un phénomène de distension purement mécanique. Si le canal qui fait communiquer l'utérus et le vagin n'était qu'un simple conduit élastique, il devrait nécessairement se rétracter sur le cou du fœtus après la sortie de la tête, et une nouvelle dilatation serait nécessaire pour le passage des épaules. A la vérité, les conditions qu'offrirait un tube élastique se trouvent assez fréquemment réalisées dans la version, lorsqu'on est obligé d'extraire le fœtus à travers un orifice imparfaitement dilaté; dans ces circonstances, après le dégagement des épaules, le col peut étroitement s'appliquer sur le cou du fœtus et empêcher la sortie de la tête venant dernière.

Si cette complication n'est pas un fait de règle générale, c'est que, dans le travail à évolution normale, la distension mécanique du col s'associe à des modifications organiques qui le rendent mou et dilatable, et diminuent en même temps sa rétractilité. Le point essentiel de ces modifications consiste dans une infiltration séreuse des lacunes lymphatiques, qui a pour effet de dissocier les éléments anatomiques et de les priver de la somme de résistance inhérente à l'état de cohésion. L'agent essentiel du ramollissement cervical consiste dans une hyperémie active dont le col, ainsi que tous les autres organes pelviens, devient le siège durant la grossesse, et qui, au moment du travail, se trouve considérablement accrue par l'augmentation de pression que subissent les parties situées au-dessous du détroit supérieur. Nous avons déjà indiqué comment, au moment du summum de la douleur, le sang des vaisseaux de l'utérus est obligé de refluer dans ceux des organes intrapelviens.

Dans les présentations normales du sommet, ces modifications organiques sont favorisées, dans une certaine mesure, par la formation de la poche des eaux. Pendant que la tête s'engage dans le segment inférieur de l'utérus, la contraction des éléments musculaires entourant la plus grande circonférence de la tête, isole du contenu de la matrice une couche de liquide qui se loge dans la partie déclive des membranes. Celle-ci n'est d'abord tendue qu'au moment des douleurs; mais sa tension augmente à mesure que la tête descend davantage, et la *poche des eaux* se trouve ainsi constituée. Comme la pression abdominale ne se propage pas au delà du détroit supérieur; comme aussi la pression intra-utérine est en partie neutralisée par la présence de la tête fœtale, les phénomènes d'hyperémie, d'infiltration séreuse et de ramollissement se produisent dans cette région de l'utérus qui est située au-dessous du cercle de compression céphalique. C'est un corollaire obligé de ces conditions anatomiques. Aussi, l'importance de la poche des eaux au point de vue de la dilatation du col tient non seulement aux pressions hydrostatiques qu'elle détermine, mais encore à la part qu'elle prend dans le développement des modifications que nous venons de décrire.

Jusqu'ici nous avons considéré les forces comme se répartissant uniformément sur la surface de l'œuf. Un grand nombre d'auteurs admettent, en outre, l'existence d'une pression exercée par le fond de l'utérus sur l'extrémité pelvienne du fœtus et se transmettant, par la colonne vertébrale, au pôle céphalique. Mais une simple réflexion nous montre, ainsi que cela a été indiqué par Lahs (1), que, tant que l'œuf contient une quantité de liquide appréciable, ou au moins supérieure à celle qui est nécessaire pour combler l'intervalle qui existe entre le fœtus et les membranes, le contact immédiat du siège fœtal et du fond de l'utérus devient presque impossible. Pour plus de certitude, Ahlfeld (2) a démontré, par des mensurations directes, qu'il se produisait incontestablement au moment des contractions une augmentation momentanée, d'environ trois centimètres et demi, de la distance qui, dans les présentations du sommet, existe entre la tête et le siège du fœtus. Ce redressement du tronc serait dû, d'après Schrœder (3), à la compression latérale du fœtus causée par la diminution, pendant les contractions, du diamètre transverse de l'utérus; mais il est évident que ces pressions latérales devraient produire également un mouvement ascensionnel du liquide contenu dans l'œuf et, comme le fond de la matrice prend une forme sphérique, prévenir son contact avec l'extrémité pelvienne de l'enfant. En outre, on s'explique difficilement de quelle façon, tant que le fœtus reste plongé dans un liquide intermédiaire, une force propulsive efficace pourrait se transmettre à travers une tige flexible comme l'est la colonne vertébrale. Il est avéré que les pressions manuelles exercées dans l'intervalle des douleurs, à travers l'épaisseur du fond de l'utérus, n'ont pour résultat que d'incurver le tronc de l'enfant, et de le dévier de sa position verticale; et même si, pendant les contractions, la diminution du diamètre transverse de l'utérus s'oppose à la production de ce phénomène, l'agrandissement du diamètre antéro-postérieur fournira un espace très suffisant pour permettre les incurvations latérales.

La descente de l'enfant amène nécessairement un accroissement dans la tension de la poche des eaux. La rupture de la poche se produit sous une pression variant, d'après Duncan (4), entre 4 et 37 livres et demie, suivant le degré de résistance des membranes (5). A ce moment l'orifice revient habituellement sur lui-même, mais reste dilatable, c'est-à-dire qu'il cède promptement aux pressions et n'oppose aucune résistance à la descente de la tête.

(1) Lahs. *Studien zur Geburtskunde*, « Arch. f. Gynaek. », Bd. III, p. 193.
(2) Ahlfeld. « Arch. f. Gynaek. », Bd. II, p. 367.
(3) *Lehrbuch der Geburtshülfe*, 6te Aufl., p. 156.
(4) *Recherches obstétricales.*
(5) Ribémont. *Recherches expérimentales sur la résistance des membranes de l'œuf humain*, p. 35. Cet auteur estime la résistance minima égale à 15 livres trois quarts.

L'effort contractile qui résulte de l'action combinée des parois utérines et abdominales, et qui est nécessaire pour effectuer la délivrance, varie, d'après les évaluations de Schatz (1), basées sur des recherches manométriques, entre 17 et 55 livres. Bien que les moyens à l'aide desquels Schatz et Duncan (2) ont obtenu leurs résultats soient, à certains égards, très défectueux, fait que les auteurs eux-mêmes n'ont aucune difficulté à concéder; on les considère néanmoins comme fournissant des résultats qui se rapprochent de la vérité.

CHAPITRE VIII

MÉCANISME DU TRAVAIL

FACTEURS ANATOMIQUES. — Anatomie du bassin. — Sacrum. — Coccyx. — Os innominé. — Ilium. — Pubis. — Ischion. — ARTICULATIONS DU BASSIN. — Articulation sacro-iliaque. — Symphyse pubienne. — Ligaments du bassin. — Membrane obturatrice. — Ligaments sacro-sciatiques. — INCLINAISON DU BASSIN. — BASSIN EN GÉNÉRAL. — PLANS DU BASSIN. — Plan du détroit supérieur. — Plan du détroit inférieur. — Plans de l'excavation. — Plan ischiatique. — AXES DU BASSIN. — Différence entre les bassins de l'homme et celui de la femme. — Différence entre les bassins de l'enfant et celui de l'adulte. — Parties molles du bassin. — PLANCHER PÉRINÉAL. — TÊTE DU FŒTUS A TERME. — Sutures et fontanelles. — Diamètres de la tête fœtale. — Articulations de la tête avec la colonne vertébrale.

Le mécanisme du travail comprend l'ensemble des mouvements d'accommodation en vertu desquels le fœtus s'adapte aux dimensions du bassin osseux et aux variations dans la direction des axes du canal de la parturition. Aussi est-il logique de faire précéder son étude de l'exposition d'un certain nombre de détails anatomiques qui ont trait à la configuration du bassin, aux parties molles qui constituent le plancher pelvien; enfin à la structure, aux diamètres et à la réductibilité de la tête fœtale.

ANATOMIE DU BASSIN

La description suivante ne contient que les données qui présentent pour l'obstétrique un intérêt immédiat.

Le bassin osseux est formé par l'union du sacrum, du coccyx et des deux os innominés.

1° *Sacrum.* — Le sacrum est un os triangulaire, incurvé, qui s'enfonce, à la manière d'un coin, entre les os innominés. Comme un coin, en effet, il est large en haut et va en se rétrécissant dans sa partie inférieure. Il est formé d'une portion centrale vertébrale et de deux parties externes nommées ailes ou ailerons. Comme son nom l'indique, la

(1) Voir Schrœder. *Lehrbuch*, 6te Aufl., p. 158.

(2) Polaillon. *Recherches sur la physiologie de l'utérus gravide*, p. 38, estime la pression minima égale à 23 livres.

partie centrale se continue réellement avec la colonne vertébrale. Dans la première enfance, elle est composée de cinq vertèbres distinctes pourvues de facettes articulaires bien marquées et séparées par un disque cartilagineux; mais, avec les progrès du développement, toutes ces parties se fusionnent en une seule pièce, grâce au dépôt osseux qui se fait dans les espaces inter-articulaires. La fusion osseuse est surtout marquée sur la surface interne où elle s'accuse par la présence de lignes saillantes nommées *crêtes transversales* (*lineæ transversæ*). La base du sacrum s'articule avec la dernière vertèbre lombaire et constitue avec elle un angle saillant. Elle présente une surface antérieure convexe, nommée promontoire, qui proémine en avant et empiète sur l'aire pelvienne.

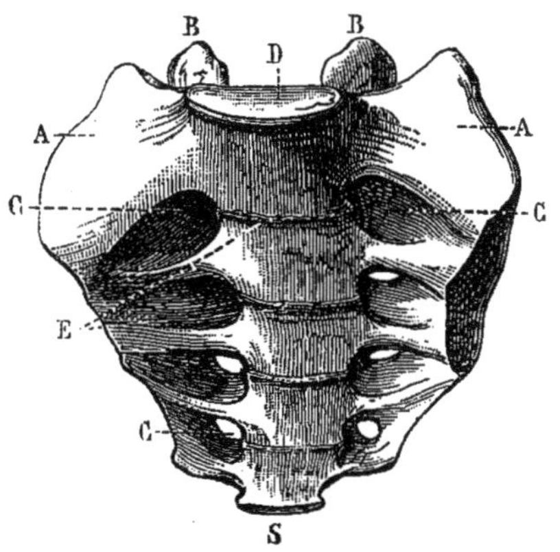

Fig. 82. — Sacrum et coccyx. — A. Aileron du sacrum. — B. Apophyse articulaire. — C. Premier trou sacré-antérieur. — D. Facette articulaire de la base avec la cinquième vertèbre lombaire. — E. Saillie formée par la soudure des deux premiers vertèbres sacrés. — S. Sommet de l'os.

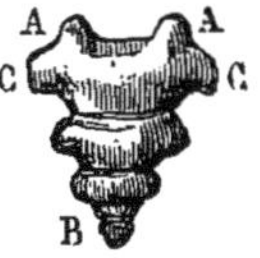

Fig. 83. — Cornes du coccyx. — B. Sommet de l'os. — C. Angles du coccyx.

De chaque côté de la portion centrale s'étendent deux pièces osseuses triangulaires nommées *alæ* ou ailerons. Normalement elles sont symétriques. Elles se développent aux dépens de trois noyaux isolés qui apparaissent au voisinage et sur les parties latérales des corps des trois premières vertèbres. Au point de vue morphologique, elles ont la signification des côtes. Dans la suite du développement, elles se fusionnent, excepté au niveau du point de jonction du corps des vertèbres, où elles ménagent des espaces ou trous destinés au passage des nerfs spinaux.

Le sacrum de la femme possède à sa partie supérieure environ onze centimètres en largeur sur douze centimètres en longueur, en comptant du promontoire à l'extrémité inférieure. Il présente deux incurvations, l'une dirigée transversalement et l'autre de haut en bas. La profondeur de celle-ci a son maximum immédiatement au-dessous du bord supérieur de la troisième vertèbre, au niveau de laquelle elle mesure vingt-sept millimètres environ.

On distingue, sur la face postérieure, un canal, continu avec le canal vertébral, occupant toute la longueur du sacrum, mais qui est incomplètement fermé au niveau de la cinquième vertèbre sacrée, où il se termine en une ouverture en forme de fente, nommée *hiatus sacralis*.

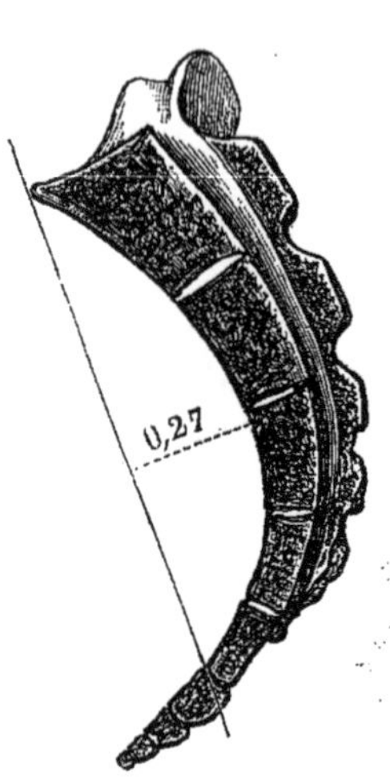

Fig. 84. — Coupe verticale du sacrum et du coccyx.

Sur la ligne médiane, les apophyses épineuses se fusionnent en une crête verticale, sur laquelle viennent s'insérer les muscles extenseurs de lacolonne vertébrale. Les masses latérales postérieures sont constituées par la fusion des apophyses transverses, et par les lames qui les unissent aux masses antérieures. Il existe cependant, sur les côtés des vertèbres et entre les apophyses latérales, des espaces vides destinés au passage des nerfs sacrés postérieurs. Dans la partie située en regard des trois vertèbres supérieures, le bord externe est décrit sous le nom de tubérosité du sacrum. Il présente une surface rugueuse sur laquelle s'insèrent les ligaments sacro-iliaques.

La portion supérieure de la partie latérale du sacrum est pourvue d'une surface articulaire nommée *facette auriculaire*, *superficies auricularis*.

Coccyx. — Le coccyx est formé de quatre vertèbres rudimentaires qui diminuent progressivement de volume de haut en bas. Considéré dans son ensemble, il possède, en conséquence, une forme triangulaire. Articulé avec l'extrémité du sacrum, il est refoulé en arrière pendant la défécation et au moment de l'accouchement, lorsque la tête traverse le détroit inférieur du bassin. Ce n'est que dans les cas où il est ankylosé que le coccyx présente, au point de vue de l'obstétrique, une certaine importance.

Os innominés. — Chaque os innominé peut être grossièrement comparé à un 8, dont la partie la plus élevée et la plus volumineuse regarde en haut, en dehors et en arrière, tandis que la portion la plus inférieure et la moins considérable est dirigée en bas et en dedans. Jusqu'à l'époque de la puberté, il est en réalité constitué par trois os, réunis au niveau de l'acétabulum par un cartilage en forme d'Y. Ces trois os sont : l'ilium, l'ischion et le pubis, noms qu'on leur conserve dans la suite pour la facilité de la description, bien que chez l'adulte ces trois pièces soient solidement fusionnées par les progrès de l'ossification, en une masse osseuse unique.

La face externe de l'os des îles est sillonnée d'un certain nombre de lignes rugueuses sur lesquelles s'insèrent les trois muscles fessiers. La face interne est concave et constitue la fosse iliaque dans laquelle se trouve logé le muscle iliaque. La fosse iliaque interne est limitée en

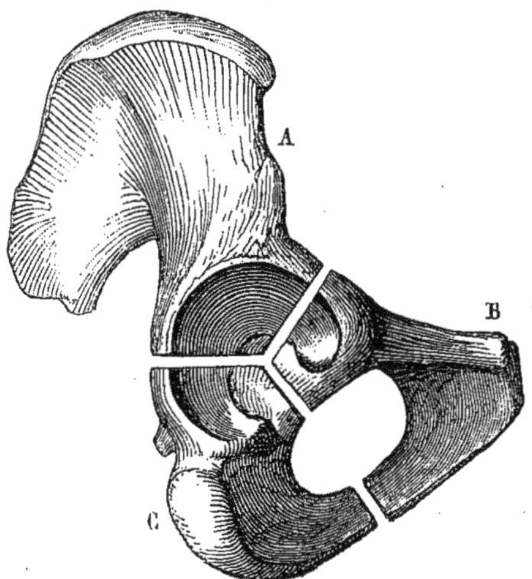

Fig. 85. — Os iliaque avant la soudure osseuse. — A. Ilium. — B. Pubis. — C. Ischion.

bas par la ligne innominée, saillie convexe qui contribue à la délimitation du détroit supérieur du bassin. Le bord supérieur ou crête iliaque

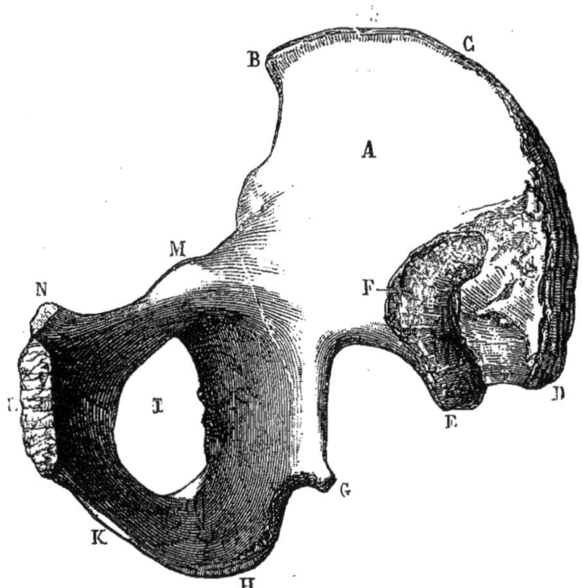

Fig. 86. — Os iliaque droit, vu par sa face interne. — A. Fosse iliaque interne. — B. Épine iliaque antérieure et postérieure. — C. Crête iliaque. — D. Épine iliaque postérieure et inférieure. — F. Facette auriculaire. — G. Épine sciatique. — H. Ischion. — I. Trou sous-pubien. — K. Branche ischio-pubienne. — L. Surface articulaire du bord inférieur de l'os iliaque. — M. Éminence ilio-pectinée. — N. Angle du pubis.

est incurvé en forme d'un *s* italique dont la courbe antérieure regarde en dedans. La crête iliaque se termine, en avant et en arrière, par deux proéminences osseuses appelées épine iliaque antérieure, épine iliaque postérieure. Au-dessous des épines supérieures, et, séparées d'elles par une échancrure, se présentent les épines inférieures, antérieure et postérieure, moins proéminentes que les précédentes. En arrière de la fosse iliaque, existe une surface articulaire en forme d'oreille, facette auriculaire, qui s'articule avec la surface de même nom située sur les parties latérales du sacrum.

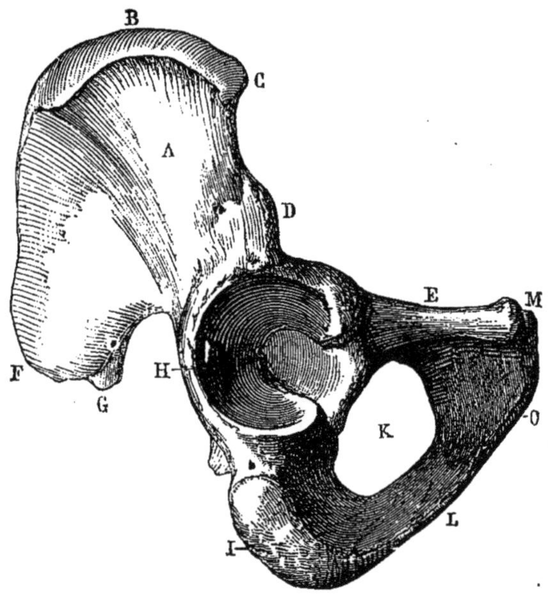

Fig. 87. — Os coxal, vu par sa face externe. — A. Partie antérieure de la fosse iliaque externe.— B. Crête iliaque. — C. Épine iliaque antérieure et supérieure. — D. Épine iliaque antérieure et inférieure. — E. Branche horizontale du pubis.— F. Épine iliaque postérieure et supérieure. — G. Épine iliaque postérieure et inférieure. — H. Cavité cotyloïde. — I. Ischion. — K. Trou sous-pubien. — L. Branche ischio-pubienne. — M. Bord supérieur du corps du pubis.— O. Branche descendante du pubis.

La portion pubienne est formée d'un corps et de deux branches. Le corps présente sur son bord interne une surface ovalaire, qui s'articule avec l'os du pubis du côté opposé. Le bord supérieur est pourvu d'une crête rugueuse, qui se termine en une épine saillante. La branche supérieure ou horizontale, selon l'expression classique, présente une saillie, crête pectinéale, commençant à l'épine pubienne et se continuant avec la ligne innominée de l'os iliaque. La ligne terminale, ou ligne de démarcation du détroit supérieur, est généralement désignée sous le nom de ligne ilio-pectinée, désignation basée sur la nature de son origine. Près du point de jonction de l'os iliaque et du pubis, se trouve une légère saillie, l'éminence ilio-pectinée, qui, d'après Luschka (1), appartient entièrement au pubis. La branche descendante concourt à la formation du trou obturateur et à celle de l'arcade pubienne. L'ischion forme la pièce inférieure de l'os innominé. Il est constitué par deux branches qui, avec la branche pubienne, circonscrivent le trou obturateur. Il concourt pour les deux cinquièmes environ, à la formation de l'acétabulum ou cavité cotyloïde. De la cavité cotyloïde, la branche descendante se dirige verticalement en bas, puis s'infléchit en avant, et forme la branche ascendante qui se réunit à la branche descendante du pubis. On rencontre au niveau du point où la branche descendante se porte en avant, une saillie épaisse, appelée tubérosité ischiatique; c'est sur elle que repose le corps dans la position assise. Il existe, sur le bord postérieur de la branche descendante, une épine accusée (*épine sciatique*), qui proémine en dedans, et qui joue, dans le mécanisme du travail, un rôle considérable. Entre l'épine iliaque inférieure et postérieure et l'épine sciatique, est creusée une échancrure profonde, nommée grande échancrure sciatique; il en existe une autre, moins considérable, située entre l'épine sciatique et la tubérosité de l'ischion, et qui porte le nom de petite échancrure sciatique.

Articulations du bassin. — On désigne sous le nom d'articulations sacro-iliaques, les articulations des os iliaques avec le sacrum. L'articulation antérieure des os iliaques l'un avec l'autre constitue la symphyse pubienne.

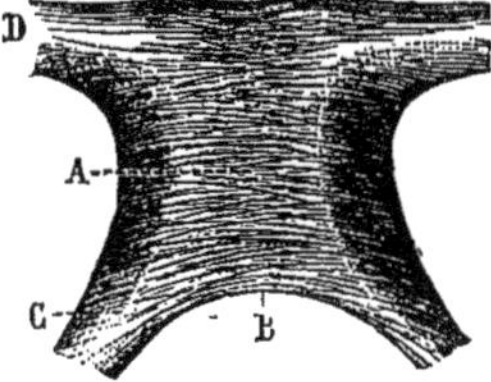

Fig. 88. — Symphyse pubienne vue par sa face antérieure. — A. Ligament antérieur. — B. Ligament triangulaire. — C. Branche ischio-pubienne. — D. Branche horizontale du pubis.

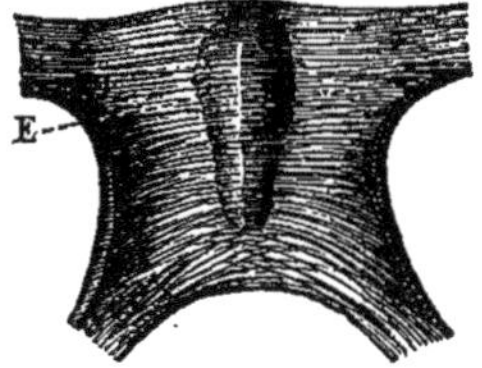

Fig. 89. — Symphyse pubienne vue par sa face postérieure. — E. Bourrelet formé par le fibro-cartilage inter-osseux.

Le terme de symphyse appliqué à l'articulation sacro-iliaque est un terme impropre. Luschka a montré que, sur des coupes, on constatait la présence, non pas d'une surface cartilagineuse intermédiaire, mais celle d'une véritable synoviale limitant une cavité articulaire étroite, mais nettement accusée.

L'os iliaque est convexe dans son tiers moyen et sa convexité se loge dans une concavité correspondante du sacrum. Il présente aussi,

(1) Luschka. *Die Anatomie des menschlichen Beckens*, p. 86.

en avant, une saillie ou rebord qui empêche le sacrum de basculer en avant dans la cavité pelvienne.

Ce sont les ligaments situés en avant et en arrière qui sont essentiellement chargés de maintenir le sacrum dans une position fixe. Mais c'est surtout aux faisceaux nombreux et étroitement enchevêtrés qui, émanés des tubérosités sacrées, vont s'insérer sur les parties rugueuses ou tubérosités qu'on rencontre sur l'os iliaque en arrière de l'articulation, qu'est due cette fixité.

La symphyse pubienne est également pourvue d'une petite cavite dont la partie postérieure seule possède une synoviale. Le fibro-cartilage inter-articulaire est plus épais en avant qu'en arrière. Les ligaments antérieurs sont plus développés que les postérieurs, et en dehors de l'état de gravidité, ils s'opposent à tout mouvement d'une certaine étendue.

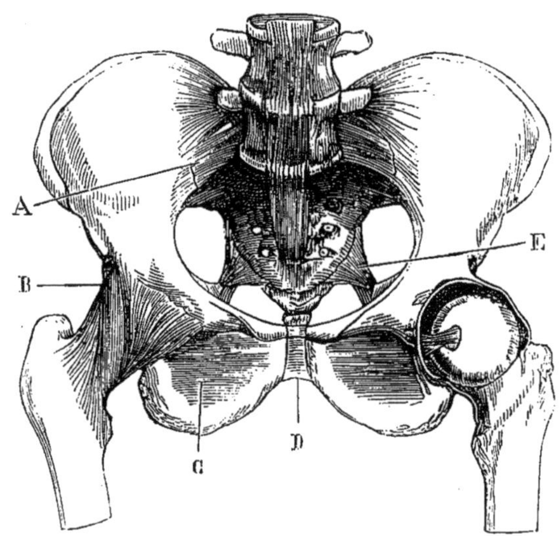

Fig. 90. — Vue de face du bassin muni de ses ligaments (Quain). — A. Articulation sacro-iliaque et ses ligaments. — B. Ligament ilio-fémoral. — C. Membrane obturatrice. — D. Symphyse du pubis. — E. Ligaments sacro-sciatiques.

Ligaments du bassin. — Outre les ligaments que nous venons de signaler comme contribuant à assurer la solidité des articulations, ceux qui suivent servent à compléter l'excavation :

Sur le trou obturateur s'étend transversalement une membrane fibreuse, ne laissant qu'une petite ouverture en haut destinée au passage des nerfs et des vaisseaux; c'est la *membrane obturatrice.*

Le *grand ligament sacro-sciatique* s'étend en partie du bord inférieur de l'articulation sacro-iliaque et, en partie du bord inférieur du sacrum et du coccyx à la tubérosité de l'ischion. Le *petit ligament sacro-sciatique* passe en avant du ligament précédent et s'étend des parties latérales du sacrum et du coccyx à l'épine sciatique : les deux ligaments limitent la grande et la petite échancrure sciatique et les transforment en deux trous désignés sous le même nom.

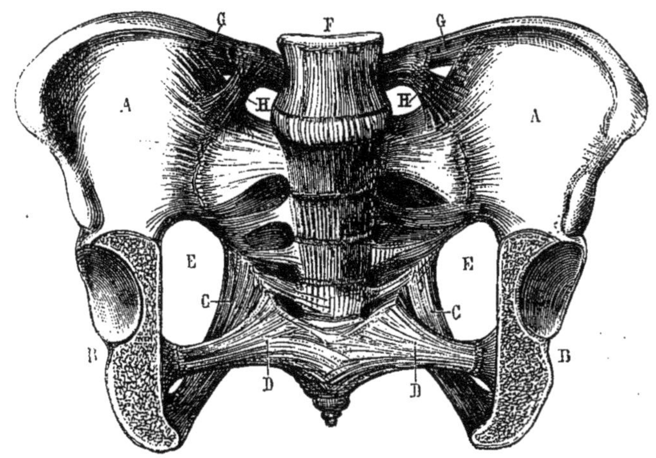

Fig. 91. — Bassin avec ses ligaments. La partie antérieure a été enlevée par une coupe faite en dehors des trous sous-pubiens (Tarnier et Chantreuil). — A. Fosse iliaque interne. — B. Section de l'os. — C. Grand ligament sacro-sciatique. — D. Petit ligament sacro-sciatique. — E. Grand trou sciatique. — F. Dernière vertèbre lombaire. — G. Ligament ilio-lombaire. — H. Ligament sacro-vertébral.

Inclinaison du bassin. — On considérait autrefois le plan du détroit supérieur comme parallèle à celui de l'horizon et l'on avait, pour cette raison, appelé « branche horizontale » la branche supérieure du pubis. Mais en réalité, dans la station debout, l'inclinaison du bassin varie de 45 à 100 degrés.

D'après Meyer, le centre de gravité ne se trouve pas directement sur la ligne qui passe par le milieu des cavités cotyloïdes, mais siège un peu en arrière; de sorte que la bascule du bassin en arrière n'est empêchée que par l'action des puissants ligaments iléo-fémoraux (*fig.* 90).

Aussi toutes les causes, qui contribuent à mettre les ligaments en question dans l'état de relâchement, diminuent-elles l'angle d'inclinaison, tandis que toutes celles qui exagèrent leur tension normale amènent le bassin à prendre une direction presque verticale. Meyer a expérimentalement constaté que l'inclinaison minimum du bassin correspondait à un écartement modéré des cuisses et à leur rotation légère en dedans; et que l'exagération de l'inclinaison reconnaissait quatre causes différentes : le rapprochement des genoux, l'écartement considérable des jambes, la rotation externe, enfin la rotation interne exagérée. Nægele s'est efforcé de déterminer l'inclinaison normale sur le sujet vivant. Il mesurait la distance qui existe entre l'extrémité du coccyx et une ligne horizontale passant par le bord inférieur de la symphyse pubienne, puis il plaçait un bassin de squelette dans une position correspondante et conforme à la ligne obtenue. Il a trouvé, en procédant de la sorte, que l'inclinaison moyenne était de

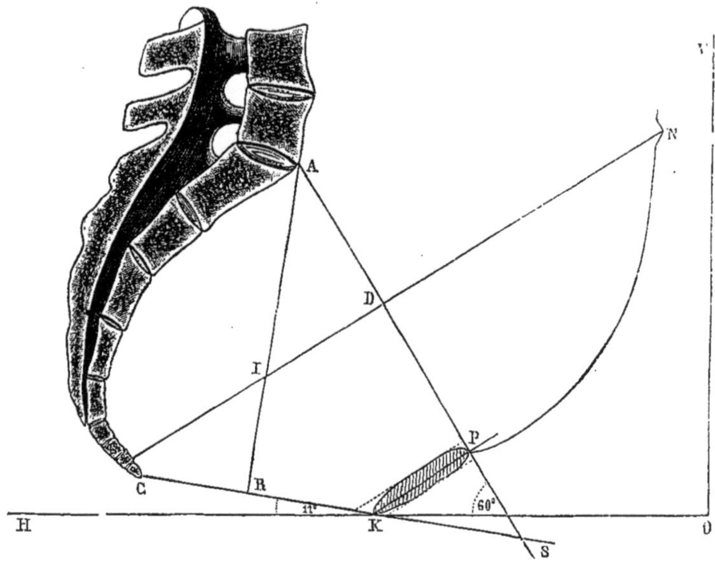

Fig. 92. — Inclinaison du bassin d'après Nægele. Plans et axes des détroits supérieur et inférieur (Tarnier et Chantreuil). — A. Angle sacro-vertébral. — C. Coccyx. — D. Milieu du diamètre sacro-pubien. — I. Intersection des axes du détroit supérieur et du détroit inférieur. — E. Extrémité inférieure de la symphyse pubienne. — K. Ombilic. — O. Angle droit formé par les lignes verticale et horizontale. — P. Extrémité supérieure de la symphyse pubienne. — R. Milieu du diamètre coccy-pubien. — S. Intersection des plans des détroits supérieur et inférieur quand on les prolonge en avant du pubis. — AP. Plan du détroit supérieur. — CK. Plan du détroit inférieur. — DF. Axe du détroit supérieur tombant en arrière sur le coccyx. — DN. Le plan précédent, prolongé en haut, rencontre l'ombilic. — PN. Ligne courbe allant du pubis à l'ombilic en suivant la paroi abdominale. — RA. Axe du détroit inférieur. — HO. Ligne horizontale. — VO. Ligne verticale.

60 degrés, résultat qu'on s'explique par le fait que cette méthode de mensuration devait nécessairement écarter les genoux l'un de l'autre, et par suite exagérer le degré de tension des ligaments iléo-fémoraux (1).

MOUVEMENTS DES ARTICULATIONS DU BASSIN

Les fibres qui composent le fibro-cartilage de la symphyse pubienne s'infiltrent, pendant la gestation, d'une exsudation séreuse et les ligaments s'allongent, au point que les surfaces articulaires des os du

(1) Schrœder. *Lehrbuch der Geburtshülfe*, 6te Auflage, note p. 7. Nægele, 8te Auflage, p. 31.

pubis sont à une distance double de la distance normale. Budin a fait voir que si, ayant introduit un doigt dans le vagin d'une femme enceinte et exerçant une pression sur le bord inférieur de la symphyse, on la faisait marcher, on constate une élévation de la branche pubienne du même côté que celui du membre en mouvement. Cette mobilité est, dans la majorité des cas, plus prononcée chez les femmes qui ont eu déjà plusieurs enfants (1).

Zaglass a indiqué, le premier, que malgré l'union étroite des surfaces articulaires de l'articulation sacro-iliaque, il existe un certain degré de mobilité entre les os iliaques et le sacrum. Ainsi, dans l'attitude de la défécation, le corps étant penché en avant, le promontoire s'incline vers la symphyse, et l'extrémité du sacrum se relève en arrière, phénomènes qui s'accompagnent d'un agrandissement du détroit inférieur. Matthews Duncan a signalé des mouvements analogues, mais plus étendus, se produisant à l'occasion de la grossesse, et a il indiqué comment ils contribuaient à faciliter le mécanisme du travail. Ansi, au commencement de l'accouchement, au moment où la tête franchit le détroit supérieur, les femmes préfèrent se tenir debout ou marcher; si elles sont au lit, elles s'efforcent d'exagérer l'extension des membres inférieurs sur le tronc (cambrure), positions qui facilitent la rotation en arrière de la portion supérieure du sacrum, et favorisent l'agrandissement du diamètre antéro-postérieur du détroit supérieur.

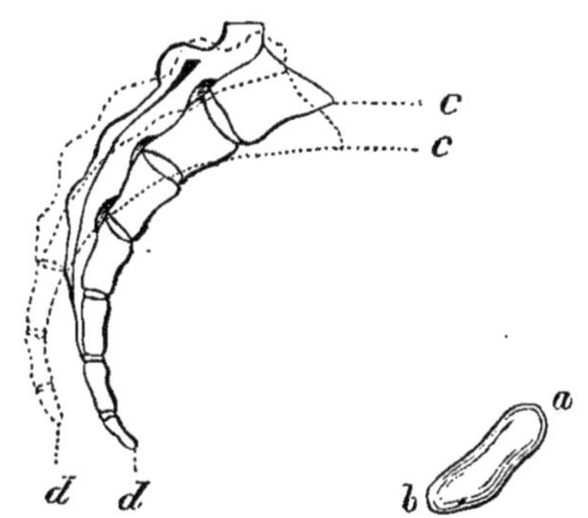

Fig. 93. — Diagramme montrant les mouvements oscillatoires du sacrum (Duncan).

Mais, lorsque la tête arrive sur le plancher du bassin, la femme lève instinctivement les genoux, porte son corps en avant et contracte ses muscles abdominaux au moment de la douleur. De cette façon, elle élève le pubis, pousse le promontoire en avant, et fait exécuter à l'extrémité du sacrum un mouvement de rotation en arrière, de manière à produire une augmentation du diamètre conjugué du détroit inférieur.

Bassin en général. — Le bassin est divisé en deux portions : portion supérieure et portion inférieure, par la ligne iléo-pectinée (*linea terminalis*).

La portion supérieure, ou, pour nous servir du terme classique, le *grand bassin*, est formé en arrière par la colonne lombaire et la face supérieure des ailerons du sacrum; sur les côtés par les fosses iliaques;

(1) Tarnier et Chantreuil. *Traité de l'art des accouchements*, p. 239.

enfin, en avant, elle est limitée par les parois abdominales. La forme de son squelette osseux a été comparée à celle d'un plat à barbe. Les fosses iliaques présentent, au point de vue obstétrical, un intérêt particulier puisque c'est sur elles que, chez les multipares, repose générale-

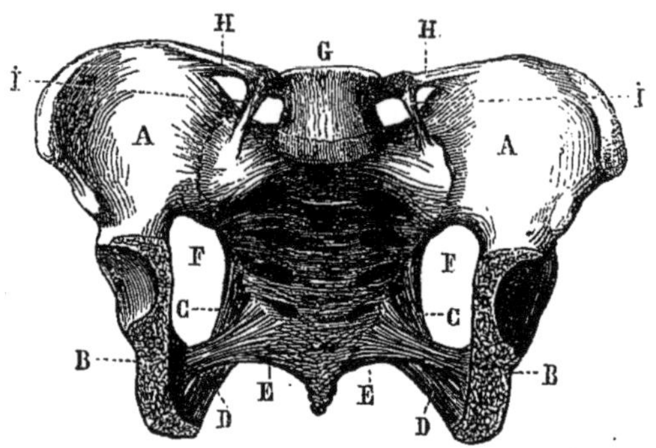

Fig. 94. — Moitié postérieure du bassin. — A. Fosse iliaque interne. — B. Section de l'os. — C. Origine du grand ligament sacro-sciatique. — D. Grand ligament sacro-sciatique. — E. Petit ligament sacro-sciatique. — F. Grand trou sciatique. — G. Dernière vertèbre lombaire. — H. Ligament ilio-lombaire. — I. Ligament sacro-vertébral.

ment la tête du fœtus durant les derniers jours de la grossesse. L'inclinaison des os iliaques, la forme de leurs crêtes, la distance qui sépare ces dernières, celle qui existe entre les épines iliaques supérieures, sont autant de points importants à étudier, car leur étude fournit des données qui, dans les cas de déformations du bassin, permettent d'établir des conclusions à propos de la forme et des dimensions du canal pelvien.

On se souviendra que les crêtes iliaques affectent la forme d'une S. Normalement, la plus grande distance des crêtes iliaques mesure vingt-six centimètres environ, celle des épines antérieures et supérieures vingt-trois centimètres (1).

L'inclinaison de la surface interne des os iliaques est telle que deux lignes allant de la crête iliaque à la ligne innominée et prolongées se rencontrent dans l'excavation, au niveau de la quatrième vertèbre sacrée.

Le bassin inférieur, ou *petit bassin*, comprend toute la portion située au-dessous de la *linea terminalis* ou ligne innominée. Il est formé

(1) Comme il n'existe pas deux bassins dont les dimensions soient tout à fait semblables, les mensurations pelviennes ont, suivant les auteurs, donné des résultats variables. On les obtient, soit en prenant la moyenne des mensurations d'un grand nombre de bassins (méthode qui donne des fractions difficiles à retenir n'ayant sur les autres aucun avantage d'exactitude), soit en adoptant, comme moyenne normale, un nombre entier; soit, dans le cas où il est nécessaire d'employer des fractions, en adoptant la moitié ou le quart le plus rapproché de la moyenne approximative. Cette dernière méthode, au point de vue pratique, se recommande par son utilité et sa commodité.

par le sacrum, le coccyx, la partie inférieure des os iliaques, l'ischion et le pubis, la membrane obturatrice et les ligaments sacro-sciatiques. L'ensemble de ces parties circonscrit une cavité en forme de bassin qui, quoique ouverte à sa partie inférieure sur le squelette, se trouve, chez le sujet vivant, complètement fermée par les parties molles. La paroi postérieure, constituée par le sacrum et le coccyx, mesure douze centimètres sur une ligne droite allant du promontoire au sommet du coccyx; la paroi antérieure mesure au niveau de la symphyse pubienne quatre à cinq centimètres; les parois latérales, de la ligne innominée aux tubérosités ischiatiques, neuf centimètres. La paroi postérieure est incurvée; la symphyse pubienne regarde en bas et en dedans, de façon à déterminer un plan à peu près parallèle à celui des deux premières vertèbres sacrées; les branches du pubis se réunissent l'une à l'autre sous un angle de 95 à 100 degrés et constituent, au-dessous de la symphyse, une sorte d'arcade, *arcade pubienne;* les parois latérales sont très solides en avant où elles se trouvent représentées par les ischions, mais en arrière la grande échancrure sciatique n'est fermée que par les parties molles et les grands ligaments sacro-sciatiques. Le diamètre transverse, à cause de l'inclinaison des parois latérales, se rétrécit vers le détroit inférieur.

Plans et axes du bassin. — A cause de l'irrégularité des os du bassin, il est difficile de se faire une idée nette de la cavité pelvienne. Pour y arriver, on a coutume de considérer une série de plans qu'on fait passer, à des niveaux différents, par les parois pelviennes, et qui permettent de montrer les modifications de forme et d'étendue que présente le canal osseux, envisagé dans des points spéciaux. On désigne d'ailleurs, sous le nom de plan, une surface mathématique dépourvue de profondeur et d'épaisseur.

Les ouvertures supérieure et inférieure présentent toutes les deux un certain degré de rétrécissement, ce qui leur a valu le nom de détroits. L'espace qui s'étend entre elles constitue la cavité pelvienne ou *excavation.*

Le premier plan qui attire notre attention est celui du *détroit supérieur*. Il est limité par la ligne ilio-pectinée, présente un contour elliptique et une échancrure postérieure due à la saillie du promontoire.

On détermine les dimensions de chaque plan par la valeur des diamètres antéro-postérieur, transverse et oblique.

Le diamètre *antéro-postérieur* du détroit supérieur, ou, selon l'expression classique, diamètre conjugué, s'étend du bord supérieur de la symphyse pubienne au promontoire; sa longueur égale, dix centimètres et demi. Le diamètre conjugué *obstétrical,* ainsi nommé pour le distinguer du précédent ou diamètre conjugué anatomique, aboutit en avant à un centimètre du bord supérieur de la symphyse; sa longueur par suite de l'épaisseur des os du pubis, est réduite à dix centimètres.

Le diamètre *transverse*, appelé aussi quelquefois bis-iliaque, correspond à la distance maxima des os iliaques. Il mesure treize centimètres.

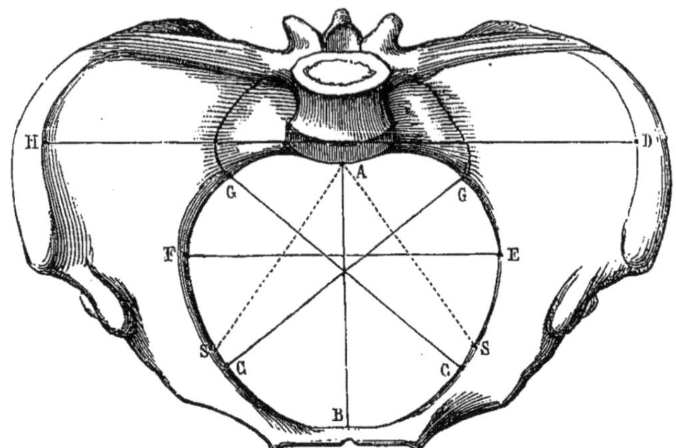

Fig. 95. — Forme et diamètres du détroit supérieur. — AB. Diamètre antéro-postérieur. — CG. Diamètres obliques. — EF. Diamètre transverse. — AS. Diamètre sacro-cotyloïdien. — DH. Diamètre bis-iliaque du grand bassin.

Les diamètres *obliques* s'étendent des éminences ilio-pectinées aux articulations sacro-iliaques opposées. La distance entre ces points est de douze centimètres et demi. Le diamètre oblique droit est celui

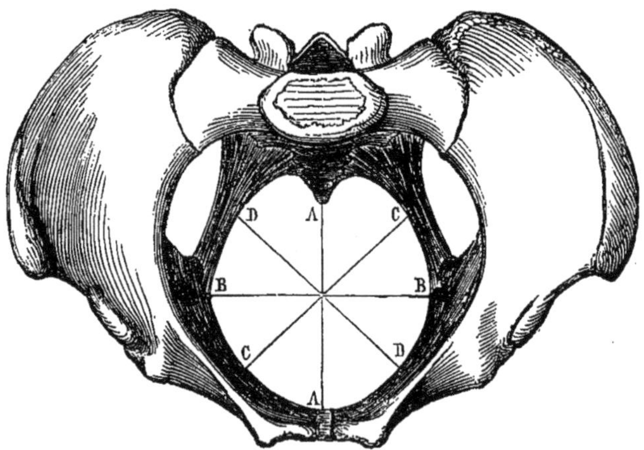

Fig. 96. — Forme et diamètres du détroit inférieur (le bassin y est vu sous une inclinaison telle que le diamètre bis-ischiatique paraît rencontrer l'intersection des diamètres obliques, mais en réalité ce diamètre bis-ischiatique passe en avant de cette intersection). — AA. Diamètre coccy-pubien. — BB. Diamètre transverse. — CC. Diamètre oblique droit. — DD. Diamètre oblique gauche.

qui se dirige vers la cavité cotyloïde droite; le gauche vers la cavité cotyloïde gauche.

L'axe du détroit supérieur est représenté par une ligne tombant perpendiculairement au centre du plan de ce détroit. Au-dessous de ce plan, cette ligne tombe sur l'extrémité du coccyx; au-dessus, elle traverse la paroi abdominale près de l'ombilic (*fig.* 92). La circonférence du détroit mesure seize pouces environ.

Le *détroit inférieur* est limité par les ligaments sous-pubiens, les branches du pubis, les branches et tubérosités de l'ischion, les ligaments sciatiques et le coccyx. Par suite de la saillie des ischions, la surface du détroit inférieur est convexe. Peut-être, serait-il plus juste de la considérer comme formée de deux triangles obtusangles, ayant respectivement leur sommet au coccyx et à la symphyse pubienne et une base commune représentée par une ligne menée suivant les deux tubérosités ischiatiques.

Le diamètre antéro-postérieur s'étend du bord inférieur de la symphyse à l'extrémité du coccyx. Il mesure dix centimètres, bien que, lorsque le coccyx se trouve refoulé en arrière, il puisse atteindre onze centimètres et demi.

Le diamètre transverse, étendu entre les tubérosités, mesure douze centimètres.

En raison de l'élasticité des ligaments sciatiques, on n'accorde aux diamètres obliques aucune importance, en obstétrique.

L'axe du détroit inférieur, lorsque le coccyx occupe sa situation normale, aboutit en haut sur le promontoire. Quand le coccyx est refoulé en arrière, la ligne, menée perpendiculairement par le centre du détroit, aboutit au bord inférieur de la première vertèbre sacrée (*fig.* 97).

La circonférence du détroit inférieur mesure trente-quatre centimètres.

L'*excavation* pelvienne affecte une forme irrégulièrement cylindrique. Légèrement rétrécie au niveau du détroit supérieur, elle se retrécit très rapidement à mesure que l'on approche du détroit inférieur. Au-dessous du détroit supérieur, les dimensions augmentent considérablement, grâce à la concavité du sacrum. Ainsi, un plan mené par le bord inférieur de la symphyse et par la marge supérieure des cavités cotyloïdes, et aboutissant au point de réunion de la seconde et de la troisième vertèbre sacrée, gagne dix-huit millimètres dans le diamètre antéro-postérieur, tandis que le diamètre transverse n'est inférieur à celui du détroit supérieur que de six millimètres. La zone rétrécie qui existe vers le détroit inférieur est beaucoup plus accentuée au niveau d'un plan qui passerait par les épines sciatiques et l'extrémité du sacrum. A ce niveau, la distance entre les épines n'est que de dix centimètres (diamètre transverse, — bi-sciatique); la longueur du diamètre antéro-postérieur de onze centimètres et demi.

L'École française adopte, pour la simplicité de l'exposition et la commodité de la mémoire, des chiffres un peu différents mais faciles à retenir et d'ailleurs suffisamment exacts.

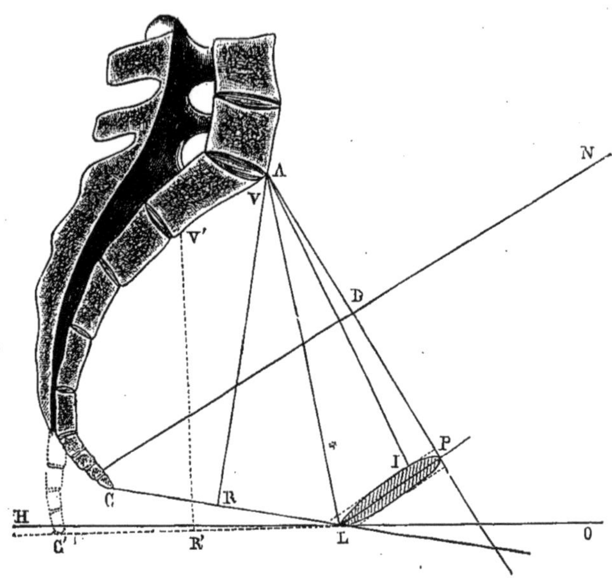

Fig. 97. — Plan et axe du détroit inférieur après la rétropulsion du coccyx. — Diamètres diagonaux de l'excavation pelvienne (Tarnier et Chantreuil). — A. Angle sacro-vertébral. — C. Coccyx avant sa rétropulsion. — C' Coccyx après sa rétropulsion. — L. Extrémité inférieure de la symphyse pubienne. — AP. Plan du détroit supérieur. — AI. Diamètre diagonal minimum. — AL. — Diamètre sacro-sous-pubien. — CL. Plan du détroit inférieur avant la rétropulsion du coccyx. — C'L. Plan du détroit inférieur après la rétropulsion du coccyx. — RV. Axe du détroit inférieur avant la rétropulsion du coccyx. — R'V'. Axe du détroit inférieur après la rétropulsion du coccyx. — HO. Ligne horizontale.

Détroit supérieur :	diamètre antéro-postérieur.	11 centimèt.
—	diamètre oblique.	12 —
—	diamètre transverse.	13 — et demi
Excavation :	tous les diamètres sensiblement égaux. . . .	12 —
—	*diamètre transverse minimum* (bi-sciatique) *ou rétrécissement transversal*.	10 —
Détroit inférieur :	tous les diamètres égaux.	11 —
—	le diamètre antéro-postérieur peut aller à. . . . . (*par la rétropulsion du coccyx*).	12 — et demi

Les diamètres transverses *diminuent* de haut en bas.

Les diamètres antéro-postérieurs *augmentent* au contraire.

On comprend, bien d'après cela, les attitudes diverses et successives de la tête au fur et mesure de sa descente, et son dégagement suivant le diamètre antéro-postérieur du détroit inférieur. D.

Les épines sciatiques divisent la cavité pelvienne en deux moitiés inégales. Dans la plus considérable, qui est l'antérieure, les parois latérales sont dirigées vers la symphyse et l'arcade pubienne, tandis que dans la moitié postérieure elles sont inclinées vers le sacrum et le coccyx. Les régions déclives situées en avant des épines constituent les *plans inclinés antérieurs* du bassin : c'est au-dessus d'eux que s'effectue la rotation de l'occiput, au cours du travail normal. Les pentes osseuses situées en arrière des épines représentent les *plans inclinés postérieurs*. Par leur réunion sur la ligne médiane du sacrum, elles constituent une sorte de voûte, vers laquelle se tourne la face une fois le mouvement de rotation terminé.

La direction générale de la cavité pelvienne est bien représentée par une ligne menée suivant l'axe du canal osseux. Mais il faut établir tout d'abord que l'axe pelvien, pour les gens qui s'occupent de matière obstétricale, ne doit pas être construit comme la ligne médiane d'un cylindre, dans le sens absolument mathématique du mot. En réalité, cet axe n'a d'autre but que d'indiquer, par à peu près, le trajet suivi normalement par un corps arrondi semblable à la tête fœtale, traversant le canal de la parturition. Il convient, pratiquement, de faire passer, suivant le conseil de Hodge, par le ligament sous-pubien et le sacrum, un plan parallèle à celui du détroit supérieur. Ce second plan couperait la portion moyenne de la seconde vertèbre sacrée. Comme les parois pubiennes sont dirigées à peu près parallèlement à la portion supérieure du sacrum, l'axe de la région de l'excavation, comprise entre ces deux plans, peut être considéré comme continu à l'axe du détroit supérieur. Au-dessous du second plan, par suite de l'incurvation du sacrum, l'axe décrit un trajet à peu près circulaire, traversé par une série de plans s'irradiant, comme d'un centre, du bord inférieur de la symphyse vers le sacrum. On verra plus loin que cet axe courbe se continue au delà du canal osseux, suivant la direction des parties molles du périnée.

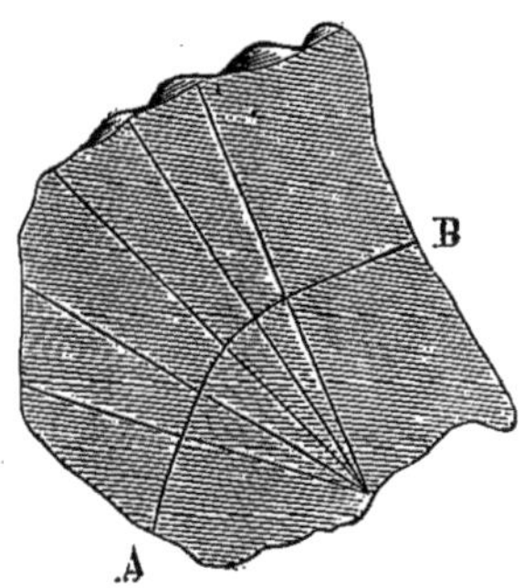

Fig. 98. — Axe du bassin figuré sur une section verticale faite sur un moulage en plâtre de l'excavation pelvienne (Hodge).

Différence entre le bassin de l'homme et celui de la femme.

Chez l'*homme* les os du bassin sont épais et solides; le détroit supérieur est triangulaire; le promontoire saillant; l'excavation profonde et inclinée en dedans, à la manière d'un entonnoir; le sacrum long, étroit et modérément incurvé; l'arcade pubienne dessine un angle de 75 à 80 degrés.

Chez la femme, au contraire, les os pelviens sont plus légers et d'un contour plus délicat; et cela correspond au développement moindre du système musculaire. Comme le promontoire fait une saillie intérieure moins accusée, le détroit supérieur affecte une forme elliptique; les diamètres antéro-postérieur et transverse sont tous les deux augmentés; l'inclinaison du bassin est plus prononcée; le sacrum plus large et sa concavité plus grande. Les tubérosités ischiatiques sont plus éloignées; l'angle de l'arcade pubienne mesure de 90 à 100 degrés; et la profondeur totale du bassin, c'est-à-dire la hauteur, est moindre.

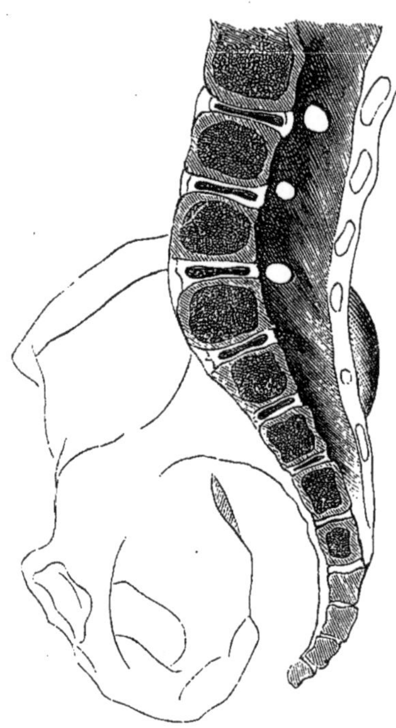

Fig. 99. — Section verticale d'un bassin de jeune fille (Fehling).

Une des conséquences de l'augmentation du diamètre transverse chez la femme est la distance plus considérable entre les trochanters (diamètre bi-trochantérien) qui sont en même temps quelque peu obliquement dirigés en avant. Cette particularité fait que les genoux sont rapprochés l'un de l'autre, ce qui donne à la démarche de la femme un caractère spécial. Le bassin de la femme, peu approprié à la rapidité de la locomotion, est au contraire parfaitement constitué pour l'acte de la parturition. Lorsque, chez une femme, le bassin présente avec celui de l'homme de grandes analogies (*bassin anthropoïde*), c'est l'occasion d'une variété de dystocie d'un caractère parfois très grave.

Différence entre le bassin infantile et le bassin adulte.

Le promontoire occupe dans le bassin de l'*enfant*, par rapport à la symphyse pubienne, une position relativement plus élevée que chez l'adulte; la dernière vertèbre lombaire et les deux premières vertèbres sacrées n'offrent qu'une convexité médiocre, aussi le promontoire ne proémine-t-il pas en avant ainsi que cela a lieu chez l'adulte; le sacrum, après avoir suivi une direction verticale, commence à s'incurver au niveau de la quatrième vertèbre; les ailerons ne sont que faiblement développés; l'inclinaison des os iliaques se rapproche davantage de la verticale; l'incurvation en S des crêtes iliaques n'est que faiblement indiquée. Il n'existe que de très faibles différences entre la distance des crêtes et celle des épines iliaques antérieures et supérieures le diamètre conjugué ou antéro-postérieur, si on le compare au diamètre transverse, est accru; les parois latérales convergent vers le détroit inférieur; l'arcade pubienne forme un angle aigu, et la distance des épines sciatiques est plus considérable que le diamètre transverse du détroit inférieur.

Les différences propres au *sexe* ne sont que peu accusées.

Le sacrum de la petite fille, en raison du moindre volume des vertèbres, est plus étroit que chez les garçons; les parois latérales sont plus élevées, la symphyse plus basse; la direction des os iliaques plus rapprochée de la verticale; l'arcade pubienne forme un angle moins aigu; enfin, le diamètre transverse est plus considérable.

Le facteur le plus important dans la genèse des changements que subit le bassin de l'adulte est incontestablement le poids du tronc. Grâce à la forme en coin du sacrum et à la présence de la saillie qui borde inférieurement l'articulation sacro-iliaque, il ne peut se produire aucun déplacement dans la direction du grand axe de la surface auriculaire. Mais si l'on a présente à l'esprit la direction générale du bassin, il devient manifeste que les pressions supérieures doivent agir sur le sacrum de haut en bas, d'arrière en avant et de dehors en dedans. Si le sacrum, ainsi qu'on le dit quelquefois, représentait

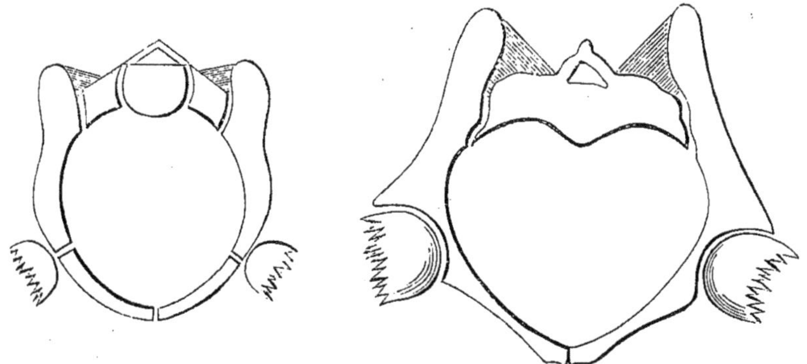

Fig. 100 et 101. — Diagrammes représentant les sections de bassins infantile et adulte (Schrœder).

la clef de voûte de l'arcade pubienne, sa position entre les os iliaques devrait être fixe. Or, Duncan (1) a démontre l'inexactitude de cette hypothèse et montré qu'en réalité les surfaces articulaires sacrées se dirigent obliquement en arrière et en dedans dans la direction de la ligne médiane. Si le sacrum ne cède pas à la pression qu'il sup-

(1) Duncan. *Recherches obstétricales.*

porte, c'est grâce à l'action des puissants ligaments sacro-iliaques qui le maintiennent en place comme partie solidaire constituante du cercle osseux. Mais ces ligaments ne l'empêchent pas de s'incliner d'un certain degré vers la cavité pelvienne, ainsi que le démontre la saillie proéminente des tubérosités iliaques chez l'adulte; tandis que chez l'enfant la surface dorsale du sacrum se trouve sur le même plan que les épines postérieures et supérieures.

Comme le centre de gravité du tronc se trouve situé en avant du sacrum, le poids des parties supérieures pousse le promontoire en avant vers la symphyse pubienne. En même temps les ligaments sciatiques préviennent la bascule en arrière de la pointe du sacrum. L'action naturelle de ces deux forces, s'exerçant d'une manière simultanée et agissant à une époque où l'ossification est encore incomplète, a pour effet d'augmenter l'incurvation du sacrum et, en conséquence, de diminuer la distance entre les extrémités supérieure et inférieure, entre la pointe et la base de l'os. Il en résulte une diminution de la hauteur du promontoire, un rétrécissement antéro-postérieur des détroits supérieur et inférieur et une augmentation des dimensions de la cavité pelvienne.

Ce mouvement de rotation en avant de l'extrémité supérieure du sacrum exerce des tractions sur l'appareil ligamenteux postérieur des articulations iliaques. Et, n'était la solide résistance de la symphyse du pubis et la contre-pression que les os iliaques subissent de la part des têtes fémorales, ces os rouleraient autour des surfaces articulaires du sacrum, à la manière d'une porte autour de ses gonds. Mais, de l'action antagoniste de la symphyse et des ligaments sacro-iliaques, il résulte une incurvation des os innominés qui se produit au niveau du point de la plus faible résistance, en avant du sacrum, et, comme nouvelle conséquence, un agrandissement du diamètre transverse aux dépens du diamètre antéro-postérieur.

Les différences des bassins suivant le sexe sont attribuables aux différences dans la nature du contenu pelvien et dans la disposition des organes génitaux externes; aux différences dans le développement musculaire et à certaines particularités embryogéniques. Chez les eunuques femelles de l'Inde, étudiées par Roberts (1), on constatait l'absence du vagin et l'atrophie complète du tissu cellulaire des organes génitaux; le bassin paraissait conformé sur un type très voisin de celui de l'homme ; en outre, à la place de l'arcade pubienne, les branches du pubis et de l'ischion semblaient venir au contact dans le point occupé ordinairement par le vagin.

Durant la vie fœtale, le sacrum de la femme, par suite du volume moindre des vertèbres, est plus étroit que celui de l'homme. Ultérieu-

(1) Voir Tilt. *Inflammation de l'utérus et des ovaires*, p. 63.

rement, le développement plus rapide des ailerons ou parties latérales amène une augmentation en largeur qui caractérise le sacrum de la femme adulte. La supériorité de la circonférence du détroit supérieur observée chez la femme est due en partie à cette différence de largeur du sacrum et en partie à la plus grande longueur de la ligne innominée.

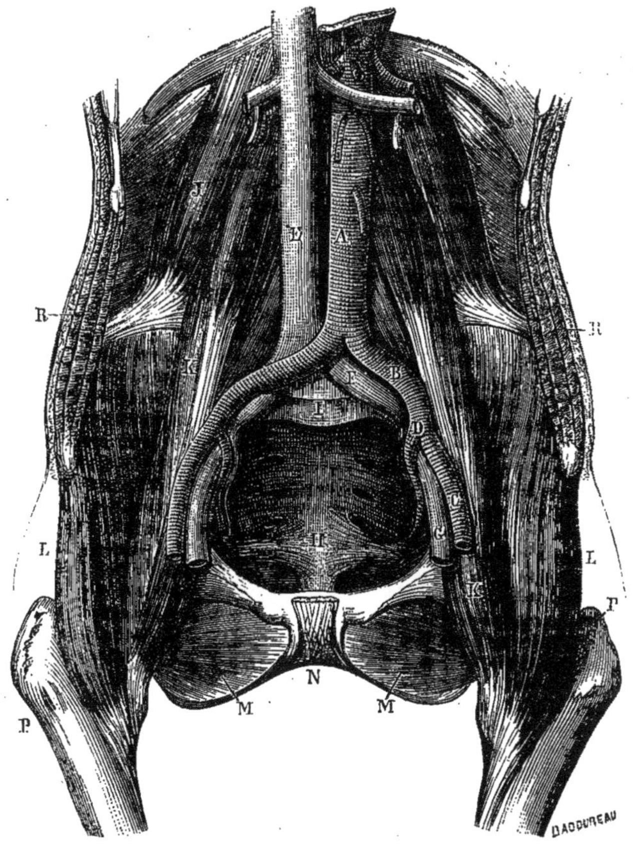

Fig. 102.— Bassin revêtu de ses parties molles, moins la vessie, l'utérus et le rectum.— A. Aorte. — B. Artère iliaque primitive, du côté gauche. — C. Artère iliaque externe du côté gauche. — D. Artère iliaque interne ou hypogastrique. — E. Veine cave inférieure. — F. Veine iliaque primitive, du côté gauche. — G. Veine iliaque externe, du côté gauche. — H. Insertion des ligaments sacro-sciatiques sur le rectum. — L. Angle sacro-vertébral. — J. Muscle carré des lombes. — KK. Muscles psoas. — LL. Muscles iliaques. — MM. Muscles obturateurs externes. — N. Arc inférieur du pubis. — PP. Grands trochanters. — RR. Coupe des muscles de la paroi abdominale antérieure.

Parties molles du bassin. — Nous avons, à titre de préliminaires pour l'histoire de la fécondation, étudié les organes les plus importants qui ont quelque rapport avec la génération et la parturition. Mais il est nécessaire pour l'étude du mécanisme du travail de remettre en mémoire : 1° les parties molles qui empiètent sur l'espace pelvien; 2° les éléments qui ferment les ouvertures pelviennes et les transforment en une cavité ayant la forme d'un bassin.

1° Les diamètres du détroit supérieur sont légèrement diminués par la présence des muscles psoas iliaques. Les muscles iliaques proprement dits occupent toute l'étendue de la fosse iliaque interne. Leurs fibres convergent en bas, et, passant au-dessous du ligament de Poupart, s'unissent aux bords du muscle psoas. Leur portion pelvienne fournit un coussin mou qui sert d'appui à l'utérus gravide. Les grands muscles psoas occupent les régions situées de chaque côté du promontoire. Ils prennent leurs insertions supérieures sur les parties latérales du corps et sur les apophyses transverses des quatre pre-

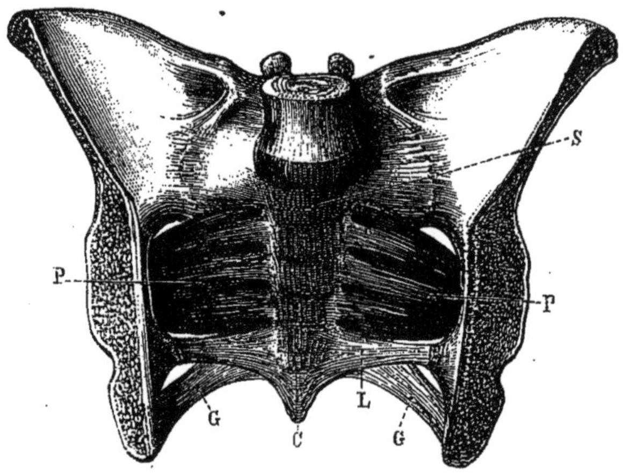

Fig. 103. — Coupe du bassin destinée à faire voir le muscle pyramidal (Tarnier et Chantreuil). — C. Coccyx. — G. Grand ligament sacro-sciatique. — L. Petit ligament sacro-sciatique. — P. Muscle pyramidal. — S. Première vertèbre sacrée.

mières vertèbres lombaires et de la dernière dorsale. Ils traversent le bassin parallèlement à la ligne innominée qu'ils recouvrent un peu néanmoins. Ils s'amincissent inférieurement, et, passant au-dessous de l'arcade crurale, se terminent par un tendon qui s'insère sur le petit trochanter. Ces deux muscles fléchissent les cuisses sur le ventre. Les muscles iliaques sont aussi abducteurs, et les psoas concourent à la flexion du bassin sur la colonne vertébrale. Les psoas diminuent d'un centimètre et demi environ le diamètre transverse qui, par suite, devient sensiblement égal aux diamètres obliques. Lorsque, les membres étant allongés, les muscles sont tendus, l'aire pelvienne est un peu plus rétrécie que lorsqu'ils se trouvent relâchés par la flexion des cuisses.

Les artères et les veines volumineuses, qu'on rencontre au détroit supérieur, ne subissent pas de compression dans les conditions normales du travail. Mais lorsqu'il existe entre les dimensions du bassin et la tête fœtale des différences considérables, les phénomènes de compression se traduisent par l'œdème de toutes les parties molles de la cavité pelvienne. Cet œdème ne peut qu'augmenter les difficultés de l'accouchement.

2° Les ouvertures du bassin, comblées par les parties molles, sont les grandes échancrures sciatiques, les trous obturateurs et le détroit inférieur.

Les grandes échancrures sciatiques sont fermées par les muscles pyramidaux. Ceux-ci ont une forme triangulaire. Leur base présente un certain nombre de digitations qui s'insèrent sur les parties latérales de la face antérieure du sacrum, le long du bord externe des quatre derniers trous sacrés et de la portion supérieure des ligaments sacro-sciatiques. Ils traversent alors la grande échancrure, sortent du bassin et se terminent en un tendon qui s'insère sur le grand trochanter.

Le trou obturateur est recouvert par le muscle obturateur interne. Ce muscle s'insère à la surface quadrilatère qui correspond à la cavité cotyloïde, à la périphérie du trou obturateur et à la surface interne de la membrane obturatrice. Ses fibres se réunissent ensuite en un tendon qui traverse la petite échancrure sciatique, se dirige ensuite directement en bas et en arrière pour aller aboutir à la cavité digitale du grand trochanter.

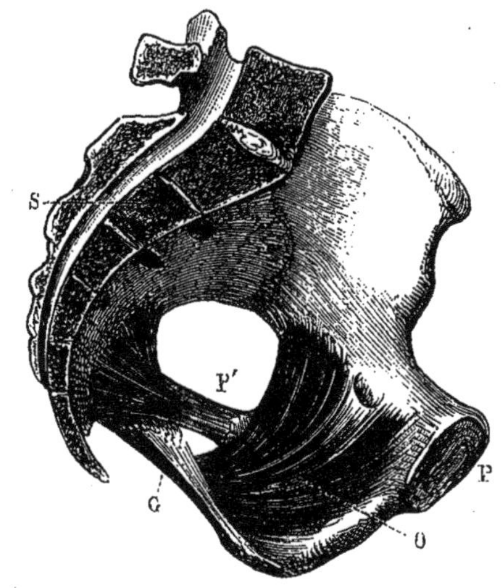

Fig. 104. — Coupe antéro-postérieure du bassin montrant le muscle obturateur interne. — G. Grand ligament sacro-sciatique. — O. Muscle obturateur interne. — P. Coupe de la symphyse du pubis. — P'. Petit ligament sacro-sciatique. — S. Union des deux premières vertèbres sacrées (Tarnier et Chantreuil).

Grâce à leur ténuité, ni le pyramidal, ni l'obturateur ne modifient les dimensions de la cavité pelvienne.

Le détroit inférieur est fermé par une série de couches dont l'ensemble constitue le *périnée* ou *plancher du bassin*. Ces couches sont, en allant de dehors en dedans, la peau, les plans musculaires avec les aponévroses qui les accompagnent, le tissu cellulaire sous-péritonéal et le péritoine. L'élément qui joue le rôle le plus important dans la formation du plancher du bassin

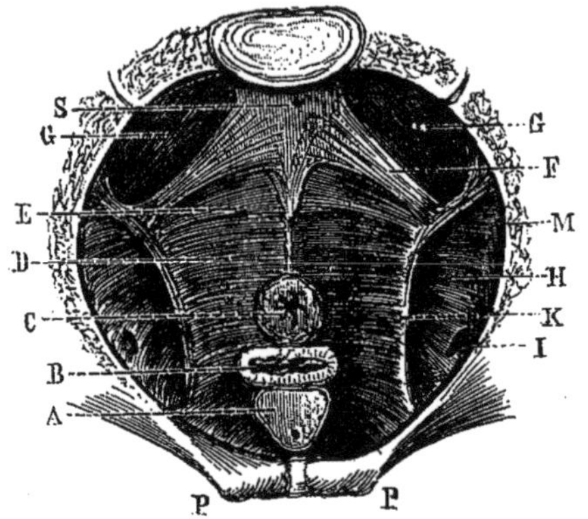

Fig. 105. — Muscles du plancher du bassin, vus par la cavité abdominale. Le muscle pyramidal a été enlevé. — A. Section de la vessie. — B. Section du vagin. — C. Coupe du rectum. — D. Releveur de l'anus. — E. Muscle coccygien. — F. Petit ligament sacro-sciatique. — G. Muscle grand fessier. — H. Partie supérieure du muscle obturateur. — I. Trou donnant passage aux vaisseaux et aux nerfs obturateurs. — K. Bandelette pubio-sciatique. — M. Détroit supérieur. — PP'. Pubis. — S. Face antérieure du sacrum.

est le muscle *releveur de l'anus*. Ce muscle est formé de deux moitiés symétriques qui s'insèrent en avant sur la face interne du corps et des branches horizontales du pubis, et, latéralement, sur des arcades tendineuses formées aux dépens du fascia pelvien, et qui s'étendent du bord interne du pubis aux épines sciatiques. A la partie antérieure, ses fibres se portent en bas et en dedans sur les côtés de la vessie; sur les parties latérales, elles s'étendent entre la vessie et le rectum; en arrière, elles s'insèrent sur le raphé tendineux qui va de l'extrémité du coccyx au rectum. Ses insertions rectales se confondent avec les fibres supérieures du sphincter externe; ses insertions vaginales sont situées au-dessous du bulbe du vestibule et du muscle constricteur du vagin. Le muscle *ischio-coccygien* est un petit muscle de forme triangulaire que certains auteurs décrivent en même temps que le releveur de l'anus. Il est situé entre celui-ci et le pyramidal, et en avant du petit ligament sacro-sciatique. Sa base s'insère sur les côtés du coccyx et les extrémités inférieures du sacrum; son sommet à l'épine sciatique (1).

La face supérieure des muscles coccygien et releveur de l'anus est concave. Ils sont, dans leur ensemble, aplatis et ont à peu près l'épaisseur d'une membrane. Ils ne pourraient offrir, par eux-mêmes, qu'un très faible support aux viscères situés au-dessus d'eux. Mais, supérieurement, ils sont étroitement unis aux faisceaux puissants du fascia pelvien, qui jouit d'une ténacité et d'une élasticité remarquables.

Le *fascia pelvien interne* s'insère au bord supérieur du détroit supérieur, où il s'unit au fascia qui tapisse la fosse iliaque et au fascia transversalis des parois abdominales. Il recouvre le pyramidal et la moitié supérieure des muscles obturateurs. En avant, il descend de la symphyse au col de la vessie et constitue le ligament pubio-vésical.

(1) Le muscle coccygien est très développé chez les animaux pourvus d'une queue, et leur permet de la mouvoir latéralement.

De la ligne ilio-pectinée jusqu'à l'arcade tendineuse, le fascia se trouve, sur les parties latérales, solidement uni au périoste. L'arcade tendineuse marque la ligne au niveau de laquelle le fascia quitte les parois pelviennes pour tapisser la face interne des muscles releveur et coccygien.

La face supérieure du fascia pelvien interne est recouverte par le péritoine, qui lui est uni par un tissu cellulaire lâche.

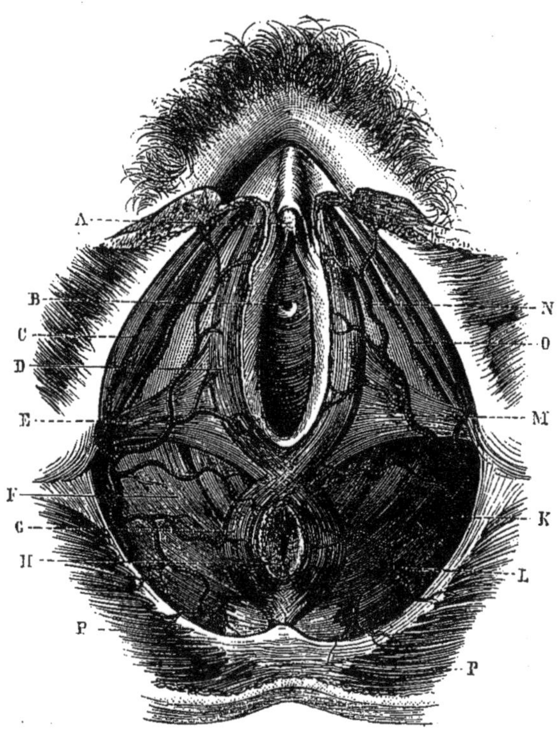

Fig. 106. — Muscles du périnée, vus de l'extérieur. — A. Clitoris. — B. Méat urinaire. — C. Muscle ischio-caverneux. — D. Muscle constricteur du vagin. — F. Muscle releveur de l'anus. — G. Sphincter anal. — H. Anus. — K. Artère honteuse interne. — L. Branches hémorrhoïdales. — M. Artère superficielle du périnée. — O. Artère caverneuse ou clitoridienne. — PP. Muscles grands fessiers.

Les aponévroses, formées aux dépens du fascia et situées au-dessous du muscle releveur de l'anus, sont divisées en deux portions, antérieure et postérieure, par une ligne menée par les deux ischions.

La partie postérieure est constituée par un feuillet unique. Elle naît des ligaments sacro-sciatiques et des tubérosités de l'ischion; de là elle s'élève en recouvrant la face interne des tubérosités et celle du muscle obturateur interne, gagne l'arcade tendineuse d'où elle se réfléchit sous un angle aigu, pour s'étendre sur la face inférieure du muscle releveur de l'anus. La région qui se trouve ainsi circonscrite entre les parois latérales et le muscle releveur de l'anus constitue le *creux ischio-rectal.*

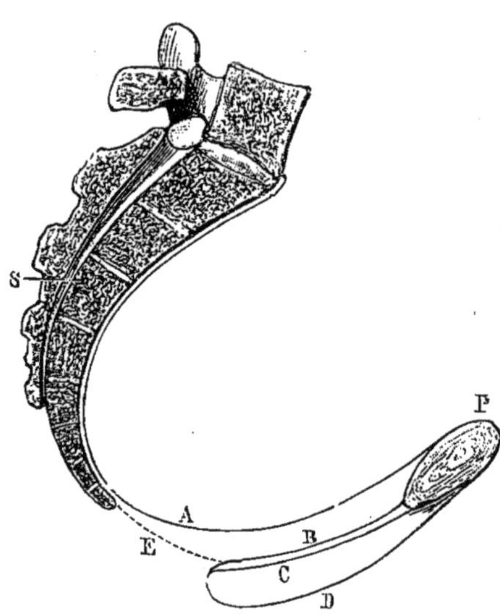

Fig. 107. — Coupe antéro-postérieure du plancher périnéal. — AP. Aponévrose pelvienne. — B. Aponévrose périnéale profonde. — C. Aponévrose périnéale moyenne. — D. Aponévrose périnéale superficielle. — E. Lamelle celluleuse qui recouvre la face inférieure du releveur de l'anus, en arrière de la ligne bi-ischiatique, au niveau de laquelle elle se confond avec le bord postérieur de l'aponévrose périnéale profonde. — P. Pubis. — S. Sacrum (Tarnier).

La portion antérieure, ou fascia périnéal proprement dit, remplit l'espace qui existe entre la ligne bi-ischiatique et l'arcade pubienne. Elle est composée de trois feuillets, disposés de la manière suivante : 1° l'aponévrose périnéale profonde, qui couvre la face inférieure du muscle releveur de l'anus ; 2° l'aponévrose périnéale moyenne, séparée de la première par un mince intervalle ; 3° l'aponévrose périnéale superficielle qui, avec la précédente, forme une loge étroite dans laquelle sont logés les muscles superficiels du périnée, les bulbes du vagin, les glandes vulvo-vaginales et les racines du clitoris. Chacun de ces organes est en outre enveloppé par une gaine spéciale formée par des prolongements émanés de la face supérieure de l'aponévrose.

Les muscles superficiels du périnée n'ont en obstétrique qu'une médiocre importance. Ce sont : le constricteur du vagin, les ischio-caverneux et les transverses du périnée.

Le muscle *constricteur du vagin* est formé de deux petits faisceaux musculaires, disposés sur les parties latérales, occupant la face externe des bulbes du vestibule, et entourant l'orifice vulvaire. En arrière, les extrémités partent d'un point de l'aponévrose périnéale du muscle situé à mi-chemin de l'anus et de la ligne bi-ischiatique ; un petit faisceau seulement possède des connexions directes avec le sphincter lui-même (1). En avant, ses extrémités convergent et se divisent en différents faisceaux : les uns superficiels, les autres profonds ; les premiers se terminent en un tendon qui les relie l'un à l'autre

(1) Luschka. *Anatomie des menschlichen Beckens*, p. 399.

au-dessus de la veine dorsale du clitoris; les seconds s'insinuent entre le bulbe et le clitoris et se réunissent également par l'intermédiaire d'une aponévrose.

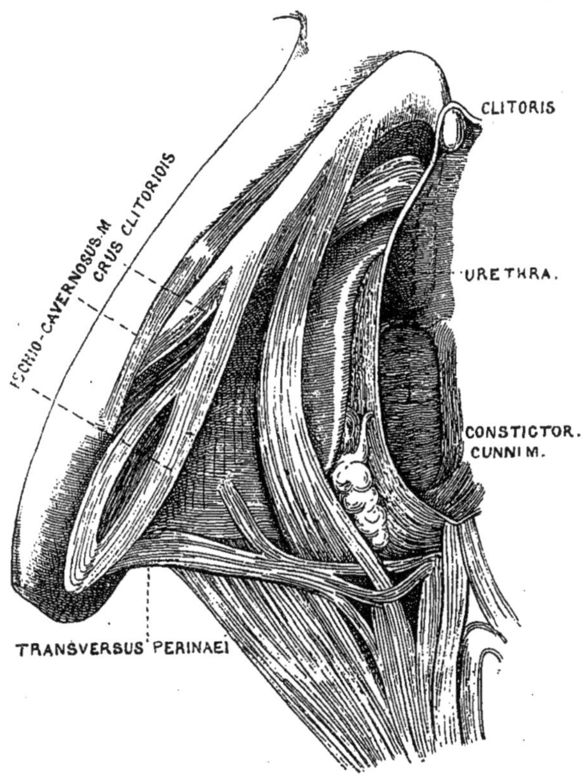

Fig. 108. — Muscles du périnée (Henle). — Clitoris. — Urethra (urèthre). — Constrictor cunni M (constricteur du vagin). — Ischio-cavernosus M (muscle ischio-caverneux). — Crus clitoridis (racine du clitoris). — Transversus perinæi M (muscle transverse du périnée).

Leur action principale est de comprimer la veine que croise leur tendon et d'augmenter ainsi la turgescence de l'appareil érectile. Mais, en aucune manière, ils ne constituent un sphincter, bien que, par le refoulement en dedans des bulbes turgescents, ils puissent rétrécir le vestibule du vagin.

Les muscles *ischio-caverneux* constituent, autour des racines du clitoris, une sorte de gaine fibro-musculaire. Ils sont réunis l'un à l'autre par une lame aponévrotique qui croise l'extrémité postérieure du corps du clitoris. Au moment de l'excitation sexuelle, ils peuvent non seulement en comprimant les racines du clitoris faire refluer le sang vers le corps de l'organe, mais, grâce à la pression exercée sur la veine dorsale par la membrane aponévrotique, retarder le retrait du sang pendant l'érection.

Les muscles *transverses du périnée* sont de petits muscles triangulaires aplatis qui naissent de la face interne des ischions, passent au-dessous du muscle constricteur, pour gagner les parties latérales du vagin et du rectum. Dans le cas de déchirure du périnée, ils contribuent à tenir écartées les lèvres de la déchirure, et s'opposent par suite à la réunion par première intention.

Une énumération, aussi succincte que celle que nous venons de faire, des éléments musculaires et aponévrotiques du plancher pelvien, ne peut donner une idée complète de l'anatomie exacte de la portion inférieure du canal de la parturition. Aussi bien par sa structure que par sa fonction, le rôle du tissu connectif qui remplit tous les interstices entre les différents organes, les groupes musculaires et les parois osseuses, est de la plus haute importance.

C'est à ce tissu que la région périnéale comprise entre le vagin et le rectum doit son extraordinaire extensibilité. Sur une section antéro-postérieure, le corps du périnée affecte une forme triangulaire à surface convexe du côté du vagin et concave du côté du rectum (1). De chaque

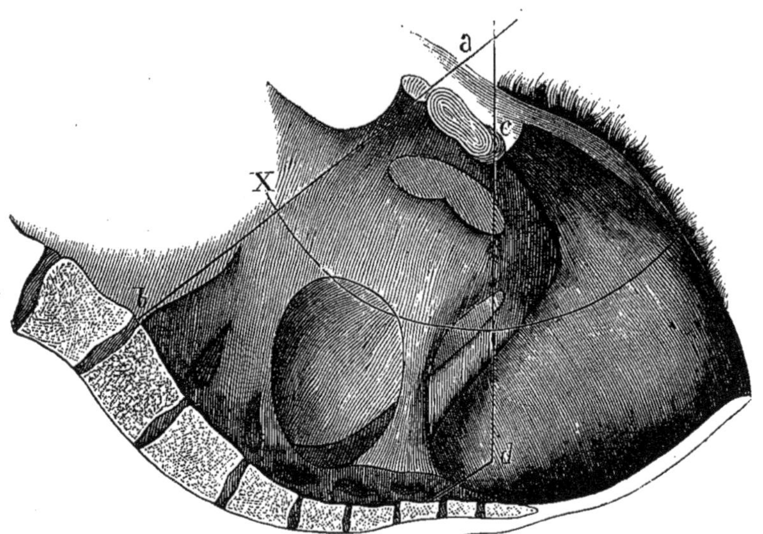

Fig. 109. — Canal de la parturition (Hodge).

côté il s'étend jusqu'aux branches et jusqu'aux tubérosités de l'ischion. En haut il se prolonge jusqu'à la moitié environ de l'étendue du vagin. La portion extérieure, qui représente la base de ce triangle et qui s'é-

(1) Thomas. *Périnée de la femme*, etc., « Am. Jour. of Obst. », avril 1880.

tend entre le bord anal et la commissure vulvaire postérieure, mesure environ deux centimètres et demi en longueur (1). Lorsque la tête fœtale est descendue, durant le travail, au-dessous du niveau des parois osseuses, le périnée proémine et se distend jusqu'à douze à quatorze centimètres, dans le sens antéro-postérieur. Ainsi, la longueur et le degré d'incurvation du canal pelvien se trouvent augmentés à la fois; les parties molles situées en arrière de la vulve forment une sorte de gouttière dont l'axe se continue avec celui du bassin.

TÊTE DU FŒTUS A TERME

La tête fœtale est la partie d'où dépendent les plus grandes difficultés pour le passage de l'enfant à travers le canal de la parturition. Il est par conséquent très important de se familiariser avec sa forme, ses diamètres et les modifications qu'elle subit pendant le travail.

Nous distinguerons, pour l'étude, la *face* et le *crâne*.

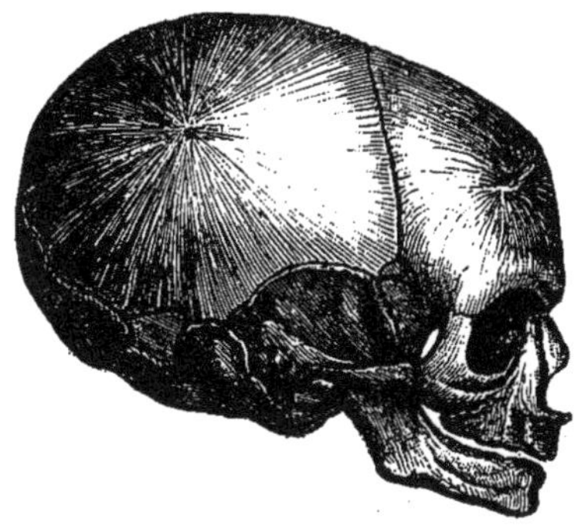

Fig. 110. — Tête fœtale. — Vue latérale (Tarnier).

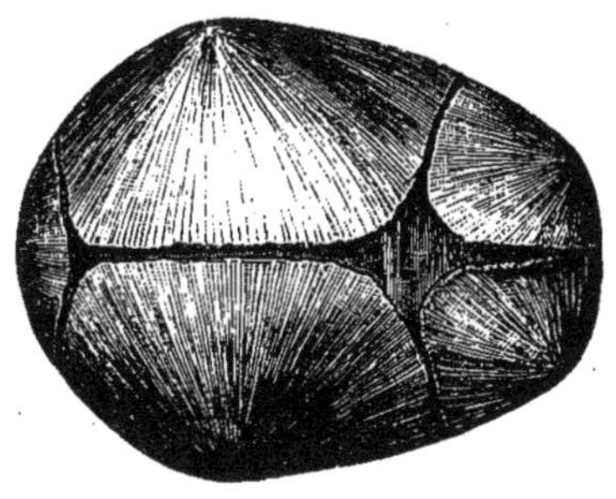

Fig. 111. — Tête fœtale. — Voûte. — Fontanelles et sutures.

La face est de peu d'importance dans l'accouchement normal. Il est bon, cependant, de noter en passant un fait qui acquiert parfois une certaine importance dans les cas d'angustie pelvienne excessive : c'est que le diametre qui réunit les deux os malaires (sept centimètres et demi) jouit d'une réductibilité très limitée.

Dans le crâne, il nous faut distinguer entre la région supérieure, portion compressible ou *voûte*, et la région inférieure, portion incompressible ou *base*. La voûte est constituée par le frontal, les os pariétaux, la portion squameuse des temporaux et de l'occipital. La base est formée par l'union de l'ethmoïde, du sphénoïde, de la portion pierreuse des temporaux et de la portion basilaire de l'occipital.

(1) Foster F. C. *Anatomie de l'utérus et des tissus qui l'entourent*, « Am. Jour of Obst. », janvier 1880.

Sutures et fontanelles. — Les os plats qui composent la voûte du crâne sont minces et imparfaitement ossifiés; d'une consistance à la vérité un peu supérieure à celle du diploé.

Au lieu d'être réunis par des sutures osseuses engrenées, ils sont maintenus dans leur position respective par le périoste et la dure-mère contigus l'un à l'autre, qui constituent des commissures membraneuses entre les pièces osseuses.

Dans les points où plus de deux os viennent au contact, l'ossification est souvent incomplète et il en résulte des espaces vides occupés uniquement par les membranes et appelés fontanelles.

Les sutures les plus importantes à connaître sont les suivantes : la suture *frontale*, entre les deux moitiés désunies de l'os frontal ; la suture *coronale*, entre le frontal et les pariétaux; la suture *sagittale*, qui réunit en haut les deux os pariétaux et correspond au point culminant de la voûte ; la suture *lambdoïde*, ainsi appelée en raison de sa ressemblance avec le lambda grec (λ), entre la portion triangulaire de l'occipital et les bords postérieurs des pariétaux.

Au point d'intersection des sutures frontale, sagittale et coronale, l'ossification incomplète de l'os frontal et des pariétaux laisse un large espace vide, de forme losangique, appelé *fontanelle antérieure*, grande fontanelle, ou parfois simplement bregma. De ses quatre côtés, les deux antérieurs sont plus longs et s'étendent parfois un peu vers le front.

La *fontanelle postérieure*, ou petite fontanelle, est située à la jonction des sutures sagittale et lambdoïde. Elle est formée par la rencontre de trois os, savoir : les deux pariétaux et l'occipital, et affecte une forme triangulaire.

Dans la plupart des cas, l'ossification est complète au moment du terme, son siège est alors indiqué par l'angle que forment les bords postérieurs des pariétaux, au-dessous desquels on trouve habituellement l'occipital refoulé par suite du travail de l'accouchement.

Budin a récemment démontré que la portion squameuse ou portion triangulaire de l'occipital est réunie à la portion basilaire au moyen d'une bande de tissu fibro-cartilagineux. Il en résulte une sorte de charnière qui permet de véritables mouvements de flexion et d'extension (1).

La flexibilité des os du crâne, les sutures, les fontanelles et les bandes unitives fibro-cartilagineuses sont autant de conditions capables de faciliter des modifications considérables dans les diamètres de la tête fœtale, au cours du travail.

(1) Budin. *De la tête du fœtus*, p. 72.

DIAMÈTRES DE LA TÊTE FŒTALE

Ce sont autant de lignes fictives s'étendant entre des points fixes, déterminés de façon à indiquer les dimensions des plus larges segments du crâne qui, dans les positions et les présentations différentes, s'engagent dans le canal pelvien.

On distingue des diamètres dans le sens antéro-postérieur, dans le sens transversal et dans le sens vertical (1).

Les diamètres *antéro-postérieurs* sont : 1° l'occipito-mentonnier ; 2° l'occipito-frontal ; 3° le sous-occipito-bregmatique.

Le diamètre occipito-mentonnier va du point le plus saillant de l'occiput au menton (2) ; — l'occipito-frontal, de l'occiput à la racine du nez ; — le sous-occipito-bregmatique, du point de jonction de l'occiput avec le cou à la grande fontanelle, au point d'intersection des sutures coronale et sagittale.

Les diamètres *transverses* sont : 1° le bi-pariétal ; 2° le bi-temporal ; 3° le bi-mastoïdien.

Le diamètre bi-pariétal s'étend d'une des bosses ou protubérances pariétales à l'autre ; — le bi-temporal réunit les extrémités de la suture coronale ; — le bi-mastoïdien mesure la distance entre les apophyses mastoïdes, prise au niveau de la base du crâne.

Les diamètres *verticaux* sont : 1° le fronto-mentonnier ; 2° le cervico-bregmatique.

Le fronto-mentonnier s'étend du point culminant de la région antérieure de la voûte (avant-tête) à la pointe du menton ; — le cervico-bregmatique, du milieu de la grande fontanelle à la partie supérieure du cou, près du larynx.

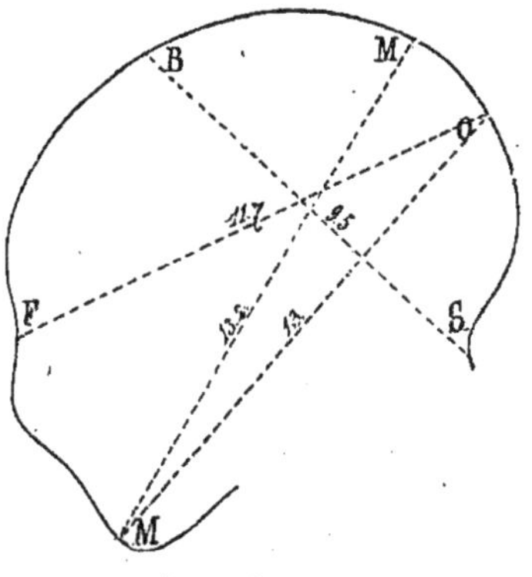

Tout en établissant le tableau des dimensions de chacun des précédents diamètres, qu'il soit bien entendu qu'il est impossible de trouver deux têtes ayant exactement les mêmes mesures.

Fig. 112.— Diamètres antéro-postérieurs de la tête. — MM. Diamètre maximum. — OM. Occipito-mentonnier. — OF. Occipito-frontal. — SB. Sous-occipito-bregmatique (Tarnier et Chantreuil).

Règle générale, ainsi que l'a montré J. Y. Simpson, les têtes des garçons sont d'un volume supérieur à celles des filles.

(1) Les points extrêmes des diamètres suivants sont adoptés, d'après l'excellente monographie de Budin, déjà citée.

(2) Le diamètre occipito-mentonnier est considéré habituellement comme étant le plus long. D'après Budin, le vrai diamètre *maximum* s'étend du menton à un point variable, sur le trajet de la suture sagittale, au-dessus de l'occiput.

Il sera nécessaire aussi de se rappeler, tout en faisant choix des cas types, que, quant aux caractères plastiques, il n'en est pas une seule qui présente des diamètres absolument normaux, immédiatement après l'expulsion hors des voies génitales. C'est pourquoi, à moins que l'enfant n'ait été extrait par l'opération césarienne, on doit, avant de procéder aux mensurations, laisser s'écouler un temps suffisant après l'accouchement, de façon à permettre à la tête de reprendre sa forme naturelle.

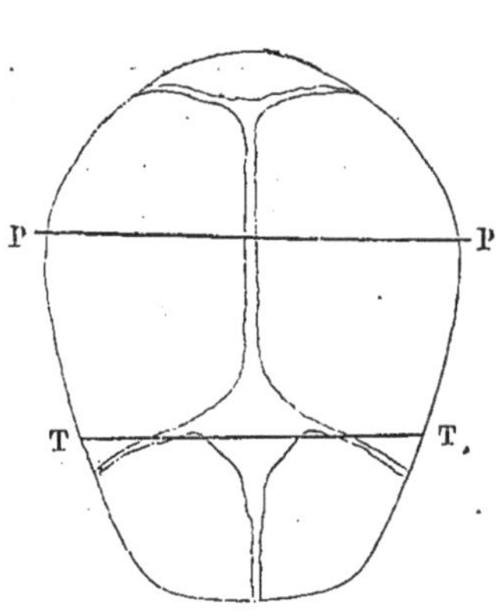

Fig. 113. — PP. Diamètre bi-pariétal. — TT. Diamètre bi-temporal (Tarnier et Chantreuil).

Fig. 114. — Diamètres verticaux. — FM. Diamètre fronto-mentonnier. — BT. Diamètre laryngo-bregmatique (Tarnier et Chantreuil).

En outre, comme pour les mensurations du bassin, les chiffres destinés à représenter la moyenne normale doivent être, autant que possible, faciles à retenir pour la mémoire.

DIAMÈTRES DE LA TÊTE FOETALE (1)

	centimètres
Occipito-mentonnier	13
Occipito-frontal	12
Sous-occipito-bregmatique	9,5
Bi-pariétal	9,5
Bi-temporal	8
Bi-mastoïdien	7,5
Fronto-mentonnier	8
Cervico-bregmatique	9,5

La *circonférence* de la tête passant par le menton et par le vertex, c'est-à-dire le point culminant du crâne, sans autrement fixer un point

(1) Ces diamètres tirés du tableau de Tarnier et Chantreuil sont basés sur la moyenne des mensurations pratiquées rigoureusement dans quarante-quatre cas.

anatomique quelconque, *grande circonférence*, est d'environ *trente-sept* centimètres et demi. — La circonférence, suivant le diamètre sous-occipito-bregmatique, *petite circonférence*, ne mesure que *trente-trois* centimètres et demi.

ARTICULATION DE LA TÊTE AVEC LA COLONNE VERTÉBRALE

Les mouvements de l'occipital sur l'atlas sont extrêmement limités. Ceux de flexion et d'extension, que la tête exécute si aisément, se passent en réalité presque uniquement au niveau des articulations des vertèbres cervicales. Le mouvement de rotation a lieu dans l'articulation de l'atlas avec l'axis. Dans les conditions ordinaires, la tête ne peut exécuter avec sécurité, soit d'un côté soit de l'autre, une rotation excédant un quart de cercle, bien que, lorsqu'on lui fait exécuter ce mouvement avec lenteur, après l'accouchement, on puisse l'augmenter parfois au point de forcer la face à regarder directement en arrière.

L'insertion de la colonne vertébrale en un point plus rapproché de l'extrémité occipitale que de l'extrémité frontale de la tête du fœtus est d'une haute importance pour favoriser le mécanisme du travail.

Elle convertit la tête en un levier composé de deux portions inégales. C'est pourquoi, lorsque la tête rencontre une résistance périphérique dans son passage à travers le bassin, la pression supportée par la colonne vertébrale détermine la descente de l'extrémité occipitale qui représente la branche courte du levier; tandis que la pression exercée sur le front, long bras du levier (avant-tête), fléchit le menton sur le thorax, le degré de flexion dépendant d'ailleurs des dimensions du canal à travers lequel s'effectue la descente.

CHAPITRE IX

MÉCANISME DU TRAVAIL (SUITE)

Présentations : naturelles, vicieuses, normale ou physiologique. — Présentation du sommet fréquence. — Manière dont la tête pénètre dans le bassin. — Positions. — Mécanisme normal du travail. — Descente et flexion. — Rotation. — Extension. — Rotation externe. — Expulsion du tronc. — Mécanisme anormal (dans la présentation du sommet). — Mécanisme dans les occipito-postérieures. — Configuration de la tête dans la présentation du sommet. — Graphique. — Bosse séro-sanguine. — Diagnostic des présentations du sommet.

Le mécanisme du travail, c'est-à-dire la façon dont s'exécute le passage du fœtus à travers le canal de la parturition, varie suivant la présentation.

Les *présentations* sont classées, tout d'abord, d'après la position du fœtus par rapport aux axes de l'utérus. Dans le cas où le grand diamètre du fœtus coïncide avec le grand diamètre de la matrice, nous aurons à distinguer les présentations de la tête et celles de l'extrémité pelvienne ou siège.

Les présentations de la tête comprennent celles du *vertex* ou *sommet*; celles du *front* et celles de la *face*.

Les présentations pelviennes offrent deux variétés : celle du *siège* et celle des *pieds*.

Lorsque le grand diamètre fœtal croise le grand axe de l'utérus, il s'agit d'une présentation *transversale* ou bien, après l'action des contractions utérines, d'une présentation de l'épaule.

Les présentations du sommet, de la face et du siège sont comprises dans la catégorie des présentations dites *naturelles*. Celles du front ou de l'épaule sont dénommées *vicieuses*, en raison de ce que, sauf de rares exceptions, l'accouchement, dans ce cas, ne peut se terminer sans le secours de l'art.

Seule la présentation du sommet doit être considérée comme normale ou *physiologique*, car seule elle réalise les conditions du mécanisme le plus favorable à la sauvegarde de la mère et de l'enfant.

Dans les pages qui vont suivre, nous nous proposons d'associer à la description du mécanisme du travail, dans les présentations et positions diverses, l'exposé des moyens de diagnostic et du traitement nécessité dans chaque cas spécial, au lieu de faire pour le diagnostic, le mécanisme et le traitement autant de chapitres séparés. Nous pensons, d'après une longue expérience de l'enseignement, que si la perfection de la méthode se trouve de la sorte sacrifiée, la clinique aura tout avantage à trouver réunis côte à côte les principes de l'art obstétrical et les règles de conduite qu'il en faut déduire pour la pratique. La priorité de la description appartient aux présentations du sommet qui représentent le type normal du travail.

PRÉSENTATION DU VERTEX OU SOMMET

Sur 93 871 accouchements de sa pratique, Spiegelberg (1) a trouvé que quatre-vingt-dix-sept fois sur cent c'est le sommet qui se présente. Le dos de l'enfant, soixante-dix fois environ sur cent cas, est en rapport avec le segment gauche de l'utérus et trente fois seulement avec le droit. Le diamètre occipito-frontal de la tête mesure 12 centimètres. Les diamètres du détroit supérieur du bassin, après déduction, en tenant compte des parties molles, sont à peu près les suivantes :

Diamètre transverse. 12cm
— oblique. 12

Le diamètre antéro-postérieur (diamètre minimum)

(1) Spiegelberg. *Lehrbuch der Geb.*, p. 148.

aboutissant du promontoire à huit millimètres environ au-dessous de la crête du pubis. 10 1/2

On peut dès lors comprendre que le diamètre occipito-frontal de la tête puisse pénétrer dans le bassin, au niveau du détroit supérieur, sans rencontrer aucune résistance sérieuse dans le sens des diamètres transverse ou obliques. La chose est impossible, au contraire, s'il s'agit du diamètre conjugué. Les positions transversales, alors que toutes les conditions sont normales d'ailleurs, se présentent exceptionnellement tandis qu'elles sont la règle dans les cas de bassin rétréci. Tarnier (1) suppose que cette rareté s'explique en partie par les lois de la mécanique. Le grand diamètre transverse du bassin, dit-il, est, à cause de la saillie du promontoire, situé sur une ligne notablement postérieure au point où la suture sagittale rencontre normalement le conjugué. Par suite, lorsque la tête pénètre dans le bassin dans une situation transversale, avec ses deux bosses pariétales sur le même plan antéro-postérieur, le diamètre occipito-frontal correspond à un diamètre raccourci réunissant deux points opposés du détroit pelvien et situé en avant du véritable diamètre transverse anatomique. Dès lors, il en résulte que ce dernier se prête moins à l'engagement que l'un des diamètres obliques. Dans les bassins aplatis, cette difficulté ne doit point exister, parce que, au lieu que les deux pariétaux descendent sur le même niveau, le postérieur se relève vers l'épaule correspondante, l'antérieur plongeant obliquement dans le détroit (obliquité latérale de Nægele), disposition qui reporte le grand diamètre de la tête en correspondance exacte avec le grand diamètre pelvien.

Au moment où la suture sagittale devient accessible, où il est possible de la distinguer nettement, on constate que le diamètre antéro-postérieur de la tête se rapproche de l'un des diamètres obliques du bassin. On a l'habitude de classer les *positions* de la tête selon la direction de l'occiput pris comme repère.

La plupart des auteurs anglais admettent quatre variétés, qui sont :

La position occipito-iliaque droite antérieure (O. I. D. A.), l'occipito-iliaque droite postérieure (O. I. D. P.), l'occipito-iliaque gauche antérieure (O. I. G. A.), l'occipito-iliaque gauche postérieure (O. I. G. P.).

Nægele, le premier, a fait remarquer que la tête occupe dans l'immense majorité des cas le diamètre oblique gauche; que, par conséquent, dans les positions gauches, l'occiput regarde la cavité cotyloïde de ce côté, et que, dans les positions droites, il est en rapport avec l'articulation sacro-iliaque (2). Cette particularité résulte probable-

(1) Tarnier et Chantreuil. *Traite*, p. 465.

(2) Lorsqu'on dit que la tête occupe un diamètre oblique, cela ne comporte point un sens mathématique. Cette expression signifie simplement que la tête a abandonné le diamètre transverse.

ment de ce fait que l'utérus est ordinairement tordu sur son axe, par rapport à la colonne vertébrale, de telle façon que sa portion droite s'incline obliquement en arrière, tandis que sa partie gauche est tournée un peu en avant.

Dans la pratique, il convient de prendre en considération, avant tout, la question de savoir si l'occiput est tourné à droite ou à gauche. On cherche ensuite à spécifier la situation qu'il occupe par rapport au diamètre transverse, c'est-à-dire s'il est en avant ou en arrière de ce diamètre.

Le *rapport* de l'occiput avec l'une des moitiés latérales, gauche ou droite, du bassin constitue la *position* proprement dite. Quant à la situation de l'occiput par rapport au diamètre transverse du bassin, c'est ce que nous appelons la *variété* de position.

Il y a trois variétés de position : l'*antérieure*, la *transversale*, la *postérieure*.

Le tableau suivant résume ce qui regarde la position et la variété dans la présentation du sommet.

Présentation.	Région fœtale accommodée avec le détroit supérieur : SOMMET (tête fléchie).	
Positions. . .	Rapport de l'occiput (point de repère céphalique) avec l'une des moitiés latérales du bassin. 1° Position gauche; 2° Position droite.	
Variétés. . . .	Rapport de l'occiput (*repère céphalique*) avec les différents points singuliers qui représentent, sur la marge du détroit supérieur, les extrémités des différents diamètres de ce détroit : point pectinéal, point sacro-iliaque, point latéral (*points de repère pelviens*).	
Par ordre de fréquence :	Occipito-iliaque gauche antérieure. . (O. I. G. A.) Occipito-iliaque droite postérieure.. . (O. I. D. P.)	Accommodation du diamètre longitudinal de la tête avec le diamètre oblique gauche du bassin (diamètre occupé) : *Fréquentes.*
	Occipito iliaque droite antérieure. . . (O. I. D. A.) Occipito-iliaque gauche postérieure.. (O. I. G. P.)	Accommodation du diamètre longitudinal de la tête avec le diamètre oblique droit du bassin : *Rares.*
	Occipito-iliaque gauche transversale. Occipito-iliaque droite transversale.	Accommodation du diamètre longitudinal de la tête avec le diamètre transversal du bassin : *Habituelles dans les rétrécissements du bassin.*
	Occipito-sacrée	Accommodation définitive de l'occiput avec la concavité du sacrum, la rotation ne se faisant pas (O. I. D. P. non réduite) : *Rares.*
	Occipito-pubienne.	Variété ultime et transitoire de toutes les positions; succède à la rotation et précède la sortie de la tête.

Dans ces deux dernières variétés, le diamètre longitudinal de la tête est en rapport avec le diamètre antéro-postérieur de l'excavation.

Dol.

Au début du travail, la tête, coiffée par le segment inférieur de l'utérus, se rencontre habituellement au niveau du détroit supérieur ou reposant sur une des fosses iliaques, chez les multipares; au-dessous du détroit, engagée dans l'excavation pelvienne, chez les primipares. La direction de la tête, en ce qui concerne son axe vertical, dépend du degré de résistance apportée par les parois utérines qui la recouvrent. Sont-elles relâchées, extensibles?... (conditions observées souvent chez les multipares vers la fin de la grossesse) les deux fontanelles sont assez souvent situées au même niveau. Les parois du segment inférieur de l'utérus sont-elles rigides, en pente abrupte vers l'orifice interne du col?... le poids du fœtus, transmis par la tige vertébrale, abaisse l'occiput. En même temps, l'inclinaison des parois utérines, agissant sur l'extrémité frontale de la tête fœtale, redresse le menton vers le thorax, et détermine ainsi un état de demi-flexion.

MÉCANISME NORMAL DE L'ACCOUCHEMENT

Le mécanisme du travail dans les présentations du sommet est habituellement décrit comme consistant en une série d'actes dénommés : *engagement* ou descente;—*flexion;*—*rotation interne;*—*extension* ou *dégagement;*—*rotation externe* ou restitution;— *expulsion du tronc.*

Il est essentiel d'être familiarisé non seulement avec ces noms, mais avec les faits que ces noms représentent, pour qui veut devenir un praticien judicieux dans l'art obstétrical.

Engagement et flexion. — Ces deux phénomènes marchant de conserve, ils doivent rester, dans la pensée, associés l'un à l'autre, comme ils le sont dans la réalité. Il est évident que toutes les fois que la tête rencontre une résistance quelconque de la part du conduit pelvien, la force (*pression*) transmise le long de la colonne vertébrale jusqu'au trou occipital détermine l'abaissement de l'occiput, d'où résulte la flexion de la tête. Toutefois le degré de cette flexion est proportionnel à l'énergie de l'action des parois, contre-pression, sur l'extrémité frontale de la tête. Il est, dès lors, variable chez les différents sujets et dans les points différents du conduit obstétrical. Ce fait ressortira mieux si l'on considère la fusion des deux phénomènes.

La descente de la tête fœtale à travers le col s'effectue par la pression de l'utérus sur son contenu tout entier pendant chaque contraction. Sans vouloir nier la possibilité de la transmission d'un certain effort de propulsion exercé par la paroi utérine sur le tronc de l'enfant et se transmettant jusqu'au pôle céphalique, il faut bien reconnaître cependant que cet effort est nécessairement très limité, car la flexibilité de la colonne vertébrale et la mollesse de l'extrémité pelvienne s'opposent à ce que l'utérus, raidi par la contraction, trouve un point d'appui solide et résistant sur le siège du fœtus.

La tête est néanmoins soumise à la force d'entraînement exercée sur elle par l'atmosphère liquide qui entoure l'enfant. Comme la pression est en raison directe de la hauteur de la colonne liquide, dans les cas de flexion partielle, l'effort dirigé sur l'occiput abaissé est supérieur à celui qui porte sur l'extrémité frontale. Cette condition mécanique non seulement décide l'accentuation de la flexion céphalique, mais encore elle contribue à l'augmenter, à mesure que la tête, dans sa descente, rencontre de la résistance de la part des parois du col (1).

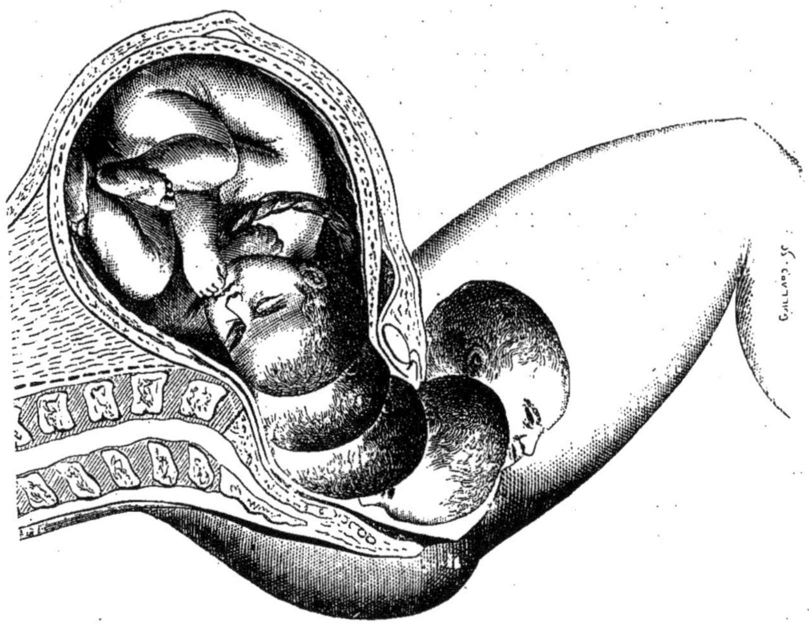

Fig. 115. — Représentant le mécanisme du travail dans les variétés occipito-antérieures (d'après Schultze).

La tête pénètre dans l'excavation en suivant l'axe du détroit; son diamètre bi-pariétal restant parallèle au plan de celui-ci. Cette direction se maintient jusqu'à ce que le mouvement soit arrêté par la concavité sacrée et par le plancher pelvien.

Dans sa descente à travers le col, la flexion se complète habituellement, c'est-à-dire que le menton vient au contact du sternum. Les exceptions à cette règle tiennent à l'exiguïté anormale de la tête ou à la laxité du col. Celle-ci est parfois telle, chez les multipares, après la rupture des membranes, que la tête n'éprouve qu'une très légère difficulté à franchir l'orifice très souple et très dilatable. Il faut que les commençants s'habituent à cette idée que la flexion n'est, en aucune façon, un mouvement actif. Elle est toujours un mouvement en rap-

(1) Lahs. *Die theorie der Geburt.*, p. 199.

port avec l'accommodation, effectué dans le but de substituer successivement un diamètre plus court à un plus long, dès que celui-ci rencontre une résistance suffisante pour entraver la marche du travail. Les avantages mécaniques de la flexion ressortent surtout lorsqu'on considère que la longueur moyenne du diamètre sous-occipito-bregmatique, diamètre maximum de la tête une fois fléchie (neuf centimètres et demi à dix centimètres) est de deux centimètres et demi environ plus court que l'occipito-frontal ou diamètre maximum de la tête placée dans une attitude intermédiaire à la flexion et à l'extension.

En outre, la circonférence maximum de la tête fléchie (trente-deux centimètres) est de cinq centimètres environ moindre que la circonférence passant par les extrémités du diamètre occipito-frontal. Ces chiffres, qui reproduisent les conditions ordinaires, sont cependant loin d'exprimer l'étendue réelle des différences qui existent après les modifications plastiques subies par la tête se moulant progressivement avec la marche du travail (Voir p. 210). Le professeur Pajot décrit ainsi un avantage plus précieux de la flexion :

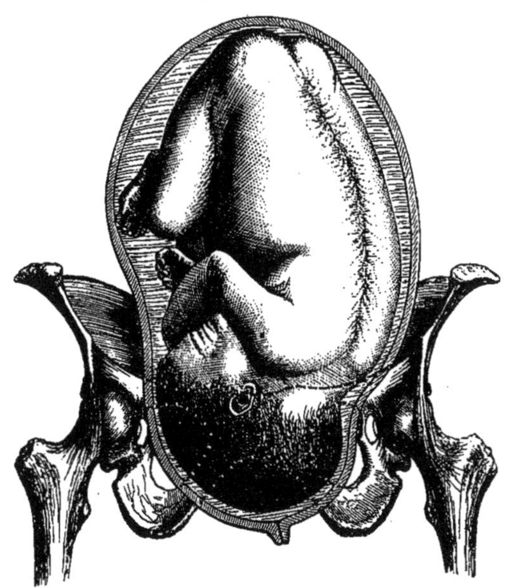

Fig. 116. — Présentation du sommet. — L'enfant est entouré par le liquide amniotique (Pinard).

« Avant le mouvement de flexion, dit le professeur, le fœtus pouvait être considéré dans son ensemble comme une tige brisée, vacillante, dont la mobilité existait surtout dans l'articulation de la tête et du tronc ; or, un solide ainsi disposé se trouve dans des conditions défavorables pour la transmission d'une force agissant principalement sur l'une de ses extrémités; il s'ensuivrait, avant la flexion, que l'action utérine pressant sur l'extrémité pelvienne pour solliciter la progression fœtale se perdrait en grande partie en passant du tronc à la tête, en raison de la mobilité de cette dernière (1); mais l'extrémité céphalique, une fois fixée sur le thorax, se trouve très heureusement disposée pour participer à l'impulsion imprimée alors à la masse générale du fœtus. »

Maintenant, bien que nous ayons déjà vu que, dans sa pénétration à travers le col, la tête est en grande partie poussée par l'action directe du fluide amniotique ; au fur et à mesure qu'elle descend dans le bassin, la force propulsive exercée, durant chaque contraction utérine, porte de plus en plus exclusivement sur le tronc, jusqu'au moment où les conditions mentionnées par le professeur Pajot sont complètement réalisées.

Après que la tête s'est débarrassée de l'étreinte du canal cervical, un léger mouvement d'extension peut se produire, pourvu que la résistance offerte par les parois du vagin soit moindre que celle du col. Dans certains cas, au contraire, où la dilatation est complète au moment de la rupture des membranes, la tête peut franchir le col sans presque éprouver de changement dans sa direction, la flexion n'ayant lieu de se produire pour la première fois que lorsque l'extrémité céphalique rencontre une résistance de la part des parois obliques du bassin ou du plancher périnéal.

Rotation. — La tête, comme on l'a vu, suit l'axe du détroit supérieur jusqu'à ce qu'elle soit arrêtée par l'extrémité du sacrum et le plancher pelvien. Lorsqu'elle arrive au contact de ce dernier, la disposition excavée du sacrum permet le rapprochement de la suture sagittale avec la paroi postérieure du bassin. Par le toucher vaginal, le doigt rencontre d'abord, comme région se présentant immédiatement accessible, le segment antérieur de la tête. Il ne faut pas cependant, d'après cette considération, supposer que le sommet est incliné latéralement vers l'épaule postérieure, quoique l'impression ressentie paraisse en faveur d'une semblable théorie (2).

(1) Pajot. *Dictionnaire encyclopédique des sciences médicales*, t. I, p. 382, cité par Tarnier et Chantreuil, p. 639.

(2) Il est probable qu'un certain degré d'obliquité réelle coexiste avec l'obliquité apparente. Comme les mouvements de latéralité ne sont pas impossibles avec la flexion, même forcée, il serait scabreux de s'attendre toujours à voir la tête, arrivée sur le plancher périnéal, maintenir sa rectitude par rapport à la colonne vertébrale. Ce mouvement néanmoins ne possède aucune signification, en tant que facteur mécanique du travail; et ce n'est simplement que l'addition d'un détail inutile à un mécanisme déjà suffisamment compliqué.

Lorsque la tête est arrivée sur le plancher pelvien, sa progression ultérieure est associée à un des mouvements les plus intéressants du mécanisme de l'accouchement. L'occiput, qu'il soit primitivement placé à l'extrémité antérieure ou postérieure de l'un des diamètres obliques, se porte en avant, sous l'arcade pubienne, jusqu'à ce que la suture sagittale coïncide approximativement avec le diamètre antéro-postérieur du détroit inférieur.

Ce mouvement est d'une utilité évidente. En raison de l'obliquité interne des parois latérales du pelvis, la distance qui sépare les ischions n'est que de 11 centimètres et celle qui sépare les épines, de 10 centimètres.

Si dans certaines applications de forceps pratiquées maladroitement la tête, n'ayant point accompli sa rotation, est tirée violemment à travers le diamètre transverse du bassin, elle subit un aplatissement considérable et un notable allongement dans le sens du diamètre trachélo-bregmatique ; la vie de l'enfant est mise en péril et les parties molles de la mère sont grièvement lésées. Lorsque, au contraire, la rotation est complète, le diamètre bi-pariétal (9 centimètres 1/2), qui peut supporter un degré considérable de compression latérale, occupe le diamètre transverse du bassin ; en même temps, le sous-occipito-bregmatique occupe le diamètre conjugué. Celui-ci, quoique mesurant 11 centimètres seulement, peut être augmenté jusqu'à 12 centimètres 1/2 et plus, par la rétropulsion du coccyx.

Les conditions nécessaires à la rotation en avant de l'occiput sont : 1° la flexion de la tête ; 2° des contractions utérines soutenues ; 3° une résistance suffisante du périnée.

Dans les positions occipito-antérieures, la rotation n'est pas difficile à comprendre. Les plans inclinés convergents antérieurs forment des surfaces lisses sur lesquelles l'occiput glisse de haut en bas et d'arrière en avant jusqu'à l'arcade pubienne. Les épines sciatiques, rigides, dirigent le front vers les ligaments sacro-sciatiques et lui facilitent de la sorte un mouvement en arrière, correspondant à celui que l'occiput exécute en avant (1).

M. Pajot exprime les règles du mouvement de rotation, dans les termes suivants :

« Quand un corps solide est contenu dans un autre, si le contenant est le siège d'alternatives de mouvement et de repos, si les surfaces sont glissantes et peu anguleuses, le contenu tendra sans cesse à accommoder sa forme et ses dimensions aux formes et à la capacité du contenant (2). »

Dans les positions occipito-postérieures, la rotation de l'occiput en

(1) Leishman. *Mécanisme de l'accouchement.*

(2) Martel. *L'accommodation en obstétrique.* Voy. l'introduction.

avant est, au premier abord, un phénomène fort embarrassant à interpréter, car les plans inclinés du bassin, les épines sciatiques, dont nous avons invoqué l'action dans l'explication qui précède, devraient déterminer la rotation de l'occiput non en avant, mais en arrière vers la concavité du sacrum. Les expériences de Dubois, que voici, jettent néanmoins une lumière considérable sur les conditions nécessaires à la réalisation du mouvement en avant :

« Chez une femme morte d'hémorrhagie presque aussitôt après être accouchée, dont l'enfant mort avant de naître n'était pas arrivé au terme ordinaire de son développement, l'utérus, resté volumineux et flasque, fut largement ouvert jusqu'auprès de l'orifice et convenablement maintenu par des aides au-dessus du détroit supérieur ; le fœtus même dont cette femme était accouchée fut placé à l'orifice utérin, très béant et très mou, dans une présentation du sommet de la tête et dans la quatrième position de Baudelocque (fronto-cotyloïdienne gauche, occipito-iliaque droite postérieure). Plusieurs élèves sages-femmes, comprimant et poussant le fœtus de haut en bas, le firent pénétrer sans peine dans l'excavation du bassin. Il fallut beaucoup plus d'efforts pour que la tête parcourût le périnée et franchît la vulve ; mais ce ne fut pas sans surprise que nous vîmes, pendant trois essais successifs, que quand la tête traversait les voies génitales externes, l'occiput était revenu en avant et à droite, et que la face s'était portée en arrière et à gauche ; qu'en un mot, le mouvement de rotation s'était opéré comme dans l'accouchement naturel. Nous répétâmes une quatrième fois l'expérience ; mais cette fois la tête franchit la vulve, l'occiput étant resté en arrière. Nous prîmes alors un fœtus mort-né de la veille, mais beaucoup plus volumineux que le précédent ; nous le plaçâmes dans les mêmes conditions que le premier et, deux fois de suite, la tête franchit la vulve après avoir exécuté le mouvement de rotation. Au troisième essai et aux suivants, elle se dégagea sans qu'il eût été exécuté. Ainsi le mouvement de rotation n'a cessé d'avoir lieu que quand le périnée et la vulve ont perdu leur résistance, qui le rendait nécessaire ou qui, du moins, en provoquait l'accomplissement (1). »

Ces intéressantes expériences montrent l'inutilité d'invoquer une force de rotation, une *vis vertens* propre à l'utérus lui-même. Elles expliquent avec une certaine clarté l'action du plancher périnéal, justifiée par ce fait clinique, que c'est toujours la partie la plus déclive de la région fœtale qui se présente, qui tourne en avant. Un moment de réflexion suffit à faire remarquer que, par cette raison, la rotation s'accomplit dans une direction telle que la surface inclinée de la tête

(1) Martel. *De l'accommodation en obstétrique*, p. 93.

fœtale vient se mettre en rapport avec la région du périnée qui se dirige également en bas.

Il arrive parfois, dans les positions occipito-postérieures, qu'un certain degré d'extension de la tête se produit, de telle façon que la grande fontanelle se trouve placée sur un plan inférieur à celui occupé par la fontanelle postérieure. En pareil cas, la tête repose dans toute sa longueur sur le plancher périnéal; ses mouvements sont nécessairement très limités; et, si l'extension persiste, la contre-pression de la branche ischio-pubienne correspondante dirige le front vers l'arcade pubienne. Lorsque, au contraire, la tête est bien fléchie, elle ne correspond point par toute sa longueur avec le plan périnéal. L'occiput glisse de haut en bas et est projeté en avant, grâce à la résistance élastique du périnée, jusqu'à ce que la bosse pariétale antérieure vienne se fixer entre les branches ischio-pubiennes. Tandis que l'extrémité occipitale de la tête fléchie descend ainsi en bas et en avant vers l'arcade pubienne, l'extrémité frontale rencontre les parois résistantes du bassin au niveau de l'éminence ilio-pectinée. Si les résistances qu'éprouve la tête étaient égales dans tous les points, il ne lui serait pas possible d'aller plus loin. Mais ces résistances sont inégales. La contre-pression que subit en arrière la région frontale de la tête s'exerce en réalité sur l'extrémité d'un long bras de levier et agit dès lors mécaniquement en lui donnant l'avantage sur la contre-pression subie par l'occiput (1). Si, à ce moment, on divisait la paroi antérieure du bassin en deux régions, par une ligne horizontale passant par le bord inférieur de la symphyse, on constaterait que, dans la région supérieure à ce niveau fictif, la résistance générale du bassin s'amoindrit d'avant en arrière, tandis qu'au-dessous de cette ligne, la résistance ou contre-pression diminue d'arrière en avant. Maintenant, d'après le principe de mécanique qui dit que lorsqu'un corps est soumis à

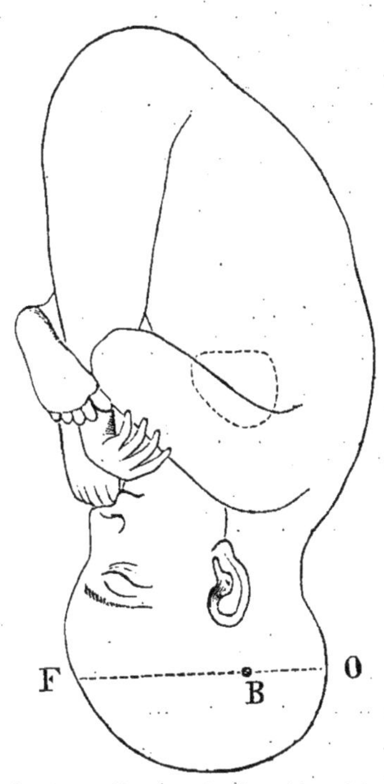

Fig. 117. — Montrant la disposition et la longueur des deux bras de levier céphaliques, réunis au point fictif B qui continue la direction de la colonne vertébrale. — OB. Bras de levier postérieur, cervico-occipital (le plus court). — BF. Bras de levier antérieur, cervico-frontal (le plus long).

(1) Tarnier et Chantreuil, p. 464.

des pressions différentes, le mouvement s'établit au point où la pression est la moins forte (1), il est évident que la région du front, qui est située au-dessus du plan sous-pubien, doit tourner en arrière, tandis que l'occiput qui est au-dessous de ce plan tournera en avant sous l'arcade pubienne.

Il ne faudrait pas croire, en envisageant les résultats de la rotation, que ce mouvement se continue jusqu'à la coïncidence exacte de la direction de la suture sagittale avec le diamètre conjugué. Leishman a essayé de mesurer la divergence qui existe entre ces deux diamètres alors que la tête fait saillie sous l'arcade pubienne, en tendant, du sommet de l'arcade au coccyx, une corde qui passe, par conséquent, à la surface de la tête. Il a trouvé, par ce moyen, que dans les positions occipitales gauches la corde croise la suture lambdoïde à trois centimètres environ à droite de la fontanelle postérieure et, tendue en avant, vient tomber au milieu de l'orbite du côté opposé; tandis qu'elle coupe le diamètre antéro-postérieur de la tête au niveau de la grande fontanelle ou en un point très rapproché (2).

Pour sortir du bassin, les deux bosses pariétales ne passent pas en même temps. Tout au contraire, la tête roule un peu de côté, de telle sorte que, dans la position occipito-iliaque gauche, c'est la région postéro-supérieure du pariétal droit qui se présente la première; tandis que dans les occipito-iliaques droites, c'est la même région du pariétal gauche.

Extension. — Tandis que la tête émerge du détroit inférieur, elle déprime le périnée qu'elle convertit en une gouttière qui dirige l'occiput en avant, vers l'orifice du vagin. Chaque fois que la tête s'avance, le périnée s'allonge et se distend; dans l'intervalle des douleurs, il se rétracte et la tête rétrocède. Il résulte de ces tentatives répétées un assouplissement considérable des parties, et lorsque la résistance du périnée est suffisamment amoindrie, l'occiput descend le long de la paroi antérieure du bassin, le tronc pénètre dans l'excavation et la nuque s'appuie sur les os du pubis. La flexion continue jusqu'au moment où l'occiput est engagé entre les branches pubiennes. Lorsque la résistance de la paroi antérieure osseuse du bassin ne se prolonge pas trop longtemps, on peut voir la tête fœtale glisser en avant sur le périnée comme sur un plan incliné et décrire autour du sommet de l'arcade pubienne comme centre, un arc de cercle dont le diamètre sous-occipito-bregmatique est le rayon.

(1) Stephenson. *Mécanisme du travail*, « Obst. Jour. of. Gr. Brit. and Ireland »; octobre 1878, p. 405.

(2) Leishman. *Mécanisme de l'accouchement*, p. 84. — Il va sans dire que dans les positions droites, la corde devra s'étendre du côté gauche de la petite fontanelle en avant, à l'orbite droite en arrière.

L'extension de la tête, qui est le fait essentiel du mouvement en avant, est la résultante de deux forces dérivées : la première, de l'utérus ; la seconde, du plancher pelvien.

L'action de l'utérus est transmise dans la direction de l'axe du détroit supérieur. Lorsque l'occiput est fixé sous l'arcade pubienne, et que la nuque appuie sur la surface interne du pubis, la force de propulsion s'exerce contre l'extrémité frontale de la tête et le menton cesse d'être en contact avec le thorax. Aussitôt que le front a dépassé la pointe du sacrum, grâce au recul du coccyx et à l'élasticité du périnée, le diamètre occipito-frontal est entraîné en avant jusqu'à la vulve, qui affecte maintenant une direction presque verticale. Dès que le diamètre bipariétal a traversé l'orifice vaginal, le périnée se rétracte brusquement et, tandis qu'il glisse sur la face de l'enfant, l'occiput se trouve projeté avec force et vient se redresser rapidement contre la face antérieure de la symphyse.

Rotation externe. — Après que la tête est sortie, la face ne reste guère sur le périnée et s'incline bientôt vers la région anale. En même temps, ou bien au retour d'une nouvelle contraction, la tête exécute un quart de rotation et l'occiput se tourne vers la cuisse correspondant au côté du bassin qu'il occupait primitivement (la cuisse droite dans les positions droites ; la cuisse gauche dans les positions gauches). La face regarde la cuisse opposée. Ce mouvement est en partie dû au retour de la tête à sa direction normale (restitution) et en partie à la rotation des épaules, qui s'opère au même moment dans l'excavation.

Pour comprendre le mécanisme de la rotation externe, il est nécessaire de se rappeler que le tronc participe au mouvement de rotation accompli par la tête dans son passage à travers le canal pelvien ; il tourne aussi, mais moins complètement. Schatz (1) a même trouvé sur la coupe après congélation, pratiquée par Braune sur le cadavre d'une femme morte dans la seconde phase du travail, avec une position O. I. D. P., que la déviation entre la tête et l'extrémité pelvienne se mesurait par un angle de 30 degrés, et celle qui existait entre la tête et le tronc, mesurée sur la ligne des épaules, par un angle de 13 degrés. Dès que la tête est sortie de la vulve, la torsion cesse et les parties fœtales reprennent leurs rapports naturels ; elle tourne ensuite doucement de côté pour s'accomoder à la direction des épaules. Le premier de ces deux mouvements se nomme ***restitution***. Il est beaucoup moins marqué dans les occipito-antérieures que dans les postérieures.

Les épaules conservent une position oblique jusqu'à ce que, rencontrant les plans inclinés du bassin, l'épaule antérieure tourne en avant

(1) Schatz. *Arch. f. Gynaek.*, Bd. VI, p. 113.

et le diamètre bis-acromial se rapproche du diamètre antéro-postérieur du détroit inférieur.

La rotation interne des épaules se produit d'ordinaire brusquement et est accompagnée par le mouvement correspondant de la tête fœtale.

On observe parfois un mouvement de rotation exagéré. Ainsi les épaules, au lieu de se placer en rapport avec le diamètre antéro-postérieur, continuent à tourner jusqu'à ce qu'elles occupent le diamètre oblique du côté opposé, l'épaule primitivement postérieure venant en avant, ce qui nécessairement vicie la rotation externe de la tête. Cette anomalie s'observe surtout dans les positions occipito-postérieures (1).

Expulsion du tronc. — Après la rotation, l'épaule antérieure arrive sous l'arcade pubienne ; le tronc, tandis qu'il est entraîné de haut en bas, s'incurve sur son plan latéral, et l'épaule postérieure glisse en avant sur le périnée jusqu'à la commissure vulvaire; alors les deux épaules sortent du conduit vaginal simultanément. Dans la sortie des épaules, le diamètre bis-acromial est d'ordinaire quelque peu oblique. L'expulsion du tronc, grâce à la dilatation préalable du passage, se fait rapidement; le corps exécute un mouvement en spirale jusqu'à ce que les hanches s'engagent au détroit inférieur; pendant la sortie du siège, le diamètre bis-iliaque tourne jusqu'à ce qu'il réponde à la ligne coccy-pubienne.

ANOMALIES DU TRAVAIL (PRÉSENTATION DU SOMMET)

Pour l'accomplissement régulier des différents temps mécaniques de l'accouchement, il est nécessaire que les diamètres de la tête fœtale répondent à ceux du canal qu'elle doit traverser. Un bassin très large ou une très petite tête sont des conditions capables de modifier le travail, en permettant une flexion ou une rotation incomplètes. Dans l'un et l'autre cas, si le périnée est lâche et la vulve largement ouverte, la tête peut être expulsée suivant l'un quelconque des diamètres du bassin. Les accouchements dans lesquels la tête se dégage suivant le diamètre transverse ou un des obliques sont toutefois d'une extrême rareté. Il en résulte alors une difficulté qui dépend de ce que l'occiput est obligé de suivre un trajet plus long que celui qu'il parcourt lorsqu'il vient saillir directement en avant, sous l'arcade pubienne.

La plus importante de ces sortes d'anomalies tient à la rotation vicieuse de l'occiput, lorsque dans les positions occipito-postérieures il tourne en arrière vers la concavité du sacrum (2). La principale

(1) Dohrn.

(2) Playfair indique, d'après Uvedale West, que la fréquence de la rotation en arrière, dans les occipito-postérieures, est de quatre fois sur cent cas, « Americ. édit. », p. 265.

cause de sa production est l'extension partielle de la tête, le front tournant alors en avant, selon la loi qui veut que, de la partie qui se présente, la portion située sur le plan le plus inférieur subisse une impulsion qui la dirige vers la symphyse.

Mécanisme dans les positions occipito-postérieures.

Lorsque l'occiput tourne en arrière, il vient se mettre en rapport avec la concavité du sacrum et le périnée. Le front et la région fontanellaire antérieure distendent la vulve. Si la rotation est incom-

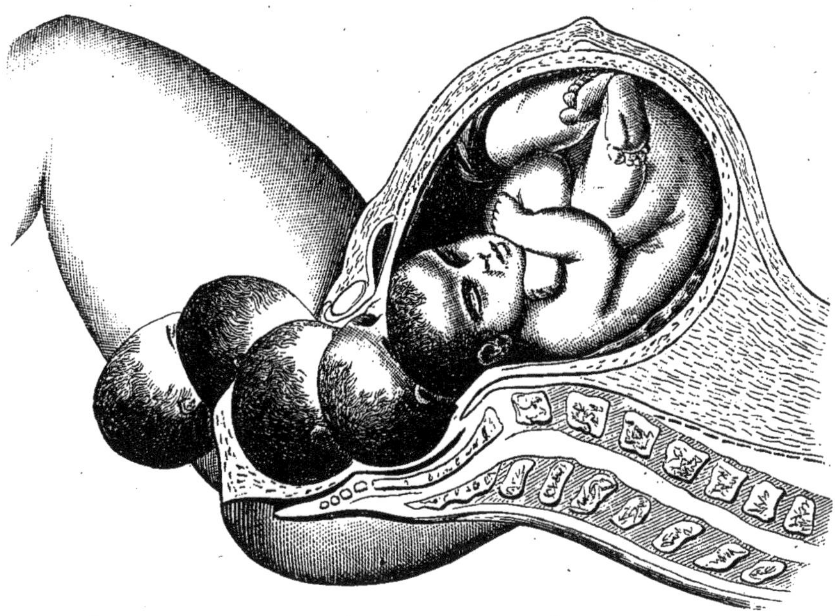

Fig. 118. — Figure destinée à montrer le mécanisme de l'accouchement dans les positions occipito-postérieures (d'après Schultze).

plète, l'os pariétal antérieur ou le frontal qui lui est contigu apparaissent à l'orifice; et, dès que la région frontale est sortie, l'occiput glisse brusquement en avant jusque sur la commissure périnéale.

Lorsque l'occiput a opéré son dégagement, la nuque repose sur le périnée jusqu'à ce que la tête se soit défléchie en arrière, en décrivant un cercle dont le diamètre sous-occipito-bregmatique représente l'un des rayons.

Le travail, dans ces cas, est long et pénible, et il exige souvent l'emploi du forceps.

CONFORMATION DE LA TÊTE DANS LES PRÉSENTATIONS DU SOMMET

Durant le travail, les différents diamètres de la tête fœtale subissent dans leur longueur des modifications en rapport avec la résistance du canal de la parturition.

De ces changements, les plus importants sont : la diminution des diamètres sous-occipito-bregmatique, occipito-frontal et bi-temporal, avec l'allongement compensateur qui s'établit suivant une ligne allant du menton à un point situé sur la suture sagittale, entre la pointe de l'occipital et le bregma (diamètre maximum de Budin). Ces modifications plastiques sont rendues possibles par l'existence des fontanelles, la largeur des sutures, la flexibilité du bord sagittal des pariétaux, la dépressibilité du frontal et le mouvement de charnière qui se passe entre la portion squameuse et la portion basilaire de l'occipital.

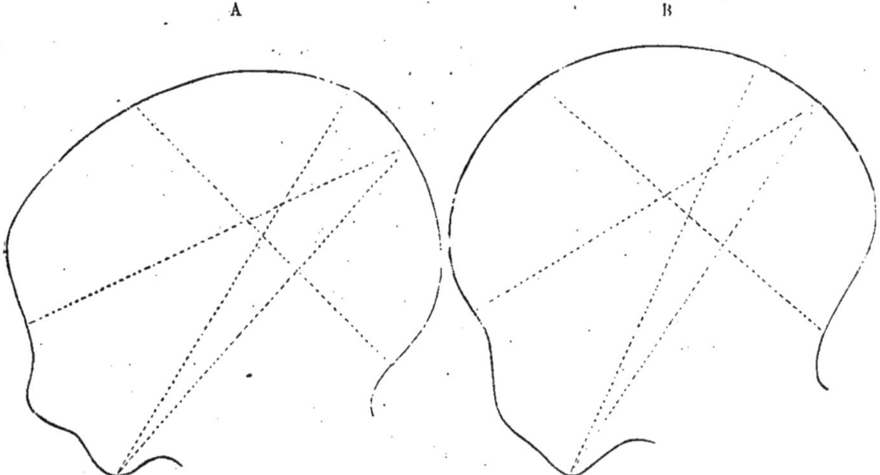

Fig 119. — Tracé montrant la différence entre la tête d'un enfant au moment de l'accouchement, A — et la même tête quatre jours plus tard, B (Budin).

Comme conséquence de ces dispositions anatomiques, la pression de haut en bas repousse les os frontaux en arrière vers l'occiput, tandis que la résistance rencontrée par l'occipital en bas lui communique une impulsion en avant vers le front. Ces mouvements s'accomplissent grâce à l'insinuation des bords du frontal et de l'occipital sous les bords correspondants des pariétaux. En même temps, la compression de ces derniers, en avant et en arrière, augmente la courbe de la voûte crânienne suivant la direction de la suture sagittale.

La saillie culminante du sommet de la courbe est plus ou moins prononcée suivant la rigidité du canal parcouru par la tête. Dans les cas où l'accouchement a lieu l'occiput en arrière, la tête est souvent très allongée, de sorte que l'occiput forme presque une même ligne verticale avec la nuque et les épaules, tandis que, sur la région antérieure, le front et les pariétaux s'allongent de même dans le sens du vertex jusqu'à occuper presqu'un même plan (*fig.* 120).

Le contour de la tête est encore plus notablement modifié par la formation de la bosse séro-sanguine ou *caput succedaneum*, tuméfaction développée sur la région céphalique qui est soumise à une moindre compression de la part du canal génital, et qui devient conséquemment le siège d'une véritable stase veineuse, suivie d'œdème et d'extravasation sanguine. La formation de la tumeur est habituellement précédée par le plissement du cuir chevelu, qui indique la compression excessive exercée au-dessus. La bosse séro-sanguine peut se produire dans le canal cervical, mais elle est alors, d'ordinaire, d'un volume insignifiant et de peu d'importance en pratique. A la vérité, elle peut encore se former avant la rupture des membranes, dans les cas où la poche des eaux devient complètement indépendante du contenu de l'utérus et où nous avons vu que la tension du liquide amniotique, dans la région située au-dessus du point de contact de la tête avec le col, est moindre que la tension intra-utérine au-dessus de ce point. En général, la bosse séro-sanguine se développe, cependant, après que la tête a atteint le plancher pelvien et correspond à l'orifice vaginal. Le siège qu'elle occupe sur le cuir chevelu permet souvent de diagnostiquer après l'accouchement la position que la tête occupait dans le canal pelvien (1).

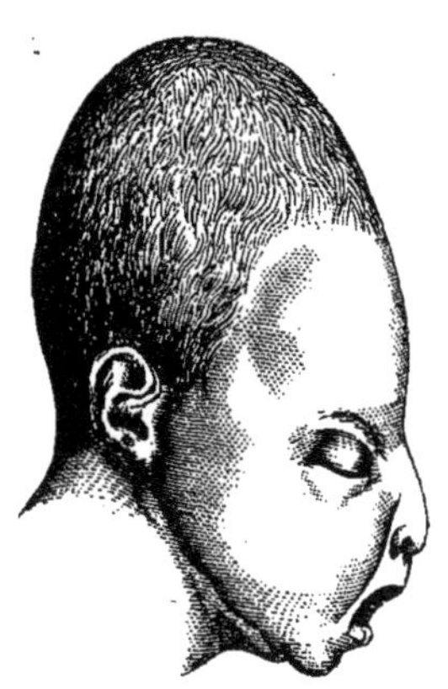
Fig. 120. — Figure montrant la forme de la tête dans l'accouchement en position occipito-postérieure (Tarnier et Chantreuil).

Une tumeur séro-sanguine volumineuse est généralement le résultat de la compression exercée par le canal osseux; elle se forme par conséquent dans les bassins normaux, au-dessous du point rétréci du détroit inférieur. Dans les bassins généralement rétrécis, où la résistance du canal osseux remonte au détroit supérieur, la formation d'une bosse sanguine énorme peut précéder la pénétration de la tête dans l'excavation.

(1) La bosse séro-sanguine, dans les positions occipito-antérieures gauches, se forme sur l'angle postéro-supérieur du pariétal droit, empiétant quelque peu sur la petite fontanelle et sur l'occiput. Dans les positions occipito-antérieures droites, elle siège sur le point correspondant de la face latérale gauche du crâne. Dans les occipito-postérieures, la tumeur se développe sur l'angle antéro-supérieur du

D'après Dessaut (1), la tumeur est d'ordinaire plus considérable lorsqu'elle occupe la surface antérieure de la tête, en raison de la plus grande laxité des tissus d'abord, et ensuite en raison de la plus grande durée du travail lorsque le front est dirigé en avant. Son épaisseur peut varier d'un centimètre et demi à six centimètres et plus. Dans les cas extrêmes où le travail a été exceptionnellement prolongé, on trouve parfois, avec l'infiltration séro-sanguine, un décollement du périoste et de la dure-mère, au niveau de la surface osseuse correspondante.

Diagnostic. — Le diagnostic des présentations du sommet par le *palper* n'est point difficile habituellement. La *tête* se reconnaît à sa dureté, sa forme arrondie, sa séparation d'avec le tronc par l'intermédiaire du cou, et la facilité avec laquelle on la fait ballotter. Parfois, en pressant simplement sur les os crâniens, on provoque une sorte de craquement parcheminé très particulier, et cette sensation se perçoit même à travers les parois de l'abdomen (2). Le *siège*, au contraire, est d'une forme irrégulière, d'un volume plus petit et d'une consistance plus molle; les pieds en sont très rapprochés; le ballottement est obscur en raison de la connexion étroite de l'extrémité pelvienne avec le tronc.

Dans les cas favorables, le *dos* présente, sur un des côtés de l'utérus, une surface large, aisée à sentir par la palpation et dépourvue de proéminences osseuses.

La position de l'enfant se détermine : 1° par les battements du cœur fœtal qui, sauf dans les présentations de la face, s'entendent plus facilement du côté du dos; 2° par la direction des pieds qui sont situés sur le plan abdominal du fœtus.

Par l'*exploration vaginale*, la tête se présente comme un corps rond dur et régulier, caractérisé par des sutures et des fontanelles et suffisamment volumineux pour emplir l'aire pelvienne. Avant la rupture des membranes, on devra procéder à l'examen dans l'intervalle des douleurs, c'est-à-dire tandis que les membranes sont souples et dépressibles. Si la tête est élevée et fuit devant le doigt explorateur, elle devra être maintenue par une contre-pression exercée sur le fond de l'utérus, à travers les parois abdominales.

Les sutures et les fontanelles deviennent plus évidentes après la rupture des membranes. En promenant l'extrémité de l'index lente-

pariétal qui regarde l'arcade pubienne et empiète sur la grande fontanelle et même sur la suture frontale. Si la rotation a été complète, et si la tête a été retenue longtemps à la vulve, la bosse sanguine peut occuper la ligne médiane et, dès lors, le diagnostic rétrospectif devient obscur.

(1) Tarnier et Chantreuil, p. 686.

(2) Fasbender. « Monatsschr. f. Geburtsk. », Bd. XXXIII, p. 435. Le docteur P. F. Mundé a donné récemment un excellent résumé du diagnostic par l'exploration externe dans un travail intitulé : « Du palper obstétrical ».

ment à la surface du crâne et d'avant en arrière vers le sacrum, on rencontre d'ordinaire la suture sagittale. Aux extrémités de cette suture, on perçoit les deux fontanelles, faciles à distinguer l'une de l'autre par leurs dimensions et leur forme différentes. Dans certains cas exceptionnels, l'extrême compression des os du crâne peut rendre la grande fontanelle difficilement reconnaissable; dans d'autres, au contraire, la présence d'espaces membraneux sur le trajet de la suture sagittale, de fissures à la pointe de l'occipital, l'existence d'os wor-

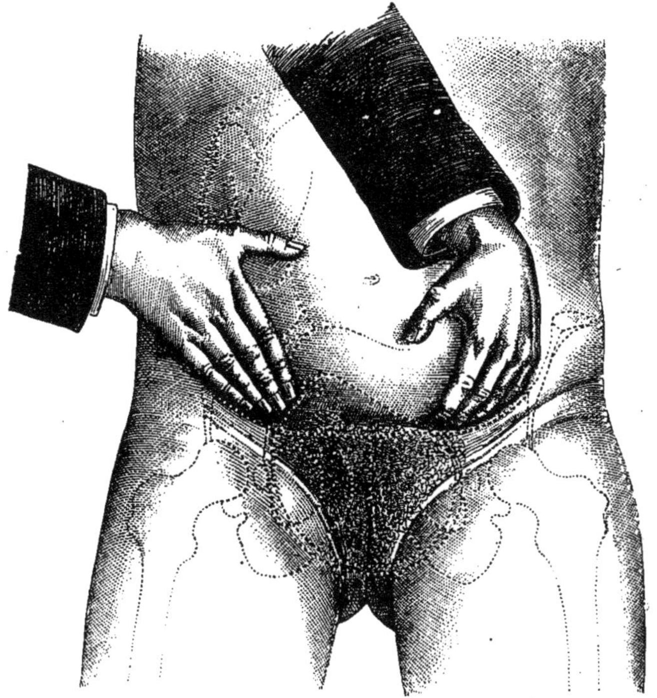

Fig. 121. — Manière de pratiquer le palper (Pinard).

miens près du siège de la petite fontanelle, peuvent être la cause d'une réelle perplexité et l'occasion d'erreurs dans le diagnostic de la position de la tête. Il est donc utile de se rappeler, comme signe différentiel, que la petite fontanelle est le point convergent de trois sutures, tandis que quatre sutures aboutissent à la fontanelle antérieure.

La suture *sagittale* est d'un trajet rectiligne. Elle forme un angle droit avec la suture coronale et un angle obtus avec la suture lambdoïde. En avant, elle se continue avec la suture frontale et, en arrière, elle finit brusquement sur le sommet de l'occipital. La suture *lambdoïde*, qui est la seule susceptible d'être confondue avec la précédente, se distingue à sa direction curviligne, à la plus grande épaisseur des bords du pariétal et à la dépression produite par l'occipital qui glisse sous les pariétaux.

Lorsque les sutures sont masquées par la présence d'une bosse séro-sanguine épaisse, il est encore possible, dans beaucoup de cas, de diagnostiquer la position, en portant le doigt très haut derrière la symphyse du pubis et en recherchant l'oreille du fœtus.

CHAPITRE X

MÉCANISME DU TRAVAIL (SUITE)

Présentation de la FACE. — Fréquence. — Causes. — Mécanisme. — Engagement et extension. — Rotation. — Flexion. — Rotation externe. — Mécanisme anormal. — Configuration de la tête. — Diagnostic. — Pronostic. — Traitement. — Présentation du FRONT. — Présentation du SIÈGE. — Causes. — Diagnostic. — Mécanisme. — Anomalies. — Configuration des parties. — Pronostic. — Traitement.

PRÉSENTATION DE LA FACE

Dans les présentations de la face, en place de l'attitude normale du fœtus, on constate l'attitude suivante. Le menton est abaissé, l'occiput est relevé en haut contre la nuque; la face, ainsi que la portion frontale du crâne occupent l'entrée du bassin.

Cette anomalie n'est pas très commune. Elle a été observée, d'après Pinard, trois cent vingt fois sur quatre-vingt-un mille sept cent onze accouchements à la Maternité de Paris, soit en chiffres ronds, une fois sur deux cent cinquante (1/250e) (1).

Causes. — Les causes des présentations de la face sont mal connues; l'observation clinique a pu néanmoins permettre de rapporter l'extension de la tête dans le canal pelvien à un certain nombre de conditions considérées comme prédisposantes. Nous devons à Ahlfeld (2) une série de conclusions déduites de l'analyse méticuleuse de cas bien observés. Parmi celles-ci, nous choisirons les suivantes, à cause de leur connexion plus manifeste avec les phénomènes en question.

Le menton peut s'éloigner du thorax et la tête se défléchir, en raison d'une hypertrophie congénitale de la glande thyroïde; — de l'augmentation du volume du thorax s'opposant à la flexion; — de la striction exercée par le col utérin sur le cou de l'enfant, la paroi de la matrice étreignant la circonférence du thorax; — de la mobilité du fœtus due à son petit volume ou à l'excès du liquide amniotique; — de la position

(1) Charpentier. *Contribution à l'étude des présentations de la face*, p. 15.
(2) Ahlfeld. *Die Entstehunder Stirn und Gesichtslagen.*

oblique de l'enfant et de l'utérus, spécialement dans les cas d'issue rapide et brusque des eaux de l'amnios; — de la présence d'un circulaire du cordon autour de la tête du fœtus. Hecker (1) attache une grande importance à la forme de la tête fœtale. Il s'est efforcé d'établir une relation entre les présentations de la face et la longueur anormale de l'occiput ou *dolicocéphalie*. Il est évident qu'après la sortie de l'enfant dans la présentation de la face, l'arrière-tête paraît souvent d'une longueur à peu près égale à celle de l'avant-tête ; et il est aisé de comprendre que, s'il en eût été ainsi au début du travail, l'extension ou la flexion seraient restées toujours indécises et en suspens. Mais, dans la plupart des cas, cette forme de la tête est bien plutôt l'effet que la cause de la présentation. D'autre part, Hecker et d'autres auteurs ont pu citer des cas où l'excès de longueur de l'occiput était le fait non d'une modification temporaire, mais d'une disposition persistant après l'accouchement, et il est dès lors rationnel d'admettre que, dans ces cas, il s'agissait bien d'une conformation spéciale antérieure à la naissance.

La résistance rencontrée par l'occiput et dont l'effet est de convertir l'extension partielle de la tête en une extension complète, peut provenir de l'obliquité des parois utérines ou des parois pelviennes.

La plupart des auteurs tiennent en grande considération la direction oblique du fœtus et de l'utérus dans l'étiologie des présentations de la face. Chez les multipares, l'obliquité fœtale n'est pas rare pendant la grossesse; la tête repose en pareil cas sur une des fosses iliaques. Néanmoins, les premières contractions agissant sur le fœtus ont pour effet de le redresser, car le rétrécissement de l'utérus dans son diamètre transverse contribue à repousser le siège vers le fond de l'utérus et à faire descendre la tête dans le bassin. Tant que le dos du fœtus sera dirigé verticalement de haut en bas, le redressement sera nécessairement suivi de la flexion de la tête. Mais lorsque le dos regardera tant soit peu vers le fond de l'utérus et que l'attitude franchement verticale ne sera pas réalisée, les pressions des parois de l'utérus pourront, pendant les contractions, agir sur l'occiput, dans une certaine mesure, et le redresser en arrière vers la nuque, tandis que le front plongera dans l'excavation.

Il arrive souvent que ce mouvement n'est que temporaire, et, tandis que le fœtus s'engage, la résistance rencontrée par le front finissant par excéder celle que subit l'occiput, la flexion arrive à se produire d'après le mécanisme habituel. Mais si le mouvement d'extension persiste, il arrive un moment où finalement la force expulsive s'exerce uniquement dans la direction du menton, qui représente maintenant le court bras de levier, et la présentation de la face devient complète. De semblable façon, l'extension peut se produire par l'arrêt de l'occiput sur la ligne

(1) Hecker. *Ueber die Schädelform bei Gesichtslagen.*

innominée, accident beaucoup plus fréquent dans le cas de rétrécissement transversal du bassin et même dans les bassins plats, alors que le diamètre bi-pariétal de la tête est arrêté par le diamètre conjugué rétréci. Le mécanisme de la flexion normale de la tête peut encore être empêché par la présence d'un membre obstruant l'aire pelvienne.

Dans les cas d'obliquité latérale de la matrice, l'incurvation de l'utérus favorise la production des présentations de la face lorsque le dos de l'enfant répond à la surface convexe inférieure de l'organe, parce que la force expulsive, qui se transmet suivant l'axe de l'utérus, aboutit alors à la région céphalique antérieure du fœtus et accroît la tendance du front à descendre.

Tandis que dans les présentations du sommet, les positions gauches sont trois fois aussi nombreuses que les droites, dans les présentations de la face la différence est très minime entre ces deux positions (1). Duncan (2) et Schrœder (3) attribuent tous les deux la prédominance relative des présentations de la face avec le menton tourné à gauche à la constance de l'obliquité latérale droite de l'utérus.

Ahlfeld (4) indique en outre qu'il n'est pas rare de voir le mouvement d'extension se produire dans l'excavation, l'obstacle à la progression de l'occiput résidant dans un développement anormal des épines sciatiques.

La statistique de Mme Lachapelle indique sur 72 cas de présentations de la face 41 M. I. D. P. pour 31 M. I. G. A.

Depaul donne les chiffres suivants : sur 80 cas, 57 M.I.D.P. pour 23 M.I.G.A.; — d'ou il résulte que pour le premier de ces auteurs, les positions droites seraient, par rapport aux positions gauches, 3 : : 5; et pour le second 2 : : 5.

Cette opinion des auteurs français, y compris Dubois et Désormeaux (sur 85 cas, 45 M. I. D. pour 38 gauches) est en désaccord avec celle des auteurs étrangers qui accordent la prédominanc aux positions mento-iliaques *gauches*, tandis que pour nous ce sont les *droites* qui l'emportent notablement sur les autres. D.

MÉCANISME DES PRÉSENTATIONS DE LA FACE

Ainsi que dans les présentations du sommet, le dos de l'enfant peut être tourné à droite ou à gauche. La position de la face est habituelle-

(1) Les statistiques ne sont pas encore assez nombreuses pour préciser actuellement quelle est la position la plus commune. Dubois et Désormeaux, « Dictionnaire en trente-quatre volumes, p. 364 », rapportent quatre-vingt-cinq cas de présentation faciale. Dans quarante-cinq de ces derniers, le menton regardait à droite, et dans trente-huit à gauche. Le docteur A. Walther (Winckel's *Berichte*, Bd. III, p. 312 a rassemblé, à la Maternité de Dresde, trente et un cas, parmi lesquels le menton était vingt et une fois tourné à gauche et dix fois à droite.

(2) Duncan. *Edimburgh obst. Trans.*, vol. II, p. 108.

(3) Schrœder. *Lehrbuch der Geburtshülfe*, p. 182.

(4) Ahlfeld. *Loc. cit.*, p. 62.

ment désignée d'après la direction du *menton* qui est le point de repère fœtal choisi sur l'extrémité céphalique défléchie.

Ainsi on distingue :

Les positions mento-iliaques droites (le menton vers l'ilium droit);

Les positions mento-iliaques gauches (le menton vers l'ilium gauche).

Le plus fréquemment, la face occupe le diamètre oblique gauche du bassin. Aussi les *variétés* habituelles sont les mento-iliaques droites postérieures M.I.D.P. et les mento-iliaques gauches antérieures M.I.G.A.

En outre il n'est nullement exceptionnel que la face pénètre *transversalement* dans le bassin, en raison sans doute de la coïncidence commune des présentations de la face avec un rétrécissement du diamètre conjugué.

Descente et extension. — Ces deux mouvements, ainsi que la descente et la flexion dans les présentations du sommet, sont associés et non indépendants l'un de l'autre. Au détroit supérieur, on arrive aisément sur la grande fontanelle, tandis que le menton reste inaccessible. Comme l'insertion de la colonne vertébrale se trouve, dans les présentations de la face, plus rapprochée du menton que de l'occiput, l'extension se produit en raison des mêmes lois qui président à la flexion dans les présentations du sommet. A mesure que s'accomplit la descente de la tête dans le canal pelvien, le menton pénètre de plus en plus profondément dans l'excavation, tandis que l'occiput est repoussé en haut et énergiquement pressé contre la face dorsale du fœtus. Le degré d'extension de la tête, aux différentes étapes de la descente, se juge par la position du menton relativement à la grande fontanelle.

L'engagement de la tête est habituellement lent et accompagné de difficultés, en raison de ce fait que la nuque et la région céphalique postérieure pénètrent dans l'excavation en même temps; sa descente est naturellement limitée à la longueur du cou, car ce n'est que dans les cas d'enfants très petits, ou de bassins exceptionnellement spacieux, que la tête et la portion supérieure du thorax peuvent entrer dans l'excavation simultanément. Lorsque la face atteint le plancher pelvien, il se produit un léger degré d'obliquité latérale, la joue tournée vers le pubis progressant plus rapidement que celle qui regarde vers le sacrum.

Rotation. — Quand le menton est descendu le long des parois postérieure ou latérales du bassin, au point que le thorax atteigne la ligne innominée, la progression plus complète du fœtus ne devient possible que si le menton tourne en avant et s'engage au-dessous de l'arcade pubienne. Le mécanisme de la rotation du menton est le même que celui que nous avons indiqué à propos des présentations du sommet. Quand l'extension est complète, le menton, qui est la région la plus engagée, glisse en bas et en avant sur le périnée, et l'os malaire se trouve pressé entre les branches du pubis. Nous avons déjà vu que la pression qui s'exerce au-dessus de l'arcade pubienne diminue d'avant en arrière, tandis qu'au-dessous elle diminue d'arrière en avant. Conformément à ce principe de mécanique en vertu duquel un corps soumis à des pressions variées se déplace dans la direction de la pression minima, le menton, qui est la partie la plus dégagée, se dirige en avant, tandis que la voûte crânienne tourne dans la

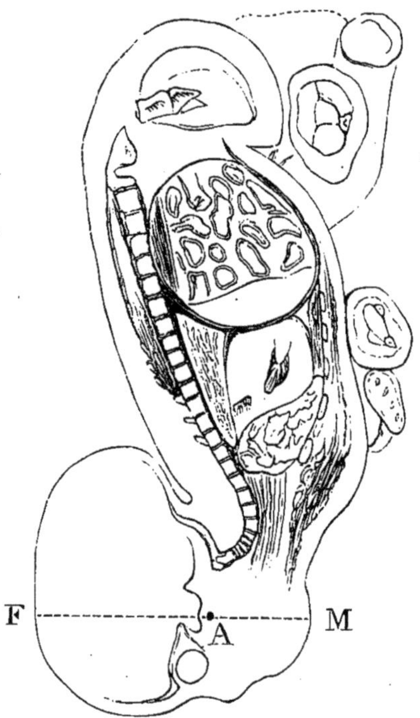

Fig. 122. — Attitude de la tête dans les présentations de la face (Ribemont).

concavité du sacrum. L'inégalité de longueur des leviers, mesurés d'une part de l'os malaire au sommet du front, et d'autre part de l'os malaire au menton, contribue dans une large proportion à la production de ce mouvement (1).

Flexion. — La rotation accomplie, le menton se dégage au-dessous de l'arcade pubienne; puis, les épaules pressent sur la base du crâne, le périnée bombe par la compression de la voûte crânienne; et, finalement, tandis que la tête, obéissant à l'impulsion en avant transmise par le périnée, accomplit son mouvement de flexion, le menton se redresse et contourne la symphyse pubienne. En même temps la bou-

(1) Tarnier et Chantreuil. *Loc. cit.*, p. 658.

che, le nez, le front, le vertex et l'occiput apparaissent successivement à la commissure postérieure de la vulve.

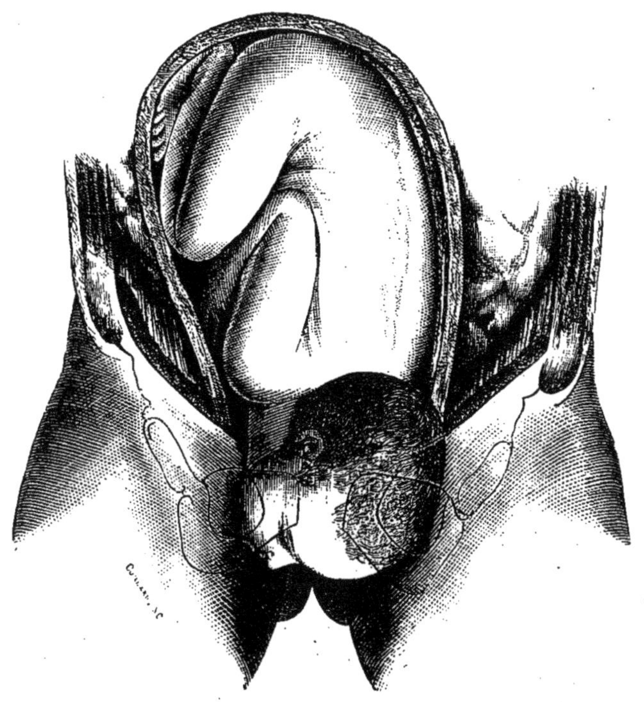

Fig. 123. — Engagement de la tête dans les présentations de la face (Tarnier et Chantreuil).

Rotation externe. — Lorsque la sortie de la tête est complète, les épaules tournent suivant le diamètre antéro-postérieur du bassin, tandis que le menton, par un mouvement correspondant, se tourne, dans les cas de position mento-iliaque droite postérieure, vers la cuisse droite; vers la cuisse gauche, dans les cas de position mento-iliaque gauche.

ANOMALIES DU MÉCANISME DANS LA PRÉSENTATION DE LA FACE

Lorsque le fœtus est de petit volume, la face peut, si elle n'éprouve qu'une légère résistance du côté du périnée, être expulsée suivant l'un quelconque des diamètres du bassin. Cependant les cas d'accouchement spontané, avec absence de la rotation antérieure du menton, sont extrêmement rares. Le dégagement de la face, suivant le diamètre transversal, est possible dans un bassin légèrement rachitique, aplati dans le diamètre conjugué au niveau du détroit supérieur, et suffisamment large dans le diamètre bis-ischiatique au détroit inférieur. La tête se dégage, le menton appuyant sur l'une des branches ischio-pubiennes autour de laquelle s'effectue le mouvement de rotation du diamètre occipito-mentonnier. Comme ce mouvement s'associe à un tiraillement considérable du cou, il est clair que son exécution se trouve favorisée par l'extrême extensibilité des tissus qui suit la mort du fœtus.

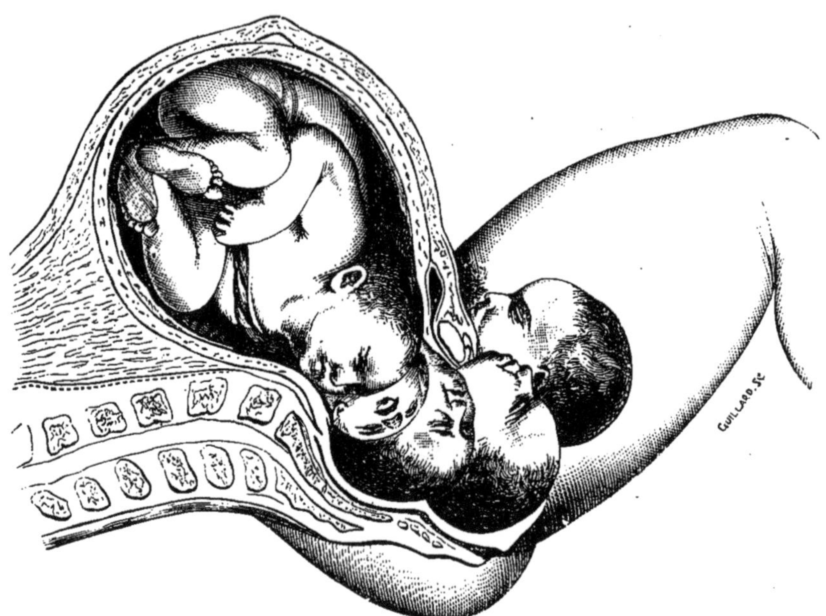

Fig. 124. — Mécanisme de la sortie de la tête dans l'accouchement par la face (Schultze).

Avec un fœtus à terme, dans la présentation de la face, l'accouchement spontané, en position mento-iliaque postérieure, est impossible. Cela devient évident si l'on songe qu'en raison de la longueur de la paroi sacrée, le menton ne peut descendre jusqu'à la fourchette sans un aplatissement extraordinaire de la voûte crânienne et sans la pénétration simultanée de la poitrine et de la tête dans l'excavation pelvienne. Mais on affirme que si la tête est petite et compressible, elle peut déprimer soit les ligaments sacro-sciatiques, quand elle est obliquement placée, soit le périnée, lorsqu'elle a dépassé l'extrémité du sacrum, dans une étendue suffisante pour permettre le dégagement de l'occiput au-dessous de l'arcade pubienne et la substitution à la présentation de la face d'une présentation du sommet.

CONFIGURATION DE LA TÊTE DANS LES PRÉSENTATIONS DE LA FACE

Dans les présentations de la face, la voûte du crâne est aplatie de telle manière que la suture sagittale suit de l'une à l'autre fontanelle une direction à peu près horizontale ; la portion écailleuse de l'occipital est rejetée en arrière, en même temps que le degré de convexité de l'occipital et du frontal se trouve augmenté. Comme conséquence, il existe un accroissement des diamètres transverse, occipito-frontal et occipito-mentonnier, en même temps qu'une diminution du sous-occipito-bregmatique. Le diamètre maximum correspond au diamètre occipito-mentonnier, ou se termine, postérieurement, en un point situé au-dessous du sommet de l'occiput (1).

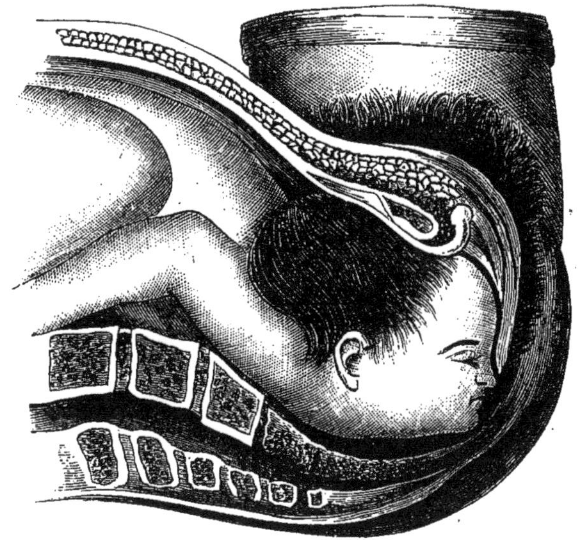

Fig. 125. — Présentation de la face, le menton en position postérieure (Hodge).

La bosse séro-sanguine qui se forme sur la partie qui se présente, en raison de la diminution de pression qui se produit en ce point, occupe la portion inférieure de la région malaire et la commissure buccale (position mento-iliaque gauche, joue gauche ; position mento-iliaque droite, joue droite) dans les positions antérieures, la portion supérieure de la région malaire, et même l'œil, dans les positions mento-postérieures. La peau de la joue prend une coloration bleu noirâtre ; la tuméfaction des paupières est telle qu'à la naissance les yeux sont

(1) Budin. *Loc. cit.*, p. 77.

fermés, qu'on observe souvent des suffusions sanguines sur les conjonctives oculaires, et la bouche, lorsqu'elle est intéressée dans ce processus, est tuméfiée et déformée au point que la succion devient parfois impossible durant plusieurs jours après la naissance.

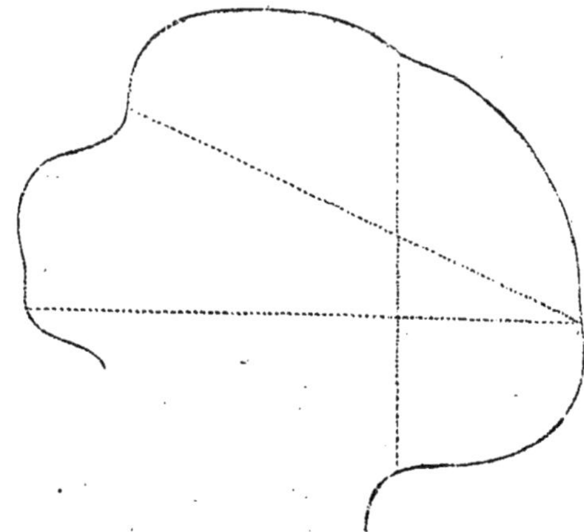

Fig. 126. — Configuration de la tête fœtale dans les présentations de la face.

Diagnostic. Palper. — Dans certains cas où une portion de la tète se trouve au-dessus du niveau du détroit supérieur du bassin, il n'est pas rare de pouvoir établir le diagnostic à l'aide des manipulations externes seulement. Ainsi, en exerçant avec l'extrémité des doigts une pression profonde au-dessus de la symphyse pubienne, le crâne peut, dans des conditions favorables, être reconnu dans l'un

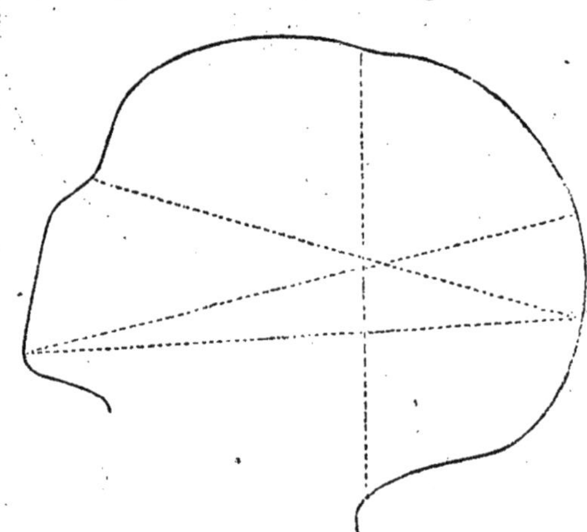

Fig. 127. — Même tête, cinq jours après (Budin).

des côtés du bassin, en même temps que l'angle à sinus aigu (dépression en coup de hache) formé par l'occiput et le dos du fœtus.

Auscultation. — Comme, dans la présentation de la face, les bruits du cœur sont le plus nettement perçus au niveau de la *région antérieure* du fœtus (région sternale), un nouveau signe de cette présentation est fourni par la détermination de la présence des extrémités fœtales et des bruits du cœur dans la même région, c'est-à-dire *sur le même côté du tronc*, tandis qu'on constate les battements fœtaux, dans les présentations du sommet, sur le côté opposé aux membres.

Toucher. — Les détails caractéristiques fournis par l'examen interne sont : la situation élevée de la partie qui se présente, l'aplatissement des culs-de-sac du vagin, et, à travers les tissus intermédiaires, la détermination de la région lisse du vertex contrastant avec la surface inégale de la face. A travers le col dilaté, le doigt sent le front, le dos du nez, les narines, les orbites, les os malaires, les saillies alvéolaires des mâchoires, la bouche et, lorsque l'extension est complète, la saillie du menton.

On a rapporté des exemples où, dans des cas de travail avancé, la face déformée avait été confondue avec le siège; des observateurs inexpérimentés ayant pris les joues tuméfiées pour les fesses, les os malaires pour les ischions, le nez pour l'extrémité du coccyx, les paupières œdémateuses pour le scrotum et la bouche pour l'anus. On évite le mieux du monde de telles erreurs en apportant quelque réflexion dans la détermination des caractères de la partie qui se présente. Avec des précautions convenables, on reconnaîtra aisément à partir du front, le dos du nez, les rebords des orbites nets et saillants, le menton et particulièrement la bouche, où on peut sentir les rebords alvéolaires durs et incurvés : ce sont là des données très suffisantes pour établir un diagnostic exact.

Pronostic. — D'après les statistiques de Winckel (1), la mortalité des enfants est de 13 p. 100 tandis que celles des mères est de 6 p. 100. Ainsi, bien que l'accouchement spontané soit la règle dans les cas de présentation de la face, les dangers, aussi bien pour la mère que pour l'enfant, sont beaucoup plus grands que dans les présentations du sommet. Les raisons de ce pronostic plus sévère doivent être cherchées dans ce fait que les segments de la tête, qui s'engagent successivement, deviennent de plus en plus volumineux à mesure que celle-ci traverse les différents plans du canal obstétrical; par conséquent, dans l'augmention de la pression réciproque qui s'exerce entre la tête et les parties molles, d'une part; d'autre part, dans la compression des veines du cou de l'enfant par la paroi antérieure du bassin. Pourtant, la longueur moyenne du travail n'excède pas de beau-

(1) Winckel. *Pathologie der Geburtshülfe*, p. 89.

coup celle de l'accouchement physiologique (1). Cette durée est plus réellement modifiée par des éventualités de moindre importance telles que : des contractions faibles, un rétrécissement modéré du bassin et la rigidité du canal obstétrical. De même, la prolongation du travail, en pareils cas, entraîne des conséquences plus fâcheuses et réclame plus fréquemment les ressources de l'art pour compléter la délivrance.

Traitement. — La première règle pour le traitement des présentations de la face est d'éviter le plus soigneusement qu'il sera possible la rupture prématurée des membranes. La face est mal disposée pour bien remplir l'office d'un dilatateur du canal cervical et la rupture prématurée des membranes est particulièrement favorable à l'écoulement total du liquide amniotique. Cet accident est toujours sérieux, mais il est particulièrement grave dans les présentations de la face, dans lesquelles le cordon ombilical est exposé à se trouver comprimé entre les parois utérines et la face antérieure du fœtus. Aussi, les explorations en vue d'établir le diagnostic doivent-elles être faites avec les plus grandes précautions, pendant l'intervalle des contractions et ne doivent-elles pas être répétées, lorsque les renseignements nécessaires ont été pris une première fois. Pendant l'accomplissement du premier temps du travail, on recommande de placer la mère sur le côté vers lequel regarde le menton du fœtus, dans le but de favoriser les mouvements d'extension et de rotation.

En raison de l'incertitude du pronostic dans les présentations de la face, on a proposé l'emploi d'un grand nombre de manœuvres qui ont pour but de substituer à ces présentations une présentation physiologique.

Les manœuvres spécialement recommandées consistent soit à repousser la face en haut, soit à ramener l'occiput en bas à l'aide de la main introduite dans le col. Bien que suivies quelquefois de succès, ces manœuvres ont été décriées par le plus grand nombre des auteurs qui s'occupent d'obstétrique, parce que l'expérience a démontré que les résultats qu'elles donnaient n'étaient pas en rapport avec les dangers courus par les patientes. Schatz (2) a néanmoins indiqué une méthode rationnelle de réduction de la tête défléchie à l'aide de simples manœuvres externes. Cette méthode échappe aux objections dont sont passibles les précédentes. Elle consiste à rétablir la position normale du fœtus en fléchissant le tronc, et à laisser la tête reprendre spontanément sa position normale pendant qu'elle plonge dans le bassin. On effectue la manœuvre en saisissant avec la main l'épaule et le thorax du fœtus à travers les parois abdominales, puis, en soulevant

(1) Walther. Winckel's *Berichte*, Bd. III, p. 531.

(2) Schatz. *Die Umwandlung ven Gesichtslage*, etc., « Arch. f. Gynaek. », Bd. V. p. 313.

le thorax et en le reportant en arrière; en fixant ou en redressant le siège avec l'autre main appliquee près du fond de la matrice, de manière à faire coïncider le grand axe de l'enfant avec celui de l'utérus; finalement, en pressant le siège directement en bas. Pendant que l'enfant se trouve élevé, l'occiput peut descendre; puis, le corps étant fléchi en avant, la flexion de la tête fœtale se produit en raison de la résistance opposée par les parois latérales du bassin. Schatz représente ces mouvements par les diagrammes suivants (*fig.* 128). Si, en raison du soulèvement de la tête, celle-ci tend à se déplacer de côté, au moment où le thorax subit la pression en arrière, le rôle des parois

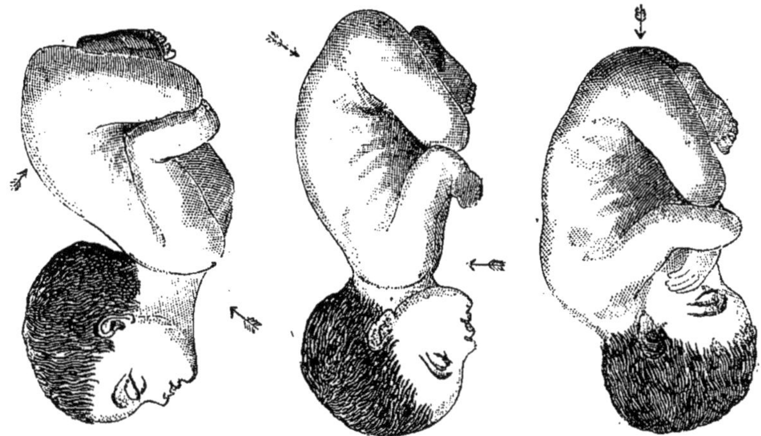

Fig. 128. — Diagrammes montrant la méthode de Schatz pour transformer la présentation de la face en présentation du sommet. (La direction des flèches indique le sens des pressions à exercer.)

pelviennes peut être remplacé par la compression externe exercée par l'un des assistants. Le moment convenable pour pratiquer ces manœuvres est la période qui précède la rupture des membranes. Les conditions nécessaires pour le succès de la manœuvre consistent dans une grande expérience de la détermination des régions fœtales à l'aide des manipulations externes, ainsi que l'absence d'irritabilité de la matrice et des parois abdominales. Après la rupture des membranes, il faut apporter de grandes précautions dans l'exploration vaginale afin d'éviter de blesser les yeux de l'enfant, ou de provoquer prématurément les mouvements respiratoires en permettant l'accès de l'air dans la bouche.

Si le menton persiste à rester en arrière, on peut quelquefois déterminer la rotation, soit en attirant en avant, avec deux doigts, la mâchoire inférieure, soit en repoussant le front en arrière et en haut, de manière à produire un engagement profond du menton. Pour être efficace, chaque manœuvre doit être exécutée pendant une contraction.

Hodge recommande le levier, tandis que d'autres auteurs préfèrent se servir d'une des branches du forceps pour réduire les positions mento-postérieures.

Mais, d'une manière générale, les contractions franches et l'extension complète sont les conditions les plus propres à favoriser le mouvement en avant du menton. Il est, au point de vue pratique, important de se souvenir que la rotation tardive constitue un élément caractéristique des présentations de la face. Dans les cas où toutes les manœuvres demeurent impuissantes à assurer un changement heureux de la position, les dangers augmentant pour la mère ou pour l'enfant en raison des retards, le traitement rentre alors dans le domaine de la chirurgie obstétricale.

Pendant la sortie de la tête, on doit soutenir le périnée avec précaution, afin d'éviter les lésions du cou comprimé trop énergiquement en avant contre la paroi antérieure du bassin.

Il est bon de prévenir les assistants que la déformation de la face et l'extension de la tête, qui persistent après l'accouchement, disparaîtront spontanément dans un délai de vingt-quatre à quarante-huit heures.

PRÉSENTATION DU FRONT

Dans la présentation du front, la tête occupe une position *intermédiaire à la flexion et à l'extension*. Néanmoins la présentation de la face ne se produit qu'après avoir d'abord passé par une période de présentation frontale.

Il n'est pas rare de voir la grande fontanelle s'abaisser temporairement, pendant la première période du travail. Avec la progression de la tête, cependant, les résistances rencontrées dans le trajet, déterminent le plus souvent la descente complète du menton ou de l'occiput.

Les *causes* de la présentation du front sont, au fond, les mêmes que celles de la présentation de la face, c'est-à-dire la direction oblique de l'utérus et du fœtus; — l'augmentation du volume du cou et du thorax; — les rétrécissements du bassin; — la mobilité excessive de l'enfant.

Le *diagnostic* est fait lorsqu'on a reconnu la saillie du front dans le canal pelvien; les arcades orbitaires et la racine du nez occupant l'un des côtés de l'excavation, tandis que la grande fontanelle et les os pariétaux regardent l'autre côté. Au détroit supérieur, la suture frontale est, le plus souvent, tranversalement située, mais elle devient oblique à mesure que la tête avance vers le détroit inférieur.

Une petite tête peut passer à travers un large bassin, le front se présentant, sans que la mère ou l'enfant en souffrent. Dans le mécanisme particulier de ce genre d'accouchements, le front se dirige en avant et apparaît à la vulve, le maxillaire supérieur restant appliqué contre la symphyse, tandis que le crâne repose dans la concavité du sacrum et sur le plancher du bassin. Le dégagement se fait par le vertex qui s'avance sur le périnée ; le maxillaire supérieur, la bouche et le menton apparaissent ensuite successivement sous la symphyse pubienne.

Quelquefois, mais seulement après l'intervention par le forceps, la tête sort dans une position transversale. Dans les cas d'expulsion spontanée, le maxillaire supérieur prend un point d'appui sur une des branches ischio-pubiennes, tandis que le crâne subit un mouvement de rotation qui le pousse directement à travers la vulve. Quand la face tourne en arrière, en position postérieure, il n'est guère possible que l'enfant soit expulsé vivant.

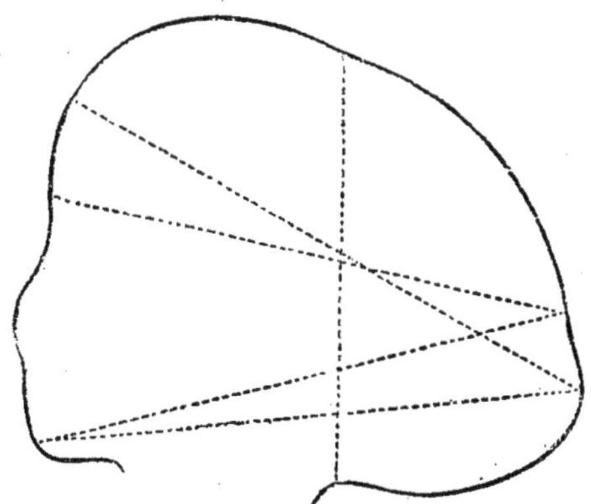

Fig. 129. — Configuration de la tête fœtale après la délivrance, dans les présentations du front (Budin).

La forme de la tête après sa sortie est très remarquable. Le gonflement des téguments s'étend de la racine du nez à l'angle supérieur de la grande fontanelle. Le plan du front est presque vertical, tandis que les pariétaux et l'occipital forment un cône qui se dirige en bas et en arrière. Les diamètres fronto-mentonnier et sous-occipito-frontal sont augmentés, tandis que la distance entre le menton et un point pris sur la suture sagittale en avant de l'occiput est diminuée. Ces modifications (*fig.* 129) donnent à la tête une forme triangulaire, qui s'explique par la compression de l'occiput entre le bassin maternel et la surface dorsale du fœtus ainsi que par l'allongement compensateur qui se produit dans la direction du front.

Le pronostic est moins favorable que dans la présentation du sommet, mais il n'est pas aussi grave qu'on le suppose habituellement. Souvent cette présentation se transforme, pendant le travail, en présentation de la face ou du sommet; souvent l'accouchement a lieu spontanément ou à l'aide du forceps. La crâniotomie est rarement indiquée.

Ahlfeld (*Die Entstehung Steiss-und Gesichtslagen*) publie vingt-six cas de ce genre, avec indication du résultat pour la mère et pour l'enfant; — Fritsch (*Klinik der alltaglichen geburtshülflichen Operationen*, p. 46) fournit sept observations, — et Budin (*Tête du fœtus*, p. 53) en relate une autre. Dans ces trente-quatre accouchements, la mort est survenue deux fois pour la mère. L'un de ces deux cas était compliqué par l'existence d'un bassin oblique coxalgique; dans l'autre, la présentation du front se transforma spontanément dans celle de la face.

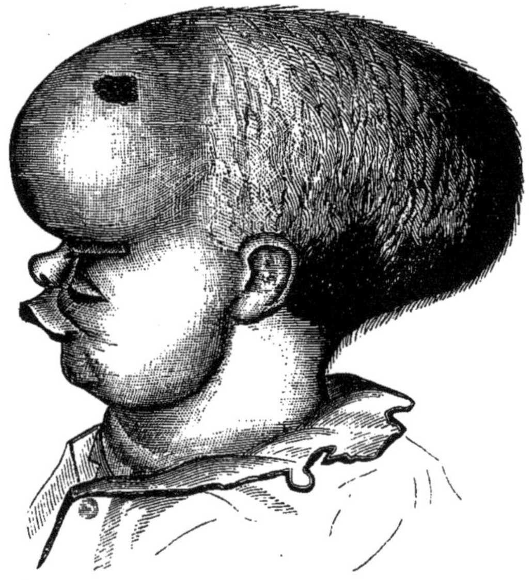

Fig. 130. — Présentation du front, convertie ultérieurement en une présentation de la face (Maternity Hospital).

Il y eut dix accouchements spontanés avec quatre enfants morts, dont un succomba avant le début du travail. Dans dix autres cas où la délivrance fut également spontanée, la face ou le sommet se substituèrent au front; dans ces derniers cas un enfant mourut. Quatorze enfants furent extraits par le forceps : neuf en présentation du front, dont deux morts, l'un par le fait d'un prolapsus du cordon et l'autre avant le travail; cinq après la substitution de la face ou du sommet au front, sans un seul décès. Donc, sur trente-quatre enfants, sept cas de mort, dont quatre seulement peuvent être attribués à la présentation.

Après ce qui précède, il est évident que dans les cas de présentation du front il est du devoir de l'accoucheur de se borner à la tâche de mener à bonne fin l'accouchement, par une des voies indiquées par la nature. Au détroit supérieur, avant que la tête ne soit engagée, l'abaissement de la fontanelle antérieure est souvent temporaire et, dans beaucoup de cas, il est l'indice d'un rétrécissement à ce niveau. Pour cette raison, il est évident que la version, si fréquemment préconisée en vue de la substitution de diamètres plus en rapport avec ceux du bassin, est ici d'une valeur problématique.

Au début du travail, la version n'améliore que fort peu le pronostic, tandis que plus tard, quand la réduction spontanée n'est plus probable, la difficulté de la pratiquer l'exclut de la liste des moyens utiles.

Les procédés manuels pour substituer une présentation de la face ou du sommet à celle du front sont plus légitimes. La méthode de Baudelocque consiste à saisir la tête avec la main entière introduite dans le vagin, en la soulevant jusqu'au détroit supérieur; à attirer ensuite l'occiput en bas jusqu'à flexion complète de la tête.

Ce procédé a été combattu vivement par Chailly (1), qui lui oppose, outre l'impossibilité fréquente de le mettre à exécution, les dangers de la rupture de l'utérus, du prolapsus du cordon, et les inconvénients provenant de ce que le liquide amniotique peut être évacué prématurément. Il n'est pas douteux que cette méthode compte des succès, mais les dangers qui l'accompagnent doivent faire réserver son emploi pour les cas de nécessité absolue.

On devra donc la tenter quand la présentation du front compliquera l'accouchement dans un bassin généralement rétréci ou bien lorsque la position mento-postérieure deviendra persistante et définitive, car, dans ces cas, la crâniotomie reste comme la seule alternative possible. L'anesthésie complète facilite la réduction. Pendant que l'on soulève la tête, il faut exercer une contre-pression soutenue sur le fond de l'utérus (2).

Parfois la conversion d'une présentation du front en celle du sommet ou de la face peut être effectuée en pressant, pendant une contraction, sur l'extrémité occipitale ou sur l'extrémité frontale de la tête. Tandis qu'on abaisse le sommet, il faut aider à cette manœuvre par une pression exercée à l'extérieur, au-dessus du détroit supérieur, avec la main restée libre. Quand on désire amener une présentation de la face, il faut que la femme reste couchée, pendant le travail, sur le côté vers lequel l'abdomen de l'enfant se dirige; et sur le côté vers lequel le dos fœtal est tourné, si on veut provoquer la descente du sommet.

(1) Chailly-Honoré. *Traité pratique des accouchements*, p. 783.

(2) *Voir* Parry. *On the use of the Hand to correct unfavorable Presentations*, etc., « Am. Journ. of Obst. », vol VIII, p. 138.

Schatz (1) conseille, dans le but de produire une présentation de la face, d'introduire deux doigts dans la bouche de l'enfant et d'exercer des tractions sur le maxillaire supérieur.

Quand la tête montre une disposition manifeste à retourner à sa position primitive aussitôt qu'on suspend les pressions ou les tractions, il faut appliquer le forceps, et tirer ensuite, de façon à réduire la position, puis extraire la tête; en la maintenant dans la direction obtenue. Si la présentation du front est irréductible, il faut laisser durer le travail aussi longtemps qu'on le peut, d'après l'état de la mère. Souvent, à cause de sa plasticité, la tête s'adapte d'une façon remarquable aux diamètres défavorables du bassin, de sorte que, même quand l'accouchement spontané ne réussit pas à se faire, l'application du forceps devient possible.

Dans les positions mento-postérieures, il faut essayer soit avec les doigts, soit avec le levier, de ramener le menton en avant. Lorsque cette position est irréductible, l'application du forceps est impossible et la substitution de la présentation de la face à celle du front ne diminue pas les difficultés mécaniques de l'accouchement. Le seul artifice, grâce auquel on puisse espérer sauver la vie de l'enfant, consiste à attirer l'occiput pour produire une présentation du sommet. Si cette manœuvre échoue, la crâniotomie devient inévitable. Dans tous les cas de présentations du front, lorsque l'enfant est mort, il faut recourir de suite à la crâniotomie, dans l'intérêt de la mère.

PRÉSENTATION DU SIÈGE

Dans la présentation du siège, l'attitude pelotonnée de l'enfant est tout d'abord la même que dans la présentation du sommet ; mais, pour plusieurs causes, telles que les mouvements volontaires ou réflexes de l'enfant ou l'action de la pesanteur, surtout après la rupture des membranes, les extrémités peuvent précéder le siège et donner lieu secondairement à une présentation des *pieds* ou des *genoux*. Parfois il y a prolapsus d'une seule extrémité, tandis que l'autre est retenue dans sa position primitive. Il peut arriver, en outre, après la rupture des membranes, que les pieds, d'abord en contact avec le siège, soient repoussés en haut, de telle façon que les membres inférieurs se relèvent, dans l'extension, parallèlement à la surface antérieure du corps de l'enfant (*mode des fesses*). Aucune de ces variétés, cependant, n'est de nature à modifier matériellement le mécanisme du travail.

Pinard (2) a trouvé sur 100 000 accouchements, 3 301 cas de présen-

(1) Schatz. *Die Umwandlung von Gesichtslage zu Hinterhauptslage*, etc., « Arch. f. Gynaek. », Bd. V, p. 328.

(2) Tarnier et Chantreuil. *Traité*, p. 451.

tations du siège, c'est-à-dire une proportion de 1 p. 30; mais en excluant les accouchements prématurés, la proportion est réduite à 1 p. 62.

Causes. — Il faut chercher les causes de la présentation du siège surtout dans l'absence des conditions qui déterminent le plus souvent la présentation du sommet ou de celles qui favorisent la fixation du fœtus. Ainsi, la présentation du siège est favorisée par l'excès du liquide amniotique, par la flaccidité des parois de l'utérus et par le rétrécissement du bassin. Elle est plus fréquente chez les multipares que chez les primipares.

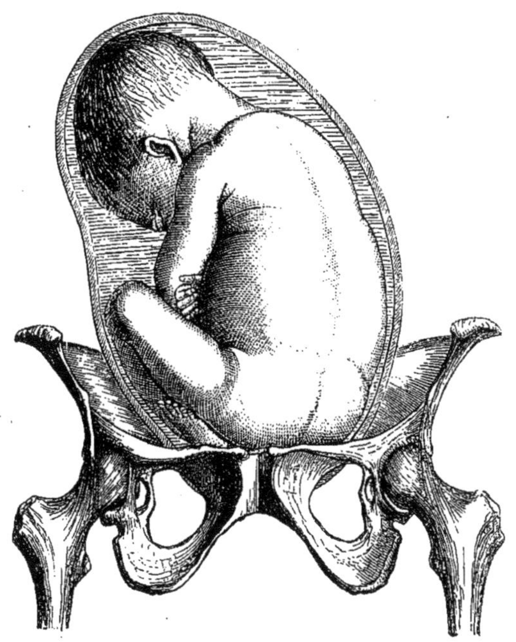

Fig. 131. — Présentation du siège. – Position dorso-antérieure gauche (Pinard).

Sur les 3 301 cas de Pinard, 1 347 ont trait à des primipares, et 1 954 à des multipares, le chiffre initial de la statistique totale (100 000) comportant à peu près le même nombre des unes et des autres (1).

Enfin, cette présentation est surtout fréquente dans les accouchements gémellaires, et dans les cas d'expulsion de fœtus morts et avan terme. Dans les statistiques de Hegar et Spiegelberg (2), sur 32 264 enfants, 919 provenaient de grossesses multiples, et 659 étaient nés pré-

(1) Tarnier et Chantreuil, p. 455.
(2) Spiegelberg. *Loc. cit.*, p. 171.

maturément. Des premiers, 227, soit 27 p. 100, et des derniers 148, soit 22,4 p. 100, étaient venus par le siège, quoique nous ayons vu que la proportion des présentations du siège par rapport au nombre total des accouchements ne dépasse pas le rapport de 1 p. 30.

Diagnostic. — Le *palper*, qui fait connaître la présence de la tête dans le fond de l'utérus, fournit le signe capital du diagnostic.

Par le *toucher vaginal*, la partie qui se présente, comme lorsqu'il s'agit de la face, reste en général très élevée et on ne l'atteint qu'avec grande difficulté.

La poche des eaux est en général très développée, à cause de l'occlusion imparfaite du segment inférieur de l'utérus par le siège. Elle s'engage souvent dans le col, pour peu que celui-ci soit rigide, sous la forme d'une poche allongée en boudin. A travers les membranes, lorsqu'on abaisse le fœtus, dans l'intervalle de deux contractions, on arrive à sentir une partie molle, irrégulière : le siège ; et, avec quelque attention, il est possible de reconnaître le coccyx, le sacrum, l'os iliaque et par fois de constater les mouvements des pieds de l'enfant.

Après la rupture des membranes, les fesses, le sillon interfessier, le scrotum chez les garçons, l'anus, les pieds quand ils sont accessibles, le coccyx, le sacrum, l'os iliaque, fournissent les signes nécessaires pour un diagnostic certain. La pression exercée par l'utérus sur la région pelvi-abdominale du fœtus détermine souvent l'évacuation du méconium. Celui-ci est épais et consistant, différant ainsi du méconium rendu dans la présentation du sommet par un fœtus agonisant. Son mélange avec le liquide amniotique le rend plus fluide dans ce dernier cas.

Quand les fesses sont très tuméfiées, on peut les confondre avec les joues dans la présentation de la face. Cette erreur est cependant facile à éviter si l'examen est pratiqué avec soin, et si on se rappelle les signes différents, propres à chacune des deux présentations (Voir ***Présentation de la face***, p. 224).

Le pied, comparé avec la main, est plus long et plus étroit ; les doigts sont plus courts, d'une longueur à peu près égale et se continuent en ligne droite avec la plante du pied ; le cou-de-pied est moins flexible que le poignet et s'en distingue par les malléoles et la saillie du talon. Le bord externe du pied étant mince et arrondi, tandis que l'interne est épais et excavé, on peut reconnaître lequel des deux pieds on a sous la main.

Le genou se distingue du coude par son volume plus grand, par la rotule et par la crête du tibia.

DU MÉCANISME DANS LA PRÉSENTATION DU SIÈGE

La position, dans ce genre de présentation, se détermine par la direction du dos : position *dorsale droite*, position *dorsale gauche*. Le plus souvent les hanches occupent un des diamètres obliques du bassin. Alors, suivant que le dos est postérieur ou antérieur, nous distinguons les variétés de position : dorso-antérieures droite et gauche, et dorso-postérieures droite et gauche.

Cette nomenclature est fort simple et très suffisante. Toutefois en France on substitue au *dos*, le *sacrum*, qui a l'avantage de mieux préciser le point de repère fœtal. D'où les variétés suivantes dans les présentations du siège.

Sacro-iliaque gauche antérieure.	S. I. G. A.
— — latérale.	S. I. G. L.
— — postérieure.	S. I. G. P.
Sacro-iliaque droite antérieure.	S. I. D. A.
— — latérale.	S. I. D. L.
— — postérieure.	S. I. D. P. (D.)

Le col se dilate lentement, surtout quand les pieds sont en contact avec le siège et augmentent ainsi le volume de la partie fœtale qui se présente.

Celle-ci est poussée en bas jusqu'à ce qu'elle atteigne le plancher périnéal ; arrivée à ce niveau, on peut, grâce à la faible hauteur du pubis, sentir très nettement la hanche antérieure, tandis que le sillon interfessier se trouve vers la concavité du sacrum. Ces rapports anatomiques donnent la sensation d'une obliquité latérale exagérée. Sur le périnée, le siège glisse en avant et tourne autour de son axe vertical, de sorte que le diamètre bis-iliaque correspond à peu près au diamètre conjugué du détroit inférieur. Dans le mouvement de rotation, c'est toujours la hanche antérieure (quelle que soit la position du tronc) qui proémine en avant.

A la vulve, une des hanches s'engage sous le pubis, l'autre repose sur le coccyx et le périnée, tandis que le sacrum regarde vers la tubérosité de l'ischion.

Tandis que les épaules s'engagent obliquement dans l'excavation, le tronc de l'enfant se tord légèrement à cause de la rotation du siège.

La hanche qui est en avant apparaît à la vulve, tandis que la postérieure distend et fait bomber le périnée.

Comme la rotation est rarement complète, le trochanter antérieur prend, le plus souvent, un point d'appui sur la branche ischio-pubienne la plus voisine. Pendant que le siège avance, la région lombaire subit un certain degré de flexion latérale, qui est dû à l'impulsion imprimée à la hanche postérieure par le coccyx et le périnée qui la poussent en avant. Cette inflexion est cependant limitée par la rigidité de la région lombaire de la colonne vertébrale. Quand le trochanter qui se trouve en arrière arrive à la vulve, le périnée se contracte et communique une nouvelle impulsion au siège, qui se dirige de plus en plus en avant.

Après sa sortie, l'extrémité pelvienne subit un mouvement de rotation pour revenir à la position oblique qu'elle occupait au début; et cette rotation externe amène le diamètre transverse des hanches en correspondance avec le diamètre transversal des épaules.

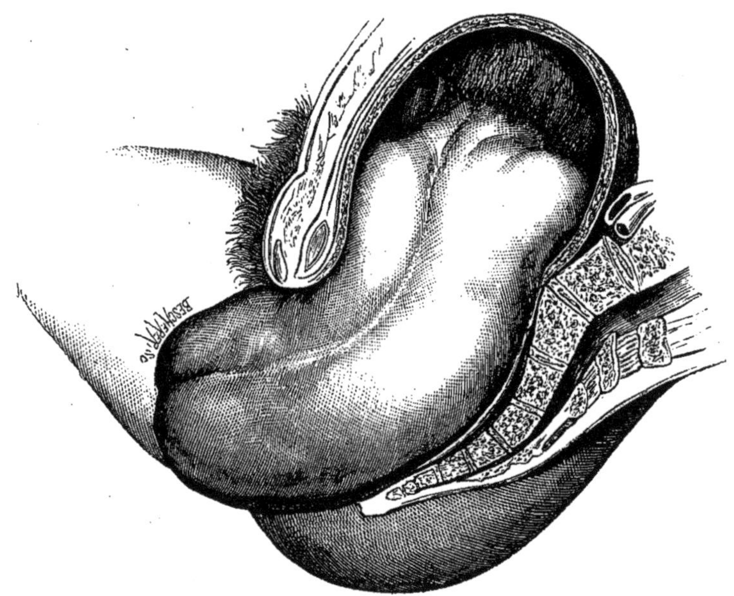

Fig. 132. — Figure destinée à montrer l'inflexion latérale du tronc pendant la sortie de l'extrémité pelvienne.

A mesure que les contractions utérines se succèdent, l'abdomen et la base du thorax apparaissent lentement; les cuisses sont alors expulsées et les bras, repliés sur la partie supérieure du thorax, émergent de la vulve.

Les épaules, qui s'engagent dans le pubis suivant le diamètre oblique, sortent ensuite, l'épaule antérieure reposant directement au-dessous de la symphyse du pubis et la postérieure sur le plancher périnéal.

La tête, fléchie sur le thorax, s'engage obliquement dans le bassin. Quand le menton arrive sur le périnée, les efforts d'expulsion déterminent la rotation de l'occiput vers le pubis et celle de la face vers la concavité du sacrum. A la vulve, la nuque est en contact avec l'arcade pubienne, la face repose sur le périnée et la fontanelle antérieure est aisément sentie au niveau du coccyx.

Sous l'influence des contractions abdominales, le front descend de plus en plus et se trouve appliqué de plus en plus étroitement sur le thorax, par les parties molles du détroit périnéal. L'occiput rétrocède alors jusque sous l'arcade pubienne, et le menton, la bouche, le nez, le front, la fontanelle antérieure et enfin l'occiput lui-même, se montrent successivement à la vulve.

Anomalies dans le mécanisme de la présentation par le siège.

Quoiqu'il ne soit pas rare, après l'engagement du siège, de constater que le sacrum regarde une des symphyses sacro-iliaques, le plus souvent la rotation, qui débute au moment où les hanches traversent la vulve, continue dans le même sens jusqu'à ce que le dos soit dirigé en avant; ou bien, après un premier mouvement légèrement rétrograde, la rotation en avant n'a lieu qu'au moment de la sortie des épaules.

Cependant on voit des cas où le dos reste dirigé en arrière pendant toute la période d'expulsion du tronc, et où par conséquent la tête s'engage dans le bassin, la face dirigée vers le pubis. Même dans ces cas, il arrive fréquemment que l'occiput subit un mouvement de rotation en avant et que l'expulsion a lieu comme à l'ordinaire.

D'un autre côté, si l'occiput reste dans la concavité du sacrum, la terminaison spontanée peut avoir lieu de deux façons. — 1° Quand aucune traction n'a été faite sur les extrémités, la tête arrive sur le détroit inférieur le menton bien fléchi, la nuque reposant sur la commissure vulvaire postérieure, et le front étant appuyé contre la symphyse pubienne. La sortie de la tête se fait alors, tandis que la nuque repousse le périnée, par la descente successive de la face, de la voûte crânienne et de l'occiput. Avec un périnée rigide et un coccyx immobile, en raison de la flexion extrême nécessitée par ce mouvement, il peut se faire que l'expulsion spontanée soit impossible. — 2° Si, pendant la descente de la tête, son extension se produit, le menton peut se trouver arrêté au niveau ou au-dessus de la symphyse du pubis. Dans cette position, la pression d'en haut repousse le front en arrière, la face regarde en haut, et l'occiput se trouve tourné vers le fond de l'excavation pelvienne. Pendant l'expulsion, l'occiput glisse sur le périnée vers la fourchette; la fontanelle postérieure, la voûte crânienne et la face traversent successivement la vulve. Ce mode de terminaison peut avoir lieu spontanément, mais seulement dans les cas où la tête est petite ou le bassin très large, et quand les parties molles sont flasques. Dans l'extraction artificielle de la tête il vaut toujours mieux imiter l'ordre naturel de l'expulsion.

Lorsque les pieds ou les genoux se présentent, le siège, s'il est petit, peut traverser la vulve dans un diamètre oblique ou transverse, la rotation ayant lieu plus tard, pendant le passage du tronc.

La rotation exagérée n'est pas rare, la tête et le tronc pouvant décrire un demi-cercle complet. Cet événement survient le plus souvent lorsque le membre postérieur se présente; la hanche antérieure étant retenue au-dessus du pubis, le membre en prolapsus tourne alors généralement en avant (1).

Configuration du fœtus dans la présentation par le siège. — Pendant la descente de l'enfant à travers la filière pelvienne, il se développe une tuméfaction plus ou moins considérable sur le point

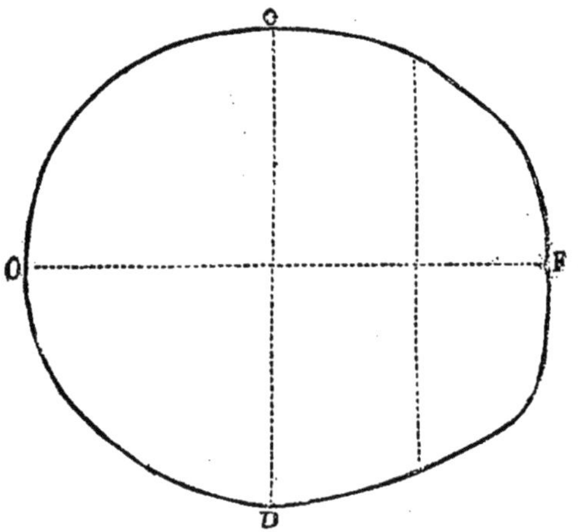

Fig. 133. — Forme de la tête dans la présentation du siège (Budin).

de la région qui se présente, le moins exposé à la compression. Cette tuméfaction varie, suivant la durée du travail, d'un œdème léger jusqu'à la production d'une tumeur vaste et très colorée. Celle-ci est située le plus souvent sur la hanche qui est en avant, mais elle s'étend fréquemment aux organes génitaux, surtout au scrotum qui, à la naissance, peut présenter une coloration bleu noirâtre et un volume double de la normale. Les extrémités, lorsqu'elles accompagnent le siège, présentent souvent les mêmes colorations.

Le plus souvent, la tête a une forme arrondie, caractéristique. Cette modification, suivant Spiegelberg (2), est due à la pression exercée par le canal génital sur le pourtour circonférenciel de la tête, tandis que l'absence de compression de haut en bas, permet une augmentation

(1) *Voir* Küstner. *Die Steiss und Fusslagen*, p. 21.
(2) Spiegelberg. *Loc. cit.*, p. 176

de la convexité de la voûte crânienne. Deux cas cependant rapportés par Hecker (1), dans lesquels la longueur de l'occiput était comparable à celle que l'on observe dans la présentation de la face, démontrent qu'il faut tenir compte de la forme originelle de la tête lorsqu'on apprécie ses divers aspects après l'accouchement.

Pronostic. — Le pronostic pour la mère, lorsqu'il n'y a pas de complications, ne diffère pas notablement du pronostic dans la présentation du sommet. Quand l'extraction manuelle devient nécessaire, il y a cependant toujours à compter avec la crainte de la déchirure : 1° du col; 2° du périnée.

Les *déchirures* proviennent souvent des efforts exercés en vue de tirer la tête à travers un col insuffisamment dilaté. Le pronostic est donc plus favorable quand les membranes se rompent après la dilatation complète. Il l'est aussi quand le volume du siège est augmenté par l'adjonction des extrémités. Lorsque les pieds seuls se présentent, les membranes se rompent prématurément, le volume peu considérable du pelvis et sa descente rapide à travers le col préparent très imparfaitement le chemin pour la tête. Il peut alors se produire une rétraction du col autour du cou de l'enfant et, comme le spasme ne cède pas à la force, les tractions violentes compromettent nécessairement l'intégrité du col, l'étendue de la déchirure restant d'ailleurs proportionnée à la force employée. Les déchirures du périnée ont lieu lorsque, les tissus étant rigides, il devient nécessaire d'introduire la main pour dégager les bras ou lorsque l'intérêt de l'enfant exige une extraction rapide de la tête.

Le pronostic pour l'enfant est au contraire très défavorable. Suivant les statistiques de Dubois (2), la mortalité pour les enfants à terme est de *un* sur *onze*, tandis que dans la présentation du sommet elle est de *un* sur *cinquante* seulement. La cause principale de cette mortalité considérable est due à la compression du cordon entre le tronc de l'enfant et la paroi du canal utéro-vaginal, surtout à partir du moment où l'ombilic apparaît à la vulve. Cette pression est exercée surtout au niveau des orifices de l'utérus et du vagin et comporte la plus grande somme de dangers dès que la tête est engagée dans le bassin. Les autres sources de dangers pour l'enfant sont le prolapsus du cordon, l'enroulement de ce dernier autour du corps, l'issue totale du liquide amniotique lorsqu'il y a rupture prématurée des membranes.

Traitement. — Au début du travail, les membranes étant intactes en raison du pronostic généralement défavorable pour l'enfant, il convient de tenter la version céphalique par manœuvres externes.

(1) Hecker. « Arch. f. Gynaek. », Bd. XI, p. 348.

(2) Dubois. *Mém. de l'Acad. royale de méd.*, vol. III. p. 450.

Lorsqu'on ne parvient pas à faire descendre la tête, on doit néanmoins appliquer tous ses soins à prévenir la rupture des membranes tant que la dilatation complète n'a pas eu lieu. Dans ce but, il faut s'abstenir de tout examen inutile, placer la malade sur le côté, lui recommander de ne pas pousser, et, quand les membranes tendent à former une poche allongée, on peut exercer sur elles une pression en sens inverse, à l'aide d'un dilatateur de Barnes, modérément distendu, qu'on introduit dans le vagin.

Après la rupture des membranes, il vaut mieux ne pas intervenir, Pour l'enfant il est désirable que l'expulsion du tronc se fasse lentement. C'est un procédé infidèle et douteux que de faire descendre une extrémité comme moyen prophylactique, afin de se pourvoir d'avance d'une prise certaine en prévision d'un ralentissement ultérieur dans la marche du travail. Cette manœuvre fraye une voie à la descente du cordon et le mécanisme de l'accouchement est troublé. Quand les hanches apparaissent à la vulve, l'accoucheur doit se tenir prêt pour l'extraction, si la nécessité s'en fait sentir. La malade, si elle est couchée sur le côté gauche, doit alors être attirée près du bord du lit; si elle est sur le dos, on la placera en travers, les hanches dépassant le bord du lit; on lui recommandera de pousser pendant les contractions. Il faudra appliquer la main sur le périnée pour soutenir la flexion latérale de la région lombaire du fœtus. On enveloppera le tronc de l'enfant pendant son passage à travers la vulve, au moyen d'un linge chaud, et on l'attirera en le relevant légèrement. Quand le cordon apparaîtra on le tirera doucement dans la direction d'un des espaces vides situés de chaque côté du promontoire. Si le cordon passe entre les cuisses de l'enfant, il faut le libérer en le faisant glisser par-dessus la hanche. A partir de ce moment, il est nécessaire de veiller attentivement sur les pulsations de la tige funiculaire et de se tenir tout prêt à intervenir si les battements s'affaiblissent.

L'accoucheur doit maintenant soutenir le corps de l'enfant d'une main et, de l'autre il doit exercer des pressions continues et de plus en plus fortes sur le fond de l'utérus; il exhortera la malade à pousser et à mettre en jeu tous les muscles auxiliaires de l'expulsion. Pendant le dégagement des bras, il faut aider à la flexion latérale du corps en soulevant les hanches et en soutenant le périnée. Après que la tête est engagée, il est nécessaire de confier aux mains d'un aide compétent la tâche de maintenir la compression suspubienne. Quand la face atteint le coccyx, l'accoucheur doit relever le corps de l'enfant vers l'abdomen de la mère; par cette manœuvre l'occiput est repoussé en haut par le pubis et le menton chemine vers la vulve. L'extraction de la tête est alors rapidement terminée en faisant progresser le front en avant au moyen de deux doigts que l'on applique sur le périnée, en avant du coccyx, ou que l'on introduit dans le rectum de la mère. En ayant soin de maintenir, autant que possible, la tête fléchie, on évite le plus sûrement les ruptures du périnée. Quand l'occiput regarde en arrière, le corps doit être soulevé si le menton est arrêté par la symphyse; il doit être abaissé ensuite dès que la flexion a été complétée.

En cas d'échec de ce procédé, il est permis d'introduire deux doigts dans la bouche de l'enfant et d'abaisser le menton par des tractions modérées sur le maxillaire inférieur. Cette manœuvre s'impose chaque fois que l'état de l'enfant réclame une extraction rapide. D.

CHAPITRE XI

CONDUITE A TENIR DANS L'ACCOUCHEMENT NORMAL

Soins préliminaires. — Examen de la malade. — Première période. — Deuxième période. — Préservation du périnée. — Sortie des épaules. — Ligature du cordon. — Troisième période. — DÉLIVRANCE .— Soins à donner après la délivrance.— Traitement des déchirures du périnée. — Emploi des anesthésiques dans l'accouchement.

Ce n'est pas exagéré que de dire que la majorité des fautes, en accouchement, se commettent dans ce qui regarde le cours du travail normal; les erreurs de fait sont aussi fréquentes que les erreurs par omission, et il est aussi nécessaire de savoir quand il faut s'abstenir que quand il faut intervenir. C'est une règle ancienne, mais toujours excellente, que de ne jamais s'immiscer dans l'accomplissement physiologique d'une fonction; mais cette règle, appliquée à l'obstétrique, présuppose une connaissance parfaite de la marche naturelle de l'accouchement et des accidents auxquels les femmes en travail sont exposées. Il ne faut pas non plus avoir une confiance aveugle et déraisonnée dans la nature seule ; car de légitimes indications pour l'intervention peuvent survenir dans le travail le plus simple en apparence. L'accoucheur doit être toujours prêt et sur ses gardes; il doit, quand cela est indiqué, alléger les douleurs, prévenir les dangers et mettre un terme rapide aux souffrances de la femme.

Soins préliminaires. — Appelé chez une cliente, l'accoucheur doit être muni de tout ce dont il peut avoir besoin. Sa trousse doit renfermer, en fait d'instruments : une sonde en argent ; — un insufflateur de petite dimension, en cas d'axphyxie du nouveau-né ; — un forceps ; — des aiguilles et un porte-aiguille ; — soie ou fil pour sutures ; — une seringue à injection de Davidson, avec un long tuyau pour le vagin ; — enfin une seringue à injections hypodermiques. Il doit avoir également du chloroforme, la solution de morphine de Magendie, de l'ergot, du perchlorure ou du sulfate de fer et un petit flacon d'éther. Dans la maison de la parturiente, il faut avoir sous la main, de la glace, du cognac, de l'eau chaude et de l'eau froide.

Comme il n'est pas rare que les femmes, surtout celles de la classe pauvre, pour s'assurer de l'expérience d'un jeune médecin lui demandent des conseils à propos de l'aménagement du lit qui doit servir à l'accouchement (*lit de misère ou de travail*), quelques mots à ce sujet ne seront nullement déplacés.

Le lit ne doit pas être trop bas; s'il est placé près du mur, il faut l'en éloigner de façon à permettre un libre accès des deux côtés. La literie doit consister dans un matelas en crin ou bien dans deux paillasses; les lits de plume sont exécrables. Par-dessus le matelas, il faut placer un mackintosh ou quelque autre étoffe imperméable (*caoutchouc, toile cirée*); par-dessus, les gardes ont l'habitude de mettre une couverture de laine pour absorber les liquides qui s'écoulent. Le tout est alors recouvert d'un drap, et un second drap, plié en plusieurs doubles, est placé sous le siège de la malade. Tous ces soins sont destinés à faciliter la propreté et à permettre d'enlever, aussitôt que possible, tout se qui s'écoule après la délivrance.

Examen de la malade. — Le premier devoir de l'accoucheur est d'examiner sa cliente et d'avertir la famille *si tout va bien*, c'est-à-dire si la tête se présente et s'il existe ou n'existe pas d'obstacle à l'accouchement.

Il est très utile de pratiquer le palper abdominal toutes les fois que la femme ne s'y oppose pas, parce que, même dans les cas où le diagnostic par le toucher vaginal est clair, il ne faut jamais laisser échapper une occasion de se perfectionner dans l'art de reconnaître la supposition du fœtus à travers les parois abdominales et utérines. Pouvoir reconnaître non seulement la région fœtale qui se présente, mais la position exacte de l'enfant et de toutes ses parties dans la cavité utérine, est, dans beaucoup de cas de dystocie, chose d'une très grande valeur.

Pendant le palper, il faut noter avec soin les mouvements fœtaux; s'ils font défaut, il faut ausculter pour s'assurer que l'enfant vit encore.

L'examen interne ou *toucher vaginal* doit comprendre : l'état de la vulve et du périnée, du rectum et de la vessie, la longueur du vagin, le degré de dilatation et d'effacement du col, la quantité des sécrétions vaginale et cervicale, la dureté de la tête fœtale, et, si les membranes sont intactes, la quantité de liquide amniotique. On a coutume d'examiner d'abord dans l'intervalle des contractions, mais il est souvent utile de continuer l'examen lors d'une contraction, pour juger de son degré d'efficacité et de sa force.

Dans l'*interrogatoire*, on doit s'informer de la durée des accouchements précédents; de l'état de la santé pendant la grossesse; du nombre des grossesses antérieures. Il faut s'assurer que la gestation actuelle est arrivée à son terme complet; établir le moment où les douleurs ont commencé, se renseigner sur leur fréquence et leur siège, savoir enfin si les membranes sont oui ou non rompues.

L'examen de la malade terminé, le médecin est consulté presque toujours sur la durée probable du travail. Les réponses à ce sujet doivent être très réservées. En règle générale, quand le bassin est normal, la tête bien fléchie, le vagin court, le col et le périnée souples et dilatables, il faut compter sur un travail court et non laborieux; — au contraire avec un bassin rétréci, une flexion tardive, un vagin long, de la rigidité des orifices utérin et périnéal, il faut s'attendre à une période d'attente longue et ennuyeuse. De plus, chez les primipares, le travail est en général beaucoup plus long que chez les multipares. En outre, à peu d'exceptions près, la durée dépend de l'énergie et de la persistance des contractions. Il ne faut pas cependant compter trop sur les indications fournies par celles-ci. Elles ne sont jamais qu'un élément très aléatoire de calcul. Il faut donc dire simplement, lorsqu'elles sont bonnes, que le travail sera rapide... à condition qu'elles continuent comme au début. Si les contractions sont faibles, il faut avertir qu'il est nécessaire qu'elles deviennent beaucoup plus fortes pour que le travail puisse se terminer promptement.

CONDUITE A TENIR PENDANT LA PREMIÈRE PÉRIODE DU TRAVAIL

Les devoirs de l'accoucheur, pendant cette période, sont le plus souvent extrêmement simples. Il doit de temps en temps, par exemple toutes les heures, répéter l'examen pour s'assurer des progrès de la dilatation et engager la malade à uriner fréquemment. S'il y a rétention d'urine, il faut la sonder. Quand la tête du fœtus est bien engagée, l'urèthre en suit souvent la convexité, et l'introduction d'une sonde de femme peut être extrêmement difficile. On a conseillé dans ces conditions de se servir d'une sonde d'homme à laquelle on peut donner une courbure suffisante. Je me sers de préférence de la sonde en gomme flexible anglaise qu'on passe facilement, pourvu qu'on la guide avec l'index appliqué sur la paroi antérieure du vagin, jusqu'au point de contact de la tête et de la symphyse du pubis. Il n'est pas probable que la sonde puisse s'aplatir jusqu'à oblitération complète, à moins qu'elle ne soit trop petite, ou devenue trop flexible par un usage prolongé.

Si, au moment de l'examen, on trouve le rectum rempli de matières fécales, il faut immédiatement faire donner un lavement. Pendant cette période, on doit dissuader la malade de pousser, et lui recommander de ne pas épuiser sa force, d'autant plus qu'il n'y a alors aucune utilité à le faire.

Elle ne doit pas s'aliter au début du travail. Dans la station assise ou debout, la pesanteur aide à la fixation de la tête ainsi qu'à la dilatation. Mais vers la fin de la première période, la malade doit se coucher parce que les contractions, après la rupture des membranes, se succèdent très vite et rendent la marche difficile. Pour éviter qu'elle ne souille sa chemise de nuit, il est nécessaire de la remonter jusqu'aux aisselles. Les gardes soigneuses attachent un drap plié autour de la taille de leurs clientes, pour empêcher la filtration des liquides.

La rupture des membranes est en général spontanée. Cependant, on peut souvent diminuer la durée du travail par la ponction de l'œuf, *aussitôt que la dilatation du col est complète*. La poche des eaux a alors complètement rempli son rôle physiologique et elle ne fait que retarder la descente de la tête fœtale. On peut effectuer la rupture à l'aide d'une épingle à cheveux qu'on guide entre l'index et le doigt du milieu jusqu'à la poche amniotique. Il faut agir au moment d'une contraction, quand les membranes sont tendues et séparées de la tête par une couche épaisse de liquide.

Le moyen le plus simple consiste à pratiquer au moyen d'un canif ou de ciseaux, une petite encoche à l'extrémité de l'ongle de l'index. Il suffit alors de gratter les membranes un peu fort pour les entamer et les déchirer aisément. D.

CONDUITE A TENIR PENDANT LA DEUXIÈME PÉRIODE DU TRAVAIL

Cette période exige énormément de tact et d'attention de la part de l'accoucheur. Il doit faire des examens fréquents pour apprécier la rapidité de la descente de la tête. Quand cette descente est régulière, il ne doit pas intervenir. Si les contractions se ralentissent, il ne faut pas permettre que la durée de cette période aille au delà de ses limites physiologiques. Il n'est pas aisé de bien définir le sens exact de cette expression « limites physiologiques ». En règle générale, cette période n'est pas rapide et ne doit pas l'être puisque le vagin et le périnée risqueraient d'être blessés, et il y aurait prédisposition à l'hémorrhagie post-partum.

Cependant il arrive, de temps à autre, qu'une seule contraction termine l'accouchement, après la rupture des membranes, sans que la femme en éprouve le moindre malaise. De pareils faits sont, sans contredit, extrêmement rares chez les primipares, car ils exigent une extensibilité très grande des parties molles et un degré extraordinaire d'élasticité de la part de l'utérus.

D'un autre côté, la compression exercée par la tête, après sa descente dans la cavité pelvienne, détermine, lorsqu'elle se continue longtemps, des modifications pathologiques dans les tissus du canal et de l'orifice externe. En général, à moins que la tête ne soit petite et le bassin large, on a l'habitude d'intervenir et de terminer l'accouchement quand la tête a été pendant *plus de deux heures* sur le plancher périnéal. Il faut donc, quand les contractions deviennent faibles et inefficaces, mettre en œuvre tous les moyens adjuvants d'une application simple et dont l'expérience a démontré l'utilité réelle.

Les changements de position augmentent, temporairement, la force des contractions. Quand la flexion de la tête est incomplète, on a conseillé de placer la malade sur le côté vers lequel l'occiput est dirigé. D'autres auteurs disent que la descente de l'occiput s'effectue dans de meilleures conditions si la malade est couchée sur le côté opposé. En réalité, on obtient souvent le même résultat par l'un et l'autre procédé, tout simplement parce que le simple passage du décubitus dorsal au décubitus latéral peut augmenter momentanément l'effort utérin (1).

Chez beaucoup de femmes, en raison d'une innervation défectueuse, ou chez celles dont le muscle utérin est insuffisamment développé, il est très important d'aider à l'expulsion de l'enfant en comprimant les parois abdominales. Il est vrai que, le plus souvent, l'impulsion réflexe à pousser est irrésistible. Mais chez certaines femme où cette impulsion est faible, ou bien chez celles qui s'efforcent de la maîtriser à cause de la douleur, il devient impérieux pour le médecin, dans les accouchements qui traînent en longueur, de s'assurer que toutes les forces auxiliaires sont mises en jeu. Dans ce but, il doit recommander à sa malade d'immobiliser le bassin en poussant des talons contre le pied du lit, ou bien en fléchissant les genoux et en les appuyant contre un assistant qui se tient dans la position la plus avantageuse pour leur fournir un appui solide. La garde, ou quelque autre personne, doit tenir les mains de la femme afin qu'elle puisse immobiliser le thorax et faire agir tous ses muscles expirateurs. Souvent, quand la douleur est intense, la femme parvient à pousser si on a soin de diminuer l'intensité de ses douleurs par l'administration de petites doses de chloroforme. Quand la tête est sur le périnée, le médecin peut hâter l'expulsion de l'enfant par des frictions sur l'abdomen, destinées à exciter les contractions et par des pressions sur le siège, exercées à travers le fond de l'utérus.

Pendant cette période, on doit laisser à la malade le choix de sa position. L'accoucheur doit s'habituer à agir avec la même aisance, que la femme soit couchée sur le dos ou sur le côté.

La position latérale gauche, adoptée surtout par les accoucheurs

(1) Lahs. *Die theorie der Geburt.*, Bonn, 1877, p. 237.

anglais, est très commode au moment de l'accouchement, surtout quand il faut soutenir le périnée et lorsque, en raison de l'aplatissement des fesses, la vulve, dans la position dorsale, est à peine audessus du niveau du lit.

PRÉSERVATION DU PÉRINÉE

La tâche la plus délicate qui s'impose au médecin, vis-à-vis de sa cliente, durant la période d'expulsion, consiste à régulariser le mieux possible la sortie de la tête fœtale de façon à prévenir la production de déchirures périnéales. Il est inutile de dire que ces déchirures, à moins qu'elles ne soient absolument insignifiantes, causent toujours aux femmes un certain degré de malaise et même de souffrance. Lorsqu'on a l'habitude d'examiner avec soin le périnée après le travail, précaution qu'un médecin consciencieux ne néglige jamais, on constate aisément la production habituelle de déchirures plus ou moins étendues. Les statistiques qui concernent leur fréquence n'ont pas une réelle valeur, parce que cette fréquence est grandement influencée par l'habileté propre à chaque opérateur. Olshausen (1) donne, comme résultat des moyens préventifs employés à la clinique de Halle, pendant une période de dix années les chiffres statistiques suivants : on a constaté des lésions du périnée 21,1 fois sur 100 chez les primipares, 4,7 fois sur 100 chez les multipares. Ne furent point comprises dans ces chiffres les déchirures limitées à la fourchette. La proportion de 15 p. 100 ne lui paraît pas trop élevée pour représenter les cas de déchirures inévitables dues à un défaut de souplesse du périnée et aux dimensions anormales de la tête du fœtus.

Le but des moyens préventifs doit être d'augmenter l'élasticité des parties molles, de façon à les rendre aussi extensibles que possible, et à faire en sorte que la tête traverse l'orifice vulvaire dilaté, en ne lui présentant que ses plus petits diamètres. Le ramollissement préalable des parties molles est réalisé de la meilleure manière par la descente progressive mais lente de la partie qui se présente. En règle générale, le relâchement des parties est plus précoce et plus complet chez les multipares que chez les primipares. Dans quelques cas les parties molles ont déjà cessé, dès la fin de la première période du travail, d'opposer la moindre résistance à la délivrance. On peut enfin déduire le degré d'extensibilité des parties molles du plus ou moins d'abondance de l'écoulement des glaires.

Lorsque la déchirure se produit, la muqueuse vaginale est le premier tissu qui soit lésé. Dans le mode habituel des déchirures, le

(1) Olshausen. *Ueber Dammverletzung und Dammschutz*. Volkmann's « Samml. klin. Vortr. », nº 41, p. 360.

corps du périnée se rompt d'avant en arrière, de la commissure vers le rectum. Dans quelques cas, il peut se faire une *perforation centrale*, et le fœtus peut être expulsé à travers une fente située entre la vulve et l'anus.

Lorsque la pression exercée par la tête fœtale commence à faire *bomber* le périnée, le médecin doit être sur le qui-vive, et se rendre compte, à chaque contraction, du degré de pression à laquelle sont soumis les tissus. Au début, il est seulement nécessaire de tenir la main légèrement appliquée sur le périnée. On doit éviter d'exercer une pression directe, à moins que ce dernier ne soit réduit à la minceur d'une membrane, et que le danger d'une perforation centrale ne soit imminent. Au moment où la tête commence à distendre la vulve, la tension au niveau de la fourchette doit être soigneusement appréciée, à l'aide d'un doigt introduit entre les lèvres. Les moyens propres à prévenir les ruptures peuvent être divisés sous les trois chefs suivants :

1° Ceux qui ont pour but d'empêcher la sortie de la tête fœtale avant que la distension des parties molles ne soit aussi complète que possible, et de prévenir l'expulsion du fœtus durant la période aiguë de la contraction, moment où les bords de l'orifice possèdent le plus grand degré de rigidité ;

2° Les manœuvres qui impriment à la tête fœtale un mouvement ascendant dans le but de tirer parti de tout l'espace libre situé au-dessous de l'arcade pubienne;

3° Les moyens qui favorisent l'expulsion durant l'intervalle des douleurs, ou au moins, après qu'elles ont dépassé leur fastigium.

Dans les cas ordinaires, la méthode de Hohl conseillée par Olshausen (1) m'a rendu d'excellents services. Elle consiste à appliquer la main qui sert de support, non point sur le périnée, mais sur la partie qui se présente. Pour cela, on applique le pouce en avant de l'occiput, et l'index et le médius en arrière, sur la portion de la tête qui se trouve le plus près de la commissure. La liberté de la main de l'opérateur lui permet d'exercer des pressions efficaces dans la direction du vagin, tandis qu'il peut de ses doigts, situés en arrière, faciliter le mouvement d'extension de la tête fœtale au-dessous de l'arcade pubienne. On doit aussi engager la parturiente à ne point retenir sa respiration pendant la durée des contractions, à moins qu'elles ne soient faibles et inefficaces. Si l'envie de *pousser* est irrésistible, il convient d'administrer un peu de chloroforme pour obvier à l'exagération de l'irritabilité réflexe. En dépit des précautions les plus habilement prises, la déchirure peut encore se produire, à moins que le médecin n'arrive à régulariser le jeu des forces expulsives auxiliaires.

(1) Olshausen. *Loc. cit.*, p. 366.

Dès que le diamètre bi-pariétal franchit les bords tendus de l'orifice vulvaire, le périnée se rétracte rapidement sur la face, et l'expulsion de la tête se complète. C'est pendant cette période que la déchirure a le plus de chance de se produire. Mais le danger se trouve de beaucoup diminué, si l'on peut faire que la tête fœtale ne sorte qu'après la contraction et lorsque les parties molles sont relachées et dilatables. Pour atteindre ce résultat, il suffit quelquefois, dans le cas où la résistance à vaincre est faible, que les parturientes retiennent la respiration pendant l'intervalle de deux douleurs, et contractent volontairement tous leurs muscles expirateurs. Mais, dans la majorité des cas, ces tentatives restent stériles en raison de la faiblesse relative des forces motrices mises en jeu.

On est redevable à Ritgen (1) d'une excellente méthode d'extraction artificielle, qui consiste à pousser la tête en haut et en avant à travers la vulve, dans l'intervalle des contractions, à l'aide de pressions exercées avec l'extrémité des doigts sur le périnée, en arrière de l'anus, au voisinage de l'extrémité du coccyx. Sans contredit, la méthode ne peut être efficace que lorsque la tête est suffisamment engagée pour que la pression puisse être exercée sur la région frontale du fœtus.

La manœuvre *d'expression rectale* a été récemment très vivement conseillée par Olshausen (2) et Ahlfeld (3). Elle consiste à introduire deux doigts dans le rectum de la femme, vers la fin de la deuxième période du travail, et à les appliquer dans la bouche ou sous le menton de l'enfant, à travers la mince cloison recto-vaginale. En repoussant la face en avant et en haut, on peut effectuer la déflexion naturelle de la tête au-dessous de l'arcade du pubis, et la délivrance peut se faire entre les contractions et au gré de l'opérateur.

Quand on craint la rupture, il faut mettre de côté toute fausse pudeur, et découvrir sans hésitation les parties en péril. Si, en raison d'une élasticité excessive, l'occiput, au lieu de se diriger vers la vulve, distend le périnée et rend imminente la perforation centrale, il faut appliquer la main de façon à donner un support direct aux tissus distendus et à guider la tête en haut, vers l'ouverture vulvaire. Si, au contraire, le danger résulte d'un défaut d'élasticité, le médecin, debout à la droite de la malade, la face vers le pied du lit, doit passer la main gauche entre les cuisses de la femme, afin de pouvoir refouler la tête en haut et en dedans, pendant chaque contraction, avec le pouce

(1) Olshausen. *Ueber Dammverletzung und Dammschutz.* Volkmann's « Samml. », nº 41, p. 369.

(2) Voir Ahlfeld. *Das Dammschutz Verfahren nach Ritgen,* « Arch. f. Gynack. », VI, p. 279.

(3) *Loc. cit.*

et deux doigts, comme il a été indiqué précédemment. En même temps, si le mouvement d'extension menace les parties, il faut l'empêcher en poussant doucement en arrière la région frontale, à travers le périnée, avec la main restée libre.

Le docteur Goodell (1) conseille l'introduction de deux doigts dans l'anus pour attirer le périnée en avant pendant une contraction afin d'éviter la pression sur le bord aminci de la vulve, et de favoriser l'élasticité des tissus.

Fasbender (2) place la malade sur le côté gauche; alors se tenant derrière elle, il saisit la tête entre l'index et le médius de la main droite, appliqués sur l'occiput, et le pouce introduit dans le rectum le plus loin possible. Par cette manœuvre, la tête est maintenue d'une façon absolue, la paroi rectale n'apportant qu'une gêne à peu près inappréciable. Pendant une contraction, on évite facilement la progression et l'extension de la tête. Dans l'intervalle des contractions, en pressant avec le pouce à travers le rectum et la partie postérieure du périnée, on fait avancer la tête en avant et en dehors, à la volonté de l'opérateur.

Dans l'intervalle des contractions, lorsqu'il existe de la rigidité, j'ai l'habitude d'attirer le menton en bas à travers le rectum jusqu'à ce que le périnée soit distendu par le sommet de la tête, et alors je permets à cette dernière partie de remonter. Il est véritablement surprenant de constater combien souvent on arrive à vaincre la résistance en apparence la plus opiniâtre, par la simple répétition de ce mouvement de va et vient, les parties devenant rapidement molles et extensibles. Il faut avoir soin de l'interrompre dès que la contraction commence, et prendre garde de ne terminer l'accouchement que lorsque l'action de l'utérus vient de cesser.

Par une intervention convenable, on peut restreindre le nombre de déchirures inévitables à une proportion très minime. Cependant, on rencontre parfois des particularités individuelles qui rendent inutiles les meilleurs moyens prophylactiques. Dans cette catégorie, j'ai déjà fait allusion à un défaut primitif de développement des parties maternelles, à un volume exceptionnel de la tête de l'enfant et à la rigidité excessive du périnée chez les primipares, surtout après l'âge de trente ans. En outre, il faut mentionner les cas dans lesquels l'arcade du pubis est rétrécie par suite du rapprochement des branches pubiennes et ceux, dans lesquels, les tissus sont devenus friables par suite d'œdème chronique, de varicosités veineuses, de condylomes, d'ulcères syphilitiques, enfin par le fait de l'infiltration inflammatoire qui survient après une durée trop prolongée de la

(1) Goodell. « Am. Jour. of the med. Sc. », January, 1871.
(2) Fasbender. « Ztschr. f. Geburtsch. und Gynaek. », Bd. II, H. 1, p. 58.

seconde période du travail. Les déchirures sont plus fréquentes dans les positions occipito-postérieures et, dans la sortie de la tête dernière, lorsque l'extraction rapide devient nécessaire dans l'intérêt de l'enfant.

Quand le médecin juge que la rupture du périnée est inévitable, il a le droit de faire des incisions latérales sur le rebord vulvaire pour éviter les déchirures du septum recto-vaginal. On donne à cette opération le nom d'*épisiotomie*. Par ce moyen, non seulement on détourne le danger d'une lacération profonde intéressant le sphincter de l'anus, mais, grâce à leur siège, sur les côtés, les plaies elles-mêmes peuvent se cicatriser spontanément.

Au contraire, lorsque la déchirure se fait sur le raphé médian, la contraction des muscles transverses du périnée produit un écartement qui empêche la réunion immédiate. Cependant, comme en accouchement toute surface cruentée est une source de dangers, il ne faut jamais recourir à l'épisiotomie tant qu'on peut conserver l'espoir de préserver autrement le périnée. Cette opération est essentiellement tentante pour les jeunes accoucheurs, mais l'opportunité de son emploi se fait plus rare à mesure que l'expérience augmente. La résistance principale rencontrée par la tête n'est pas au niveau du bord mince de la vulve, mais dans l'anneau étroit situé à un centimètre et demi plus haut, composé des muscles constricteurs du vagin, transverses du périnée et quelquefois du releveur de l'anus. Les incisions doivent être pratiquées pendant une contraction, quand l'anneau est tendu, rigide et facile à reconnaître avec le doigt.

Comme il n'est pas à souhaiter que la tête soit chassée à travers la vulve pendant l'opération même, il faut la pratiquer au début ou à la fin d'une contraction. La section des fibres peut être faite à l'aide d'un bistouri à pointe mousse ou de ciseaux angulaires. Autant que possible, les incisions doivent être limitées au vagin et ne doivent pas dépasser six à sept millimètres de longueur. Dans le cas où la tête est sur le point d'être expulsée, on peut introduire le bistouri à plat entre elle et le vagin, à un centimètre en avant de la commisure et sectionner de dedans en dehors. En même temps, il faut prendre garde de ne point couper la peau, et pour cela diriger autant que possible le bistouri en arrière (1). Lorsqu'il y a perforation centrale, il vaut mieux sectionner le lambeau qui reste attaché à la vulve puisque sa conservation ne présente aucun avantage.

SORTIE DES ÉPAULES

Après l'expulsion de la tête, il faut essuyer le mucus qui souille la bouche et le nez de l'enfant et l'enlever de la gorge avec le doigt,

(1) Olshausen. *Loc. cit.*, p. 372, 373.

quand il existe des râles laryngés indiquant de l'embarras respiratoire. Si on trouve le cordon enroulé autour du cou, il faut tirer doucement sur le bout placentaire jusqu'à ce que les épaules puissent passer facilement à travers le nœud. Lorsque cette manœuvre est impossible, si le cordon est exceptionnellement court ou bien s'il entoure plusieurs fois le corps, il faut faire une ligature, couper le cordon entre la ligature et le placenta et hâter ensuite l'accouchement par les manœuvres manuelles (1).

Dans la majorité des cas, les épaules sont expulsées spontanément. Cependant, il est sage de faciliter leur sortie à l'aide d'une compression exercée avec la main gauche sur le fond de l'utérus. Il faut veiller à ce que l'épaule postérieure ne transforme pas une petite déchirure du périnée en une déchirure plus étendue. Dans ce but, il faut appliquer la main droite sur le périnée de façon à soulever l'épaule et, en même temps, fournir un pont sur lequel elle puisse glisser pendant qu'elle s'avance. Parfois, après le passage de la tête, il peut exister une déchirure vaginale profonde, bien qu'à l'extérieur les tissus aient conservé une intégrité parfaite. L'épaule, dans ce cas, rompt la peau et une déchirure complète se produit. Olshausen conseille, quand la rupture est imminente, de tourner les épaules de façon à leur faire traverser la vulve suivant un diamètre oblique ou transversal.

Si, après la sortie de la tête, l'enfant ne respire pas et si l'asphyxie est imminente, le médecin doit frictionner l'utérus avec la main à travers la paroi abdominale, pour produire une contraction pendant laquelle il doit exhorter la malade à pousser afin de hâter l'expulsion. L'obstacle le plus fréquent à la sortie des épaules consiste dans l'arrêt de l'épaule antérieure au-dessous du pubis. Le plus souvent, on la dégage facilement en saisissant les côtés de la tête avec les deux mains et en la tirant ensuite directement en bas. Il devient rarement nécessaire de soulever ensuite la tête ou d'introduire le doigt dans l'aisselle pour l'extraction de l'épaule postérieure.

LIGATURE DU CORDON

Quand le cordon se rompt spontanément, comme cela arrive parfois dans les accouchements qui ont lieu accidentellement, dans la rue par exemple, il ne se produit aucune hémorrhagie des vaisseaux rompus. Sans aucun doute ce fait empêche le médecin de choisir l'endroit où la section doit être faite. Comme il est préférable, à cause de la commodité, de diviser le cordon à environ cinq centimètres de l'ombilic,

(1) Tarnier conseille de sectionner le cordon, et ensuite de comprimer le bout fœtal entre le pouce et l'index. On distingue le bout fœtal par la sortie en jet du sang des deux artères ombilicales.

on a coutume dans les pays civilisés de le couper avec des ciseaux et de prévenir l'hémorrhagie par l'application d'un lien.

Pour la ligature, on peut employer un fil quelconque, quoique rien ne vaille le cordonnet étroit et aplati dont la plupart des gardes sont munies.

ligature doit être serrée et, avant de s'en aller, le médecin doit examiner une ou deux fois la surface de section pour s'assurer que les artères sont suffisamment comprimées et qu'aucun suintement ne peut avoir lieu. Il faut tenir le cordon dans le creux de la main au moment de la section pour éviter qu'une partie quelconque de l'enfant ne soit atteinte par les lames des ciseaux. Ordinairement, on applique deux ligatures et c'est entre elles qu'on coupe le cordon. Cette question est cependant de minime importance, excepté pourtant dans les cas de grossesse gémellaire.

Pour la pratique, il est à souhaiter que le médecin comprenne la différence physiologique qui existe entre les effets de la ligature précoce et ceux de la ligature tardive du cordon. La coutume, quant à ce point, n'a pas été uniforme. Les anciens ne liaient qu'après l'expulsion du placenta. Mauriceau, Clément et Deventer se sont conformés à cet usage, mais en employant des expédients artificiels pour compléter rapidement la dernière période du travail (1). Aujourd'hui, la méthode la plus commune consiste à lier le cordon immédiatement après la naissance de l'enfant. Toutefois, récemment encore, il n'a pas manqué de voix nombreuses pour s'élever contre une intervention précipitée. Nœgele conseille d'attendre jusqu'à ce que toute pulsation dans le cordon ait cessé; Braun (2) décrit le premier la transformation de la circulation fœtale en circulation post-natale et ajoute qu'on doit prendre en considération ce processus dans la conduite à tenir à propos de chaque cas. En vertu de cette considération, il ne faut ni sectionner ni lier le cordon « aussi longtemps qu'on peut sentir des pulsations nettes près de l'ombilic ». Stotz (3) a remarqué « qu'après que l'enfant a bien respiré, la perte de sang qui suit la section du cordon est insignifiante, tandis que lorsque celle-ci est immédiate, le sang s'écoule en abondance ».

En 1875, Budin, à cette époque interne à la Maternité de Paris, entreprit, sur les conseils du professeur Tarnier, les expériences suivantes. Dans une première série on lia le cordon immédiatement après la naissance de l'enfant, en tenant compte de la quantité du sang qui s'échappait de l'extrémité placentaire; dans une seconde série d'expé-

(1) Budin. *A quel moment doit-on opérer la ligature du cordon ombilical?* Publications du *Progrès médical*, 1876.

(2) Braun. *Lehrbuch der Geburtshülfe*, p. 192.

(3) Stoltz. Art. *Accouchement naturel*, « Nouveau Dictionnaire », p. 283.

riences on détermina la quantité de sang qui s'écoulait dans les cas où le cordon ne fut lié que plusieurs minutes après l'accouchement. D'après les résultats ainsi obtenus, il trouva que la quantité moyenne du sang placentaire était de 96 grammes plus grande dans la première que dans la seconde série d'expériences (1). Welcker a calculé que le poids de la quantité totale de sang chez un enfant égale 1/19 du poids de son corps, c'est-à-dire 200 grammes pour un enfant qui pèse 6 livres.

Lier le cordon immédiatement après la naissance équivaudrait donc à soustraire à l'enfant environ 100 grammes de sang qui, autrement, seraient passés dans la circulation. Ce résultat remarquable a été confirmé par les observations ultérieures. Deux ans plus tard (1877), Schücking poursuivit les expériences de Budin en pesant les enfants à la naissance et en observant les changements qui se faisaient remarquer jusqu'au moment de la suppression de la circulation placentaire. Il constata que l'enfant gagnait de 30 à 100 grammes en poids, grâce à ce délai. Il est certain que ces chiffres ne représentent pas l'augmentation totale du poids, puisqu'une part échappe nécessairement à l'observation, dans l'intervalle qui s'écoule avant qu'on puisse commencer l'expérience et fixer le poids initial.

Les auteurs diffèrent sur le mécanisme au moyen duquel le sang est conduit du placenta à l'enfant. Suivant Budin, le facteur principal de ce mécanisme est *l'aspiration thoracique*. Avec la première respiration, l'afflux du sang dans les poumons produit une « pression négative » dans les vaisseaux de la grande circulation, de telle sorte qu'une véritable force aspiratrice agit sur le sang du placenta et continue à s'exercer jusqu'à ce que l'équilibre soit rétabli. Lier prématurément le cordon équivaut donc à soustraire à l'enfant un supplément de sang dont l'établissement de la circulation pulmonaire fait une nécessité physiologique.

Schücking (2), au contraire, soutient qu'après la première inspiration, l'expansion thoracique n'intervient plus comme « force active », et que l'agent qui contribue principalement à chasser le sang du placenta à travers la veine ombilicale réside dans la pression exercée par la rétraction et, par intervalles, par la contraction de l'utérus.

Les différences théoriques de ces deux observateurs ont une importance pratique réelle. Si, en effet, l'afflux de sang vers l'enfant résulte de l'aspiration thoracique, la quantité qui entre dans sa circulation ne dépassera pas ses besoins; tandis que si le mouvement est dû à la compression utérine, on est en droit de se demander si la transfusion

(1) Budin. *Loc. cit.*

(2) Schücking. *Zur Physiologie der Nach Gebürtsperiode.* « Berl. klin. Woch. », nos 1 et 2, 1877.

forcée ainsi accomplie est bien en rapport avec le bien-être de l'enfant. La décision définitive de ce point ne peut être basée que sur des observations en partie expérimentales et en partie cliniques. En attendant, voici où en sont les choses : les observations manométriques de Ribemont (1) démontrent que la pression dans les artères ombilicales est uniformément plus grande que dans la veine ombilicale ; pendant une série d'inspirations et d'expirations profondes, le sang dans la veine ombilicale est sujet à des oscillations marquées ; après la cessation des pulsations du cordon, les contractions utérines seules sont insuffisantes à pousser le sang placentaire, à travers la veine ombilicale, jusqu'à l'enfant. En outre, Budin (Voir la discussion sur le mémoire de Ribemont), dans un accouchement par le siège, comprima le cordon à la vulve, aussi loin que possible de l'ombilic ; dès la sortie de l'enfant la veine était distendue par le sang, mais à la première inspiration elle se vida complètement. L'aspiration thoracique constitue donc une force effective. D'un autre côté, Schücking a trouvé qu'après l'expulsion rapide du placenta, par la méthode de Credé, dans le but de soustraire le délivre à l'influence de la rétraction utérine, la pression dans la veine était légèrement diminuée et la quantité totale du sang transmise à l'enfant très restreinte.

Suivant les observations cliniques de Budin, Ribemont et Schücking, les enfants qui bénificient de la ligature tardive du cordon sont rouges, vigoureux et actifs, tandis que ceux chez lesquels le cordon est lié de bonne heure ont de la tendance à la pâleur et à l'apathie. Hofmeier (2), Ribemont, Budin et Zweifel (3) ont démontré que la perte en poids qui a lieu dans les premiers jours qui suivent l'accouchement est moindre et d'une durée plus courte, quand le cordon n'est pas lié avant que les pulsations aient cessé.

Il ne semble pas qu'il y ait des résultats fâcheux pour l'enfant dans la pratique de la ligature tardive. Porak, il est vrai, a observé deux fois des vomissements foncés, deux fois du mélæna et deux fois un écoulement sanguinolent par le vagin, accidents qu'il croit absolument avoir été le résultat de cette pratique ; mais l'épreuve étendue qu'on en a faite dans les principales maisons d'accouchement du continent ont suffisamment démontré qu'elle est exempte de tout danger.

Avec la ligature tardive, la quantité de sang qui séjourne dans le placenta ainsi que l'augmentation du poids de l'enfant diffèrent sen-

(1) Ribemont. *Recherches sur la tension du sang dans les vaisseaux du fœtus et du nouveau-né.* « Arch. de tocol. », octobre 1879.

(2) *Der Zeitpunkt der Abnabelung.*, etc. « Ztschr. f. Geburtsh. u. Gynaek. », IV, 1, p. 114.

(3) Zweifel. « Centralbl, f. Gynaek » n° 1.

siblement suivant les cas (1). Ces différences semblent indiquer que aussi longtemps qu'on laisse s'effectuer naturellement la circulation placentaire, la quantité de sang qui pénètre le corps de l'enfant est proportionnée à ses besoins.

Dans une observation de Illing (2), au contraire, le placenta ayant été chassé de l'utérus par expression, son contenu et celui du cordon furent poussés de force dans le courant circulatoire de l'enfant, lequel mourut par suite de la dilatation forcée du cœur.

Porak et Georges Violet (3) admettent une prédisposition spéciale à l'ictère chez les enfants dont on a lié le cordon après l'arrêt de la circulation placentaire. Violet attribue la coloration ictérique, non pas aux pigments biliaires, mais à la désintégration rapide des corpuscules sanguins en excès dans l'organisme du nouveau-né. « Helot, dit-il, a démontré une différence de neuf cent mille corpuscules par millimètre cube, le lendemain de l'accouchement, entre les cas de ligature tardive et ceux de ligature précoce, tandis qu'au neuvième jour la différence n'était plus que de trois cent mille. D'autres observateurs n'ont pu observer une coloration ictérique spéciale caractéristique de la ligature tardive. »

Ni Porak, ni Violet n'attachent d'ailleurs aucune signification pathologique à ce phénomène.

Les conclusions des considérants qui précèdent sont les suivantes :

1° On ne doit pas lier le cordon avant que l'enfant ait respiré librement deux ou trois fois.

Quand il n'y a aucune indication du côté de la mère, au lieu de hâter l'expulsion du délivre, il est plus sage d'attendre jusqu'à ce que les battements du cordon aient complètement cessé;

2° La ligature tardive n'est pas dangereuse pour l'enfant. De l'excès de sang contenu dans la portion fœtale du placenta, l'enfant ne reçoit dans son système cardio-vasculaire que la quantité nécessaire pour suppléer aux besoins créés par l'établissement de la circulation pulmonaire;

3° Jusqu'à plus ample informé, la pratique qui consiste à exprimer le placenta de l'utérus, avant la ligature du cordon est discutable ;

4° Chez les enfants pâles et anémiques qui, en naissant, sont sujets aux syncopes, la ligature tardive fournit un moyen de grande valeur pour rétablir l'équilibre de la circulation fœtale.

(1) *Voir* Wiener. *Ueber die Einflüss der Abnaelüngszeit aüf den Blutgehalt der Placenta.* « Arch. f. Gynaek. », XIV, 1, p. 34 ; — et aussi Meyer. « Centralbl. f. Gynaek. », 1878, n° 10.

(2) « Inaug. Dissert. », Kiel, 1877.

(3) Georg. Violet. *Ueber die Gelbsucht der Neugeborenen und die Zeit. der Abnabelung.* « Arch. de Virchow. », LXXX, 2, p. 353.

CONDUITE A TENIR PENDANT LA TROISIÈME PÉRIODE OU PÉRIODE DE DÉLIVRANCE

Le devoir du médecin, durant cette période, est de prévenir toute hémorrhagie; — de favoriser les contractions utérines; — d'aider à l'expulsion du placenta.

Le meilleur moyen d'obtenir ce dernier résultat consiste dans les frictions pratiquées sur la matrice à travers les parois abdominales. On ne doit pas recourir à la traction du cordon avant que le placenta n'ait commencé à descendre dans le vagin. Le procédé dont on se sert actuellement, et qui consiste à exprimer le placenta en saisissant et en comprimant l'utérus à travers les parois abdominales, est généralement associée au nom de Credé, bien que la méthode des frictions, des massages et de la compression ait été appréciée et jugée, comme en témoignent leurs écrits, par Mauriceau, Robert Wallace, Johnson, Joseph Clarke, Busch, Mayer et autres. C'est à Credé néanmoins que revient le mérite d'avoir élevé l'expression du placenta au rang d'un procédé usité dans la pratique obstétricale.

La méthode de Credé consiste essentiellement à pratiquer des frictions, légères au début, plus fortes ensuite, sur le fond de l'utérus jusqu'à ce qu'on obtienne une contraction énergique de l'organe. Au fort de la douleur, l'utérus doit être saisi de façon que le fond soit directement comprimé par la paume de la main tandis que les doigts pressent sur la face antérieure. La compression périphérique favorise le décollement du placenta, et on peut répéter la manœuvre jusqu'à ce que le but soit atteint. Il est vrai qu'en général l'expulsion du placenta se fait spontanément.

L'utérus abandonné à lui-même est susceptible de relâchement et peut devenir la source d'une hémorrhagie; d'autre part, quand la délivrance n'a pas lieu rapidement, il peut se fermer à la longue, de façon à emprisonner le placenta dans sa cavité. Le grand mérite de la méthode de Credé est que, en assurant la rétraction, on évite l'hémorrhagie, et qu'en favorisant l'expulsion rapide, on prévient les dangers de la rétention. Quand cette méthode est pratiquée systématiquement, l'accident connu sous le nom d'*adhérence du placenta* devient le plus rare des accidents. Cette pratique n'est pas difficile, et elle est dépourvue de dangers. Pour qu'elle soit suivie de succès cependant, il faut avoir soin de ne pratiquer l'expression que pendant une contraction et d'agir de haut en bas, suivant l'axe de l'utérus.

Spiegelberg tient beaucoup à ce que l'on commence la compression de l'utérus dès que la tête émerge de la vulve, sans attendre que l'accouchement soit terminé.

En agissant de la sorte, les contractions générales sont maintenues et le décollement du placenta en est d'autant plus facilité.

La preuve réelle de l'expulsion du placenta est fournie à l'opérateur lorsqu'il a la sensation que les parois utérines antérieure et postérieure arrivent au contact.

En pressant ensuite l'utérus en bas, suivant l'axe du détroit supérieur, il est souvent possible de chasser le placenta dans le vagin et même à travers la vulve. Il n'y a cependant aucun inconvénient, dans cette période, à hâter la délivrance en exerçant sur le cordon des tractions dirigées en bas et en arrière, tandis qu'on maintient en même temps la pression exercée sur l'utérus. L'extraction du placenta doit se faire lentement, afin d'éviter la rupture des membranes.

Au moment où le délivre franchit la vulve, il faut lui imprimer un mouvement de torsion de façon à convertir les membranes en un cordon qui doit être extrait avec le plus grand soin. Lorsqu'elles cèdent en un point quelconque, il faut, s'il est nécessaire, introduire le doigt

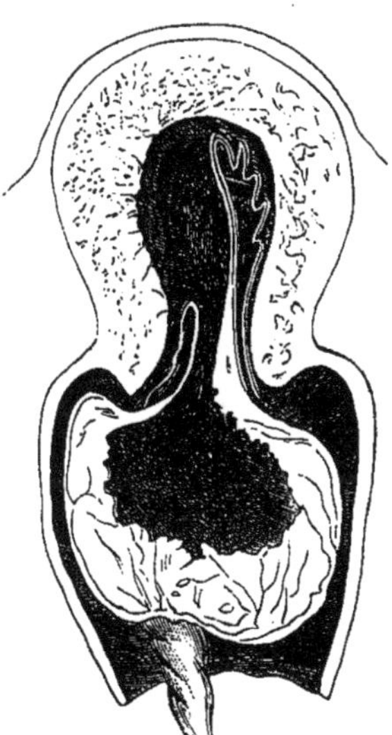

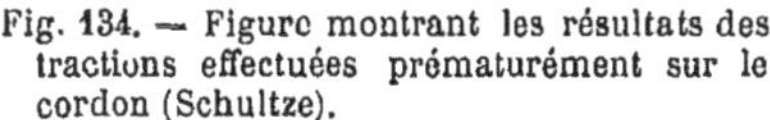

Fig. 134. — Figure montrant les résultats des tractions effectuées prématurément sur le cordon (Schultze).

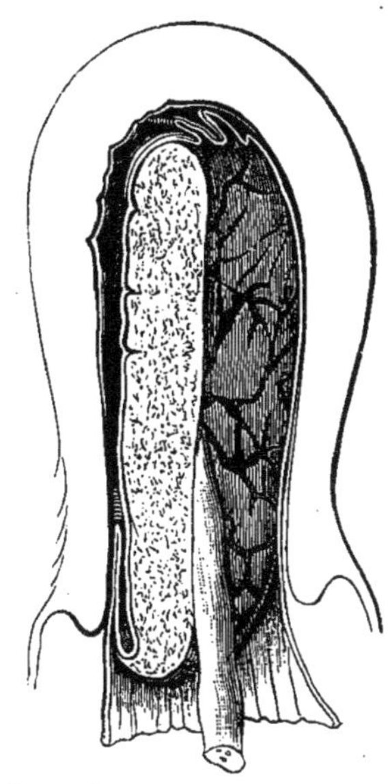

Fig. 135. — Figure montrant la disposition normale du placenta.

dans le vagin pour les saisir au-dessus du siège de la rupture, et il faut procéder délicatement à leur extraction.

M. Tarnier conseille de placer un fil sur le lambeau de membrane resté adhérent, de façon à pouvoir l'extraire aisément au bout d'un certain temps, 24 à 36 heures d'ordinaire, par des tractions exercées de temps en temps sur le fil qui pend à la vulve. D.

Quand le mécanisme de la délivrance n'est pas modifié par des tractions prématurément exercées sur le cordon, le placenta descend à travers le col par une de ses extrémités (*allongé et enroulé en forme de cornet d'oublie*), et son expulsion se fait avec une perte de sang peu sensible. Quand, au contraire, on tente la délivrance avant la descente du placenta, en tirant sur le cordon, la partie centrale du placenta est amenée dans le col, tandis que les bords sont retournés de façon à former une cavité en forme de coupe (*parapluie renversé*).

Cette pertubation du mécanisme normal augmente non seulement la difficulté de la délivrance, mais elle fait que le placenta exerce sur la matrice une force d'aspiration qui augmente l'hémorrhagie et qui peut même, parfois, déterminer un certain degré d'inversion des parois utérines relâchées. Parfois, quand l'occlusion du col est complète, il peut devenir impossible de terminer la délivrance si l'on n'introduit pas d'abord deux doigts pour accrocher la marge du placenta, ce qui permet à l'air de pénétrer et d'agir par sa pression dans la cavité de l'utérus.

CONDUITE A TENIR APRÈS LA DÉLIVRANCE

Comme le danger de l'hémorrhagie ne disparait pas toujours avec l'expulsion du placenta, le médecin doit être prêt à sacrifier, même dans les cas simples, au moins une demi-heure, pour observer très soigneusement de quelle façon se comporte l'utérus. La pression de la main appliquée au-dessus de la symphyse pubienne suffit le plus souvent à maintenir un degré convenable de rétraction. Cependant, si l'utérus se relâche et si ses contours s'atténuent, l'accoucheur doit le saisir de la main et le maintenir solidement jusqu'à ce qu'une contraction se produise. De cette façon, non seulement l'hémorrhagie est évitée, mais, en empêchant la formation des caillots, on diminue chez les multipares l'intensité des douleurs qui suivent la délivrance.

La plupart des médecins cherchent un surcroît de sécurité contre l'hémorrhagie en administrant l'ergot, qui, comme on sait, favorise la contraction tonique de l'utérus. Il n'y a aucune objection à faire à cette pratiqne, pourvu que l'ergot soit donné seulement après l'expulsion du placenta. Quand on l'administre, comme on a coutume de le faire souvent, au moment où la tête de l'enfant a passé, il est capable de produire son effet prématurément et de donner lieu, de cette façon, à la contraction en sablier ou *enchatonnement* (hourglass contraction).

La rareté de l'accident n'est pas un argument en faveur de la vulgarisation de cette pratique, à cause de la gravité de la complication qu'on voit alors survenir. Quand le médecin juge à propos de suspendre la pression prophylactique exercée sur l'utérus, il doit veiller à ce que tout le linge souillé soit retiré de dessous la malade, et à ce que la garde lave, doucement mais complètement, les organes génitaux. Il n'y a rien qui favorise tant la disparition rapide des lésions superficielles des organes génitaux externes qu'une propreté absolue. Dans les hôpitaux il faut ajouter une injection vaginale d'eau phéniquée tiède aux lavages externes. Il faut ensuite examiner avec soin le périnée, et s'il y a une rupture, se rendre bien compte de son étendue et de son importance.

L'application du bandage de corps après la délivrance est une de ces questions de pratique sur lesquelles les médecins de grande expérience ont une opinion différente. Quand j'étais étudiant à l'hôpital des Cliniques, à Paris, on n'employait pas le bandage. Cependant un drap plié était placé sur l'abdomen, parce qu'on jugeait qu'un certain degré de pression était favorable à l'aise de la malade. Ce moyen la forçait à rester couchée sur le dos, mais il avait par cela même l'inconvénient d'empêcher la liberté des mouvements. Une observation minutieuse ne m'a pas fourni une seule bonne raison pour abandonner le bandage. Quand il est bien appliqué, il ajoute beaucoup au bien-être de la femme et lui permet de se mettre à volonté sur le côté. Je préfère. quant à moi, employer une bande de mousseline écrue assez large pour couvrir les hanches.

Pour appliquer le bandage, le médecin doit se placer à la droite de la femme; il doit saisir le chef le plus proche de la bande entre le pouce et deux doigts de la main gauche, tandis qu'avec la main droite il fait revenir l'autre chef par-dessus en ayant soin d'éviter de faire des plis. Il faut alors maintenir les deux chefs avec la main gauche, tandis que les épingles, qui doivent être assez longues, seront placées de la main droite. Il faut ensuite procéder de bas en haut et de droite à gauche en laissant des intervalles de deux pouces environ entre les tours de bandes.

L'auteur donne tous ces détails parce qu'il se rappelle l'embarras qu'il éprouva pour obtenir des renseignements sur ce sujet élémentaire et puéril, dans les premiers jours de sa pratique. En outre, comme beaucoup de femmes tiennent absolument à se faire appliquer le bandage pour la première fois par le médecin lui-même, savoir s'y prendre avec habileté n'est pas chose inutile. Souvent on place une compresse pliée au-dessus de la symphyse du pubis, ce qui ne sert en général qu'à déplacer l'utérus d'un côté ou de l'autre. La toilette de la malade est complétée par l'application sur la vulve, d'une serviette pliée et chauffée destinée à recevoir l'écoulement des lochies.

TRAITEMENT DES RUPTURES DU PÉRINÉE ET DU COL

Il est inutile, comme nous avons déjà dit, d'empiéter sur le domaine de la gynécologie en expliquant les conséquences sérieuses des déchirures négligées du périnée et du col. Pendant l'accouchement, des plaies ouvertes dans le canal génital créent souvent des dangers d'infection septique; et même, bien que nettoyées par des douches phéniquées fréquentes, elles peuvent retarder la convalescence. L'habileté à fermer par des sutures des déchirures d'étendue appréciable mérite donc d'être acquise par tous les médecins accoucheurs. Tandis que dans la pratique hospitalière les résultats, quant à la réunion immédiate, sont des plus variables, et souvent même, par suite des conditions de milieu, restent négatifs, dans la clientèle particulière, au contraire, où l'hygiène est plus favorable, il est rare de ne pas obtenir la réunion, dans les accouchements bien conduits.

Les détails des procédés opératoires seront donnés en traitant de la pathologie du travail.

DE L'ANESTHÉSIE EN OBSTÉTRIQUE

La valeur des agents anesthésiques dans certaines irrégularités des douleurs du travail, dans l'éclampsie et dans la plupart des opérations obstétricales, n'est plus à discuter. Les bénéfices de leur emploi, dans ces cas, sont positifs et indéniables. Quant au droit qu'une femme pourrait avoir d'exiger l'atténuation de ses souffrances au cours d'un travail normal, il n'y a pas d'opinion fixe à ce sujet. Il est vrai que les anciennes objections du temps de sir James Simpson : que la douleur du travail est une manifestation salutaire de la force vitale, que l'anesthésie donne lieu à des paralysies, à la péritonite, à la manie puerpérale, à l'hémorrhagie, aux adhérences péricardiques, qu'elle entraîne à des dérèglements de tenue et de langage et qu'elle contrevient à la parole de Dieu, sont maintenant reconnues comme imaginaires ou sans fondement. Cependant, il n'est pas douteux que la plus grande majorité des médecins ne se servent pas des anesthésiques dans le travail normal; cela soit en raison de vaines appréhensions, ou bien parce que quelque accident, survenu dans leur pratique, leur a fait soupçonner que, malgré les statistiques, ces agents ne sont pas dépourvus absolument de propriétés nuisibles et dangereuses. Dans ma propre expérience des seize dernrièes années, j'ai eu comparativement peu de cas où je n'aie pas employé soit le chloroforme soit l'éther à une période quelconque du travail. Le résultat de mes propres observations a été de me faire un chaud partisan de leur emploi plus étendu, tout en recommandant la plus grande précaution.

Il me semble que l'hésitation manifestée à propos de cet usage est due, en grande partie, à ce que peu de praticiens veulent prendre la peine de maîtriser le *modus operandi*, d'étudier les limites de l'utilité des anesthésiques et d'apprendre enfin les conditions qui permettent de les administrer d'une manière inoffensive. Il faut bien se rappeler que l'administration des anesthésiques pendant le travail est un art à acquérir, art qui est très simple peut-être, mais dont la pratique n'admet ni ignorance ni étourderie.

En règle générale, les anesthésiques sont contre-indiqués dans les affections organiques du cœur ou des poumons.

Excepté dans les cas où l'insensibilié prolongée est exigée pour les opérations obstétricales difficiles, je crois qu'il faut préférer le chloroforme à l'éther, le premier possédant l'avantage d'être plus agréable, plus facile à manier, et plus rapide dans son action.

L'anesthésie et non la narcose, tel est le but recherché.

La diminution de la sensibilité est beaucoup plus facilement obtenue par le chloroforme que par l'éther.

D'une manière générale, on ne doit pas administrer le chloroforme pendant la première période du travail, en raison d'abord de la tendance qu'il a, quand il est donné de trop bonne heure, à affaiblir les contractions utérines, et aussi, parce que l'anesthésie prolongée peut diminuer l'impulsion cardiaque. Cette règle, cependant, renferme de nombreuses exceptions, auxquelles nous aurons occasion de revenir alors que nous nous occuperons des contractions et des douleurs irrégulières.

Si les contractions, dans la deuxième période, sont faibles, il vaut mieux ne pas anesthésier; si elles sont d'intensité normale, on peut donner du chloroforme, mais tout d'abord à petite dose et seulement pendant une contraction. Il ne faut pas pousser l'anesthésie jusqu'à perte totale de la connaissance avant que la tête commence à se montrer à la vulve.

On peut administrer le chloroforme commodément sur un mouchoir plié, qu'il faut tenir rapproché, mais non au contact des voies respiratoires.

Le meilleur véhicule du chloroforme, comme l'a dit il y a longtemps sir James Simpson, est l'air atmosphérique. Si le mouchoir est appliqué sur le nez, il peut en résulter la suspension instantanée de la respiration. Un autre inconvénient moins sérieux est l'irritation cutanée produite lorsqu'on place le chloroforme directement en contact avec les lèvres et la bouche.

Au début de chaque contraction, il faut dire à la malade de faire quelques inspirations profondes. Pendant le maximum de la contraction, les forces expiratoires qui entrent alors en jeu empêchent l'inhalation d'une quantité considérable de l'anesthésique.

Quand la tête est sur le périnée, il faut confier le mouchoir à la garde, mais l'administration jusqu'au bout doit être dirigée et strictement surveillée par le médecin.

Au début de la chloroformisation, il n'est pas rare que les contractions deviennent moins fortes, mais cette action modératrice exercée sur l'utérus n'est le plus souvent que temporaire. Exceptionnellement, cependant, cette faiblesse continue, et il devient alors nécessaire de supprimer le chloroforme.

Dans des cas encore plus rares, les contractions restent insuffisantes après la cessation de l'anesthésie. Pour cette raison, il me paraît évident que ceux qui se servent habituellement du chloroforme se trouveront obligés de recourir au forceps un peu plus souvent. Un travail qui tarde, par le fait de l'inertie utérine, exige de même un surcroît de précautions, pendant la période de l'expulsion du placenta, afin de prévenir l'hémorrhagie.

L'immunité dont jouissent les femmes en couches, au point de vue des accidents qui accompagnent parfois l'usage des anesthésiques dans la pratique chirurgicale, n'est pas absolue, mais dépend surtout des soins et de l'intelligence qu'on met dans leur administration. Je me suis vu sur le point de perdre une malade, à l'hôpital de Bellevue, par l'étourderie de mon interne, qui appliqua brusquement une compresse imbibée de chloroforme à l'entrée des voies respiratoires.

On ne doit pas anesthésier pendant la troisième période du travail. L'immunité relative pour le chloroforme qui existe dans la parturition cesse avec la naissance de l'enfant.

Après l'accouchement, cet agent a le défaut de favoriser le relâchement de l'utérus et de prédisposer à l'hémorrhagie.

En outre, après que l'utérus a expulsé son contenu, il existe toujours une plus grande quantité de sang dans les gros vaisseaux de l'abdomen, et il se produit un reflux congestif vers la tête. Or, il est bien établi aujourd'hui que la quantité de chloroforme qui est bien tolérée un jour par un individu en pleine santé, peut devenir fatale le lendemain, lorsqu'il y a eu perte considérable de sang.

L'anémie cérébrale, quelle qu'en soit la cause, augmente le danger des anesthésiques.

Dans les longues opérations qui exigent un sommeil prolongé, l'éther, comme nous l'avons déjà fait entrevoir, doit être préféré au chloroforme.

CHAPITRE XII

DES GROSSESSES MULTIPLES

Grossesse multiple. — Conduite à tenir. — Fréquence. — Causes. — Variétés. — Fœtus acardiaque. — Poids. — Développement inégal. — Superfétation. - Diagnostic. — Accouchement gémellaire. — Présentations. — Pénétration simultanée des deux fœtus dans l'excavation. — Arrêt du travail. — Conduite à tenir pendant l'accouchement gémellaire.

Le mot de *grossesse multiple* s'emploie pour désigner le développement simultané de plusieurs germes.

La variété gémellaire, la plus commune, se présente dans la proportion de un pour quatre-vingt ou quatre-vingt-dix accouchements.

La grossesse triple dans la proportion de un pour sept mille environ.

Les grossesses quadruples ou quintuples sont d'une extrême rareté.

Il n'y a pas d'exemple authentique qu'un accouchement ait donné lieu à l'expulsion de plus de cinq fœtus. J'ai été témoin une fois d'un accouchement quintuple. Dans les statistiques prussiennes de von Hemsbach et Veit, établies sur treize millions d'accouchements, le nombre des grossesses gémellaires s'élève à 150 000 :

Dans 50 000, les deux enfants étaient du sexe masculin;

Dans 46 000, c'étaient deux filles;

Et dans 54 000, il y avait un garçon et une fille.

Les fœtus jumeaux peuvent provenir de deux ovules distincts provenant eux-mêmes d'un seul follicule de Graaf ou de deux follicules différents; ou bien ils peuvent se développer dans un ovule unique. S'il y a rupture de deux follicules de Graaf, on trouve deux corps jaunes. Dans quelques cas, on en a rencontré un sur chaque ovaire; dans d'autres cas les deux corps jaunes siégeaient sur le même ovaire.

Lorsque les deux fœtus tirent leur origine de deux ovules, chaque fœtus est contenu dans son chorion propre. Si les ovules se sont fixés sur la caduque à une distance assez grande l'un de l'autre, les placentas seront séparés et chaque œuf aura sa caduque réfléchie. Si, au contraire, ils ont été assez rapprochés, les placentas sont souvent unis par leur bord, chacun d'eux conservant néanmoins sa circulation indépendante. Dans quelques cas, les deux ovules ont des connexions telles qu'ils sont enveloppés par une caduque réfléchie commune.

Lorsque les fœtus jumeaux proviennent de deux centres de développement contenus dans le même ovule, le placenta, le chorion et la caduque réfléchie sont, par cela même, communs à tous deux. Dans la plupart des cas, chaque fœtus est renfermé dans sa membrane amniotique propre. Parfois cependant tous deux sont contenus dans le même amnios, particularité qui, dans quelques circonstances au moins, n'est point primitive, mais résulte de la résorption de la cloison qui séparait les deux poches distinctes à l'origine (1).

Les jumeaux issus du même ovule sont toujours du même sexe.

Il existe des anastomoses plus ou moins considérables entre les vaisseaux placentaires des deux embryons. Les conséquences de cette communication sont d'une haute importance, car lorsqu'elle est très nota-

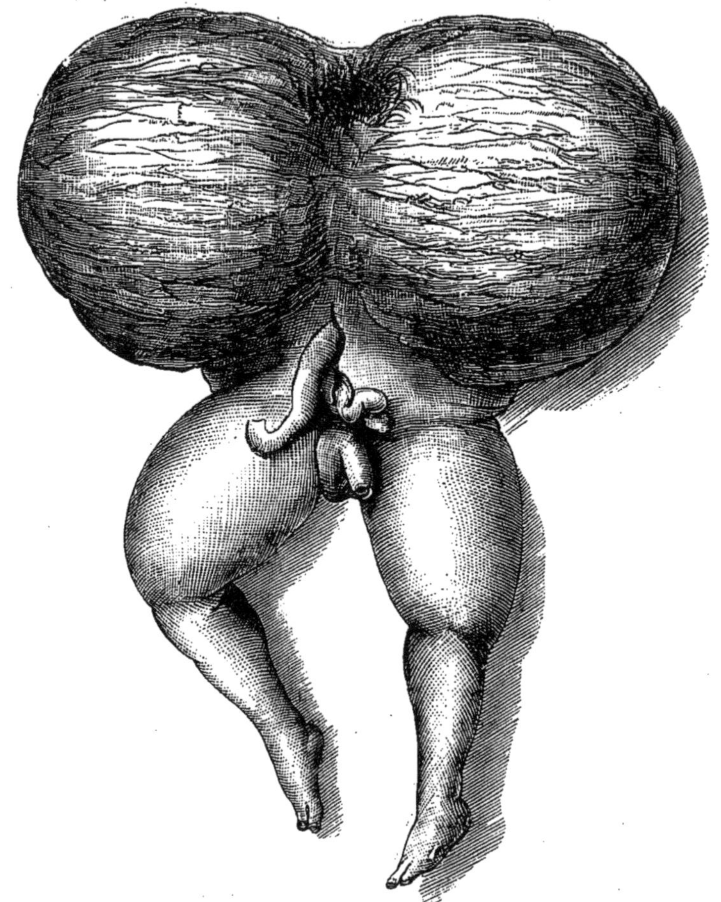

Fig. 136. — Cas de fœtus acardiaque observé par Lusk; le monstre pesait près de quatre livres; il n'y avait point trace de cœur, de poumons, de pancréas, de foie, de rate et de sternum.

ble, l'action du cœur de l'un des fœtus contrebalance l'action du cœur de l'autre; le courant sanguin le plus fort, dans l'appareil vasculaire du placenta, repousse le courant le plus faible, faisant d'abord obstacle à la circulation du fœtus le moins favorisé, l'arrêtant ensuite et, finale-

(1) Ahlfeld. *Beitr. zur Lehre von den Zwillingen*, « Arch. f. Gynaek. », Bd. VII, p. 281.

ment renverse la direction de ce courant. Le cœur s'atrophie et le fœtus rendu acardiaque devient un simple appendice accessoire de l'autre fœtus normal. Voici comment s'effectue la circulation dans le fœtus acardiaque. Le sang veineux arrive du fœtus sain au placenta par les artères ombilicales; l'impulsion énergique du cœur le pousse à travers les branches de communication jusqu'aux artères ombilicales du fœtus le plus faible; cette force est néanmoins insuffisante pour transporter le sang dans les parties supérieures du corps, qui pour cette raison ne se développent point. La situation favorable des extrémités inférieures pour recevoir le courant sanguin des vaisseaux ombilicaux explique l'accroissement, le développement progressif, quoique imparfait, de ces parties. Le sang transporté au fœtus par les artères ombilicales s'en retourne par la veine.

D'après Ahlfeld (1) une division peut s'opérer dans la substance formative contenue dans une aire germinative unique. Cette division peut être complète et produire dès lors deux fœtus séparés inclus dans le même amnios. Les jumeaux ainsi formés, non seulement sont du même sexe, mais offrent l'un et l'autre, dans la suite de leur existence, la plus frappante similitude en ce qui regarde l'aspect, les particularités physiques, le caractère et l'esprit.

La division peut être incomplète et favoriser la formation de jumeaux réunis, ou donner lieu à l'une des nombreuses formes de monstres doubles (2).

Dans les grossesses triples, il est fréquent de rencontrer un fœtus dérivé d'un ovule indépendant et les deux autres d'un ovule unique.

Dans un cas de grossesse quadruple rapporté par P. Müller (3), deux œufs étaient simples, tandis que le troisième contenait deux embryons. Les fœtus renfermés dans les œufs simples étaient du sexe féminin, alors que ceux de l'œuf double étaient du sexe masculin tous deux.

Le poids moyen de chacun des fœtus dans la grossesse multiple est moindre que celui d'un fœtus provenant d'une grossesse simple. Cela est dû en partie à la fréquence de l'accouchement prématuré occasionné par l'excessive distension de la matrice, et en partie à ce fait évident que l'organisme maternel est rarement capable de fournir les matériaux nutritifs nécessaires au développement complet de plusieurs enfants.

(1) Ahlfeld. « Arch. f. Gynaek. », Bd. IX, p. 196.

(2) Schultze soutient, d'autre part, que les monstres doubles dérivent de la fusion de deux embryons développés dans la vésicule blastodermique en deux points rapprochés l'un de l'autre (Schultze. *Ueber Zwillings;* — Volkmann's *Samm. Klin. Vortr.*, nº 34.)

(3) P. Müller. *Eine Vierling's Geburt.* « Ztschr. f. Geburtsh. und Gynack. », Bd. III, p. 166.

Les jumeaux offrent souvent au moment de l'accouchement une remarquable disparité dans le volume et le développement. Cette disparité est incontestablement due à ces conditions.

On en trouve un exemple frappant dans un cas relaté par Schultze (1). Un des fœtus, au terme de la gestation, était à peu près, sinon tout à fait, arrivé à maturité, tandis que l'autre présentait l'apparence d'un embryon de six semaines. Comme tous deux étaient enveloppés dans la même caduque réfléchie, nul doute que le début de leur développement ne fut à peu près simultané.

Parfois l'un des fœtus succombe et cède à son frère plus heureux la place et la nourriture qui, autrement, eussent été son partage. En pareil cas, l'œuf et le fœtus mort qu'il contient peuvent être comprimés par le fœtus survivant et aplatis contre la paroi utérine, constituant ainsi ce que l'on a appelé : *fœtus papyraceus;* ou bien ils peuvent dégénérer sous forme de *môle;* ou bien encore l'œuf abortif peut être expulsé tandis que l'autre arrive au terme complet de la gestation.

Dans des cas très rares, lorsque les jumeaux sont tous deux vivants mais ont acquis un inégal développement, l'enfant le plus fort peut être expulsé le premier, tandis que l'autre reste dans l'utérus et n'est expulsé qu'après un délai de quelques semaines, durant lesquelles son évolution retardée est parfaite par un surcroît de développement opéré dans des conditions plus favorables.

Les exemples les plus remarquables de ce phénomène s'observent dans le cas d'utérus double. Le professeur Fordyce Barker rapporte un fait de sa pratique dans lequel, l'utérus étant double, un enfant mâle, arrivé à complète maturité, vivant, fut expulsé le 10 juillet 1855, et le 22 septembre suivant, la mère donna le jour à une fille, vivante, à terme.

Des histoires semblables à la précédente sont souvent rapportées à l'appui de la théorie du phénomène connu sous le nom de *superfétation*. Cette théorie suppose qu'après que la conception a eu lieu, une seconde gestation peut résulter d'un coït ultérieur. La chose est possible si deux ovules se détachent pendant la même période menstruelle ; elle paraît établie par les faits authentiques de négresses ayant accouché de deux jumeaux évidemment issus d'une paternité différente, l'un provenant d'un nègre et l'autre d'un homme de race blanche.

Le phénomène porte alors le nom de *superfécondation*. D.

Mais, que l'imprégnation puisse avoir lieu à deux périodes menstruelles différentes, ceci doit être envisagé comme une hypothèse inadmissible jusqu'à ce que les physiologistes soient arrivés à démontrer,

(1) Schultze. *Loc. cit.*, p. 303.

ne fusse que pour un fait unique, par la présence de corps jaunes d'âge différent, que l'ovulation peut persister pendant la grossesse.

Cette conclusion de l'auteur américain est identique à celle que j'ai soutenue dans l'article *Superfétation* du nouveau dictionnaire de médecine et de chirurgie pratiques, où j'ai discuté longuement la question. Or, telle n'est pas l'opinion de tous les auteurs, qui réservent leur jugement sur quelques cas très rares et fort anciennement publiés, dans lesquels on accepte la superfétation comme un fait certain, parce qu'il paraît y avoir eu expulsion, à quatre ou cinq mois d'intervalle, de deux fœtus ayant tous les caractères d'enfants à terme! Or, deux considérations militent ici d'une manière absolue contre la possibilité d'un tel phénomène :

1° L'accolement définitif des deux caduques ovulaire et utérine, qui est un fait accompli à cette époque (du quatrième au cinquième mois);

2° L'argument signalé par Lusk à savoir l'absence d'ovulation parfaite pendant la grossesse. Bien que Scanzoni l'accepte, aucun auteur n'a encore démontré l'existence d'un seul corps jaune succédant à l'évolulion d'un ovule détaché au cours de la gestation. Autant de fœtus, autant de corps jaunes, peut-on dire, et il n'y a pas eu encore de preuve d'infraction à cette règle.

Donc, l'impossibilité de la pénétration des éléments mâles et le défaut d'un élément femelle fécondable autorisent à rejeter ces faits qui, à un examen superficiel, semblent être les plus probants. D.

Diagnostic. — Le diagnostic de la grossesse multiple arrive à se faire dans des conditions d'absolue certitude.

Le *volume anormal* de l'utérus, ainsi que l'exagération des symptômes qui résultent de la compression, doivent naturellement solliciter l'attention de la part du médecin, car ces troubles, cela est sûr, sont de nature à créer des appréhensions dans l'esprit des femmes enceintes. Mais l'excès de volume, toutefois, ne fournit qu'un criterium incertain, car il peut tenir à la présence d'un gros enfant ou à l'exagération de la quantité du liquide amniotique. Des renseignements plus convaincants sont obtenus à l'aide de la palpation et de l'auscultation. Ainsi, le fait de reconnaître la présence d'un certain nombre de parties fœtales distinctes et de pouvoir exclure l'hypothèse d'un hydramnios rendrait probable le diagnostic de grossesse gémellaire.

La délimitation de *deux têtes fœtales*, siégeant à une certaine distance l'une de l'autre, rendrait ce diagnostic certain.

Lorsqu'on entend les *battements cardiaques* sur deux points séparés, et qu'on constate que ce bruit cesse d'être perçu dans l'espace intermédiaire, il est logique de conclure qu'ils possèdent, en chacun de ces points, une origine différente. Si les battements du cœur sont comptés, au même moment, par des observateurs différents, et si l'on constate qu'ils n'ont pas la même fréquence, le diagnostic de grossesse gémellaire s'établit sans discussion. Après la naissance du premier enfant, la présence du second se déduit du volume et de la consistance de l'utérus, et de la perception des parties fœtales aussi bien à travers les parois abdominales que par le vagin.

Le diagnostic de la présence de trois ou quatre enfants présente, évidemment, beaucoup plus de difficultés que celui d'une grossesse gémellaire.

De l'accouchement dans les cas de grossesse multiple.—Nous avons déjà signalé la fréquence du travail prématuré dans le cas de grossesse multiple. Sur cent quatre-vingt-douze cas d'accouchements gémellaires cités par Reüss (1) et observés à la clinique de Würsbourg, cinquante et un n'avaient pas eu lieu au terme complet de la gestation. Dans un de ces cas, l'avortement avait été causé par la variole, dans un autre par la syphilis, dans deux autres le travail prématuré avait été provoqué; dans les autres enfin il s'était produit spontanément, une fois au septième mois, les autres fois au neuxième et au dixième.

Dans les grossesses gémellaires, le travail s'effectue d'ordinaire avec facilité.

L'accouchement du premier enfant a lieu habituellement comme dans le travail simple, sauf dans les cas de présentations défavorables, et est bientôt suivi de celui du second. L'intervalle entre la naissance des deux a varié, dans les soixante-quatorze cas de Reüss qui s'étaient terminés heureusement, de cinq minutes à une heure et demie. Soixante-dix neuf fois sur cent, cet intervalle est resté audessous d'une heure. Comme la dilatation est complètement achevée au moment de la sortie du premier fœtus, la prolongation de cet intervalle est due uniquement à la faiblesse et à l'inefficacité des contractions.

L'expulsion des placentas s'effectue d'ordinaire après la naissance du second enfant. De temps en temps le placenta du premier se trouve expulsé avant la naissance du second; de plus, le second enfant peut n'être pas encore né même après l'expulsion de son propre placenta. Quand les placentas sont réunis, une certaine portion peut être décollée et expulsée avec le premier enfant, tandis que le reste peut séjourner dans l'utérus même après la naissance du second enfant (2). La période de la délivrance peut être, en raison de l'état de relâchement des parois utérines, d'une durée plus longue que dans les cas de travail ordinaire, et réclame des soins tout particuliers en vue de se prémunir contre la possibilité de l'hémorrhagie.

De la présentation dans les grossesses gémellaires.— Spiegelberg (3) fournit les statistiques suivantes établies sur 1 138 accouchements dont 899 sont empruntées à Kleïnwächter et 203 à Reüss.

(1) Reüss. *Zur Lehre von den Zwillingen*, « Arch. f. Gynaek. », Bd. IV, p. 123.
(2) *Voir* Spiegelberg. *Lehrbuch. der Geburtshülfe*, Bd. I, p. 203.
(3) Voir *Loc. cit.*

Deux présentations simultanées du sommet.	558	ou	49	p. 100
Une présentation du sommet et une du siège.	361	ou	31,7	—
Deux présentations simultanées du siège.	98	ou	8,6	—
Une présentation du sommet et une transversale.	71	ou	6,18	—
Une présentation du siège et une transversale.	46	ou	4,14	—
Deux présentations transversales.	4	ou	0,35	—

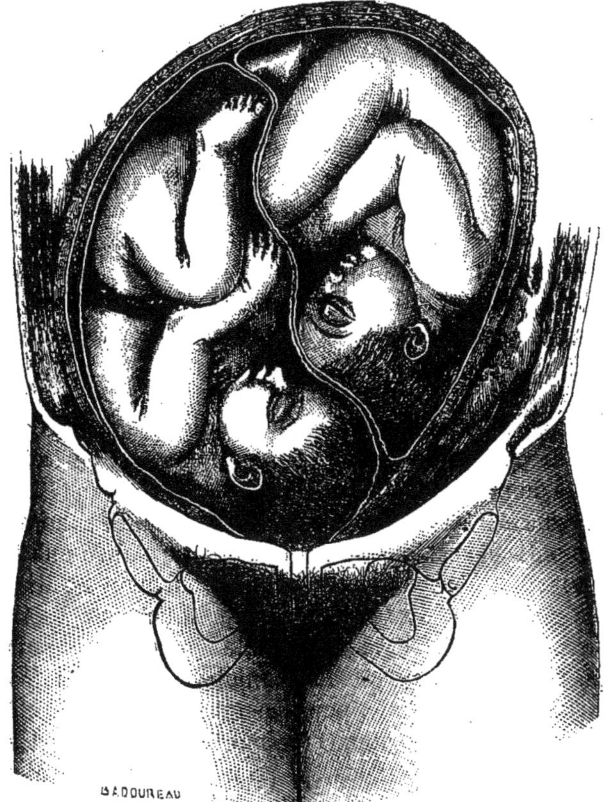

Fig. 137. — Grossesse gémellaire. — Présentation des deux enfants par le sommet, etc. (Tarnier et Chantreuil).

Les présentations transversales sont, pour la plupart, secondaires et dépendantes de l'étendue anormale de la cavité utérine et de l'écoulement brusque du liquide amniotique. La version est évidemment, en pareille circonstance, d'une pratique aisée.

Engagement simultané des deux enfants dans l'excavation. — L'étude des complications diverses auxquelles cette anomalie donne lieu rentre spécialement dans le domaine de la pathologie. Toutefois pour éviter des répétitions inutiles, dans un but de commodité, nous la placerons ici même.

Quand les deux enfants se rencontrent au détroit supérieur avant la rupture des membranes, il arrive généralement, au moment où se produit l'écoulement du liquide amniotique, que l'un d'eux descend dans l'excavation, tandis que l'autre se trouve rejeté sur l'un des côtés. Le résultat est le même, que les deux enfants soient contenus dans le même œuf ou dans des œufs distincts. Si l'intervention devient nécessaire en raison de quelques retards, l'amnios ou l'une des poches amniotiques, dans les cas où il en existe deux, ou bien la poche unique, devra être rompue, et la partie la plus engagée devra être attirée dans l'excavation, tandis que l'autre sera repoussée au même moment. S'il existe une présentation de la tête et une présentation du siège, on devra tâcher de faire descendre la tête la première.

Mais il peut arriver, après la rupture de la poche des eaux, que les deux enfants descendent à la fois dans l'excavation et soient assez étroitement adossés l'un à l'autre, pour s'empêcher mutuellement de descendre plus avant. Cette compression (*locking, suivant l'expression anglaise*) peut survenir dans l'une des deux circonstances suivantes.

1° Dans les présentations doubles du sommet, l'accouchement peut être empêché par la compression de la seconde tête sur le cou de celui qui se trouve le plus profondément engagé; ou bien, après le dégagement de la tête du premier, le second peut descendre dans l'excavation, et par sa présence créer un obstacle au dégagement du thorax de l'autre. Evidemment, cet accident ne peut se produire que dans les cas où les deux têtes sont d'un volume exceptionnellement petit. Rarement le diagnostic a été fait avant la sortie de la première tête. Le traitement consiste à extraire artificiellement une tête après l'autre, puis à dégager le corps du premier enfant. La crâniotomie n'est pas habituellement nécessaire. Le pronostic, pour ce qui concerne les enfants, est extrêmement fâcheux. Reimann (1) rapporte six cas dans lesquels le sort des enfants fut noté. Sur les six premiers-nés, un seul survécut, sur les six derniers, deux. Commentant la différence de ces résultats, Reimann fait remarquer que « l'enfant dont la tête s'engage la première dans l'excavation est en grand danger parce que non seulement son cou se trouve comprimé par la tête du second enfant, ce qui peut entraîner une hyperémie cérébrale, mais qu'aussi le cordon risque beaucoup d'être comprimé par le corps du second fœtus. »

(1) Reimann. « Am. Journ. of Obstet. », 1877, vol. I, p. 58.

2° Lorsque l'un des enfants se présente par le siège, l'autre se présentant par le sommet, le premier, en raison de son petit volume, a des chances de s'engager avant l'autre dans l'excavation. Il n'y a lieu de s'attendre à aucune difficulté avant la sortie du cou. Il peut arriver, en effet, qu'à ce moment la tête du second enfant pénètre dans le bassin, ce qui entrave et rend impossible l'expulsion, l'obstacle résultant soit de l'accrochement des mentons ou des bosses occipitales des deux têtes, soit de la compression exercée par la face de l'un des enfants sur le cou de l'autre, au niveau de la région sous-occipitale. En sou-

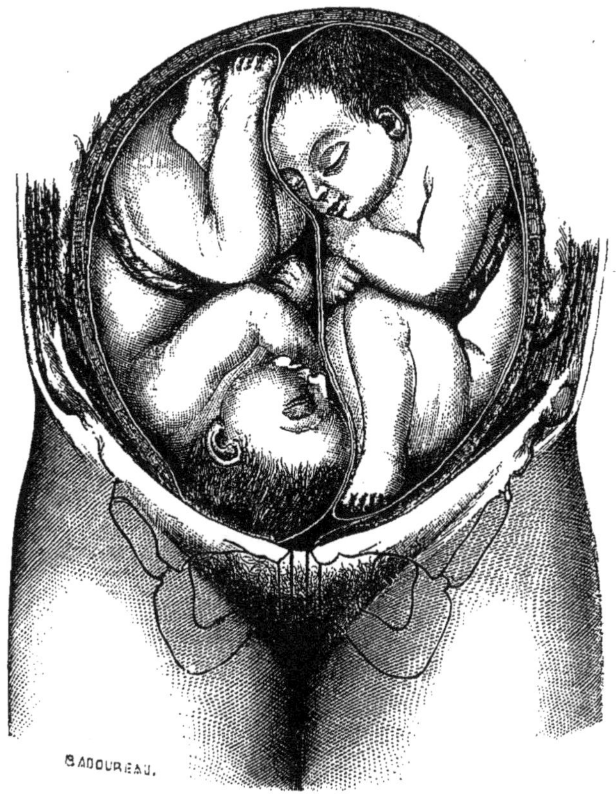

Fig. 138. — Grossesse gémellaire. — Présentation simultanée du sommet et du siège (Tarnier et Chantreuil).

levant le corps du premier enfant, et en introduisant la main dans le vagin, on arrive aisément au diagnostic.

Avec un bassin large et spacieux, si les contractions sont soutenues et les enfants de petit volume, l'expulsion peut avoir lieu spontanément. Dans un certain nombre d'observations rapportées, et ayant trait à des faits de cet ordre, la tête du second enfant fut expulsée la première. Dans quelques cas il fut possible de repousser la seconde tête.

Quant aux procédés opératoires, ils se résument dans l'application du forceps et l'extraction de la seconde tête, et ensuite, si besoin est, de la première. En cas d'impossibilité, la crâniotomie constitue une ressource ultime. Le premier enfant naît rarement vivant. Sur vingt-six enfants, dont la statistique a été relevée par Reimann, trois seulement survécurent. Le pronostic du second enfant est plus favorable. Sur vingt-neuf faits, Reimann rapporte dix-neuf cas de survie. Aussi devrait-on préférer la perforation de la première tête, s'il n'était question que d'un choix opératoire, mais l'opération est très difficile et ne parvient pas à supprimer l'obstacle, car le dégagement de la première tête, bien que diminuée de volume, ne peut être effectué tant que la tête du second occupe l'excavation (1). Dans les cas rapportés il y a déjà fort longtemps, où l'on avait pratiqué la décapitation sur le premier enfant, on n'avait pas, par cette opération, réussi à sauver la vie du second enfant.

Le fait que l'un des deux enfants peut être placé à califourchon sur l'autre, lorsque ce dernier occupe une situation transversale, mérite d'être signalé en raison de l'incertitude qui peut exister dans le diagnostic, à moins qu'on n'ait la précaution d'introduire la main dans l'utérus, pour déterminer les rapports exacts qu'affectent entre eux les deux fœtus.

Pronostic. — Le pronostic, aussi bien pour les enfants que pour la mère, est certainement plus défavorable que lorsqu'il s'agit d'un accouchement simple. Les statistiques à ce sujet sont dépourvues de valeur, car elles sont grandement influencées par la conduite du médecin. Pour ce qui concerne les enfants, l'augmentation de la mortalité résulte de la prématurité, du développement inégal et de la fréquence des positions et des présentations défavorables, réclamant une intervention chirurgicale. Pour ce qui concerne la mère, la mortalité et la prédisposition aux complications puerpérales sont aggravées par la distension excessive de l'utérus, l'étendue de la plaie placentaire, dans beaucoup de cas par la lenteur de la rétraction après la délivrance; enfin, par les opérations qui sont nécessitées par les anomalies que présente le travail dans les grossesses multiples.

Conduite à tenir dans les grossesses multiples. — La conduite du médecin durant la grossesse ne diffère pas essentiellement de celle qu'il suit dans le travail normal.

Après la naissance du premier enfant, on doit dans tous les cas lier l'extrémité placentaire du cordon, en raison de la fréquence des anastomoses entre les vaisseaux des deux placentas. On doit laisser ensuite

(1) Reimann. *Loc. cit.*, p. 61.

une période de repos à la femme pour permettre à l'utérus de se rétracter sur l'œuf qui reste encore. Pendant la naissance du second enfant, on doit, avec les plus grands soins, accompagner l'utérus avec la main, et redoubler de précautions pour parer à la possibilité des hémorrhagies auxquelles la femme est doublement exposée par suite de l'importance de la plaie placentaire et de la prédisposition au relâchement de la matrice. On doit, par une sorte d'expression, forcer les placentas à pénétrer dans le vagin. Quand les deux délivres descendent à la fois, il est nécessaire d'opérer des tractions sur les deux cordons, en même temps ou alternativement, de façon à juger lequel des deux se détache le plus facilement. Lorsque le placenta suit l'expulsion du premier enfant, on doit n'y point toucher avant la naissance du second. Il faut, après la délivrance, exercer une vigilance prolongée.

Nous avons déjà noté que la longueur de la période qui s'écoule entre l'expulsion des deux enfants contenus dans des œufs distincts ne dépasse que rarement une heure. Aussi, lorsqu'il existe un plus long délai dans la sortie du second enfant, doit-on prendre des mesures propres à exciter les contractions et rompre les membranes.

Dans les cas où l'un des enfants est expulsé prématurément avec son placenta, quand le développement du second enfant continue *in utero*, on doit se tenir dans l'expectative et s'abstenir de toute intervention.

Dans les cas où il existe en même temps dans l'utérus plus de deux enfants, les anomalies de position sont beaucoup plus fréquentes et les dangers de l'hémorrhagie beaucoup plus considérables (1).

(1) Spiegelberg. *Lehrbuch*, pp. 206, 207.

ÉTAT PUERPÉRAL

CHAPITRE XIII

PHYSIOLOGIE ET TRAITEMENT DES SUITES DE COUCHES

L'état puerpéral confine étroitement aux conditions pathologiques. — Frisson post-partum. — Température. — Pouls. — Fonctions générales. — Rétention d'urine. — Perte de poids. — Involution. — Réparation de la caduque. — Oblitération des sinus. — Col. — Vagin. — Position de l'utérus. — Contractions douloureuses post-partum. — Lochies. — Sécrétion lactée. — Considérations anatomiques. — Fièvre de lait. — Composition du lait. — Diagnostic dans l'état puerpéral. — *Du nouveau-né.* — Changements qui se produisent dans la circulation. — Ombilic. — Tumeur au niveau de la partie fœtale qui se présente. — Digestion. — Peau. — Ictère. — Perte de poids. — Conduite à tenir durant l'état puerpéral. — Sommeil. — Miction. — Visites du médecin. — Lavages du vagin. — Diète. — Laxatifs. — Allaitement. — Durée des suites de couches. — Soins à donner au nouveau-né. — Bains. — Cordon. — Nourrice. — Alimentation artificielle.

L'état puerpéral confine aux limites de la santé et de la maladie. Cependant si on le considère à un point de vue purement physiologique, il offre, ainsi que l'a remarqué Schrœder (1), un ensemble de conditions qui, parfois, et dans des circonstances déterminées, doivent être considérées comme pathologiques. Ainsi, l'exfoliation de la caduque et l'abondante transsudation séreuse, de même que la formation abondante de jeunes cellules qui accompagne le développement de la nouvelle muqueuse, seraient ailleurs regardées comme les signes caractéristiques d'une inflammation catarrhale. La dégénérescence aiguë de l'utérus constitue un phénomène qui, s'il se produisait dans un autre organe de l'économie, deviendrait promptement fatal. La formation de thromboses qui a lieu au niveau des vaisseaux placentaires déchirés n'a pas de phénomène physiologique analogue. En outre les ruptures vasculaires peuvent être le point de départ d'accidents hémorrhagiques, tandis que les traumatismes qui, même dans les cas de simple travail, accompagnent la parturition, la facilité avec laquelle se fait, au niveau des vastes espaces lymphatiques, la résorption de principes septiques, l'infiltration séreuse des tissus pelviens, le volume anormal des lymphatiques et des veines, créent une prédisposition à un chiffre innombrable d'affections diverses. L'instabilité de l'équilibre entre les conditions normales et celles qui sont vraiment pathologiques fait une obligation au praticien de se familiariser avec l'étude des limites physiologiques des phénomènes particuliers aux suites de couches.

(1) Schrœder. « Handbuch der Geburtshülfe », 6te Aufl., p. 216.

Frisson post-partum. — L'effort du travail est suivi d'un sentiment de bien-être et de repos. Souvent après la naissance de l'enfant la parturiente a un frisson d'une intensité plus ou moins grande, mais qui est de courte durée et sans aucune importance, au point de vue du pronostic. On doit l'attribuer au défaut d'équilibre qui existe entre la température des parties internes et des parties périphériques. Ainsi, à la fin du travail, et pendant une courte période de temps après la délivrance, la perte du calorique augmente en raison de l'évaporation qui s'effectue au niveau des poumons et du tégument, et de la cessation de l'effort musculaire. Mais ces phénomènes de refroidissement cessent promptement, grâce à la contraction des artérioles cutanées. Durant l'intervalle qui s'écoule jusqu'au moment où les températures interne et externe sont revenues au même niveau, la malade éprouve plusieurs petits frissonnements, ou bien elle ressent un frisson, net, bien accusé (1). Ce phénomène s'observe plus fréquemment chez les femmes affectées d'hyperesthésie et chez celles dont la peau est baignée par une transpiration abondante, le plus particulièrement dans les cas où l'on est obligé de découvrir un peu la parturiente durant l'expulsion de la tête ou du placenta. Sous l'influence de la chaleur et du transport de la femme dans un lit bien sec, le frisson cesse immédiatement.

Température. — Il se produit, après la parturition, une élévation de la température d'un degré et demi chez les primipares, d'un degré chez les multipares. Cette élévation se poursuit pendant les six premiers jours, en offrant, toutefois, des rémissions matinales et de légères exacerbations vespérales. Elle est le plus accusée dans les douze premières heures, surtout si cette phase coïncide avec l'exacerbation normale du soir. Les jours suivants, le maximum thermique se produit à cinq heures de l'après-midi, tandis que le minimum oscille entre onze heures du soir et une heure du matin. Mes tracés thermiques confirment amplement cette opinion de Schrœder qu'une élévation de température au-dessus de 38° centig. n'est nullement incompatible avec un état général satisfaisant de la femme. Schrœder pense que cette élévation de la température est due à la combustion des substances organiques qui a lieu pendant l'involution de l'utérus. On peut, comme cause occasionnelle, ajouter, à celle-là, la réaction que provoquent les petites lésions situées sur le trajet du conduit de la génération, et les phénomènes liés à l'établissement de la lactation (2).

(1) Fehling. *Klin. Beobachtungen über den Einfluss der todten Früchte auf die Mütter*, « Arch. f. Gynaek. », Bd. VII, p. 151.

(2) *Voir* Schrœder. *Schwangerschaft, Geburt und Wochenbett*, pp. 168-177 ;— Spiegelberg. *Lehrbuch*, p. 210.

Pouls. — En opposition avec l'élévation de la température, le pouls présente souvent une diminution remarquable dans sa fréquence.

Dans les cas parfaitement normaux, il oscille entre soixante et soixante-dix pulsations, souvent il tombe à un chiffre inférieur et peut s'abaisser, même, au-dessous de quarante à la minute. Ce ralentissement du pouls est d'un pronostic très favorable. On sait qu'il s'associe à une diminution de la tension artérielle (1), et on l'a attribué à une série de causes qui ne satisfont guère l'esprit, comme la soustraction brusque des vaisseaux utéro-placentaires au courant circulatoire, la diminution de l'effort mécanique du cœur, le repos au lit et la modification produite dans l'action des nerfs vagues. Le ralentissement du pouls est surtout marqué au second ou au troisième jour et ne paraît pas spécialement influencé par l'établissement de la lactation.

Phénomènes généraux.— Pendant la première semaine, la peau fonctionne activement et est baignée de sueur ; aussi, la femme est-elle sensible aux changements de température et sujette à des transpirations profuses durant son sommeil ou lorsqu'elle est chaudement couverte. L'appétit est diminué, la soif plus vive, les intestins paresseux et l'urine abondante. En dépit de la diète et du repos au lit, la quantité d'urée éliminée n'est que très faiblement diminuée.

La présence du sucre dans l'urine s'observe au moment de l'établissement de la lactation. Le sucre disparaîtra bientôt après, pour reparaître néanmoins, si la quantité de lait produite dépasse celle qui est consommée (2). Aussi le diabète s'explique-t-il par la résorption du lait (3).

Rétention d'urine. — La rétention d'urine s'observe fréquemment le premier ou les deux premiers jours qui suivent l'accouchement. Elle est, d'après Schrœder, la conséquence de l'augmentation de la capacité de la vessie due à la cessation de la compression qu'exerçait l'utérus gravide. Beaucoup de femmes qui souffrent de la rétention d'urine lorsqu'elles sont couchées deviennent capables d'uriner en se mettant dans la position assise, en raison, sans doute, de la plus grande facilité avec laquelle, dans ce dernier cas, les parois abdominales relâchées peuvent agir en comprimant la vessie.

Perte de poids. — Par suite des régressions rapides qui s'opèrent dans les organes pelviens, des écoulements lochiaux qui s'effectuent dans le canal de la génération, de l'exagération des sécrétions de la peau et de l'excrétion rénale, tout cela combiné à une nourriture

(1) Meyberg. *Ueber die Pulse der Woechnerinnen*, « Arch. f. Gynaek. », Bd. XII, p. 114.

(2) Johannovsky. *Ueber den Zuckergehalt im Harne der Woechnerinnen*, « Arch. f. Gynaek. », Bd. VII, p. 448.

(3) Spiegelberg. *Loc. cit.*, p. 212.

modérée, la perte de poids durant la première semaine varie de neuf à dix livres, ou, d'une façon approximative, équivaut à peu près au douzième du poids du corps (1).

Involution. — Le processus en vertu duquel l'utérus retourne à l'état dans lequel il se trouvait avant la conception, commence dès le début du travail. Pendant les contractions utérines, qui se succèdent rapidement, les éléments cellulaires sont consommés, tandis que la compression des vaisseaux nutritifs empêche un nouvel afflux du protoplasma oxygéné. La dégénérescence graisseuse des fibres musculaires continue après l'expulsion de l'œuf.

Les contractions connues sous le nom de *tranchées utérines* sont dues à la persistance de cellules musculaires capables de fonctionner encore quelque temps. Mais, peu à peu, les substances protéïques se transforment en une substance graisseuse qui subit la résorption. La question de savoir si ces cellules, extraordinairement développées pendant la grossesse, disparaissent complètement est toujours un objet de controverse. Dans la quatrième semaine, des cellules de nouvelle formation apparaissent sur la couche externe de l'organe; elles sont destinées à reconstituer le nouvel utérus. Ainsi, les processus de destruction et de réparation marchent parallèlement. En six ou huit semaines, le travail que nous venons de décrire est terminé. Les lochies cessent alors, et, chez les femmes qui ne nourrissent pas, les menstrues reparaissent (Schrœder).

Immédiatement après l'accouchement, l'utérus pèse un peu plus de deux livres; en deux jours son poids tombe à une livre et demie. Quant à la longueur, l'utérus mesure environ de dix-huit à vingt centimètres, — sur douze centimètres en largeur; — les parois ont de trois à quatre centimètres d'épaisseur;

Après une semaine, l'utérus pèse une livre et sa longueur est de douze à quinze centimètres. A la fin des deux premières semaines, le poids est de trois quarts de livre, la longueur de douze centimètres et l'épaisseur des parois à peine douze millimètres. Les variations individuelles à propos de ces dimensions sont évidemment très grandes (2). Au bout de six semaines environ, l'involution est complètement terminée, bien que l'utérus reste toujours un peu plus volumineux et un peu plus arrondi que chez les multipares (Voy. p. 279).

Réparation de la caduque. — Lorsque l'œuf est expulsé, la portion externe de la caduque vraie adhère intimement, pour la plus grande part, à la caduque réfléchie, tandis que la couche réticulaire et la couche glandulaire restent accolées à l'utérus. La partie adhérente

(1) Gassner. « Monatsschr. f. Geburtsk. », Bd. XIX, p. 47.

(2) Bœrner. *Ueber den puerperalen Uterus;* — Sinclair. *Mansuration de la cavité utérine*, « Comptes rendus de la Soc. gynéc. amér. », vol. IV, p. 21.

est composée d'espaces aréolaires, de cloisons interglandulaires, d'espaces lymphatiques et de vaisseaux sanguins, les extrémités ou culs-de-sacs terminaux des glandes étant les seules parties tapissées par un épithélium glandulaire (1). Mais, comme généralement il ne se produit pas une ligne de démarcation sur toute l'étendue de la caduque à un niveau bien déterminé, on constate la présence, en différents points, de débris de la portion externe, couche plus dense, qui restent accolés à la portion adhérente de la muqueuse.

La cavité utérine est couverte et en partie remplie d'un liquide sanguin au début, muco-sanguinolent dans la suite, contenant du sang, des corpuscules muqueux et des cellules de la caduque arrivées à des états divers de dégénérescence.

Après une semaine, l'épaisseur de la muqueuse mesure, au plus, de un millimètre à un millimètre et demi. La face interne de l'utérus devient plus lisse, grâce à la désintégration et à l'exfoliation des lambeaux adhérents ; les glandes, en raison de la diminution de volume de l'utérus, sont étroitement pressées les unes contre les autres et prennent une direction beaucoup plus perpendiculaire à la surface; l'épithélium glandulaire s'étend le long des parois des glandes jusqu'à la muqueuse ; les espaces interfolliculaires sont remplis de cellules lymphatiques, de corpuscules sanguins et de cellules épithéliales à l'état de dégénérescence.

A mesure que se poursuit le processus de réparation, de fins capillaires, tous dépourvus de parois, se forment dans la substance interglandulaire qui, pour cette raison, présente l'aspect d'un tissu de granulation. Vers la troisième semaine, ces vaisseaux de nouvelle formation s'élèvent vers la surface de la muqueuse et, dans la sixième semaine, le développement du réseau vasculaire est achevé.

Vers la seconde semaine, les éléments lymphoïdes commencent à se dissoudre, et, de cette façon, les *glandes* se trouvent à peu près amenées au contact les unes des autres. Des cellules fusiformes de tissu connectif jeune se rencontrent dans leur intervalle, à la seconde semaine et, par le fait de la continuation de la prolifération des éléments connectifs, les conduits glandulaires aplatis s'allongent et se redressent. Les éléments épithéliaux des orifices folliculaires qui, au début, formaient des ilots séparés, se rapprochent les uns des autres à mesure que les glandes récupèrent leur position normale et, grâce à une active multiplication, élargissent leur circonférence jusqu'à ce qu'elles constituent à la surface dénudée un revêtement continu.

Au point de vue des phénomènes essentiels de la réparation de la caduque, les modifications qui s'opèrent au niveau du placenta sont

(1) Leopold. *Studien über die Uterusschleimhaut*, etc., « Arch. f. Gyn. », Bd. XII, p. 180.

les mêmes que celles que l'on a décrites ailleurs, dans le reste de la cavité utérine. Mais, immédiatement après la délivrance, la surface utérine offre un aspect inégal, avec des saillies sur tous les points où les cloisons de la sérotine pénétraient entre les cotylédons placentaires de même que sur les espaces intercotylédonaires. Les orifices des vaisseaux déchirés sont fermés par des thromboses et des vaisseaux volumineux et irréguliers se distribuent au-dessous des restes adhérents de la muqueuse.

Le processus de réparation, au niveau du siège du placenta, évolue un peu plus lentement que sur les autres points de la muqueuse.

Occlusion des sinus. — Au huitième mois de la grossesse, ainsi que le fait a été mentionné, un certain nombre des sinus situés en regard du placenta se trouvent oblitérés par suite de l'immigration de cellules géantes dont la présence amène la coagulation du sang dans ces vaisseaux, et, par suite, l'arrêt de la circulation. Après la délivrance, le sang stagne dans les vaisseaux restés intacts, d'une façon telle que leur parois internes sont tapissées de fibrine, tandis que le centre contient du sang rouge et frais. Les tuniques s'épaississent grâce à la prolifération des éléments de l'endothélium, et les corpuscules lymphatiques contenus dans le sang pénètrent dans le coagulum. Finalement le thrombus remplit la totalité du vaisseau; des cellules fusiformes rayonnent de l'endothélium, et avec le développement d'un tissu connectif embryonnaire, se produit une rétraction progressive, qui toutefois ne s'opère qu'avec lenteur, de sorte que, quatre ou cinq mois après l'accouchement, le siège du placenta est encore reconnaissable (1). Selon Engelmann, la présence dans la muqueuse de dépôts pigmentaires constitue une preuve presque évidente d'un accouchement récent, car on ne les rencontre pas après la menstruation, et cela en raison sans doute de la nature superficielle de l'hémorrhagie.

Col utérin. — Le col revient vite, après la délivrance, à son volume normal. Au début, il fournit une sensation pulpeuse et molle. L'orifice interne (*ring* de Bandl) est constitué par un anneau résistant qui réalise une limite bien nette entre le col et le corps de l'utérus. Cet anneau présente dans son volume des variations individuelles. Mais il est toujours assez ouvert pour permettre l'introduction de deux doigts. Au-dessous, les parois sont striées de replis transverses et longitudinaux. L'orifice externe est habituellement déchiré, principalement sur les parties latérales, et les lèvres épaissies regardent en dehors.

(1) Leopold. *Studien über die Uterusschleimhaut*, etc., « Arch. f. Gyn. », Bd. XII, p. 169; — Engelmann. *Muqueuse utérine*, « Am. Journ. of Obst. », mai 1875; — Spiegelberg. *Lehrbuch*, p. 214; — Schrœder, p. 222; — Küstner. *Die Loesung der Mütterlichen Eihaüte*, etc., « Arch. f. Gyn. », Bd. XIII, p. 422; — Friedländer. « Arch. f. Gyn. », Bd. IX, p. 22.

La longueur du canal mesure cinq centimètres et demi et au delà.

Après douze heures, la distinction entre le vagin et le col est nettement accusée, et l'orifice interne est si bien refermé qu'on est obligé de faire un certain effort pour introduire deux doigts dans la cavité utérine. La contraction de l'orifice interne rend les replis longitudinaux plus saillants dans la portion supérieure du conduit cervical.

A partir de ce moment, l'involution du col s'effectue d'une façon rapide. Au bout de douze jours, le canal est réduit à deux centimètres et demi en longueur. Comme les muscles longitudinaux se contractent, les plis palmés s'accusent sous la forme de saillies transversales. Les replis longitudinaux, à l'exception des saillies antérieure et postérieure qui font partie des plis palmés, disparaissent en même temps qu'ont lieu les modifications qui se produisent dans la muqueuse. L'orifice externe reste longtemps ouvert et permet au doigt explorateur d'arriver à l'orifice interne durant une période qui varie entre le septième et le quatorzième jour. La lèvre antérieure est plus épaisse que la postérieure et est souvent le siège d'érosions et de granulations. L'involution de la portion vaginale n'est complète qu'après l'expiration de cinq à six semaines (1).

Vagin. — Le vagin est, durant les premiers jours, mou, uni et relâché. Il a besoin de trois à quatre semaines pour revenir à ses dimensions normales. La rétraction et l'involution s'opèrent plus rapidement au niveau de l'entrée du vagin que dans les parties supérieures, au voisinage des culs-de-sac; bien que, cependant, en raison de l'existence de déchirures, l'ouverture reste, sauf quelques exceptions, constamment plus large que chez les femmes qui n'ont jamais eu d'enfants.

Position de l'utérus. — Immédiatement après l'expulsion du placenta, on perçoit, à travers les parois abdominales, l'utérus contracté simulant un corps solide, ferme, aplati et pyriforme. Lorsque les deux hanches sont sur le même niveau, lorsque la vessie et le rectum sont vides, on trouve l'utérus sur la ligne médiane, le fond de l'organe se trouvant à égale distance entre la symphyse et l'ombilic. A cette époque, le poids du corps, ainsi que la laxité des parois abdominales créent un léger degré d'antéflexion. La présence de l'urine dans la vessie, de matières fécales dans le rectum, donne lieu à des déplacements latéraux, et parfois à la torsion de la matrice autour de son grand axe. — De même que dans la grossesse, le fond de l'utérus regarde, bien que ce ne soit point là un fait constant, généralement à droite et son bord gauche est porté en avant. L'élévation moyenne du

(1) Lott. *Zur Anatomie und Physiologie der Cervix Uteri*, pp. 87 et suiv.; — Bœrner, *Ueber den puerperalen Uterus*, p. 47, établit qu'à la fin de la seconde semaine, l'orifice interne permet le passage du doigt explorateur dans la moitié des cas; mais que cet orifice est complètement fermé à la fin de la troisième semaine dans tous les cas.

fond, au-dessus de la symphyse pubienne, est d'environ dix centimètres et demi ; sa largeur dépasse douze centimètres et la longueur totale de la cavité utérine, mesurée à l'aide d'une sonde, approche de dix-huit centimètres. Les dimensions de l'utérus sont un peu moindres chez les primipares que chez les multipares. La vessie pleine refoule en haut le fond de l'utérus et augmente le diamètre longitudinal de l'organe. Bœrner a constaté un cas d'accroissement de cette nature qui arrivait à huit centimètres. Une diminution dans le volume de l'utérus se manifeste, dans la plupart des cas, au cours des vingt-quatre premières heures. Une augmentation immédiate du volume de la matrice constitue un phénomène pathologique ou bien elle est due à l'action spéciale de la vessie que nous venons de signaler. La diminution est très marquée durant les vingt premiers jours, mais plus tard elle se fait d'une manière lente. Vers le dixième jour environ, le fond de l'utérus descend au-dessous du niveau de la symphyse pubienne, et la face postérieure de l'utérus en antéfléxion occupe le plan du détroit supérieur (1).

La manière dont s'opère le retrait progressif de l'utérus après l'accouchement et son retour à la dimension normale a été en France l'objet de recherches nombreuses et nouvelles.

Certains auteurs ont visé la hauteur décroissante du fond de la matrice par rapport à la paroi abdominale ou plutôt par rapport à un point de repère pris sur le ventre, tel que l'ombilic.

D'autres ont chiffré par chaque jour la diminution successive de l'utérus par rapport à un point fixe : la symphyse pubienne.

De ces deux procédés aucun n'est rigoureux, car l'ombilic est d'un siège très variable suivant les individus, et d'autre part, les mensurations ne portent que sur la portion de l'utérus contenu dans l'abdomen, laissant en dehors du processus d'involution, la portion intra-pelvienne de l'organe.

Autefage, Avrard, Charpentier surtout, ont essayé d'établir au moyen de méthodes diverses la diminution graduelle de longueur de la cavité utérine, corps et col compris, pour en déduire la marche et le terme de l'involution de l'organe gestateur. Charpentier a employé l'hytérométrie.

Le retrait complet de la matrice d'après ce dernier auteur, nécessite :

Pour les femmes qui n'allaitent pas.. . . 7 à 8 semaines.
Pour celles qui allaitent. . . . . 10 à 12 —

Il serait plus rapide chez les multipares que chez les primipares.

La longueur de la durée de l'accouchement n'exercerait qu'une influence modérée. Généralement cependant l'involution se fait plus rapidement lorsque le travail a été court.

La diminution progressive du segment abdominal de la matrice pouvant

(1) Bœrner. *Loc. cit.*; — Credé. *Beiträge zur Bestimmung der normalen Lage der gesunden Gebärmutter*, « Arch. f. Gynaek.», Bd. I, 1870, p. 84; — Pfannkuch. *Ueber die Einfluss der Nachbar-Organe auf die Lage und Involution der puerperalen Uterus*, « Arch. f. Gynaek. », Bd. III, 1872, p. 327.

être appréciée par le *palper*, procédé pratique et suffisant pour les cas ordinaires, est de un et demi à deux centimètres par jour.

Le cinquième jour, il y aurait une légère réascension de un centimètre; et le septième jour, un léger temps d'arrêt.

Rien de plus fréquent d'ailleurs que les variations individuelles. D.

Contractions douloureuses post-partum.— La réduction de volume de l'utérus qui s'accomplit durant les quelques premiers jours des suites de couches est, presque complètement, le résultat de contractions nommées contractions post-partum (*coliques*, *tranchées*), qui rappellent celles du travail, à la fois par la dureté des parois utérines appréciable à travers les tuniques de l'abdomen, et par le caractère des douleurs qu'elles éveillent. Les contractions douloureuses post-partum s'observent pendant une période variant de un à quatre jours. Leur durée et leur intensité sont en raison inverse de la durée et de l'énergie du travail qui les a précédées. Ainsi, fait en harmonie avec cette observation, elles sont beaucoup plus accusées chez les multipares, et manquent souvent tout à fait, après une première grossesse. Elles sont toujours intimement associées à un état de rétraction permanente de l'utérus et doivent, pour cette raison, être considérées comme un phénomène normal et de bon augure. Elle atteignent une intensité toute spéciale dans les cas de distension extrême de l'utérus; ainsi, dans les cas de grossesse gémellaire et d'hydramnios. — Les succions de l'enfant sur les seins de la mère provoquent également des contractions réflexes d'une certaine intensité.

Lochies. — Les écoulements qui proviennent du conduit génital, après l'accouchement, portent le nom de lochies. Celles-ci sont constituées d'abord par du sang pur mélangé de coagula fibrineux, mais, au bout de quelques heures déjà, la surface cruentée de l'utérus fournit une abondante exsudation d'un liquide séreux, alcalin, qui se mélange aux sécrétions muqueuses du col et du vagin.

Durant les deux ou trois premiers jours, les lochies sont colorées en rouge (*lochia rubra*) par le sang. Vers le troisième, le quatrième et quelquefois le cinquième jour, les éléments colorés du sang venant à diminuer, elles présentent une teinte légèrement rosée (*lochia serosa*). Comme éléments constituants visibles à l'examen microscopique, on y trouve des cellules épithéliales du col et du vagin, des corpuscules sanguins et muqueux, des fragments de caduque, et parfois des débris des membranes et de placenta. Les constituants organiques des lochies sont la mucine, l'albumine, de la graisse émulsionnée et des sels.

Du cinquième au septième ou huitième jour, l'écoulement devient rare, les hématies diminuent en quantité, tandis que les globules blancs et les cellules adipeuses augmentent.

A la deuxième semaine, le liquide devient blanc grisâtre ou jaune verdâtre (*lochia alba seu lactea*) et prend une consistance crémeuse. Il contient d'abondants corpuscules du pus, des cellules épithéliales jeunes, des cellules connectives fusiformes, des granulations graisseuses, de la graisse libre et des cristaux de cholestérine. La réaction est neutre ou acide. L'écoulement finit par diminuer graduellement, devient transparent et finalement prend un aspect tout à fait normal.

Après le quatrième jour, il exhale une odeur particulière et on y trouve des bactéries, indice de décomposition. On y rencontre aussi parfois le *Trichomomas vaginalis*. Vers la fin de la première semaine, et surtout dès le premier lever de la nouvelle accouchée, on voit souvent réapparaître un peu de sang (1).

La quantité de l'écoulement lochial varie suivant les individus. Règle générale elle est plus considérable chez les multipares, chez les femmes qui ne nourrissent point elles-mêmes leurs enfants, celles dont les tissus sont flasques, enfin celles qui sont abondamment menstruées. La quantité moyenne des lochies *rouges*, d'après Gassner (jusqu'au quatrième jour), est d'environ deux livres et quart; — celle des lochies *séreuses* (jusqu'au sixième jour), un peu plus de deux cent quatre-vingt grammes ; — et celles des lochies *blanches* (jusqu'au neuvième jour), deux cents grammes environ ; de telle sorte que l'écoulement lochial des huit premiers jours est, en totalité, d'environ trois livres et quart.

Ces notions sur l'écoulement lochial sont à peu près déduites des données classiques. J'ai, dans mon travail sur la fièvre puerpérale (Paris, 1880), et tout récemment dans un court mémoire (*Annales de gynécologie*, février et mars 1884), posé en principe que lorsque l'écoulement est *physiologique*, il se résume dans ces trois termes successifs : *sang, sérosité, mucus.* J'entends par physiologique, le liquide qui n'est point altéré ou modifié par des agents fermentatifs contenus antérieurement dans les voies génitales, ou qui y ont éte introduits postérieurement à l'accouchement. — Les lavages antiseptiques, soigneusement pratiqués et répétés, avant, pendant et après le travail, sont le plus sûr moyen de purger les premières voies, vagin et col, de ces agents, bactéries, coccus, etc. Après l'accouchement, lorsque ces précautions ont été soigneusement prises et que la protection est suffisamment continuée, l'écoulement, il est aisé de s'en assurer, ne présente que les caractères correspondant aux trois termes que j'ai déjà indiqués : sang, sérosité, mucus. Il est donc physiologique.

Aucun topique n'a pu modifier directement les liquides, en aucune façon, car dans le traitement, les injections vaginales ou utérines ne sont point continuées passé le premier jour dans la méthode antiseptique à laquelle je fais allusion. L'antisepsie étant toute *extérieure* les lochies conservent leurs caractères naturels. C'est donc à tort qu'on fait une catégorie de lochies *pu-*

(1) *Voir* Schrœder. *Lehrbuch*, etc., 6te Aufl., p. 226; — Spiegelberg. *Lehrbuch*, p. 218.

rulentes et que l'on considère la présence des *bactéries* comme constante dans l'écoulement lochial. D.

SÉCRÉTION LACTÉE

Considérations anatomiques. — Les mamelles, qui sécrètent le lait, sont deux glandes volumineuses de la variété des glandes en grappe composées. Elles sont recouvertes par une peau fine, souple et par une couche cellulaire dont l'épaisseur augmente de plus en plus vers la périphérie de l'organe. La masse glandulaire est formée de quinze à vingt-quatre lobes, qui sont eux-mêmes subdivisés en lobules constitués par un nombre plus ou moins considérable d'acini, ou *culs-de-sac*. De fins canalicules émergent de ces derniers et se réunissent pour constituer les canaux des lobules. Ceux-ci s'abouchent à leur tour, pour donner naissance à un canal principal, correspondant à chaque lobe, et qu'on appelle canal galactophore. Les canaux galactophores se terminent au niveau du mamelon par de petits orifices mesurant de 4 à 6 dixièmes de millimètres. Chaque canal, en devenant superficiel, augmente jusqu'à acquérir 1 à 2 millimètres en diamètre et, au-dessous

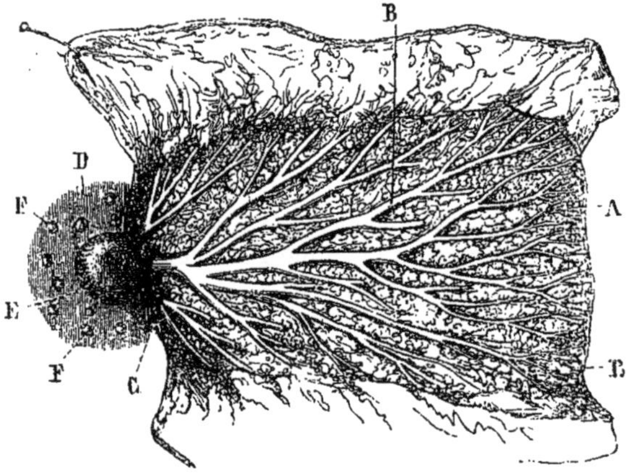

Fig. 139. — Un des lobes de la glande mammaire. — A. Lobules de la mamelle. — B. Canalicules partant des lobules. — C. Un des canaux galactophores. — D. Aréole. — E. Mamelon. — F. Tubercules sébacés de l'aréole.

de l'aréole, présente une dilatation allongée, de 4 à 6 millimètres de diamètre, appelée sinus du canal (Flint). Les espaces interlobaires sont occupés par du tissu cellulaire, et les éléments divers, dont l'ensemble constitue l'organe mammaire, sont réunis en une masse unique, par l'intermédiaire d'un tissu connectif serré qui se continue avec celui de la couche sous-cutanée. Les acini, qui ne sont qu'à l'état rudimentaire en dehors de la gestation, sont tapissés par une seule couche de cellules polyédriques de petit volume qui se rapprochent davantage de la variété cylindrique dans le voisinage des canaux lactifères. Les conduits véritables sont tapissés de cellules cylindriques et contiennent, dans leurs parois, des fibres musculaires lisses dont l'action favorise l'ascension du lait, pendant la lactation. Durant la grossesse, les mamelles augmentent de volume, en raison de la tuméfaction et du développement du tissu connectif, de l'accumulation de graisse entre les lobes de la glande, et de la multiplication des acini, qui se remplissent de globules graisseux dus à la désintégration des éléments épithéliaux de revêtement. Les modifications qui s'accomplissent dans l'appareil sécrétoire donnent lieu à la production de cordons noueux, irrégulièrement distribués, mais qui sont, au début, plus accusés à la périphérie, d'où ils s'étendent ensuite vers le centre de l'organe. Avec les progrès du développement des seins, apparaît un liquide lactescent qui s'écoule spontanément du mamelon ou qui jaillit à la pression.

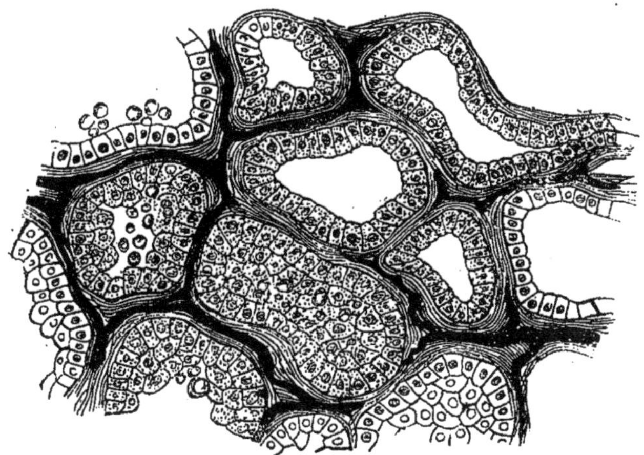

Fig. 140. — Section d'un acinus de la mamelle en état de lactation (Billroth).

Fièvre de lait. — Vers le troisième ou le quatrième jour après les couches, la turgescence des mamelles augmente brusquement. Elles apparaissent pleines, tendues, nodulaires et sensibles au toucher. Les ganglions axillaires se tuméfient et les femmes ressentent des douleurs qui s'irradient le long des bras et dans les épaules. L'intensité de la congestion mammaire est sujette à des variations individuelles. Elle est plus accusée chez les femmes qui attendent pour allaiter leurs enfants que la sécrétion du lait soit complètement établie. Dans quelques cas rares, elle peut faire absolument défaut. Depuis l'emploi général du thermomètre dans la pratique et l'interprétation plus vraie des températures fébriles dans l'état puerpéral, l'existence d'une fièvre de lait spéciale et uniquement imputable aux modifications fonctionnelles qui se produisent dans les mamelles, durant cette période, a été considérée comme une éventualité exceptionnelle. Les tracés de températures, dressés avec la plus grande régularité pour les dix dernières années dans la Maternité de cette ville, démontrent que, dans les circonstances normales, la température du troisième jour ne doit pas s'élever au-dessus de 38°.

Cette élévation fébriculaire est, il est vrai, souvent associée à un désordre général considérable, caractérisé par de légers frissons, de la céphalalgie, de l'anorexie et un pouls précipité ; mais ces phénomènes disparaissent dans un délai de vingt-quatre heures, en même temps que se produit une perspiration abondante et une sécrétion lactée considérable. La plupart des auteurs considèrent les températures plus élevées qui coïncident quelquefois avec la turgescence extrême, la dureté, la rougeur des mamelles, et qui persistent alors que ces phénomènes se sont en partie amendés, comme dues à une variété d'inflammation parenchymateuse non suppurative.

Composition du lait. — Le lait est formé d'une partie liquide et d'éléments solides ; la première, dérivée du sang, la seconde, désignée sous le nom de globules du lait provenant des éléments épithéliaux des acini. Dans la production des globules du lait, les cellules glandulaires se multiplient d'une manière très active et se fusionnent progressivement pour constituer des gouttelettes graisseuses. Ultérieurement les noyaux et les contours des cellules disparaissent, de sorte que ces dernières ne sont plus constituées que par des amas muriformes de vésicules huileuses, maintenues adhérentes par les restes du protoplasma cellulaire. Les éléments épithéliaux ainsi modifiés portent le nom de globules de *colostrum*. On les trouve clairsemés dans cette sécrétion imparfaite, connue sous le nom de colostrum, qui est fournie par les mamelles des femmes qui viennent d'accoucher. Finalement les globules graisseux de grand et de petit volume se désagrègent et forment une émulsion avec les fluides séreux transsudés du milieu sanguin ; ce processus est encore aidé, d'après Kehrer, par la diffusion osmotique des liquides provenant des protoplasmas cellulaires.

Le *colostrum* est un liquide aqueux, semi-opaque, mucilagineux, marbré de parties jaunâtres composées de globules graisseux et de cellules en voie de dégénérescence granuleuse, suspendues sous forme d'amas floconneux. On le distingue du lait véritable non seulement par les caractères physiques susmentionnés, mais par une plus forte proportion de matières sucrées et de substances inorganiques salines, enfin par sa coagulation rapide à l'ébullition. Il possède des propriétés laxatives qui, chez le nouveau-né, ont pour effet de faciliter l'expulsion du méconium.

Le lait arrivé à sa constitution parfaite contient de 2, 5 à 7, 6 p. 100 de *beurre* en émulsion;

— de 3, 2 à 6 p. 100 de *sucre de lait* ou *lactose* en solution.

Ces deux substances sont fabriquées directement par les éléments glandulaires.

Il contient en outre une substance albuminoïde appelée *caséine*, qui varie en quantité entre 1, 3 et 4 p. 100.

Kehrer soutient que la caséine n'est pas en solution dans le lait, mais qu'elle est composée de fines particules dérivées du protoplasma cellulaire, contenues à l'état de diffusion dans le liquide (1).

Les *sels* dans le lait sont dans la proportion de 0,14 p. 100 (2).

Du diagnostic dans l'état puerpéral. — Le diagnostic chez une nouvelle accouchée comporte l'examen des différentes conditions physiologiques que nous avons vues constituer l'*état puerpéral*.

L'*abdomen* est flasque et ridé, avec sa ligne brune médiane ; il est traversé de stries blanches et rosées.

Les *seins* sont pleins, distendus, nettement lobulés et sécrètent du colostrum ou du lait ; l'aréole qui entoure le mamelon est colorée.

L'*utérus* est volumineux, en antéflexion et facile à sentir à travers la paroi abdominale ; il se contracte sous la pression de la main.

La *vulve* est tuméfiée, les lèvres sont entre-bâillées, l'hymen est déchiré, le périnée distendu ; enfin, dans les cas récents, on rencontre au pourtour de l'orifice vaginal des déchirures, remplacées dans les cas plus anciens par des plaies ulcérées ou granuleuses.

Le *vagin* lui-même est relâché, lisse, et les colonnes sont effacées et disparues.

Le *col utérin* est mou, très élargi dans sa partie libre, rétréci dans sa portion supérieure, et ses lèvres sont souvent lacérées et contuses ; on peut parfois introduire le doigt jusque dans la cavité utérine et sentir des caillots (thromboses vasculaires) au niveau de l'insertion placentaire. Enfin on pourrait à la rigueur, mais difficilement néanmoins, confondre l'écoulement lochial avec des hémorrhagies et des écoulements non puerpéraux.

Durant les deux premières semaines, on peut estimer approximativement la date de l'accouchement, en se souvenant que de suite après la délivrance les seins contiennent du colostrum, les lochies sont sanglantes et les lacérations vulvaires ont les caractères des plaies récentes ; qu'au contraire, plus tard, les lochies sont d'abord séreuses puis purulentes, l'utérus diminue progressivement de volume, le fond,

(1) Kehrer. *Zur Morphologie des Milch-caseins*, « Arch. f. Gynaek. », Bd. II, p. 1.
(2) Spiegelberg. *Loc. cit.*, p. 221.

dès le dixième jour, disparaît au-dessous de la symphyse pubienne, l'orifice interne reste ouvert jusqu'au sixième jour et ne devient généralement impénétrable au doigt qu'après le douzième jour.

ENFANT NOUVEAU-NÉ

A la *première inspiration*, le thorax se dilate et l'air pénètre les alvéoles pulmonaires ; au même moment, le sang va du cœur droit dans les capillaires du poumon, et revient oxygéné dans le cœur gauche. Comme conséquence de l'instauration de la circulation pulmonaire, le canal artériel se rétrécit, le trou ovale se ferme, et le ventricule gauche subit une hypertrophie excentrique. Les résultats du détournement d'une partie de la masse sanguine vers les poumons sont un abaissement de la pression artérielle au niveau de l'aorte, et la cessation de la circulation dans la portion des artères ombilicales situées en dehors de l'ombilic, tandis que l'aspiration thoracique a pour effet de vider spécialement la veine ombilicale.

Le *cordon* se dessèche de la surface de section vers l'ombilic et se détache le quatrième ou le cinquième jour. La ligne de démarcation s'établit aux limites d'un réseau capillaire qui remonte sur le cordon à une distance de six à huit millimètres de la peau. Le cordon en se détachant laisse une plaie qui se cicatrise en quelques jours.

La tuméfaction de la partie fœtale qui se présentait (*bosse séro-sanguine*) disparaît généralement dans un intervalle qui varie de vingt-quatre à quarante-huit heures. La tête reprend lentement sa forme normale. Ce processus est complètement terminé, selon toute probabilité, après deux ou trois semaines.

Bientôt après la naissance, l'intestin se débarrasse du *méconium* et, au bout de quelques jours, les selles prennent une consistance normale. La production de pepsine dans l'estomac, et la sécrétion par le pancréas d'un produit jouissant de la propriété d'émulsionner les corps gras et de digérer les substances albuminoïdes, rendent possible l'assimilation du lait. Les reins excrètent en abondance une urine de faible densité.

Vers le troisième jour se produit une *desquamation* de l'épithélium tégumentaire, qui se continue pendant une semaine et même durant une période plus longue. A la même époque, l'hyperémie de la peau est très accusée, et lui donne une coloration rouge, qui, en s'atténuant, passe par une teinte jaunâtre. Les seins, chez les enfants des deux sexes, se fluxionnent dans la plupart des cas, deviennent rouges et douloureux, et laissent sourdre à la pression un liquide séro-lactescent.

L'*ictère du nouveau-né* constitue une affection assez commune. Mais sa production est puissamment influencée par des conditions absolument locales. Ainsi, Porak a évalué sa fréquence à 80 p. 100, chez les enfants nés à l'hôpital Cochin de Paris ; Kehrer, dans la vaste Maternité de Vienne, à 68 p. 100 ; Ebstein, à Prague, à 42 p. 100, tandis que West, déclare que c'est une affection bien rare au Rotunda Hospital de Dublin.

Il apparaît habituellement au cours du deuxième ou du troisième jour et finit généralement du sixième au huitième jour.

Kehrer (1) a montré, statistiques en main, que l'accident est plus commun chez les enfants mâles, chez les enfants non à terme et chez ceux des primipares ; qu'il est aussi en connexion avec les présentations vicieuses. Il est également favorisé par l'atélectasie, par les affections intestinales, par l'abaissement de la température de l'enfant, par l'insuffisance de l'alimentation, et, en un mot, par tous les états pathologiques variés et les conditions hygiéniques défectueuses qui peuvent entraver, contrarier ou troubler dans leur évolution les modifications nouvelles qui survienent dans le sang (Ebstein).

La fréquence de l'ictère dans les Maternités est sans doute en connexion avec une infection septique, à laquelle la plaie cruentée qui siège au niveau de l'ombilic fournit une porte d'entrée. Il ne parait pas devoir être attribué à un catarrhe gastro-duodénal, à un rétrécissement du canal biliaire, ou à la rétention du méconium.

Dans ce genre d'ictère les selles sont colorées par la bile, tandis que le pigment biliaire ne se trouve qu'exceptionnellement dans les urines. D'autre part, dans tous les tissus du corps, et plus abondamment au niveau des reins, se déposent, en quantité plus ou moins considérable, des cristaux de matière pigmentaire et des granulations amorphes de couleur rouge jaunâtre. Ces éléments pigmentaires ne sont pas, probablement, des produits fabriqués par le foie. Ils doivent être le résultat de la désintégration des corpuscules sanguins, leur accumulation dans l'organisme étant sous la dépendance de la rapidité du processus de destruction, ou d'une gène apportée à l'excrétion rénale.

D'après Porak la ligature tardive du cordon prédispose le nouveau-né à l'ictère (Voir p. 253). L'excès de sang qui passe alors dans le courant circulatoire est détruit dans l'économie. Comme l'élimination par les émonctoires, par les reins en particulier, est très lente dans les premiers huit jours qui suivent la naissance (Porak. *Mémoire sur l'absorption des médicaments par le placenta*, « Journal de thérapeutique », 1877), la matière colorante provenant des globules rouges détruits, reste dissoute dans le sérum, assez longtemps pour que la teinte ictérique survienne par processus osmotique. Cet ictère pour l'auteur est donc *hémaphéïque* comme la plupart des autres variétés d'ictère du nouveau-né, ainsi que le fait est accepté par Lusk.

(1) Kehrer. *Studien über den Icterus Neonatorum*, « Jahrbuch f. Paediatrik. », Bd. II, p. 71, 1871.

Voici les tableaux comparatifs dressés par Porak :

	Ligature immédiate.	Ligature 2 minutes après l'accouchement.	Ligature après la cessation des battements du cordon.
	p. 100	p. 100	p. 100
Enfants n'ayant pas jauni.	30,23	27,27	10,42
Enfants ayant eu de l'ictère léger. .	16,27	18,18	14,58
Enfants ayant eu de l'ictère moyen.	30,23	30,30	45,83
Enfants ayant eu de l'ictère intense.	23,27	24,24	29,17 D.

L'expectation est le seul traitement rationnel. Les purgatifs sont inutiles et peut-être même, nuisibles (1).

En raison de l'évacuation du méconium, de l'excrétion de l'urine, et de la quantité, relativement limitée, de l'alimentation, le nouveau-né subit, durant les deux ou trois premiers jours, une *perte de poids* qui, d'après l'évaluation ordinaire, varie de deux cent vingt à deux cent cinquante grammes. Après le second ou le troisième jour, la perte de poids se répare progressivement, de telle sorte que, entre le cinquième et le huitième jour, l'enfant a rattrappé le poids qu'il avait à la naissance. La perte de poids est plus considérable chez les enfants des primipares que chez ceux des multipares, chez ceux qui reçoivent une alimentation artificielle, chez ceux enfin auxquels on a fait la ligature du cordon immédiatement après la naissance.

Il faut ajouter que cette perte est en rapport avec le poids initial et que, toute proportion gardée, un gros enfant perd plus de poids qu'un enfant de petit volume. D.

CONDUITE A SUIVRE PENDANT L'ÉTAT PUERPÉRAL

Sommeil. — Lorsque toutes les précautions ont été prises contre l'hémorrhagie, que la malade a été lavée avec soin et placée sur du linge blanc, dans un lit bien sec, et après que l'enfant a été baigné et emmailloté, il est à désirer que la mère goûte quelques heures d'un sommeil réparateur. Dans ce but, la chambre devra être tenue dans l'obscurité, et on devra y faire régner un silence absolu. Les cris de l'enfant, les protestations affectueuses des amis, le nettoyage de la chambre, deviennent souvent le point de départ de troubles nerveux, qui ne cessent que difficilement devant l'emploi des narcotiques les plus puissants. Si la mère se sentait faible et épuisée, on pourrait lui accorder une tasse de thé chaud ou un bol de bouillon.

Pour les multipares, il est bon de laisser à la garde-malade quelques calmants légers qu'elle pourra faire prendre à sa cliente dans les cas

(1) Ebstein. *Ueber die Gelbsucht bei neugeborenen Kindern* « Volkmann's Samml. Klin. Vortr. », n° 180.

où le sommeil serait interrompu par la fréquence et l'acuité des tranchées douloureuses qui suivent l'accouchement. Les opiacés, qui apaisent la *douleur*, n'arrêtent pas, après le travail, les modifications physiologiques qui s'accomplissent au niveau de l'utérus et qui sont associées aux *contractions post-partum.*

Miction. — Comme, après la délivrance, le besoin d'uriner est très faible, même lorsque la vessie est pleine, il faut recommander à la garde-malade d'engager l'accouchée à uriner après un délai de huit à dix heures. L'acte de la miction doit être accompli la malade restant dans le décubitus dorsal, ce qui rend indispensable l'emploi d'un bassin plat.

Il est avéré que bon nombre de femmes peuvent parfaitement uriner lorsqu'elles sont assises, tandis qu'elles ne peuvent y parvenir lorsqu'elles sont couchées. Par contre, le danger que l'on court de provoquer l'hémorrhagie en permettant à la femme de se mettre debout est toujours suffisant pour nécessiter l'attention d'un médecin consciencieux.

L'accoucheur doit se faire une règle d'aller voir sa cliente douze heures après le moment de la délivrance. Il doit alors non seulement demander si l'accouchée a uriné, mais encore s'inquiéter de la quantité d'urine qui a été émise. Si cette quantité n'est pas supérieure à cent ou cent vingt grammes, il doit pratiquer le catétherisme et s'assurer que la vessie est absolument vide. Avant de se servir du catéther, il lavera soigneusement les parties génitales externes pour éviter d'introduire des produits appartenant à l'écoulement lochiel, car ce liquide après le premier jour peut devenir une cause de cystite. Lorsqu'on veut introduire la sonde, sans découvrir la malade, on arrive très bien à atteindre l'orifice uréthral en sentant d'abord, avec l'indicateur droit, à travers la paroi vaginale, l'urèthre tuméfié et en le parcourant ensuite d'arrière en avant, jusqu'à ce qu'on arrive au méat urinaire.

Visites du médecin. — Le médecin devrait voir sa cliente, au moins une fois par jour, pendant la semaine qui suit les couches. J'ai pour habitude, pendant les quatre premiers jours, de faire une visite matin et soir, non seulement pour noter soigneusement l'état du pouls et la température, mais pour être bien sûr que mon accouchée n'est pas victime des pratiques invétérées et des préjugés des garde-malades. Lorsque, en outre, le médecin aura souci de s'informer, de temps en temps, de l'état de sa cliente après la première semaine et d'assurer la marche continue de la convalescence puerpérale, il contribuera pour beaucoup à restreindre le domaine de la pratique gynécologique.

Indications générales. — On doit prendre les plus grandes précautions pour que l'air de la chambre de l'accouchée soit pur et frais. Si la chambre est chaude, la femme ne doit être que légèrement couverte, en raison de la grande prédisposition qui existe alors aux sueurs profuses. Rien ne justifie cette croyance en vogue qu'il est dangereux de peigner les cheveux d'une femme qui se trouve dans l'état puerpéral.

Il n'est rien de plus efficace pour calmer les douleurs et assurer la guérison des plaies du canal génital que la parfaite propreté. Tous les matins, les parties génitales externes devront être soigneusement lavées et l'on devra, au moins deux fois par jour, pratiquer dans le vagin des injections chaudes et antiseptiques. Les injections que je préfère, pour les trois premiers jours, sont les infusions de camomille, ou les solutions saturées d'acide borique. Après le troisième jour lorsque la décomposition des lochies devient manifeste à l'odorat, on leur préférera les injections phéniquées.

A la fin de ce chapitre je donnerai les indications détaillées qui ont trait à la protection rigoureuse et efficace de l'accouchée contre les accidents puerpéraux (Voir p. 296). D.

Diète. — La diète doit être réglée suivant les besoins physiologiques de l'accouchée. Ainsi, durant les trois premiers jours, pendant lesquels elle est altérée et indifférente à toute nourriture solide, la diète devra consister en gruau, lait, bouillies et thé, auxquels on ajoutera des soupes légères et des bouillons, si des aliments plus stimulants deviennent nécessaires. Il est également judicieux, d'une part, d'éviter les gastralgies et les inflammations catarrhales de l'estomac, qui sont à craindre si on recourt de trop bonne heure à une alimentation substantielle, et, d'autre part, de se souvenir que l'établissement rapide d'une sécrétion lactée abondante peut être empêchée si l'on soumet l'accouchée à une quasi-inanition. Lorsque, après le troisième ou le quatrième jour, l'intestin a été évacué, généralement l'appétit redevient normal. Tous les aliments de facile digestion, œufs à la coque, bouillon de poulet, côtelette, ou substance de cette nature, suivant le goût des malades, devront être autorisés. Les compotes de fruits rendent quelque service pour faire cesser la constipation habituelle. Les répugnances populaires contre le poisson et les substances végétales riches en sels de nitre me semblent bien fondées.

Laxatifs. — La coutume d'administrer un laxatif le troisième jour est d'une utilité incontestable. Il est peu de femmes qui ne soient pas sujettes à une accumulation des matières fécales durant les dernières semaines de la grosesse, accumulation, qui dans certains cas, est extrêmement considérable et crée une prédisposition aux affections puerpérales. Mais les médicaments employés devront répondre aux conditions individuelles. Chez quelques femmes, un lavement aqueux ordinaire additionné de savon ou d'huile d'olive suffit à provoquer des selles convenables; dans d'autres cas, le but sera atteint par l'administration de laxatifs légers, tels que la poudre de rhubarbe composée, un verre à bordeaux d'eau d'Hunyadi-Janos, ou la poudre de réglisse de la pharmacopée allemande; tandis que dans quelques cas rebelles, le calomel ou une préparation semblable, telles que les pilules *post-partum* de mon ami le professeur Barker (1) deviendront nécessaires.

Je donne l'huile de castor seule dans les cas de coliques violentes, ou combinée avec quinze gouttes de laudanum. Lorsque les hémorrhoïdes viennent compliquer la convalescence chez les accouchées, je puis ajouter mon témoignage à celui du professeur Barker, au sujet de l'action curative et spécifique d'une dose de deux centigrammes et demi d'aloès, administrés soir et matin.

ALLAITEMENT. — Toute femme bien portante doit nourrir son enfant, au moins pendant la période puerpérale. L'opportunité de continuer l'allaitement, jusqu'à l'accomplissement parfait des devoirs de la mère de famille, est subordonnée à la question de savoir si celle-ci est dans la possibilité de faire tous les sacrifices nécessaires à l'intérêt de l'enfant. Lorsque les exigences domestiques et sociales absorbent une grande partie de ses pensées et de son temps, l'allaitement risque d'être insuffisant, et l'enfant ne pourra guère se bien développer. L'humanité, en pareil cas, exige qu'il soit confié aux soins d'une nourrice étrangère. L'allaitement peut être également rendu impossible par l'insuffisance du lait, l'aplatissement et la malformation du mamelon et l'état de santé de la mère. On doit le défendre dans les cas de phthisie, d'épilepsie et de syphilis contractée peu de temps avant l'accouchement.

L'enfant doit être mis à la mamelle après que la mère a pris du repos, c'est-à-dire après les douze premières heures qui suivent la délivrance. Immédiatement après la naissance, l'enfant saisit le mamelon franchement, et, bien que la quantité de nourriture qu'il absorbe soit petite, elle répond infiniment mieux aux besoins du nouveau-né que les laits de poule et les mucilages que les gardes lui substituent.

L'application précoce de l'enfant à la mamelle est utile à la mère en provoquant les contractions et l'involution de l'utérus et en diminuant la tuméfaction douloureuse des seins qui se montre à l'époque où la fonction lactée est entièrement établie. Comme l'enfant dort presque tout le temps pendant les premiers jours de son existence, on ne peut établir aucune règle fixe au sujet du nombre de fois qu'il convient de le mettre au sein. Plus tard, il devra être soumis à certaines habitudes absolument régulières. Aussi longtemps que son estomac est de faible capacité et rejette une partie de la nourriture, l'intervalle entre les

(1) Ext. colocynth. comp. ext. hyoscyami, gr. 15; pulv. aloes. soc., gr. 10; ext. nuc. vom., gr. 5; podophyum. ipecacuanha āā, gr. j. M. Ft. pil (argent.) nº 12. — Deux de ces pilules agissent d'ordinaire efficacement et sans occasionner de douleurs.

N. B. — *La formule ci-dessus est notée avec les signes de la pharmacopée anglaise.* D.

tétées ne doit pas excéder un couple d'heures. Mais, de bonne heure, l'enfant doit être habitué à dormir six heures par nuit, intervalle de temps qui donne à la mère le repos nécessaire pour recouvrer sa force. Cette mesure reste nécessairement inapplicable lorsque l'enfant partage le lit de l'accouchée. Après six mois, l'enfant ne doit pas avoir plus de cinq à six tétées durant les vingt-quatre heures. La mère doit donner les seins alternativement. Les mamelons seront soigneusement lavés avant et après chaque tétée. L'addition d'acide borique à l'eau qui sert pour les lavages prévient le développement des champignons. L'excessive sensibilité du mamelon au début de la lactation peut être efficacement diminuée par l'application de compresses trempées dans une solution de sous-acétate de plomb, dans la proportion d'une cuillerée à thé pour un grand verre d'eau. Pendant quelques jours, l'usage d'un boîtier métallique sur les mamelons, pour les mettre à l'abri des frottements des vêtements de nuit ou des draps de lit, procure un véritable soulagement.

Durée de la période des suites de couches. — La plupart des femmes demandent qu'on leur donne l'autorisation de se lever dès le dixième jour ; mais il ne doit pas exister de règle fixe à propos du moment où l'accouchée peut quitter le lit et il faut tenir compte des conditions individuelles.

Ne pas quitter le lit avant le dixième jour, c'est là une règle excellente pour la convalescence puerpérale normale ; mais lorsqu'il existe des plaies qui doivent se cicatriser par granulation, un plus long délai peut devenir nécessaire. Garrigues (1) affirme qu'il est convaincu que l'accouchée doit éviter avec le plus grand soin de se lever ou de s'asseoir tant que l'involution n'est pas assez complète pour que l'utérus ait complètement abandonné la cavité abdominale et soit rentré dans l'excavation. Cette donnée pourra mettre une femme dans la possibilité de se lever au bout d'une semaine, tandis qu'une autre sera dans l'obligation de garder le lit deux semaines ou même plus longtemps.

La persistance des lochies rouges devra être tenue pour une contre-indication formelle de la marche.

La première tentative que la femme fait pour quitter le lit doit être considérée comme une véritable épreuve. Elle ne devra se remettre aux soins du ménage que lorsqu'elle pourra aller et venir sans fatigue et sans ressentir des douleurs lombaires. S'il existe chez elle une laxité considérable des parois abdominales, on la soumettra à l'usage d'un bandage bien approprié.

SOINS A DONNER AU NOUVEAU-NÉ

Comme le nouveau-né ne possède qu'une très faible résistance à l'impression du froid, la température du premier bain doit être de

(1) Garrigues. *Rest after Dalivery*, « Am. Journ. of Obst. », october 1880, p.861.

près de 38°, c'est-à-dire approximativement celle du corps. L'enduit caséeux doit être dissous avec un peu d'huile ou une substance grasse, et enlevé avec beaucoup de douceur. On sèche ensuite avec soin l'enfant dans des langes doux et chauds, et l'on s'assure très attentivement qu'il ne présente aucun vice de conformation ou de développement.

Le cordon est ensuite enveloppé dans une compresse huilée et maintenu sur le côté gauche par l'application d'un bandage de flanelle. Quand il se détache, la plaie doit être pansée avec une pommade phéniquée jusqu'à ce que tout écoulement ait cessé (1). L'habillement de l'enfant rentre dans les attributions de la garde et diffère beaucoup suivant les différentes classes de la société. La propreté et l'air pur constituent deux éléments essentiels pour un parfait développement. Pour éviter la production du muguet, il faut laver la bouche de l'enfant avec de l'eau fraîche après chaque tétée.

Choix d'une nourrice. — Si la mère est absolument incapable de nourrir son enfant, on doit vivement recommander le choix d'une nourrice, mais en la choisissant, il faut se rendre compte de sa constitution et de son état de santé.

Le médecin doit examiner attentivement la gorge, les jambes, les ganglions du cou, si la chose est possible les organes génitaux, et s'assurer de l'absence de traces de syphilis ou de scrofule. L'âge de la nourrice doit varier entre vingt et trente-cinq ans, et elle doit présenter toutes les apparences d'une bonne santé.

Les gencives doivent être rouges et fermes, les mamelles doivent être de préférence pyriformes et marbrées de veines bleues; il n'est pas nécessaire qu'elles soient volumineuses, mais qu'elles soient fermes, élastiques et rendues nodulaires par l'abondance des éléments glandulaires; les mamelons doivent être bien formés, saillants et sans fissures ou érosions; le lait doit sourdre facilement et ne doit pas être d'une coloration trop bleuâtre.

Entre l'âge du lait et celui de l'enfant à allaiter, il doit exister une certaine correspondance. La question d'adaptation mise à part, il est évident que, lorsqu'il existe une trop grande différence entre ces deux âges, la nourrice peut cesser d'avoir du lait avant l'époque du sevrage.

(1) Le Dr Goodell saisit le cordon, après qu'il a été coupé suivant la pratique ordinaire, entre les deux premiers doigts de la main gauche, près de l'ombilic, et expulse, alors la gélatine de Wharton à l'aide du pouce et de l'index de la main droite. La pression au milieu de l'ombilic est alors temporairement suspendue au point où la portion interne des vaisseaux s'affaisse. Le cordon est exprimé à nouveau, lié comme d'habitude et abandonné librement sans aucune sorte de pansement. Le résultat de cette pratique est que le cordon se détache sans éprouver la moindre altération.

L'indication la plus sûre des qualités d'une nourrice est fournie par l'apparence de son propre enfant; d'où la nécessité d'examiner si celui-ci est potelé, s'il a des membres bien arrondis. Une peau et des muqueuses saines sont tout en faveur de la nourrice, alors qu'elle ne réunirait pas elle-même, dans sa personne, selon l'expression humoristique de Jacobus, « les grâces et les qualités solides de Vénus, Minerve et Psyché. » Le choix une fois fait, on ne doit conseiller de changement qu'après épreuve sérieuse. Il n'est pas exceptionnel qu'une nourrice, récemment séparée de son enfant et entrant dans une vie absolument nouvelle, présente une diminution de la sécrétion lactée, le lait réapparaissant d'ailleurs bientôt sous l'influence des bons soins, d'un milieu confortable et d'un régime fortifiant. Un exercice modéré devient indispensable pour le maintien de la santé. On doit, en outre, permettre à la nourrice de boire du lait à discrétion, mais lui défendre absolument les liqueurs fermentées, tout au moins jusque vers la fin de la lactation.

Allaitement artificiel. — S'il y a impossibilité à se procurer les avantages d'une nourrice, ou si l'aversion des parents pour les nourrices est absolument inflexible, il faut recourir à l'alimentation artificielle. Il est indiscutable que beaucoup d'enfants élevés au biberon se développent très bien; mais les garanties du succès résident dans la propreté rigoureuse, la régularité, l'intelligence et l'expérience. Néanmoins la belle rondeur des formes, le *bien-aise* et la facile dentition des enfants à la mamelle ne sont que bien rarement l'apanage de ceux qui sont élevés à la main. Les enfants nourris au biberon sont exposés à rester chétifs, à avoir des crises d'indigestion et à éprouver des accidents nerveux à l'époque de la dentition. Si l'on substitue le lait de vache au lait de la femme, cette substitution a plus de chance d'être suivie de succès, bien plutôt à la campagne où le lait peut être obtenu frais matin et soir qu'à la ville où, fatalement, le lait a au moins douze heures au moment où on le délivre et trente-six heures avant qu'on puisse en avoir une nouvelle provision de frais. Ma propre expérience me porte à employer de préférence, quand la chose est possible, le lait de vache, surtout lorsque la vache est choisie en tenant compte de l'individualité même de l'enfant, en se basant sur des considérations identiques à celles qui président au choix d'une nourrice. La convenance du lait pour l'enfant est plus sûrement démontrée par voie d'expérience que d'analyse. Mais, en règle générale, on doit se souvenir que le lait d'une vache jeune est pauvre en corpuscules gras, tandis que celui d'une vache âgée pêche au contraire par la richesse de ces éléments et que ces deux extrêmes peuvent également avoir une influence nuisible sur les organes digestifs du nouveau-né.

Les différences au point de vue de la digestibilité du lait humain et du lait de vache résident dans les différences que présentent dans leur groupement moléculaire les variétés de caséine qu'ils renferment. Le principal acide de l'estomac précipite la caséine humaine sous la forme de nuages floconneux, tandis qu'il transforme le lait de la vache en une masse ferme et solide. En outre, il a été expérimentalement démontré que la première de ces formes est beaucoup plus soluble dans le suc gastrique.

L'expédient le plus usité par beaucoup de médecins pour parer à cette difficulté consiste à substituer au lait de la crème diluée d'abord dans trois et puis dans deux parties d'eau (Biedert), et à réduire, par ce procédé, la caséine à une quantité minima. Mais ce régime, qui limite presque absolument l'alimentation de l'enfant à des principes hydrocarbonés, en le privant de principes protéiques, ne m'a jamais paru, dans la pratique, réunir tous les éléments nécessaires aux tissus d'un enfant qui se développe. Après des essais répétés de ce mélange, qui avait été chaudement préconisé par le professeur Childs, de cette ville, je suis définitivement revenu à l'emploi du lait de bonne qualité. Je l'agite avant de m'en servir, de façon à mélanger d'une manière homogène les globules gras dans les différentes couches du lait et je l'additionne d'une certaine quantité d'eau, proportionnée à l'âge de l'enfant. Au début, j'ajoute huit cuillerées à bouche de lait pour huit d'eau, puis je diminue la proportion de cette dernière substance et j'augmente celle de l'autre d'une cuillerée à bouche, dès que l'appareil digestif me paraît en état de supporter ces changements. Assurément, l'eau ne modifie pas la constitution chimique de la caséine, mais elle en facilite la digestion en provoquant une sécrétion plus abondante de suc gastrique et, en même temps, elle contribue à calmer la soif (Jacobi).

En ville, le lait doit être bouilli afin de prévenir sa fermentation, mais cette précaution n'est plus indispensable lorsqu'on peut se le procurer frais, soir et matin. Au lieu de l'eau pure, Jacobi a indiqué qu'il y avait utilité à se servir d'une substance qui, par ses propriétés physiques, fut capable de diviser les caillots de caséine et de les maintenir en suspension, pour éviter l'irritation de l'estomac. J'ai eu, dès le principe, coutume pour remplir cette indication, de me conformer à ce conseil et d'employer une substance indifférente, telle que la gomme arabique ou l'icthyocolle, pour les très jeunes enfants, mais, plus tard, j'ai eu recours à une décoction légère de froment ou d'orge, en raison de la prédisposition des enfants à la constipation ou à la diarrhée.

Beaucoup de médecins tiennent en grande estime le lait condensé, parce que les enfants qui en font usage engraissent bien et ne présentent presque pas d'accidents du côté du tube digestif. Mais la quantité considérable de sucre qu'il renferme me paraît le rendre impropre à une alimentation prolongée. J'ai vu un certain nombre d'enfants qui en avaient été exclusivement nourris et qui, après avoir eu une enfance florissante en apparence, présentèrent des symptômes de rachitisme à la fin de leur première année. J'ai, néanmoins, pour habitude d'en permettre l'usage durant les trois premiers mois de la vie et en ville, pendant les chaleurs de l'été.

Quelle que soit la préparation choisie, on doit toujours, avant de la donner à l'enfant, la porter à la température du corps Une petite quantité de sel et cinq ou dix centigrammes de bicarbonate de soude, ou une cuillerée à bouche d'eau de Vichy, seront ajoutés à la nourriture : le premier pour favoriser l'assimilation, et les autres substances pour neutraliser le principe acide que le lait peut contenir. Nourris artificiellement, un certain nombre d'enfants ne prennent pas d'embonpoint, bien que les digestions paraissent absolument parfaites. J'ai retiré un grand bénéfice de l'addition à chaque biberon d'une cuillerée à bouche de la préparation Löfflund et Liebig. Probablement, les différentes variétés de malt, si en usage aujourd'hui dans notre pays, rempliraient aussi bien le même but.

Le biberon dont on se sert doit être chaque fois lavé à l'eau chaude et empli ensuite avec de l'eau froide additionnée d'un peu de soude. Le tube et le bout doivent être également soigneusement lavés, nettoyés avec une brosse spéciale et plongés dans de l'eau froide, dans l'intervalle des tétées. Si toutes ces précautions ne sont pas minutieusement prises dans le but de prévenir le développement du muguet, l'enfant élevé au biberon ne pourra jamais prospérer.

DES PRÉCAUTIONS ANTISEPTIQUES « AVANT, PENDANT ET APRÈS » LE TRAVAIL DE L'ACCOUCHEMENT

Ce livre étant surtout destiné aux praticiens et aux étudiants, j'envisagerai principalement ce qui concerne l'obstétrique dans la clientèle des villes et des campagnes. La différence avec ce qui se passe dans la pratique hospitalière n'est d'ailleurs pas si grande qu'on pourrait se l'imaginer. Les centres populeux et industriels, les quartiers pauvres et encombrés, les localités malsaines et misérables peuvent être considérés comme des conditions aussi mauvaises, sinon pires que celles dans lesquelles se trouvent les accouchées des maternités. Aujourd'hui que l'antisepsie a accompli de merveilleux progrès dans l'obstétrique nosocomiale, il serait même erroné de comparer les salles des hôpitaux, vastes, claires, propres, aérées et soumises à de rigoureux procédés de désinfection, aux logements étroits, insalubres et malpropres où s'entassent des familles nombreuses et atteintes d'affections diverses, et même à certaines maisons de nos campagnes où règne une saleté hideuse entretenue par des coutumes et des mœurs déplorables. Tout l'avantage est pour les premières.

Il est donc indispensable que l'antisepsie obstétricale soit la même pour *toute accouchée*, à quelque condition qu'elle appartienne.

Elle consiste dans la protection des voies génitales maternelles *prévue* et *rigoureusement continuée*, tant qu'un danger d'infection quelconque peut se manifester. L'accoucheur ne doit pas perdre de vue que l'accouchée est une *blessée*, que sa sollicitude doit donc porter sur la *plaie;* que le péril réside dans le milieu extérieur surtout, et j'entends par milieu extérieur, tout ce qui peut être mis au contact de la plaie : air, pièces de pansement, instruments, mains, etc., etc. — Tous ces éléments doivent être hors d'état de nuire par leur contact, c'est-à-dire doivent être purgés des germes de l'infection, en un mot, rendus aseptiques. Pour plus de sûreté, les surfaces cruentées doivent être baignées par des liquides protecteurs, capables de détruire les germes introduits fortuitement malgré toutes les précautions, ou ceux que les voies de la parturition peuvent renfermer antérieurement. Ces liquides protecteurs sont les antiseptiques.

Il faut qu'un antiseptique soit, autant que possible, facile à manier, non toxique, non irritant, et sûrement mortel pour tous les organismes vivants qu'il s'agit de combattre. L'acide phénique à 1 p. 20, le sublimé corrosif à 1 p. 1 000, le sulfate de cuivre à 1 p. 100 en solution aqueuse, sont généralement employés. Je n'ai pas à faire ici de critique détaillée, mais il est évident que mieux vaut posséder trois moyens qu'un seul, car si l'un échoue, se montre nuisible ou bien dangereux, il est bon d'en avoir un sous la main qui puisse le remplacer.

1° *Antisepsie avant l'accouchement.* — Il faut purger les voies génitales de tous les germes quelles peuvent contenir par le fait d'écoulements virulents, anciens ou récents, d'un simple catarrhe muco-purulent, voire d'une hygiène insuffisante. Depuis six mois, les femmes enceintes de la Clinique d'accouchement de Paris reçoivent tous les deux jours, et notamment après chaque exercice du toucher pratiqué par les élèves, une injection avec la solution de sublimé à $\frac{1}{1000}$. Jamais je n'ai vu d'accidents se produire. J'ai observé au contraire, la suppression rapide de leucorrhées rebelles, et aucune de ces femmes n'a présenté de signes d'infection si légers fussent-ils, après l'accouchement. J'en ai fait l'épreuve plusieurs fois sur nos accouchées : si l'une d'elles présentait par hasard un peu de fétidité le troisième ou le quatrième jour, on pouvait presque à coup sûr affirmer quelle était venue directement du dehors à la salle d'accouchements, sans passer par le dortoir de la Clinique.

2° *Antisepsie pendant l'accouchement.* — Dès le début du travail : lavages, injections douces et tièdes, antiseptiques; une ou deux si le travail est rapide, plusieurs s'il est long ; — protection de la vulve par une compresse antiseptique ; — désinfection rigoureuse des mains, des instruments, des linges, etc.

3° *Après l'accouchement.* — Une irrigation de sublimé à $\frac{1}{1000}$ après la délivrance, *vaginale*, après le travail naturel, *intra-utérine* s'il y a eu intervention opératoire. Cette irrigation doit être répétée encore une fois au bout de cinq à six heures, après quoi l'antisepsie consiste *uniquement* en lavages fréquents (toutes les cinq ou six heures) et le maintien d'une compresse antiseptique à la vulve. Si le besoin du cathétérisme de la vessie se fait sentir, emploi de sondes aseptiques.

Les autres moyens, injections vaginales ou utérines, ne sont plus indiqués que dans le cas où apparaît un accident infectieux quelconque. D.

PATHOLOGIE DE LA GROSSESSE

CHAPITRE XIV

COMPLICATIONS ACCIDENTELLES. — ANOMALIES TENANT A L'UTÉRUS

Variole. — Rougeole. — Scarlatine. — Scarlatine puerpérale. — Choléra. — Typhus. — Fièvres typhoïde et remittente. — Fièvre intermittente. — Ictère. — Affections cardiaques. — Pneumonie. — Emphysème, pleurésie chronique, empyème. — Phthisie. — Syphilis. — Chorée. — Opérations chirurgicales pendant la grossesse. — Utérus double. — Antéversion et antéflexion. — Rétroversion et rétroflexion. — Prolapsus de l'utérus et du vagin. — Hernies.

La pathologie de la grossesse comprend les conditions morbides variées qui exercent une influence défavorable sur la gestation, que leur origine soit maternelle ou fœtale.

Les maladies de la mère, comprises sous ce titre, peuvent dépendre simplement de l'exagération des troubles gravidiques habituels, qui ont déjà été envisagés dans le chapitre destiné à l'étude de la conduite à tenir pendant la grossesse ; — les complications accidentelles, qui affectent matériellement la circulation ou l'intégrité des organes pelviens ; — enfin, les maladies de l'utérus et des annexes qui peuvent compromettre le développement de l'œuf, ou hâter son expulsion.

Les processus pathologiques qui affectent l'œuf peuvent être primitifs, ou résulter secondairement de maladies de la mère.

Les *hémorrhagies* de la première moitié de la grossesse et l'expulsion prématurée de l'œuf procèdent le plus souvent d'une maladie de la mère ou du fœtus. Leur histoire donne donc lieu à des considérations en rapport avec le sujet actuel.

La conduite à tenir dans les hémorrhagies qui ont lieu pendant la seconde moitié de la grossesse exige, au contraire, une connaissance préalable des procédés opératoires de l'obstétrique. Il n'en sera donc question que lorsque les principes qui doivent diriger l'intervention dans les différents cas de dystocie auront été discutés.

Les états morbides qui exercent leur influence défavorable, moins pendant la grossesse qu'après le travail de l'accouchement, seront, pour éviter un double emploi, étudiés avec la pathologie des suites de couches.

COMPLICATIONS ACCIDENTELLES DE LA GROSSESSE

VARIOLE. — La variole atteint les femmes enceintes beaucoup plus souvent que ne le fait aucune autre fièvre éruptive, et, malgré qu'elle semble frapper de préférence celles dont la grossesse est peu avancée, son évolution est plus grave et son pronostic plus sévère lorsqu'elle affecte les femmes près d'accoucher.

La variole, à moins qu'elle ne revête une forme très bénigne, est une complication particulièrement dangereuse de la gestation, car elle met en danger la vie de la mère et celle du fœtus en ce qu'elle crée une tendance marquée à la métrorrhagie et à l'avortement (1).

Quand la maladie suit son cours, sans déterminer l'avortement, l'enfant peut présenter les cicatrices caractéristiques de la variole. Ces dernières peuvent manquer tout aussi bien.

Parfois l'enfant reste indemne de la maladie jusqu'après la naissance, et peut même lui échapper complètement. Pendant les épidémies de variole, certaines femmes peuvent, sans manifester aucun symptôme autre de l'empoisonnement variolique, *accoucher prématurément* d'enfants qui n'en sont nullement affectés.

Les enfants sont parfois infectés avant ou tout de suite après la naissance, tandis que leurs mères jouissent d'une immunité complète (2).

L'enfant bien portant, né d'une mère atteinte de variole ou ayant été vaccinée pendant la grossesse, peut être réfractaire au vaccin pendant un certain temps après la naissance (3).

Il est donc à désirer que toutes les femmes qui deviennent enceintes pendant une épidémie de variole se fassent immédiatement vacciner.

ROUGEOLE. — La rougeole est une complication peu fréquente de la grossesse, mais elle est grave à cause de sa tendance à affecter la forme hémorrhagique, et à produire la métrorrhagie qui est fatale également à la mère et à l'enfant. La pneumonie est une complication fréquente et grave de la rougeole puerpérale.

SCARLATINE. — La scarlatine est une complication moins fréquente de la grossesse que la variole. Elle attaque de préférence les primipares, mais non exclusivement; et elle manifeste une tendance mar-

(1) Meyer. *Ueber Pocken, beim weiblichen Geschlecht*, « Berlin. Beitr. z. Geburtsh. », II, 1873, p. 197.

(2) Schrœder. « Lehrbuch d. Geburtsh. », p. 364.

(3) Spiegelberg. « Geburtsh. », p. 259; — Max Runge. *Die acute Infectionskrankheiten in ätiologische Beziehung zur Schwangerschaftsunterbrechung*, Volkmann's « Samml. klin. Vortr. », n° 174, p. 1376.

quée à se développer durant l'état puerpéral, alors même que l'infection a eu lieu pendant les premiers mois de la grossesse. Olshausen (1) n'a pu recueillir dans toute la littérature médicale qu'il a eue à sa disposition que sept cas de scarlatine déclarée pendant la grossesse, tandis que, pour l'état puerpéral, ce nombre s'élevait à cent trente-quatre.

Il est avéré que dans la majorité des observations qui ont été recueillies, l'infection n'avait pu se produire qu'à une époque plus ou moins antérieure à la parturition, et qu'en conséquence le développement tardif de la maladie devait s'expliquer par une prolongation anormale de l'incubation, prolongation qui parfois peut embrasser des semaines et des mois.

En adoptant l'exactitude de cette théorie, on est amené à conclure qu'il existe, durant la grossesse, un état mal défini, défavorable au développement du poison scarlatineux et que l'accouchement fait disparaître.

La mortalité causée par la scarlatine varie d'une manière très notable, suivant les différentes épidémies, mais le chiffre en est, le plus ordinairement, élevé (2). La scarlatine qui se déclare immédiatement après la délivrance est plus sévère que celle qui ne se développe que plus tard.

La période d'invasion peut faire absolument défaut ou n'exister qu'un ou deux jours avant le moment de l'éruption. Lorsqu'elle existe réellement, elle est caractérisée par un mouvement fébrile intense et par une congestion très prononcée de la face. Mais, habituellement, la première manifestation de l'infection consiste dans le développement subit de l'éruption, apparaissant sur toutes les parties du corps. Cette éruption prend bientôt une coloration livide caractéristique, qui persiste généralement jusqu'à la terminaison fatale, lorsque cette dernière a lieu durant la première semaine.

La pharyngite et l'amygdalite sont très légères, ou bien manquent tout à fait. Mais la diarrhée constitue une complication commune et sérieuse. A part les détails que nous venons de mentionner, l'histoire clinique de la scarlatine puerpérale diffère peu de celle de la scarlatine classique. Les lochies, la sécrétion lactée et l'involution utérine, ne sont pas influencées par la maladie.

Les moyens antithermiques, surtout les bains froids, mesurés au degré de la fièvre, sont indiqués. On évitera l'usage des cathartiques

(1) Olshausen. *Untersuch. üb. d. Complic. des Puerp. m. Scarlat. u. d. sogenannte S. puerperalis*, « Arch. f. Gynaek. », IX, 1876, p. 169; – Braxton Hicks. « Trans. of the Obst. Soc. of London », vol. XVII.

(2) Denham n'a observé qu'un cas de guérison sur huit malades; Hicks, quatre sur dix-huit, tandis que M. Clintock n'avait que dix morts sur trente-quatre cas.

en raison de la tendance habituelle à la diarrhée. Il faudra, sans hésiter, recourir aux préparations stimulantes, dès qu'apparaîtront des symptômes d'asthénie.

Scarlatine puerpérale. — Quelques auteurs ont désigné sous le nom de scarlatine puerpérale une maladie infectieuse, qu'en dépit de ses analogies avec la scarlatine, on considère comme identique à la fièvre puerpérale ou très voisine d'elle. Ils ont basé leurs théories sur les considérations suivantes. Dans les faits qui leur ont permis de formuler leurs conclusions, l'angine avait été insignifiante, l'invasion était survenue dans les trois premiers jours après l'accouchement, l'infection scarlatineuse, dans la majorité des cas, n'avait pu être démontrée, le chiffre de la mortalité était très élevé, et à l'autopsie on avait souvent constaté des traces de péritonite et de cellulite. Après une analyse minutieuse des raisons qui militent pour ou contre l'introduction d'une nouvelle maladie dans la nosologie obstétricale, Olshausen (1) arrive à cette conclusion, en apparence bien fondée, que les arguments favorables à cette introduction sont insuffisants, que les cas de *Scarlatina puerperalis* ne sont en réalité que des cas de scarlatine ordinaire, modifiée seulement par l'état puerpéral concomitant, et, qu'en aucune façon, on ne peut les comparer à la pyémie ou à la septicémie puerpérale.

Un fait qui mérite d'être signalé, c'est que la scarlatine et la fièvre puerpérale peuvent, dans de rares circonstances, évoluer simultanément, sans modifier réciproquement leurs signes et leurs symptômes respectifs.

Braxton Hicks (2) défend cette théorie excessive que la puerpérale infectée par le poison scarlatineux développe la fièvre puerpérale, et que les personnes autres que les femmes en couches, qui contractent la maladie à l'occasion des rapports qu'elles ont avec les malades qui sont en état puerpéral, sont atteintes de scarlatine à forme ordinaire.

Il paraît avéré aujourd'hui que beaucoup d'éruptions dites *scarlatiniformes* (*scarlatinoïde, scarlatine puerpérale*) n'ont, avec la pyrexie qui constitue la scarlatine commune, d'autre rapport que la similitude de l'efflorescence et les caractères anatomiques de la lésion cutanée. Il n'y a pas lieu non plus de leur attribuer une signification spéciale à la puerpéralité. — Lorsqu'elles coïncident, précèdent ou suivent des manifestations septicémiques; — lorsqu'elles alternent avec elles; — lorsqu'elles sont irrégulières, peu étendues, à répétition, compliquées de suppurations superficielles : phlyctènes, pemphygus, ectyma; — lorsqu'elles coexistent avec des métastases septiques articulaires, rénales, hépatiques, pleurales, etc.; — lorsqu'enfin les éléments parasitaires de l'infection puerpérale sont rigoureusement décelés dans le sang, la lymphe, le pus, la sérosité, l'urine, etc., il est

(1) R. Olshausen. *Loc. cit.*
(2) Braxton Hicks. « Trans. of the Obst. Soc. of London », 1871, pp. 44, 75.

difficile de séparer ces manifestations cutanées des lésions qui sont le cortège habituel de la septicémie chirurgicale ou puerpérale. Sous le nom d'érythème polymorphe et scarlatiniforme, j'ai groupé la plupart de ces efflorescences qui, pour moi, ne diffèrent pas étiologiquement des autres manifestations extérieures de la fièvre puerpérale (*Fièvre puerpérale*, Doléris, Paris, 1880). J'ai également démontré l'existence des bactéries septiques dans certaines métastases cutanées du puerpérisme infectieux (*Ibid.*).

Toutes réserves étant faites pour les cas qui reproduisent exactement le type clinique de la fièvre scarlatine franche, les erythèmes scarlatiniformes ont donc la même signification chez les accouchées que chez les blessés. De même que les lymphangites cutanées, de même que l'érysipèle dans l'état puerpéral, ils sont le résultat du transport des agents septiques du foyer infectieux initial au tégument. Les embolies capillaires du système sanguin ou lymphatique expliquent bien le mécanisme de ce transport. Il faut en outre invoquer parfois une prédisposition herpétique, une susceptibilité cutanée spéciale à certaines femmes. (Pour plus de détails, voir Geneix th. de Paris, 1883.) D.

Choléra. — La prédisposition des femmes enceintes, ou qui sont dans l'état puerpéral, à contracter le choléra asiatique n'est pas généralement très marquée, mais elle varie suivant les différentes épidémies, et est plus accusée à la ville qu'à la campagne. Les femmes sont plus sujettes à une attaque de choléra dans la dernière moitié de la gestation, particulièrement au septième et au huitième mois; le pronostic est de la plus grande gravité quand l'invasion survient à cette époque. Le pronostic devient presque irrévocablement fatal dans le cas d'enfants nés avant le neuvième mois (1). La sévérité de cette maladie est quelque peu mitigée par l'existence de l'état puerpéral. Des attaques légères de choléra peuvent parcourir leur cycle normal sans exercer d'influence fâcheuse sur la mère ou sur l'enfant mais, souvent la maladie aboutit à l'avortement ou à l'accouchement prématuré, dus, en partie, à une métrite hémorrhagique. Les lésions utérines observées dans les cas rapportés par Slavjansky (2) consistaient dans l'état irrégulier, tomenteux, de la surface interne de l'utérus, causé par des débris violacés de la caduque vraie; des extravasions nombreuses dans l'épaisseur de la muqueuse utérine, qui ayant conservé son intégrité sur certains points présentait des ulcérations sur d'autres; par la présence dans la cavité utérine de sang coagulé, de pus et de lambeaux de muqueuse utérine.

Le placenta fœtal montrait une dégénérence granuleuse et une désin-

(1) *Ueb. d. Einfluss d. C. auf. Schw. u. Wochenbett*, « Monatsschr. f. Geburtsh. », 1868, XXXII, p. 60.

(2) Slavjansky. *Endometrit. decidualis hæm. bei. Cholerakranken*, « Arch. f. Gynaek. », IV, 1872, p. 293.

tégration presque complète de l'épithélium des villosités. Les deux processus morbides décrits plus haut concourent à produire la mort du fœtus. Le fœtus mort, de concert avec les produits inflammatoires et les *coagulations* situés dans la cavité utérine, agit à la manière d'un corps étranger et détermine l'avortement. Selon Schrœder (1) la mort du fœtus est due aux altérations survenues dans le sang maternel, altérations qui troublent l'hématose placentaire.

L'appareil symptomatique du choléra n'est pas profondément modifié par la coexistence d'une grossesse, hormis pour tout ce qui a trait aux symptômes qui se produisent du côté de l'utérus. Quelquefois l'éclampsie survient, et des contractions utérines irrégulières peuvent persister durant quelques jours sans produire l'avortement (2).

Le choléra ne crée pas de prédispositions spéciales aux accidents puerpéraux, mais ne confère aucune immunité à leur égard. La lactation, soit qu'elle commence, soit qu'elle soit déjà complètement établie, n'est pas manifestement influencée par le choléra, bien que les lochies soient souvent à peu près supprimées.

Le traitement est basé sur les indications générales. La provocation artificielle de l'accouchement prématuré a eu de nombreux partisans parce qu'on supposait qu'elle pouvait diminuer la gravité du pronostic, mais elle est tombée aujourd'hui en discrédit, bien qu'on considère toujours comme parfaitement justifiés les moyens judicieusement employés pour hâter une délivrance déjà commencée par la nature.

Typhus. — Fièvre typhoïde et fièvre recurrente. — Ces maladies fébriles constituent une complication plus fréquente dans les premiers que dans les derniers mois de la grossesse, et rendent le pronostic plus sévère quand elles surviennent dès la première période, en raison de la prédisposition plus marquée qui existe alors à l'hémorrhagie *post-partum* prolongée (3). Elles peuvent aussi, mais rarement, compliquer l'état puerpéral.

Le typhus paraît exercer une influence moins accusée sur la production de l'avortement ou de l'accouchement prématuré que ne le font la fièvre typhoïde ou la fièvre recurrente, en raison sans doute de ce qu'il ne s'accompagne que rarement de métrorrhagie (4). Parfois, cependant, ces éventualités se réalisent, en augmentant ainsi singulièrement le danger d'une terminaison funeste (5).

Fréquemment la fièvre typhoïde et la fièvre remittente presque

(1) Schrœder. « Lehrb. d. Geburtsh. », 1872, p. 365.

(2) Hennig. *Loc. cit.*

(3) Wallichs. « Monatsschr. f. Geburtsk. », XXX, II, IV, 1867, p. 253; — Spiegelberg. « Handb. d. Geburtsh. », p. 260.

(4) Zuelzer. « Monatsschr. f. Geburtsk. », XXXI, II, VI, 1868, p. 419.

(5) Wallichs. *Op. cit.*, p. 261.

constamment, sont suivies de l'avortement ou de l'accouchement prématuré déterminés par des hémorrhagies utérines profuses. Dès lors la vie de la femme est gravement compromise (1).

L'histoire clinique et le traitement de ces pyrexies ne sont nullement influencés par la coexistence de la gestation, sauf dans les symptômes où les indications thérapeutiques ayant trait à la métrorrhagie elle-même, à l'avortement ou à l'accouchement prématuré.

Malaria. — La fièvre intermittente ne constitue pas une complication fréquente de la grossesse, en raison, sans doute, de ce que celle-ci garantit dans une certaine mesure contre l'atteinte du poison palustre. Les femmes qui antérieurement ont eu des accidents d'impaludisme et qui étaient considérées comme débarrassées de la maladie depuis plusieurs années, sont souvent sujettes à des rechutes durant les grossesses ultérieures (2). Les attaques qui surviennent dans ces conditions peuvent être considérées comme des exacerbations aiguës d'une affection palustre chronique, demeurée latente pendant un certain temps.

La fièvre intermittente ne provoque l'avortement que dans de rares circonstances (3), alors même que les phénomènes fébriles persistent jusqu'à la fin de la grossesse. La parturition fait cesser les accès périodiques, lorsque ceux-ci ont persisté jusqu'à l'époque de l'accouchement. Cette disparition est due, sans doute, à l'hémorrhagie qui accompagne la délivrance. Mais, durant l'état puerpéral, particulièrement pendant la deuxième et la troisième semaine, les paroxysmes réapparaissent le plus souvent, ou bien une cachexie palustre latente peut se révéler de la manière que nous avons déjà indiquée (4).

La maladie peut se communiquer au fœtus, fait qui a été déjà démontré par la constatation de lésions spléniques caractéristiques de cette infection et par les granulations pigmentaires trouvées dans le sang et dans la peau des enfants morts avant ou immédiatement après la naissance (5).

Hubbard (6) a signalé une observation intéressante de fièvre intermittente intra-utérine, à type tierce. Dans ce cas, les mouvements fœtaux étaient complètement suspendus au moment des accès maternels et réapparaissaient dans l'intervalle de ces crises. La femme accoucha durant une période d'accalmie. Le lendemain, la mère et l'enfant eurent

(1) Zuelger. *Op. cit.*, p. 424.
(2) Robert Barnes. « Trans. of the Am. Gyn. Soc. », 1876, p. 144.
(3) Max Runge. Volkmann's « Samml. klin. Vortr. », nº 174, p. 10, 1876.
(4) Spiegelberg. « Geburtsh. », p. 261.
(5) Max Runge. *Loc. cit.*
(6) Hubbard. « Edinburgh Med. Jour. », June, 1866.

un accès. On administra de la quinine et la guérison eut lieu. L'enfant absorbait le médicament par l'intermédiaire du lait maternel.

L'évolution normale de la fièvre intermittente se trouve modifiée par la coexistence de la grossesse. Les périodes de rémission manquent le plus souvent et la fièvre se transforme en fièvre continue ou remittente; les frissons se produisent d'une façon irrégulière (1). Même dans les cas qui se rapprochent le plus de la fièvre intermittente ordinaire, les accès ont une tendance manifeste à se produire d'une façon prématurée ou tardive. La fièvre peut affecter un caractère pernicieux, tendance qu'elle doit probablement à la prostration nerveuse et à l'anémie qui sont communes dans l'état puerpéral. La quinine est le médicament qui jugule avec le plus d'efficacité les phénomènes fébriles, mais on doit l'administrer à doses massives, parce que les facultés digestives et assimilatrices sont sérieusement affaiblies par la puerpéralité (2).

Ictère. — Bien que ne constituant qu'une complication rare de la grossesse, l'ictère est, en réalité, un phénomène intéressant et de grande importance en raison de sa tendance à prendre les allures symptomatiques graves qui sont le propre de l'*atrophie jaune aiguë* du foie. On admet communément que cette maladie, généralement sérieuse, est constituée par une variété d'ictère qui possède des rapports étiologiques intimes avec l'obstruction simple ou la jaunisse dite de cause hépatique, quoique les causes véritablement efficientes échappent souvent à l'observation. Le développement, au cours de la grossesse, d'un ictère aboutissant à une terminaison fatale, est aussi quelquefois lié aux lésions produites par l'intoxication par le phosphore. Davidson (3) attribue l'influence fatale de la grossesse sur la marche de l'ictère simple, aux trois causes suivantes :

1° L'affaiblissement de la fonction excrétoire du rein, produit par la compression qu'exerce l'utérus sur les veines rénales. Ce facteur étiologique agit en déterminant la rétention dans le sang des acides biliaires résorbés, qui, d'après les recherches de Traube et d'autres savants, peuvent, par leur action propre, alors même qu'ils ne seraient dans le sang qu'en minime proportion, déterminer l'atrophie jaune aiguë;

2° L'hydrémie propre à la grossesse, qui rend l'organisme moins apte à résister aux agents toxiques ;

3° L'affaiblissement de l'activité cardiaque, dû à la rétention des

(1) Mendel. *Intermittens vährend Schwangerschaft und Wochenbett*, « Monatsschr. f. Geburtsk. », Bd. XXXII, H. 1, p. 10.

(2) Barker, dans un mémoire intitulé : *Puerperal Malarial fever* (Am. Journ. of Obst., avril 1880), a apporté de notables documents à l'histoire symptomatique et thérapeutique de cette maladie.

(3) Davidson. « Monatsschr. f. Geburtsk. », Bd. XXX, H. 6, 1867, p. 465.

acides biliaires et qui vient par lui-même compromettre la fonction éliminatrice du rein.

L'ictère provoque souvent l'avortement en amenant la mort du fœtus. La relation de causalité qui existe entre l'ictère de la mère et la mort du fœtus est démontrée par l'ictère intense que présente le fœtus mort, par la constatation de l'existence, dans son sang, des acides biliaires, et par l'absence de toute autre cause capable d'expliquer sa mort. Après l'avortement, un ictère primitivement bénin peut, tout à coup, développer les lésions caractéristiques de l'atrophie jaune aiguë et revêtir tout le cortège clinique de cette affection (1). En pareille circonstance, on peut expliquer l'apparition subite des symptômes funestes par l'anémie et l'hydrémie, causées par l'hémorrhagie qui accompagne la parturition. Si l'on admet comme réelles les conclusions formulées ci-dessus à propos de l'étiologie ordinaire de l'ictère malin compliquant la grossesse, il faut considérer comme d'une indication urgente dans ces cas tout mode de traitement propre à favoriser l'élimination des acides biliaires retenus dans le sang ; celà par le rétablissement des fonctions excrétoires normales du rein. En recourant de bonne heure à des mesures bien appropriées, on peut, d'une façon complète ou partielle, prévenir l'accumulation des principes toxiques, à la rétention desquels paraissent liés des résultats aussi désastreux.

Maladies du cœur. — Les influences diverses qu'exerce sur la grossesse l'existence d'affections cardiaques dépendent entièrement du siège et de la nature de la lésion. Tandis que les conséquences d'une *myocardite* sont graves en raison de son incompatibilité avec le développement d'une hypertrophie nécessaire pour la compensation de lésions valvulaires; tandis que l'*endocardite* développée au cours de la grossesse présente une tendance marquée à prendre la forme ulcéreuse maligne (2), la *péricardite* n'a pas d'influence évidente sur la marche normale de la grossesse utérine (3).

L'endocardite *chronique* amène souvent des résultats graves dont la pathogénie peut, d'une manière générale, s'expliquer par le fait que l'hypertrophie cardiaque, qui suffisait à compenser des lésions préexistantes, n'est plus ni capable de vaincre les pressions artérielle et veineuse augmentées par le fait de la grossesse, ni de s'adapter elle-même aux variations soudaines de la tension vasculaire causées par l'acte même de la parturition.

L'augmentation de la tension artérielle, qui nécessite un surcroît

(1) Schrœder. « Lehrb. d. Geburtsh. », p. 366.

(2) Lebert. *Beitr. zur Casuistik der Herz und Gefaesskrankheiten im Puerperium*, « Arch. f. Gynaek. », Bd. III, 1872, p. 39.

(3) Porak. *De l'infl. récip. de la grossesse et des mal. de cœur*, 1880, p. 92.

d'activité cardiaque, est, en partie, due à la circulation utéro-placentaire nouvellement établie.

D'autres auteurs l'attribuent également à la compression momentanée de l'aorte par l'utérus gravide, tandis que Spiegelberg (1) estime qu'elle est pour une grande part déterminée par la pléthore de la grossesse et par la diminution de la cavité thoracique due au refoulement du diaphragme. Il existe aussi une cause importante de variations et de perturbations dans l'action du cœur, pendant le travail, qui dépend des brusques changements de pression attribuables aux contractions et aux relâchements alternatifs de l'utérus associés aux efforts respiratoires énergiques correspondants.

Spiegelberg (2), rapporte les symptômes d'insuffisance ou de rétrécissement aortiques, qui sont habituellement plus marqués dans les derniers mois de la grossesse, exclusivement aux désordres cardiaques dus à l'exagération de la tension artérielle. Il explique la disparition de ces symptômes, après l'accouchement, par le rétablissement de la pression normale.

Il considère les symptômes graves d'insuffisance mitrale, qui apparaissent souvent immédiatement après la parturition, comme imputables à la distension excessive du cœur droit par le sang qu'y fait refluer de force l'utérus en contraction. Fritsch (3) repousse cette théorie, et attribue les phénomènes pathologiques des affections mitrales, à l'accumulation de sang qui se produit dans les vaisseaux abdominaux soustraits récemment à la compression qu'exerçait sur eux l'utérus gravide. Il les attribue encore à la paralysie cardiaque résultant de l'insuffisance du sang et de la nutrition défectueuse du cœur qui en est la conséquence.

L'hydrémie, propre à l'état puerpéral, peut contribuer à cette insuffisance de la nutrition et concourir, avec les causes précédentes, à la production de la paralysie cardiaque.

Les symptômes associés aux *lésions valvulaires aortiques* s'accusent habituellement durant la seconde moitié de la gestation. Ce sont des palpitations, des phénomènes dyspnéiques et, dans des cas exceptionnels, l'avortement ou l'accouchement prématuré. Si la grossesse parvient au terme normal, les symptômes s'aggravent par le fait de l'accouchement, mais, pour disparaître immédiatement après.

Les *lésions valvulaires mitrales*, si elles sont légères ou compensées, peuvent ne révéler leur existence par aucun symptôme fonctionnel. Mais si la compensation est insuffisante, l'existence de la malade peut être sérieusement et parfois subitement compromise par la production,

(1) Spiegelberg. « Arch. f. Gynaek. », II 1871, p. 623.
(2) Spiegelberg. *Ueber d. Comp. des puerp. m. chron. Herzkr.*, Ibid., II., 1871, p. 233.
(3) Fritsch. *Die Gefahren d. Mitralisfehler*, Ibid., VIII, 1875, p. 381.

avant ou après l'accouchement, de congestions et d'œdèmes pulmonaires graves, d'ascite, d'albuminerie ou de métrorrhagie. Le fœtus peut mourir *in utero*, par le fait de métrorrhagies accidentelles ou de l'insuffisance de la nutrition due à l'oxygénation défectueuse du sang maternel. Les enfants dont les mères succombent à des lésions cardiaques, sont souvent imparfaitement développées et voués à une mort précoce. Le pronostic est basé sur l'état général de la malade. Il est aggravé par l'existence de lésions pulmonaires, créant un obstacle à la circulation dans les poumons, aussi bien que par les maladies des autres organes importants.

Les lésions mitrales ont un caractère de gravité beaucoup plus sérieux que les lésions aortiques; le rétrécissement mitral est spécialement dangereux (1).

Les femmes qui sont atteintes de lésions cardiaques d'une sévérité réelle doivent être dissuadées du mariage. Les indications, au point de vue du traitement médical, sont les mêmes que celles des maladies du cœur non compliquées par la coexistence d'une grossesse, Il faut administrer le chloroforme avec des précautions extrêmes, si on le donne pendant l'accouchement. La provocation de l'avortement ou de l'accouchement prématuré est justifiée par l'apparition de symptômes mettant en danger la vie de la mère.

Pneumonie lobaire aigue. — La pneumonie frappe plus rarement les femmes que les hommes. Néanmoins, le chiffre de la mortalité est plus considérable chez les premières. Ces faits doivent être présents à l'esprit de ceux qui recherchent les relations existant entre la pneumonie et la grossesse, pour leur faire éviter d'exagérer l'influence de celle-là sur celle-ci. La pneumonie n'est pas une maladie fréquente durant la gestation, mais elle en trouble la marche d'une façon très fâcheuse (2). Bien qu'une pneumonie très étendue puisse se terminer par une guérison parfaite, sans avoir mis en danger la vie de la mère ou de l'enfant (3), cette affection peut souvent amener l'avortement ou l'accouchement prématuré, et la fréquence de ces accidents augmente en proportion avec l'époque plus avancée de la grossesse. Le caractère de l'inflammation pulmonaire est de même plus grave dans les dernières périodes de la gestation, et l'accouchement produit un effet d'autant plus défavorable que la grossesse est plus près du terme (4).

(1) Porak. *Op. cit.*, p. 113; — Fritsch. *Op. cit.*, p. 383.

(2) Fasbender. *Ueber P. als Schwangersch. Complicat.*, etc., « Beitraeg. z. Geburtsh., » III, 1874, Sitzgsber., p. 54.

(3) Gusserow. *Fn. b. Schwangeren*, « Monatsschr. f. Geburtsk. », XXXII, H. 2, 1868, p. 93.

(4) Wernich. « Beitraeg. z. Geburtsh. », III, 1874, Sitzgsber., p. 56.

On pensait autrefois que le caractère malin de la pneumonie, pendant la grossesse, était dû à l'empiètement de l'utérus gravide sur l'espace thoracique, d'où l'impossibilité consécutive de la suractivité compensatrice nécessaire de la part des parties saines du poumon. Des recherches récentes ont démontré non seulement l'inanité de cette théorie (1), mais ont même fait considérer comme une chose probable qu'il existait durant la grossesse une augmentation des dimensions de la cavité thoracique (2).

Le caractère grave de la pneumonie intercurrente est aujourd'hui rapporté à l'hydrémie coexistante et à l'insuffisance dans laquelle se trouve le cœur, pauvrement nourri, de rétablir l'équilibre de la circulation pulmonaire troublée par l'hépatisation et par l'imperméabilité consécutive d'un vaste réseau capillaire. L'œdème pulmonaire causé par l'asthénie progressive du cœur conduit directement à la terminaison funeste.

L'accouchement lui-même, qu'il soit le fait d'un mécanisme spontané ou artificiel, met en grand danger la vie de la femme (3), en raison des exigences excessives qu'il impose à un cœur déjà défaillant, et de l'aggravation de l'hydrémie qui existait déjà. L'avortement, quand il se produit en pareilles circonstances, est dû à la mort du fœtus causée elle-même par l'oxygénation insuffisante du sang maternel, l'anémie placentaire liée à un apport insuffisant de sang dans le ventricule gauche, et à une température excessive de la mère (4). De l'influence funeste qu'exerce la parturition sur la pneumonie, nous pouvons conclure que la provocation de l'avortement ou de l'accouchement prématuré, dans les cas ordinaires, ne se trouve pas justifiée (5). Mais si le travail est déjà commencé, on doit hâter la terminaison par tous les moyens convenables.

Le traitement à instituer doit avoir pour but de fortifier l'action du cœur. Le cognac et le carbonate d'ammoniaque, la digitale et la quinine, méritent la plus grande confiance comme médicaments capables de bien remplir cette indication. Wernich recommande, dans le but de diminuer la dyspnée et la cyanose, une saignée prudente, et propose de recourir à la transfusion pour combattre le collapsus qui peut succéder à cette perte de sang (6).

Emphysème. — Pleurésie chronique. — Empyème. — Ces affections constituent des complications graves de la grossesse, parce

(1) Gusserow. *Op. cit.*, p. 88.
(2) Wernich. « Berlin. Beitraeg. z. Geb. », II, 1873, p. 249.
(3) Fasbender. *Op. cit.*, p. 55.
(4) Spiegelberg. « Lehrb. d. Geburtsh. », p. 265.
(5) Wernich. *Op. cit.*, p. 261.
(6) Schrœder. « Lehrb. d. Geburtsh. », p. 364.

qu'elles entraînent la dilatation du cœur et empêchent cet organe de régler heureusement son activité sur les variations de la tension vasculaire qui se produisent pendant l'accouchement et pendant l'état puerpéral. La provocation de l'avortement ou de l'accouchement prématuré peut trouver une indication dans l'existence de ces maladies, si les forces de la mère sont déprimées au point que celle-ci devient incapable d'amener la grossesse à son terme normal.

Phthisie tuberculeuse. — On croyait autrefois, à tort, que la grossesse conférait l'immunité contre la phthisie pulmonaire. Cette opinion reposait peut-être sur ce fait d'observation que les progrès d'une phthisie préexistante sont quelquefois retardés par l'évolution d'une grossesse (1).

Mais, selon Lebert (2), on n'observe ce résultat que dans un nombre restreint de cas. La plupart du temps, non seulement la grossesse hâte les progrès d'une phthisie déjà en puissance, mais encore elle précipite l'éclosion de la maladie. On observe plus communément cette dernière éventualité chez les personnes ayant des prédispositions héréditaire à la phthisie, ou chez celles qui ont déjà subi une première atteinte de tuberculose. L'influence qu'exerce la grossesse sur le développement et la marche de la phthisie est principalement marquée entre vingt et trente ans, bien qu'elle se fasse encore sentir entre trente et quarante ans. La phthisie arrivée à une période avancée empêche la conception, mais il n'en est pas de même d'une tuberculose au début.

L'*état puerpéral* facilite souvent le développement de la phthisie, surtout de la phthisie héréditaire, et habituellement, précipite le dénouement fatal lorsque la maladie est déjà déclarée Dans des circonstances tout à fait exceptionnelles cependant, la parturition et les suites de couches exercent une influence favorable sur la marche de l'affection. Il arrive souvent que des femmes ayant des prédispositions héréditaires au tubercule, y échappent pendant une première grossesse, pour en devenir les victimes à l'occasion d'une nouvelle gestation (3).

Bien que les femmes phthisiques puissent traverser sans danger la période de gestation et la période puerpérale, elles restent très affaiblies, et n'ont que rarement une quantité suffisante de lait pour nourrir leurs enfants.

Elles sont, en outre, souvent sujettes à l'avortement et à l'accouchement prématuré. Leurs enfants sont habituellement faibles et chétifs.

(1) Wernich. « Berlin. Beitraeg. z. Geb. », II, 1873, p. 251.

(2) Lebert. *Ueber Tab. d. weiblich. Geschlechtsorgane*, « Arch. f. Gynaek. », IV, 1872, p. 469.

(3) Spiegelberg. « Lehrb. d. Geburtsh., » p. 266.

Ils ne se développent que lentement et incomplètement et restent prédisposés aux affections pulmonaires.

Le traitement prophylactique présente seul quelques chances de succès dans les cas que nous envisageons. Les filles suspectes de prédisposition héréditaire à la tuberculose ne doivent pas se marier, puisqu'il importe qu'elles ne deviennent pas mères. S'il leur arrive d'avoir des enfants, elles ne doivent pas les nourrir.

Syphylis. — Lorsque la syphilis, qui est une complication fréquente dans la grossesse, est acquise au début ou pendant le cours de la gestation, elle est caractérisée par des symptômes initiaux extrêmement intenses, tandis que les accidents ultérieurs sont d'une bénignité remarquable (1). La durée de l'incubation est le plus souvent de quinze jours, mais elle peut se prolonger jusqu'à six semaines. Les accidents primitifs, qui sont beaucoup plus accusés que chez les femmes non gravides, peuvent intéresser le vagin, le col, les lèvres, les fesses et les cuisses. Ils consistent en gonflement, rougeur, ulcérations des muqueuses et de la peau; en œdème, eczéma, abcès folliculaires et parfois nécrose du tissu connectif. Ces phénomènes inflammatoires intenses peuvent être rapportés à l'hypernutrition des parties, et aux effets mécaniques du frottement. Les accidents secondaires, qui sont très bénins, consistent en adénopathies généralisées, en papules disposées au niveau et au pourtour des organes génitaux, en psoriasis palmaire et plantaire.

Mewis (2) prétend que l'accouchement exerce sur ces lésions une influence favorable, qui hâte habituellement leur disparition.

L'érythème, la pharyngite, l'alopécie, l'iritis et le mouvement fébrile manquent, ou sont très peu marqués. Les femmes enceintes doivent cette bénignité des accidents secondaires à l'amélioration que la grossesse produit dans leur nutrition générale.

La syphilis exerce une influence désastreuse sur le produit de la conception.

Si l'un des parents est atteint de syphilis constitutionnelle au moment du coït fécondant, la maladie est communiquée au fœtus.

Il est à peu près impossible qu'un fœtus infecté par l'élément reproducteur mâle puisse communiquer la maladie à sa mère saine.

Si la mère n'est pas infectée au moment de la conception, la syphilis contractée par elle pendant la grossesse ne peut se communiquer au fœtus.

Si le père est syphilitique, l'œuf est infecté par les spermatozoïdes malades.

(1) Sigmund. *Ueber d. Verlauf d. S. bei Schwangerschaft.*, « Wien. med. Presse », XIV, 1873, n° 1.

(2) Mewis. *Syphilis congenita*, « Ztschr. f. Geburtsh. u. Gynaek. », IV, 1879, 1. p. 62.

Si la mère est atteinte de syphilis constitutionnelle, l'œuf est déjà infecté.

Si le père et la mère sont tous les deux affectés de syphilis constitutionnelle, tous les deux lèguent également la maladie au fœtus (1). Le virus syphilitique ne traverse donc pas la cloison interposée entre le système vasculaire de la mère et celui du fœtus (2). Dans quelques rares exceptions à cette règle générale, la mère gagne la syphilis par le mécanisme qu'on a désigné sous le nom de choc en retour (3).

On observe une diminution progressive et continue dans l'intensité de la syphilis fœtale, directement proportionnelle à la longueur du temps qui s'est écoulé depuis le moment de l'infection des parents, dans les cas qui n'ont pas été modifiés par un traitement spécifique. Les parents chez lesquels la syphilis suit son cours normal, conservent la faculté de la transmettre à leurs enfants pendant une période de temps dont la durée est variable, mais dont la moyenne est de dix ans. La syphilis qui, chez les parents, reste à l'état latent, ne confère pas l'immunité au fœtus contre la maladie, bien que les chances de transmission soient diminuées. Les parents atteints d'accidents syphilitiques tertiaires peuvent, oui ou non, transmettre la maladie à leurs enfants, suivant que le virus, dont la présence antérieure a amené la formation des gommes, se trouve encore dans l'organisme, ou qu'il a été éliminé par les agents mercuriels (4). Suivant l'intensité variable de l'influence exercée par l'hérédité, le fœtus peut périr *in utero*, sa mort aboutissant à l'avortement ou à l'accouchement prématuré, ou bien naître vivant, mais il est destiné à mourir de bonne heure. Il peut ne présenter des accidents syphilitiques qu'après une période de temps qui varie de plusieurs semaines à plusieurs années. La conception qui survient durant les premières années qui suivent l'infection syphilitique des parents se termine presque toujours par l'avortement ou l'accouchement prématuré, dont les causes résident soit dans une nutrition défectueuse du fœtus, soit dans l'élévation de la température maternelle causée par la fièvre syphilitique, soit dans la dégénérescence syphilitique du placenta fœtal. Cette lésion consiste, selon Mewis (5), dans des altérations d'origine inflammatoire développées dans la tunique interne des vaisseaux sanguins. Le même auteur déclare qu'il existe des lésions semblables dans la tunique interne des vaisseaux ombilicaux. Les autres lésions syphilitiques observées dans le placenta consistent soit dans la dégénérescence granuleuse

(1) Kassowitz. *Die Vererbung d. Syphilis*, Stricker's « Med. Jahrb. », p. 372.
(2) Kassowitz. *Loc. cit.*, p. 425.
(3) Fraenkel. *Ueber Placentarsyphilis*. « Arch. f. Gynaek. », V, 1873, p. 44.
(4) Kassowitz. *Loc. cit.*, p. 451.
(5) Mewis. *Loc. cit.*, p. 42.

des villosités placentaires, avec oblitérations des vaisseaux sanguins, soit dans les altérations pathologiques désignées sous les noms d'*endométrite placentaire gommeuse* et d'*endométrite déciduale* (1). (Pour des détails plus complets sur la syphilis placentaire, *voir* le chapitre sur les Maladies du placenta).

Toute femme qui, au moment de la conception, est ou a été atteinte de syphilis constitutionnelle, devra être soumise immédiatement au traitement mercuriel, et de préférence à la méthode des onctions. Il est bon de suivre cette pratique, même lorsqu'on ne constate aucune manifestation spécifique momentanée, dans le but de prévenir les effets souvent désastreux d'une syphilis latente. Mais si la maladie était contractée pendant les derniers mois de la grossesse, le traitement peut être réduit à de simples mesures palliatives jusqu'après la parturition, puisque la syphilis maternelle ne peut dans ce cas exercer aucune influence fâcheuse sur la vie de l'enfant. Aux accidents primitifs ou secondaires des parties génitales, on devra opposer un traitement convenable dans le but de prévenir la contamination de l'enfant au moment de l'accouchement.

CHORÉE PENDANT LA GROSSESSE. — La chorée, complication rare de la grossesse, atteint surtout les primipares, et particulièrement celles qui sont sous le coup d'une prédisposition héréditaire. Barnes (2) n'a pu réunir que cinquante-six cas et Fehling (3) seulement douze cas nouveaux, dans tout le domaine de la littérature obstétricale.

De véritables lésions organiques du cerveau sont considérées par Spiegelberg (4) comme constituant la *cause réelle* de la maladie. Mais au sujet des autres conditions pathogéniques, il existe des divergences d'opinion très considérables. Selon Goodell (5), les mouvements choréiques sont d'ordre réflexe et doivent être imputés au défaut de nutrition du système nerveux central, causé par l'hydrémie de la grossesse. La coïncidence de la chorée et de lésions organiques du cœur a été fréquemment observée; et la présence de végétations fibrineuses, constatée dans certains cas sur les valvules aortiques et mitrales, milite en faveur de l'opinion de certains auteurs que l'embolie est un des processus étiologiques de la chorée. Barnes (6) repousse cette manière de voir et appelle l'attention sur l'action pathogénique probable d'une myelite. La frayeur et d'autres émotions intenses peuvent agir comme causes occasionnelles de la maladie.

Les mouvements convulsifs qui apparaissent durant la gestation,

(1) Fraenkel. *Op. cit.*, p. 52.
(2) Barnes. « Trans. of the Obst. Soc. of London », X, 1869, p. 147.
(3) Fehling. « Arch. f. Gynack. », VI, 1874, p. 137.
(4) Spiegelberg. « Lehrb. », p. 255.
(5) Goodell. « Am. Journ. of Obst. », mai 1870, p. 149.
(6) Barnes. *Loc. cit.*, p. 179.

ne diffèrent pas de ceux qui sont propres à la chorée en dehors de cet état. Ils sont habituellement bilatéraux. Dans la majorité des cas, les contractions musculaires se manifestent dans les premiers mois de la grossesse et durent jusqu'à la terminaison de l'accouchement.

Dans quelques rares circonstances, on les voit cesser au début du travail. Dans des circonstances encore plus exceptionnelles, les mouvements choréiques peuvent soit cesser avant la délivrance, soit persister pendant la période des suites de couches. L'albuminurie et le diabète sucré, tous les deux transitoires, constituent parfois des complications inexpliquées de la chorée gravidique ; les phosphates et les urates se trouvent dans l'urine en quantité anormale. L'avortement et l'accouchement prématuré, en raison des secousses répétées éprouvées par l'utérus, constituent des éventualités très communes.

La chorée exerce une influence fâcheuse sur la marche de la grossesse (1), qu'elle interrompt dans la proportion de la moitié des cas d'après le nombre des faits connus. Sur les cinquante-six recueillis par Barnes (2), dix-sept fois la mort de la mère a été la conséquence de la maladie. Cette terminaison funeste pouvait être habituellement rapportée à l'action musculaire excessive, ou à l'hémiplégie due aux lésions graves du cerveau ou de la moelle. La vie de l'enfant est moins souvent en péril, mais l'enfant lui-même est fréquemment atteint de chorée.

Le traitement consiste à administrer le fer et la quinine, et à modérer l'excitabilité réflexe par l'usage prolongé du bromure de potassium. Au moment de l'accès, le chloroforme, le chloral et les injections hypodermiques de morphine ont pu être de quelque utilité. Si les médicaments palliatifs restent inefficaces, en raison du caractère de gravité de l'affection, le travail artificiellement provoqué, ou même l'avortement sont indiqués.

Opérations chirurgicales pendant la grossesse. — Massot (3), se fondant sur l'observation d'un nombre considérable de cas, déclare que les opérations chirurgicales courantes n'influencent pas défavorablement la marche de la grossesse, à moins qu'elles ne troublent d'une façon permanente la circulation utérine, ou que, par une irritation réflexe, elles ne mettent en jeu les forces musculaires de l'utérus. Or tel est, le plus souvent, le résultat produit par les opérations spécialement pratiquées sur les organes génitaux internes ou externes.

(1) Goodell. « Am. Jour. of Obst. », VIII, p. 168.

(2) Barnes. « Trans. of. the Obst. Soc. of London », X, 1869.

(3) Massot. *Ueber d. Einfluss traumat. Einwirk. auf d. Verlauf der Schwangerschaft*, Schmidt's « Jahrb. », 1874, 164, p. 266.

Cohnstein (1) établit, comme résultat de ses recherches, qu'après les opérations et les blessures, la grossesse se termine normalement, dans la proportion de 54,5 p. 100, d'une façon générale.

L'interruption de la grossesse fut déterminée :

(*a*) Par l'époque de la grossesse où l'opération fut pratiquée; — l'interruption s'étant produite plus fréquemment, comme résultat des opérations chirurgicales, au troisième, au quatrième et au huitième mois ;

(*b*) Par le siège de l'opération ;—l'expulsion prématurée résulta, dans les deux tiers des cas, d'opérations pratiquées sur les organes génito-urinaires ;

(*c*) L'étendue de la lésion ; — l'accident ayant succédé avec une fréquence relativement considérable aux amputations, désarticulations et ovariotomies ;

(*d*) Par le nombre des enfants; — la fausse couche étant survenue à l'occasion des grossesses multiples, avec une régularité fatale.

L'âge de la femme ne paraît posséder aucune influence réelle. — L'avortement résulte directement, dans ces conditions, d'une irritation réflexe, ou de la mort du fœtus due à l'hémorrhagie, ou à l'infection septicémique de la mère. Le pronostic, quant à la mère, dépend beaucoup de l'époque à laquelle se déclare le travail. La mortalité causée par l'accouchement, s'il a lieu à terme, est insignifiante; — pour les avortements et les accouchements prématurés, la proportion des morts d'après Cohnstein, est de trente-trois pour cent.

Les causes de la mort de la mère les plus fréquentes sont : le choc, la péritonite, la septicémie, l'hémorrhagie et l'œdème pulmonaire. En raison des dangers sérieux que font courir les opérations de quelque importance, on peut formuler, comme une loi générale, que l'intervention chirurgicale qui n'est pas commandée par des lésions pouvant s'aggraver par le retard doit être différée jusqu'après l'accouchement. Mais les états pathologiques dont l'évolution est précipitée par la grossesse, ou dont l'existence crée un obstacle mécanique au travail, doivent être, de bonne heure, l'objet d'un traitement chirurgical. Cette remarque s'applique surtout aux productions carcinomateuses développées sur un point quelconque du corps et aux tumeurs intra-pelviennes.

Le moment choisi pour l'opération ne doit pas être celui de l'époque des règles, puisque c'est à cette période que se produit habituellement l'avortement (2). Pour des raisons analogues, on conseille de ne point

(1) Cohnstein. *Ueber chirurg. Op. bei Schwangeren*, Volkmann's « Samml. klin. Vortr. », n° 59, 1873, p. 493.

(2) Spiegelberg. « Lehrb. d. Geburtsh. » p. 268.

opérer pendant le troisième, le quatrième et le huitième mois. Massot (1) est d'avis que les agents anesthésiques, lorsqu'on les emploie au cours des opérations pratiquées sur les femmes enceintes, exercent sur la vie de l'enfant une influence plutôt favorable que nuisible en diminuant l'irritabilité réflexe.

ANOMALIES TENANT A L'UTÉRUS

Utérus double. — L'utérus double s'observe sous différentes formes. Le corps et le col de l'organe peuvent être doubles, le vagin constituant une cavité unique.

Le corps peut être double, tandis que le col et le vagin sont simples.

L'utérus, quoique double, peut n'avoir qu'un col unique s'ouvrant dans un vagin double, la cloison commençant à l'orifice interne; ou bien le corps, le col et le vagin peuvent être doubles dans leur totalité.

Toutes ces formes permettent la gestation normale, soit dans une des cavités seulement, soit dans les deux simultanément, pourvu que chacune des moitiés du canal génital soit suffisamment développée.

Si, cependant, le septum médian s'étend jusqu'à l'entrée du vagin, il est extrêmement rare d'observer simultanément la gestation dans chacune des moitiés (2).

Si la gestation s'opère dans une des moitiés seulement de l'utérus double, il se développe dans l'autre moitié une véritable caduque, qui est expulsée à la fin de la grossesse.

L'utérus double est moins sûrement diagnostiqué pendant la grossesse qu'après ou avant, mais il est, d'ordinaire, facilement reconnu. La duplicité du vagin n'indique pas nécessairement l'existence d'un utérus double; cependant si on rencontre deux vagins, chacun terminé par un orifice cervical, l'existence d'un utérus double peut être affirmée.

Si un col double s'ouvre dans un vagin unique, il peut indifféremment exister un seul ou deux corps utérins.

Lorsque la grossesse s'établit dans une seule corne, le développement de l'utérus est nettement unilatéral et l'existence d'une grossesse simple peut être déterminée par les procédés d'explorations combinés avec le cathéterisme utérin. Dans les cas d'utérus double avec col et vagin uniques, le diagnostic repose essentiellement sur le fait du développement unilatéral de l'utérus et de la dépression déterminée sur le fond et le corps de l'utérus par l'insertion du septum. La forme de l'utérus double est bien plus manifeste pendant les contractions qui

(1) Massot. *Loc. cit.*, p. 267.
(2) Schrœder. « Lehrb. d. Geburtsh. », p. 376.

suivent ou accompagnent le travail (1). On discute encore sur le point de savoir si l'utérus double favorise l'avortement et l'accouchement prématuré. D'ordinaire, cependant, les symptômes et la marche de la grossesse ne sont pas influencés par cette malformation. L'indépendance fonctionnelle des deux moitiés est complètement démontrée par le fait que, dans l'accouchement gémellaire, le travail ne débute nécessairement pas en même temps dans chacune des moitiés.

Dans les cas de grossesse unilatérale, le rapport des présentations du sommet à celles du siège est, d'après Schatz, comme 21 : 2.

Le travail laborieux (*tedious*), dans les cas d'utérus double, peut résulter de l'atonie de l'organe, attribuable à l'imparfait développement musculaire de la corne gravide, à sa déviation hors de l'axe pelvien ou à l'obstruction produite par la corne vide. L'hémorrhagie, *post-partum*, peut résulter de l'inertie utérine ou de l'insertion du placenta sur le septum, dont l'imparfait développement empêche l'énergique et parfaite contraction.

Antéversion et antéflexion. — L'antéversion, qu'on rencontre normalement dans l'utérus à l'état de vacuité, est exagérée par l'accroissement du poids du corps de l'organe devenu gravide, mais cette déviation se rectifie d'ordinaire par le développement graduel et l'ascension de l'utérus. Dans les cas exceptionnels, l'antéversion persiste après le quatrième mois et détermine du ténesme vésical, de la dysurie ou de l'incontinence. Néanmoins on ne voit pas se produire nécessairement l'incarcération utérine; les troubles, relativement bénins, disparaissent si l'on régularise la défécation, si l'on remet en place le fond de l'utérus, si l'on prescrit à la malade le décubitus dorsal ou si l'on applique un pessaire approprié.

Dans la dernière période de la grossesse, l'antéversion combinée à l'antéflexion peut de nouveau apparaître et produire la difformité connue sous le nom d'*abdomen pendulum*. Elle est alors due au maintien insuffisant de l'utérus par les parois abdominales. Le défaut de résistance et de tonicité de ces parois doit être rapporté à leur relâchement, plus marqué chez les multipares, à l'écartement des muscles droits, ou à l'existence d'anciennes cicatrices produites par des opérations ou des traumatismes. Le déplacement est encore favorisé par la lordose lombaire et par les rétrécissements du bassin qui empêchent la descente normale de l'utérus dans l'excavation.

Dans les cas extrêmes d'abdomen pendulum, le fond de l'utérus ayant écarté les muscles droits s'abaisse, recouvert seulement par l'aponévrose et la peau, jusqu'aux genoux ou peu s'en faut, gênant

(1) Schatz. *Mitth. aus. d. Läpz. Geb. Klinik u. Poliklin. A. f. Gynaek.*, II, 1871, p. 297.

ainsi notablement la locomotion. La compression qu'il exerce produit aussi de l'œdème des parois abdominales, du ténesme vésical et de la douleur au niveau du tégument distendu. Ces troubles disparaissent lorsqu'on remet l'utérus en place et qu'on applique un bandage abdominal convenable.

Rétroversion. — La rétroversion, forme relativement rare de déplacement de l'utérus gravide, se corrige habituellement seule, pendant les premiers mois de la grossesse. La réduction spontanée peut ne point se produire, si, le fond de l'utérus étant retenu sous le promontoire, jusqu'après le troisième mois, le col se recourbe à angle aigu; la rétroversion se transforme alors en rétroflexion.

Rétroflexion. — La rétroflexion se produit rarement chez les nullipares, mais souvent elle rend stériles celles qui en sont affectées. C'est une des formes les plus fréquentes de déplacement utérin chez les femmes qui ont eu des enfants, quoique d'ordinaire, dans ce cas, cette déviation ne les empêche pas de redevenir enceinte.

Lorsque la grossesse s'établit dans un utérus en rétroflexion, ce dernier, d'habitude, s'élève au-dessus du pelvis et finit par se mettre en antéversion vers le quatrième mois. Dans quelques cas, cependant, le déplacement amène de la congestion de la muqueuse, de la métrite et l'avortement. Dans d'autres cas encore, le fond de l'organe ne remonte point au-dessus du promontoire à l'époque habituelle, et alors, ou bien les symptômes de rétroflexion avec *incarcération* se développent lentement, ou bien il se produit cette forme de rétroflexion connue sous le nom de *rétroflexion partielle* ou rétroflexion de la seconde moitié de la grossesse.

Celle-ci consiste dans la division de la cavité utérine en deux poches. De ce double diverticulum, l'un est antérieur, l'autre postérieur. Le *diverticulum antérieur* est produit par le développement plus rapide de la paroi utérine antérieure, qui a vaincu des résistances relativement moindres; il contient la plus grande partie du fœtus. La paroi postérieure de l'utérus concourt d'une façon prédominante à la formation du *diverticulum postérieur*, et contient habituellement la tête fœtale.

Cette forme particulière de déplacement utérin peut se réduire spontanément pendant la grossesse. Elle peut persister jusqu'au moment de la délivrance, sans déterminer de symptômes importants, sauf du ténesme vésical et rectal, avec dysurie et défécation douloureuse. Elle est, dans ce dernier cas, matériellement incompatible avec l'accouchement, d'autant que le col, qui est déplacé en haut et en avant, derrière la symphyse, n'est pas situé dans l'axe du bassin, et que le diverticule pelvien est poussé par la contraction utérine contre le périnée et la paroi postérieure du vagin.

Même en une telle circonstance, la nature peut ramener l'utérus à sa situation normale; mais, à défaut de ce redressement spontané, il devient indispensable d'opérer la réduction en repoussant en haut le diverticule postérieur avec la main introduite dans le rectum, tandis que la poche antérieure est repoussée en bas au moyen de pressions sur l'abdomen et de tractions exercées sur le col; ou bien, si la version est praticable, l'abaissement du siège laissera la place nécessaire au dégagement de la tête emprisonnée dans le cul-de-sac inférieur.

RÉTROFLEXION DE L'UTÉRUS GRAVIDE AVEC INCARCÉRATION. — Quoique cette forme de rétroflexion se développe habituellement de la manière lente et graduelle précédemment décrite, elle peut, dans des circonstances rares, se produire rapidement, par une compression subite ou une secousse de l'abdomen.

Les *symptômes*, qui sont, dans l'un et l'autre cas, essentiellement semblables, diffèrent absolument dans la rapidité inverse de leur développement. Ils résultent de la compression exercée par l'utérus déplacé sur les viscères et les tissus intra-pelviens. — Ce sont : la *dysurie* pouvant amener jusqu'à la *rétention complète de l'urine* par compression de l'urèthre, — le *ténesme vésical*, — l'*incontinence d'urine*, — la *défécation douloureuse*, — la *constipation* ou l'*obstruction intestinale*, — de violentes *douleurs* dans les régions sacrée et lombaire, qui s'arradient dans les cuisses; et, dans les cas graves, des *vomissements* avec tout le cortège symptomatique de l'*ileus*.

L'*avortement*, suivi de la réduction spontanée de l'utérus et du rétablissement de la malade, peut survenir même encore à ce moment.

L'incarcération peut, malgré tout, persister, et une *métrite* violente, une *paramétrite* ou une *péritonite* généralisée peuvent entraîner un dénouement fatal. Dans des cas rares, on peut voir se produire la *gangrène* de l'utérus et du vagin.

La mort peut aussi résulter indirectement des processus pathologiques engendrés dans la vessie par la rétention et la décomposition de l'urine. Ces différents processus morbides sont ceux de la *cystite*, compliquée quelquefois d'inflammations gangréneuses et diphtéritiques de la muqueuse vésicale et des couches plus profondes, lesquelles peuvent amener la septicémie ou la rupture de la vessie. La mort peut en outre être le résultat de la congestion passive des reins et de l'urémie.

Le *diagnostic* de la rétroflexion utérine avec incarcération est basé sur les caractères cliniques qui précèdent; — la tumeur abdominale fluctuante, qui fournit de grandes quantités d'urine par le cathétérisme ou la ponction; — l'œdème de la vulve; — la présence dans le cul-de-sac de Douglas d'une tumeur présentant la consistance caractéristique du tissu utérin; — la position du col et du méat urinaire en arrière et en haut de la symphyse ; — enfin, la distension du périnée par le fond de l'utérus.

La distinction entre l'incarcération de l'utérus et la grossesse extra-utérine est quelquefois difficile et nécessite une exploration bimanuelle complète, aidée, dans le cas de sensibilité exagérée de l'abdomen, de l'emploi des anesthésiques.

La *réduction* de l'utérus, qui est naturellement l'objectif principal du traitement, doit être, dans tous les cas, précédée de l'évacuation de la vessie. Celle-ci s'opère d'habitude sans grande difficulté au moyen *de la sonde d'homme fortement incurvée*, à condition qu'on se souvienne que l'urèthre est ordinairement déjeté quelque peu vers un côté. Veit (1), dans toute une série de soixante-dix à quatre-vingts cas, a trouvé le cathéterisme toujours praticable. Lorsque ce moyen échoue après des efforts bien dirigés, la ponction est autorisée. Dans ce but, une aiguille aspiratrice, qui ne devra pas être d'un trop petit calibre, sera poussée à travers les parois abdominales, à trois pouces environ au-dessus de la symphyse. En pratique, cette opération est démontrée à peu près exempte de dangers, bien que le risque possible d'une infiltration d'urine doive être considéré comme un obstacle à son usage inconsidéré.

La réduction de l'utérus devra être tentée, la malade étant endormie dans la position du décubitus latéral de Sims (2). La pression doit être exercée par quatre doigts introduits dans le vagin ou le rectum. Barnes (3) recommande d'incliner le fond de côté, de façon à le dégager de la saillie du promontoire. Il peut arriver que la première tentative ne donne qu'un succès partiel, tandis que la même manipulation pratiquée à nouveau après douze ou vingt-quatre heures, sera suivie d'une réduction parfaite (Veit). Il est possible que l'évacuation de la vessie et du rectum suffise pour amener la réduction spontanée ; mais l'expectation est difficilement recommandable, tout à la fois à cause de l'incertitude de ses résultats et de la prolongation des souffrances de la malade.

Dans des circonstances exceptionnelles, la réduction de l'utérus peut être empêché par des adhérences d'origine inflammatoire ou par tuméfaction secondaire de l'organe déplacé. L'avortement provoqué devient alors une nécessité impérieuse, et il faut y procéder soit par les méthodes ordinaires, soit par la ponction de l'utérus.

L'introduction d'une sonde utérine ou d'un cathéter flexible est rare-

(1) Veit. *Ueber die retroflexion der Gebaermutter in den spaeteren Schwangerschaftsmonaten*, Volkmann's « Samml. klin. Vortr. », n° 170, p. 1363.

(2) Si l'on n'endort pas la malade, on doit essayer de la position génu-pectorale pour une réduction qui s'annonce comme difficile.

(3) Barnes. *Oper. Obst.*, 3ᵉ édit. améric., p. 276.

ment praticable. Dans un cas rapporté par P. Müller (1) dans lequel la rétroversion était complète, le fond de l'utérus pressant sur le périnée et le col regardant directement en haut, l'auteur eut recours au procédé ingénieux que voici. Il sépara le bout d'un cathéter d'argent pour homme et en fixa l'extrémité à un crochet. Ayant réussi à passer celui-ci dans le col, il introduisit une tige de catgut à travers le tube, jusqu'entre les membranes et l'utérus. Après douze heures, durant lesquelles le catgut fut laissé *in situ*, l'expulsion du fœtus eut lieu. Si le cathéterisme ne peut être pratiqué par l'une des méthodes précédentes, la ponction de l'utérus avec un fin trocart, aidée des précautions antiseptiques, est un procédé d'une innocuité démontrée, et, en produisant l'évacuation d'une certaine quantité de liquide amniotique, elle constitue un procédé sûr pour provoquer l'avortement.

Prolapsus de l'utérus gravide. — Dans quelques cas rares, l'utérus normal, devenu gravide peut être affecté de prolapsus durant les premiers mois de la gestation, par le fait d'une violence mécanique, et son déplacement subit peut aboutir à l'avortement par congestion ou hémorrhagie utérine. Mais, habituellement, la chute de l'utérus ne s'observe, au cours de la grossesse, que lorsqu'elle date déjà d'une époque antérieure à la conception. En outre, elle est d'observation plus commune chez les multipares.

Un léger degré de prolapsus disparait momentanément par l'effet du mouvement ascensionnel de la matrice. Mais une procidence très accusée, ayant eu comme conséquence la sortie à travers le vagin d'une portion ou de la totalité de l'utérus, s'accompagne d'ordinaire de symptômes d'incarcération qui aboutissent à l'avortement. Il n'existe même pas à notre connaissance une seule observation d'une grossesse ayant évolué jusqu'au terme normal, avec un utérus sorti en totalité de la cavité vaginale.

L'*hypertrophie* sus ou sous-vaginale du col peut simuler la chute de la matrice. Cette condition pathologique n'entraîne aucune complication fâcheuse, à moins qu'elle ne provoque la rigidité de l'orifice utérin, la lenteur de l'accouchement et l'inertie utérine. Mais, lorsqu'elle est très marquée, la portion vaginale du col se trouve convertie en une masse molle, semblable à un polype, qui, par le frottement et l'irritation continuelle qu'elle subit, peut engendrer des conditions d'avortement.

Il faut bien prendre garde de confondre cette hypertrophie avec une chute de la matrice, parce que les manœuvres qu'on ferait en vue de la réduire, pourraient s'accompagner d'une irritation suffisante pour amener l'accouchement prématuré. L'amputation du col hypertrophié, pratiquée au troisième mois, ne trouble pas fatalement la

(1) P. Müller. *Zur Therapie der Retroversio Uteri gravidi*, « Beitr. z. Geburtsh. », Bd. III, p. 67.

marche de la grossesse. Elle est même indiquée dans les cas graves, en raison de l'influence fâcheuse que l'hypertrophie du col peut exercer sur l'utérus gravide et la parturition elle-même.

Lorsqu'il y a prolapsus véritable, même léger, on doit favoriser l'ascension normale de l'utérus en conseillant d'éviter toute espèce de fatigue et en cherchant à régulariser les selles et les mictions. Dans les cas plus sérieux, il faut tâcher de replacer la matrice dans sa situation normale et essayer de la maintenir à l'aide d'un tampon bien approprié. Spiegelberg (1) conseille l'emploi d'un tampon d'ouate trempé dans la glycérine, maintenu par un bandage périnéal et renouvelé à de courts intervalles.

La réduction du déplacement doit être faite avec précaution pour éviter que le fond de l'utérus ne soit arrêté au-dessous du promontoire et que le prolapsus ne soit converti en rétroflexion. Lorsque l'incarcération se trouve déjà effectuée et que les parties sont le siège d'un gonflement considérable, on peut d'abord diminuer leur volume en faisant des scarifications et ensuite tenter la réduction. Si celle-ci ne réussit pas, on provoquera l'avortement avant que l'incarcération n'ait définitivement compromis la vitalité des tissus pelviens.

Prolapsus du vagin. — Un faible degré de prolapsus du vagin se produit plus fréquemment chez la femme enceinte que le prolapsus de la matrice. Mais les cas les plus accusés de prolapsus vaginaux se compliquent habituellement de chute de l'utérus. La paroi vaginale antérieure est habituellement comprise seule dans le prolapsus ; il peut néanmoins arriver que ce soit la paroi postérieure qui seule ait accompli le mouvement de descente ou que les deux parois l'aient accompli simultanément. Ce déplacement fait subir à la vessie et au rectum des tiraillements qui déterminent une irritation de ces organes et de la vulve. En outre, au moment de la parturition, le vagin prolabé constitue un obstacle à l'expulsion, et peut, en raison de ce fait, être soumis à un degré de compression incompatible avec la conservation de sa vitalité. Le traitement consiste à bien régulariser les garde-robes, à soutenir le vagin à l'aide de tampons d'ouate et un bandage périnéal ou à l'aide seulement de ce dernier. Au moment du travail, et durant l'intervalle des contractions, il faut insister sur les tentatives de réduction du prolapsus vaginal. Si ces efforts sont suivis de succès, on maintiendra le vagin en place jusqu'à ce que la descente de la tête soit effectuée. Si la réduction demeure impossible, on devra recourir à une application de forceps pour éviter les effets désastreux que produirait une compression excessive des tissus vaginaux ; et les tractions devront être opérées de façon à éviter le plus possible le traumatisme de la paroi antérieure du conduit.

(1) Spiegelberg. « Geburtsh. », p. 278.

Hernies de l'utérus gravide. — Bien que les hernies de l'utérus à l'état de vacuité soient très rares, elles s'observent néanmoins plus fréquemment que celles de l'utérus gravide. Les variétés sous lesquelles elles se présentent d'ordinaire sont les variétés ombilicale et ventrale. Les hernies utérines fémorales et inguinales, aussi bien que celles qui se font à travers le trou ovale et la grande échancrure sciatique, s'observent également. Le sac des hernies ventrales est souvent constitué par le relâchement et la distension des cicatrices étendues des parois abdominales telles que celles qui résultent d'ovariotomies, de gastrotomies, ou de l'écartement des muscles droits.

Les hernies utérines inguinales et fémorales, sont ou congénitales ou consécutives à des hernies de l'ovaire et de l'épiploon, lorsqu'il existe des adhérences entre ceux-ci et l'utérus.

On a observé que la grossesse se présentait le plus fréquemment dans la hernie inguinale, puis dans les ombilicales, et le plus rarement dans les hernies fémorales (1). Jamais, elle ne s'est rencontrée dans les cas où l'utérus était hernié à travers le trou ovale et la grande échancrure sciatique. La grossesse, dans les cas de hernie fémorale ou inguinale aboutit toujours à l'avortement ou à l'accouchement prématuré.

Le diagnostic en est facile en raison des considérations suivantes : — le siège de l'utérus hors de sa situation normale, — la forme et la consistance de la partie herniée, — les signes physiques fournis par l'auscultation et la percussion, — enfin le déplacement du vagin vers le point où s'est faite la hernie.

Quand on la reconnaît de bonne heure, on doit, si c'est possible, ramener l'utérus dans sa position normale, et le maintenir réduit à l'aide d'une pelotte convenablement choisie. Si la réduction reste impossible, il faut provoquer l'avortement qui se produirait infailliblement plus tard et dans des conditions moins favorables. Quand le produit de la conception est déjà assez développé, la réduction et l'accouchement spontané ou artificiel ne peuvent qu'exceptionnellement s'accomplir, à moins que l'anneau herniaire ne soit préalablement divisé. Mais cette intervention elle-même peut rester inefficace, et dans ce cas, il faut recourir à l'hystérectomie comme dernière ressource.

(1) Spiegelberg. « Geburtsh. », p. 280.

CHAPITRE XV

MALADIES DE LA CADUQUE. — MALADIES DE L'ŒUF

Endométrite déciduale : 1° chronique ; 2° tubéreuse ; 3° catarrhale. — Anomalies du *placenta* : dans la forme, la position, le développement, la circulation. — Placentite. — Dégénérescences. — Syphilis. — Anomalies de l'amnios et du liquide amniotique. — Hydramnios. — Défaut de liquide amniotique. — Anomalies du cordon ombilical : torsion, nœuds, hernies, enroulement, kystes, sténose des vaisseaux, insertion marginale. — Môle hydatiforme.

Endométrite déciduale. — La congestion normale de la muqueuse utérine qui accompagne la conception et qui aboutit à la formation de la caduque peut, sous l'influence de l'excitation amenée par des causes irritantes nombreuses, dégénérer en une endométrite. L'inflammation peut présenter un caractère aigu, ainsi que cela se produit fréquemment dans le choléra asiatique et plusieurs autres maladies infectieuses (1), ou bien elle peut avoir une évolution chronique et offrir trois formes cliniques distinctes sous lesquelles on peut l'envisager.

1° Endométrite chronique diffuse. — Ce n'est pas ordinairement chose facile que de déterminer les causes de cette forme d'endométrite. On pense qu'elle peut se développer, dans certains cas, à la suite d'une inflammation préexistante à la conception. On la fait également dériver de l'infection syphilitique (2), d'un exercice immodéré du coït (3), d'une inflammation secondaire causée par la mort du fœtus et par son séjour prolongé dans la cavité utérine (4).

Les modifications anatomiques qui caractérisent cette variété de l'endométrite consistent essentiellement dans l'épaississement et l'induration de la caduque, dus au développement plus ou moins étendu d'éléments connectifs nouveaux et à la prolifération des éléments cellulaires de la muqueuse. Hegar et Maier (5) ont constaté dans des caduques hypertrophiées la présence de formations kystiques. Kaschewarowa a découvert, dans la texture de la membrane déciduale, des fibres lisses nouvellement développées et hypertrophiées (6). — On rencontre aussi, fréquemment, des extravasations au sein des éléments hyperplasiques (7).

Les processus morbides peuvent atteindre isolément la caduque vraie ou la caduque réfléchie, ou les frapper toutes les deux en

(1) Slavjansky. « Arch. f. Gynack. », IV, p. 285.
(2) Fränkel. « Arch. f. Gynaek. », V, 1873, p. 53.
(3) Kaschewarowa. Virchow's « Arch. » 1868, vol. XLIV, p. 113.
(4) Schrœder. « Geburtsh. », 6e édit., p. 392.
(5) Spiegelberg. « Geburtsh. », p. 301.
(6) Kaschowarowa. *Loc cit.*, p. 111.
(7) Eigenbrod und Hegar. « Monatsschr. f. Geburtsk. », vol. XXII, 1863, p. 161.

même temps; n'intéresser qu'une de leurs parties, ou les affecter dans leur totalité. Lorsque l'hyperplasie de la muqueuse ne prend naissance que dans les derniers mois de la gestation, qu'elle suit une évolution essentiellement chronique, qu'elle se confine dans des limites assez étroites, ou qu'elle ne touche pas à la caduque placentaire, la grossesse est passible d'une terminaison normale. Mais quand l'endométrite apparaît dès le début, qu'elle affecte une forme aiguë et hémorrhagique, qu'elle s'accompagne d'un décollement partiel de la caduque, ou qu'elle intéresse la caduque placentaire, elle provoque souvent l'avortement ou l'accouchement prématuré, soit par la mort du fœtus, qu'elle cause par l'obstacle qu'elle crée à sa nutrition (1), soit en déterminant les contractions réflexes de la matrice. Dans les deux cas, la parturition peut être prolongée par suite de la lenteur du décollement de la muqueuse, celle-ci, grâce aux éléments embryonnaires et aux fibres musculaires nouvellement développées, ayant pu contracter des adhérences avec les tissus plus profonds de l'utérus. Si la caduque placentaire est comprise dans le processus pathologique, le décollement du placenta ne peut s'opérer que difficilement, et son expulsion s'accompagne d'hémorrhagies abondantes.

2° Endométrite tubéreuse et polypeuse. — L'étiologie de cette variété d'inflammation de la caduque reste encore enveloppée d'obscurité. Virchow qui, le premier, a décrit les modifications qui nous occupent (2), a vu dans la syphilis un agent capable de produire cette affection. On a également pensé qu'il existait entre elle et une endométrite préexistante une relation de cause à effet. Gusserow (3) suggère l'idée que la conception, se produisant immédiatement après un accouchement récent, peut exciter la muqueuse utérine, pourvue de nombreux éléments vasculaires de nouvelle formation, en la rendant susceptible de processus prolifératifs anormaux. On ne sait pas d'une façon certaine si ces processus peuvent être la conséquence d'une irritation produite par la mort du fœtus (4). Dans les cas d'Ahlfeld l'inflammation paraissait être de nature idiopathique.

Les lésions pathologiques spéciales à cette forme d'endométrite ne s'observent que dans la caduque vraie, et elles manifestent une sorte de prédilection pour les portions de cette membrane qui correspondent aux faces antérieure et postérieure de la matrice. Dans quelques cas, caractérisés par l'absence de la caduque vraie, on constate que la caduque réfléchie est le siège de ces modifications pathologiques. Ces dernières consistent en un épaississement remarquable de la

(1) Klebs. « Monatsschr. f. Geburtsk. », 1866, vol. XXVII, p. 402.
(2) Ahlfeld. « Arch. f. Gynaek. », vol. X, 1876, p. 173.
(3) Gusserow. « Monatsschr. f. Gynaek. », vol. XXVII, 1866, p. 323.
(4) Schrœder. « Geburtsh. », 6e édit., p. 393.

muqueuse tout entière, imputable à la prolifération du tissu connectif interstitiel et à l'hypertrophie considérable des cellules déciduales qui sont pourvues de noyaux d'un énorme volume. Accidentellement, ces noyaux deviennent libres (1). La surface utérine de la caduque est rugueuse et couverte de coagulations sanguines, tandis que la trame entière de la muqueuse est excessivement vasculaire. Sur la surface contiguë à l'œuf existent des excroissances et des saillies volumineuses, dont la forme principale est la forme polypeuse. Mais elles peuvent affecter l'apparence de nodules, de cônes ou de saillies verruqueuses présentant une base large et non pédiculée. Leur hauteur est de six à douze millimètres, leur surface est unie, très vasculaire et dépourvue de follicules utérins.

Ceux-ci cependant apparaissent d'une façon très manifeste sur les zones de la muqueuse qui séparent les productions polypeuses, mais ils sont comprimés et leurs orifices sont rétrécis ou oblitérés en vertu de la compression exercée par les faisceaux étroits et blanchâtres du tissu connectif de nouvelle formation. Des faisceaux fibreux semblables entourent les vaisseaux sanguins. A la coupe, les glandes les plus volumineuses paraissent quelquefois pleines de sang coagulé et les faisceaux étroits, en forme de cordon, développés aux dépens du tissu hypertrophié de la caduque, établissent parfois des travées unissantes, comme des ponts, entre les polypes voisins. Dans quelques circonstances, les follicules utérins sont remplis de caillots cruoriques. L'épithélium fait souvent défaut sur la surface utérine de la caduque, hormis autour des orifices glandulaires (2), et les éléments les plus profonds de la muqueuse renferment un nombre considérable de cellules lymphatiques. Les cellules de la caduque réfléchie sont souvent frappées de dégénérescence graisseuse. Les villosités placentaires peuvent présenter une hypertrophie de leurs extrémités en forme de massue, ou devenir le siège de productions myxomateuses, auquel cas leurs cellules offrent un aspect trouble et granuleux. Habituellement, le fœtus est mort et en partie décomposé. Aussi, cette variété d'endométrite entraîne-t-elle presque toujours l'avortement, qui se produit surtout à une période précoce de la grossesse.

3° Endométrite catarrhale. — Hydrorrhée des femmes enceintes. — Cette forme d'inflammation utérine est inférieure en intensité aux deux variétés que nous venons de décrire ; elle est plus commune chez les multipares que chez les primipares, et paraît être en connexion étiologique avec l'hydrœmie. Les processus morbides appartenant à la maladie sont la vascularisation, l'hypérémie et l'hypertrophie du tissu

(1) Gusserow. *Loc cit.*, p. 322.

(2) Hegar. « Monatsschr. f. Geburtsk. », vol. XXII, 1863, pp. 300, 429.

connectif interstitiel et des glandes de la caduque (1). L'inflammation affecte surtout la caduque vraie, mais elle peut, en même temps intéresser la caduque réfléchie (2).

Le phénomène symptomatique le plus frappant est dû à l'hypertrophie des éléments glandulaires et consiste dans l'écoulement, au dehors de la cavité utérine, d'un liquide clair, aqueux, muco-purulent ou séro-sanguinolent qui, à la fois par sa couleur et son odeur, ressemble au liquide amniotique. Lorsque ce produit de sécrétion trouve une issue libre, son écoulement se fait progressivement et par petites quantités. Mais que des obstacles s'opposent à son évacuation continue, soit en raison des adhérences qui existent habituellement entre la caduque vraie et la caduque réfléchie, soit en vertu de l'impénétrabilité de l'orifice utérin,... et le liquide sécrété, après s'être accumulé entre la caduque et le chorion, s'ouvre un passage à travers la caduque réfléchie et jaillit en abondante quantité. Dans quelques circonstances, même, il peut être ainsi évacué tout d'un coup une livre ou une quantité plus considérable de liquide (3). On observe souvent, dès le troisième mois de la grossesse, la production de petites quantités de cette sécrétion. Les écoulements plus abondants ne se produisent que dans les dernières périodes de la gestation et s'accompagnent fréquemment de faibles contractions utérines qui, dans les cas exceptionnels, peuvent devenir assez fortes pour déterminer l'avortement ou l'accouchement prématuré.

On doit établir le diagnostic différentiel entre l'écoulement lié à l'hyperthrophie des éléments glandulaires de la caduque (*hydrorrhée*) et l'écoulement *ante-partum* du liquide qui s'accumule parfois entre l'amnios et le chorion. Ce dernier, dont l'abondance peut être assez considérable pour simuler l'hydramnios, diffère de l'hydrorrhée en ce qu'il ne se produit qu'une fois (4). L'écoulement du liquide sécrété par la caduque peut être encore confondu avec celui du liquide amniotique, qu'on distinguera néanmoins aisément si l'on se souvient qu'il précède immédiatement l'accouchement. On devra, dans le traitement, recourir aux médicaments toniques et analeptiques et, en même temps, proscrire rigoureusement les douches vaginales aussi bien que toutes les causes d'irritation locale capables de provoquer l'avortement. S'il y avait coïncidence des contractions utérines et de l'écoulement du liquide sécrété par la caduque, on devrait instituer un traitement sédatif approprié.

(1) Spiegelberg. « Geburtsh. », p. 302.
(2) Schrœder. « Geburtsh. », p. 394.
(3) *Loc. cit.*
(4) Spiegelberg. *Op. cit.*, p. 303.

Relachement des symphyses du bassin (1). — Cet état, qui consiste dans une exagération de la laxité physiologique des articulations pelviennes, peut laisser aux os du bassin un degré de mobilité assez considérable pour apporter une gêne réelle à la locomotion. Il s'accompagne habituellement de *douleurs* qui siègent au niveau des ligaments des jointures intéressées, au niveau des cuisses et de la région lombaire. Son existense est aisément reconnue. Ainsi, les mouvements qui se passent dans la symphyse pubienne deviennent apparents si, étant dans la position verticale, la femme fait alternativement porter le poids du corps sur l'une et l'autre jambe, tandis que l'accoucheur tient la symphyse pubienne entre le pouce placé extérieurement et deux doigts introduits dans le vagin. On perçoit les mouvements qui s'accomplissent dans les articulations sacro-iliaques en saisissant les crêtes iliaques et en faisant avancer la malade. Dans le décubitus dorsal, on peut apprécier les mouvements qui ont lieu au niveau des articulations pubienne ou sacro-iliaques en se servant du toucher vaginal, les fémurs étant placés dans l'extension ou la flexion.

L'apaisement vraiment remarquable de tous les symptômes observés en pareille circonstance, par l'usage d'un bandage solidement ajusté, fait désirer que le médecin se tienne en garde contre un semblable accident, toutes les fois qu'une femme éprouve de la difficulté dans la marche pendant les derniers mois de la grossesse ou dans la période des suites de couches. Le premier cas que j'observai à l'hôpital de Bellevue fut pour moi un véritable mystère jusqu'au moment où la nature de la maladie fut déterminée par le professeur Barker. La femme, arrivée au dernier mois de la grossesse, était alitée depuis six semaines, incapable de mouvement, bien qu'elle présentât tous les signes apparents d'une santé parfaite. Un fort appareil fait de toile et disposé pour être lacé en avant, procura à ma malade un ferme support et la rendit capable d'aller et venir sans le moindre inconvénient. Elle eut, à la fin de la gestation, des couches heureuses, et se rétablit ultérieurement sans conserver la moindre trace de son affection antérieure. Pendant les suites de couches, un bandage de corps peut rendre de grands services.

Pendant la grossesse, ou durant la période de la convalescence puerpérale, si les changements d'appareil ne doivent pas être fréquents, on a vivement recommandé l'emploi de la ceinture de Martin, formée d'un solide anneau métallique qui entoure la totalité du bassin. Dans un cas que j'eus à traiter récemment, cas dans lequel la disjonction devint manifeste après la délivrance, j'employai une paire de fortes

(1) Snelling. *Relâchenent de la symphyse pubienne chez la femme*, « Amér. Journ. of Obst. », février 1870. — Barker. *Maladies puerpuérales*, p. 192.

culottes qui me furent fournies par Philippe Schmidt, bandagiste de cette ville. Elles furent faites de façon à s'adapter étroitement aux cuisses et aux hanches de la malade. Elles se bouclaient en avant et se laçaient en arrière. L'appareil parut léger, confortable, et rendit tous les services qu'on en réclamait.

ANOMALIES DU PLACENTA

1° Anomalies de forme. — Habituellement rond ou ovale, le placenta peut quelquefois ressembler à un fer à cheval ou affecter quelqu'autre forme anormale. Sa superficie est en rapport avec l'étendue sur laquelle les villosités contractent des connexions avec la caduque. On admet, d'une manière générale, que son épaisseur varie en raison inverse de l'étendue de sa surface.

Les placentas *succenturiés*, constitués par des sortes de petites masses placentaires accessoires, sont dus à la persistance de groupes isolés de villosités, qui se mettent en connexion vasculaire avec la caduque vraie. Les placentas *frustes* (*placenta spuria*) sont composés de productions isolées formées aux dépens des villosités, sans aucune participation de la caduque à leur développement. Le placenta *membraniforme* est constitué par une membrane vasculaire, large et mince, due à la prolifération diffuse des villosités, à la surface totale de l'œuf et créant des adhérences vasculaires avec la caduque réfléchie ou, dans les endroits où celle-ci manque, avec la caduque vraie.

2° Anomalies de position. — Le placenta peut s'insérer sur l'orifice interne, constituant ainsi le *placenta prævia*, — sur l'orifice des trompes de Fallope, — ou, dans le cas de grossesse extra-utérine, sur différents points de la cavité abdominale.

3° Anomalies de développement. — Les dimensions d'un placenta *hypertrophié* sont, comparées au volume du fœtus, anormalement développées; cette hypertrophie se présente surtout dans les cas d'hydramnios, et consiste dans une véritable hyperplasie parenchymateuse. Un petit placenta peut être la conséquence d'un vice de développement, d'une involution prématurée, ou d'une hyperplasie de ses éléments connectifs avec rétraction consécutive (1).

4° Anomalies de la circulation. — Les *hémorrhagies* qui se produisent dans le placenta sont causées quelquefois par la congestion des vaisseaux utéro-placentaires, due à des troubles survenus dans le système vasculaire de la mère (2). L'extravasation peut, exceptionnellement, être intra-placentaire; elle peut avoir lieu dans la sérotine,

(1) Whittaker. « Am. Journ. of. Obst. », août 1870, p. 229.
(2) « Nouv. dict. de méd. et de chir. prat. », vol. XXVII', *Placenta*, p. 63.

créant ainsi l'apoplexie utéro-placentaire, ou bien se produire au niveau des sinus utérins. On a dit que, dans ce dernier cas, il peut y avoir thrombose des sinus placentaires (1). Les hématomes du placenta sont constitués par les coagulations sanguines signalées plus haut, et qui se rencontrent à différentes phases de désintégration. Les causes les plus actives des hémorrhagies résident dans les modifications morbides qui s'opèrent dans les vaisseaux de la caduque, modifications imputables le plus souvent à des placentites. Le sang extravasé subit habituellement les transformations régressives ordinaires : dégénérescence kystique, graisseuse ou calcaire. La compression exercée sur les villosités par les hématomes, gêne la nutrition du fœtus et peut causer sa mort.

L'œdème du placenta, phénomène morbide qu'on attribue d'ordinaire à un désordre survenu dans la circulation fœtale ou ombilicale, est caractérisé par la pâleur anormale, la friabilité et l'augmentation de volume du placenta, qui est le siège d'une infiltration séreuse. Les modifications anatomo-pathologiques sont constituées par des transformations kystiques qui se produisent dans les villosités et dans les espaces intervilleux. Cette lésion s'accompagne quelquefois d'extravasations.

5° Placentite. — La question de l'inflammation du placenta est encore entourée d'obscurité. Un grand nombre d'auteurs contestent son existence, affirmant que les altérations qu'on lui a imputées jusqu'ici ne sont que les simples conséquences des métamorphoses régressives subies par les exsudats (2). D'autres affirment sa réalité et lui attribuent des relations étiologiques avec la métrite et l'endométrite (3). Ils décrivent son processus sous les titres suivants : (*a*) congestion; (*b*) hépatisation et induration; (*c*) suppuration (4). D'après cette dernière théorie, l'inflammation débute dans les cellules de la sérotine ou dans la tunique adventice des artères fœtales et aboutit généralement à la formation d'un tissu granuleux nouveau, nodulaire ou diffus qui, par sa rétraction, détermine la compression ou l'oblitération des vaisseaux placentaires et conséquemment amène la dégénérescence graisseuse des villosités. Il peut également se produire des hémorrhagies sur la surface fœtale du placenta; d'autre part, des adhérences fibreuses, s'établissant entre la caduque et la paroi utérine, peuvent devenir la cause de la rétention du placenta après l'accouchement. Si le processus inflammatoire est de date récente, la friabilité des éléments granuleux nouveaux peut causer la séparation et la rétention

(1) Slavjanski. « Arch. f. Gynaek. », V, 1873, p. 360.
(2) Whittaker. *Loc cit.*, p. 240.
(3) Schrœder. « Geburtsh. », 6te Aufl., 1880.
(4) « Nouv. dict. de méd. et de chir. », *loc. cit.*, p. 61.

dans l'utérus de petits fragments du délivre. A raison des hémorrhagies qui se produisent quelquefois, la placentite peut tuer le fœtus et provoquer l'avortement. Les accidents de suppuration, circonscrits ou diffus, sont rarement la conséquence d'une placentite.

6° Dégénérescences et néoplasies placentaires.

A. — La *dégénérescence graisseuse* du placenta, circonscrite ou diffuse, peut être le résultat des transformations régressives subies par les exsudats. Lorsque la dégénérescence s'effectue au commencement de la grossesse, on la considère comme l'invasion prématurée de la dégénérescence graisseuse qui s'opère normalement à la fin de la gestation, et elle peut être sous la dépendance de la syphilis ou de la scrofule.

B. — Il existe fréquemment des *dépôts calcaires amorphes* que l'on rencontre invariablement sur la surface utérine du placenta, dans la caduque sérotine. Le processus peut de là envahir la portion fœtale du placenta. Lorsque les formations calcaires débutent dans les tissus fœtaux, elles s'y cantonnent, intéressant les petits vaisseaux sanguins des villosités, à commencer par leurs ramifications terminales et elles envahissent leurs troncs d'une façon progressive.

C. — On rencontre, aussi bien dans les placentas sains que dans les placentas malades, des *dépôts pigmentaires* formés par suite d'altérations que subit l'hémoglobine des éléments extravasés. Ils siègent dans l'intérieur des sinus sanguins ou des villosités.

D. — Il existe très fréquemment des *kystes* au niveau du placenta. Ils sont situés près du centre de sa face concave, et leur diamètre varie de quelques millimètres à plusieurs centimètres. Les parois kystiques sont formées aux dépens de la surface herniée de l'amnios et recouvertes d'un épithélium pavimenteux. Ils contiennent un liquide trouble, rougeâtre, peu abondant. Ahlfeld (1) les considère comme de véritables productions myxomateuses ayant subi une transformation aqueuse. Ils peuvent également dériver de foyers apoplectiques .

E. — *Tumeurs.* — On rencontre des tumeurs de nature fibreuse ou sarcomateuse (2) sur la face fœtale du placenta, au-dessous de l'amnios. Elles sont le résultat de métamorphoses qui s'opèrent au niveau des villosités, ou de phénomènes de prolifération cellulaire qui se produisent dans la caduque. Les myxomes du placenta, constitués par l'hyperplasie des éléments des villosités, et les fibro-myxomes du placenta, caractérisés par la dégénérescence fibroïde de la membrane basale dans les villosités isolées, représentent les autres variétés principales des néoplasies placentaires.

7° Syphilis du placenta. — La syphilis du placenta qui n'existe, selon

(1) Ahlfeld. « Arch. f. Gynaek. », vol. XI, p. 397.
(2) Spiegelberg. *Op. cit.*, p. 345.

Frankel (1), que dans les cas de syphilis du fœtus, congénitale ou héréditaire, intéresse le placenta maternel lorsque la mère était syphilitique avant ou le devient peu de temps après la conception. Elle détermine la prolifération gommeuse de la caduque, caractérisée par le développement de tissu connectif à larges cellules, coïncidant quelquefois avec des îlots d'éléments cellulaires plus jeunes.

Lorsque l'infection est transmise par le père au fœtus seulement, ou à la fois à la mère et au fœtus, il se produit des modifications pathologiques qui apparaissent comme le résultat d'un processus inflammatoire, à marche chronique, consistant dans l'hypergenèse des éléments cellulaires et des éléments connectifs des *villosités*, et s'accompagnant d'oblitérations vasculaires ; ces lésions se compliquent fréquemment de la prolifération intense et de l'épaississement de leur revêtement épithélial.

Les villosités malades se gonflent, se troublent, s'épaississent tandis que leur épithélium devient le siège d'une tuméfaction trouble et de phénomènes d'hyperplasie. Le parenchyme des villosités se remplit de cellules lymphatiques; les vaisseaux sont comprimés ou oblitérés. Les sinus sanguins sont progressivement envahis et obstrués par les villosités, le fœtus meurt en raison de l'absence d'une nutrition convenable, et les villosités subissent la dégénérescence graisseuse. Les parties saines du placenta, qu'on rencontre fréquemment entre les parties malades, peuvent devenir le siège d'extravasations.

ANOMALIES DE L'AMNIOS ET DU LIQUIDE AMNIOTIQUE

1° Hydramnios. — Comme la quantité du liquide amniotique est susceptible de varier dans des limites physiologiques très étendues, on doit réserver le terme d'hydramnios aux cas dans lesquels la proportion de ce liquide est assez considérable pour produire des phénomènes morbides dus à la compression exercée sur l'utérus, les viscères abdominaux et thoraciques, ou sur le fœtus lui-même.

Etiologie. — L'étiologie de l'hydramnios comprend dans son ensemble une série variée de conditions morbides, intéressant la mère ou le fœtus. Les multipares y sont plus sujettes que les primipares. C'est un fait bien connu que, dans la plupart des cas, les fœtus sont du sexe féminin. Schrœder affirme (2) que Mac Clintock a réuni trente-trois observations, dans lesquelles il n'entrait que huit mâles. La preuve qu'il existe une relation de cause occasionnelle entre l'hydramnios et les conditions pathologiques de la mère, c'est que dans

(1) Frankel. « Arch. f. Gynaek. », V, 1873, p. 52.
(2) Schrœder. « Lehrbuch. », 6te Aufl., 1880, p. 437.

quelques cas le fœtus est absolument sain, tandis que la mère est sous le coup de l'infection syphilitique. L'existence de canaux lymphatiques mettant en relation la cavité amniotique et la muqueuse de l'utérus fournit de nouveaux arguments à l'hypothèse en vertu de laquelle les maladies maternelles peuvent causer l'hydramnios (1).

Mais, dans la plupart de cas, la maladie résulte des états pathologiques du fœtus et plus particulièrement des désordres mécaniques survenus dans la circulation ombilicale et placentaire. Küstner (2) cite un cas dans lequel l'hydramnios fut la conséquence de l'obstruction de la veine ombilicale, causée par une lésion du foie. Les altérations pathologiques du placenta, qui s'accompagnent de l'oblitération des vaisseaux ombilicaux, sont fréquemment représentées par des processus hypertrophiques coïncidant avec l'épaississement et l'infiltration œdémateuses des villosités choriales. Les tissus de la caduque sont souvent le siège de phénomènes de prolifération et de modifications de nature inflammatoire. La conséquence de ces conditions pathologiques des membranes consiste dans une sécrétion abondante et anormale du liquide amniotique ; — dans le détournement d'une notable partie des principes nutritifs destinés au fœtus ; — enfin dans l'atrophie consécutive ou la mort de ce dernier.

Bar, dans sa thèse (Paris, 1881), a longuement étudié la pathogénie de l'hydropisie de l'amnios. A l'aide des travaux antérieurs et de ses propres recherches sur la circulation lymphatique des membranes de l'œuf, il est arrivé à quelques conclusions nouvelles dont voici les principales :

Le liquide amniotique a pour origines *certaines* l'excrétion urinaire du fœtus, — la transsudation du sérum sanguin du fœtus à travers l'amnios, — le sérum sanguin de la mère indépendamment de la circulation fœto-placentaire; et, pour origine *probable* : — l'excrétion cutanée de l'enfant, — un pouvoir sécrétoire propre à l'amnios.

Le mécanisme de l'excès dans la production de ce liquide (*hydramnios*) peut être rapporté avec plus ou moins de certitude :

1° A l'augmentation de la sécrétion urinaire du fœtus;

2° A l'existence intra-utérine d'affections de la peau (Pemphygus, etc.);

3° Aux troubles de la circulation fœtale amenant un excès de tension dans le système de la veine ombilicale : sténoses, varices; affections du foie, du cœur, etc. ;

4° Aux troubles circulatoires de l'organisme maternel;

5° A l'amniotite.

En tête de ce mécanisme il faut placer la syphilis, la grossesse gémellaire, les monstruosités du fœtus, qui agissent suivant un ou plusieurs des modes précédents. D.

(1) Spiegelberg. « Lehrbuch. », p. 439.

(2) Küstner. « Arch. f. Gynaek. », Bd. X, 1876, p. 134.

Symptômes et signes de l'hydramnios. — La distension de l'utérus et le développement consécutif anormal de l'abdomen s'accompagnent de la gêne de la locomotion, créent un état de malaise ou produisent des phénomènes douloureux en raison des tractions subies par les parois abdominales. — Le diaphragme se trouve refoulé en haut et, comme il empiète sur l'espace thoracique, il comprime les poumons, amène le déplacement du cœur et provoque de la dyspnée et des palpitations cardiaques. — La compression des nerfs et des vaisseaux sanguins détermine des douleurs névralgiques, l'œdème des lèvres et des extrémités inférieures. — Des accidents dyspeptiques résultent de la compression immédiate des organes digestifs ou de leur irritation réflexe. — Les obstructions qui se produisent dans le système de la veine porte peuvent être l'origine d'épanchements ascitiques.

L'examen physique fait constater dans les cas de grossesse avancée une distension énorme de l'abdomen. L'utérus, qu'on peut aisément délimiter à l'aide de la palpation et de la percussion, est tendu, élastique et fournit une sensation vague de fluctuation. — Les bruits du cœur du fœtus sont affaiblis ou imperceptibles. Les changements de position s'opèrent avec une rapidité et une facilité exceptionnelles. On peut, en combinant les divers moyens d'investigation, arriver à constater que le segment inférieur de la matrice est rénitent et tendu, tandis que le doigt placé au contact du col n'arrive à sentir le fœtus qu'avec difficulté.

La grossesse compliquée d'hydramnios n'aboutit qu'exceptionnellement à une terminaison normale, l'expulsion ayant lieu ordinairement d'une façon *prématurée*, par suite de la mort du fœtus, du décollement du placenta ou de la distension excessive de l'utérus.

La première période du travail se prolonge d'une manière anormale, en raison de la faiblesse relative des contractions utérines liée à la distension extrême des parois. Le travail peut s'accomplir précipitamment au moment de la seconde période par suite de l'écoulement brusque du liquide amniotique; enfin l'inertie utérine, dans la troisième période, aboutit fréquemment à l'hémorrhagie *post-partum*.

L'involution de l'utérus, en pareil cas, peut être plus lente et ne se faire que d'une manière incomplète.

Diagnostic. — On peut confondre l'hydramnios avec la grossesse gémellaire; mais on l'en distinguera aisément en s'appuyant sur les symptômes rationnels, la distension des parois utérines, la faiblesse ou l'absence des bruits du cœur fœtal, enfin sur la difficulté que l'on éprouvera à sentir le fœtus par la palpation.

Traitement. — Le traitement consiste dans l'application d'un soutien de l'abdomen et dans la prescription d'éviter tout exercice fatigant. S'il se produit de profonds désordres dans le fontionnement du cœur de la mère, ils deviennent une indication de l'accouchement prématuré qu'on devra néanmoins, dans l'intérêt de l'enfant, retarder aussi longtemps que la vie de la mère ne se trouvera pas compromise. Au moment du travail, on devra perforer les membranes si l'accumulation du liquide amniotique retarde la dilatation du col. Cette dernière opération doit être faite dans l'intervalle des contractions, afin de permettre aux eaux de s'écouler graduellement et surtout pour ne déterminer aucun changement dans la position du fœtus. Après l'expulsion du placenta, on doit immédiatement mettre en œuvre tous les moyens prophylactiques dirigés contre les hémorrhagies *post-partum.*

2° Diminution anormale de la quantité du liquide amniotique. — La quantité du liquide amniotique peut, dans certains cas de grossesse avancée, être assez peu considérable pour augmenter la consistance et diminuer le volume de l'utérus et pour limiter en même temps la liberté des *évolutions* du fœtus. En pareille circonstance, les mouvements de l'enfant sont si perceptibles pour la mère qu'ils deviennent une véritable cause de malaise.

Cependant, le peu d'abondance du liquide amniotique n'offre de l'importance que dans les premières périodes du développement. Si, en effet, il n'existe pas entre le fœtus et l'amnios un espace suffisant, cette dernière membrane présente des replis et il se produit des adhérences entre elle et la surface du fœtus.

Les adhérences (1) fœto-amniotiques ainsi formées peuvent amener diverses déformations du fœtus ou des *amputations spontanées* intra-utérines.

ANOMALIES DU CORDON OMBILICAL

1° Torsion. — La torsion consiste dans un mouvement de rotation que le cordon ombilical exécute autour de son axe longitudinal et en vertu duquel ses vaisseaux deviennent à peu près ou entièrement imperméables. Elle se produit le plus souvent chez des fœtus qui ont dépassé la période moyenne de la gestation normale et, principalement, selon Spiegelberg (2), chez ceux qui ont atteint le septième mois. Il est cependant assez fréquent de la rencontrer chez des fœtus qui sont encore à un stade beaucoup plus précoce de la grossesse. Jusqu'à une époque relativement récente, les auteurs ont attribué la torsion du cordon aux mouvements actifs du fœtus et l'ont considérée comme la cause de la mort de ce dernier. Martin (3) a montré que,

(1) Fürst. « Arch. f. Gynaek. », Bd. II, 1871, p. 318.
(2) Spiegelberg. « Lehrbuch. », p. 318.
(3) Martin. « Ztschr. f. Geburtsh. u. Gynaek. », Bd. II, H., 2, 1878, p. 346.

dans la plupart des cas, cette théorie devient inadmissible, parce que les conditions pathologiques qui devraient être le fait de la mort du fœtus causée par la torsion, que celle-ci se soit produite d'une façon lente ou rapide, manquent à peu près constamment. Ces modifications anatomiques morbides seraient la rupture des vaisseaux sanguins ombilicaux et les extravasations dans les cas relevant d'un début subit, et la congestion avec œdème, dans ceux où les accidents se développent d'une manière plus lente. Aussi Martin conclut-il que la torsion du cordon est un accident *post-mortem*, provoqué par la rotation du fœtus due elle-même aux mouvements maternels. Ruge (1) soutint avec chaleur cette théorie et émit l'idée que les diverses lésions morbides dues à la syphilis agissent dans le même sens. Pour lui l'endométrite placentaire et l'hémorrhagie sous-placentaire sont autant de causes de la mort du fœtus, c'est dans ces cas d'ailleurs qu'on observe de nombreux tours de spire du cordon ombilical. Schauta (2) apparaît comme un nouveau champion de la même théorie, bien qu'il admette que les faibles torsions, incapables d'amener la sténose immédiate des vaisseaux ombilicaux, peuvent se produire fréquemment pendant la vie du fœtus. Il étaie son opinion de la production *post-mortem* de la torsion : 1° sur le *nombre considérable* de tours que l'on observe et dont un seul suffirait à causer la mort du fœtus. Donc, même en admettant la production *ante-mortem* du tour primitif, les autres ne devraient se produire qu'après la mort; 2° sur l'invraisemblance de la formation, dans un cordon sain, d'un nombre si considérable de tours, en raison de l'élasticité de cet organe qui devrait résister à la torsion par un mouvement de rotation en sens inverse; 3° sur ce fait que si l'on produit expérimentalement vingt-cinq tours seulement sur un cordon normal, on en produit la rupture en vertu de la tension extrême que l'on détermine.

Pour Schauta, la coïncidence de productions kystiques avec quelques tours du cordon ne constitue pas un argument suffisant en faveur de la formation *ante-mortem* de ce dernier. La torsion s'observe plus fréquemment sur les cordons appartenant aux fœtus mâles, et quelquefois le nombre des tours est véritablement extraordinaire. Schauta cite une observation dans laquelle il en a constaté trois cent huit sur l'axe longitudinal. Cet accident se produit plus fréquemment chez les *multipares* en raison de la plus grande mobilité dont jouit le fœtus chez ces dernières. Pour la même raison la *longueur anormale* du cordon y prédispose. Le siège de la torsion se trouve habituellement très près de l'ombilic. On ne l'observe que

(1) Ruge. « Ztschr. f. Geburtsh. u. Gynaek. », Bd. III, H. 2, 1878, p. 417.
(2) Schauta. « Arch. f. Gynaek. », Bd. XVII, H. 1, 1881, p. 20.

rarement au milieu ou à l'extrémité placentaire du cordon. Les vaisseaux ombilicaux sont d'ordinaire presque oblitérés au niveau de la torsion, sans toutefois perdre tout à fait leur perméabilité. On rencontre souvent, dans les vaisseaux, des thrombus de consistance variable. Enfin les épanchements séro-sanguinolents dans la cavité abdominale du fœtus, l'œdème et la dégénérescence kystique du cordon, sont autant de conditions pathologiques qui accompagnent la torsion de cet organe.

2° Nœuds du cordon. — Les nœuds du cordon, qui s'observent dans la proportion de un sur deux cents cas, peuvent résulter du passage du fœtus à travers une boucle du cordon, soit que la chose s'effectue au cours de la grossesse par suite des mouvements spontanés de l'enfant, soit qu'elle se produise à terme, consécutivement aux efforts expulsifs de la matrice ou aux manœuvres faites par l'accoucheur. — Ceux qui se forment au moment de l'accouchement sont lâches et on les défait aisément. Ils ne s'accompagnent point de la diminution de la gélatine de Wharton. — Ceux qui se produisent au cours de la grossesse sont plus étroitement et plus solidement serrés que les autres; on les défait aussi beaucoup plus difficilement. A leur niveau, le cordon est complètement ou en partie dépourvu de gélatine de Wharton, et leur siège, lorsqu'on les a défaits, est nettement marqué par l'existence de dépressions bien accusées. Les nœuds du cordon, à quelque variété qu'ils appartiennent, n'ont relativement qu'une minime importance, bien que, dans quelques cas exceptionnels, un nœud très fortement serré, existant sur un cordon mince, puisse causer des désordres graves et mêmes mortels dans la circulation fœtale.

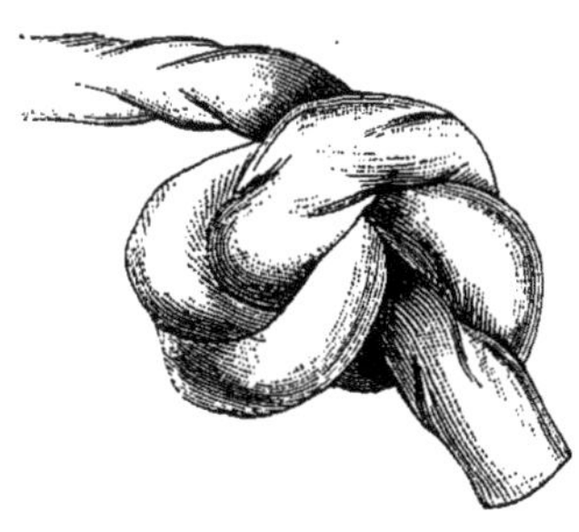

Fig. 141. — Nœud du cordon ombilical (Leyman).

3° Hernie ombilicale. — La hernie ombilicale est constituée par l'issue, au dehors de l'abdomen et au niveau de l'insertion abdominale du cordon, d'une partie ou de la totalité des viscères abdominaux du fœtus. Elle est due à un arrêt du développement embryonnaire, arrêt qui empêche la fermeture complète de la cavité abdominale; — ou bien elle peut provenir de ce que les intestins du fœtus, primitivement situés en dehors de l'abdomen, manquent de rentrer dans cette cavité.

La hernie ombilicale peut exister isolément chez des fœtus développés d'ailleurs d'une manière normale ; mais elle coïncide d'ordinaire avec une série d'autres déformations telles que le rétrécissement du rectum, l'imperforation de l'anus, les déformations des membres inférieurs et des organes génitaux dues aux tractions qu'exercent sur les parties voisines les viscères déplacés. Le contenu du sac herniaire, lequel est formé par l'amnios et le péritoine, est constitué habituellement par des anses intestinales, et, en même temps, tout ou partie du foie; les reins, l'estomac et la rate peuvent eux-mêmes s'être échappés de la cavité abdominale, qui se trouve alors presque entièrement vide.

4° Circulaires du cordon. — Les enroulements du cordon ombilical autour du corps du fœtus, qui se produisent au cours de la gestation, amènent des résultats qui varient avec la rapidité de leur formation. Lorsqu'ils se forment rapidement, ils peuvent, dans quelques cas, entraîner une interruption brusque de la circulation ombilicale et, par suite, causer la mort de l'enfant. Se font-ils au contraire d'une façon progressive?... si le circulaire est serré solidement, la partie qu'il embrasse peut, du fait de l'augmentation de son propre volume, augmenter le degré de la constriction. Le lien constricteur diminue peu à peu le calibre des vaisseaux qui se distribuent au membre intéressé et, à la longue, finit, en produisant leur oblitération complète, par déterminer la mort du membre. La striction continue, exercée par le cordon, peut déterminer l'atrophie des parties molles et des parties osseuses au point comprimé du membre, et celui-ci peut se trouver complètement séparé du tronc; c'est ce qu'on appelle les *amputations spontanées*. Dans quelques cas, les pressions réciproques du cordon et du membre qui grossit lentement peuvent être suffisantes pour déterminer l'arrêt complet de la circulation ombilicale et, par suite, causer la mort du fœtus. S'il existe un circulaire du cou, la mort peut avoir lieu rapidement et s'accompagner, parfois, d'une séparation presque complète de la tête. Les enroulements du cordon autour de l'enfant, qui ne se produisent qu'au moment de l'accouchement, ne possèdent qu'une minime importance, à moins qu'ils ne soient très nombreux. Dans ce cas ils déterminent le raccourcissement de la tige funiculaire, créent des positions anormales, provoquent le décollement prématuré du placenta, retardent la seconde période du travail, et peuvent même amener la mort du fœtus en raison des obstacles qu'ils apportent à sa circulation.

5° Kystes. — Les kystes du cordon ombilical, qui se forment aux dépens de sa membrane amniotique, résultent soit de la liquéfaction des tissus muqueux, soit d'une accumulation de sérosité entre les couches épithéliales de l'allantoïde.

6° Sténose des vaisseaux ombilicaux. — On observe quelquefois, au niveau de son insertion placentaire, la sténose partielle de la veine ombilicale causée par le développement d'éléments connectifs embryonnaires dû lui-même à des périphlébites circonscrites; mais elle n'est jamais assez marquée pour suspendre la circulation ombilicale. La sténose des artères ombilicales peut, dans certains cas, être sous la dépendancede l'athérome et de thromboses consécutives. Celle de la veine ombilicale, et plus rarement celle des artères, peut aussi provenir

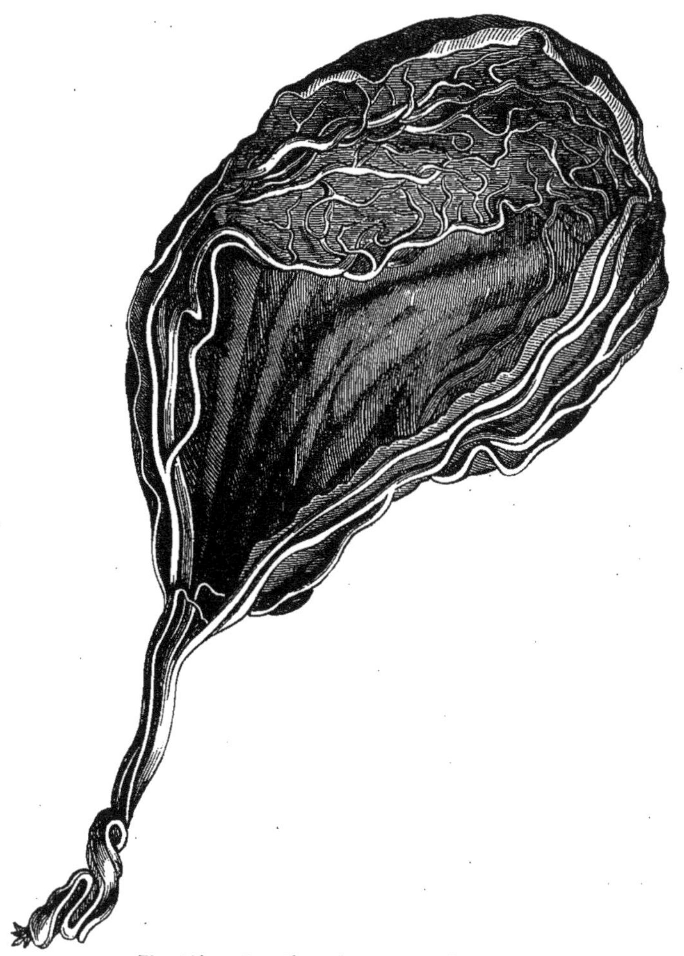

Fig. 142. — Insertion velamenteuse (Lobstein).

de phlébites chroniques caractérisées, au point de vue anatomo-pathologique, par la production, dans la tunique interne, de cellules rondes ou fusiformes qui, plus tard, se transforment en tissu connectif de nouvelle formation. Ces modifications morbides, qu'on attribue d'ordinaire à la syphilis héréditaire (1), peuvent s'étendre à la tunique musculaire et

(1) Mewis. « Zeitschr. f. Geburtsh. u. Gynaek. », Bd. IV, H. 1, 1879, p. 62.

envahir la tunique adventice. Quant à l'occlusion des vaisseaux utérins, elle doit exercer sur le fœtus une influence morbide dont la gravité est sans doute en proportion directe avec le degré de son étendue.

7° Dégénérescences calcaires. — On a observé des dépôts calcaires dans des cordons de fœtus syphilitiques.

8° Insertion marginale du cordon. — On désigne quelquefois cette anomalie sous le nom de placenta en *raquette;* et l'on réserve le terme d'*insertion velamenteuse* pour les cas dans lesquels les vaisseaux du cordon cheminent pendant un certain trajet entre les membranes avant d'atteindre le placenta. Pour bien comprendre leur origine, il est nécessaire de se rappeler le processus physiologique complet du développement normal du placenta. Les vaisseaux de l'allantoïde ne se rendent pas, dès le principe, au point que le placenta doit occuper définitivement. Au début, ils pénètrent indistinctement dans toutes les villosités; mais, tandis que s'accomplit l'oblitération de celles qui ne sont pas destinées à concourir à la formation du placenta, seules les connexions vasculaires qui existent entre les vaisseaux du cordon nouvellement formé et les villosités implantées dans la sérotine continuent à persister. Pendant que la gaine amniotique se resserre autour du cordon rudimentaire, le fœtus exécute un mouvement de rotation qui a pour effet d'imposer aux vaisseaux ombilicaux un trajet direct, de leur origine fœtale à leur insertion placentaire. Lorsque, par suite d'adhérences qui se sont établies entre le cordon rudimentaire et le chorion ou l'amnios, la formation de la gaine est restée incomplète, les vaisseaux divergent et se distribuent à des points plus ou moins éloignés du placenta (Schultze).

MÔLE HYDATIFORME

1° *Anatomie pathologique.* — Avant Cruveilhier, qui le premier, dit-on, démontra la différence qui existe entre les hydatides vraies et les môles hydatiformes de l'utérus, on considérait ces productions comme absolument identiques. Depuis les recherches de ce savant, on admet comme nettement établi que le processus morbide essentiel de la production des môles hydatiques consiste dans la prolifération dégénérative du tissu des villosités choriales.

Cette dégénérescence des villosités est constituée par l'hypertrophie de leur revêtement épithélial, de leurs cellules connectives, lesquelles peuvent également être frappées de dégénérescence myxomateuse, et de leur substance muqueuse intercellulaire. L'accumulation du tissu muqueux donne aux villosités l'aspect de kystes à contenu transparent et demi-liquide dont le volume varie de celui d'un grain de millet à celui d'une noix. Ces kystes forment, par leur agrégation, des tumeurs qui peuvent atteindre le volume d'une tête de fœtus, ou même, dans des cas exceptionnels, acquérir des proportions telles qu'ils déterminent une distension de l'utérus égale à celle que subit cet organe au terme complet de la grossesse. Mais les collections moins considérables sont beaucoup plus communes que celles qui prennent des proportions aussi extraordinaires. Le contenu de ces kystes est albumineux et offre avec le liquide amniotique une grande ressemblance, mais il renferme au début une quantité de mucine beaucoup plus notable que ce dernier. A une période plus avancée, la

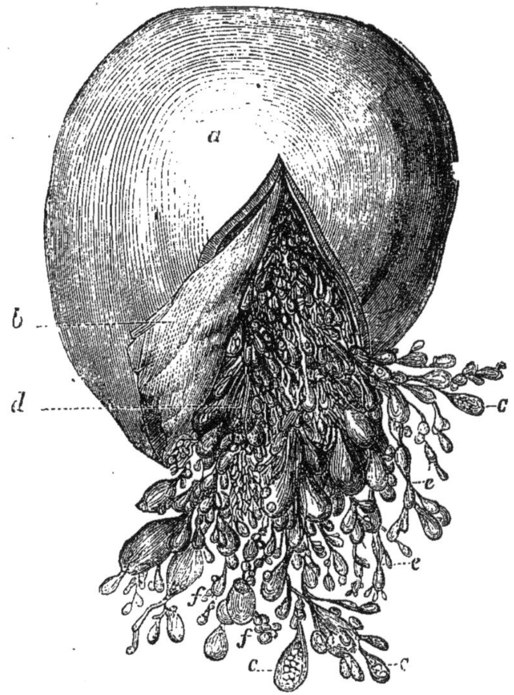

Fig. 143. — Môle hydatique.

quantité de mucine est moindre, tandis que celle de l'albumine se trouve augmentée. Les kystes les plus volumineux contiennent plus d'eau, mais sont moins riches en mucine que ceux de petite dimension. En outre, comme la dégénérescence ne frappe pas la villosité entière, il existe entre les kystes des portions de tissu sain, qui donnent à la masse dégénérée l'aspect de *grappes de raisin :* les productions kystiques représentant les grains isolés, et les parties saines les rameaux qui les unissent. Un certain nombre de kystes, néanmoins, s'insèrent sur un pédicule commun continu, au lieu de posséder un support filamenteux spécial relié à un tronc commun, comme cela a lieu dans une grappe véritable.

Lorsque la *môle* se produit, ainsi qu'il arrive d'ordinaire, dans le cours du premier mois, époque à laquelle les villosités sont uniformément réparties sur la surface de l'œuf, le travail de dégénérescence frappe la totalité de sa surface. En pareille circonstance, l'embryon venant à mourir et se désintégrant peut être complètement résorbé et la cavité amniotique devenir absolument vide. Les vaisseaux des villosités s'oblitèrent, dans ces cas, et l'on trouve dans les kystes de nombreux caillots sanguins.

Si le placenta était déjà formé dès le commencement de la dégénérescence kystique, si les villosités se sont déjà atrophiées au niveau de cette partie du chorion qui ne doit pas concourir au développement du placenta, le néoplasme se localise généralement dans ce dernier. Cependant on rencontre quelquefois sur la surface unie du chorion des productions kystiques qui dérivent évidemment de villosités que n'avait point encore atteint le processus atrophique. Si, dans ces circonstances, la môle hydatique est d'une étendue suffisante pour amener la destruction du fœtus, on rencontre les restes dégénérés de ce dernier dans la cavité amniotique, qui contient quelquefois une quantité exagérée de liquide. — Lorsque quelques lobes placentaires seulement ou des cotylédons isolés sont intéressés par le processus pathologique, il peut ne se produire aucun accident dans le développement du fœtus. — Dans quelques cas, on peut voir un fœtus sain se développer concurremment avec une môle hydatique (1).

La môle hydatique est habituellement renfermée dans l'intérieur de la caduque. Dans une intéressante observation publiée par Volkmann (2), les villosités dégénérées avaient, toutefois, envahi les sinus sanguins de l'utérus et, par compression, avaient déterminé une atrophie si étendue et une résorption si avancée des tissus utérins qu'il ne restait plus qu'une paroi mince et transparente entre la môle et l'enveloppe péritonéale de l'organe. L'excavation formée par ce processus ulcératif dans l'épaisseur du parenchyme de la matrice était plus considérable que la cavité utérine elle-même et présentait un grand nombre de trabécules entrecroisées qui rappelaient les colonnes musculaires des ventricules du cœur. Le caractère destructif de la dégénérescence kystique est, en pareils cas, attribué à un état morbide inconnu des parois utérines, qui est probablement la conséquence d'un vice de nutrition. Schrœder (3) cite deux cas semblables, dans l'un desquels la dégénérescence kystique fut suivie

(1) Spiegelberg. « Lehrbuch », p. 332.
(2) Volkmann. « Virchow's Archiv. » Bd., XII, p. 528.
(3) Schrœder « Lehrbuch », p. 429.

d'une péritonite mortelle, et dans l'autre de la rupture de l'utérus et de la mort de la malade par le fait d'une hémorrhagie intra-péritonéale.

2° *Étiologie.* — Les primipares sont moins communément affectées de môles hydatiques que les multipares. Le nombre des grossesses antérieures paraît posséder une influence prédisposante moindre que celle qui est due aux progrès de l'âge.

La dégénérescence kystique apparaît habituellement durant le cours du premier mois de la grossesse. D'après Underhill (1) la dernière partie du troisième mois constitue l'extrême limite au delà de laquelle la maladie ne peut prendre naissance.

Que la cause occasionnelle des kystes hydatiformes réside dans un état morbide de la mère, la chose est rendue probable par la réapparition fréquente de la maladie chez la même personne, par sa coïncidence avec des affections inflammatoires de la caduque ou avec des corps fibroïdes étendus de l'utérus, et par l'existence, assez habituelle d'après Underhill (2), d'une diathèse cancéreuse ou syphilitique du côté de la mère. Si la cause de la dégénérescence réside dans la mère, comme le fait est souvent probable, la dégénérescence du chorion devance et cause la mort du fœtus. D'autre part, le fait que cette production morbide peut trouver son origine dans une maladie du fœtus paraît démontré par l'observation de ces cas dans lesquels, ainsi que nous l'avons déjà établi, un fœtus sain s'était développé dans la même poche amniotique qu'une môle hydatiforme. Un autre argument est fourni à cette théorie par ces faits dans lesquels la mort du fœtus n'était accompagnée que d'un état pathologique si insignifiant du côté du chorion qu'il était très invraisemblable que cet état eût pu causer la mort de l'enfant. Spiegelberg (3) pense que les môles hydatiformes ne sont pas la conséquence de la mort du fœtus et que souvent on doit rechercher leur origine dans un développement anormal de l'allantoïde.

La recherche des causes vraies de la production des môles hydatiformes a fait rejeter l'opinion, qui a prévalu à une certaine époque, que ces néoplasmes pouvaient se développer en dehors de la conception. Enfin, l'évidence qui ressort de l'ensemble des faits cliniques a ruiné la théorie en vertu de laquelle on admettait que des débris adhérents du placenta pouvaient devenir le point de départ de ces productions pathologiques.

3° *Symptomatologie.* — Le défaut de corrélation entre la distension de l'utérus et la date de la gestation constitue un signe important de l'existence des môles hydatiformes. L'utérus, dans le cas de môle, possède, à quelque période de la gestation qu'on le considère, des dimensions supérieures à celles qu'il a quand la grossesse évo-

(1) Underhill. *Môle hydatiforme*, « Obst. Gaz. », janvier, 1879, p. 16.
(2) Underhill. *Loc. cit.*, p. 5.
(3) Spiegelberg. « Lehrbuch », p. 333.

lue d'une façon normale; il peut toutefois être plus petit lorsque cette affection s'accompagne d'une mort précoce de l'embryon.

Les douleurs lombaires et sacrées sont d'autant plus vives et plus accusées que le développement se fait d'une manière plus rapide.

L'utérus fournit, par le palper, une sensation particulière de mollesse, et dans quelques cas de fluctuation manifeste. — Il devient impossible de reconnaître les parties fœtales à travers les parois de l'abdomen. — Le segment inférieur de l'organe subit une tension remarquable. — La recherche du ballottement ne donne que des résultats négatifs et les mouvements du fœtus font défaut, bien que les contractions utérines puissent fort bien les simuler.

Les bruits du cœur du fœtus sont diminués ou sont tout à fait imperceptibles.

Il se produit, d'une façon continue ou intermittente, un écoulement d'origine utérine constitué par des kystes désintégrés et pleins, par du liquide kystique et par du sang. La quantité de l'écoulement, d'ordinaire assez modérée, peut, en raison des contractions provoquées par l'état de distension excessive de l'utérus, être accrue au point de compromettre très sérieusement l'état général, et même d'amener la mort par épuisement.

L'avortement peut être provoqué par la môle avant le sixième mois, mais le néoplasme peut n'être expulsé qu'à la fin de la durée normale de la gestation, ou même à une époque encore plus reculée. Les hémorrhagies et les écoulements caractéristiques cessent après l'expulsion complète de la tumeur; mais s'il en reste quelque débris dans la matrice, ils peuvent donner lieu à des hémorrhagies secondaires. Il est souvent impossible de distinguer les signes locaux produits par l'expulsion d'une masse hydatiforme volumineuse de ceux qui accompagnent l'accouchement normal.

Diagnostic. — Si la dégénérescence kystique est modérée, il est souvent impossible de diagnostiquer la môle hydatiforme. Les symptômes qui, dans les cas bien nets, servent à établir le diagnostic sont : le développement rapide des dimensions de l'utérus, l'existence d'une fluctuation vague, l'impossibilité d'entendre les bruits du cœur fœtal ou de percevoir les membres du fœtus, les résultats négatifs au point de vue au *ballottement*, l'écoulement de produits muqueux ou muco-sanguinolents, et l'expulsion des kystes caractéristiques associée aux contractions utérines.

Pronostic. — Le pronostic des môles hydatiformes est principalement sous la dépendance du nombre et de l'abondance des hémorrhagies qui les accompagnent. Dans la plupart des cas, il n'est pas trop défavorable. Cependant l'existence des variétés de dégénérescence kystique décrites sous les noms d'interstitielle, d'utéro-pariétale, d'ulcérative, pourrait augmenter de beaucoup sa gravité. Cette gravité toute spéciale, que possèdent ces variétés, résulte de la tendance qu'elles ont à produire des ruptures de l'utérus qui se compliquent d'hémorrhagies intra-péritonéales, de péritonite ou de septicémie. La vie du fœtus est presque toujours sacrifiée.

Traitement. — Le traitement se borne à l'emploi des moyens propres à juguler les hémorrhagies et à hâter l'expulsion de la masse morbide. La plupart des auteurs conseillent de ne jamais intervenir, aussi longtemps que l'utérus ne réagit pas. Mais, au moment où se produisent les contractions utérines, on doit tamponner le vagin, administrer l'ergot à doses massives et répétées, jusqu'à expulsion complète de la môle. L'expectation n'est pas, néanmoins, exempte de tout danger. Dans un cas où, une malade souffrait de violentes coliques durant plusieurs heures avant que je ne la visse, la perte du sang fut excessive. Je réussis à retirer avec la main, à travers le col béant, une quantité de kystes capable de remplir un seau. Cette intervention fut suivie de contractions efficaces de l'utérus et de la suppression de l'hémorrhagie, mais la patiente mourut deux heures après, tuée par le choc et l'anémie. Aussi, à part les cas dans lesquels la malade peut être en situation d'obtenir l'assistance médicale immédiate, on doit songer sérieusement à l'indication de dilater le col aussitôt que le diagnostic est établi. Il faut pratiquer la dilatation à l'aide du doigt ou des dilatateurs de Molesworth, de Barnes ou de Tarnier, plutôt que d'employer les tentes, en raison de la tendance qu'elles ont à augmenter les chances de septicémie.

Après l'expulsion ou l'avulsion artificielle des môles hydatiformes, on doit laver l'utérus avec des liquides antiseptiques ou, dans les cas d'hémorrhagie, imbiber la surface interne avec du perchlorure de fer. Ce lavage de l'utérus, avec de l'eau à laquelle on ajoute une quantité de perchlorure de fer suffisante pour lui donner une couleur vineuse, jouit souvent de propriétés styptiques puissantes. Underhill conseille de continuer l'administration du seigle ergoté après la délivrance; dans les cas d'hémorrhagies rebelles, d'avoir recours à l'usage des tentes de laminaire; et, si cela est nécessaire, de recourir à la curette de Thomas.

RÉTENTION DU FŒTUS MORT DANS L'UTÉRUS

Les conditions qui déterminent la rétention dans la matrice du fœtus mort ne sont pas toujours absolument identiques. Si le placenta, après la mort du fœtus, demeure adhérent à l'utérus, la persistance de la vitalité de cet organe et la continuation de son développement expliquent d'une manière suffisante la rétention du fœtus. Mais, lorsque toutes les connexions qui existaient entre le placenta et l'utérus sont détruites, on doit probablement attribuer cette rétention à l'affaiblissement de l'irritabilité des centres nerveux réflexes qui empêche les efforts expulsifs de la matrice.

La durée de la rétention, quand celle-ci est due à l'adhérence du placenta, dans les cas de grossesse simple, se prolonge jusqu'au moment où un processus pathologique, s'attaquant au délivre, détruit la vitalité de cet organe et en provoque le décollement. Dans les grossesses multiples qui s'accompagnent de la mort de l'un ou de plusieurs des fœtus, ces derniers sont habituellement expulsés en même temps que les fœtus arrivés à terme. Leur expulsion, néanmoins, peut quelquefois devancer celle du fœtus vivant. Elle peut exceptionnellement ne se faire qu'après; d'une manière générale la rétention due à l'adhérence du placenta dépasse très rarement, en pareil cas, le terme normal de la gestation.

La rétention qui reconnaît pour cause un affaiblissement de l'irritabilité des centres nerveux réflexes peut se prolonger indéfiniment, et Liebmann (1) dit que tous les cas dans lesquels la rétention se prolonge au delà du terme normal de la grossesse doivent être rangés dans cette catégorie.

Les modifications pathologiques que subit le fœtus lorsqu'il reste, après sa mort, retenu dans la matrice, varient suivant l'état des membranes.

1° Lorsque celles-ci conservent leur intégrité, les transformations fœtales les plus importantes sont la *momification*, la *macération*, la *dégénérescence graisseuse* et la *calcification* (2);

2° Si les membranes se sont immédiatement rompues après la mort du fœtus, ou si leur rupture a été le point de départ de la mort, on peut observer cette forme de dégénérescence que nous allons décrire sous le nom de momification. Les dégénérescences *calcaires* peuvent, ainsi que dans les premiers exemples, aboutir à la formation d'un *lithopédion;* enfin, dans le cas de pénétration de l'air dans la cavité utérine, les tissus fœtaux peuvent subir les modifications dues à la *putréfaction*. Lorsque la momification a déjà eu lieu, la putréfaction n'apparaît pas (3).

Momification. — On observe le plus fréquemment la momification chez les fœtus dont la mort paraît s'être produite d'une façon progressive comme conséquence d'un apport sanguin insuffisant, l'insuffisance pouvant être attribuée à la torsion ou à la constriction du cordon ombilical. Cette transformation affecte surtout les fœtus qui suc-

(1) Liebmann. « Beitrag z. Geburtsh. u. Gynaek. », Bd. III, 1874, pp. 59, 63.

(2) Eulenkampf. *Retent. abgestorbenen Fruchte in Utero*, Kiel, 1874, p. 22.

(3) Spiegelberg. « Lehrbuch », p. 367.

combent vers le *terme moyen* de la grossesse ; et Liebmann (1) émet l'idée que ce fait peut être en corrélation avec l'exagération de la rapidité des phénomènes endosmotiques due à l'existence, dans le liquide amniotique, d'une proportion plus considérable de principes salins, ou avec le fait que la torsion et la sténose du cordon ombilical sont plus communes à cette période de la gestation. La momification s'observe surtout dans les grossesses gémellaires (2) : l'un des fœtus se momifie, tandis que l'autre acquiert son développement complet. En pareilles circonstances, le fœtus mort ne provoque pas d'ordinaire les efforts expulsifs de l'utérus avant le terme normal de la gestation, époque à laquelle les deux fœtus son expulsés simultanément. Dans quelques cas les fœtus momifiés peuvent être expulsés avant ou après la sortie de l'enfant vivant ; mais leur expulsion ne s'accompagne jamais d'hémorrhagie ou de quelque autre complication fâcheuse.

Dans les cas où la momification atteint le produit d'une grossesse simple, on suppose la rétention due à des connexions exagérées entre le placenta et l'utérus. On observe alors une série de symptômes qui simulent très bien ceux de l'avortement, mais ils se calment avant que l'expulsion du produit de la conception n'ait lieu, et probablement même avant la rupture des membranes. Le fœtus se momifie alors à une époque où persiste encore la vitalité du placenta. En pareilles circonstances, la rétention ne se prolonge jamais au delà de la période normale de la gestation, et on la distingue ainsi de ces variétés de rétention qui prennent leur origine dans un travail manqué (*missed labor*).

Le fœtus momifié s'aplatit par suite de la compression qu'il subit. Ses viscères sont de consistance molle et de petites dimensions. Sa surface est ratatinée. Les cavités pleurale et péritonéale contiennent un liquide rare et décoloré. Le tissu cellulaire sous-cutané a disparu, et la peau se trouve en contact direct avec les muscles. Le placenta sec, jaunâtre et dur est envahi par la dégénérescence graisseuse et renferme les vestiges d'extravasations anciennes.

Macération. — Le placenta des fœtus macérés est anémique, mou et friable. — Le cordon, dont les vaisseaux sont perméables, est cylindrique, lisse, spongieux et dépourvu d'élasticité. Ses enroulements ont disparu. Il s'épaissit en forme de massue au niveau de son extrémité fœtale, et sa couleur est brun rougeâtre. — Le liquide amniotique dégage une odeur spéciale, repoussante, fade, nauséabonde, rappelant celle de la putréfaction. Il est trouble et possède une coloration jaune verdâtre

(1) Liebmann. *Op. cit.*, p. 54.

(2) Mc Call. *Comptes rendus de la Société obst. de Philadelphie*, « Amer. Journ. of Obst. », vol. VIII, p. 554.

en raison de son mélange avec une certaine quantité de liquide sero-sanguinolent et de méconium. — Les membranes, qui conservent longtemps leur consistance normale, finissent par être œdématiées, friables, décolorées. — Un fœtus âgé seulement d'un ou deux mois peut être complètement dissous par le fait de la macération. Si le fœtus est plus vieux, sa forme générale et l'ensemble extérieur de ses viscères sont conservés, mais partout on constate la dégénérescence graisseuse et la désintégration de ses éléments anatomiques. Le travail de macération intéresse d'abord l'épiderme. Celui-ci se trouve séparé du derme par suite de la formation d'un certain nombre de vésicules semblables à celles du pemphigus et qui contiennent un liquide rouge, séro-sanguinolent ou clair et séreux. Le chorion cutané est lui-même infiltré par le même liquide et offre l'aspect d'un parchemin brun rougeâtre et macéré. Les tissus sous-cutanés aréolaire et adipeux sont rougeâtres et œdématiés. L'œdème est surtout accusé au niveau du crâne, de l'abdomen, des pieds, des mains et du sternum. Le corps entier est flaccide et prend, sous l'influence des pressions extérieures, des déformations bizarres dues à ce qu'il se distend sur certains points, se déprime et s'aplatit sur d'autres. Les sutures craniennes sont disjointes, les articulations démises, et le périoste se trouve détaché sur la longueur des os longs. Les vaisseaux sont remplis d'un sang noir et coagulé. Les cavités séreuses sont distendues par le sérum sanguin. Le cerveau est transformé en une pulpe de coloration gris rougeâtre. Tous les viscères sont infiltrés et friables; mais l'utérus et les poumons conservent leur consistance normale plus longtemps que tous les autres parenchymes. Un grand nombre d'organes sont le siège de dépôts pigmentaires et de cristaux graisseux.

Parfois l'accumulation de graisse est si abondante que le terme de *dégénérescence graisseuse* devient applicable au travail qui préside à la formation de ces dépôts. On ne peut tirer des conclusions valables de l'étude de l'aspect des fœtus macérés quant à la maladie qu'ils ont eue, car l'ensemble des conditions pathologiques sont identiques dans tous les cas (1). Les variations apparentes sont dues simplement aux différences de date de la rétention. La rapidité du travail de macération est variable; aussi, le degré où il est arrivé ne peut constituer un critérium de l'époque à laquelle s'est produite la mort du fœtus.

Soixante-quinze fois sur cent, l'expulsion des fœtus macérés a lieu, selon Ruge (2), avant la trente et unième semaine, et l'on observe dans presque la moitié des cas des positions transversales et pelviennes.

(1) Ruge. « Zeit. f. Geb. u. Gyn. ». Bd. I, H. 1, 1877, p. 58.
(2) Ruge. « Zeit. f. Geb. u. Gyn. », Bd. I, H. 1, 1877, p. 70.

Les cas dans lesquels le fœtus mort reste dans l'utérus au delà du terme normal de la gestation présentent des phénomènes cliniques et des conditions morbides qui diffèrent de celles qui accompagnent les cas que nous avons déjà envisagés. En pareilles circonstances, la mort du fœtus peut remonter à une époque très précoce de la gestation ou ne s'être produite que dans les stades les plus reculés de la grossesse, et la rétention peut durer plusieurs mois et même plusieurs années.

On réserve le terme de *travail manqué* (*missed labor*) à ces cas dans lesquels les efforts expulsifs de la matrice étant restés inefficaces et n'ayant abouti qu'à l'écoulement des eaux, les contractions utérines prennent fin tandis que le fœtus reste encore dans la cavité de la matrice. Les causes que l'on cite habituellement du *missed labor* sont : l'absence anormale de l'irritabilité utérine ou de l'excitabilité ordinaire des centres nerveux réflexes, les obstacles mécaniques du travail, et les adhérences exagérées du placenta. Les processus pathologiques, qui évoluent à l'occasion des longues rétentions et du *travail raté*, varient selon que l'air peut ou non pénétrer dans la cavité de la matrice.

Si l'air pénètre dans l'utérus, le fœtus subit les modifications propres à la putréfaction. Les parties molles, atteintes de dissolution, sont expulsées, tandis que les parties osseuses demeurent retenues. Elles peuvent elles-mêmes être peu à peu désintégrées, puis éliminées. Néanmoins, leur expulsion complète n'est pas souvent accomplie par les seules forces de la nature. En outre, si le col est étroit ou rigide, la pression continue exercée par quelque os saillant peut perforer son tissu et sortir à travers le vagin, le rectum ou la paroi abdominale antérieure. Les irritations de cette nature peuvent provoquer des métrites suppurées, et quelquefois des péritonites mortelles ou de la septicémie.

Mais si l'utérus reste inaccessible à l'air, dans les cas de rétention très prolongée, le fœtus se momifie, et comme il se crée des connexions intimes avec la matrice, grâce à des exsudats inflammatoires, il peut rester dans l'utérus sans provoquer aucun symptôme ; ou bien, par suite de l'irritation continue qu'il détermine, il peut devenir le point de départ de métrites suppurées, ou de collections purulentes qui se font jour à l'extérieur de l'utérus. Ces accidents créant une voie à l'entrée de l'air, les accidents de putréfaction se produisent alors suivis de toutes leurs conséquences.

Dans des faits rares de rétention prolongée, le fœtus devient le siège de dégénérescence graisseuse et calcaire. Il est dans ce dernier cas désigné sous le nom de *lithopédion*.

La rétention du fœtus mort est relativement exempte de danger.

Même lorsqu'il y a décomposition ou putréfaction du fœtus, les produits de désintégration finissent par être définitivement expulsés par les seuls efforts de la nature, ou par l'emploi des moyens obstétricaux. Hein (1) conseille l'emploi du *colpeurynter* et l'administration interne du seigle ergoté, comme moyens efficaces pour assurer l'expulsion du fœtus. On peut, au lieu de recourir au *colpeurynter*, se servir d'un gros dilatateur de Barnes, rempli de liquide et que l'on introduit dans le vagin.

CHAPITRE XVI

EXPULSION PRÉMATURÉE DE L'ŒUF

Causes de l'avortement. — Prédisposition à l'avortement. — Causes immédiates. — Symptômes. — Môles. — Avortement incomplet. — Diagnostic. — Pronostic. — Traitement. — Prophylaxie. — Arrêt de l'avortement imminent. — Traitement dans les cas d'avortement inévitable. — Traitement de l'avortement négligé. — Ablation des polypes fibreux. — Traitement de l'accouchement prématuré.

L'interruption de la grossesse qui se produit durant les trois premiers mois sous l'influence des contractions de l'utérus et qui aboutit à l'expulsion de l'œuf est désignée généralement sous le nom d'*avortement embryonnaire* (*abortion*).

Si l'accident a lieu au cours du quatrième, du cinquième, du sixième et du septième mois, c'est-à-dire depuis l'époque de la formation du placenta jusqu'au moment où le fœtus devient viable, il est plus juste de l'appeler *avortement fœtal* (*immature delivery, miscarriage*).

Enfin lorsque la date de l'expulsion du produit de la conception est comprise entre la vingt-huitième semaine, période du début de la viabilité, et la trente-huitième semaine, époque à laquelle le fœtus possède tous les signes caractéristiques de la maturité, on désigne l'accident sous le nom d'*accouchement prématuré* (*premature delivery*).

Cette division artificielle se trouve justifiée par les différences pratiques qui s'offrent dans la symptomatologie et le traitement des variétés que l'on a ainsi établies.

CAUSES QUI AMÈNENT L'INTERRUPTION PRÉMATURÉE DE LA GROSSESSE

Les causes de l'avortement embryonnaire, de l'avortement fœtal et de l'accouchement prématuré sont les mêmes.

(1) Hein. « Beitrag z. Geburtsh. », Bd. II, p. 172.

Les causes de l'avortement s'exercent rarement d'une façon brusque. La production de l'accident est ordinairement préparée soit par des modifications survenues dans l'œuf, soit par des conditions pathologiques intéressant la mère. Dans les deux cas, la *prédisposition* à l'avortement se trouve constituée.

Dès que la solidité des connexions qui relient l'œuf à l'utérus a été compromise, en raison de ces conditions pathologiques, des causes habituellement inefficaces suffisent à déterminer les contractions utérines, et décident de l'époque à laquelle s'effectue l'expulsion de l'œuf.

Causes prédisposantes de l'avortement. — La prédisposition à l'avortement peut être due à une maladie primitive du chorion, dont la dégénérescence des villosités choriales nous fournit un exemple. Mais, dans la plupart des cas, la mort du fœtus précède et provoque la maladie du chorion. Aussi les causes de l'avortement se résument, pour une large part, dans celles de la mort du fœtus.

La mort du fœtus peut être causée par des violences directes (coups de pied sur l'abdomen, blessures); — par les maladies des annexes du fœtus (cordon, amnios, chorion, placenta); — par les maladies de la caduque et spécialement celles qui s'accompagnent d'hémorrhagie (avant la formation complète du placenta, la séparation complète de la caduque d'avec l'utérus entrave l'apport nutritif qui se fait vers le fœtus); — par les affections fébriles dans lesquelles la mort résulte des températures excessives, des lésions concomitantes de la caduque, ou comme dans certaines affections infectieuses aiguës, du transport direct d'éléments toxiques de la mère au fœtus; — enfin, par l'anémie pernicieuse.

L'anémie qui se développe sous l'influence de la grossesse atteint rarement le fœtus.

Dans les cas d'anémie aiguë, consécutive à des hémorrhagies abondantes, le fœtus peut succomber par asphyxie.

En temps de famine, beaucoup de femmes avortent.

La prédisposition à l'avortement que l'on constate chez les femmes à forte corpulence est probablement due à ce que leur sang n'est, ni en qualité ni en quantité, suffisant pour satisfaire aux besoins du développement fœtal.

La mort du fœtus est suivie de l'expulsion de l'œuf; mais les deux phénomènes n'ont pas lieu d'ordinaire en même temps, et il existe entre eux un intervalle plus ou moins long. Avant le troisième mois, l'embryon qui est, à cette époque, uniquement constitué par un amas de cellules, subit la macération et peut être résorbé après sa mort. Dans ces cas, à moins qu'il n'y ait hydramnios, il se produit un affaissement partiel de l'œuf.

Dès que le fœtus est mort, la circulation qui se fait du fœtus au chorion et au placenta s'interrompt. Les villosités s'oblitèrent et subissent la dégénérescence graisseuse. La caduque devient le siége du même processus.

La diminution du volume de l'œuf est signalée par l'apparition des contractions. Les villosités, dégagées de leurs connexions avec la caduque, sont délogées; les vaisseaux de la caduque, exposés et soumis à une pression plus forte, se rompent et leur rupture donne lieu à des hémorrhagies; les contractions utérines alors éveillées exercent sur l'œuf une force expulsive; celui-ci, tout en opérant sa descente, dilate le col de haut en bas et, finalement, pénètre dans le vagin.

Dans les trois premiers mois, l'œuf est assez fréquemment expulsé en même temps que les membranes restées intactes.

Dès la fin du troisième mois et au delà, le fait devient très rare, bien qu'il m'ait été donné de l'observer une fois à la date du sixième mois.

Dans les premiers mois , l'expulsion de l'œuf absolument intact, ne s'accompagne que d'une hémorrhagie insignifiante. Lorsqu'il y a déchirure des membranes, il y a d'abord issue de l'embryon et du liquide amniotique. La cessation de la compression exercée par l'œuf sur la paroi interne de la matrice amène des hémorrhagies qui durent d'ordinaire jusqu'au moment de l'expulsion complète ou de l'avulsion des membranes et du placenta.

En dehors de la mort du fœtus et des modifications qui s'opèrent consécutivement dans le chorion et la caduque; en dehors des affections des annexes du fœtus qui causent la mort de ce dernier, la prédisposition à l'avortement peut résulter de maladies et de modifications primitives de la caduque.

De ces modifications nous connaissons les suivantes :

1° *Atrophie de la muqueuse utérine.* — Le développement insuffisant de la muqueuse utérine ne nuit au développement de l'œuf que dans les cas où la sérotine et la caduque réfléchie sont en jeu. Lorsque la surface de la sérotine est mal développée et peu étendue, cela peut être cause que le placenta reste petit; ou bien les attaches de la sérotine peuvent être si restreintes que le simple poids de l'œuf est capable de l'attirer en bas et de la transformer en un long et mince pédicule. Dans d'autres cas, la caduque réfléchie peut n'être que partiellement développée, ou bien elle peut manquer tout à fait, et alors l'œuf, recouvert seulement par le chorion, ne tient à la sérotine que par un simple filament.

Dans les deux cas, les contractions utérines peuvent, au lieu d'amener l'expulsion complète de l'œuf, le pousser de façon à le faire pénétrer dans le col, où il peut rester un certain temps, se nourrissant par l'intermédiaire du long pédicule auquel il est suspendu, mais il se trouve arrêté dans sa descente par la coarctation de l'orifice externe. On a donné à ces cas le nom de *grossesses cervicales.*

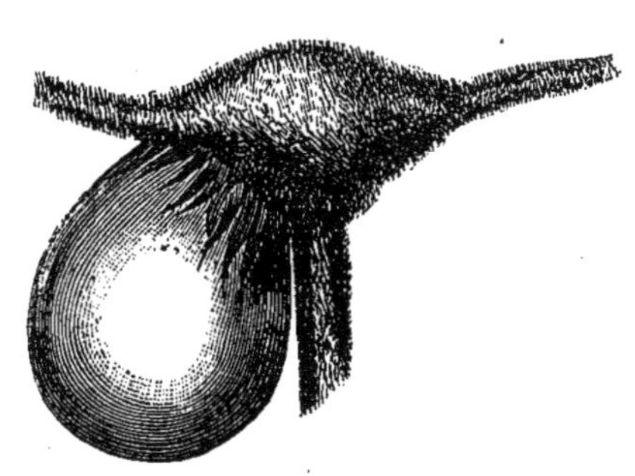

Fig. 144. — Œuf revêtu d'une caduque imparfaitement développée ; — surface externe de la décidua-vera (Duncan).

Le col se trouve plus ou moins distendu en forme de sphère, suivant l'époque de la grossesse à laquelle se produit l'accident, et le corps de l'utérus revient à des dimensions à peu près normales. Comme la raison de ces phénomènes réside surtout dans la rigidité de l'orifice externe du col, ils sont plus fréquents chez les primipares. Même avec un orifice ouvert, bien que la chose soit d'une extrême rareté, la grossesse cervicale peut s'établir, grâce à la résistance et à la solidité du pédicule qui rattache l'œuf à l'utérus (1).

2° *Hypertrophie de la muqueuse.* — L'épaississement de la muqueuse utérine résulte de l'endométrite et peut aboutir à l'avortement par l'un des procédés suivants : les différentes variétés d'endométrite peuvent donner lieu à des affections du placenta et devenir ainsi fatales au fœtus ; — ou bien les vaisseaux amincis et dilatés de la caduque malade peuvent se rompre et devenir l'occasion d'épanchements sanguins entre les membranes.

La fréquence de l'avortement dans les *déviations* utérines résulte surtout des endométrites qui les accompagnent. L'antéflexion amène souvent la stérilité, mais rarement l'endométrite et l'avortement. Dans la rétroflexion, au contraire, tandis que l'obstacle à la conception est insignifiant, la congestion des parois utérines et les altérations pathologiques de la muqueuse font de l'avortement un accident fréquent.

La rigidité du tissu utérin qui s'oppose à la distension de l'organe, peut provoquer des contractions prématurées. Un fibrome, un carcinome, ayant son siège dans les parois de la matrice, peuvent de la même façon devenir le point de départ de l'avortement. La distension de la matrice peut être également gênée par l'existence de brides péritonéales anciennes ou des inflammations du tissu cellulaire pelvien.

Il existe finalement une catégorie de femmes chez lesquelles l'avortement se produit sans qu'il soit pourtant possible d'invoquer l'existence d'une maladie de l'œuf ou des organes génitaux. La fausse couche doit être liée en pareil cas, autant qu'il est permis d'en juger

(1) W. Schulein. *Ueber cervical Schwangerschaft*, « Zeitschr. f. Geb. u. Gynaek. », Bd. III, H. 2, p. 408.

dans l'état actuel de nos connaissances, à une irritabilité nerveuse excessive toute spéciale. Des causes physiques et psychiques d'excitation, qui chez quelques femmes ne seraient que de fort médiocre importance, suffisent, chez ces personnes irritables, à interrompre la grossesse.

Causes immédiates de l'avortement. — Les modifications morbides qui surviennent dans l'œuf, hormis sa rupture ou l'écoulement du liquide amniotique, n'agissent qu'exceptionnellement pour déterminer l'avortement immédiat.

Les causes prochaines des contractions utérines et de l'expulsion de l'œuf résident la plupart du temps dans le système maternel. Ce sont les suivantes :

1° *Hyperémie de l'utérus gravide.* — Quand des prédispositions spéciales ont affaibli les moyens d'union de l'œuf avec la caduque, toute cause capable de diriger des courants sanguins nouveaux vers l'utérus peut devenir le point de départ d'extravasations autour de l'œuf, et éveiller les contractions utérines. En raison de ce fait, au moment de la congestion périodique menstruelle que la grossesse elle-même n'interrompt pas tout à fait, on surveille attentivement les femmes qui ont des prédispositions à l'avortement. Les pyrexies, les affections inflammatoires des organes génitaux, les excès de coït, les pédiluves très chauds, les lésions valvulaires du cœur..., sont autant de causes qui peuvent provoquer la rupture des vaisseaux de la caduque. Plus fréquemment elles reconnaissent pour origine les ébranlements du corps causés par les vomisssements, la toux, les voyages en chemins de fer, les exercices violents les chutes et toutes choses semblables.

L'importance qu'il y a à séparer les causes *prédisposantes* de l'avortement de ses causes *immédiates* est démontrée par le fait de l'immunité dont jouissent certaines femmes absolument bien portantes et n'ayant aucune maladie des organes génitaux, qui se permettent d'enfreindre toutes les obligations liées à la gravidité, dans le but d'interrompre une grossesse inopportune. Brillaud-Lavardière relate le cas d'un paysan qui ayant pris sa femme grosse en croupe. partit avec elle au grand galop de son cheval, avec l'intention de provoquer une fausse couche. L'ayant ainsi secouée de la belle manière, il la laissa tomber à terre sans essayer d'amortir sa chute. Il répéta deux fois cette manœuvre brutale, mais sans le moindre succès (1). D'un autre côté, il existe des femmes qui, très désireuses d'avoir des enfants, attachent quelquefois, après un avortement, une trop grande importance à des imprudences légères qu'elles ont commises. Ce souvenir devient pour elles une source de regrets qu'il appartient au médecin de faire cesser.

(1) T. Gallard. *De l'avortement au point de vue médico-légal*, Paris, p. 24.

2° *Contractions utérines provoquées par des causes qui exercent directement leur influence sur le système nerveux.*—Nous trouvons des exemples de cette influence dans les contractions qu'éveillent les frictions faites sur l'utérus à travers les parois abdominales; dans les contractions réflexes qui accompagnent les excitations des seins; enfin dans celles que provoquent les vives émotions morales.

Symptômes. — Comme la séparation et l'expulsion de l'œuf ne peuvent se produire sans qu'il y ait déchirure des vaisseaux du placenta ou de ceux de la caduque, l'*hémorrhagie* devient un corollaire constant et nécessaire de tout avortement. Dans les deux premiers mois, l'hémorrhagie rappelle une menstruation abondante.

Il existe des *douleurs*, lesquelles sont dues en partie à la congestion utérine et en partie à l'expulsion des caillots sanguins,à travers un col imparfaitement dilaté. Ces dernières ressemblent à celles qui sont liées aux accidents de dysménorrhée mécanique.

Ces symptômes durent de quatre à cinq jours. Comme l'œuf reste inaperçu, perdu qu'il est au milieu des caillots ou des débris de la caduque, les femmes peuvent tenir ces avortements précoces pour le retour normal d'une période menstruelle retardée.

Après le troisième mois, les symptômes prodromiques font rarement défaut. Nous pouvons signaler parmi ceux-ci: un sentiment de plénitude et de pesanteur dans le bassin; — des douleurs siégeant au niveau de la région sacrée; — la fréquence de la miction; — des contractions périodiques semblables à celles du travail; — un écoulement séreux ou muqueux. Lorsque ces phénomènes s'accompagnent d'hémorrhagie, on peut en déduire l'imminence de l'avortement.

Si l'hémorrhagie est de peu d'abondance, elle peut cesser et la grossesse peut évoluer sans accident. Mais, d'ordinaire, elle prend des proportions plus graves ou se reproduit à bref délai. Les contractions persistent, en s'accentuant de plus en plus, jusqu'à ce que s'opère enfin l'expulsion de l'œuf.

Dans un cas typique d'avortement, dans lequel l'œuf est expulsé en entier, la rétraction utérine et l'hémorrhagie se combinent pour amener le décollement progressif, de bas en haut, de la membrane déciduale. L'œuf, recouvert alors par la caduque réfléchie et par la caduque vraie séparée des parois utérines, est peu à peu poussé vers les parties inférieures; il dilate d'abord l'orifice interne, puis le col, enfin l'orifice externe. Il pénètre dans le vagin coiffé de la caduque vraie ou traîne après lui cette membrane renversée. L'utérus, devenu libre, se rétracte et l'hémorrhagie cesse. L'œuf est entouré de sang coagulé. — Dans les trois premiers mois, lorsque la mort du fœtus a précédé de quelque temps l'accomplissement de l'avortement, tout vestige de fœtus peut avoir disparu. Il arrive quelquefois, au troisième mois, de trouver un petit placenta et des vaisseaux ombilicaux ratatinés.

Lorsque les extravasations sanguines qui se font sur la face utérine de la caduque vraie sont considérables, cette membrane peut être traversée, et le sang peut s'infiltrer entre les deux caduques. L'hémorrhagie peut également se faire entre la caduque réfléchie et le chorion, soit en raison de la rupture de cette caduque, soit par le fait d'une hémorrhagie placentaire qui s'effectue au niveau de la surface externe du chorion et qui dissèque la caduque réfléchie. La compression exercée sur l'œuf, sauf dans les cas où l'affaissement de celui-ci s'est déjà produit comme conséquence de la mort du fœtus, provoque la rupture de la poche des eaux et l'écoulement du liquide amniotique. Les membranes fœtales et maternelles retenues dans la matrice forment avec les couches de sang coagulé une masse appelée môle. Lorsque le sang coagulé est frais, la masse porte le nom de *mola sanguinea* (môle sanguine), et, quand il est de vieille date, *mola carnosa* (môle charnue). La cavité, qui est tapissée par l'amnios, présente ordinairement une surface irrégulière. Il est très exceptionnel de voir les extravasations traverser à la fois le chorion et l'amnios, et de cette manière former des caillots dans la cavité amniotique elle-même. Le volume des môles excède rarement celui d'une orange ; habituellement elles sont expulsées entre le troisième et le cinquième mois.

Dans les cas où des adhérences anormales fixent la caduque vraie et la sérotine aux parois utérines, une portion des membranes maternelles peut séjourner dans la matrice après l'expulsion de l'œuf.

Dans une autre série de faits, et cela devient la règle après le troisième mois, les membranes fœtales se rompent et l'embryon s'échappe en même temps que le liquide amniotique.

Quoique, dans les circonstances ordinaires, les parties retenues dans la matrice suivent de près l'expulsion de l'œuf ou de l'embryon, il peut arriver assez fréquemment que l'utérus se rétracte sur son contenu, que le col se referme, et qu'il survienne une période de repos. Dans ce cas on se trouve en présence de ce que l'on désigne généralement sous le nom d'*avortement incomplet.*

Avortement incomplet. — Les accidents variés qui accompagnent ces cas d'avortement incomplet sont très exactement décrits par Spiegelberg de la manière qui suit (1) :

1° Le plus fréquemment les hémorrhagies se renouvellent d'une façon intermittente, et il se fait, grâce à des modifications regressives, une élimination spontanée et graduelle des portions de membranes restées dans la matrice, à mesure que leurs moyens d'union à l'utérus perdent de leur solidité.

(1) Spiegelberg. « Lehrbuch der Geburtsh. », Jahr 1877, p. 377.

2° Dans des cas exceptionnels, l'hémorrhagie cesse tout à fait pour un certain temps. Pendant plusieurs jours, plusieurs semaines, et même plusieurs mois, la femme paraît être tout à fait bien. Puis, brusquement, apparaissent de violentes contractions, s'accompagnant de pertes de sang abondantes et amenant l'élimination des annexes du fœtus. Dans un cas de ma propre clientèle, il s'écoula un intervalle de trois mois entre la première hémorrhagie, qui avait eu lieu vers la fin du troisième mois et qui avait été véritablement insignifiante quant à la quantité, et la terminaison complète de l'avortement. Pendant cet intervalle, en raison de la distension progressive de l'abdomen, de l'idée de l'existence des mouvements du fœtus, de la présence de lait dans les mamelles, on avait supposé que les dangers de l'avortement imminent avaient été jugulés.

La rétention *totale* de l'œuf est probablement due à l'adhérence intime du placenta qui continue à recevoir de l'utérus l'apport nutritif.

Spiegelberg pense que c'est au moment d'une période menstruelle que s'effectue l'expulsion des membranes qui séjournaient encore dans l'utérus.

3° Un accident plus fréquent que ceux que nous venons de signaler consiste dans la *décomposition putride* des portions de l'œuf retenues dans la matrice. Elle se produit surtout dans les cas où il est survenu une destruction plus ou moins complète des connexions du placenta avec l'utérus. La putréfaction des parties non adhérentes est amenée par l'introduction de l'air au moment de la sortie de l'embryon, ou par le passage ultérieur du doigt dans la cavité utérine. Elle peut également se produire lorsque des portions de l'œuf, restées suspendues dans le vagin, absorbent des matières septiques qu'elles transmettent du vagin dans l'utérus. Comme conséquence de la décomposition putride, la femme est exposée à la septicémie et à l'infection des thrombus adhérents à la surface placentaire. Néanmoins la terminaison mortelle est rare, parce que la décomposition n'arrive ordinairement qu'à une époque reculée; elle n'apparaît généralement que lorsque des granulations protectrices se sont déjà formées sur la muqueuse utérine, et que l'oblitération parfaite des sinus utérins est achevée. Une fièvre continue, marquée, par périodes, d'accidents hémorrhagiques intermittents, vient à s'établir; mais elle disparaît peu à peu à mesure que s'accomplit l'expulsion progressive des parties décomposées, et les symptômes graves disparaissent en même temps. Même à cette époque, des accidents de septicémie peuvent amener une terminaison fatale. Il est commun d'observer des accidents locaux de périmétrite.

4° Dans les cas où il existe un certain degré de relâchement, coïncidant avec la distension de la cavité utérine, il peut arriver que la fibrine provenant du sang extravasé se dépose sur les inégalités de la surface interne de la matrice, affectant la forme de polypes et simulant, dans ce mode de développement, des cavernes calcaires tapissées de stalactites (1). Ces polypes fibrineux se forment habituellement autour des *débris* de l'avortement : morceaux de caduques, restes du placenta, portions des membranes fœtales. Dans

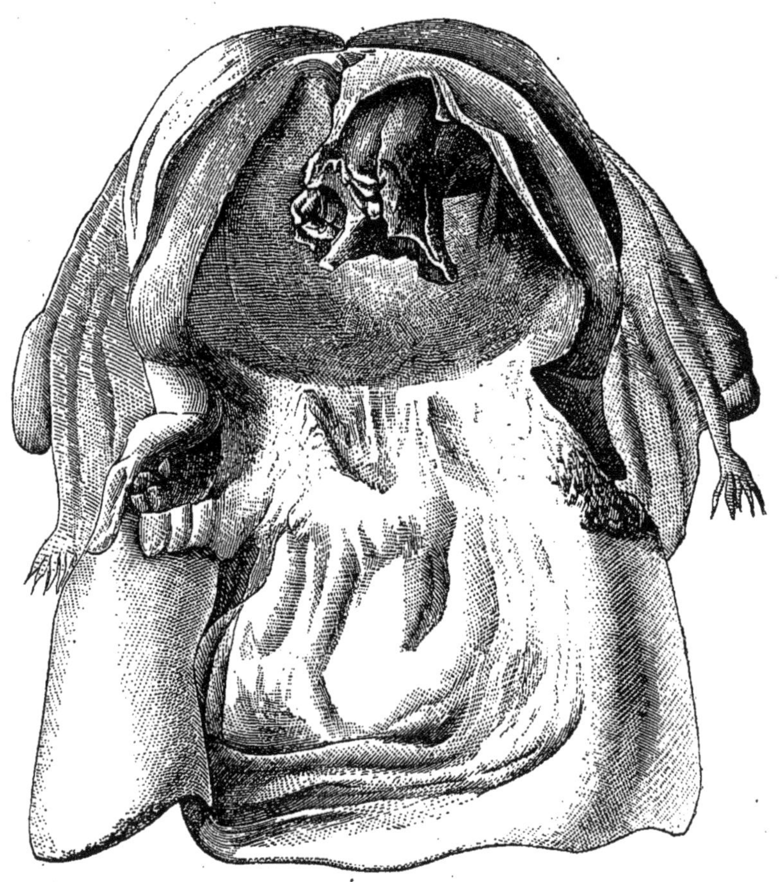

Fig. 145. — Utérus contenant un polype fibrineux après l'avortement (Fraenkel).

certains cas, également, les caillots qui font saillie sur la surface placentaire deviennent la base d'une concrétion fibrineuse molle. Les polypes placentaires finissent par donner lieu à des douleurs qui s'irradient vers les parties inférieures, et à des hémorrhagies intermitentes. Ils peuvent même se décomposer et compromettre l'existence par suite de leur désorganisation septique.

(1) Fraenkel. « Beïtrag zur Lehre von polyp. », « Arch. f. Gynaeck. », Bd. XI, p. 76.

Les modifications qui s'accomplissent ultérieurement dans l'utérus après un avortement correspondent à celles qui se produisent apre l'accouchement à terme. Lorsqu'on n'institue pas un traitemen convenable, ou lorsqu'on n'apprécie pas avec justesse l'importanc qu'il y a dans les soins consécutifs, la subinvolution peut se produire

De toutes les causes des maladies utérines, aucune ne possède une influence plus considérable et plus réelle que l'avortement mal soigné.

Diagnostic. — Le diagnostic est basé sur l'apparition des douleurs, la dilatation du col et la descente de l'œuf.

S'il est possible de sentir l'œuf à travers l'orifice béant, la démonstration est évidemment complète. Un polype peut, néanmoins, présenter avec l'œuf une ressemblance capable d'induire en erreur. Dans tous les cas de grossesse avérée, le fait de l'hémorrhagie suffit, en dehors de tous les autres symptômes, à rendre l'éventualité de l'avortement assez probable pour qu'il faille avoir immédiatement recours à toutes sortes de précautions. Ce n'est pas chose facile, à la vérité, que de reconnaître durant les premiers mois, l'existence de la grossesse; mais dans les cas douteux on devra considérer la cessation des règles comme une forte présomption en sa faveur.

Le diagnostic des modifications pathologiques qui, en s'opérant dans l'œuf et la caduque préparent l'avortement, ne peut être fait d'une manière certaine par la simple étude des symptômes subjectifs. On peut regarder l'existence de ces modifications comme une chose probable quand le volume de l'utérus ne correspond pas à la période présumée de la gestation. Si, par exemple, au cinquième mois l'organe ne paraît pas plus volumineux qu'il n'a l'habitude de l'être au troisième, on pourra déduire de ce fait la mort du fœtus et l'interruption dans le développement de l'œuf.

Lorsque un médecin est appelé à l'occasion d'une hémorrhagie qui se produit au cours de la grossesse, il ne doit pas manquer d'examiner les *caillots*, lorsqu'on les a conservés, pour y rechercher les traces de l'œuf. Ces caillots seront désagrégés et examinés sous l'eau, et l'on mettra la plus minutieuse attention à découvrir, en essayant de les faire flotter, les *franges des villosités choriales*. Lorsque l'œuf est expulsé en totalité, il reste habituellement perdu au milieu des amas de sang coagulé, et, à moins qu'on n'ait le soin de l'y chercher, il passe inaperçu. Lorsque les caillots ont été jetés et que le médecin trouve à son arrivée le col fermé de telle façon qu'il lui est impossible d'introduire son doigt dans l'utérus pour examiner sa cavité, il peut devenir impossible de déterminer si l'avortement est accompli en totalité ou en partie, ou bien si l'œuf tout entier est encore dans la cavité utérine.

La cessation de tous les symptômes indique, généralement, l'évacuation complète de l'utérus ou l'arrêt de l'avortement, bien que dans quelques cas elle puisse être l'avant-coureur de la formation d'une môle.

Le renouvellement de l'hémorrhagie et le défaut de l'involution normale sont l'indice de la présence de l'œuf dans l'utérus, ou d'un avortement incomplètement effectué.

PRONOSTIC. — Le pronostic, cela va sans dire, ne ressortit qu'aux conséquences que l'avortement entraîne pour la mère.

On peut en premier lieu, en considérant largement les choses, établir que tous les cas d'avortement spontané (c'est-à-dire, en dehors des cas criminels), non compliqués d'autres conditions morbides, sont, avec le concours d'une thérapeutique convenable, *dépourvus de tout danger*. Mais, en second lieu, on doit avoir toujours présent à la pensée que cette donnée n'est exacte qu'avec les restrictions précédentes et dans les limites que ces restrictions comportent; car, à vrai dire, le nombre des morts résultant de l'avortement est loin d'être insignifiant. Ainsi, le chiffre des décès de ce genre, recueilli au bureau des statistiques de New-York, entre les années 1867 et 1877 inclus, a été de *cent quatre-vingt-dix-sept* (1), chiffre qui reste sans doute au-dessous de la vérité, par suite des circonstances sans nombre qui font que beaucoup de faits de cette espèce passent inaperçus. Le nombre total des morts causées, durant la même période, par des accidents de métrite *post-partum*, fut, d'après les comptes rendus, de *dix-neuf cent quarante-sept*. Or Hegar (2) estime qu'il se produit un avortement par huit ou dix accouchements à terme. Si cette proportion était exacte, il semblerait que la mortalité de l'avortement est de beaucoup supérieure à celle de la fièvre puerpérale elle-même.

La mort, qui a lieu comme conséquence d'un avortement criminel, constitue un accident très commun. Tardieu a constaté que sur *cent seize* cas dans lesquels il avait pu s'assurer du genre de terminaison, *soixante* femmes avaient succombé (3). Mais, même dans des cas d'avortement spontané, la mort peut arriver par hémorrhagie, par septicémie ou par péritonite. On peut, dans quelques circonstances, l'imputer à l'ignorance, à l'imprudence ou à l'entêtement des malades.

Rien ne fait mieux voir combien sont efficaces les ressources de l'art, pour détourner les dangers consécutifs à l'avortement, que les statistiques des grands hôpitaux. Ainsi, il ressort des rapports faits par le docteur Johnston, pendant les sept années qu'il a été chargé du

(1) Lusk. *Nature, origine et prophylaxie de la fièvre puerpérale*, « Comptes rendus du Congrès médical international », Philadelphie, p. 830.

(2) Hegar. *Beitr. zur Path. des Eies. Monats. f. Geburtsk.*, Bd. XXI (supplément), p. 34.

(3) Gallard. *De l'avortement au point de vue médico-légal*, Paris, 1870, p. 43.

service de *Rotunda-Hospital*, à Dublin, que sur *deux cent trente-quatre* cas d'avortement traités dans cet établissement, on n'avait observé qu'un seul décès, indépendant de tout accident puerpéral et dû à une affection mitrale. L'hôpital de Bellevue est chaque année le refuge d'un nombre assez considérable de femmes qui souffrent des suites d'un avortement incomplet, et dont une partie arrive dans un état déplorable amené soit par une hémorrhagie excessive, soit par la décomposition septique de débris placentaires restés dans l'utérus. Cependant la généralité des cas dont j'ai pu retrouver l'observation dans les archives de la maison se sont terminés par le retour à la santé.

Traitement. — Le traitement comprend :

1° La prophylaxie dans les cas d'avortement habituel;

2° L'arrêt de l'avortement imminent;

3° Les moyens à employer dans le but de détourner les dangers liés à un avortement en train de se faire.

Prophylaxie. — Dans la prophylaxie on doit s'occuper de la cause dans laquelle réside pour chaque cas, la prédisposition aux avortements répétés. Une des causes les plus actives consiste dans la syphilis de l'un ou des deux parents; et c'est surtout dans ces cas que le triomphe de la médication mercurielle a été le plus complet. On devra soumettre le parent atteint de syphilis, ou tous les deux, à la même thérapeutique.

Parmi les causes locales justiciables d'un traitement, nous devons signaler l'*endométrite*, les *déplacements* de la matrice et les *inflammations péri-utérines*.

Dans les cas de rétroflexion et de rétroversion, on peut obtenir les meilleurs résultats du replacement de l'utérus dans sa position normale et de l'usage d'un pessaire convenable. Le port de pessaires, durant la grossesse, ne provoque aucun accident. On doit cependant user de surveillance en raison de ce qu'ils peuveut être le point de départ d'irritations vaginales. On devra les retirer au bout du troisième mois, parce que l'utérus à cette époque se maintient dans sa situation normale, sans aucune intervention artificielle. Lorsqu'à la suite d'un avortement il se produit un déplacement de l'utérus en arrière, la réduction de cette déviation favorise l'accomplissement de l'involution normale.

Dans les cas de *carcinomes* et de *fibromes* volumineux, la thérapeutique est bien pauvre. Lorsqu'en pareilles circonstances il n'existe pas de stérilité, il arrive heureusement pour la mère que les conditions pathologiques de la muqueuse utérine, jointes à la rigidité des parois de l'organe, amènent généralement la mort du fœtus et les contractions utérines prématurées. Lorsqu'un petit fibrome, situé dans la paroi postérieure de la matrice, en déterminant un état de rétroflexion devient cause de stérilité, l'usage d'un pessaire peut, dans certains cas, rendre quelque service.

Quelquefois un nouvel avortement suit de très près un avortement antérieur chez les femmes nouvellement mariées. Tandis que la première fausse couche peut avoir succédé à une cause purement accidentelle, la suivante peut être sous la dépendance d'un état défectueux de la muqueuse utérine, engendré par la succession trop rapide des deux grossesses, laquelle n'a pas permis à cette membrane de revenir à son état normal. On pourra, dans ces cas, conseiller avec succès l'abstention de tout rapprochement sexuel pendant une période de six semaines.

Dans certaines maladies du placenta, à l'occasion desquelles s'était produit un affaiblissement marqué de la fonction respiratoire de cet organe, M. S. J. Simpson pense avoir prévenu la mort du fœtus en augmentant la quantité d'oxygène du sang maternel, par l'administration du chlorate de potasse (1). On peut administrer ce médicament à la dose de trois grammes par jour, sans aucun danger pour la mère. Bien qu'il ne m'ait pas toujours rendu les services que j'en attendais, l'expérience d'un certain nombre d'autres médecins, parmi lesquels je citerai le Dr Fordyce Barker, paraît militer en faveur de son administration.

Pour la catégorie des cas dans lesquels l'avortement n'est dû ni à une maladie de l'œuf ni à une maladie de l'utérus, mais dans lesquels il semble être lié à un état spécial d'irritabilité nerveuse, la malade devra non seulement éviter toutes les causes qu'on sait capables d'éveiller les contractions utérines, mais elle devra en outre prendre les précautions les plus minutieuses *au retour de chaque période menstruelle*. On devra conseiller fortement le repos au lit, durant une semaine, principalement à la fin du second et du troisième mois. Le Dr E. J. Jenks (2) conseille l'usage du *viburnum prunifolium* chez les personnes qui ont une prédisposition à l'avortement. Il écrit : « Ma manière d'administrer le *viburnum* consiste à faire prendre à la malade d'une demi-cuillerée à thé à une cuillerée entière d'extrait liquide, quatre fois par jour, en commençant le traitement deux jours au moins avant l'époque menstruelle et en continuant cette médication non seulement pendant la durée ordinaire de l'écoulement menstruel, mais deux jours de plus que ne dure cet écoulement en dehors de la gravidité. »

A partir du quatrième mois et au delà, le danger de l'avortement diminue d'une manière rapide.

(1) Sir J. Y. Simpson. *Obstetric Memoirs*, édité par Priestley and Storer, Edinburgh, 1865, vol. I, p. 460.

(2) Jenks. *Viburnum prunifolium*, « Trans. of the Am. Gyn. Soc. », vol. I, p. 130.

Moyens de prévenir l'avortement imminent. — On peut empêcher l'avortement de s'accomplir, dans le cas où la mort du fœtus n'a pas encore eu lieu, et lorsque l'hémorrhagie n'est due qu'à un décollement peu considérable de la caduque ou du placenta.

Toutes les fois qu'il existe imminence d'avortement durant les premiers mois de la grossesse, il faut procéder à un examen minutieux, dans le but de déterminer s'il existe une rétroflexion ou une rétroversion utérine. En faisant prendre à la malade la position génu-pectorale, le replacement de la matrice devient facile. Si l'on soulève lentement le fond de l'organe à l'aide de deux doigts introduits dans le vagin, dès qu'il a atteint la ligne horizontale l'utérus tombe en avant par son propre poids. Le replacement seul suffit, dans quelques circonstances, à faire cesser la congestion qui crée la cause immédiate de l'avortement.

L'apparition de douleurs lombaires durant la gestation doit être considérée par les femmes comme un avertissement de s'abstenir, momentanément, de leurs occupations habituelles. Dans tous les cas d'hémorrhagie, si peu abondante soit-elle, elles doivent se coucher et se tenir absolument tranquilles. Un simple mouvement dans le lit peut occasionner une nouvelle perte de sang. L'insomnie et l'excitation cérébrale seront calmées par les opiacés administrés à hautes doses. Les applications de glace sur la région vulvaire, de compresses froides sur l'abdomen, et l'usage interne d'agents hémostatiques ne sont pas indiqués. Le Dr Jenks préconise l'extrait aqueux du *viburnum prunifolium*, donné par cuillerées à thé toutes les deux ou trois heures, aussi longtemps que son usage paraît opportun (1). L'expérience personnelle bien que limitée de l'auteur est favorable aux assertions que l'on a émises à propos du *viburum prunifolium* en tant que sédatif de l'utérus. — Lorsque les moyens précédents sont suivis de succès, il est sage de tenir la malade au lit encore une semaine après la disparition complète des symptômes avant-coureurs de l'avortement.

Dans le cas où la mort du fœtus est certaine, et dans ceux où l'avortement est inévitable, toutes les mesures qui ont pour but de retarder l'évacuation de l'utérus doivent être absolument rejetées.

Dans les quatre premiers mois de la grossesse, il n'existe pas de signes infaillibles de la mort du fœtus. Mais, dès le milieu de la gestation et au delà, la mort peut être affirmée si, par des examens répétés, l'absence des mouvements spontanés et des doubles battements cardiaques se confirme.

Les signes de l'avortement *inévitable* sont : les *hémorrhagies pro-*

(1) Jenks. *Loc. cit.*, p. 130.

fuses, les *caillots* expulsés par l'utérus, la *dilatation du col* produite par la descente de l'œuf, et l'état de *béance de l'orifice externe*.

Les autres symptômes de l'avortement consistent dans la répétition des *contractions* utérines, l'*écoulement du liquide amniotique*, et la présence de l'*embryon* ou de fragments de l'œuf dans les caillots expulsés.

Mais jusqu'à quel point les signes ordinaires de l'avortement peuvent, dans certains cas, donner le change,... le fait ressort très bien d'une observation publiée par Scanzoni. Il s'agissait d'une femme qui, au troisième mois de la grossesse, fut prise d'une hémorrhagie profuse. Grand nombre de caillots furent expulsés. Tout espoir de sauver le fœtus étant abandonné, on administra l'ergot de seigle à hautes doses et on plaça un tampon dans le vagin durant trente-six heures ; on se servit d'une bougie pour explorer la cavité utérine; enfin, comme la perte de sang se prolongeait depuis trois semaines, on fit pour la combattre une injection intra-utérine avec une solution faible de perchlorure de fer. — Huit semaines après cette dernière intervention la malade sentait remuer et présentait les signes caractéristiques d'une grossesse arrivée au sixième mois (1).

TRAITEMENT DE L'AVORTEMENT INÉVITABLE

Dans la question du traitement de l'avortement inévitable, il est bon d'établir une distinction entre les cas d'avortement proprement dit et ceux d'accouchement prématuré. Mais pour éviter les répétitions inutiles, ce ne sera que sur les points présentant des différences caractéristiques que notre attention sera sérieusement dirigée.

La conduite à suivre dans les cas *d'accouchement prématuré* ne diffère en aucune manière de celle qui convient dans les cas d'accouchements à terme.

Dans l'avortement des *deux premiers mois*, en dehors du repos au lit observé pendant quelques jours, il n'y a guère d'autre traitement à instituer pour les cas ordinaires. Dans les cas exceptionnels, le traitement ne diffère pas de celui des hémorrhagies provenant de l'utérus non gravide.

Au *troisième mois*, il convient de distinguer : 1° les cas dans lesquels l'œuf est expulsé en totalité ; 2° les cas dans lesquels le sac fœtal se déchire et le fœtus s'échappe au milieu du liquide écoulé.

1° Lorsque au troisième mois l'œuf se trouve expulsé sans qu'il y ait rupture des membranes fœtales, l'hémorrhagie ne prend que rarement des proportions graves. Les contractions utérines poussent le produit abortif dans le col qui se dilate et qui, chez les primipares, subit un

(1) Scanzoni. « Lehrbuch der Geburtsh. », Wien, 1867, p. 83.

certain allongement. — A mesure que l'œuf descend, le corps de l'utérus, partiellement évacué, se rétracte. Le sang épanché se coagule en minces couches entre les parois utérines et l'œuf. Celui-ci est transformé en un tampon qui obture le col et limite l'hémorrhagie.

Il n'y a pas, pour ces différentes raisons, indication d'un traitement actif. — Il est bon de faire donner une douche vaginale d'un demi-litre d'eau tiède, deux fois par jour, comme mesure de propreté. *Toutes les tentatives qui auraient pour but d'extraire le produit de l'avortement doivent être rejetées comme pouvant compromettre l'intégrité de l'œuf.*

Le tampon vaginal est inutile.

On devra seulement y avoir recours lorsque les malades se trouvent éloignées de l'assistance médicale et qu'elles ne peuvent obtenir la visite des médecins qu'à de longs intervalles. En pareils cas, comme on n'a jamais la certitude que la rupture de l'œuf ne se produira pas durant la période de son expulsion, on peut recourir au tampon en prévision de l'augmentation possible de l'hémorrhagie par suite de l'affaissement subit des membranes. Chez les multipares, il est rare que l'œuf séjourne longtemps dans le col. Chez les primipares, au contraire, la dilatation tardive de l'orifice externe peut aboutir à la rétention de l'œuf dans le col, pendant plusieurs jours. Comme c'est là une situation très douloureuse, il est permis de dilater l'orifice externe à l'aide de l'indicateur, ou même par des incisions pratiquées sur l'anneau de fibres musculaires dans lequel réside la cause de ce retard.

De petites portions de la caduque vraie restent parfois adhérentes à la paroi utérine après l'avortement. Généralement elles ne déterminent aucune complication et sont expulsées en même temps que les lochies.

2° Lorsque le sac se rompt et que le liquide amniotique s'écoule, la soustraction de la pression exercée sur les parois utérines par l'œuf intact s'accompagne d'une hémorrhagie profuse qui provient des vaisseaux utéro-placentaires.

Le diagnostic de la rupture peut être fait soit par la constatation de la présence de l'embryon au milieu des caillots, soit, lorsque le canal cervical se trouve dilaté, par l'exploration directe de la cavité utérine. Bien qu'après la rupture des membranes on puisse trouver des débris de l'œuf, on n'a plus la sensation de la surface lisse du sac amniotique fluctuant. Lorsque l'embryon ne peut être retrouvé et que le col reste fermé, l'abondance de l'hémorrhagie pourrait seule suffire à rendre très probable le fait de la rupture des membranes.

Lorsque les avortements sont traités par le repos au lit, l'usage interne de l'ergot, l'application de compresses froides sur la vulve et l'abdomen, habituellement la perte de sang est considérable, mais, la plupart du temps, la terminaison est néanmoins heureuse.

Dans quelques cas, cependant, l'hémorrhagie peut être assez grave pour mettre en question la vie de la malade; de toute manière, il est à souhaiter, pour son bien-être futur, de limiter, autant que faire se peut, la perte de sang. Le moyen le plus efficace pour arriver à ce résultat consiste à débarrasser complètement l'utérus. Aussi, lorsque le médecin, au moment de sa visite, constate que le col est suffisamment dilaté pour lui permettre d'introduire ses doigts dans l'utérus, il ne doit pas hésiter à retirer tout de suite les portions de l'œuf qui y sont encore retenues. L'opération n'exige pas une somme d'habileté manuelle considérable, et, en revanche, les résultats immédiats de cette intervention sont au plus haut point satisfaisants. La malade doit être placée en travers du lit. Les hanches étant bien ramenées sur le bord, les jambes seront fléchies et les cuisses, si l'on peut se procurer des aides, seront maintenues à angle droit avec le corps, afin de placer le périnée et les parois abdominales dans l'état de relâchement le plus parfait. On introduira alors l'index de la main droite dans le vagin, ensuite on le conduira à travers le canal cervical tandis que la main gauche, placée sur l'abdomen, refoulera progressivement l'utérus dans l'excavation, afin de l'amener à la portée du doigt explorateur (1). Ce temps de l'intervention devra être accompli avec lenteur, en même temps qu'on mettra tous ses soins à détourner l'attention de la malade. Des manœuvres précipitées provoquent, même chez les femmes animées de la meilleure volonté, une *rigidité insurmontable* des parois abdominales. Lorsque l'extrémité du doigt arrive sur l'orifice interne, il est parfois nécessaire de s'arrêter une minute ou deux, d'attendre un degré suffisant de dilatation qui puisse permettre d'engager le doigt au delà de la pulpe. Lorsque c'est l'indicateur de la main droite dont on se sert, il faut le diriger en haut, sa face dorsale cotoyant le côté gauche de la matrice jusqu'à l'orifice de la trompe de Fallope, et parcourant ensuite le fond de l'utérus jusqu'au côté droit. A mesure que le doigt descend le long du côté droit de l'organe, il pousse devant lui l'œuf décollé, jusqu'à l'orifice interne. Lorsque le doigt a, de cette façon contourné complètement les parois utérines, l'œuf se trouve nécessairement poussé dans la cavité cervicale et de là arrive aisément dans le vagin.

Avec le doigt gauche, c'est un mouvement absolument inverse qu'on

(1) Le professeur A. R. Simpson (« Transactions of the Edinburgh Obstetrical Society », vol. IV, p. 227) conseille d'attirer en bas l'utérus à l'aide d'une pince à griffes fixée sur la lèvre antérieure du col. J'ai vu une fois une hémorrhagie excessive accompagner cette manœuvre (au septième mois de la grossesse), et j'éprouve maintenant quelques hésitations à y recourir, au moins dans les derniers mois.

exécute. Le doigt pénètre d'abord, sa face dorsale appliquée sur le côté droit de l'utérus, arrive près de l'orifice de la trompe droite, se dirige le long du fond de l'organe pour ensuite descendre en suivant la région latérale gauche de la matrice.

La seule résistance que rencontre le doigt se produit au niveau de l'insertion placentaire, où il devient nécessaire d'exécuter quelques manœuvres pour achever le décollement (1).

Lorsque la matrice ne peut être abaissée suffisamment, à l'aide de la pression exercée au-dessus de la symphyse pubienne, pour être mise à la portée du doigt indicateur, on est autorisé à introduire la main dans le vagin ; mais, dans ce cas, les doigts peuvent être atteints de contracture, et l'opérateur peut ainsi perdre toute la liberté de ses mouvements. Le meilleur moyen de surmonter la difficulté consiste à recourir dans cette occurrence à un agent anesthésique. Mais dans les cas d'anémie extrême, on devra s'abstenir de donner du chloroforme en raison du danger. L'éther m'a paru souvent, au contraire, posséder une action stimulante, et son administration s'accompagne d'une augmentation de l'ampleur et de l'énergie du pouls. Le relâchement, produit par l'anesthésie, peut rendre facile l'abaissement de l'utérus jusqu'au plancher pelvien, où on peut l'atteindre avec une facilité relative. Après la sortie de l'œuf, il faut laver la cavité utérine avec une injection d'une solution phéniquée tiède, dans le but de chasser au dehors toutes les petites portions détachées de l'œuf et de la caduque.

Si, au moment où le médecin voit sa cliente pour la première fois, le col n'est pas suffisamment dilaté pour permettre l'introduction du doigt sans violence, on doit avoir recours au *tampon vaginal*.

Le tampon diminue l'hémorrhagie, sollicite l'utérus à se contracter, et laisse un certain temps pour l'emploi des moyens réclamés par une malade épuisée par une perte de sang considérable.

La nature des substances qui entrent dans la composition du tampon est une chose indifférente ; le point essentiel est qu'il remplisse le vagin dans sa plus grande capacité. Dans les cas d'urgence, une serviette fine, un mouchoir, des débris d'étoffe de coton, du coton cardé humide, ou des objets de cette nature, peuvent être employés pour parer à une nécessité immédiate. L'éponge, autrefois en grand honneur, en raison de sa porosité, est aujourd'hui tombée en discrédit. Mais, lorsque l'intention du médecin est de quitter sa malade pendant un certain nombre d'heures, il ne suffit pas d'obturer le vagin à la hâte et d'une façon superficielle ; au contraire, la plus grande somme de sécurité ne peut être obtenue que par l'observation absolue de toutes les règles de l'art.

(1) *Vide* Hüter. *Compendium der geburtshülflichen Operationen*, p. 22.

La condition essentielle d'un bon tampon est qu'il soit bien disposé autour du col de l'utérus et qu'il comble parfaitement la portion supérieure, plus dilatable, du vagin. On ne peut arriver à ce résultat qu'à l'aide du spéculum. La méthode à laquelle j'ai recours d'ordinaire est une méthode, dont le mérite, si l'on n'en considère que les points principaux, appartient au Dr Marion Sims. Voici en quoi elle consiste : On trempe du coton cardé dans une solution phéniquée, et alors, après avoir exprimé le liquide en excès, on fait avec le coton phéniqué un certain nombre de disques plats du volume environ d'un dollar. La malade est alors placée dans le décubitus latéral, et le périnée rétracté à l'aide d'un spéculum de Sims. Les disques ainsi humectés sont introduits à l'aide d'une pince appropriée, sous la direction de l'œil. Ils sont d'abord disposés autour de la portion vaginale de l'utérus, puis sur l'orifice ; enfin le vagin est garni de haut en bas jusqu'à ce que la portion étroite, située au-dessus du vestibule, soit atteinte. Aucune autre méthode de tamponnement, parmi celles qui me sont connues, ne peut être comparée à celle-là pour la solidité et l'efficacité. On procède à l'enlèvement du tampon en retirant, à l'aide de deux doigts une portion seulement à chaque fois. Cette partie de l'intervention est modérément douloureuse. On a proposé différentes méthodes destinées à supprimer la nécessité de l'introduction du doigt dans le vagin. — Un procédé très ingénieux consiste à attacher des bourdonnets de charpie à une ficelle de façon à former une queue de cerf-volant, qu'on peut retirer au moyen de simples tractions exercées sur l'extrémité de la ficelle qui pend à l'extérieur de la vulve. —Le professeur I.-E. Taylor se sert d'une sorte de bande roulée. C'est un tamponnement efficace et qui, comme la queue du cerf-volant que nous venons de décrire, peut être facilement retiré. Le Dr F.-P. Foster (1) recommande l'usage de la mèche de lampe comme matière très propre à la confection du tampon.

Avant d'introduire le tampon, le vagin doit être parfaitement lavé. Jamais l'appareil ne doit être laissé en place plus de douze heures. Immédiatement après qu'on l'a retiré, avant de procéder à l'examen de l'utérus, il faut nettoyer la cavité vaginale à l'aide d'une injection phéniquée tiède.

Souvent, après l'enlèvement du tampon, on trouve l'œuf dans la portion supérieure du vagin, ou remplissant complètement la cavité cervicale. Si tel n'est pas le cas, et si le col n'est pas dilaté, on devra tamponner à nouveau.

On a coutume, dès le début, d'aider à l'action du tampon par l'administration de l'ergot, soit sous la forme d'extrait aqueux (trente gouttes toutes les trois ou quatre heures), ou d'une solution d'ergotine

(1) Foster. « New-York Med. Jour. », June, 1880.

sous forme d'injection hypodermique (un centimètre cube de la solution Yvon, deux fois dans les vingt-quatre heures. Chez les femmes qui ont un tissu adipeux abondant, on doit faire l'injection dans la couche sous-cutanée de la partie inférieure de l'abdomen; chez les autres on choisit de préférence la région externe des cuisses, etc.).

Si la malade est dans le collapsus par suite de la perte de sang, après avoir pratiqué le tamponnement on prescrit les opiacées, le thé, et les stimulants alcooliques, ces derniers à doses faibles mais fréquemment répétées, jusqu'à la disparition de l'anémie cérébrale et le rétablissement de la circulation capillaire.

Lorsque, après avoir ôté le tampon, on constate que le col n'est pas dilaté, il faut en introduire un troisième qu'on laissera en place durant une nouvelle période de douze heures. Son emploi ne doit pas, cependant, être recommandé pour une période de temps qui dépasserait de beaucoup vingt-quatre heures, car son application continue peut déterminer l'irritation du vagin. Malgré l'acide phénique, il contracte une mauvaise odeur. Il engendre des principes septiques qui, à la longue, remontent à travers la cavité cervicale jusque dans l'utérus, et déterminent la décomposition de l'œuf. Aussi je préfère, dans les cas de col non dilaté, après vingt-quatre heures de tamponnement vaginal, me servir de tentes-éponges.

L'introduction de la tente-éponge est plus aisée lorsque la malade est couchée sur le côté gauche, le périnée étant ramené en arrrière à l'aide du spéculum de Sims, et la lèvre antérieure du col ramenée en bas et maintenue à l'aide d'un tenaculum (procédé de Sims). La tente peut néanmoins être introduite, les aides faisant défaut, en laissant la malade couchée sur le dos et en s'aidant de pinces solides. Elle doit être suffisamment longue pour aller bien au delà de l'orifice interne. — Après un laps de temps variant de six à douze heures, il faut la retirer et, après avoir donné une injection vaginale préliminaire, on procede à l'extraction manuelle en se conformant aux règles que nous avons déjà formulées.

Dans la délivrance manuelle, il est bon d'enlever la caduque aussi bien que l'œuf. Lorsque le col est béant, la chose est facile, parce qu'alors la caduque se trouve détachée des parois utérines. Lorsque le col n'est pas modifié, le décollement n'est habituellement que partiel. Aussi est-ce une chose sage, en pareil cas, d'user du tampon avant de recourir à l'éponge préparée, parce que le premier sollicite l'utérus à se contracter et hâte la séparation de la caduque, alors même qu'il n'arrive pas à provoquer l'expulsion complète de l'œuf.

Pour agir dans l'intérieur de l'utérus, on ne doit se servir de la pince à faux-germe qu'avec une très grande prudence. Je l'ai abandonnée complètement. En premier lieu, elle est dangereuse ; en second lieu elle n'est pas indispensable. Mais lorsque les débris retenus ont quitté, pour la plus grande part, la cavité utérine et occupent la cavité cervicale, la délivrance peut être parfois très efficacement hâtée. On fait coucher la malade sur le côté, et, le col étant bien mis en vue à l'aide du spéculum de Sims, on applique la pince forceps, guidée par l'œil dans l'intérieur du col, sur les bords du placenta (Skene). L'opération doit être faite avec beaucoup de soins pour éviter de rompre des tissus fragiles et de laisser en arrière des débris de l'œuf.

Dans de semblables circonstances, Hoening (1) a conseillé une modification de la méthode de Credé pour l'expression du placenta. La malade étant couchée sur le dos, l'opérateur, selon le procédé de Hoening, doit chercher à comprimer l'utérus entre la main gauche placée au-dessus de la symphyse pubienne et deux doigts de la main droite introduits dans le vagin. La méthode n'est pratiquable que dans les cas où l'œuf est, en grande partie, sorti de la cavité utérine. Comme elle est quelque peu douloureuse, qu'elle exige, pour être suivie de succès, une laxité spéciale des parois abdominales, elle n'est que d'une application relativement restreinte.

Traitement de l'avortement négligé. — Lorsque, après l'avortement, l'utérus a été complètement évacué, l'hémorrhagie cesse. Un écoulement lochial léger persiste quelques jours, c'est-à-dire pendant l'intervalle de temps durant lequel la portion de la muqueuse correspondant à la caduque vraie achève d'accomplir sa régénération. Aussi, lorsqu'une personne se présente à nous, deux ou trois semaines après la date présumée d'un avortement, en nous informant que les hémorrhagies se reproduisent d'une manière constante toutes les fois qu'elle quitte le lit et prend la position verticale, nous pouvons affirmer, avec une presque certitude, que des portions de l'œuf séjournent encore dans la cavité utérine. Souvent un écoulement fétide démontre qu'un processus de décomposition s'est établi. La résorption d'éléments septiques peut, en outre, être la source de frissons, de fièvre et d'une sensibilité considérable de l'utérus. Dans la plupart des cas, le repos au lit aidant, les portions de l'œuf restées dans la matrice sont entraînées au dehors avec les produits de la suppuration, et la guérison finit par avoir lieu; mais, ce n'est qu'après une convalescence lente et prolongée, au cours de laquelle la cellulite pelvienne et la pelvi-péritonite constituent des complications assez fréquentes. Les hémorrhagies, la péritonite et la septicémie peuvent, en outre, amener une terminaison funeste. Aussi, l'évacuation des débris du placenta et de la caduque est-elle indiquée, non seulement comme mesure destinée à hâter la guérison, mais à éviter un danger réel de mort.

(1) Hoening. Scanzoni's « Beitrage », Bd. VII, p. 213.

Quant à l'opération ayant pour but l'évacuation des débris retenus, les règles que nous avons déjà formulées lui sont applicables. Mais les détails qui vont suivre doivent rester toujours présents à l'esprit. Lorsque ces débris n'ont pas subi de décomposition, on trouve généralement le col fermé et on est obligé de pratiquer une dilatation préalable à l'aide de la tente-éponge.

Si le processus de décomposition s'est déjà établi, l'orifice interne, d'une manière générale, permettra au doigt de pénétrer dans l'utérus (1). Lorsqu'un œuf décomposé est retiré à l'aide du doigt, un frisson et une fièvre septique, qui disparaissent d'ailleurs rapidement, peuvent se manifester dans l'espace de quelques heures. Le frisson et la fièvre sont la conséquence des lésions traumatiques légères déterminées par le doigt sur les parois utérines où les capillaires et les lymphatiques deviennent accessibles à la pénétration des principes toxiques. La fièvre cesse en peu de temps, parce que la source qui la produit est tarie par l'avulsion des débris de l'œuf. Si, après l'opération, on a soin de laver avec beaucoup de soin la cavité utérine, on évitera souvent la fièvre septique. Les résultats excellents qui suivent l'évacuation complète de l'utérus, en pareilles circonstances, sont si nets que depuis ces dernières années je n'ai jamais été amené à me départir de cette intervention active, même quand il existait des accidents de périmétrite et de paramétrite, pourvu qu'ils ne fussent point à un état aigu. Dans la pratique, un nombre considérable d'exemples fait voir que les processus inflammatoires développés dans le bassin ne sont pas résorbés tant que des éléments putrides sont fabriqués dans l'utérus.

L'ablation d'un polype fibrineux constitue souvent un véritable travail de Sisyphe, en raison de la mollesse et du petit pédicule de la tumeur. L'avulsion ne peut en être faite avec succès que lorsque la face palmaire du doigt indicateur appuie de haut en bas sur le point d'insertion. Cette particularité rend nécessaire le choix de la main. Aussi, lorsque le polype est située à gauche, c'est l'indicateur de la main droite qu'il faut employer, et celui de la main gauche quand il est situé à droite. Lorsque la séparation est complète, il devient nécessaire de presser avec fermeté la tumeur polypoïde contre les parois utérines, et de procéder avec lenteur à son extraction. Si, comme il arrive quelquefois, le polype fuit sous le doigt, on reportera ce dernier jusqu'au fond de l'utérus et on renouvellera la tentative. Des petits débris, ne dépassant pas le volume d'un pois, peuvent être entraînés au dehors à l'aide d'une douche utérine.

Quand le polype est situé près de l'orifice interne, on trouve ce dernier béant, mais, lorsque la tumeur siège haut dans la cavité du corps, la dilatation devient souvent nécessaire pour l'extraction.

(1) Hüter. *Compendium des gebhülfflichen Operationen*, Leipsic, 1874, p. 32.

Pour enlever des débris peu volumineux que je supposais retenus dans l'utérus, particulièrement dans des cas où, à cause de l'existence de phénomènes inflammatoires, j'avais hésité à faire parcourir à mon doigt tout le circuit de la cavité utérine, je réussis admirablement dans mes tentatives par l'emploi de la curette en fil d'archal suffisamment solide de Thomas (1).

Traitement de la fausse couche du quatrième au septième mois. — Les caractères distinctifs de la fausse couche sont : les contractions périodiques douloureuses, appréciables par la main placée au-dessus de la symphyse pubienne, la rupture des membranes et l'expulsion du fœtus, le développement complet du placenta et du cordon ombilical, tandis que, dans l'avortement précoce, les contractions utérines sont obscures, le placenta est rudimentaire, et l'œuf est fréquemment expulsé en totalité.

Dans le traitement de cette variété de fausse couche, on peut d'ordinaire rejeter l'emploi du tampon. Après la rupture des membranes et l'expulsion de l'œuf, on arrêtera l'hémorrhagie en saisissant entre les mains, à travers les parois abdominales, et en comprimant avec force les parois de l'utérus l'une contre l'autre.

La sortie du fœtus ouvre le col de façon à permettre, au quatrième et au cinquième mois, l'introduction de deux doigts ; au sixième et au septième, l'introduction de la moitié de la main. Dans les cas où la compression n'arrive pas à arrêter l'hémorrhagie et à déterminer l'expulsion du placenta, on suivra soigneusement le cordon jusqu'à son insertion, afin de déterminer de quel côté est fixée l'insertion placentaire. Si le placenta est inséré à droite, deux ou quatre doigts de la main droite, en tenant compte du degré de dilatation cervicale, seront introduits jusqu'à la région latérale gauche de l'utérus, dirigés le long du fond de l'organe et conduits jusqu'au siège du délivre. Le décollement devra être effectué avec les extrémités des doigts, et le placenta repoussé en bas à mesure que les doigts descendent le long du côté droit de l'utérus, on se servira de la main gauche, en lui faisant décrire un trajet inverse s'il est situé du côté gauche.

(1) Skene. « Med. Record », 1875, p. 59 ; — Mundé. « Centralbl. f. Gynaek. », 1878, n° 6, p. 1.— La malade devra être placée dans la position de Sims, le périnée devra être ramené en arrière à l'aide du spéculum de Sims, le col attiré en bas et maintenu avec un tenaculum, tandis qu'on promènera une curette sur tous les points de la surface utérine. Les fragments du placenta restés adhérents sont reconnus à la résistance qu'éprouve l'opérateur.

CHAPITRE XVII

GROSSESSE EXTRA-UTÉRINE

Définition. — Grossesse tubaire. — Grossesse dans une corne rudimentaire. — Grossesse interstitielle. — Grossesse tubo-abdominale et tubo-ovarienne. — Grossesse ovarique. — Grossesse abdominale. — Symptômes, terminaisons. — Diagnostic. — Traitement dans le cas de gestation récente. — Cas de grossesse avancée (enfant vivant). — Cas de gestation prolongée après la mort du fœtus.

Après la copulation les spermatozoïdes se dirigent à travers les trompes de Fallope jusque dans la cavité pelvienne. Il y a possibilité, dès lors, que l'œuf soit fécondé en un point quelconque de son trajet de l'ovaire à l'utérus. Exceptionnellement, l'œuf peut, après sa fécondation, être arrêté dans sa route et se développer en dehors de l'utérus. C'est à ces cas, heureusement rares, qu'a été appliqué le terme de *grossesse extra-utérine*. Les mots de grossesse *tubaire*, *ovarienne* et *abdominale* désignent des formes diverses de la gestation extra-utérine, et servent à préciser le point où l'œuf se fixe et sur lequel il commence à s'accroître.

Grossesse tubaire. — La grossesse tubaire est la plus commune de ces trois variétés.

L'œuf peut trouver à s'implanter sur n'importe quel point de la trompe. Les causes de cette anomalie doivent être recherchées dans les affections catarrhales qui s'accompagnent de la chute de l'épithélium cilié, la dilatation et, dans quelques cas, la formation de poches herniaires, due à la pénétration de la muqueuse entre les faisceaux musculaires dissociés. Il peut aussi arriver que la progression de l'ovule soit empêchée par des inflexions et des atrésies de la trompe, résultats d'adhérences et de brides inflammatoires anciennes. On a constaté, dans quelques faits, qu'un polype de petit volume oblitérait la lumière de la trompe. En raison de ses connexions avec des processus inflammatoires, la grossesse tubaire est souvent précédée d'une longue période de stérilité. Lorsque l'oblitération n'est que partielle, les spermatozoïdes, grâce à leur petit volume, peuvent gagner l'ovule arrêté dans son trajet; lorsqu'elle est complète, au contraire, ils ne peuvent l'atteindre qu'en passant d'abord par la trompe libre, puis en cheminant en arrière de l'utérus jusqu'à ce qu'ils aient gagné l'ovaire ou l'orifice abdominal de la trompe du côté opposé. Dans un nombre considérable de cas, on a constaté l'existence du corps jaune du côté opposé à la trompe qui renfermait l'œuf fécondé. Avec les théories les plus en honneur aujourd'hui (1), un tel fait ne peut s'expliquer que par

(1) Mayrhofer. *Ueber die gelben Korper und die Ueberwanderung des Eier*. nie complètement cette opinion qu'il existe un corps jaune spécial de la grossesse, et

l'hypothèse de la migration de l'ovule le long de la surface péritonéale du bassin (migration externe) ou par son cheminement à travers l'utérus d'une trompe à l'autre (migration interne).

A mesure que l'œuf se développe, la muqueuse de la trompe s'epaissit à la manière de la caduque et reçoit les extrémités en forme de massue des villosités. Jusqu'à ce que le placenta soit formé, le décollement de l'œuf est aisé. Habituellement les deux pôles de l'enveloppe analogue à la caduque sont fermés, bien que, dans quelques cas, l'extrémité utérine reste ouverte et en continuité avec la muqueuse du reste de la trompe et avec la caduque utérine (1). Le développement d'une caduque réfléchie est en tout cas extrêmement rare (2). — Le placenta est exclusivement un organe fœtal. Les villosités pénètrent entre les éléments musculaires de la trompe, où elles se trouvent parfois entourées par des vaisseaux volumineux. Mais nulle part on n'a constaté qu'elles eussent déchiré les parois des vaisseaux maternels. On n'a jamais découvert, non plus, des traces de sang maternel dans les espaces intervilleux, comme on suppose que la chose se produit dans les cas de gestation utérine (3).

Au début de la grossesse, les parois de la trompe s'hypertrophient, mais plus tard elles sont distendues et amincies en raison du développement de l'œuf. A une époque précoce, habituellement dans l'intervalle des trois premiers mois, la rupture du kyste se fait au niveau du point le plus faible, lequel correspond souvent à la région placentaire. Presque toujours la mort survient après la rupture ; soit immédiatement, par suite d'une hémorrhagie interne profuse, soit un peu plus tard, par suite d'accidents de péritonite.

La rupture des parois tubaires peut s'accompagner de la déchirure de l'œuf et de l'expulsion du fœtus dans l'abdomen, ou bien l'œuf peut arriver intact dans la cavité péritonéale ; enfin (et c'est là la terminaison la plus heureuse), il peut rester dans la trompe, y jouer le rôle de tampon et restreindre l'abondance de l'hémorrhagie.

La guérison peut avoir lieu, dans les cas de mort prématurée de

déclare que les corps jaunes se rencontrent à des périodes fixes, peut-être mensuellement, durant toute la période de la gestation.— Leopold. *Die Ueberwanderung der Eier*. « Arch. f. Gynaek. », Bd. XVI, p. 24, constata qu'après ligature de la trompe droite et ablation totale de l'ovaire gauche pratiquée sur une paire de lapines, la grossesse eut lieu malgré tout.

(1) Hennig sur 150 cas publiés, n'a trouvé que cinq fois mention de l'existence de la caduque reflèchie (*Die Krankhleien der Eileitera und die Tubenschwangerschaft*, p. 150).

(2) L. Bandl. Billroth's *Handbuch der Frauenkrankheiten*, 5te Abschn, art. « Extrauterinschwangerschaft », p. 44.

(3) *Voir* Conrad und Langhans. *Tubenschwangerschaft*, « Arch. f. Gynaek. », Bd. X, p. 358, et Leopold, *Tubenschwangerschaft*, etc., *ibid.*, Bd. X, p. 262.

l'embryon, avant la production de la rupture; ou, après la rupture, grâce à la formation de fausses membranes autour de l'embryon ou autour de l'œuf intact.

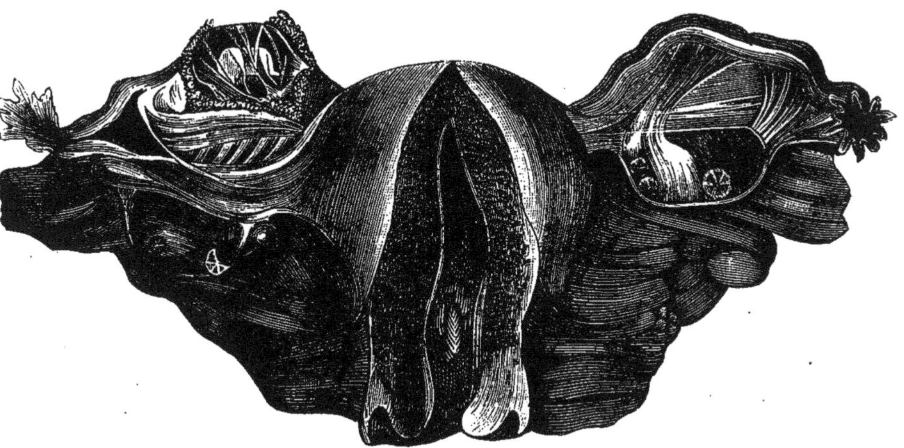

Fig. 146. — Grossesse tubaire (N. Sommer).

Exceptionnellement, la grossesse tubaire peut, en raison d'un épaississement extrême des parois musculaires, évoluer jusqu'au terme normal. Spiegelberg rapporte trois exemples de cette espèce : un publié par Saxtorph, un par lui-même et un autre par Fabbri (1). Hofmeier rapporte également une observation probablement du même ordre.

La rupture de la trompe peut se produire au niveau de la portion qui n'est pas tapissée par le péritoine. Le sang s'épanche alors entre les feuillets du ligament large, et l'œuf peut aller se loger dans la cavité ainsi formée. Cette variété est désignée sous le nom de grossesse extra-péritonéale (*sous-péritonéo-pelvienne de Dezeimeris*).

Grossesse dans la corne rudimentaire d'un utérus unicorne. — Cette variété présente avec la forme tubaire une similitude si étroite que le diagnostic différentiel ne peut que très rarement être fait durant la vie. Même après la mort, le seul indice certain est fourni par la situation du ligament rond. Dans le cas de corne rudimentaire, on trouve ce ligament situé en dehors du kyste, tandis que dans la grossesse tubaire il siège entre le kyste et l'utérus. Mais tandis que, dans la grossesse tubaire la rupture survient d'une manière constante durant les trois premiers mois, la rupture de la corne rudimentaire se produit un peu plus tard, habituellement entre le troisième et le sixième

(1) Spiegelberg. « Lehrbuch der Geburtsh. », p. 312.

mois. Dans un cas publié par Turner (1), la grossesse évolua jusqu'au terme normal; la malade étant morte six mois après le travail, l'enfant mort fut trouvé dans la corne gauche. La rupture se produit au sommet de la corne, point où la minceur des parois est plus prononcée. Kœberlé (2) cite un cas où l'enfant mourut dans le cinquième mois et fut transformé en un lithopédion.

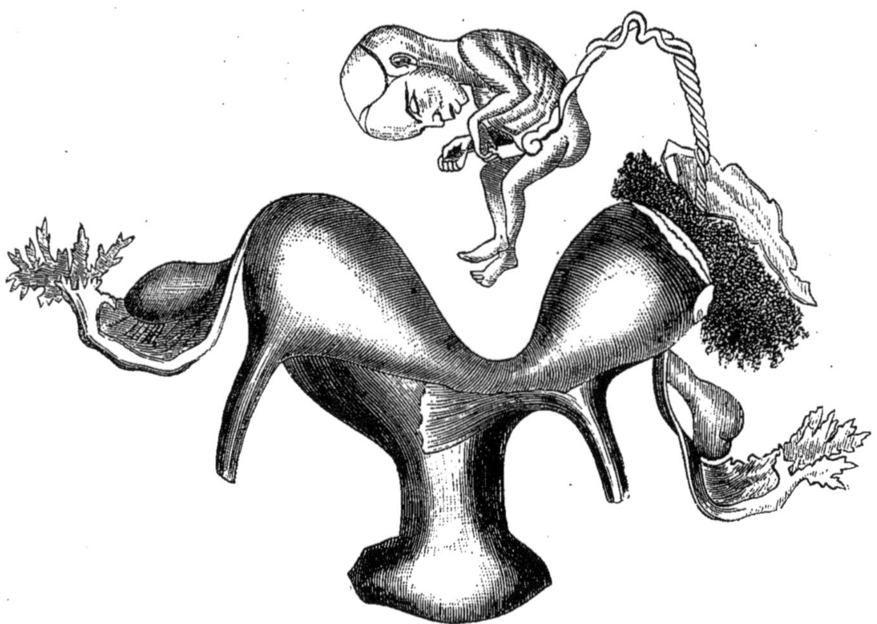

Fig. 147. — Grossesse dans une corne utérine rudimentaire (Küssmaül, observé par Heyfelder).

Grossesse interstitielle. — Cette désignation s'applique aux cas dans lesquels l'œuf se développe dans la portion utérine de la trompe. Cette portion mesure quinze millimètres environ de longueur et deux millimètres de diamètre. Tout d'abord la paroi musculaire s'hypertrophie et forme autour de l'œuf un sac qui proémine de l'angle supérieur correspondant de l'utérus. Comme, ordinairement, l'accroissement du tissu musculaire ne peut suivre celui de l'œuf, la

(1) Ernest Franckel (« Arch. f. Gynaek. », Bd. XIV, p. 205) a réuni 26 cas, observés de 1875 à 1879, ayant trait à des grossesses tubaires simples, dans lesquels le diagnostic fut confirmé par l'autopsie. — *Dix-sept* seulement se terminèrent par rupture au cours des trois premiers mois. Des *neuf* autres cas, deux évoluèrent jusqu'au terme normal (cas de Simpson et de Tinker); *un* arriva à la fin du huitième mois (cas de Cullingworth); *un* à six mois (cas de Dollinger) *un* à cinq mois (Netzel et Bliek), et *deux* enfin à quatre mois (Franckel et Netzel).

(2) Kœberlé. « Gaz. hebd. », 1866, n° 34.

rupture survient hâtivement, habituellement avant le quatrième mois. Rokitanski (1), cependant, cite un cas dans lequel la paroi mus-

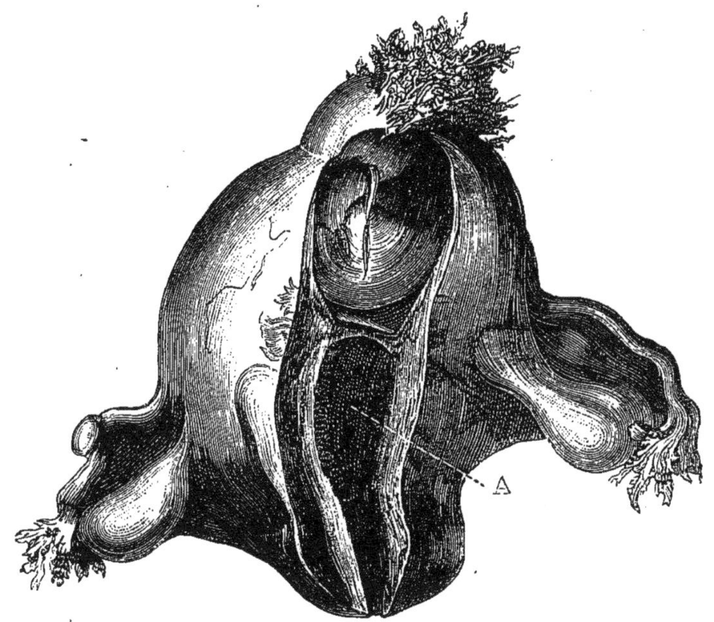

Fig. 118. — Grossesse interstitielle (Hennig).

culaire épaissie résista à la pression excentrique de l'œuf jusqu'à la fin de la gestation, l'enfant ayant été extrait par la laparotomie au dixième mois lunaire. Lorsque l'œuf se développe à l'extrémité externe de la portion utérine de la trompe, son développement peut se faire en partie hors de cette portion, dans la trompe proprement dite. Cette variété porte le nom de grossesse *tubo-interstitielle.* Inversement, lorsqu'il est fixé près de l'extrémité interne, l'œuf peut dilater l'orifice utérin, passer dans la cavité de la matrice, et être expulsé comme dans l'avortement ordinaire (2).

Une autre variété de grossesse interstitielle est fournie par l'existence accidentelle d'un canal ouvert aux deux extrémités, qui serait selon toute apparence, le fait d'une bifurcation de la trompe.

Le cas rapporté par le docteur Gilbert dans le *Boston med. and surg. Journ.* (3 mars 1877) où la tête de l'enfant put être sentie juste

(1) *Vide* Spiegelberg. « Lehrbuch der Geburtsh. », p. 313.

(2) Nous pouvons certainement placer dans cette catégorie le cas du Dr Charles Mc Burney (« New-York med. Jour. », mars, 1878, p. 273) et celui du Dr Cornelius Williams, dans le n° de décembre du même journal (p. 595), tous deux terminés par la guérison de la mère.

au-dessus de l'orifice interne, recouverte par une membrane muqueuse très mince, et dans lequel la délivrance fut opérée avec succès par l'incision de la cloison, appartenait probablement à cette variété. Un cas analogue de la pratique du docteur H. Lenox Hodge est rapporté par Parry (*op. cit.*, p. 266).

Dans les examens *post-mortem*, la distinction entre une grossesse interstitielle et une grossesse dans une corne rudimentaire n'est pas aisée, car dans les deux cas le ligament rond est situé sur le côté externe de la tumeur. Les caractères différentiels importants résultent de ce fait, que, dans la grossesse interstitielle, le sac est séparé

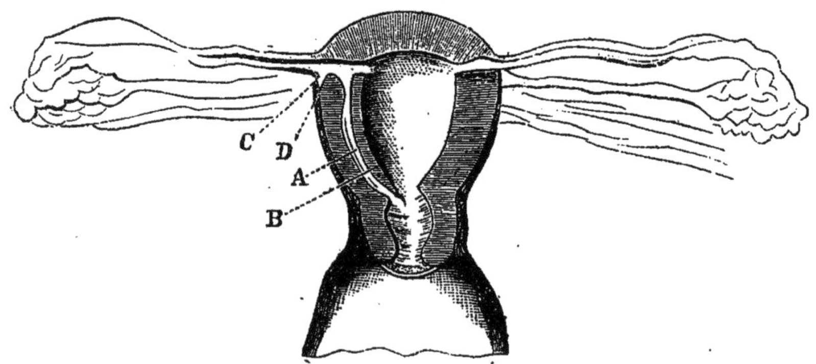

Fig. 149. — Bifurcation de la trompe droite (Hennig).

de l'utérus par une cloison, tandis que dans la grossesse développée dans une corne rudimentaire, les deux moitiés de l'utérus sont réunies par une bande musculaire qui est située non pas au niveau de l'angle supérieur, mais très près de l'orifice interne.

Grossesse tubo-abdominale et grossesse tubo-ovarique. — 1° Lorsque l'œuf se fixe près du pavillon de la trompe, il se développe en partie en dehors d'elle dans la cavité abdominale même. Des accidents locaux de péritonite surviennent, et il se fait une exsudation plastique aboutissant à la formation d'une enveloppe autour de l'œuf, qui est comme enclavé dans les organes adjacents. Aussi, les ligaments larges, les ovaires, le mésentère, les intestins, la vessie et l'utérus peuvent tous contribuer à l'enkystement des membranes fœtales.

Dans les cas de rupture de la portion tubaire, il peut y avoir formation d'exsudats inflammatoires qui limitent l'étendue de la lésion. Tout d'abord, en vertu de son poids, la trompe distendue tombe dans le cul-de-sac de Douglas.

Dans les grossesses avancées, la rate, les reins, le foie, peuvent être intéressés dans le processus et prendre part à la formation des parois constituant le kyste de l'œuf. Habituellement le placenta se développe dans la cavité pelvienne (1) ;

2° Lorsque l'enkystement se fait aux dépens de la trompe et de l'ovaire, on donne à cette variété de grossesse le nom de *tubo-ovarique*. L'évolution, dans l'un et l'autre de ces cas, ne diffère pas notablement de celle d'une grossesse abdominale.

Grossesse ovarique. — Il existe aujourd'hui dans la science un certain nombre de cas bien observés, dans lesquels la fécondation et le développement de l'œuf se firent dans un follicule de Graaff. Les parois de ce dernier, ainsi que le stroma ovarien avaient fourni, en totalité ou en partie, à l'œuf en voie de développement une membrane d'enveloppe semblable à la paroi d'un kyste ovarien. Après la fécondation, le follicule de Graaff peut se fermer et l'œuf demeurer extra-péritonéal ; ou bien celui-ci peut cheminer, peu à peu, à travers le pertuis ouvert par l'écoulement du liquide du follicule de Graaff et arriver à se loger, pour la plus grande part, dans l'intérieur de la cavité péritonéale. — Dans l'une et l'autre alternative, la rupture du sac se fait dans l'intervalle des trois ou quatre premiers mois, bien que la grossesse, dans les cas où les parois du sac sont renforcées par des adhérences contractées avec les enveloppes séreuses des organes voisins, puisse à la rigueur atteindre le terme normal.

Grossesse abdominale. — L'origine de la grossesse abdominale n'est pas bien déterminée. Comme on n'a pas observé de ces faits à une période précoce du développement, il est impossible de décider si l'œuf fécondé tombe dans la cavité péritonéale au moment où il échappe de l'ovaire, ou bien si cette chute se fait durant son trajet dans le canal formé par les longues franges de la trompe ; ou si, dans presque tous les cas, la grossesse abdominale n'est pas en réalité une transformation secondaire des variétés tubaire ou ovarique.

Dans tous les points où l'œuf se trouve en contact avec le péritoine, il se produit une prolifération de tissu connectif, qui aboutit à son enkystement par un sac vasculaire. Ce dernier acquiert souvent un dégré d'épaisseur qui le rend comparable à l'utérus gravide (Klob). Ses parois, en thèse générale, s'accroissent parallèlement au développement de l'œuf et, comme lui, s'étendent dans la cavité abdominale, où elles contractent des adhérences avec les intestins, le mésentère et l'épiploon. — On affirme que des *fibres musculaires* ont été trouvées dans les parois du sac, principalement au niveau de ses attaches avec l'utérus. Dans cette variété, le fœtus arrive habituellement à terme.

Dans de rares circonstances, l'œuf se développe librement dans

(1) *Voir* Bandl. Billroth's *Handbuch der Frauenkrankheiten* 5te Abschn., p. 47.

la cavité abdominale, sans formation de fausses membranes, le fœtus n'étant entouré que par l'amnios et le chorion.

Des cas encore plus remarquables sont ceux que l'on appelle *grossesses abdominales secondaires*, dans lesquels la rupture du sac des membranes fœtales, primitivement situés dans les trompes, l'ovaire ou le péritoine, a lieu; et le fœtus tombe dans la cavité abdominale. Habituellement celui-ci périt au moment même de la rupture ou bientôt après; il existe cependant des faits publiés par Walter, Patuna et Bandl (1) dans lesquels il continua à se développer dans l'abdomen. La présence de l'enfant détermine une prolifération abondante d'éléments connectifs, aux dépens desquels se forme un nouveau sac. Si l'enfant périt, il peut se transformer en un lithopédion; ou, grâce aux tissus connectifs vasculaires qui l'entourent, les parties molles du corps peuvent conserver leur intégrité pendant plusieurs années après la terminaison funeste.

Il existe, comme complément aux variétés que nous avons déjà mentionnées, des observations relatives à la coexistence de grossesses extra-utérine et intra-utérine, cette dernière étant survenue à la même période menstruelle que la première, ou après la mort du fœtus appartenant à la grossesse extra-utérine (2).

SYMPTOMES DE LA GROSSESSE EXTRA-UTÉRINE

Les premiers symptômes de la grossesse extra-utérine ne diffèrent pas essentiellement de ceux de la grossesse intra-utérine.

Habituellement la *menstruation* s'arrête, bien que le phénomène ne se produise pas avec la même régularité que dans la grossesse normale. Le retour du flux menstruel à une ou deux époques cataméniales ne constitue pas une éventualité rare. Dans quelques cas on a pu, également, observer un écoulement séro-sanguinolent de peu d'abondance et à peu près continu. — Jusqu'à un certain degré, les *modifications hypertrophiques* de l'utérus s'accomplissent comme dans les cas de grossesse normale. — La muqueuse est transformée en *caduque* et un bouchon muqueux obture le col.

D'une manière générale, la *longueur* de l'utérus est d'autant plus considérable que la contiguïté de l'œuf avec cet organe est plus intime. Ainsi, on a constaté que dans les grossesses interstitielles la longueur de l'utérus varie entre dix centimètres et treize centimètres et demi; que dans les grossesses tubaires l'hypertrophie moyenne est inférieure à celle des grossesses interstitielles; enfin que, dans les grossesses abdominales, elle est moindre que dans les variétés tubaires. Dans

(1) Bandl. *Loc. cit.*, p. 63.
(2) Bandl. *Ibid.*, p. 66.

quelques cas de grossesse tubaire, il n'existe pas d'augmentation dans le volume de l'utérus. L'œuf situé au dehors de la matrice peut, au cours de son développement, l'attirer en haut, la refouler en bas ou la dévier latéralement, suivant le point sur lequel il se fixe.

Les symptômes caractéristiques de la grossesse extra-utérine ne se manifestent pas avant que l'œuf ait atteint un certain degré de développement; quelquefois même ils n'apparaissent pas tant que la rupture ne s'est pas produite. Souvent avant la rupture ou, dans les grossesses abdominales, avant la mort du fœtus, la malade est tourmentée par des *douleurs paroxystiques* développées au niveau du kyste et par des coliques utérines ayant le caractère des douleurs du travail. Ces dernières sont associées à un écoulement séro-sanguinolent et s'accompagnent généralement de l'expulsion de débris de caduque.

Les symptômes de la *rupture* sont les symptômes ordinaires des hémorrhagies internes, c'est-à-dire : l'affaissement, la langueur, la prostration, les sueurs visqueuses, la fréquence du pouls, les vomissements intermittents, le collapsus et l'anémie aiguë. Après la mort du fœtus, ces symptômes peuvent cesser et ne jamais reparaître; au contraire, si l'œuf continue à se développer, il peut se produire, à plusieurs reprises, des hémorrhagies et des péritonites locales qui se terminent par la mort ou la guérison définitive des malades.

Lorsque la mort de l'œuf n'a pas lieu dans l'intervalle des trois ou quatre premiers mois, la compression exercée par la tumeur détermine habituellement des accidents de *dysurie* et de *constipation*.

Terminaisons. — Les terminaisons habituelles des grossesses tubaire et interstitielle sont, ainsi que nous l'avons vu, la *rupture* du sac, — l'*hémorrhagie*, — la *péritonite* et la *mort*. Mais il est bon d'avoir bien présent à l'esprit que ce n'est point là l'histoire de tous les cas, et qu'une bonne moyenne de malades arrivent à *parfaite guérison*. Ainsi, le séjour d'un fœtus mort peut se prolonger durant plusieurs années sans créer la moindre tendance à une terminaison funeste. Lorsque l'enfant périt avant que la rupture n'arrive, l'œuf peut être converti en une môle, devenir le siège d'un processus de momification, ou être transformé en un lithopédion.

Dans les grossesses abdominales, primitivement ou secondairement, la présence de l'œuf ou du fœtus provoque une péritonite locale, qui s'accompagne de douleurs et de fièvre et aboutit à la formation de pseudomembranes qui jouent un véritable rôle de protection en isolant l'œuf de la cavité péritonéale. Dans certaines circonstances, exceptionnelles il est vrai, où ne surviennent pas ces phénomènes inflammatoires, les mouvements exécutés par l'enfant dans l'intérieur de ses propres membranes éveillent des douleurs d'une telle intensité que les femmes peuvent mourir par épuisement (Schrœder).

Dans les grossesses ovariques et abdominales, le fœtus peut périr prématurément ou la grossesse évoluer jusqu'au terme normal. Dans ces derniers cas, les contractions du travail s'établissent, la caduque utérine est rendue, et l'enfant meurt pendant les efforts expulsifs. Dans la majorité des cas, le fœtus mort détermine dans le kyste qui le renferme une inflammation suppurative, et la femme succombe à une péritonite généralisée ou à une suppuration abondante. Dans les cas heureux, où la péritonite reste localisée et dans lesquels la malade résiste bien à la suppuration, des trajets fistuleux peuvent s'établir entre le kyste ou un des organes creux de l'abdomen, et l'élimination de son contenu arrive à se faire par cette voie. Le plus souvent l'ouverture a lieu dans le gros intestin; fréquemment à l'extérieur, à travers les parois abdominales; plus rarement par le vagin et la vessie.

Dans tous les cas, le processus d'élimination est lent et peut se prolonger durant des mois et même des années; lorsque les os et les parties molles ont été expulsés, la guérison complète s'établit. Mais dans le plus grand nombre des cas, si l'on n'aide pas la nature, la malade meurt par épuisement ou par infection du sang avant que l'élimination ne soit terminée (Schrœder) (1).

Quelquefois les phénomènes inflammatoires que nous venons de signaler ne surviennent pas comme conséquence de la mort du fœtus, et, en pareilles circonstances, les liquides du kyste sont résorbés, ses parois s'affaissent et arrivent au contact du cadavre fœtal. La peau de ce dernier et, à une période plus tardive, les tissus mous profonds subissent une dégénérescence graisseuse, qui les transforme en une substance *adipocireuse* formée de graisse, de sels calcaires, de cristaux de cholestérine et de pigment sanguin. Après la résorption des parties liquides, lorsqu'il ne reste plus que les os, les dépôts calcaires et des incrustations sur les parois du kyste, le fœtus peut subir une sorte de retrait à la manière d'une *momie*, en conservant sa forme et ses organes dans leurs plus petits détails (Spiegelberg). Un fœtus ainsi modifié, porte le nom de lithopédion. Il peut rester emprisonné au sein de tissus connectifs pendant plusieurs années sans causer le moindre mal à la mère. Le *lithopédion* cité par Leinzel fut enlevé en 1720 à une femme âgée de quatre-vingt-quatorze ans, qui l'avait porté quarante-six ans. — La présence d'un lithopédion ne met pas obstacle à une nouvelle gestation (2); mais elle peut dans quelques cas provoquer la suppuration, éventualité qui, d'après Spiegelberg, est favorisée par la grossesse et le travail. La guérison peut suivre l'extraction artificielle du corps étranger, ou bien la mort résulter de l'inflammation et de l'écoulement chronique du pus.

(1) Schrœder. *Op. cit.*, 6te Aufl., p. 421.
(2) Shweder. *Op. cit.*, 6te Aufl. p. 421.

Diagnostic. — Le diagnostic de la grossesse extra-utérine est basé sur l'apparition des signes de la grossesse, — sur la non-existence de l'œuf dans la cavité utérine, — et sur la présence d'une tumeur en dehors de la matrice.

Pour la grossesse tubaire, les symptômes jusqu'au moment de la rupture sont souvent ceux de la grossesse normale. L'existence de douleurs paroxystiques, partant de l'une des fosses iliaques, doit faire naître les soupçons du médecin et le conduire à un examen minutieux de sa cliente. Comme ces douleurs coïncident ordinairement avec un état de distension flatulente du colon, il peut se faire qu'on les attribue à des coliques intestinales.

Mais l'écoulement séro-sanguin provenant de l'utérus ainsi que l'expulsion de débris de caduque limite le diagnostic entre l'idée d'une dysménorrhée membraneuse et celle de l'anomalie dont nous nous occupons. Le diagnostic doit reposer sur la présence ou l'absence de la menstruation, des modifications mammaires et utérines propres à la grossesse. L'examen par le *toucher*, après les cinq ou six premières semaines, révèle la présence d'une tumeur sur le côté de l'utérus. Lorsqu'elle est située très bas, soit dans le cul-de-sac de Douglas, soit sur les parties latérales du vagin, on peut en combinant le palper et le toucher, apprécier sa forme ovoïde, constater la fluctuation dans le sac et, s'il n'existe pas d'adhérences péritonéales, le déplacement en masse de la tumeur. On peut reconnaître le ballottement fœtal vers la fin du quatrième mois. Les pulsations artérielles dans les parois du vagin, au-dessous de la tumeur, n'ont qu'une signification douteuse.

En raison des avantages qu'il y a à diagnostiquer de bonne heure une grossesse extra-utérine, lorsque les apparences sont fortement en faveur de son existence, on est en droit de s'assurer de l'état de vacuité de l'utérus par l'introduction prudente d'une bougie ou, d'une manière encore plus précise, par l'introduction du doigt après dilatation préalable du col.

Lorsque le sac se rompt dans les premiers mois de la grossesse, l'écoulement de sang dans la cavité péritonéale peut être modéré et suivre l'évolution d'une hématocèle ordinaire. Du troisième au quatrième mois, la rupture donne lieu aux symptômes d'une hémorrhagie interne considérable et, habituellement, devient rapidement mortelle.

A part de rares exceptions, *lorqu'une grossesse extra-utérine dépasse le quatrième mois sans que la rupture du kyste se soit produite*, on peut diagnostiquer soit une grossesse *ovarique*, soit une grossesse *abdominale*. Après le quatrième mois, l'œuf acquiert le volume des deux poings, et il devient quelquefois possible de constater la présence des parties fœtales à travers les parois abdominales, à condition que celles-ci ne soient pas trop épaisses. De toute évidence, à mesure que la grossesse fait des progrès, les battements du cœur et les contours du fœtus deviennent plus appréciables. Le diagnostic entre la grossesse intra et extra-utérine peut être établi à l'aide de frictions abdominales pratiquées avec la main sur la tumeur, parce que seul l'utérus répond à l'excitation par des contractions manifestes.

Si, par les moyens précédents, on ne peut arriver à une certitude suffisante, on aura recours à l'exploration bimanuelle pratiquée pendant l'anesthésie. Parfois, le diagnostic ne peut être posé qu'à l'aide de l'introduction d'une bougie ou du doigt dans l'utérus. En pareil cas, le médecin court le risque de provoquer un travail prématuré, s'il arrive que son hypothèse de grossesse extra-utérine soit erronée.

Traitement. — Le traitement de la grossesse extra-utérine varie suivant l'époque de la grossesse et l'état du fœtus. Dans le but de faciliter l'exposition, nous distinguerons :

1° Les cas de gestation au début ;
2° Les cas de gestation avancée (le fœtus étant vivant) ;
3° Les cas de gestation prolongée, après la mort du fœtus.

1° *Cas de gestation au début.* — Le but que doit viser le traitement durant les premiers mois réside entièrement dans l'emploi des moyens propres à faire périr le fœtus, et de cette façon, en arrêtant le développement de l'œuf, à écarter les dangers de la rupture et de l'hémorrhagie. En vérité, nous ne faisons en agissant de la sorte que suivre la marche qui nous est indiquée par la nature, puisque la guérison spontanée succède communément à la mort accidentelle du fœtus.

Les moyens que l'on a jusqu'à présent mis en pratique pour amener la destruction de l'œuf, sont la ponction du kyste, les injections d'une solution de morphine, l'élytrotomie et les courants faradiques.

Ponction du kyste. — La ponction du kyste est d'ordinaire aisément pratiquée par l'introduction d'un trocart explorateur à travers la paroi vaginale ou rectale. Cette opération mérite d'être recommandée en raison de sa simplicité, mais elle ne s'est pas accompagnée de résultats bien brillants. Des faits de guérison après la ponction, ont été rapportés par Greenhalgh, Tanner, Stoltz, Jacobi, Kœberlé et E. Martin (deux cas). Des terminaisons funestes dus à des accidents de péritonite et de septicémie ont suivi la ponction pratiquée par Routh, J.-Y. Simpson, A. Simpson, Martin, Braxton-Hicks, Thomas (deux cas), Conrad, Netzel, Hutchinson, John Scott, Gallard et Depaul.

Fraenkel (1) a retiré près de 20 grammes de liquide amniotique sans interrompre la marche de la grossesse.

Injections, dans le kyste, de solutions destinées à faire périr le fœtus. — Cette méthode fut pour la première fois préconisée par Joulin (2). Il proposa des injections de sulfate d'atropine (0,01 centigramme dissous dans quelques gouttes d'eau) dans le kyste, à l'aide d'une longue seringue hypodermique. Son idée fut, plus tard mise en pratique avec succès, dans deux cas, par Friedreich (3) d'Heidelberg. L'aiguille de la seringue doit être introduite dans le sac à travers les parois abdominales ou vaginales; on retire alors quelques gouttes du liquide qu'il contient, et on les remplace par la solution contenant le toxique dont on a fait choix. Friedreich employait de préférence 0,01 centigramme de morphine. L'opération doit être répétée tous les deux jours, jusqu'à ce que la diminution du volume de l'œuf fournisse la preuve évidente que l'on a atteint le résulttat désiré. Cette intervention paraît ne provoquer que des phénomènes inflammatoires légers, et on a constaté que l'organisme maternel n'était nullement influencé par le narcotique.

Elytrotomie. — Le professeur Gaillard Thomas cite un cas dans lequel il pénétra dans le kyste à travers le vagin en se servant du galvano-cautère. La malade n'échappa qu'à grand'peine à la mort, mais cependant finit par guérir. Dans l'édition la plus récente de son livre, G. Thomas conseille l'emploi du thermo-cautère de Paquelin porté à la chaleur rouge. Après avoir lentement sectionné les parois du sac, il conseille d'enlever le fœtus, de laisser le placenta, et de garnir alors le kyste de coton antiseptique, qu'on devra retirer en une seule fois après trente-six heures. Mais il ne recommande l'opération que dans les cas où l'intensité des symptômes réclame une intervention immédiate.

Courants faradiques et galvaniques. — Le passage de courants faradiques à travers l'œuf s'est montré un moyen inoffensif et efficace pour faire périr le fœtus durant les trois premiers mois de son existence. Le procédé consiste à introduire l'un des pôles dans le rectum jusqu'au siège de l'œuf, et à appliquer l'autre sur un point de la paroi abdominale situé à cinquante ou soixante-quinze millimètres au-dessus du ligament de Poupart. Il faut employer l'intensité totale

(1) Fraenkel. *Zur Diagnostik und operative Behandlung der Tubenschwangerschaft*, « Arch. f. Gynaek. », Bd XIV, p. 197.

(2) Joulin. *Traité complet des accouchements*, p. 968.

(3) Cohnstein. *Beitrag zur Schwangerschaft asserhalb der Gebärmutter*, « Arch. f. Gynaek. », Bd. XIV. p. 355. — Hennig rapporte également un cas de la pratique de Kæberlé, dans lequel survint une hémorrhagie profuse. — Il n'est pas indiqué si la malade guérit. — (*Die krankheiten der Eileiter und die Tubenschwangerschaft*, p. 138.)

d'une batterie ordinaire à un seul couple durant un intervalle de cinq à dix minutes. Le traitement doit être fait tous les jours pendant une ou deux semaines, jusqu'au moment où le retrait de la tumeur ne laisse aucun doute sur la mort du fœtus.

Nous sommes redevables de l'application des courants faradiques au traitement des grossesses extra-utérines au docteur J. Allen, qui a rapporté en 1872 deux cas de guérison, obtenus à l'aide de son appareil. Le premier cas date de 1862, le second de 1871. — Antérieurement, en 1859, Burci avait réussi à amener l'atrophie de l'œuf, dans un cas de grossesse tubaire, en faisant passer des courants galvaniques dans la tumeur, à l'aide de deux aiguilles à acupuncture. — En 1866, le docteur Braxton Hicks essaya les courants faradiques, mais il renonça à leur emploi après la deuxième tentative. Le Dr Allen ne mit pas d'empressement à publier ses succès, mais il semble les avoir mentionnés au cours d'une discussion qui eut lieu devant la Société obstétricale de Philadelphie. Il s'occupa si peu de sa découverte qu'elle était déjà à peu près oubliée, lorsqu'un nouveau succès fut communiqué par les Drs Lovering et Landis du Starling-medical-college en 1877. Depuis cette époque Landis a rapporté un nouveau cas de guérison. Il s'en est produit quatre, successivement, dans la pratique personnelle de J. C. Reeve (1), de H. P. C. Wilson (2), de Harrisson et de l'auteur. Dans trois autres cas traités l'un par le Dr Mc Burney (3), l'autre par le Dr C. E. Billington et le troisième enfin par le Dr Rockwell, l'emploi des courants galvaniques, interrompus cent vingt fois par minute, s'accompagna de résultats aussi heureux (4).

Dans l'observation qui m'est personnelle, le traitement fut institué dès la fin de la dixième semaine, à compter de la dernière menstruation. On sentait, à cette époque, la tumeur tout à fait en bas, siégeant sur le côté droit du vagin; la fluctuation était très nette et, par la palpation combinée, on déterminait le ballottement de l'œuf entier. Le diagnostic fut confirmé par le Dr Gaillard Thomas, qui examina le cas avec moi en consultation. A son instigation, j'eus recours à la méthode d'Allen, bien que restant sceptique au point de vue des avantages qu'elle pouvait donner. Comme aucun résultat appréciable ne suivit les trois premières séances, et que la rupture me paraissait imminente,

(1) Reeve. « Trans. of the Amer. Gynaec. Soc. », vol. IV, p. 313. Le cas d'Allen y fut rapporté par Reeve.

(2) Wilson. « Amer. Jour. of Obstet. », vol. XIII, p. 836.

(2) Mac Burney. *Case of Tubo-Interstitial Pregnancy*, « New-York Med. Jour. », vol. XXVII, p. 273.

(4) Communication orale du Dr Rockwell à la County Society, dans la discussion qui suivit la lecture d'un travail par l'auteur sur le traitement des grossesses extra-utérines. Dans le cas de Mc Burney deux applications, de Billington quatre et de Rockwell une, suffirent pour faire périr le fœtus.

j'étais très enclin à pratiquer l'élytrotomie immédiatement. Mais dans une deuxième consultation que j'eus avec G. Thomas, il me décida à persévérer dans mes tentatives et je fus récompensé de ma persévérance en constatant, après la dixième application des courants, une démonstration si évidente de l'arrêt de développement du kyste que je me reconnus le droit d'abandonner le cas à la nature. La tumeur a depuis cette époque à peu près totalement disparu et la convalescence a marché sans aucune interruption.

— Lorsque la trompe se déchire sans symptômes précurseurs, le traitement doit avoir pour but d'arrêter l'hémorrhagie interne et de parer à l'influence du *shock*.

L'application d'une vessie pleine de glace répond à la première indication, mais il ne faut y recourir qu'avec circonspection lorsqu'il existe déjà une prostration considérable. La compression de l'aorte ou l'application d'un sac de sable sur l'abdomen, au niveau du point correspondant au siège de l'œuf, peut rendre quelque service. On doit recommander à la malade de conserver la tranquillité la plus parfaite, prescrire les préparations opiacées et donner les stimulants à doses faibles, mais à de courts intervalles. Le traitement ultérieur sera celui de la péritonite.

Laparotomie. — Comme, en dépit des soins les plus minutieux, la rupture, la plupart du temps, peut devenir fatale, Kiwisch conseille en pareille circonstance de faire une incision de dix à douze centimètres et demi, à travers la paroi abdominale et au niveau de la ligne blanche. Afin de savoir d'une manière certaine s'il y a une hémorrhagie interne, il conseille, quand on est arrivé sur le péritoine, de pratiquer d'abord une petite ponction et d'introduire une pipette dans la cavité abdominale. Si la présence du sang est alors constatée, on doit inciser le péritoine le long de la plaie abdominale et, après avoir lié les vaisseaux saignants, enlever le kyste et nettoyer avec soin le péritoine. Il est étrange de dire, étant donné ce qu'il paraît y avoir de sagesse dans ces instructions, que personne, en ces temps de chirurgie abdominale, n'a eu assez de hardiesse pour les mettre à exécution. Les raisons de cette timidité résident sans doute dans l'incertitude du diagnostic, le risque de tomber sur un kyste invariablement soudé aux organes contigus, la répugnance d'opérer sur une femme mourante, et le fait d'un nombre considérable de guérisons spontanées survenant soit par momification du fœtus, soit par la limitation de l'hémorrhagie et la production d'une hématocèle circonscrite.

2° *Cas de grossesse avancée* (fœtus vivant). — Pendant l'évolution de la grossesse, les malades sont sujettes à des phénomènes de péritonite transitoires, bien que souvent d'une grande intensité. Ils sont la conséquence des douleurs causées par les mouvements du fœtus, des hémorrhagies utérines irrégulières, de l'impossibilité de l'alimentation, de l'émaciation et de la dépression des forces vitales.

L'apparition du faux-travail peut déterminer des accidents de péritonite aiguë et s'accompagner, par suite de la séparation du placenta, d'hémorrhagies dans l'intérieur du kyste et de la rupture de ses parois.

On a dit que ces sources différentes de danger étaient des indications d'une intervention active précoce ; et assurément la laparotomie, donnant, en réalité, un moyen de sauver le fœtus d'une mort certaine, mérite qu'on lui accorde le plus grand crédit, pourvu que son exécution ne vienne en aucune manière augmenter le péril dans lequel se trouve l'existence de la mère. La décision de ce point crée l'obligation de s'informer des résultats fournis par ce moyen d'intervention depuis qu'on y a eu recours.

Parry a rapporté vingt cas d'opérations dites *primitives*, — c'est-à-dire, d'opérations pratiquées le fœtus étant vivant, — dans lesquelles huit enfants et six mères furent sauvées. Ces chiffres, bien que ne constituant pas une statistique particulièrement brillante, furent considérés comme de nature à encourager de nouveaux essais. — On pensa en effet, que l'expérience pourrait réaliser dans le mode opératoire et dans les soins à donner aux malades des progrès si considérables que peut-être la laparotomie, pratiquée pour l'extraction de fœtus extra-utérins, pourrait un jour se placer à côté des autres conquêtes de la chirurgie abdominale. Mais l'examen des statistiques de Parry ne justifie pas sa déclaration souvent citée. Cinq de ces cas de guérison de la mère doivent être absolument rejetés (1). Quant au sixième, celui de Hooper (n° 14), il y est simplement établi que « le kyste s'ouvrit dans l'intestin » et que l'enfant était mort. Il est impossible de savoir si la mort du fœtus devança de beaucoup la date de l'opération. Litzmann (2) donne les résultats de neuf opérations nouvelles, suivies d'une seule guérison : le cas aujourd'hui célèbre de Jessup.

(1) *Voir* Parry. *On Extra-Uterine Pregnancy*, p. 229. Les cas 5 et 6 sont identiques. Parry les releva dans différents journaux ; — de ces cas, l'un fut attribué à Schreyer qui joua le principal rôle dans l'opération ; l'autre à Zwanck, qui fut présent en qualité d'aide. Litzmann, se fondant sur des arguments en apparence sérieux, affirme que Schreyer pratiqua simplement l'opération césarienne sur un utérus unicorne. — Dans le cas de grossesse gémellaire, de Coene (n° 9) un des enfants passa dans la cavité abdominale à travers un orifice de l'utérus formé par l'entre-bâillement de la cicatrice d'une ancienne section césarienne.

Dans le cas de Stutter (n° 10) l'opération fut faite dans la quarante-quatrième semaine, six semaines après la mort du fœtus.

Dans le cas de Ramsbotham et d'Adams (n° 11) le fœtus étant mort depuis six mois, l'opération fut faite du 15e au 16e mois (Litzmann).

(2) Litzmann. *Zür Feststellung der Indicationen fur die Gastrotomie bei Schwangerschaft ausserhalb der Gebaermutter.*

Ainsi, sur nos vingt-quatre cas de laparotomie *primitive*, une seule fois la mère a, sûrement, survécu. Si nous acceptons le cas de Hooper, la proportion sera de vingt-deux morts pour deux guérisons. En admettant les statistiques de Parry comme sensiblement exactes, — c'est-à-dire que pour 499 cas de grossesses extra-utérines, parmi lesquels 174 cas de rupture du kyste, la mortalité aurait été de 67.2 0/0, — il est évident qu'il reste beaucoup de perfectionnements à apporter dans l'opération *primitive* pour qu'on se décide à l'admettre, à moins de circonstances désespérées. Dans dix cas rapportés par Litzmann, quatre enfants seulement survivaient le troisième jour.

Une source inévitable de danger dans l'opération *primitive* réside dans l'impossibilité où l'on est d'enlever le placenta, en raison de l'absence d'une intervention physiologique propre à arrêter l'hémorrhagie provenant des vaisseaux maternels. Même dans les cas où le placenta est laissé *in situ*, il peut se produire des hémorrhagies mortelles durant le processus d'élimination. En outre, une fois sur six, on a trouvé le placenta sur la ligne de l'incision abdominale.

L'extraction d'un fœtus vivant, faite à travers une ouverture pratiquée sur la paroi vaginale, fut rapportée par le Dr John King, de Géorgia, en 1817. La mère guérit facilement. Campbell cite neuf cas, avec cinq mères et cinq enfants survivants. Parry porte le nombre à quinze, avec six guérisons. De nouveaux succès n'ont pas été publiés. Bandl (1), en 1874, pratiqua l'opération au milieu de circonstances qu'il considérait comme les plus favorables, mais sa malade mourut au commencement du troisième jour. L'opération n'est praticable que dans les cas où le kyste siège dans la région inférieure du bassin, et où la partie qui se présente peut être aisément atteinte à travers le *cul-de-sac* de Douglas.

3° *Cas de gestation prolongée après la mort du fœtus.* — On admet en principe qu'il ne faut point opérer, dans les cas de grossesses extra-utérines, pendant les douleurs du faux-travail, parce que les efforts expulsifs diminuent les chances de sauver le fœtus et augmentent le péril dans lequel se trouve la mère. Il faut administrer les préparations opiacées et recommander le repos le plus absolu dans le but de prévenir le décollement du placenta, accident qui serait nécessairement suivi d'hémorrhagie, et peut-être de la rupture du kyste.

Après la mort du fœtus, la terminaison la plus heureuse consiste dans la résorption du liquide amniotique, le retrait progressif de l'œuf et la transformation du fœtus en un lithopédion. Mais le plus souvent celui-ci subit un travail de macération, et le liquide amniotique, souillé par le méconium, teinté par les matières colorantes dissoutes du sang, se trouble et prend une coloration rouge sale, brun

(1) Billroth. *Handbuch der Frauenkrankheiten*, 5e partie, p. 87.

rougeâtre, grise ou jaune verdâtre. La malade est tourmentée par des crises douloureuses dues à l'irritation du péritoine, perd l'appétit, a des vomissements, de la diarrhée, présente des phénomènes fébriles s'accompagnant de frissons irréguliers, s'émacie et tombe dans un état de prostration. En raison sans doute du voisinage de l'intestin, des germes septiques peuvent, à tout instant, pénétrer dans le kyste et provoquer des phénomènes de décomposition. Si l'on incise à ce moment pour pratiquer l'extraction du fœtus, on trouve celui-ci en état de putréfaction, et le liquide amniotique constitue une sorte de magma purulent, brun chocolat, d'une consistance plus ou moins grande. La nature des modifications qui se sont produites est révélée par l'existence d'odeurs putrides et le dégagement de gaz nauséabonds. Aussi est-il évident que la présence d'un fœtus mort compromet sérieusement la vie de celle qui le porte.

Il est certain que plusieurs observations ont été rapportées dans lesquelles le travail de suppuration avait accidentellement abouti à la production de *trajets fistuleux* communiquant avec les parois abdominales, le rectum, le vagin, et même la vessie. Par ces voies s'étaient d'abord échappés les éléments liquides du kyste, et, en second lieu, s'était opérée l'élimination spontanée et par lambeaux du fœtus lui-même. Comme, en pareilles circonstances, l'agrandissement des orifices fistuleux du kyste, l'extraction de son contenu et le traitement de la cavité par le même procédé que s'il s'agissait d'un abcès ordinaire n'entraînent que des risques peu sérieux (trois cas de mort sur vingt-neuf cas de fistules abdominales, d'après Parry), on a proposé de différer l'intervention chirurgicale jusqu'au moment où la nature indique elle-même le trajet suivant lequel l'élimination doit se faire. Mais cette conduite ne tient aucun compte de la condition déplorable à laquelle le travail de suppuration réduit fatalement les malades, et des dangers de mort qu'il crée incidemment.

Durant la dernière décade, les succès que, d'une part, a fourni la laparotomie *secondaire*, ainsi nommée pour la différencier de la laparotomie pratiquée durant la vie du fœtus, — et d'autre part les succès qui ont suivi les simples incisions destinées à agrandir les trajets fistuleux, sont de nature à permettre qu'on range ces opérations parmi les modes d'intervention chirurgicale justifiés. Sur les trente-trois cas réunis par Litzmann (vingt-quatre entre 1870 et 1880), il y eut dix-neuf guérisons. Des deux dangers qui s'associent intimement à la laparotomie *primitive*, c'est-à-dire l'hémorrhagie et la septicémie, le premier se trouve de beaucoup diminué par la cessation de la circulation fœtale, par la thrombose progressive, l'oblitération des vaisseaux maternels et la soustraction de l'apport sanguin au placenta. Enfin, par le perfectionnement actuel auquel ont été portées les mesures prophylactiques, les dangers de la septicémie se trouvent diminués, bien que, non pas complètement écartés.

Le choix du moment pour pratiquer la laparotomie est d'une certaine importance. Toutes les malades de Litzmann opérées pendant le premier mois qui suivit la mort du fœtus (elles étaient au nombre de sept) moururent; tandis que sur les vingt-six, opérées à des périodes de temps variant de cinq semaines à une année à partir de la mort du fœtus, il n'y eut que sept morts. Dans le premier cas, la mortalité fut, en partie, causée par l'état désespéré des malades qui imposa la date précoce de l'opération, et aussi par la production d'hémorrhagies considérables qui se firent par les orifices béants des vaisseaux maternels. On ne connaît pas encore de signes qui puissent permettre d'affirmer à quel moment l'oblitération des vaisseaux placentaires est achevée. Schrœder a enlevé un placenta trois semaines après la cessation des mouvements fœtaux, sans aucune effusion de sang, tandis qu'une malade de Depaul succomba à une hémorrhagie placentaire consécutive à une opération pratiquée quatre mois après la mort du fœtus. Il est certain que lorsque les circonstances s'y prêtent, mieux vaut temporiser, différer les interventions chirurgicales et soumettre la malade à un traitement symptomatique, ainsi que le conseille Litzmann, par l'air pur, une nourriture fortifiante, la quinine et des laxatifs légers, jusqu'au moment où l'oblitération des vaisseaux maternels est probablement effectuée. Mais dans les cas de septicémie confirmée, il ne faut plus retarder l'ouverture du kyste, car l'emploi ultérieur des agents antiseptiques est au moins propre à diminuer l'influence nocive des produits de décomposition sur l'organisme entier.

On doit pratiquer la laparotomie en s'entourant des précautions de la méthode antiseptique. L'incision doit être faite suivant la ligne blanche. Dans les cas où il n'y a pas adhérence du kyste, il faut le suturer, avant de l'ouvrir, aux bords de la plaie abdominale. On laissera le placenta s'éliminer spontanément, à moins qu'il n'occupe l'endroit même de l'incision. La plaie sera fermée dans sa partie supérieure et restera libre dans sa partie inférieure pour donner passage à un drain et permettre les injections antiseptiques.

Nous ne pouvons ajouter ici des règles précises au sujet des méthodes qu'il convient de suivre lorsqu'il s'agit d'agrandir des trajets fistuleux. Chaque cas mérite d'être traité d'après les indications qui lui sont propres, et l'intervention chirurgicale doit surtout s'adapter aux circonstances particulières qui le caractérisent.

CHIRURGIE OBSTÉTRICALE

CHAPITRE XVIII

PROVOCATION DU TRAVAIL PRÉMATURÉ

Accouchement prématuré artificiel. — INDICATIONS. — Rétrécissements du bassin. — Mort habituelle du fœtus. — Maladies mettant en péril la vie de la mère. — OPÉRATION. — Cathétérisme utérin. — Injections intra-utérines. — Ruptures des membranes. — Dilatation mécanique du col. — Douches vaginales. — Tampon. — Choix de la méthode. — Soins à donner à l'enfant. — Avortement provoqué.

La provocation de l'accouchement prématuré est indiquée chaque fois que la persistance de la gestation, ou l'accouchement à terme, comportent pour la mère ou pour l'enfant, ou pour tous les deux simultanément, un danger qui peut être écarté ou diminué en faisant cesser la grossesse dès que le fœtus est préparé à la vie extra-utérine.

La viabilité se fixe ordinairement vers la vingt-neuvième semaine (sept mois révolus). Mais, comme la conservation des enfants à une date aussi précoce est une circonstance exceptionnelle, et qu'une très forte proportion de ceux que des soins assidus ont fait traverser les dangers de cette précocité périssent généralement dans leur enfance, en proie aux accidents de l'hydrocéphalie ou à des troubles digestifs graves, l'intérêt de l'enfant réclame l'ajournement de l'opération au délai le plus reculé possible. Quand le médecin a le choix, la provocation du travail est ordinairement différée jusqu'à la trente-troisième ou la trente-quatrième semaine.

Les principales indications sont les suivantes :

1° *Rétrécissements modérés du bassin.* — Dans les bassins aplatis mesurant de sept à huit centimètres, et dans les bassins également rétrécis dont le conjugué ne mesure pas moins de sept centimètres et demi, le passage d'un enfant à terme n'est pas absolument impossible, quoique difficile et dangereux. En provoquant prématurément le travail, cependant, en vue de bénéficier du moindre volume de l'enfant et plus spécialement de la plus grande compressibilité de la tête, nous pouvons diminuer les obstacles mécaniques de l'accouchement et améliorer ainsi le pronostic pour la mère et pour l'enfant. Pour la mère, l'avantage de l'opération est, dans tous les cas, décisif; tandis que pour l'enfant la chance n'est guère améliorée dans les degrés extrêmes de rétrécissement.

L'époque à laquelle la gestation devra être interrompue dépend de la capacité du bassin et de l'estimation du volume de la tête du fœtus.

La distance du bord inférieur de la symphyse au promontoire (diam. promonto-sous-pubien) devra être mesurée exactement et les parois latérales du bassin soigneusement explorées.

Les mensurations de Schrœder montrent que le diamètre bipariétal de la tête, entre la vingt-huitième et la trente-deuxième semaine (huitième mois lunaire), est environ de huit centimètres et quart. Entre la trente-deuxième et la trente-sixième (neuvième mois lunaire) l'accroissement est insignifiant (1).

Une des questions les plus importantes à décider, relativement à la provocation du travail, est celle de la période à laquelle la gestation est parvenue. Mais en ceci, faute de signes bien précis, il est facile de mal calculer. Des médecins ont été amenés à tort, par le volume considérable de l'utérus dans les grossesses doubles ou dans les cas d'hydramnios, à provoquer l'accouchement avant que la vie extra-utérine fut encore possible.

Ahlfeld a montré que le long axe du fœtus dans son attitude fléchie habituelle, *in utero*, est à peu près la moitié de sa longueur totale quand il est dans l'extension complète. Il propose de mesurer le premier (axe fléchi) avec le pelvimètre de Baudeloque, en plaçant l'une des extrémités de l'instrument sur la tête fœtale, *per vaginam*, et l'autre extrémité sur la région de la paroi abdominale correspondant au point où le siège de l'enfant est en contact avec le fond de l'utérus.

Il a obtenu des résultats très approchants des précédents en prenant simplement pour limite inférieure le bord supérieur de la symphyse, au lieu d'introduire l'extrémité du pelvimètre dans le vagin.

Les moyennes suivantes, basées sur les tableaux de l'auteur, nous montrent les résultats pratiques de ses investigations, en tant qu'applications aux desiderata soulevés par la provocation de l'accouchement prématuré provoqué (2).

AXE DU FŒTUS.	LONGUEUR DU FŒTUS.	DIAMÈTRE BIPARIÉTAL.	DURÉE DE LA GROSSESSE.
cm.	cm.	cm.	
25,5	51	9 1/2	38 à 40 semaines
24,5	49	8 1/2	35 à 37 —
23,5	46	8 1/4	31 à 34 —
20,5	41	7 3/4	29 à 30 —

(1) Schrœder. « Lehrbuch der Geburtshülfe ». 4te Aufl., p. 235. Il faut se rappeler que le diamètre bipariétal est susceptible d'un degré de compression considérable et que c'est habituellement le diamètre bitemporal plutôt que le bipariétal qui doit traverser le point le plus rétréci du bassin.

(2) Le tableau ci-dessus est modifié d'après un autre fourni par Stahl (« Geburshülfliche Operationslehre », p. 47). Étant donné les différences individuelles dans

2° *Mort habituelle du fœtus.* — Lorsque l'enfant périt *in utero* dans un certain nombre de grossesses successives et pendant les dernières semaines de la gestation, on a proposé de provoquer l'accouchement quand une fois l'époque de la viabilité est atteinte, mais avant le moment où, d'après l'expérience acquise, la terminaison fatale à coutume de se produire inopinément.

Cette méthode de traitement ne s'applique pas aux cas dans lesquels la mort est amenée par la syphilis, attendu qu'on doit espérer un résultat beaucoup meilleur en soumettant les deux parents à un traitement antisyphilitique. On tirerait aussi un mince bénéfice de l'accouchement provoqué là où la mort est due à des affections organiques du fœtus. Mais quand la mort est le résultat de l'inanition dépendant de l'anémie maternelle, de la dégénérescence graisseuse ou d'un développement vicieux du placenta, enfin d'altérations du cordon ombilical, l'opération est pleinement justifiée. Cependant, à cause de la difficulté de poser le diagnostic et de fixer l'époque où l'accouchement doit être provoqué, il est peu de cas dans lesquels cette manière de procéder ait fourni des résultats favorables.

3° *Maladies mettant en danger la vie de la mère.* — Dans ces cas, l'opération est absolument pratiquée dans l'intérêt de la mère, et indiquée par conséquent même lorsque l'on sait que l'enfant a succombé. Quelquefois, cependant, la provocation de l'accouchement devient un moyen de sauver la vie de l'enfant, qui partage les dangers qui menacent l'existence maternelle.

A cette catégorie appartiennent particulièrement les affections chroniques du cœur et des organes respiratoires ; l'énorme distension de l'abdomen résultant de grossesses multiples, d'hydramnios, de tumeurs et d'ascites occasionnant une extrême dyspnée ; l'anémie pernicieuse, les vomissements incoercibles, les hémorrhagies provenant d'un placenta prœvia ; la chorée, les convulsions et la néphrite compliquée d'œdème excessif. Dans chaque cas, néanmoins, il n'est que juste de considérer avec soin si l'existence de la grossesse rend la situation particulièrement plus dangereuse, et de décider jusqu'à quel point les accidents seront aggravés par l'accouchement.

Stehberger a proposé d'étendre cette indication aux cas où la conservation de l'existence de la mère ne laisse plus d'espoir, mais dans lesquels l'accouchement prématuré offre une chance de sauver la vie de l'enfant (1).

la longueur des différents fœtus à la même période de la gestation, la méthode d'évaluation d'Ahlfeld est faussée par un grand nombre de sources d'erreur. Elle est cependant beaucoup moins incorrecte que celles qui basent l'estimation de l'âge de l'enfant sur le volume de l'utérus uniquement.

(1) Stehberger. *Lex regia und künstliche Frühgeburt,* « Arch. f. Gynaek, » Bd. I, p. 465.

OPÉRATION

Un grand nombre de méthodes ont été proposées dans le but de provoquer l'accouchement prématuré. La plupart cependant, telles que l'administration de l'ergot, de la quinine ou du jaborandi ; l'application de l'électricité sur l'utérus ; la stimulation du vagin avec l'acide carbonique ; la confrication des seins et tant d'autres, ne méritent autre chose qu'une brève mention. Les procédés suivants possèdent seuls quelques droits spéciaux à la faveur :

Cathéterisme de l'utérus. — Cette méthode consiste dans l'introduction d'un cathéter ou, mieux encore, d'une bougie élastique, entre les membranes et les parois de l'utérus. On laisse l'instrument *in situ* jusqu'à ce que le travail actif s'établisse. Pour pratiquer l'opération, c'est un bon procédé que de placer la femme dans la position couchée sur une table solide, avec les hanches amenées sur le bord et les cuisses bien fléchies sur le corps. Deux doigts dans le vagin guident l'extrémité de la bougie dans le col. Le doigt indicateur passé dans l'orifice interne suit alors l'instrument, et à son entrée dans l'utérus le dirige latéralement afin de l'empêcher de rompre les membranes. Dans le cas de primiparité, on peut assurer la dilatation préliminaire du col, si c'est nécessaire, par l'emploi d'une tente-éponge ou de douches vaginales. La bougie sera poussée lentement en haut avec la main restée libre, et on la laissera suivre naturellement son trajet entre les membranes et l'utérus. Pour empêcher l'instrument de glisser en bas, on maintiendra hors du col deux pouces de l'extrémité de la sonde, qui trouveront un appui sur la paroi vaginale. Un tampon est rarement nécessaire pour la fixer.

Cette méthode est assez sûre. Dans les cas favorables, le travail suit l'opération peu d'heures après. Quelquefois, cependant, aucun résultat n'apparaît avant les quarante-huit heures, auquel cas il est bon de recourir à d'autres mesures complémentaires. En dehors des hôpitaux insalubres, l'emploi du cathéter ou de la bougie pour exciter le travail n'est suivi d'aucuns risques particuliers. Le danger de détacher le placenta n'est pas à redouter si l'instrument a été introduit lentement, parce que, à cause de son élasticité, il tend à se frayer une voie en contournant le bord placentaire. Dans les hôpitaux ou les maternités, cependant, ce genre de cathéterisme peut servir de porte d'entrée aux poisons miasmatiques et devenir consécutivement l'occasion d'irritations locales ou d'affections puerpérales septiques. Dans tous les cas, on ne devra se servir que d'un instrument neuf et parfaitement propre.

Injections pratiquées entre l'utérus et l'œuf. — Cohen de Hambourg, proposa en 1848 de décoller les membranes par l'injection d'eau de goudron, à travers une seringue à longue canule faite pour pénétrer de cinq centimètres environ dans la cavité utérine. La canule était pourvue d'une extrémité arrondie avec des ouvertures latérales. Il recommandait que l'injection fût continuée jusqu'à ce qu'une sensation nette de distension fût éprouvée par la femme, ce qui demandait quelquefois l'emploi de près du quart du liquide (720 grammes) (1).

Ce procédé a été modifié depuis par la substitution d'un cathéter élastique à la place du tube métallique et par l'injection de quelques onces seulement d'eau chaude (à 37°), au lieu de l'eau de goudron. En cas d'insuccès avec une seule injection, on a recommandé de répéter l'opération.

Le professeur Lazarewitch a démontré que plus l'excitation était portée près du fond de l'utérus, plus sûr et plus prompt était le résultat. En conséquence, il emploie une seringue munie d'une ouverture centrale et l'introduit aussi loin que possible vers le fond (2).

Quand le procédé est efficace, il possède l'avantage d'exciter rapidement les contractions. Künne rapporte quinze cas dans lesquels il y eut recours avec succès. Il prévient de ne pas user de force en injectant et recommande, comme moyen d'éviter le passage de l'air dans les veines, le retrait du cathéter dans le cas où une hémorrhagie ferait reconnaître que le placenta a été blessé. On le réintroduit ensuite à nouveau. D'autres ont employé le procédé bien des fois avec la plus complète sécurité. Cependant des cas de mort subite ont eu lieu pendant son emploi, lesquels ont été attribués au choc, à la pénétration de l'air dans les sinus utérins et à la rupture de l'utérus. Bien que, peut-être, les résultats généraux des injections utérines n'aient pas été moins satisfaisants que ceux de l'emploi des autres moyens usités pour provoquer l'accouchement prématuré, la soudaineté de la mort dans les cas fâcheux a produit un effet nuisible à l'extension de ce procédé.

Rupture des membranes. — C'est la plus ancienne de toutes les méthodes encore en usage. Elle se pratique le plus aisément par le moyen d'un simple appareil imaginé par Freiherr Braun von Fernwald. Cet appareil consiste en un tuyau de plume d'oie affilé comme une plume à écrire et ouvert sur sa surface convexe pour le passage d'une sonde utérine. Ainsi monté, avec sa pointe garantie par la sonde, il peut être introduit sans risque pour les tissus maternels à travers le col jusqu'à l'œuf. Alors on pousse simplement le tuyau en haut, sa pointe dépasse la sonde et effectue la ponction des membranes.

(1) Cohen. « Neue Ztschr. f. Geburtsk », Bd. XXI, p. 116.

(2) Lazarewitch. « Trans. of Obstet. Soc. of London », 1868.

La méthode est sûre, quoiqu'elle ne soit pas toujours prompte en son action. Elle donne lieu aux objections qui sont applicables à tous les cas de perte prématurée du liquide amniotique. Hopkins recommandait, comme moyen de prévenir l'écoulement graduel du liquide, d'appuyer légèrement sur les membranse avec une sonde portée à une aussi grande distance que possible de l'orifice interne. Rokitansky a montré, d'après la statistique de la clinique de Braun, que dans la pratique hospitalière la ponction des membranes est le moyen le plus favorable pour provoquer l'accouchement prématuré, car il comporte le moins de chances d'infection, source principale des dangers à redouter dans toutes les méthodes qui consistent à porter directement l'excitation sur la surface interne de l'utérus.

Quoique, dans la pratique privée, je n'aie jamais par goût choisi ce procédé, j'ai été le témoin de bien des cas dans lesquels les membranes se sont rompues prématurément, et cet accident cependant n'a amené, soit du côté de la mère, soit du côté de l'enfant, aucune de ces conséquences sérieuses que la théorie nous conduirait à redouter.

Le procédé de la ponction de l'œuf ne s'applique pas aux cas de rétrécissements considérables du bassin, ni à ceux dans lesquels il s'agit d'obtenir un travail rapide.

Il n'est pas applicable non plus dans les présentations vicieuse du fœtus. D.

Dilatation mécanique du col. — On a rarement recours à la dilatation mécanique du col avec la tente-éponge ou la laminaire, si ce n'est comme opération préliminaire. Bien que le gonflement de l'éponge préparée ramollisse le col et excite la contraction utérine, l'effet en est le plus souvent transitoire. L'action peut être certainement soutenue par l'introduction successive de cônes d'éponge augmentés progressivement de volume, mais un pareil procédé dénude le col de son épithélium et expose à l'infection septique.

Le dilatateur de Barnes est un agent plus efficace de l'accouchement prématuré. Comme, pour l'introduction du sac de la plus petite dimension, le col a besoin d'être suffisamment ouvert pour permettre le passage de deux doigts au moins, on utilise surtout cet instrument comme auxiliaire des autres méthodes opératoires. Quand le travail est franchement commencé, la pression exercée sur le col par le liquide du dilatateur sert à renforcer l'action propre de l'utérus. Quand on le laisse *in situ*, l'instrument assure le développement de contractions énergiques. On doit cependant le retirer de temps en temps si déjà il n'a pas été violemment chassé dans le vagin, et faire usage d'injections phéniquées pour prévenir l'infection. Aussitôt que le ramollissement physiologique du col, qui résulte du travail, s'est effectué, on peut employer avantageusement une dilatation rapide. Quand le col est rigide, le sac élastique (*rubber-bag*) doit être seulement utilisé comme un excitateur réflexe des douleurs. Certes, la rigidité du col peut être vaincue violemment par la pression hydrostatique et la dilatation portée à quelque limite que ce soit, mais généralement l'orifice se renferme dans ses dimensions primitives aussitôt que la pression excentrique est supprimée.

Tarnier a imaginé une sorte de ballon qu'on peut porter à travers le col au-dessus de l'orifice interne et que l'on distend avec de l'eau, une fois qu'il est arrivé dans le segment inférieur de l'utérus. Il sert à décoller partiellement les membranes et excite par sa présence des contractions utérines actives. La facilité avec laquelle le ballon se rompt est la plus sérieuse objection à son emploi.

Douche vaginale. — La douche vaginale fut introduite dans la pratique par Kiwisch, en 1846. Elle consiste à diriger un fort jet d'eau tiède directement contre le col. Le jet peut être poussé soit avec la seringue de Davidson, soit par le moyen d'un courant continu établi à travers un tube en rapport avec un vase placé très haut au-dessus de la femme. Cette dernière méthode est celle qui comporte la plus grande somme de sécurité. — L'irrigateur de grande dimension, d'une contenance de quatre à cinq litres, est un excellent appareil. La durée de chaque injection devra être de dix à quinze minutes. Au début, trois douches dans les vingt-quatre heures suffisent. Plus tard leur fréquence et leur durée devront dépendre de la mesure de l'action excitatrice et du degré d'urgence qu'il y aura à terminer l'accouchement. Douze injections représentent le nombre moyen nécessaire. Dans des cas pressants elles ont été répétées toutes les trois ou quatre heures. La température de l'eau employée devra être d'environ 38° centigrades.

Pour l'administration de la douche, la malade doit être couchée en travers du lit, une alèze en caoutchouc placée sous les hanches, de façon à conduire dans un vase disposé au-dessous l'eau à mesure qu'elle s'échappe de la vulve.

Toutes espèces de précautions doivent être prises pour éviter l'introduction de l'air dans le vagin, et dès le début de chaque douche, il faut surtout assurer le retour du liquide. On a reconnu que la violente pression du jet peut entraîner de l'air du vagin dans le col utérin. Le même accident a pu être la conséquencee de la jonction imparfaite des différentes parties de la seringue.

La douche agit par la chaleur de l'eau, par l'excitation directe du segment inférieur de l'utérus, et par la dilatation du vagin ; quand elle a été continuée un certain temps, ce dernier est quelquefois distendu au point d'arriver presque en contact avec les parois du bassin.

Comme moyen de provoquer le travail, la douche vaginale dans ces dernières années est en quelque sorte tombée en discrédit. Son principal mérite paraissait être l'innocuité supposée du procédé, qualité précieuse à laquelle il paraît en réalité n'avoir que peu de droits. On a rapporté de nombreux cas dans lesquels la mort avait été la conséquence de l'introduction accidentelle de l'air et, suivant Kleinwachter (1), des symptômes de péritonite aiguë auraient résulté de l'excessive distension du vagin.

Les dangers dépendant de cette dernière cause, augmentent avec la répétition des douches. Actuellement leur emploi est généralement réservé pour la dilatation préliminaire de l'orifice externe ou pour renforcer l'action d'autres moyens.

Tampon vaginal. — Braun introduisait un sac de caoutchouc pourvu d'un tube et d'un robinet de métal qui, sous le nom de *colpeurynter*, a joué un rôle considérable dans la pratique obstétricale il y a une douzaine d'années environ. Rempli d'eau et placé dans le vagin, il constituait un procédé douloureux et cependant incertain de provocation du travail. Il est rarement employé maintenant, excepté dans les cas d'hémorrhagie et lorsqu'il est indiqué d'empêcher la rupture prématurée des membranes. On doit prendre garde, en tout état de cause, de ne distendre que modérément le vagin, et de ne pas continuer la pression trop longtemps.

DISCUSSION ET CHOIX DE LA MÉTHODE

D'après ce qui précède, on voit qu'aucun des procédés mentionnés n'est absolument à l'abri d'objections. En effet, à part l'infection, danger plus redoutable dans les maternités, et l'introduction de l'air dans les veines, accident facile à éviter, les difficultés les plus sérieuses que nous ayons à combattre naissent de la dilatation de l'orifice et de la prolongation du travail. Toute méthode est bonne si elle agit rapidement. Il est sage par conséquent, dans la pratique, de suivre l'excellent conseil du Dr Barnes et de diviser l'opération de la *provocation du travail prématuré* en deux périodes : la première réclamant des moyens *provocateurs*, la seconde des moyens *accélérateurs*.

Dans la première catégorie, on rangera la dilatation du col avec l'éponge, la douche-vaginale et le cathéterisme de l'utérus ; — dans la dernière, la dilatation avec les sacs de caoutchouc, la rupture des membranes et, en cas de lenteur, l'emploi du forceps ou de la version.

La méthode que j'adopte généralement consiste à commencer dans l'après-midi par une douche vaginale. Je la fais suivre de l'introduction d'une forte bougie que je laisse toute la nuit dans l'utérus. Dans bien des cas, le travail se déclare au bout de quelques heures. Vers le matin, s'il n'y a pas de progrès, je répète la douche vaginale.

(1) Kleinwachter. « Prager Vierteljahrschrift », 1872, H. 1, p. 56.

Il est peu de cas dans lesquels, après vingt-quatre heures, le col ne soit pas ramolli et lubréfié par un écoulement muqueux abondant. Les dilatateurs doivent être alors mis en œuvre, l'opérateur prenant son temps, et la dilatation permanente étant l'objectif poursuivi. Si les membranes s'engagent franchement, on peut retirer le dilatateur, et laisser à la nature le soin du reste. Il est bon souvent d'adopter le procédé du Dr Barnes, qui consiste à rompre les membranes dès que le col peut admettre trois ou quatre doigts, et alors d'opérer la dilatation avec le sac de la plus grande dimension jusqu'à ce que l'orifice soit assez complètement ouvert pour permettre le passage de l'enfant. Enfin, suivant les cas, le médecin peut alors attendre la terminaison spontanée de l'accouchement ou terminer l'accouchement par la version ou le petit forceps.

Soins a donner a l'enfant. — Les enfants nés avant terme possèdent une faible résistance aux influences extérieures. On doit immédiatement après la naissance les envelopper dans du coton et les tenir près du feu. Les bains doivent être portés à environ 37°,5, ou à une température très rapprochée de celle du liquide amniotique. Les chances d'élever les enfants avant terme sont grandement accrues par l'alimentation au moyen du lait maternel, qu'on devra donner par cuillerées quand l'enfant sera trop faible pour prendre le sein. Avant la trente-deuxième semaine, la conservation de la vie de l'enfant dépend presque absolument de la surveillance incessante et du zèle de la mère ou d'une nourrice dévouée. Dans les hôpitaux, où ces conditions manquent, on réussit rarement à élever ces enfants nés prématurément.

Tarnier conseille de faire usage de la *couveuse artificielle*, sorte d'appareil fort simple, qu'on remplace très avantageusement d'ailleurs par une caisse en bois spacieuse et suffisamment aérée. On maintient l'air de la caisse à une température constante de 28 à 30 degrés en moyenne, en entretenant la chaleur au moyen de bouteilles d'eau bouilante ou de moines, que l'on a soin de renouveller à des intervalles calculés à l'avance. On remplace l'un des moines refroidi par un chaud, toutes les deux ou trois heures par exemple, suivant la capacité de la caisse. Sans être d'une précision mathématique, la méthode est suffisamment réglée de la sorte, et elle a l'avantage d'être d'un usage pratique. On réussit ainsi à élever des enfants nés bien avant terme et d'un poids inférieur à la moitié du poids normal (Voir Auvard, *Couveuse artificielle*, « Arch. de Tocologie », octobre 1883). D.

AVORTEMENT PROVOQUÉ ARTIFICIEL

L'avortement artificiel est justifiable quand il offre la seule chance de sauver la vie de la mère. La moralité de cette proposition générale est indiscutable. Il n'est cependant pas facile de déterminer dans tel ou tel cas particulier si les conditions requises, qui font un devoir de provoquer l'avortement, existent en réalité.

Les causes principales reconnues capables de légitimer l'opération et n'admettant pas de discussion sont :

1° L'incarcération de la matrice prolabée ou rétrofléchie quand l'organe déplacé ne peut être réduit ;

2° Les maladies de la grossesse mettant l'existence de la mère en péril imminent, alors qu'elles ont été vainement combattues par tous les moyens dont nous disposons. De ces maladies le vomissement incoercible est la principale. Par exception, l'indication peut naître d'affections du cœur, des poumons, des reins, dont les symptômes seraient aigus et particulièrement menaçants.

La justification de l'avortement provoqué est loin d'être aussi nette quand le danger pour la mère doit commencer seulement avec le début du travail. C'est surtout le cas dans les degrés extrêmes de rétrécissement du bassin ou lorsque la présence de tumeurs volumineuses rend le passage maternel infranchissable. En effet, en pareille circonstance, par le moyen de la section césarienne, il y a toujours une probabilité de sauver la vie de l'enfant à laquelle se joint l'encourageante perspective de conserver l'existence de la mère. Il n'est que juste dans une semblable situation, après une froide et consciencieuse appréciation des faits, d'abandonner la décision à la mère ou aux amis les plus directement intéressés. Lorsque l'opération est pratiquée pour un rétrécissement du bassin, les tableaux ci-dessous montreront à quelle période minimum elle peut être entreprise :

Diamètre antéro-postérieur du bassin.	Indication du moment de l'opération.
4 centimètres	Commencement du sixième mois.
3 centimètres 1/4	Commencement du cinquième mois.
2 centimètres 1/2.	Quatre mois et demi.

Au-dessous de deux centimètres et demi les difficultés de l'avortement provoqué s'accroissent à un tel point que l'opération en devient extrêmement dangereuse, à supposer qu'elle soit praticable (1).

L'avortement provoqué s'effectue par la ponction des membranes au moyen d'une sonde utérine ou par la dilatation du col avec la tente-éponge.

Dans les premiers mois, la tente-éponge possède l'avantage de favoriser l'expulsion de l'œuf entier.

Au sixième et au septième mois, les procédés qui ont été déjà décrits au sujet de l'accouchement prématuré provoqué sont d'une pratique avantageuse.

(1) De Soyre. *Dans quels cas est-il indiqué de provoquer l'avortement?* Paris, 1875, p. 68.

Les opinions diffèrent relativement au choix du moment où l'opération doit être pratiquée. Les uns préfèrent les deux premiers mois à cause de la petite dimension de l'œuf et du léger développement des villosités fœtales dans la membrane caduque; d'autres attendent jusqu'à l'expiration du troisième ou quatrième mois, parce qu'alors le diagnostic de la grossesse est sûr, l'exécution de l'opération facile, le décollement et l'expulsion complète des annexes certains.

CHAPITRE XIX

FORCEPS

Historique. — Variétés de forceps : forceps court, forceps long. — Action du forceps. — Indications. — Préparatifs. — Forceps au détroit inférieur; opération : introduction ; articulation ; tractions ; dégagement. — Forceps au détroit supérieur ; opération. — Forceps à traction dans l'axe. — Forceps dans les positions occipito-postérieures ; dans les présentations de la face.

Historique. — En 1647 Pierre Chamberlen parle, dans un opuscule écrit par lui-même, d'une découverte faite par son père, Paul Chamberlen, destinée à sauver la vie des enfants pendant l'accouchement. Le procédé des Chamberlen fut toutefois tenu caché pour la profession et utilisé uniquement dans un but de lucre.

Dans le commencement de l'année 1670, Hugh Chamberlen, qui jouissait d'une grande réputation comme accoucheur, vint à Paris avec l'espoir de trouver un acquéreur du secret de sa famille. Mauriceau, pour éprouver la valeur de ses prétentions, lui proposa de tenter l'accouchement d'une femme ayant un rétrécissement considérable du pelvis et sur laquelle il avait décidé de pratiquer la section césarienne. Chamberlen déclara que rien n'était plus aisé et se mit à l'œuvre aussitôt dans une chambre particulière où il s'enferma. Après trois heures de vains efforts il fut obligé d'avouer sa défaite. La femme mourut, les négociations de vente échouèrent, et Chamberlen retourna en Angleterre sans avoir révélé son secret. En 1672 il publie une traduction de l'ouvrage de Mauriceau sur les accouchements dans la préface de laquelle il dit : « Mon père, mes frères et moi (nul autre en Europe que je sache), par la bénédiction de Dieu et notre propre industrie, avons découvert et longtemps pratiqué une méthode d'accoucher les femmes dans ces sortes de cas, sans aucun préjudice pour elles ou leurs enfants, tandis que tous les autres (obligés faute de ce moyen d'user de la pratique commune) compromettent, s'ils ne détruisent, l'existence de l'un ou de tous les deux, par l'emploi de leurs crochets. » En 1688 Hugh Chamberlen vint à Amsterdam et vendit pour une forte somme son secret à Roenhuysen qui, à son tour, en disposa en faveur de Ruysch et d'autres. Encore en 1746 c'était une règle du collège médico-pharmaceutique d'Amsterdam que nul ne pratiquât les accouchements sans avoir d'abord obtenu la connaissance de la méthode secrète, qui leur était communiquée par l'assemblée de leurs examinateurs moyennant un gros déboursé.

En 1753 Jacob de Vischer et Hugo van de Poll, qui avaient acheté le secret de la fille d'un de ses anciens possesseurs, en firent une propriété publique, mais l'instrument en vint à n'être plus représenté que par le levier à une seule branche.

Quels que soient les doutes que cette exhibition ait pu jeter sur la nature du secret des Chamberlen, ils furent dissipés en 1815 par la découverte, dans une ancienne résidence de la famille à Woodham en Essex, d'une armoire contenant, outre des lettres et des modèles variés de leviers, un certain nombre de paires de forceps fenêtrés, sans courbure pelvienne, mais munis d'une excellente courbure céphalique. De plus, Chapman, dans un court traité des accouchements publié par lui en 1733, a établi que « le secret mentionné pa le Dr Chamberlen, consistait dans l'emploi du forceps bien conn maintenant de tous les principaux membres de la profession obstétr cale tant à la ville qu'à la campagne » ; et deux ans après, dans une seconde édition de son ouvrage, il publia un dessin de l'instrument, qui resta connu sous le nom de forceps de Chapman, quoiqu'il ne différât pas de celui dont se servaient les Chamberlen.

Depuis la publication de Chapman, les modifications apportées au forceps par les accoucheurs ont été extrêmement nombreuses. En vérité, presque chaque médecin largement engagé dans la pratique des accouchements a trouvé avantageux d'avoir son forceps à lui. A peu d'exceptions près, néanmoins, les différents modèles décrits par les auteurs ne diffèrent pas matériellement en ce qui concerne les principes essentiels, mais ils ont chacun quelque particularité de construction qui les rend propres à remédier à quelque défaut de l'inventeur, ou à servir à quelque indication spéciale.

Le forceps n'est nullement un instrument parfait. Il est impossible de le construire de façon à ce qu'il réponde à tous les besoins. A consulter les nécessités de la pratique, il est avantageux de posséder un certain nombre de forceps avec des destinations spéciales. Un bon forceps, destiné à tout usage, comporte nécessairement une certaine somme d'avantages et de défauts, et demande pour son heureux emploi l'expérience et l'intelligence nécessaires pour parer à ses défectuosités.

Pour le choix d'un forceps, il est bon d'avoir les données suivantes présentes à l'esprit.

Nous avons d'abord à envisager séparément le *long* et le *court* forceps.

***Forceps court* ou *petit forceps*.** — L'instrument original des Chamberlen fournit le type de cette variété. En se rapportant à la figure 150, on voit que cet instrument consistait en deux leviers faits pour se croiser l'un sur l'autre comme une paire de ciseaux, avec des manches courts et des cuillers qui s'écartaient à partir du niveau de l'articulation.

Ces cuillers étaient fenêtrées pour rendre l'instrument plus léger

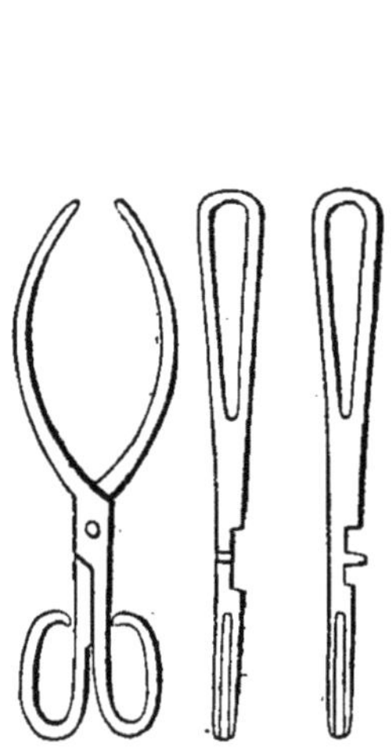

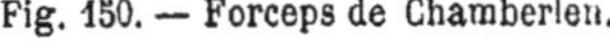

Fig. 150. — Forceps de Chamberlen.

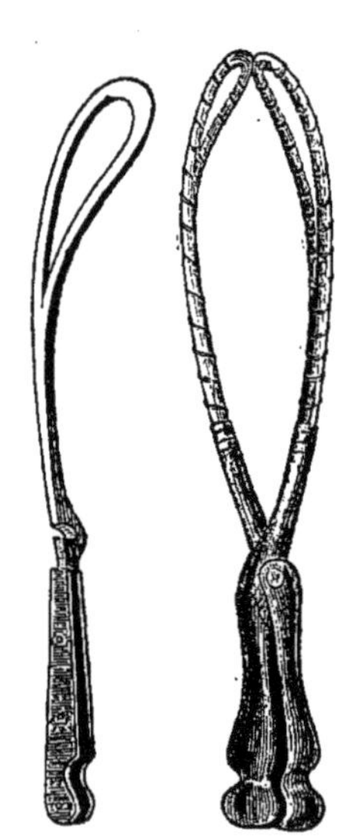

Fig. 151. — Forceps de Smellie.

et le mettre en état de saisir la tête avec plus de sûreté. Le forceps présentait une courbure céphalique, mais il paraissait droit quand on le regardait de profil. Quoique grossier, il pouvait rendre service quand la tête était une fois entrée dans l'excavation. Smellie, au lieu de l'articulation à mortaise du forceps de Chamberlen, qui demandait à être assujettie par un ruban de fil ou une corde, inventa l'articulation anglaise, d'un usage si aisé, et garnit les manches avec du bois et une lame épaisse de cuir. Ces manches mesuraient quatorze centimètres de long, et les cuillers quinze centimètres environ. Les forceps courts, fabriqués d'après le modèle de Smellie légèrement modifié, sont employés aujourd'hui encore par quelques praticiens. On leur considère comme un avantage de pouvoir être cachés dans la poche, de s'appliquer sur la tête de l'enfant sans que la parturiente en ait connaissance et, en quelque sorte, à l'insu même des assistants. Smellie attache une grande importance à ce détail et dit : « Comme les femmes sont ordinairement effrayées au seul nom d'un instrument, il est prudent de le leur cacher autant que possible jusqu'à ce que l'opération soit complètement en voie d'exécution. » Dans notre siècle éclairé, le secret n'est plus longtemps de mise. En effet, le forceps ne peut jamais être employé sans découvrir la vulve autant qu'il le faudra pour que l'opé-

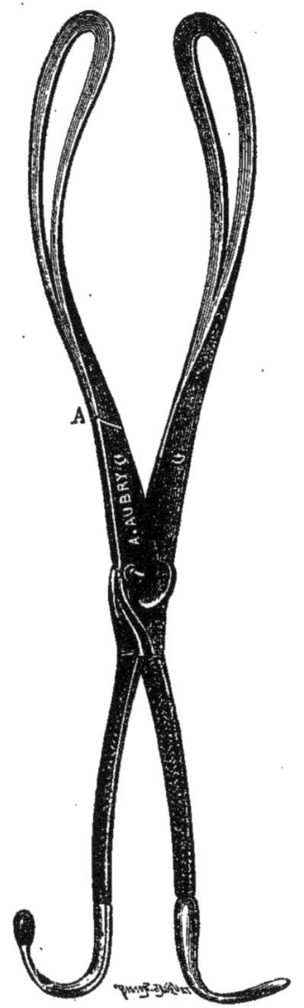

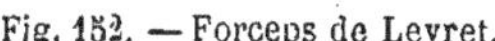

Fig. 152. — Forceps de Levret.

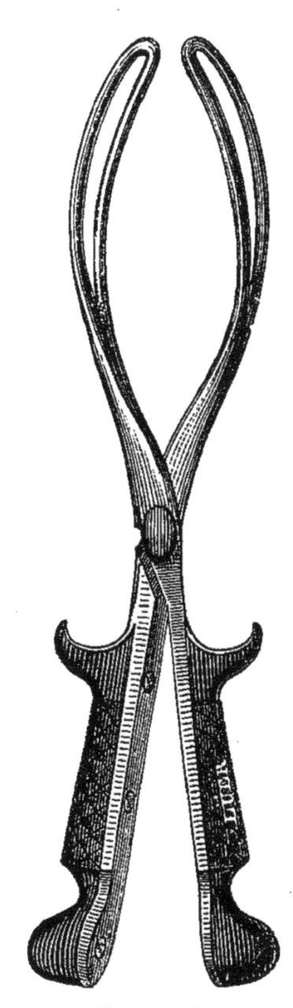

Fig. 153. — Forceps de Nægele.

rateur soit en mesure de prendre toutes ses précautions pour la préservation du périnée.

Forceps long. — *Forceps ordinaire.* — Smellie nous apprend qu'il trouva des bassins avec une telle proéminence du sacrum qu'il ne lui fut pas possible de pousser les manches de l'instrument assez en arrière pour saisir entre les cuillers du forceps la partie volumineuse de la tête située juste au-dessus du pubis. Alors, pour remédier à cet inconvénient, il imagina de longues cuillers concaves d'un côté et convexes de l'autre. On voit ainsi que de bonne heure la nécessité d'un long forceps s'était faite sentir. Smellie, cependant, fut profondément impressionné du danger des opérations pratiquées avec le forceps long. Il chercha à diminuer les risques inhérents à l'emploi du nouvel instrument en raccourcissant les manches de façon à se déli-

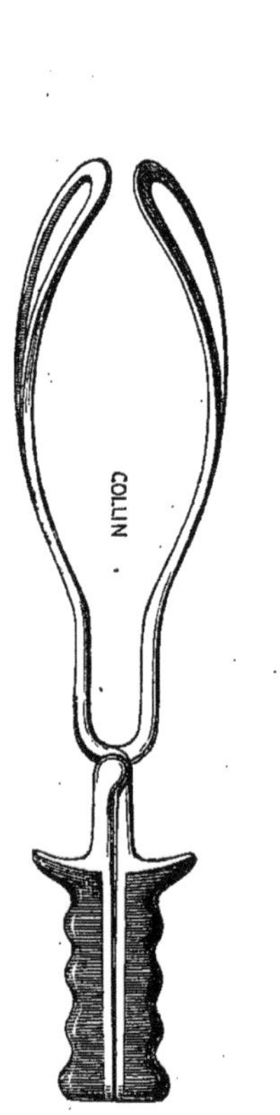

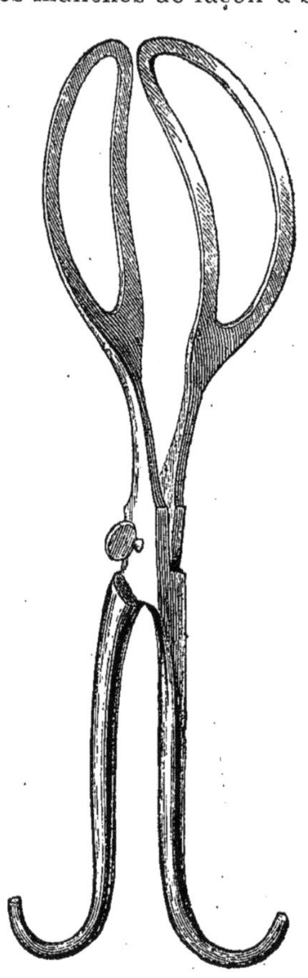

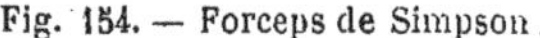

Fig. 154. — Forceps de Simpson.

Fig. 155. — Forceps de Hodge.

vrer lui-même, comme il le dit, de la tentation de développer une force trop considérable. Levret, contemporain de Smellie, donna au contraire au forceps de Chapman une grande puissance de traction et de compression. Il conserva les manches en fer, en rendit la surface rugueuse et les fit légèrement convexes pour les mieux adapter à la prise des mains. L'articulation s'effectuait au moyen d'un pivot et d'une mortaise. Les principales particularités du forceps de Levret consistent, en quelque sorte, dans l'augmentation du poids et de la longueur de l'instrument,et dans l'étendue de la courbure pelvienne Loin d'avoir suscité des objections, ces modifications ont été conservées en principe dans les forceps français modernes.

Les forceps de Smellie et de Levret sont les deux formes typiques d'où sont dérivés le grand nombre de modèles en vogue aujourd'hui.

Le forceps de Nægele (*fig.* 153) est généralement employé en Allemagne; dans sa forme essentielle il ressemble à l'instrument de Smellie. Cependant, il est de cinq centimètres plus long et il y a moins de disproportion entre la longueur des manches et celle des cuillers. La partie supérieure des manches est garnie d'oreilles transversales pour l'index et le doigt médius de la main qui exerce la traction. L'articulation est celle de Bruninghausen, et consiste dans un pivot surmonté par un bouton plat qui s'adapte à un cran sur la branche opposée.

Le forceps de Simpson (*fig.* 154) possède un manche relativement court, avec des *épaulements* transversaux et des dentelures pour les doigts en sous-main. L'articulation anglaise est améliorée par l'addition de *genoux* ou *saillies* qui diminuent sa mobilité. La courbure céphalique, au lieu de partir immédiatement de l'articulation, est précédée, sur une étendue de sept à huit centimètres, par des branches droites et parallèles, arrangement qui permet de fermer l'instrument en dehors de la vulve, même lorsqu'il est appliqué sur la tête au détroit supérieur, et qui fournit à l'opérateur la possibilité d'amener la tête sur le plancher du bassin sans placer la vulve dans le sens où s'exerce l'effort. Le rayon de la courbure pelvienne n'excède pas quatre centimètres. J'ai pris l'habitude de recommander ce forceps aux étudiants en médecine de mes cours à cause de la facilité avec laquelle on l'applique, de sa solidité, du peu de traces qu'il laisse sur la tête de l'enfant dans les circonstances ordinaires. Cependant, il est défectueux quand il s'agit d'exercer une force compressive considérable (1).

Les forceps de Hodge (*fig.* 155), de Wallace et de White sont généralement employés dans ce pays. Comme ceux de fabrication française, ils ont des cuillers en métal et une articulation composée d'un pivot mobile qui glisse dans une échancrure au moment où on ajuste les branches. Mais ils sont plus légers et d'apparence plus gracieuse. Les poignées sont longues et superposées. Les cuillers sont pourvues de larges fenêtres à travers lesquelles peuvent proéminer les bosses pariétales. J'ai essayé chacun de ces instruments, et quoique je sois

(1) Les fabricants de New-York ont l'habitude de construire sur mes indications un instrument exactement modelé sur un forceps que j'emportai d'Edimbourg en 1865. Plusieurs de ces forceps, portant le nom de Simpson dans ce pays, n'ont qu'une ressemblance relative avec le modèle original.

attaché par habitude au forceps de Simpson, je les ai trouvés extrêmement utiles.

En définitive, en choisissant un forceps, il est bon de se rappeler que s'il n'y en a aucun d'absolument parfait, il y en a peu de réellement mauvais. Les formes sujettes à objection sont les suivantes : manches très courts et trop minces, cuillers non résistantes, avec des bords tranchants.

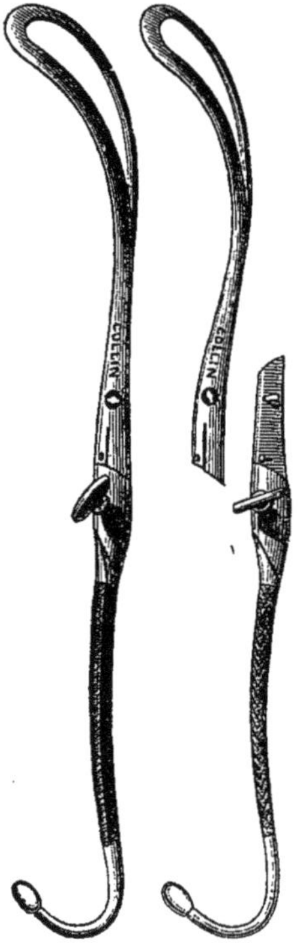

Fig. 156. — Forceps de Pajot.

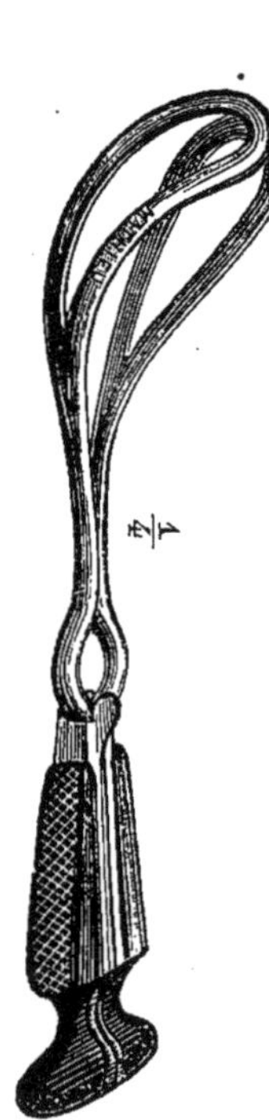

Fig. 157. — Petit forceps de Barnes.

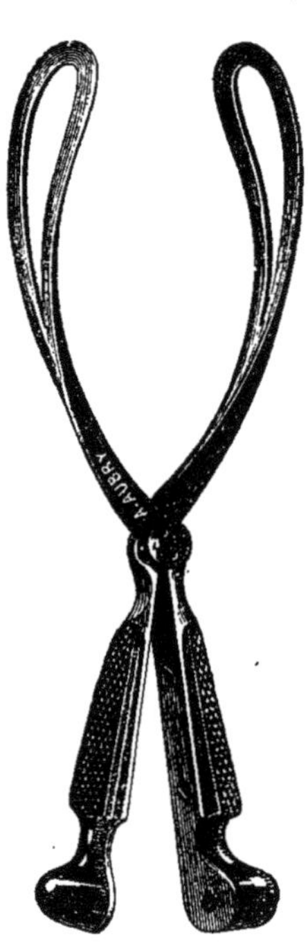

Fig. 158. — Petit forceps de Pajot pour le détroit inférieur.

Le professeur Pajot a très heureusement modifié le forceps ordinaire de Levret. Il raconte dans son langage pittoresque et saisissant comment l'idée lui en est venue. Se promenant un jour en province, il rencontra sur la grand'route un cavalier qui s'en venait tranquillement au petit trot de son cheval. Un bruit étrange, comme un bruit de ferraille, accompagnait d'une façon rythmique les mouvements de la monture. Il n'était pas difficile d'en deviner la cause. Un long sac de cuir suspendu à la selle battait les flancs de l'animal et l'on voyait à l'ouverture du sac apparaître l'extrémité des manches d'un long forceps ordinaire. Un moyen de remédier à cette incommodité évidente?... Le forceps *brisé* devait répondre à cette exigence... —

Grâce à une articulation très simple, imaginée en collaboration avec Charrière, le professeur Pajot a fait du forceps de Levret un instrument commode, très portatif, aisé à dissimuler dans la poche, ou à placer dans une trousse. Sans rien perdre de sa solidité et de son avantage comme long forceps, il se démonte et se remonte avec la plus grande facilité. — On peut dire qu'il n'y a pas aujourd'hui d'instrument aussi répandu en France (Voir *fig.* 156). D.

Un bon forceps long ordinaire rend l'acquisition d'un petit forceps un luxe superflu.

Le petit forceps de Pajot (*fig.* 157) et le forceps court de Barnes (*fig.* 158) sont des instruments remarquablement commodes et fort agréables pour les applications au détroit inférieur, en raison de l'aisance avec laquelle on les manie d'une seule main et surtout à cause de l'exiguité des cuillers. Comme, après tout, c'est presque toujours sur des têtes à la vulve qu'il s'agit d'appliquer l'instrument dans la pratique courante, il importe d'exécuter l'opération avec prestesse et sans endommager les parties maternelles; coquetterie d'accoucheur! comme disent certains.

Dans ce but, l'un et l'autre des deux modèles ci-dessus méritent d'être recommandés (Voir *fig.* 157 et 158). D.

Action du forceps. — Le forceps est en premier lieu et essentiellement un instrument de *traction*. Quand il est bien ajusté, il sert comme une poignée solide au moyen de laquelle la tête peut être extraite du canal de la parturition.

Beaucoup d'excellents opérateurs ont l'habitude de combiner les tractions directes avec une sorte de balancement exécuté d'un côté et d'autre avec les manches du forceps, dans l'idée de déterminer la descente alternative des surfaces latérales de la voûte cranienne. Nul doute que ces mouvements, appelés *mouvements de pendule*, n'accroissent la puissance extractive du forceps. Cette augmentation de la force n'est cependant obtenue qu'aux dépens des tissus maternels. Ils doivent par conséquent nuire.

Les accoucheurs français ne sauraient accepter le jugement de l'auteur américain sur les mouvements de latéralité dits mouvements de pendule du forceps. Défendus par les maîtres habiles et éminents de notre école, ils constituent, pour un opérateur prudent, une manœuvre d'une utilité et d'une efficacité incontestables. Il serait superflu de démontrer que ces mouvements de latéralité, exercés avec douceur et lenteur, allongés autant que possible et combinés aux tractions directes, représentent le procédé mécanique le plus avantageux et le plus capable d'abréger l'opération ; et cela, sans danger aucun d'exagérer les lésions inhérentes d'ailleurs à toute opération ayant pour but l'extraction relativement rapide de la tête fœtale. Dans cette mesure, la promptitude du résultat paraît, au contraire, devoir être la meilleure sauvegarde pour l'enfant et pour les organes de la mère. D.

Quant à l'efficacité des tractions directes, j'en puis parler par expérience. Appuyées d'abord par l'école de Vienne, elles ont trouvé de chauds avocats dans Matthews Duncan (1) de Londres et Albert Smith de Philadelphie (2).

Le croisement du forceps au niveau de l'articulation empêche d'avoir recours à la traction, sans qu'il ne s'exerce en même temps une certaine compression sur la tête de l'enfant. Quand le forceps est appliqué latéralement sur les pariétaux, une pression modérée est sans danger pour le fœtus et facilite indubitablement l'acte de l'accouchement.

Quand la tête reste élevée dans le bassin avant que la rotation soit complète, l'application latérale est rarement possible.

Si le forceps est appliqué obliquement, avec une cuiller sur un côté du front et l'autre branche sur la partie latérale de l'occiput, un accroissement a lieu dans le diamètre oblique opposé ; ce résultat tend à retarder plutôt qu'à aider l'extraction.

Néanmoins une certaine force compressive, même au passage, est nécessaire pour saisir la tête solidement et éviter le glissement des cuillers.

Quand les branches sont introduites dans l'utérus, elles sont capables d'exciter les contractions. Cette influence appelée *dynamique*, bien que dépendant de l'action auxiliaire toute passive de l'instrument, rend souvent un service considérable en aidant à l'accouchement.

Indications. — Ce serait une entreprise sans profit que d'énumérer toutes les conditions où le forceps peut être conseillé. Les indications de son emploi peuvent se résumer en deux propositions générales. Le forceps est applicable :

1° Dans les cas où les forces expulsives pendant le travail sont insuffisantes pour surmonter les obstacles à l'accouchement ;

2° Dans les cas où une terminaison rapide s'impose dans l'intérêt soit de la mère, soit de l'enfant.

Ces deux propositions sont cependant sujettes à des restrictions. Ainsi, dans le choix du mode opératoire, la préférence doit être spécialement décidée en faveur du salut de la mère. Heureusement que dans le plus grand nombre de cas les intérêts de la mère et de l'enfant sont identiques et se concilient.

Préparatifs pour l'application du forceps. — Quand on a décidé de terminer l'accouchement par le forceps, c'est toujours une bonne méthode que de faire placer la malade en travers du lit, la tête élevée par un oreiller et le siège tout à fait sur le bord. Certainement, dans

(1) Duncan. *Sur les mouvements de pendule exercés avec le forceps*, « Trans. of N. Obst. Soc. of Edinburgh », vol. IV, p. 195.

(2) Smith. *Mouvement de pendule du forceps*, « Trans. of the. Am. Gyn. Soc. », vol. III, p. 235.

les cas simples, beaucoup préfèrent ne déranger la femme que le moins possible, se vantant de glisser le forceps et de pratiquer l'extraction, sans que l'intervention ressemble à un procédé opératoire. Ce mince avantage est plus que contrebalancé par l'aggravation des risques de blesser la vulve et le périnée quand l'opérateur est forcé de prendre une position contrainte ou une attitude pénible.

Dans ce pays, comme en France et en Allemagne, la coutume est de placer la malade sur son dos, tandis qu'en Angleterre elle est couchée sur le côté gauche. La différence est peu importante.

Dans la description qui va suivre il est convenu que le décubitus dorsal est le seul adopté.

Au début il est bon, dans le plus grand nombre des cas, de soumettre la malade à l'influence d'un anesthésique. C'est ce que j'ai l'habitude de faire avant de changer la position de la parturiente. Dans les cas faciles, l'accoucheur peut administrer l'anesthésique avant d'opérer et alors laisser continuer l'administration du chloroforme ou de l'éther par un aide intelligent qui agit sous sa surveillance. Dans les applications difficiles, il vaut mieux envoyer chercher un aide habile, capable de se charger complètement de l'anesthésie, de façon que l'attention de l'opérateur ne puisse être détournée du travail qu'il a à accomplir.

Avant d'appliquer le forceps, il faut avoir soin de déterminer la position de la tête et de s'assurer que les membranes ont été préalablement rompues. Le forceps appliqué directement sur les membranes peut être nuisible en causant le décollement prématuré du placenta. La position de l'orifice et son degré de dilatation doivent être également déterminés.— Dans une antéversion excessive, la tête quelquefois bombe contre la paroi antérieure du col et amincit les tissus cervicaux, à tel point que les sutures, les fontanelles et le contour de la tête peuvent être distinctement sentis, *comme si la tête était libre et découverte dans le vagin;* tandis qu'en réalité l'orifice non dilaté est dans une situation élevée et peut, avec quelque attention, être trouvé regardant en bas dans la direction du sacrum. Il est à peine nécessaire d'indiquer la possibilité d'une telle source d'erreur pour qu'on prenne les précautions indispensables qui feront éviter l'application du forceps *sur le col.*

Comme préliminaire de toute opération obstétricale, la vessie et le rectum doivent être vidés.

Les branches du forceps seront trempées dans l'eau chaude pour faire disparaître le froid de l'acier, et elles seront graissées avec quelque substance huileuse afin de réduire au minimum le frottement produit par leur passage dans le canal utéro-vaginal.

Dans la pratique, il est important de distinguer entre les applications du forceps au *détroit supérieur* et celles qui sont pratiquées après que la tête est entrée dans l'*excavation*. Ces dernières sont simples, sans danger, d'un accomplissement facile, demandant seulement de l'adresse à ménager le périnée, tandis que les premières appartiennent à la catégorie des opérations capitales et réclament à un haut degré la patience, l'expérience et le tact obstétrical, pour arriver à une heureuse terminaison.

Forceps au détroit inférieur. — Les indications spéciales du forceps quand la tête est descendue dans le bassin sont : la résistance du périnée, — le rétrécissement de l'orifice vaginal, — et les circonstances qui nécessitent une terminaison rapide de l'accouchement.

Ce qu'on appelle résistance du périnée est habituellement l'indice du défaut d'énergie de l'utérus. Aussi longtemps que les contractions sont soutenues, les parties externes se ramollisent et se relâchent progressivement pour préparer la progression de la tête ; mais si, après que la tête a atteint le plancher du bassin, les douleurs perdent leur caractère expulsif, le périnée peut paraître résistant simplement parce que les forces physiologiques ordinaires qui en produisent l'assouplissement sont absentes. Dans le cas où le ramollissement a déjà commencé, le périnée peut encore devenir rigide à cause de la pression continue à laquelle il a été soumis. Dans l'une et l'autre éventualité, les tractions intermittentes exercées avec le forceps, à l'imitation du mécanisme naturel, fournissent la méthode la plus rapide et la plus sûre pour surmonter la résistance des parties molles.

Le rétrécissement de la vulve est quelquefois le résultat d'anciennes cicatrices. On est tenté d'y croire souvent là où il y a une direction vicieuse de la tête de l'enfant, le vertex bombant sur le périnée au lieu de servir de coin dilatateur de l'orifice vulvaire. Le danger d'une perforation centrale du périnée est plus sûrement éloigné en appliquant le forceps et en amenant l'occiput directement en avant sous l'arcade du pubis.

Les conditions les plus ordinaires réclamant une prompte délivrance sont : les convulsions, l'épuisement, les accidents fébriles chez la mère et les dangers menaçant la vie de l'enfant. — Toutefois il est de grande importance de se rappeler la part que la prolongation de la seconde phase du travail prend à la création de ces mêmes dangers.

Aussi longtemps que la tête avance à travers le canal obstétrical par une progression régulière, le vagin verse au dehors une abondante sécrétion de mucus, et le relâchement des parties a lieu naturellement. Si la marche du travail est arrêtée par l'affaiblissement des contractions ou par toute autre cause, la pression continue, exercée par la tête sur les parties molles, produit la stase veineuse, l'œdème, la disparition de la sécrétion et, finalement, l'infiltration inflammatoire. Les parties génitales deviennent chaudes, sèches, tuméfiées et friables. L'intensité des phénomènes dépend de l'adaptation plus ou moins exacte et complète de la tête aux parois osseuses de la cavité pelvienne. Il est facile de comprendre que, dans ces conditions, la température s'élève et le pouls devient fréquent ; si l'urèthre est comprimé, la rétention d'urine avec convulsions peut s'en suivre. D'un autre côté, comme résultats consécutifs, on peut observer des phlegmasies s'étendant au tissu cellulaire pelvien et de là au péritoine. Une pression trop longtemps continuée peut produire la mortification et, avec elle, des eschares suivies de fistules vésicales ou recto-vaginales. En même temps il existe une pression continue exercée sur la tête de l'enfant par les parois osseuses et une étroite rétraction de l'utérus sur le fœtus. La première cause peut amener le ralentissement de l'action du cœur et des extravasations sanguines intra-craniennes ; tandis que la seconde est une source féconde d'asphyxie due à la diminution des courants du sang maternel qui circule à travers le placenta.

Il va sans dire que le forceps n'est pas seulement indiqué en présence de périls tout à fait patents, mais qu'il est d'un service bien précieux encore pour prévenir les dangers qu'entraînerait fatalement la prolongation de la seconde période du travail.

Il est superflu de formuler des règles bien définies sur le moment précis où le forceps doit être appliqué. Autrefois on conseillait d'attendre la production d'une sécrétion rare de liquide de coloration brun rougeâtre. Comme cette prétendue sécrétion consiste simplement en sérum mélangé à du sang provenant de vaisseaux capillaires déchirés, elle fournit l'indice que l'accouchement a été différé trop longtemps. Quelques accoucheurs conseillent d'appliquer le forceps deux heures après l'achèvement de la première phase du travail et déclarent qu'une plus longue attente est une barbarie sans utilité.

Ce n'est pas tant la durée de la seconde phase du travail qui fournit l'indication du forceps que le degré de compression réciproque qu'exercent l'un sur l'autre la tête et le pelvis. La tuméfaction des téguments du crâne fournit un indice sérieux de cette compression.

Dans la seconde phase, une bosse séro-sanguine d'une large circonférence peut être produite seulement par le pourtour des os du bassin. Une semblable tumeur, qui augmente de volume sans qu'aucun signe indique les progrès de l'accouchement, est une évidence significative de compression et fournit par conséquent l'indication la plus nette de l'application du forceps.

Que la facilité avec laquelle le forceps peut être appliqué au détroit inférieur et la sécurité résultant de son emploi soient de nature à en justifier l'usage abusif, comme moyen d'épargner une perte de temps au médecin, ou à la femme une demi-heure de surcroît de douleur, ce sont questions au moins litigieuses.

Je puis dire seulement, avec une expérience qui s'accroît, que ma conduite personnelle est devenue de plus en plus expectante, et ma conviction c'est que la vraie sagesse nous commande de nous abstenir d'interventions, même peu importantes, aussi longtemps que la nature est capable de faire son œuvre sans notre assistance.

L'opération consiste en quatre temps, savoir :

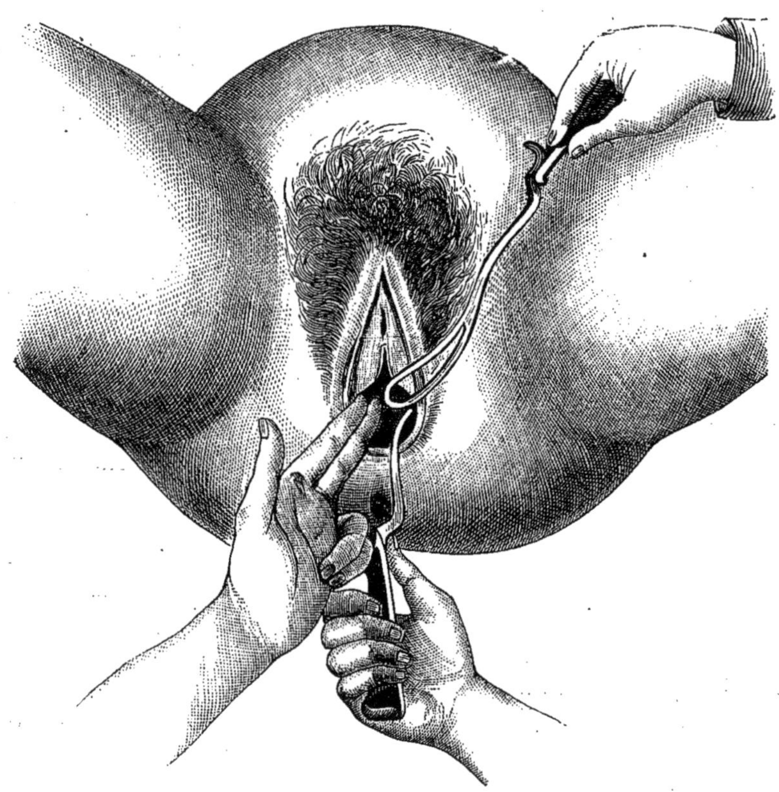

Fig. 159. — Introduction des branches.

1° L'introduction des branches;

2° L'articulation;

3° Les tractions;

4° Le retrait de l'instrument.

1° *Introduction des branches.* — Pour introduire le forceps, s'il s'agit du forceps long à courbure pelvienne prononcée, chaque branche sera saisie comme une plume à écrire près de l'articulation, et tenue presque verticalement, son extrémité s'accommodant à la disposition verticale de la fente vulvaire. Avec le forceps de Simpson, qui possède une courbure pelvienne modérée, le manche devra être légèrement saisi dans la paume de la main et tenu en dehors presque parallèlement au ligament de Poupart.

A cause de la disposition de l'articulation, la branche gauche devra être placée la première. La poignée sera en conséquence tenue dans la main gauche, tandis que deux ou trois doigts de la main droite, introduits entre la tête et la paroi du vagin, serviront à guider et à soutenir l'extrémité de la cuiller pendant son introduction.

Le passage de la branche aura lieu seulement dans l'intervalle des douleurs. On a coutume de pousser chacune des branches tout d'abord

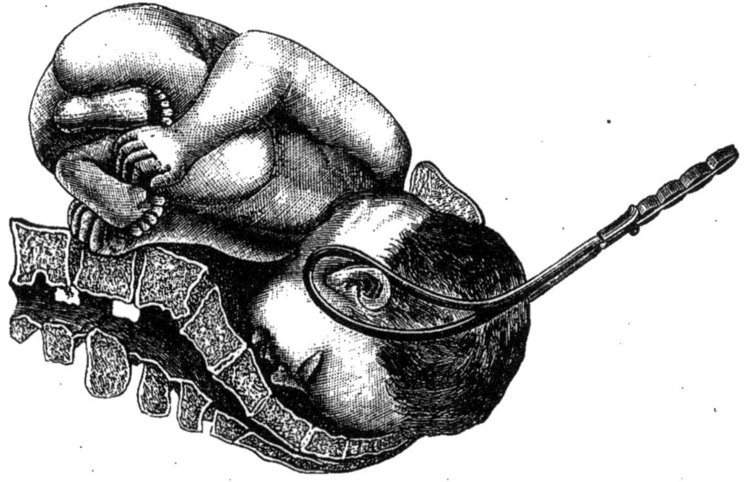

Fig. 160. — Cuiller du forceps placée sur la tête au détroit inférieur (d'après Hodge).

jusqu'à l'articulation sacro-iliaque, et puis d'en changer la direction selon qu'il est nécessaire, dès que l'extrémité est arrivée à la hauteur de la ligne innominée.

Pour le placement du forceps, on doit avoir très présentes à l'esprit les deux courbures de l'instrument. Tandis qu'on dirige le manche vers la cuisse de la femme homologue de la branche, on fait glisser cette dernière sur la surface convexe de la tête de l'enfant; — lorsqu'on enfonce le manche, la courbure pelvienne du forceps suit l'axe du bassin. Les deux mouvements doivent être faits lentement, mais simultanément et sous le contrôle des doigts introduits dans le vagin. Il n'est besoin d'employer qu'un très léger effort. L'extrémité de la cuiller doit plutôt appuyer sur les doigts que sur la tête de l'enfant.

Quand la branche gauche est en place, le manche doit être abaissé et confié à un aide. La droite doit être introduite du côté droit sous la conduite de deux ou trois doigts de la main gauche selon les mêmes règles générales.

Pour les applications de forceps ordinaires la règle de Pajot est invariable. Elle se formule en quelques mots : *branche gauche, tenue de la main gauche, placée sur le côté gauche du bassin...* la PREMIÈRE. Le reste va de soi. L'introduction de l'autre branche obéit à des indications absolument inverses...

Quant au mode de placement du forceps, certains accoucheurs suivent le précepte de Levret. Ils introduisent la cuiller directement contre la symphyse sacro-iliaque en la faisant cheminer *par son bord,* jusqu'au point où il est indiqué de la placer.

La plupart imitent la manière de Mme Lachapelle, qui consiste à faire cheminer la cuiller *par son extrémité,* en décrivant une double spire : la première correspondant à la courbure céphalique (la branche est couchée parallèlement au pli inguinal du côté opposé) ; la seconde correspondant à la courbure pelvienne.

La branche est portée en haut et d'avant en arrière, tandis que l'adaptation à la sphère céphalique s'achève simultanément en ramenant la poignée sur la ligne médiane, par un mouvement combiné d'adduction et d'abaissement, véritable *cathéterisme du bassin* analogue au tour de maître. D.

La courbure céphalique du forceps a pour but de s'adapter aux surfaces latérales de la tête de l'enfant.

Quand la rotation de l'occiput sous la symphyse est complète, il est nécessaire d'enfoncer les poignées pour que les cuillers prennent leur position naturelle sur les bosses pariétales.

Si la tête est encore placée suivant un diamètre oblique, le forceps doit être appliqué aux extrémités du diamètre oblique opposé. Lorsque, par conséquent, l'occiput sera dans la position oblique *gauche* antérieure, la branche gauche restera en regard de l'articulation sacro-iliaque, tandis que la branche droite obéira au mouvement de pénétration et de rotation simultané, et la poignée sera ramenée contre la cavité cotytoïde droite. — Si la tête est en occipito-iliaque *droite* antérieure, la branche gauche sera poussée en avant contre la cavité cotytoïde gauche, tandis que la branche droite demeurera en regard de l'articulation sacro-iliaque correspondante. — Si la suture sagittale occupe le diamètre transverse, le forceps sera appliqué aux extrémités du diamètre oblique de même nom que le côté vers lequel est tourné le front. Ceci s'opère mieux en appliquant d'abord le forceps comme d'habitude ; alors abandonnant la branche occipitale dans l'excavation du côté du promontoire, avec les deux doigts conducteurs introduits dans le vagin, on ramène la branche frontale en avant, vers la cavité cotytoïde. Pendant cette manœuvre, la poignée sera tenue lâchement. — Le forceps saisira la tête à peu près suivant le diamètre oblique qui réunit la protubérance frontale antérieure et la protubérance pariétale postérieure opposée. L'application directe du forceps sur les côtés de la tête, avec une branche sous la symphyse et l'autre en regard du promontoire ne mérite guère d'être recommandée.

L'application des cuillers sur les côtés du bassin, sans préoccupation de la position de la tête fœtale, compte de chauds défenseurs. Il est hors de doute que l'extraction ne soit possible par ce procédé. — Ces applications, appelées directes, je les ai pratiquées exclusivement pendant plusieurs années ; mais j'ai fini par me convaincre peu à peu de la supériorité des méthodes dont les règles viennent d'être exposées.

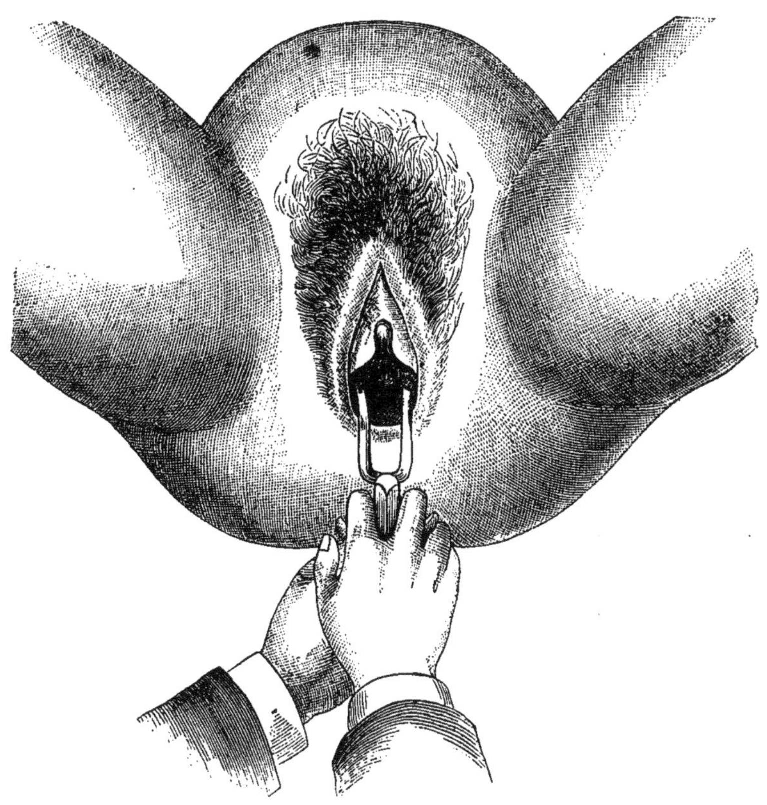

Fig 161. — Manière d'exercer les tractions.

2° *Articulation.* — Quand l'occiput a fait sa rotation en avant et que les branches ont été appliquées sur les côtés de la tête, articuler ou fermer l'instrument est une affaire très simple. Les manches seront empoignés à pleine main avec les pouces dirigés en haut. On s'assurera de la coaptation par de légers mouvements imprimés aux branches à mesure que l'opérateur abaisse les poignées en bas.

Si la tête est *transversale*, il est souvent difficile au contraire d'amener en juxta-position les différentes parties de l'articulation. Dans de telles circonstances il ne faut user d'aucune violence, mais retirer un peu les branches et faire des tentatives pour ajuster l'articulation avec des mouvements très doux tout en les réintroduisant. Après l'articulation, on fera un essai de traction pour s'assurer que la tête est bien saisie. Il faut observer une certaine précaution en rapprochant les branches l'une de l'autre pour ne pas y comprendre les poils du pubis ou des lèvres.

3° *Tractions.* — L'instrument sera saisi avec la main droite, généralement la plus forte, le dos de la main tourné en haut. Dans le forceps pourvu d'*épaulements* ou *crochets* transversaux le doigt indicateur sera placé sur un *épaulement* et les autres doigts sur l'autre. — La main gauche, la paume tournée en haut, saisit les poignées par les extrémités et aide à l'extraction. Quand les manches resteront écartés, le doigt indicateur de la main gauche sera introduit dans le vagin de temps en temps, pour déterminer la position des cuillers du forceps et estimer le degré de compression que subit la tête de l'enfant durant ces tractions.

Des tractions en ligne droite sont préférables aux oscillations et aux mouvements rotatoires (Voir la discussion p. 409). Elles sont plus efficaces faites durant une douleur ; ceci est spécialement le cas lorsque la rotation de la tête est incomplète.

Néanmoins, lorsque les contractions font défaut, il est souvent nécessaire d'employer le forceps pour leur suppléer et donner du renfort à l'action propulsive de la matrice.

La compression de l'utérus exercée à travers les parois abdominales, par un aide adroit, pendant les tractions, est ici comme dans les autres opérations obstétricales un secours de grande valeur.

Les tractions ne seront pas trop prolongées. Quand elles ne sont pas faites à l'unisson des douleurs, elles ne doivent pas dépasser une ou deux minutes de durée. On pourra alors permettre à la tête de reculer. Trop de hâte dans l'accouchement expose la malade aux dangers d'une déchirure et d'une hémorrhagie *post-partum*. La descente et le recul alternatifs de la tête amollissent les parties génitales externes et sont les meilleurs moyens de surmonter leur résistance. A mesure que la tête avance, il faut donner le temps à l'utérus de se rétracter sur son contenu : car, quand les douleurs se sont montrées insuffisantes, la rétraction après une évacuation soudaine de l'utérus peut être imparfaite ou de courte durée.

Les tractions seront dirigées d'abord en bas jusqu'à ce que la tête soit descendue sous la symphyse du pubis ; — elles seront alors exercées dans une direction horizontale jusqu'à ce que l'occiput apparaisse à la vulve. Quand il y a doute sur la direction, les poignées seront tenues lâchement et abandonnées à leur direction spontanée pendant une douleur, pour servir comme d'aiguille indicatrice de la ligne de traction.

Si la rotation n'a pas encore eu lieu, on peut y aider par le forceps, quoique elle s'opère d'ordinaire spontanément pendant la descente de la tête. Si la tête était transversale, le forceps doit être réajusté après la rotation faite, soit en retirant les branches et les réappliquant, soit en repoussant en arrière la poignée de la branche primitivement postérieure et ramenant en avant la poignée de l'antérieure.

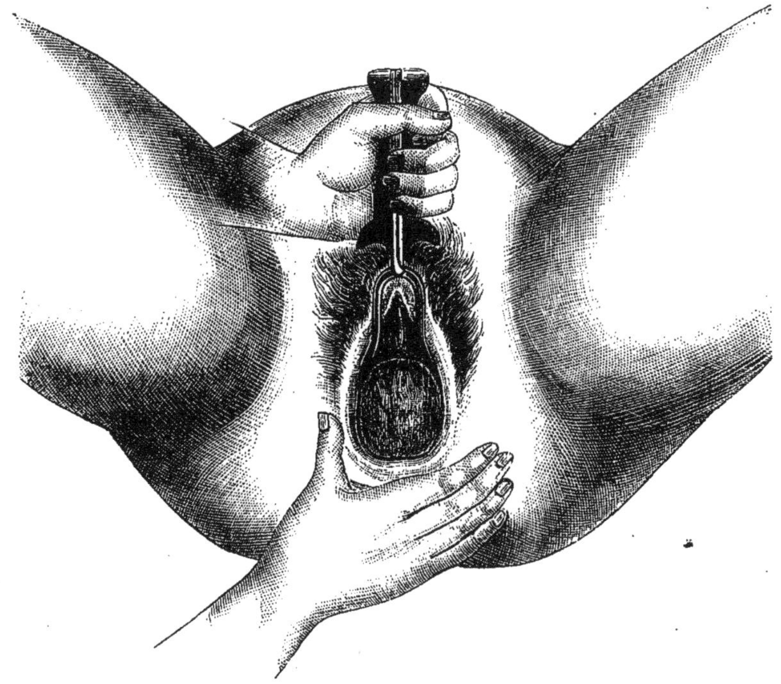

Fig. 162. — Position de l'opérateur lorsque la tête est sur le périnée.

Quand les bosses pariétales sont sur le point de traverser la vulve, il ne faudra plus faire de tractions durant les douleurs. L'opérateur doit se tenir à la droite de la malade et saisir les poignées avec la main gauche. Dans l'intervalle des douleurs, il n'est pas mauvais de repousser et d'attirer alternativement les poignées; par ce moyen le périnée et la vulve arrivent à se dilater graduellement. Aussitôt que la convexité du périnée est accusée et que les bosses pariétales pressent sur la commissure, il vaut mieux enfoncer les poignées pendant une douleur, de façon à fléchir la tête le plus possible et à déterminer la sortie du vertex.

Quand la vulve est suffisamment dilatée il suffit d'élever les manches vers l'abdomen pour compléter l'extraction de la tête et achever l'accouchement.

4° *Retrait du forceps*. — Quoique cela ne soit pas généralement recommandé, j'ai toujours l'habitude de retirer le forceps dès que le menton peut être atteint par le doigt indicateur introduit dans le rectum. L'expulsion de la tête, si elle n'a pas lieu spontanément, peut être facilement effectuée et les cuillers du forceps, quoique d'une mince épaisseur, ajoutent encore à la distension de la vulve. Le retrait s'accomplit en désarticulant les manches et en renversant la direction qu'on leur a fait suivre pour l'introduction. Afin d'éviter la compression des parties molles contre les branches du pubis, j'ai l'habitude de placer deux doigts de la main libre sur le bord supérieur de la cuiller et de m'en servir comme d'un pivot autour duquel la branche ferait sa rotation.

FORCEPS AU DÉTROIT SUPÉRIEUR

Conduire sûrement la tête à travers le détroit supérieur à l'aide du forceps est un point complémentaire qui demande une appréciation nette des dangers à éviter et des difficultés à surmonter.

On fait appel au forceps comme moyen d'accélérer l'accouchement, quand la tête est au détroit supérieur, dans les cas d'hémorrhagies accidentelles, de placenta prœvia, d'éclampsie, d'obstruction pelvienne, d'absence de contractions utérines. — Aussi longtemps que la tête est mobile *à la marge du détroit* et que la version est praticable, cette dernière opération est le mode de délivrance le plus sûr. — Lorsque les eaux se sont complètement écoulées et que la rétraction de l'utérus rend la version impossible, une tentative d'application de forceps peut être faite pour juger la possibilité de l'adaptation de la tête au canal pelvien. — Des efforts persistants pour engager la tête dans le bassin par une violence brutale, quand des tractions modérées n'ont produit aucun résultat, seraient regardés comme criminels parce qu'ils exposeraient inutilement les tissus maternels à des lésions toujours sérieuses, quelquefois mortelles. Mais quand la tête est fixe, ce qui n'arrive qu'après l'engagement de sa plus large circonférence, les difficultés du forceps sont grandement diminuées. Pour la mère, des dangers existent encore du fait que les branches ont à pénétrer dans le segment inférieur de l'utérus, où, à cause de l'extrême vulnérabilité des tissus utérins, des lésions ne seront évitées à la malade que si on multiplie les précautions ; — pour l'enfant, ces dangers tiennent à la rareté des occasions qui permettent d'appliquer les branches sur les côtés de la tête auxquels s'adapte particulièrement bien la courbure céphalique de l'instrument.

Opération. — Pour introduire le forceps, le bout des doigts de la main conductrice doit être maintenu entre la tête de l'enfant et le col de l'utérus. De cette manière on assure l'entrée des extrémités des cuillers dans l'utérus et non dans le cul-de-sac du vagin.

C'est une coutume générale d'appliquer le forceps sur les côtés du bassin sans tenir compte de la position de la tête de l'enfant.

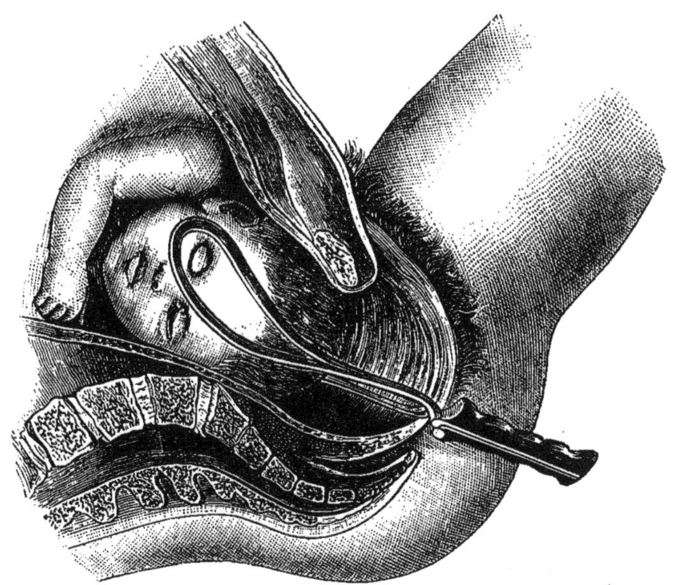

Fig 163. — Forceps appliqué sur la tête au détroit supérieur.

Habituellement on constate que dans ces conditions la tête a été saisie obliquement, c'est-à-dire avec la branche postérieure sur la bosse pariétale, et la branche antérieure près de la suture coronale. Dans une semblable application, le rapprochement complet des branches est impossible et les extrémités des poignées restent séparées l'une de l'autre.

Une compression considérable est par conséquent nécessaire pour empêcher l'instrument de glisser, le degré de pression dépendant naturellement de la force d'extraction requise pour faire avancer la tête.

L'ajustement de l'articulation demande une patience extrême, et quelquefois un léger effort est indispensable pour amener les pièces articulaires en juxtaposition.

Même quand l'instrument a été appliqué suivant les strictes règles de l'art, on trouvera assez souvent que le bord supérieur de la branche antérieure et le bord inférieur de la branche postérieure proéminent au delà des tissus craniens et, à moins d'être conduits avec soin, ces bords sont susceptibles de faire de profondes coupures aux parties molles du canal obstétrical.

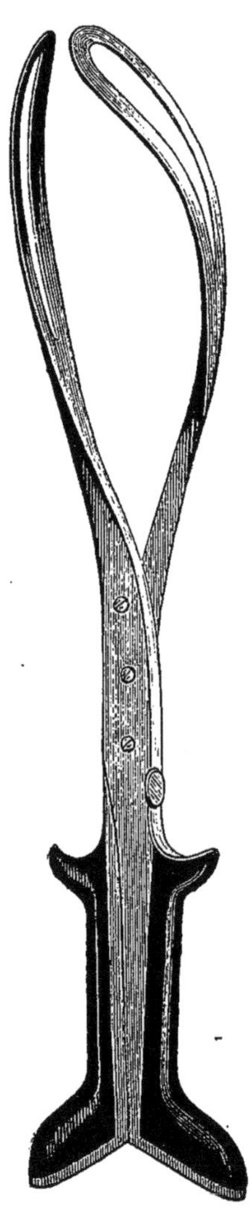

Fig. 164. — Forceps à branches étroites de Taylor.

Quand le col n'est que partiellement dilaté, le forceps sera employé non comme instrument d'extraction, mais simplement pour amener la tête à agir dans le canal cervical à la manière d'un coin dilatateur, à l'aide duquel l'expansion de l'orifice du col peut s'effectuer graduellement et sans danger.

Si l'on fait descendre la tête, en lui permettant de rentrer à de courts intervalles entre les douleurs, à un moment donné on s'apercevra que le col se ramollit et cède de la même façon qu'un périnée résistant ; tandis que la dilatation d'un col rigide ne s'obtient qu'au prix de violentes tractions, qui ont pour conséquence de produire des déchirures pouvant s'étendre jusqu'à la portion susvaginale et même au delà. En cherchant à effectuer la dilatation de l'orifice par le forceps, il faut donc observer les plus grandes précautions. A de courts intervalles on glissera le doigt dans le vagin, afin de reconnaître si la tension du col durant les tractions n'a pas été portée à des proportions dangereuses.

C'est pendant les douleurs qu'il faudra spécialement s'assurer de l'état du col : car c'est au moment où l'utérus se contracte que l'orifice externe, qui était auparavant mou et dilatable, se tend et dessine un bord tranchant et rigide.

Le Dr J. E. Taylor a imaginé un forceps long, à branches étroites, facile à introduire dans un col mesurant quatre centimètres environ de diamètre. Il s'en est servi avantageusement de la manière décrite précédemment et dans les premiers moments du travail.

Dans les cas où il est nécessaire d'accélérer l'accouchement, la résistance de l'orifice incomplètement dilaté peut être surmontée par un certain nombre d'incisions d'un demi-centimètre d'étendue pratiquées avec un bistouri à pointe mousse introduit entre le col et la tête de l'enfant. Il est très rare, cependant, que cette opération, d'ailleurs peu grave, soit réellement nécessaire.

Pour l'extraction de la tête au détroit supérieur, les tractions seront dirigées, autant que le périnée le permettra, *verticalement en bas.* Ainsi faisant, il faut prendre garde que la courbure pelvienne des cuillers ne vienne au-dessus de la symphyse pubienne assez loin pour exposer les tissus maternels à une compression dangereuse. D'un autre côté, il est nécessaire de ne pas ramener trop tôt les manches du forceps en avant, attendu qu'en pareil cas la tête serait forcément attirée contre la paroi pelvienne antérieure. Le meilleur moyen d'éviter ces difficultés est de faire œuvre de grande patience et de se contenter d'une progression lente et graduelle de la tête. En n'employant rien qui ressemble à la violence, les risques provenant de tractions mal dirigées seront maintenus dans les limites de la sécurité.

Quelques-uns cherchent à remédier à la pression antérieure du forceps en plaçant la main gauche sur l'articulation et s'en servant comme d'un pivot autour duquel la rotation de l'instrument s'effectue d'arrière en avant. Comme la main droite doit alors servir à exercer les tractions et à élever les poignées en même temps, le procédé demande tout à la fois de la force et de l'habileté pour réussir.

Il s'agit ici de la manœuvre du professeur Pajot, qui consiste à utiliser le forceps à la fois comme tracteur et comme *levier*. Cette manœuvre a été décriée par certains, et mal comprise par la plupart, ce qui laisse à penser que très peu l'ont essayée en pleine connaissance de cause et seraient capables d'en faire par expérience une critique autorisée. Elle n'en restera pas moins un puissant et efficace moyen d'action entre les mains des accoucheurs qui ne sacrifient pas volontiers les droits de l'*art* à la prétendue exactitude de principes de mécanique, au moins contestables.

M. Pajot résumant les avantages du forceps de Levret, sur tous les autres, au triple point de vue de là *préhension*, de la *traction* et de la *direction*, s'exprime en ces termes : « Nous appliquons la main *gauche le plus près possible de la vulve*, la main *droite* aux crochets ; puis nous nous servons tantôt de ces deux mains pour faire du forceps, par moments, un levier du premier genre, parfois du troisième, parfois un levier et un tracteur en même temps, parfois encore un tracteur direct, selon les résistances et la hauteur du bassin à laquelle ces résistances se produisent, pouvant ainsi, grâce à ces divers modes d'action, diriger la tête *en arrière, en bas, en avant, en haut*, en un mot, suivant toutes les directions nécessitées par la forme du bassin vivant, que nous continuons à considérer comme courbe avec tous les accoucheurs qui, avant nous, l'ont étudié pratiquement.

« Lorsque la main *gauche* tire *en arrière de la femme* en A, et que la main droite en se relevant pousse *en haut* et *en arrière* de la femme par un mouvement de bascule en B, ces deux forces, dirigées en apparence en sens contraire, convergent au même but.

« Ce couple de forces, pour n'avoir pas de résultante mathématique, comme les forces parallèles contraires, n'en concourt pas moins au même effet, à savoir : attirer le corps saisi par les cuillers, *en bas et en arrière*.

« Le même résultat est encore obtenu en faisant de la main *gauche, placée au pivot*, un point d'appui, et en appliquant de la main droite la force aux crochets par un effort de bascule en B.

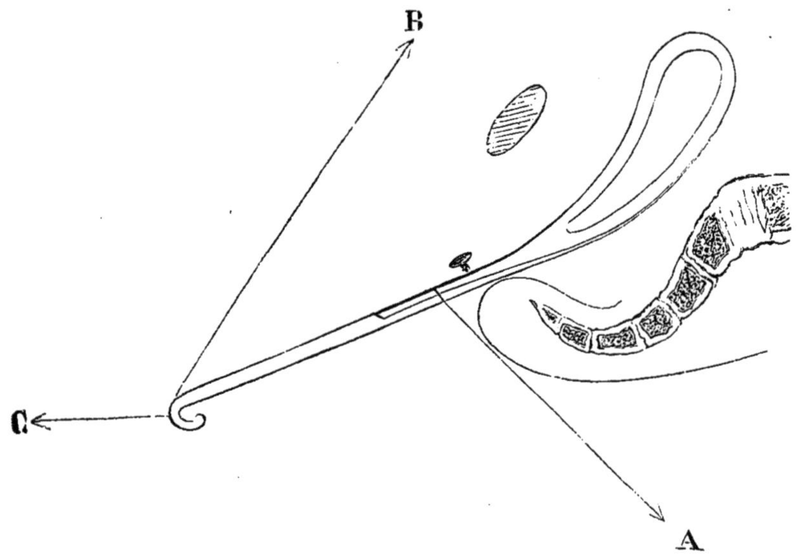

Fig. 165. — Le forceps, tracteur et lévier. — Pajot.

« Enfin la main aux crochets peut combiner la force en B avec la force en C pour extraire en relevant.

« En un mot, nous l'avons dit dans *la seconde sur le forceps à aiguille*, cette manœuvre fait, tour à tour, du forceps ordinaire un tracteur et un levier.

« Pour nous, aucune machine ne remplacera jamais cette intelligence des mains qui fait, à chaque instant, porter l'effort où il convient, qui ne presse qu'en raison de la résistance, qui *sent* quand la tête cède ou quand elle échappe, augmente la puissance, la diminue, la gradue, puis change subitement la traction en résistance aux moments nécessaires.

« Entre les mains d'un homme prudent, quels immenses avantages ! »

(Pajot. *Travaux d'obstétrique et de gynécologie*, p. 139.) D.

Dans toutes les opérations délicates et lorsque le col sera suffisamment dilaté, je ne saurais trop recommander l'ingénieux forceps de M. Tarnier, lequel, par sa construction et son mode d'action, obvie dans une grande mesure aux objections précédentes faites aux modèles ordinaires.

Le forceps de M. Tarnier possède deux traits originaux. 1° L'instrument étant en place, les montures au lieu de se diriger en avant en continuité avec la courbure pelvienne sont portées en arrière de façon

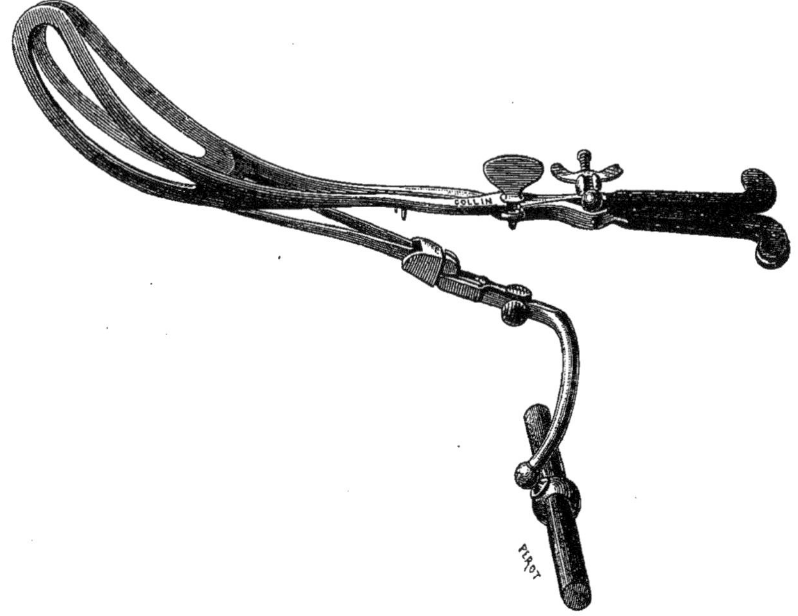

Fig. 166. — Forceps de Tarnier, dernier modèle.

que les poignées, quand elles sont placées horizontalement, sont situées à neuf centimètres environ au-dessus du plan de la courbure postérieure des cuillers.

Lusk veut parler ici du premier modèle du forceps de M. Tarnier (Voir *fig.* 167). Il a été modifié depuis de la façon que l'on peut voir sur la figure 166. — La courbure périnéale de l'instrument, rectifiée sur les branches de préhension, est appliquée aux branches de traction. D.

Cette courbure du forceps de M. Tarnier donne la possibilité d'amener les cuillers fort en avant sur les côtés du pelvis, sans exposer à la compression des parties molles en haut ou du périnée en bas. Une vis transversale croise les poignées en arrière de l'articulation, rapproche les cuillers et permet de les appliquer exactement sur les surfaces de la tête de l'enfant; — 2° Deux tiges de traction mobiles sont attachées à la courbure inférieure des cuillers. Ces tiges sont courbées pour correspondre au bord inférieur des montures avec lesquelles elles restent en contact, fixées par un ressort très simple lorsqu'elles ne doivent point servir. Quand l'instrument est ajusté, les extrémités des tiges de traction se décrochent et sont introduites dans un taquet appartenant à une forte barre en acier recourbée inférieurement et pourvue d'une poignée transversale mobile en tous sens par le moyen d'une articulation générale. Les tractions sont faites uniquement à l'aide de cette poignée transversale. A mesure que la tête descend, les manches (*branches de préhension*) s'élèvent et servent comme d'indicateurs pour montrer la direction dans laquelle la force doit être exercée. En maintenant simplement les *tiges de traction* en rapport avec la courbure inférieure des montures, les cuillers du forceps se meuvent toujours autour du diamètre transverse du bassin, et la tête suit d'aussi près que possible l'axe pelvien. Pour quelqu'un accoutumé au forceps ordinaire, la facilité avec laquelle l'instrument de Tarnier effectue l'accouchement semble à peine croyable.

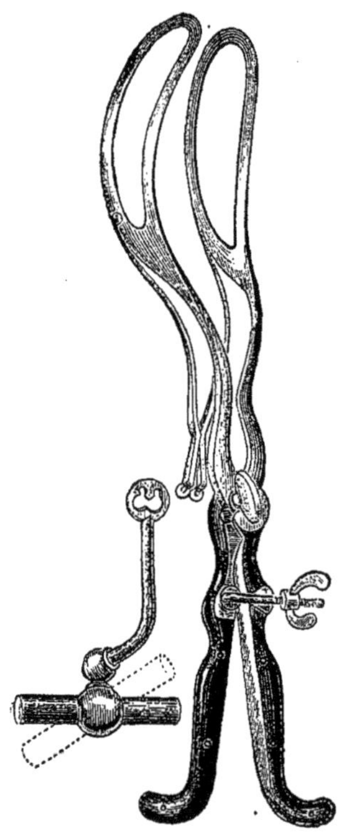

Fig. 167. — Forceps de Tarnier modifié par Lusk.

M. Stohlmann a modifié pour moi le forceps primitif de Tarnier, en rendant les cuillers beaucoup plus légères, et les modelant en quelque sorte sur celles de l'instrument bien connu de Wallace. Cette modification rend leur application plus facile, particulièrement dans les bassins rétrécis ou dans les cas d'orifice imparfaitement dilaté.

A la place du lourd taquet il a substitué un système à clef dessiné dans la figure 167. — Par le moyen de ce système, la poignée peut être fixée ou retirée en quelques secondes. Ces perfectionnements donnent à l'instrument une grande supériorité sur les autres modèles.

Comme c'est la solidité de la prise qui empêche le dérapement des branches, le degré de compression de la tête nécessaire pour obtenir cette solidité n'a pas paru constituer dans la pratique un élément de danger pour l'enfant.

Quand la tête a été amenée sur le plancher du bassin, à moins que l'occiput n'ait déjà tourné en avant dans le trajet, c'est un bon procédé que de retirer le forceps et d'attendre un peu pour permettre à la rotation spontanée de se produire.

Il est permis de se demander, à la vérité, si le forceps à traction dans l'axe de Tarnier est nécessaire pour toutes les applications, et particulièrement pour le détroit inférieur. A moins que les cuillers ne soient très exactement appliquées sur les surfaces latérales de la tête de l'enfant, la courbure postérieure, si utile au détroit supérieur, peut entamer profondément la paroi vaginale postérieure dès que les parties molles embrassent étroitement la tête en voie d'expulsion (Voir la note de la page 425).

Forceps dans les positions occipito-postérieures. — Aussi longtemps que l'occiput regarde en arrière, c'est une règle dans la pratique des accouchements de se garder de l'emploi du forceps qui nécessairement empêcherait la rotation en avant de se produire. L'exception à cette règle cependant peut naître d'un danger pour la mère et l'enfant, danger assez imminent pour réclamer une rapide terminaison. Les essais de rotation de l'occiput en avant, tentés à l'aide d'instruments, ayant rarement réussi, on conseille en pareil cas d'appliquer directement le forceps sur les côtés de la tête et d'imiter pour l'accouchement le mécanisme du travail naturel dans les positions occipito-postérieures. Si la suture sagittale occupe un diamètre oblique, le forceps sera appliqué sur le diamètre oblique opposé. A mesure que la tête descendra, l'occiput tournera dans la concavité du sacrum. Les tractions doivent être dirigées d'abord directement en bas jusqu'à ce que le front ait passé sous l'arc du pubis et que la fontanelle antérieure ait fait son apparition à la vulve; alors, par l'élévation des branches la petite fontanelle sera amenée en avant jusqu'à la commissure; enfin, le vertex émergeant de la vulve, les poignées seront lentement abaissées afin d'aider au mouvement d'extension par lequel s'accomplit la sortie de la face et du menton au-dessous du pubis.

Application du forceps dans les présentations de la face. — Quand la face a pénétré dans le bassin et que le menton a fait sa rotation en avant, l'application du forceps est facile et ne diffère matériellement pas de celles pratiquées pour les présentations du sommet, sauf qu'il faut s'attacher à diriger les cuillers assez loin en arrière, de manière à saisir solidement l'extrémité occipitale de la tête de l'enfant. Les tractions seront exercées dans une direction horizontale jusqu'à ce que le menton ait été amené sous la symphyse pubienne. Les poignées seront élevées pour attirer la région cranienne de la tête et l'amener au dehors du périnée. Dans les positions mento-antérieures obliques, Spiegelberg conseille d'introduire d'abord la branche correspondante au menton (branche postérieure). De cette façon, tandis qu'on ajuste la seconde branche et qu'on articule le forceps, la rotation s'effectue d'ordinaire spontanément.

Dans les positions transversales après l'engagement, les opérations par le forceps doivent être différées aussi longtemps que possible, parce que la rotation tardive du menton en avant est une particularité physiologique des présentations de la face. Le forceps devra être appliqué sur un diamètre oblique, avec la concavité des branches dirigée vers le côté du menton. Si le menton est à droite, appliquer la branche droite en arrière et placer la branche gauche en avant vers l'éminence iléo-pectinée. Il faut alors faire tous ses efforts pour faire tourner le menton en avant. Si la tentative réussit, le forceps doit être désarticulé et les branches ajustées de nouveau sur les parties latérales de la tête. Il faut bien se garder d'exercer des tractions tant que la face

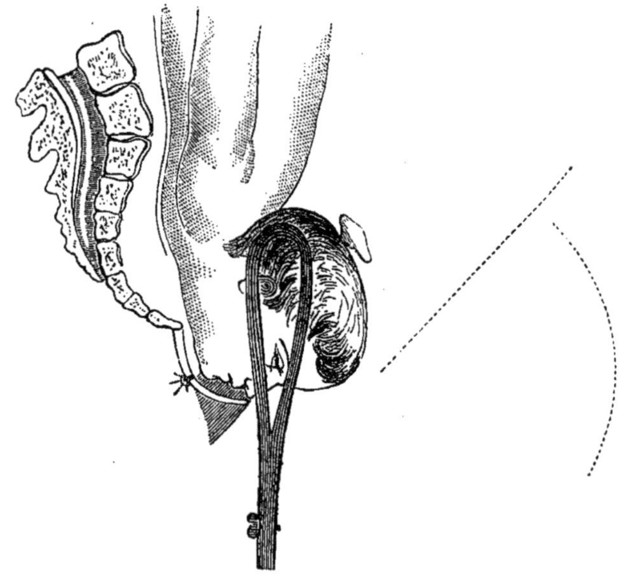

Fig. 168. — Méthode de Taylor dans les positions mento-postérieures de la face.

est transversale. L'écartement considérable des cuillers exigerait que les manches soient très fortement serrés pour ne point glisser, et par une pareille manœuvre, les compressions du cou et du thorax de l'enfant sont inévitables ; — l'extraction d'un enfant vivant est à peine possible.

Dans les positions transversales élevées, le forceps ne doit pas être employé, la rotation n'étant pas praticable et, d'autre part, l'instrument appliqué sur le cou et le thorax d'un côté, et sur le crâne de l'autre, ne pouvant, pour les raisons précédentes, être employé sans danger. Le choix, en pareil cas, quand l'accouchement réclame une prompte terminaison est entre la version et la craniotomie.

Dans les positions *mento-postérieures*, la rotation du menton en avant par des applications répétées de forceps est inadmissible. Dans la pratique, de semblables tentatives ne réussissent pas, parce qu'elles n'ont pour résultat que de mettre à mal tout à la fois la mère et l'enfant. Règle générale, si l'accouchement devient urgent à cause du danger couru par la mère, il faudra recourir à la craniotomie. Smellie, Hicks et Braun de Vienne ont cité chacun un cas d'accouchement par le forceps effectué en amenant le menton en bas sur le sacrum et le périnée, pendant que l'occiput et le sommet glissaient sous les pubis.

Dans deux cas, J. E. Taylor a pu extraire l'enfant avec un forceps droit, après avoir pratiqué une incision bilatérale sur le périnée. Malheureusement les deux enfants étaient morts avant que l'opération ne fût entreprise.

CHAPITRE XX

Extraction dans les présentations du siège. — Attitude du médecin. — Pronostic. — Position. — Extraction du tronc. — Extraction par les pieds, par le siège. — Conduite à tenir pour le cordon. — Dégagement des bras. — Cas exceptionnels. — Extraction de la tête. — Méthode de Smellie. — Méthode de Veit. — La tête au détroit supérieur. — Méthode de Prague. — Du forceps sur la tête dernière.

EXTRACTION DANS LES PRÉSENTATIONS DU SIÈGE ET DES PIEDS

Nous avons déjà vu, en étudiant la conduite à tenir dans les présentations du siège, que l'attitude du médecin pendant la délivrance, aussi longtemps qu'aucun danger immédiat ne menace ni la mère ni l'enfant, doit être uniquement celle d'un observateur attentif. En règle générale, les résultats relativement à l'enfant sont indubitablement plus favorables quand la nature opère elle-même son œuvre. — Survient-il cependant quelque défaillance dans les forces naturelles, le médecin devra se tenir prêt à détourner par sa prompte intervention les dangers qui, dans les présentations pelviennes, peuvent résulter d'une lenteur ou d'un retard.

Quand une présentation du siège a été artificiellement produite par la version interne, l'extraction immédiate est habituellement avantageuse, la version étant elle-même de nature à compromettre le salut de l'enfant lorsque la main toute entière a été introduite dans l'utérus.

Des contractions utérines énergiques, un bassin spacieux, un col dilaté et un vagin souple sont des conditions grandement favorables au succès de l'opération. Dans de semblables circonstances, l'accouchement artificiel peut être pratiqué avec promptitude et facilité. Mais ces conditions, quoique désirables, ne sont pas absolument indispensables. Ainsi, il faut reconnaître que l'extraction artificielle est rarement indiquée quand les douleurs sont soutenues; il est souvent nécessaire de terminer l'accouchement avant que le col ait atteint le degré de dilatation désirable; — enfin il est possible d'extraire la tête de l'enfant d'un bassin modérément rétréci sans déterminer la moindre lésion permanente. Il y a toujours danger néanmoins, dans les deux derniers cas, de ne pouvoir extraire l'enfant assez rapidement de façon à le préserver de l'asphyxie.

Pour la mère le pronostic est généralement favorable. Pourtant, des lacérations, des déchirures, peuvent être le fait de l'extraction violente de la tête à travers un col incomplètement dilaté.

On pratique communément l'extraction la femme étant dans la position obstétricale, c'est-à-dire dans le décubitus dorsal. Dans les cas faciles, on peut lui laisser conserver sa position habituelle dans le lit, tandis que l'accoucheur se place à son côté.

Si l'on prévoit quelque difficulté, la malade sera placée en travers du lit, les hanches exhaussées par un coussin résistant, et amenée sur le bord; ou mieux encore, elle peut être placée sur une table. L'opérateur est plus commodément alors pour diriger ses tractions en bas dans le sens du détroit supérieur, sans être obligé de s'agenouiller devant elle. Il est désirable d'avoir deux aides pour maintenir les genoux de la patiente. A l'un deux sera également dévolu le soin d'exercer une pression soutenue sur le fond de l'utérus, pendant l'extraction. Si l'on juge l'anesthésie nécessaire, on requiert un troisième aide.

La question de l'anesthésie n'est pas toujours facile à décider. Utile chez des malades indociles et quand la main entière doit être introduite dans le vagin, son action suspensive éventuelle des douleurs utérines et la perte de la coopération que des malades intelligentes sont capables d'offrir, atténuent son action bienfaisante. Je préfère anesthésier légèrement d'abord, me laissant guider ensuite par les événements, soit que l'insensibilité soit ultérieurement complétée, soit qu'on laisse à la malade le loisir de revenir à un état de conscience relative.

Comme pour toutes les opérations obstétricales, on doit avoir soin de s'assurer de la vacuité de la vessie et du rectum, et l'accoucheur doit avoir sous la main, en cas de besoin, un forceps, un lacs, des serviettes chaudes et un petit insufflateur, si par hasard l'enfant naissait dans un état d'asphyxie partielle.

L'opération peut se diviser en trois temps :

1° L'extraction du tronc jusqu'aux épaules;

2° Le dégagement des bras;

3° L'extraction de la tête.

PREMIER TEMPS. — EXTRACTION DU TRONC JUSQU'AUX ÉPAULES

L'extraction du tronc doit se faire lentement, avec des pauses entre les tractions, en imitation des efforts expulsifs de l'utérus. Il est mieux de n'exercer les tractions que pendant les douleurs seulement, quand ces dernières ne reviennent pas à de trop longs intervalles.

Il est désirable que l'utérus soit exactement rétracté sur l'enfant pendant la période entière de son expulsion. S'il n'en est pas ainsi, les bras sont susceptibles de se redresser en haut sur les côtés de la tête, le menton peut se renverser et le mécanisme du passage de la tête est dérangé.

L'hémorrhagie a plus de chance de suivre une délivrance précipitée que lorsque l'utérus a eu le temps d'arriver lentement à un état de rétraction complète. Par conséquent, quand il est nécessaire d'extraire pendant l'intervalle des douleurs, une ferme compression doit être exercée sur l'utérus à travers les parois abdominales, de façon à les maintenir en contact parfait avec le fœtus.

Des tractions directes sont préférables à des mouvements de pendule. Les tractions doivent être dirigées en bas et en arrière, dans le sens de l'axe du détroit supérieur, jusqu'à ce que le siège rencontre la résistance du plancher du bassin. Ces règles générales sont applicables dans tous les cas d'extraction. Des différences spéciales dans le procédé résultent de la présentation d'un ou des deux pieds, ou du siège lui-même (siège décomplété, mode des fesses).

Extraction par les pieds. — Si une seule extrémité se présente, le pied devra être saisi entre le doigt du milieu et l'indicateur, le pouce étant fermé sur la région plantaire. Il n'est pas nécessaire d'aller à la recherche du second pied, à moins qu'il ne croise le premier ou qu'il ne soit redressé en haut sur le dos de l'enfant. Dès que le membre inférieur a été amené au dehors de la vulve, il doit être enveloppé dans une serviette chaude et saisi à pleine main. Pour saisir le membre, le pouce doit toujours être dirigé en haut et appliqué sur la face dorsale. La serviette sert, d'une part, à empêcher la main de glisser, d'autre part à protéger les surfaces contre le contact de l'air qui peut quelquefois exciter des mouvements respiratoires réflexes. Les tractions doivent être dirigées en bas pour éviter les frottement contre la symphyse pubienne. Jusqu'à ce que le siège soit sorti, l'enfant doit être saisi aussi près que possible des tissus maternels. La main, par conséquent, doit se déplacer de bas en haut à mesure que le membre est tiré hors de la vulve.

Quelle que soit l'extrémité saisie, elle accomplit sa rotation en avant sous la symphyse pubienne pendant l'extraction.

Aussitôt que le siège atteint le plancher du bassin, la traction sera dirigée un peu en haut, afin de faciliter le dégagement des fesses sur le périnée. Lorsque le siège a franchi la vulve, le doigt indicateur de la main libre doit être introduit avec précaution dans le pli inguinal du membre postérieur, tandis que les pouces des deux mains sont placés sur le sacrum. Dans la suite de l'extraction du tronc, la jambe postérieure glisse naturellement hors du vagin.

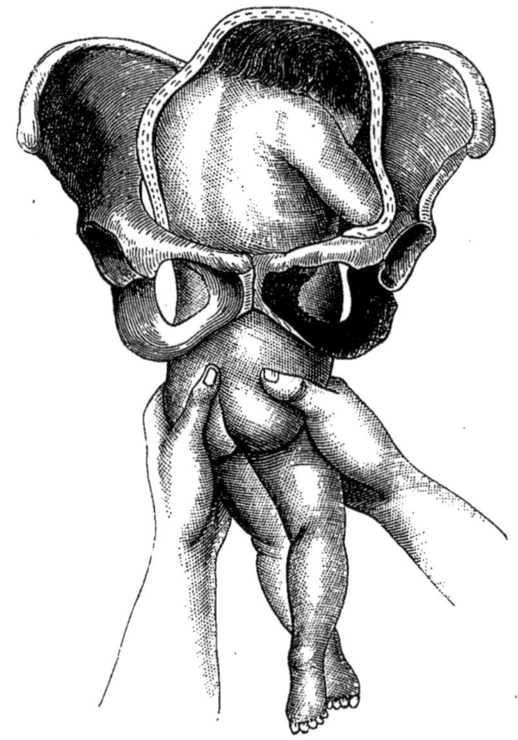

Fig. 169. — Manière de saisir le siège.

Si les deux extrémités se présentent, elles doivent être saisies de telle sorte que le doigt du milieu soit placé entre les pieds, tandis que l'indicateur et l'annulaire entourent les malléoles externes. Après qu'elles ont dépassé suffisamment la vulve, la jambe gauche doit être saisie avec la main gauche et le pied droit avec la main droite. Pendant l'extraction, la rotation normale de l'enfant peut être aidée en tirant sur le membre antérieur avec une force un peu plus énergique.

Extraction par le siège (Mode des fesses). — Quand le siège se présente seul, il est peut-être préférable de s'assurer d'un pied avant la descente de l'enfant dans le bassin, comme mesure prophylactique, dans le cas où l'intervention pourrait être plus tard jugée nécessaire.

Dans cette éventualité des deux pieds relevés en haut, la main doit être introduite sur le plan antérieur de l'enfant jusqu'au genou antérieur ; le pouce sera alors placé dans le creux poplité, tandis que les quatre doigts saisiront la jambe, la fléchiront sur la cuisse et l'attireront en bas dans le vagin. On facilite cette opération en plaçant la parturiente sur le côté vers lequel sont tournés les pieds de l'enfant.

Mais lorsque le siège décomplété est une fois bien engagé dans le bassin, l'exécution de la manœuvre perd de sa facilité. Les tentatives en vue d'attirer en bas une des extrémités, en la détachant latéralement du siège logé dans l'excavation, sont susceptibles d'occasionner

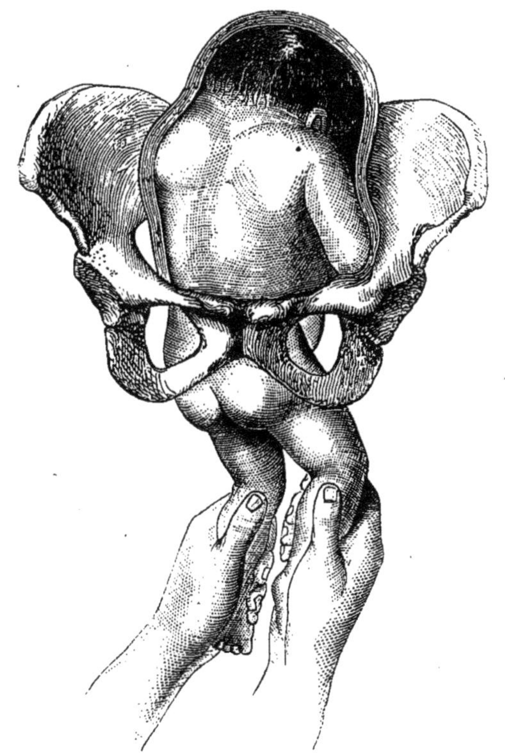

Fig. 170. — Manière de saisir les jambes.

une fracture de la cuisse. En pareille circonstance, l'introduction de la main n'est pas toujours possible sans qu'il soit nécessaire d'exercer un degré de violence injustifiable. Dans de semblables cas, on tentera de repousser en bas le fœtus, en exerçant une compression graduelle sur le fond de l'utérus, pendant les contractions (méthode d'expression manuelle de Kristeller). Cette mesure se trouve-t-elle insuffisante? on devra tenter l'extraction manuelle.

Pour atteindre ce but, le doigt indicateur d'une main devra être introduit dans le pli de l'aine antérieure et la traction faite directement en bas. En saisissant avec la main libre le poignet de la main accrochée à la cuisse, on peut exercer un surcroît de tractions. Aussitôt que le siège est descendu suffisamment, les deux doigts indicateurs peuvent être mis en œuvre simultanément, l'un sur l'aine antérieure, l'autre sur la postérieure. L'extraction s'effectue alors par des mouvements d'élévation et d'abaissement alternatifs de l'extrémité pelvienne.

Quelquefois la résistance des parties molles est telle qu'elle se joue de nos efforts les mieux combinés relativement à l'extraction manuelle. Une pauvre série d'alternatives s'offre alors à nous. Ce sont :

1° Le *crochet mousse*, qui doit être passé en haut dans la direction du genou antérieur de l'enfant, retourné alors, puis abaissé de façon à amener l'extrémité courbe dans le pli inguinal.

Le crochet mousse fournit une prise solide et peut être employé avec succès s'il ne s'agit que du fait matériel de l'extraction. Des contusions sont néanmoins inévitables par son emploi. On doit avoir grand soin de s'assurer si l'instrument est bien placé. S'il glissait en avant sur la cuisse pendant les tractions, le fémur serait susceptible d'être fracturé. Même lorsque l'instrument est employé avec les plus judicieuses précautions, les risques pour l'enfant sont si grands que le crochet mousse est rarement utilisé, sauf les cas où l'on suppose que le fœtus a succombé ;

2° Le *lacs*, fait avec un mouchoir de soie, un écheveau de laine, une large bande de linge, ou avec quelqu'autre substance souple, quand il a pu être une fois placé autour de la cuisse, peut aider à l'extraction. Pour le passage du lacs, une extrémité doit être nouée ou roulée en balle et portée par l'indicateur et le médius autour de la cuisse antérieure, ou bien on peut employer un cathéter élastique anglais, lequel, ayant été d'abord conduit autour de la cuisse, permettra d'attirer le lacs. Avant de tirer, on aura soin de voir s'il s'ajuste avec aisance et s'adapte bien au pli de flexion de la cuisse. On a objecté à l'usage du lacs qu'il est susceptible de se mettre en corde et, quand il est humecté par les sécrétions vaginales, de former une bande dure capable de pénétrer profondément dans les tissus. Quoique la possibilité de ces fâcheuses conséquences soit bien faite pour nous inspirer la prudence, les témoignages de l'utilité et de la sécurité relative de ce moyen abondent néanmoins de tous côtés ;

3° Le *forceps obstétrical* peut être appliqué sur le siège, dans les cas où celui-ci s'arrête sur le plancher du bassin et quand les contractions sont insuffisantes pour surmonter la résistance du périnée. L'application du forceps sur le siège a été généralement décriée par suite de considérations théoriques. Les expériences de Hüter et de Haake (1) sont cependant favorables à l'opération. Ce dernier en a limité l'usage aux cas dans lesquels le siège est déjà au détroit inférieur et lorsque la rotation complète a eu lieu. Il applique le forceps avec une branche sur la cuisse postérieure et l'autre sur le sacrum, l'extrémité de cette dernière branche dépassant la crête de l'*os iliaque* (prise oblique ilio-crurale).

Des expériences analogues ont été entreprises à la maternité de Paris sous l'inspiration de Tarnier par son élève Olivier (Olivier, Paris 1883. *De la conduite à tenir dans la présentation de l'extrémité pelvienne*). Les conclusions, basées sur les observations de la pratique et sur les épreuves tentées avec le mannequin, sont favorables à l'opération.

Elle est indiquée dès que le siège ayant pénétré dans l'excavation, le dégagement d'un membre ou l'abaissement du tronc, par les procédés manuels ou les lacs, sont impossibles. C'est dans les positions sacro-postérieures surtout que le forceps paraît devoir être préféré aux lacs, en raison de la facilité avec laquelle on produit des fractures de la cuisse sur laquelle s'exercent les tractions; tandis que dans les dorso-antérieures les fractures ne sont point à redouter.

Les cuillers du forceps doivent être appliquées sur la racine des cuisses et non sur les hanches. La raison de cette préférence est dans la solidité de la prise, plus certaine dans le premier cas.

Considérant l'attitude du fœtus dont les jambes sont relevées parallèlement au tronc dans la présentation des fesses, l'auteur constate que 1° le diamètre bisiliaque (hanches) dessine la base d'un cône à sommet inférieur tronqué; 2° le diamètre bitrochantérien (racine des cuisses) représente la base d'un cône analogue, mais dont le sommet est en haut. Il estime que la résistance croissante de haut en bas, rencontrée par les cuillers du forceps dans la saisie du cône crural, est une garantie contre le dérapement de l'instrument, tandis que cette garantie est moindre dans la saisie du cône pelvien.

Plus récemment Truzzi (« Gazette médicale de Lombardie », 1883) a appuyé, par des observations et des expériences nouvelles, l'emploi du forceps pour le siège. Seulement il pense que la prise est plus solide sur le cône pelvien du fœtus que sur le cône crural. Il expose que les lésions reprochées aux forceps (contusions de l'abdomen, des membres, des viscères, etc.) sont purement théoriques. Il conclut que, dans le cas d'enclavement des fesses dans la partie haute ou moyenne de l'excavation, si l'indication d'une extraction rapide se présente, au lieu de tenter des tractions sur le pli de l'aine avec le doigt, le crochet ou le lacs, il est préférable de pratiquer une application de forceps. Il donne la préférence aux instruments de petite dimension et en particulier à celui de Porro.

En pratique il est plus malaisé qu'on ne serait tenté de le croire d'appli-

(1) Hüter. *Compendium der Operationen*, Leipzig, p. 203; — Haake. *Ueber den Gebrauch der Kopfzanger zur Extraction*, « Arch. f. Gynaek. », Bd. XI, p. 558.

quer le forceps sur les extrémités d'un diamètre déterminé du siège. En outre, la nécessité d'exercer des tractions *spiroïdes* pour faciliter la descente et accomplir la rotation expose notablement au déplacement des cuillers.

Si j'en juge par les opérations de ce genre que j'ai vu pratiquer et celles que j'ai pratiquées moi-même, c'est là un inconvénient relativement minime. J'ai presque toujours vu jusqu'ici les tentatives être suivies de succès. Quant

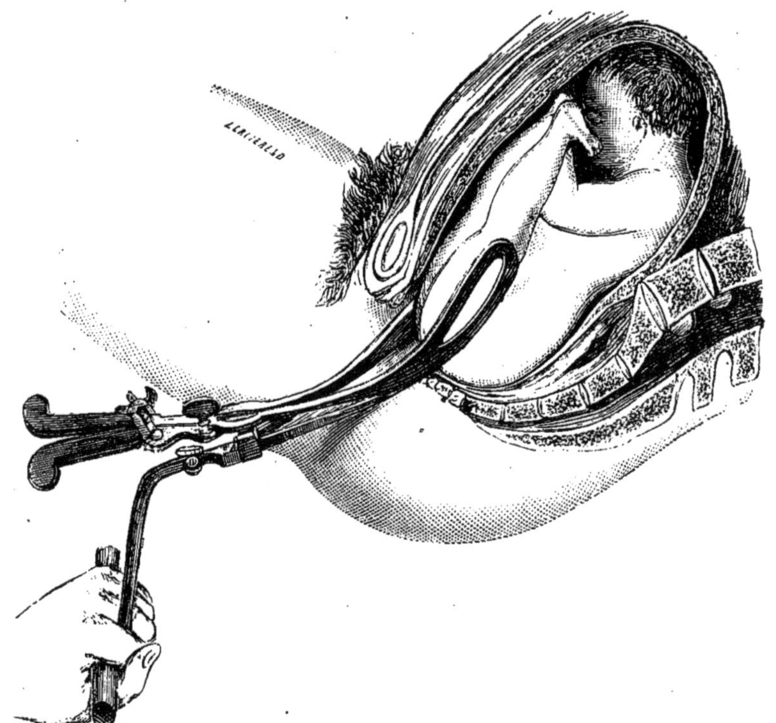

Fig. 171. — Forceps de Tarnier appliqué sur le siège.

à ces tractions *spiroïdes*, je les crois très favorables au résultat. Bien que l'opération semble y perdre au point de vue de la règle, elle y gagne au point de vue de la sécurité. Le dérapement est beaucoup moins à redouter par l'emploi de cette manœuvre. Somme toute, la conduite à suivre est d'essayer d'abord le lacs ; — en cas d'échec recourir au forceps. D.

Conduite a tenir relativement au cordon. — Aussitôt que le cordon a franchi la vulve, on doit éviter de tirailler son insertion ombilicale, et pour cela, on exerce sur lui de douces tractions en bas, en l'attirant vers l'un des côtés du promontoire jusqu'à ce que l'on éprouve de la résistance. Quelquefois on trouve le cordon passant entre les jambes de l'enfant et remontant en haut, sur son dos, jusqu'au placenta. Alors les tractions doivent porter sur l'extrémité placentaire et l'on essaye de faire glisser l'anse sur la cuisse postérieure. Dans les cas rares d'insuccès de cette tentative, et lorsque le cordon est enroulé autour du corps de l'enfant, on opérera la section entre deux ligatures; après quoi, tout sera mis en œuvre pour compléter la délivrance aussi rapidement que possible.

DEUXIÈME TEMPS : DÉGAGEMENT DES BRAS

A. — LES BRAS SONT REPLIÉS SUR LE THORAX. — Après avoir pourvu à la sécurité du cordon, le bassin de l'enfant devra être saisi des deux mains, les pouces appuyant sur le sacrum. Les tractions seront exercées en bas jusqu'à ce que les omoplates aient fait leur apparition. Il importe alors de ne pas perdre un instant pour l'extraction des bras. S'ils sont croisés sur la poitrine, le dégagement est chose facile. La surface palmaire de la main correspondante est glissée sur le ventre de l'enfant jusqu'au bras postérieur (le dos à droite, agir de la main droite et vice versa), tandis que les extrémités inférieures enveloppées dans des linges chauds sont reportées dans la direction opposée. L'avant-bras sera saisi aussi près du poignet que possible et abaissé le long de l'abdomen jusque sur le côté de l'enfant.

B. — LES BRAS SONT RELEVÉS. — A moins qu'on n'ait eu grand soin, pendant l'extraction, de maintenir par la compression extérieure l'utérus en parfait contact avec le fœtus, les frottements sur les parois du canal de la parturition sont capables de redresser l'un ou les deux bras sur les côtés de la tête de l'enfant. En pareil cas, les difficultés relatives à la libération des bras sont souvent très considérables. Là aussi, en raison de l'espace plus large laissé par la concavité du sacrum, on doit tenter d'abord de dégager le membre postérieur le premier.

Dégagement du bras postérieur. — Cette manœuvre s'accomplit mieux en relevant fortement les extrémités inférieures en haut et sur le côté. On fait ainsi descendre l'épaule postérieure plus profondément dans le bassin et on livre plus de place pour l'introduction de la main; on introduit alors deux doigts en suivant un des côtés de l'enfant jusqu'à l'articulation du coude; on dégage l'avant-bras, que l'on fait glisser au devant de la face et qu'on rabat finalement sur le thorax. — (C'est ce qu'on caractérise familièrement en France au moyen d'une comparaison saisissante : *On mouche l'enfant.* D.).

Dans le cas où la manœuvre précédente ne pourrait être rapidement exécutée, la main qui opérait sera retirée et les extrémités inférieures de l'enfant portées dans la direction opposée; tandis que la main, qui d'abord soutenait les pieds ou le siège, sera glissée en haut sur le plan abdominal jusqu'au coude postérieur, défléchira l'avant-bras, avec deux doigts introduits dans le pli articulaire, et le ramènera vers la paroi pelvienne antérieure.

Que la main soit passée derrière ou devant l'enfant, elle doit être introduite lentement, sans violence, dans l'intervalle des douleurs. La pression doit toujours porter sur la jointure, jamais sur l'humérus. L'oubli de cette dernière règle peut amener la production d'une fracture.

Dégagement du bras antérieur. — Comme il y a rarement assez d'espace entre la symphyse pubienne et l'épaule pour permettre aux doigts d'atteindre le coude, on a coutume, après le dégagement du bras postérieur, de faire tourner le tronc de façon à amener le bras antérieur dans la concavité du sacrum. Ceci s'accomplit soit en empoignant le thorax dans les deux mains et en déterminant le mouvement de rotation, tandis que l'on fait rentrer légèrement le tronc dans le bassin; ou mieux encore, en saisissant le bras dégagé et en le ramenant en haut et en avant sous la symphyse pubienne. Cette dernière méthode n'a jamais manqué de m'assurer promptement la réussite de la rotation désirée; si le dos est tourné à gauche, le bras devra être amené en haut et en avant contre la grande lèvre gauche.

C. — Cas exceptionnels. — Les épaules, au lieu de tourner dans le diamètre conjugué, peuvent pénétrer *transversalement* dans le bassin.

Si maintenant le dos est tourné vers la symphyse, on glissera la main sur le plan abdominal du fœtus et l'on ira à la recherche des bras. La concavité du sacrum rend facile l'exécution de ce mouvement.

Quand le dos est tourné en arrière et que les bras sont fléchis, la main doit aller les saisir derrière le pubis. Mais s'ils sont étendus et relevés sur les côtés de la tête de l'enfant, il est rarement possible de les rabattre en avant, entre la face et la symphyse pubienne. En conséquence, on s'efforcera de porter une épaule en arrière en déterminant la rotation du thorax à l'aide des mains. — Dans deux cas de ce genre, sans tourner le tronc, Michaelis réussit les deux fois à passer la main le long du plan dorsal de l'enfant et à attirer le coude en arrière et en bas jusqu'au-dessous de la paroi latérale du bassin. Il lui suffit alors de pousser l'avant-bras en avant vers le thorax (1). J'ai fait à plusieurs reprises l'expérience de cette manœuvre avec le cadavre d'un fœtus placé dans un bassin osseux, et j'ai constaté qu'on pouvait l'accomplir sans produire de fracture ou de luxation. Indubitablement, sur un enfant vivant le résultat eût pu être différent.

Quelquefois, en tournant les épaules, le bras antérieur se déplace en arrière, de façon que l'avant-bras *est passé autour du cou* de l'enfant. — Quand l'accident est récent, le dégagement du bras peut se pratiquer en poussant le thorax en arrière et vers l'intérieur de l'exca-

(1) Michaelis. *Abhandlungen*, Kiel, 1833, p. 230.

vation; en faisant ensuite exécuter au tronc un mouvement de rotation contraire à celui qui a produit la difficulté. — Si, cependant, des tractions ont été exercées sur l'enfant au point d'avoir fait descendre la tête dans le bassin, le bras peut éprouver une telle compression, entre le cou et la symphyse pubienne, que son dégagement devient une tâche très difficile sinon impossible. Toutes espèces de manœuvres doivent être alors tentées pour tourner en arrière l'épaule correspondant au bras déplacé, et cela, soit en tirant sur le bras déjà dégagé, soit en tournant le thorax ou en tirant sur le coude.

En cas d'insuccès, lorsque le résultat tarde trop, on peut tenter l'extraction, sans dégager le bras. A coup sûr, la fracture de l'humérus en est rendue très probable, mais si les personnes de l'entourage sont prévenues que le risque encouru est dans l'intérêt de l'enfant, elles sont généralement disposées à excuser le dommage relatif qui lui sauve la vie.

Pour réduire et maintenir la fracture du bras, des attelles très souples devront être placées sur la face antérieure et postérieure du membre. L'attelle postérieure s'étendra tout le long du bras; l'antérieure n'a pas besoin de dépasser le coude. Le bras sera alors appliqué sur le thorax par un bandage. La consolidation a lieu en deux ou trois semaines (1).

Pour l'exécution de la rotation artificielle, il sera bon de se rappeler la remarque du Dr Barnes, à savoir: « Que l'atlas forme avec l'axis une articulation à pivot construite de telle sorte, que si le mouvement de rotation de la tête est porté au delà d'un quart de cercle, les surfaces articulaires se séparent immédiatement et la moelle est comprimée ou tordue (2). » Il faut donc, quand on a fait exécuter un demi-tour au tronc, avoir soin de noter si la tête a suivi le mouvement du tronc.

TROISIÈME TEMPS : EXTRACTION DE LA TÊTE

Dans l'extraction de la tête, nous avons à distinguer : 1° les cas dans lesquels la tête a pénétré dans le bassin et n'a plus qu'à surmonter la résistance du périnée; 2° les cas où la tête est retenue au détroit supérieur par un rétrécissement du bassin, la stricture du col utérin, l'extension du menton, ou l'action expulsive insuffisante de la part de l'utérus et des muscles abdominaux.

1° *Extraction de la tête descendue dans le bassin.*

Méthode de Smellie. — Dans la méthode ainsi dénommée, le tronc de l'enfant est enveloppé dans un linge chaud et repose de côté

(1) Spiegelberg. « Lehrbuch », etc., p. 809.

(2) Barnes. « Obst. Operations », Am. éd., p. 210.

sur le bras de l'opérateur; la main est alors introduite dans le vagin; enfin l'index et le médius appuient sur les fosses canines tout contre les ailes du nez. Par ce moyen on obtient la flexion de la tête. En même temps une pression est exercée par en haut, sur l'occiput, avec les doigts de l'autre main. Alors, par la simple élévation du tronc, la face roule sur le périnée.— Cette méthode possède l'avantage d'éviter les risques de blesser l'enfant, risques inhérents aux autres procédés. Elle demande pour son heureuse exécution : une rotation complète, une petite tête et un périnée relâché.

Tractions combinées sur le menton et sur les épaules. — Dans le cas où la manœuvre précédente n'est pas suivie d'un succès immédiat, les deux doigts d'abord placés sur les fosses canines seront introduits

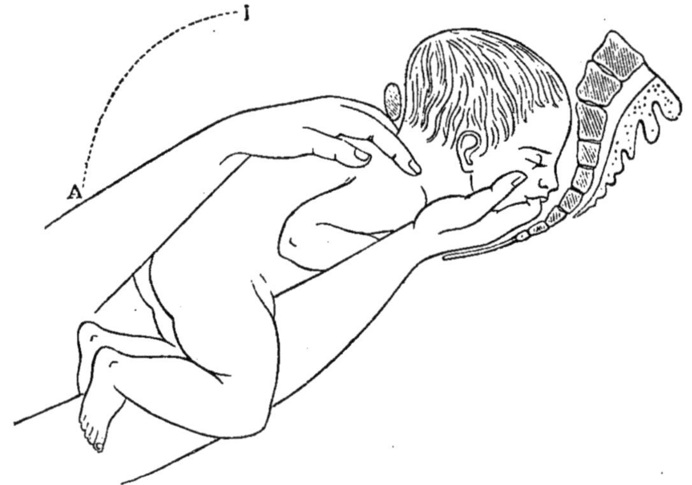

Fig. 172. — Tractions combinées sur le menton et les épaules (Chailly-Honoré).

dans la bouche, et, au moyen d'une pression exercée sur l'arcade alvéolaire du maxillaire inférieur, la flexion s'accomplira. Avec les doigts de l'autre main placés en fourche sur les épaules on tire. A mesure que la tête descend, le tronc doit être relevé par un mouvement associé des deux bras par suite duquel la tête bascule en arrière et la face est amenée au dehors du périnée.

Par la méthode combinée, on dispose de la plus grande somme de force de traction combinée avec le plus faible degré de violence pour l'enfant. Comme l'effort s'exerce principalement sur les épaules, les doigts placés dans la bouche ne peuvent guère fracturer le maxillaire. D'autre part, en maintenant le menton fléchi et en tirant doucement sur lui, on évite la nécessité de tordre le cou, dans les cas où la rotation de la face dans la concavité du sacrum est restée incomplète.

Quand l'occiput est tourné vers le sacrum et le front pressé contre la symphyse, le procédé qui vient d'être décrit sera simplement renversé. Comme les doigts sont enfourchés sur les épaules, le dos de l'enfant devra appuyer directement sur le bras de l'opérateur. Avec un ou deux doigts de l'autre main, le menton sera fléchi. Des tractions seront dirigées inférieurement de façon que, tandis que la nuque appuie sur le périnée, le front tourne et se dégage sous la symphyse pubienne.

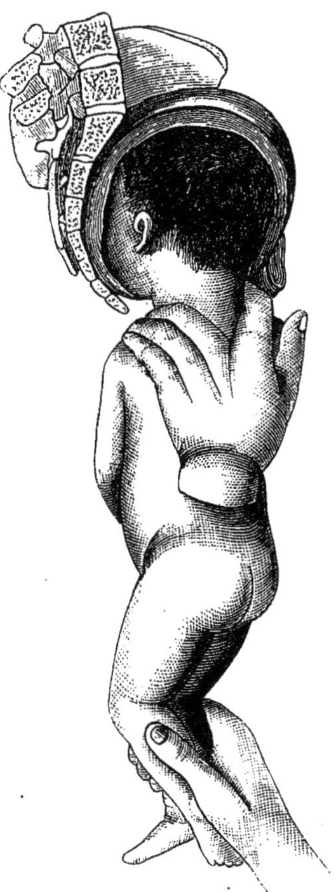

Fig. 173. — Méthode d'extraction du tronc.

Ordinairement, quand la tête pénètre dans le bassin dans une direction transversale, l'occiput tourne sous la symphyse pubienne pendant l'extraction. La tête demeure-t-elle, cependant, avec son long diamètre dans le diamètre transversal du bassin ?... une main introduite dans le vagin, le dos tourné vers le sacrum, les doigts sur la face de l'enfant, peut quelquefois être heureusement employée pour faire tourner cette dernière dans la concavité sacrée.

2° *Extraction de la tête au détroit supérieur.*

Schrœder et un nombre considérable d'accoucheurs de l'école allemande moderne emploient la traction combinée sur les épaules et le menton, dans toutes les circonstances analogues, que la tête soit restée élevée ou après sa pénétration dans le bassin.

Cependant, comme la vie de l'enfant dépend de la promptitude de l'extraction de la tête, il est bon de se familiariser avec des procédés variés, car en passant rapidement de l'un à l'autre on peut obtenir un heureux résultat, alors que l'insuccès peut suivre des efforts inutilement tentés dans une seule voie (1).

(1) La traction combinée sur le menton et les épaules est connue en Allemagne sous le nom de procédé modifié de Smellie-Weit : ce dernier l'ayant préconisé chau-

La méthode de Prague doit son nom moderne au patronage de Kiwisch, de Scanzoni, de Lange, tous représentants de l'École de Prague. Elle a été cependant décrite près d'un siècle auparavant par Pugh.— Elle consiste : 1° à saisir les pieds avec une main et à diriger le corps de l'enfant presque verticalement en bas. Les doigts de l'autre main sont accrochés sur les épaules de manière à ce que leur extrémité vienne appuyer sur la région sus-claviculaire. La traction est exercée simultanément par les deux mains. En l'absence de contractions, une pression extérieure sur la tête sera exercée par un aide à travers les parois abdominales. On doit avoir soin d'éviter de tordre le cou et de maintenir de la sorte les rapports normaux entre la tête et les épaules ;

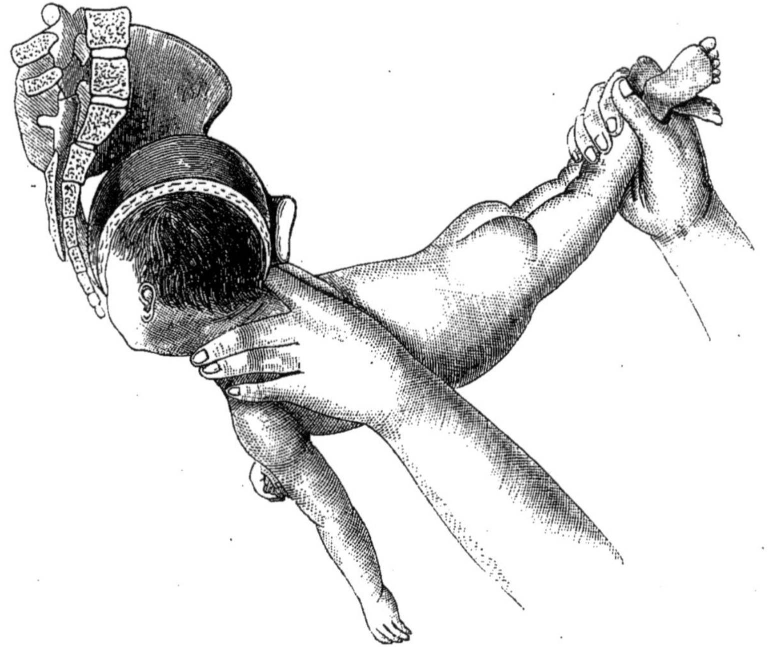

Fig. 174. — Méthode de Prague pour l'extraction de la tête.

2° Après que la tête a traversé le détroit supérieur et est pleinement descendue dans l'excavation, la main placée sur le cou sera employée comme point d'appui (mécanisme de la poulie de renvoi), tandis que les extrémités inférieures de l'enfant seront rapidement élevées et renversées vers le ventre de la mère (dos sur ventre); la contre-pression exercée par la surface interne de la symphyse repousse l'occiput en

dement en 1863.— Cependant, longtemps auparavant, Chailly-Honoré parle de l'adoption de la méthode en France et en attribue l'introduction à Mme Lachapelle.

haut, force la face à descendre dans la concavité du sacrum et l'entraîne au dehors du périnée.

Quand le menton est dirigé en avant et qu'en même temps il est arrêté à la symphyse pubienne, si l'occiput occupe la courbure du sacrum, le corps de l'enfant, pendant les tractions, sera de même renversé vers l'abdomen de la mère de manière à produire le dégagement de l'occiput au-dessus du périnée (ventre sur ventre).

Application du forceps sur la tête dernière. — Ce genre d'application du forceps a été condamné par les uns et chaudement approuvé par d'autres. Comme avec son aide j'ai extrait nombre de fois des enfants vivants, dans des cas où les méthodes précédentes avaient échoué, c'est maintenant mon habitude d'avoir sous la main un forceps dûment chauffé et apprêté avant de tenter l'extraction manuelle. L'emploi de l'instrument est parfois utile pour surmonter la résistance d'un périnée rigide chez une primipare fortement constituée, mais il est principalement indiqué lorsque l'occiput et le menton sont tous deux arrêtés au détroit supérieur.

Avec le menton en avant, le forceps sera appliqué au-dessous du dos de l'enfant et les poignées relevées de manière à amener l'occiput dans la concavité sacrée.

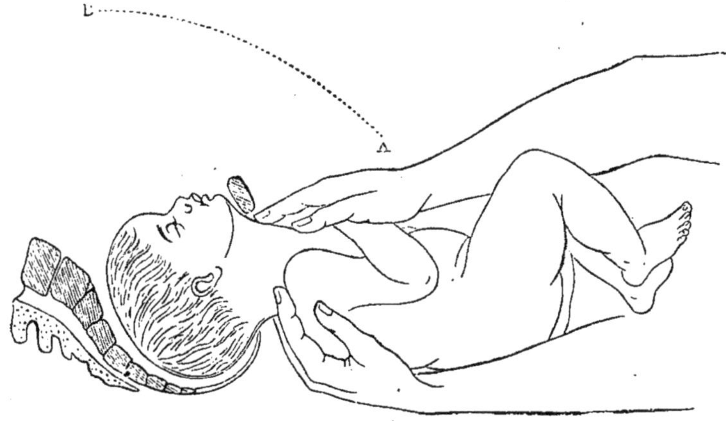

Fig. 175. — Menton arrêté au-dessus de la symphyse.

Avec le menton en arrière, le forceps sera appliqué au-dessous de l'abdomen et on s'en servira pour attirer la face dans le sacrum.

Quand l'arrêt de la tête est dû au retrait de l'orifice externe ou interne, le forceps amènera quelquefois rapidement la tête vers le col, tandis que des tractions sur les pieds n'ont d'autre résultat que d'entraîner l'utérus vers la vulve. Dans les cas de stricture du col, on doit avoir grand soin d'éviter une déchirure, car, en aucune circonstance, des ruptures étendues du segment inférieur utérin ne sont aussi susceptibles de se produire, comme dans l'extraction violente de la tête dernière. L'introduction d'un cathéter de gros volume dans la bouche de l'enfant et la rétropulsion du périnée ont été jugés utiles comme moyens temporaires d'introduire de l'air dans les poumons de l'enfant, lorsque un retard survient dans les tentatives d'extraction.

Pour agir sur la tête dernière, le forceps de Tarnier est particulièrement recommandé.

CHAPITRE XXI

VERSION

Version céphalique. — Méthode externe. — Méthode combinée de Busch, de d'Outrepont, de Wrigth, de Hohl, de Braxton-Hicks. — Version podalique. — Méthode bipolaire. VERSION INTERNE. — Version négligée. — Usage du lacs ou ruban.

VERSION est le terme employé pour désigner l'opération au moyen de laquelle un changement artificiel est effectué dans la présentation de l'enfant. Elle comprend la substitution d'un des pôles du fœtus à un autre, et la conversion d'une présentation oblique ou de l'épaule en une autre, dans laquelle le long axe du fœtus correspond à l'axe vertical de l'utérus. On a coutume de désigner spécialement le caractère de la version en mentionnant :

1° La présentation à changer.— Ainsi la version est faite pour la *tête*, — le *siège*, — l'*épaule*, selon qu'il s'agit de la présentation de l'une ou de l'autre de ces parties ;

2° La présentation à effectuer. — Le terme version *céphalique* s'emploie quand la tête est amenée au détroit supérieur du bassin ; et celui de version *podalique* quand les pieds sont abaissés et que les extrémités inférieures constituent définitivement la partie qui se présente ;

3° La méthode adoptée pour accomplir la version. — L'expression version *externe* s'applique aux manipulations exercées à travers les parois abdominales ; — celle de version *interne* à l'introduction entière de la main dans l'utérus ;— et la méthode *mixte* ou *combinée* est celle dans laquelle les deux mains, l'une agissant extérieurement et l'autre avec deux, trois, quatre doigts introduits dans l'orifice, coopèrent ensemble.

VERSION CÉPHALIQUE

Quand l'opération est requise simplement pour rectifier une présentation vicieuse (de l'épaule ou transversale), sans autres circonstances accessoires, la version céphalique mérite indubitablement la préférence.

Dans la pratique, cependant, cette méthode demande le concours de tant de conditions favorables que son emploi est très limité. Par exemple, elle est contre-indiquée dans les cas où une complication quelconque réclamerait une prompte terminaison de l'accouchement. Cette méthode ne conviendrait ni dans la procidence du cordon, ni dans les cas de placenta prœvia. Il ne doit point exister d'obstacle qui empêche la tête de l'enfant de pénétrer dans le détroit supérieur du bassin; par conséquent elle ne doit pas être tentée dans les rétrécissements du bassin (1). Un bras en procidence, à moins qu'il

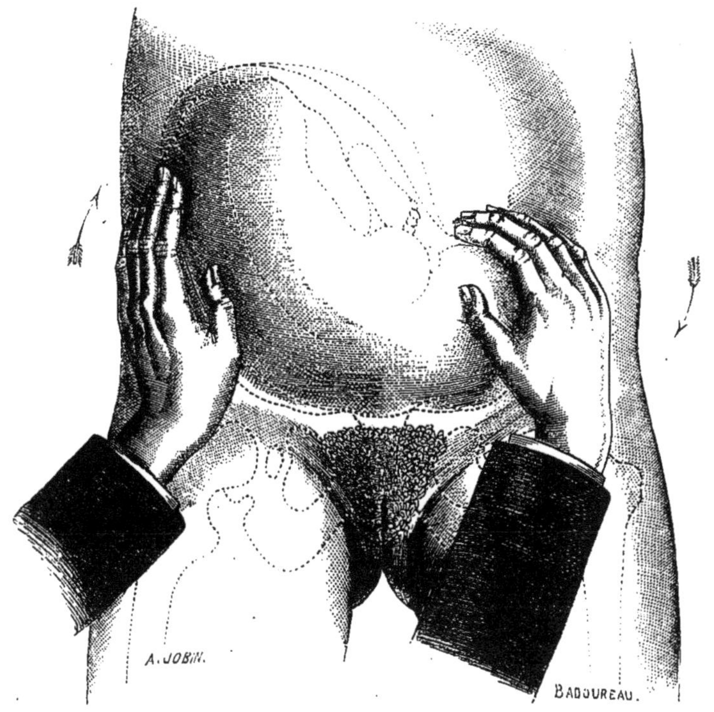

Fig. 176. — Version externe pour une présentation de l'épaule (Pinard).

n'ait été préalablement replacé, rendrait l'opération impossible. L'enfant doit jouir d'un degré considérable de mobilité. Une quantite suffisante de liquide amniotique, sans être indispensable, contribue beaucoup au succès. De même, après la rupture des membranes, la tête peut encore être ramenée au détroit supérieur du bassin, pourvu que les parois utérines soient suffisamment souples. Avant la rupture, une excessive sensibilité aux manipulations ; après la rupture, la rigidité de l'utérus, sont des causes d'insuccès.

(1) Voir au chapitre des rétrécissements du bassin. Discussion du traitement. D.

L'opération peut être pratiquée soit par des *manœuvres externes*, soit par la méthode *combinée ou mixte*.

A. — *Version par manœuvres externes.* — La meilleure des méthodes externes est celle qui est connue sous le nom de méthode de Wigand (1807), qui combine, avec une position appropriée de la femme, une série de manipulations pratiquées à travers les parois abdominales. La mère doit être couchée sur le dos, les genoux fléchis et l'abdomen à nu ou couvert d'une étoffe légère. Le médecin se tient sur le côté,

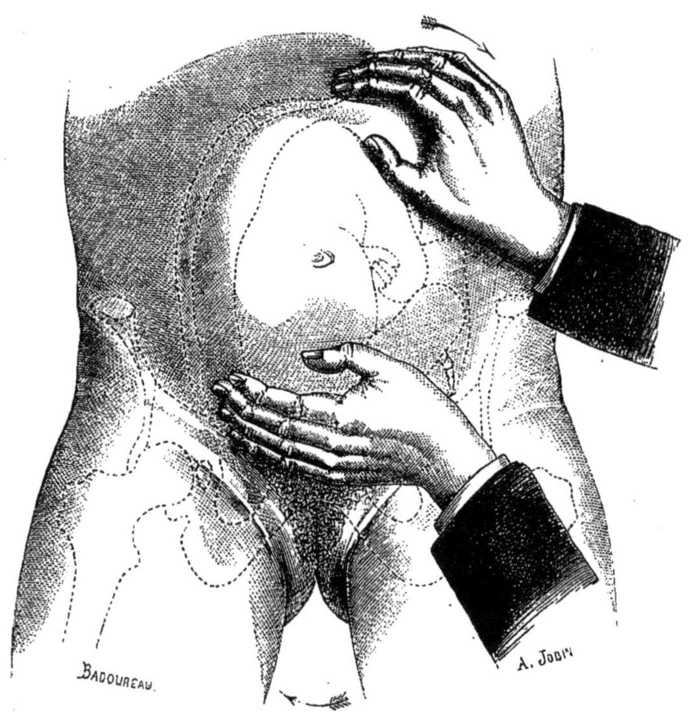

Fig. 177 — Version externe pour une présentation du siège (Pinard).

la tête tournée vers la patiente. Il commence par étendre ses mains à plat, sur la surface de l'abdomen, cherchant à saisir avec l'une la tête, avec l'autre le siège du fœtus. Dans l'intervalle des douleurs, par de doux mouvements exercés des deux mains agissant simultanément, il s'efforce de repousser en haut la région antérieure et le siège de l'enfant, tandis qu'il amène la tête dans le détroit pelvien. L'utérus vient-il à se durcir par l'effet d'une contraction, tous les mouvements des mains doivent cesser, et les efforts de l'opérateur doivent se borner à maintenir fermement le fœtus dans la nouvelle position obtenue. On peut aider à la manœuvre en tournant la femme sur le côté vers lequel la tête est dirigée. Comme le fond de l'utérus s'incline vers le côté où la femme est couchée, il entraîne avec lui le siège de l'enfant, tandis que le changement de direction de l'axe utérin tend à rejeter l'extrémité céphalique dans un sens opposé.

Quand la tête est une fois amenée au détroit pelvien, elle peut être maintenue *in situ*, si la femme est couchée sur le côté, par la main d'un aide ou par un oreiller dur, étroit, fermément pressé contre elle; si la patiente est couchée sur le dos, deux coussinets peuvent être disposés verticalement le long des côtés de l'utérus, près de la tête : on applique alors un bandage abdominal pour les maintenir en position.

Pinard recommande l'usage d'une ceinture spéciale destinée à assujetir le fœtus dans sa nouvelle situation.

Cet appareil (*ceinture eutocique*) est formé de deux corps latéraux, mi-partie toile, T, mi-partie tissu élastique, C, lacés en avant, bouclés en arrière. De chaque côté se trouve un sachet M disposé verticalement, dans lequel

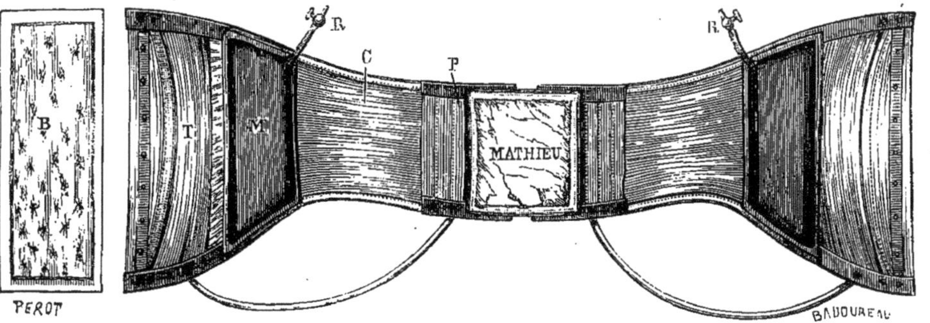

Fig. 178 — Ceinture eutocique du Dr Pinard.

on insuffle de l'air par le robinet R, et que l'on gonfle à volonté. Ces deux sacs de consistance solide, bien que d'une certaine souplesse, font à la fois office d'attelles et de coussinets. Deux sous-cuisses empêchent la ceinture de remonter. La pièce B matelasse l'appareil en avant, à la jonction des deux corps latéraux et sous le lacet. — Il est bon de couvrir le ventre de la femme d'une feuille d'ouate destinée à protéger le tégument contre des contacts trop rudes. — La ceinture doit être maintenue en place jusqu'à ce que la tête soit fixée dans l'excavation. D.

Quand les douleurs sont régulières et le col partiellement dilaté, l'immobilisation de la tête peut être obtenue par la rupture des membranes et le libre écoulement des eaux. Jusqu'à ce que l'utérus se rétracte bien exactement sur l'enfant, la tête doit être tenue au détroit supérieur, soit par les deux mains à travers les parois abdominales, soit par le pouce et les quatre doigts d'une seule main appliqués directement sur la tête, à travers le col.

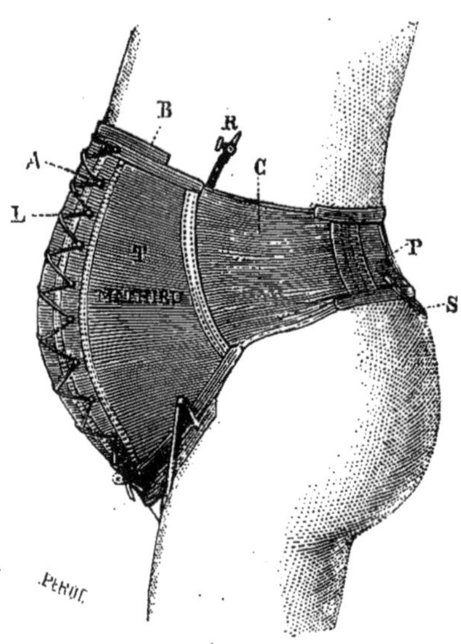

Fig. 179. — Ceinture eutocique en place.

B. — *Version mixte ou par manœuvres internes et externes combinées.* — Les plus importantes des méthodes combinées sont celles de Busch, d'Outrepont, Hohl et Braxton-Hicks. Elles ont de commun l'emploi simultané de la main extérieurement et intérieurement. Elles diffèrent cependant dans le détail.

Les méthodes de Busch et d'Outrepont ont surtout un intérêt historique. Busch introduisait la main correspondant à la tête de l'enfant, à travers le vagin et le col, tandis que la contre-pression était exercée avec l'autre main sur le fond de l'utérus.

La main est d'abord dirigée, sa face dorsale en avant. Quand elle a dépassé en grande partie la symphyse du pubis, on tourne la face palmaire en avant et on insinue doucement les doigts en haut entre

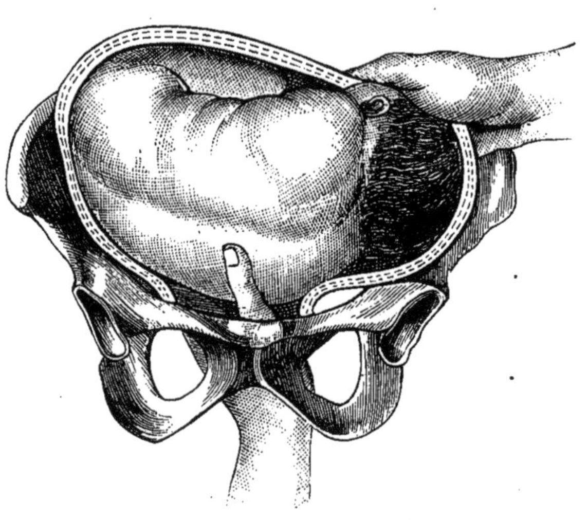

Fig. 180. — Méthode de d'Outrepont modifiée par Scanzoni.

les membranes et l'utérus, jusqu'à la tête. Les membranes sont alors rompues et, durant l'écoulement des eaux, la tête est saisie par les doigts et le pouce, et attirée dans le bassin, tandis que l'autre main repousse le siège vers la ligne médiane. Toute sorte de précautions doivent être prises pour empêcher la procidence du cordon ou d'un bras, pendant l'écoulement des eaux. D'Outrepont allait saisir l'épaule en présentation entre le pouce et les doigts de la main correspondant au siège et, dans l'intervalle des douleurs, il la poussait en haut dans la direction du siège, jusqu'à ce que la tête descendît dans le bassin.

Pendant cette manœuvre, d'Outrepont se servait de la main extérieure pour soutenir l'utérus. Scanzoni recommandait au contraire de l'utiliser pour diriger la tête vers le détroit pelvien (1).

La méthode de Wright diffère de celle de d'Outrepont en ce qu'il employait, pour saisir l'épaule, la main correspondant à la tête et que, tandis qu'il poussait l'épaule, sans l'élever, en suivant la direction de la courbure de l'utérus, il s'appliquait, de l'autre main, à déloger le siège et à le mouvoir vers le centre de la cavité utérine (2).

Toutes les méthodes précédentes demandent, pour être suivies d'une heureuse réussite, un fœtus mobile et un col dilaté, conditions qui font d'ailleurs de la version podalique une opération sans danger et d'une facile exécution. En conséquence elles n'ont jamais joui d'une grande vogue dans la pratique.

Les méthodes de Hohl et de Braxton-Hicks sont de bien plus grande importance, parce que, possédant l'avantage de ne nécessiter que l'introduction de deux doigts dans l'utérus, on peut y avoir recours dès les premiers moments du travail.

Holh, comme Wright, employait la main correspondant à la tête pour la manœuvre interne. Avec deux doigts introduits dans le col, il poussait le sommet de l'épaule dans la direction du siège, et avec la main extérieure il faisait descendre la tête vers le bassin. En même temps il confiait à un aide la tâche de saisir le fond de l'utérus entre les paumes des mains et de le reporter du côté vers lequel la tête était primitivement tournée (3).

Braxton-Hicks décrit sa méthode de la façon suivante : « Introduire la main gauche dans le vagin comme pour la version podalique ; placer la main droite sur le côté de l'abdomen afin de reconnaître la position du fœtus et la place de la tête et des pieds. — Si l'épaule, par exemple, se présente, la pousser alors en haut, avec un ou deux doigts, dans la direction des pieds. Dans le même temps,

(1) Scanzoni. « Lehrbuch der Geburtshülfe », 1867, Bd. III, p. 63.
(2) Wright. « Am. Jour. of Obstet. », vol. VI, part. 1, 1873.
(3) Hohl. « Lehrbuch der Geburtshülfe », 2te Auflage, 1862, p. 784.

exercer une pression avec la main extérieure, sur l'extrémité céphalique de l'enfant. Cette double manœuvre devra amener la tête en bas, en contact avec l'orifice ; celle-ci est reçue alors sur l'extrémité des doigts placés intérieurement et elle sera susceptible de se mouvoir comme une balle, entre les mains, et pourra être placée presque là où on voudra... Il est tout aussi bon, si le siège ne veut pas remonter vers le fond de l'utérus, aussitôt que la tête est pleinement sur l'orifice, de retirer la main du vagin et de s'en servir pour agir extérieurement sur le siège (1). » Récemment Hicks a proposé d'employer la main extérieure à presser alternativement la tête vers l'orifice et le siège vers le fond. Son procédé diffère de celui de Holh en ce qu'il opère, la patiente étant sur le côté. Il se sert de la main gauche lorsque la patiente est couchée sur le côté gauche et de la main droite quand la malade est couchée sur le côté droit. Il se passe également d'aide (2).

VERSION PODALIQUE

La version podalique est indiquée dans les cas suivants :

1° Présentation transversale avec contre-indications ou difficulté extrême de la version céphalique ;

2° Présentations du sommet où il y a lieu de supposer que le résultat sera plus favorable en amenant les pieds en bas. Comme exemples de pareilles conditions, nous avons les présentations vicieuses de la tête et de la face, la procidence du cordon et des membres, le placenta prœvia et les rétrécissements du bassin.

Les circonstances variées qui réclament la version seront plus étroitement prises en considération quand elles coïncideront avec les conditions morbides mentionnées.

L'opération peut être pratiquée par des manipulations internes et externes combinées ,ou avec la main introduite à l'intérieur seulement.

A.—*Méthode bipolaire, ou méthode combinée de Brawton-Hicks.*— Dans la méthode pour la version bipolaire, les deux mains opèrent simultanément sur les extrémités du fœtus. On peut procéder à volonté avec la femme couchée sur le côté ou sur le dos. Cette dernière position est celle qui est le plus en faveur aux États-Unis. La malade doit être placée transversalement, les fesses amenées sur le bord du lit. Deux aides sont nécessaires pour maintenir les jambes, qui doivent être fléchies et écartées. Comme les lits sont très bas en Amérique, si l'on prévoit de la difficulté dans l'opération, il est quelquefois avantageux de placer la malade, après qu'elle aura été anes-

(1) Hicks. *Combined External and Internal Version*, « Trans. of the Obstet. Soc. of London », vol. V, p. 230.

(2) Hicks. « Am. Jour. of Obstet. », July, 1879, p. 593.

thésiée, sur une table recouverte d'une couverture ou d'un matelas.

L'anesthésie complète est utile comme moyen de rendre l'introduction de la main plus facile et de maintenir l'utérus dans le relâchement.

Il faut avoir soin de vider la vessie et le rectum. La main choisie pour les manipulations intérieures doit être de même nom que le côté vers lequel est tourné le siège, c'est-à-dire : pieds de l'enfant à droite, main droite ; pieds à gauche, main gauche (1). Les doigts doivent être réunis en forme de cône. Le dos de la main et l'avant-bras doivent être oints d'huile ou de cérat. Au moment de l'introduction de la main dans le vagin, les lèvres doivent être écartées par le pouce et les doigts de la main libre. La pénétration s'effectue tout en dirigeant les doigts vers le sacrum et en pressant en arrière sur le périnée, qui est extensible. A cette période, toute manœuvre hâtive serait hors de propos. Patience et douceur sont les premières qualités requises. Deux ou trois doigts seulement sont nécessaires pour traverser l'orifice interne. Quand la partie qui se présente est atteinte, la main extérieure sera étendue sur l'abdomen et exercera une pression sur le siège. Les deux mains doivent alors mouvoir les deux extrémités de l'enfant dans des directions opposées. Citons le Dr Barnes. « Les mouvements par lesquels l'opération s'effectue sont une combinaison de pressions continues, d'ébranlements très légers, sortes de petites tapes appliquées de l'extrémité du doigt sur la tête (ou l'épaule) et une série d'impulsions, moitié glissantes, moitié poussantes, avec la paume de la main placée extérieurement. »

Quand le siège sera bien rapproché de la fosse iliaque, les membranes seront rompues pendant une douleur, et un genou, qui généralement est près de l'orifice interne à ce moment, sera saisi, accroché avec les doigts et conduit dans le vagin. Tandis que le siège sera engagé dans le bassin par des tractions exercées sur la jambe, la main extérieure sera utilisée à presser sur la tête jusqu'à ce que la version soit complétée.

Les manipulations susdites doivent être exécutées dans l'intervalle des douleurs. On devra prendre garde d'accrocher le cordon avec le genou. Quand les extrémités inférieures sont relevées en haut le long du tronc, de façon qu'on ne peut atteindre un genou, on peut souvent attirer le siège en bas avec un doigt introduit dans le pli de l'aine, ou par des tractions effectuées sur quelque partie du pelvis.

La méthode combinée pour la version, dont nous devons la plupart

(1) En Angleterre, la femme est couchée sur le côté gauche et la main gauche est ordinairement introduite dans le vagin. En Allemagne, quand la femme est couchée sur le côté droit, la main gauche est employée intérieurement ; quand c'est sur le côté gauche, la main droite. Le choix des mains est, comme on le voit, d'une mince importance.

des détails essentiels à Braxton-Hicks, est une des améliorations les plus importantes introduites, en ce siècle, dans la pratique obstétricale. Elle possède l'avantage inestimable de mettre le médecin à même de pratiquer la version dans les premiers temps du travail, et d'accomplir l'opération sans menacer, en quoi que ce soit, l'intégrité de l'utérus. Les seules conditions préalables nécessaires sont : une dilatation suffisante du col pour permettre le passage de deux doigts ; — un certain degré de mobilité du fœtus dans la cavité utérine — et une connaissance précise de la position.

Après la rupture des membranes et l'écoulement des eaux, l'opération devient plus difficile, mais elle n'est pas, même alors, toujours forcément impraticable (1).

B. — VERSION INTERNE

Dans la version interne la main entière est introduite dans l'utérus. Il est nécessaire par conséquent que le col soit assez dilaté pour que la main puisse passer sans violence à travers le canal cervical.

Les contractions utérines inopportunes demandent à être combattues par des injections hypodermiques de morphine, avec ou sans addition d'atropine, ou par l'anesthésie complète.

Comme la version interne n'est pas une opération sans importance, mais qu'au contraire elle peut être suivie d'inflammations dues soit à des lésions des tissus maternels, soit à l'introduction d'un air contaminé dans l'utérus, on ne doit la tenter que lorsque la méthode combinée a été démontrée impraticable.

Elle s'applique surtout aux cas dans lesquels un certain degré de rétraction utérine a suivi l'écoulement du liquide amniotique.

Préliminaires. — La malade doit être placée sur le dos ou sur le côté ; la vessie et le rectum vidés, et l'anesthésie poussée jusqu'à ce que l'action des muscles abdominaux soit suspendue. La position exacte du fœtus doit être soigneusement déterminée.

Introduction de la main. — Choix de la main. — Recherche des pieds. — La main, bien huilée sur sa face dorsale, doit traverser le vagin et le col lentement, à la fin d'une douleur, les doigts réunis en cône, en côtoyant la synchondrose sacro-iliaque du côte où sont logés les pieds de l'enfant. En même temps, une contre-pression permanente doit être

(1) Si les membranes sont intactes et qu'on choisisse la version interne au lieu de la méthode bipolaire, un des trois procédés suivants se présentent dans la pratique : 1° Boer recommandait de passer la main entre les membranes et l'utérus pour arriver aux pieds de l'enfant et de rompre les membranes ; 2° Hirter saisissait les pieds de l'enfant à travers les membranes et opérait la version sans les rompre ; 3° Levret rompait les membranes à l'orifice utérin et introduisait la main pendant l'écoulement des eaux. Ce troisième procédé est celui qui mérite le plus de faveur.

établie sur le fond de l'utérus pour empêcher la rupture des attaches vaginales. Si l'utérus commence à se contracter, les doigts doivent être désunis et l'opérateur demeurer passif jusqu'à ce que la douleur ait disparu.

Dans les présentations du sommet, la main employée sera toujours celle qui correspond au côté des pieds de l'enfant. Dans les présentations transversales, quand la version est pratiqué aussitôt après la rupture des membranes, avant la rétraction de l'utérus, le choix de la main est sans conséquence. Ceci est particulièrement vrai pour les positions dorso-antérieures. Ainsi, quand l'enfant est couché, la tête à gauche, les pieds à droite et le ventre en arrière, la main droite doit être introduite directement en croisant le ventre jusqu'aux extrémités du

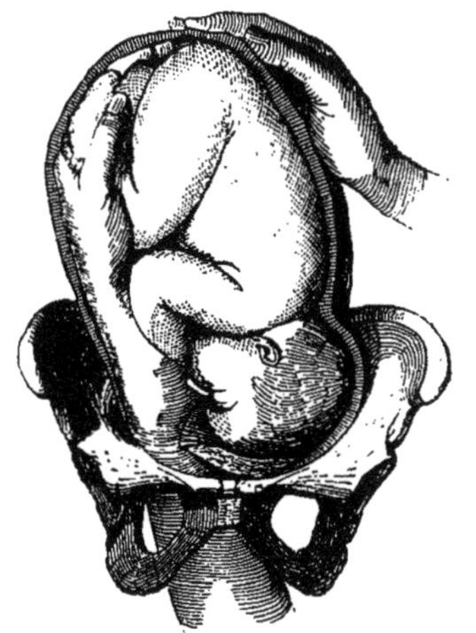

Fig. 181. — Version dans la présentation du sommet. — Saisie des pieds.

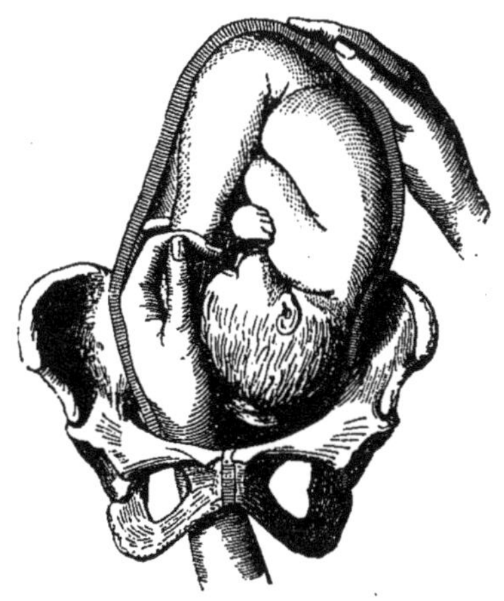

Fig. 182. — Version dans la présentation du sommet. — Évolution.

fœtus, ou bien la main gauche peut gagner le siège, suivre le long de la cuisse, jusqu'au genou ou la jambe les plus proches.

Par ce dernier procédé on évite le danger de prendre un bras pour la jambe. Si, dans quelque cas, le doute pouvait naître d'un semblable motif, les différences caractéristiques entre la *main* et le *pied* nous guideraient pour corriger le diagnostic. Ainsi le poignet jouit d'une plus grande mobilité que la cheville; les doigts sont plus longs que les orteils; la paume de la main plus courte que la plante du pied; la position du pouce est particulière à la main; et le talon pointu et saillant est spécial au pied.

Dans le décubitus latéral, la malade doit être placée sur le côté qui correspond au siège de l'enfant, les fesses rapprochées du bord du lit. Ici, évidemment, l'opérateur, se tenant en arrière de la malade, se servira, avec la plus grande facilité, de la main opposée au côté sur lequel la femme est couchée (côté gauche, main droite e *vice versa*). Dans les positions dorso-postérieures, spécialement, l'avantage est manisfeste.

SAISIE DES PIEDS. — ÉVOLUTION OU VERSION PROPREMENT DITE.

1° Dans les versions faciles, il est d'une pratique correcte d'amener un pied ou un genou seulement. Quand on laisse une des extrémités repliée sur l'abdomen, le volume plus large du siège distend plus complètement le col et prépare ainsi la voie au passage ultérieur de la tête de l'enfant. Dans les cas difficiles, ou lorsque l'accouchement doit être rapidement effectué, les deux pieds doivent être saisis.

Un pied, saisi seul, doit être tenu à la cheville entre le pouce et les doigts. Quand cela est praticable la jambe entière peut être empoignée à pleine main.

Quand on pense faire la version au moyen des deux pieds, le doigt du milieu sera placé entre eux, tandis que les chevilles seront maintenues par le second et le quatrième doigt.

Tant que la version n'est point compliquée, il n'y a pas d'importance à attacher à la question de savoir quel pied sera choisi. Tandis qu'en Allemagne on accorde la préférence à la préhension du pied le plus accessible, on soutient généralement en Angleterre la supériorité de la version sur le membre le plus éloigné.

Comme dans la méthode bipolaire, pendant la traction sur le pied, la main extérieure aidera à la version à travers les parois abdominales, en pressant de haut en bas sur la tête, *avec la main restée libre*.

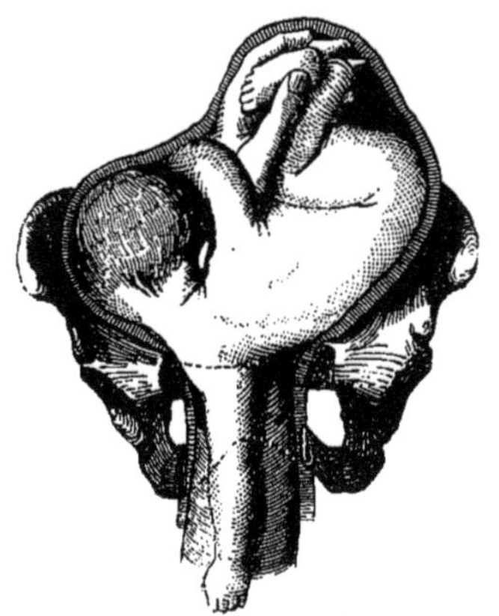

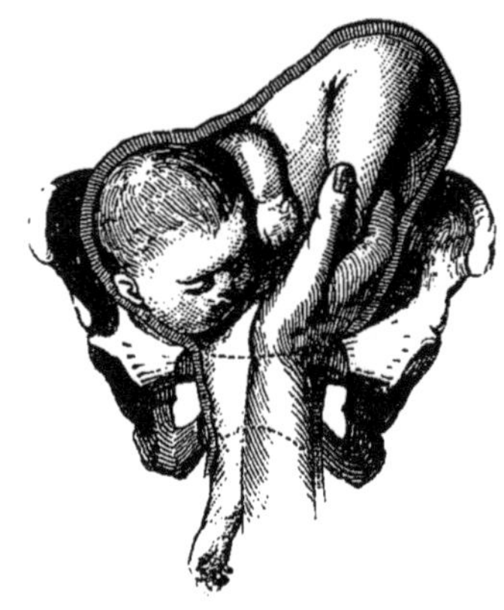

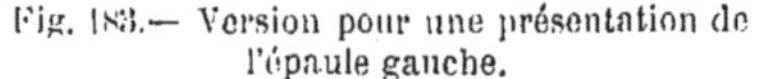

Fig. 183.— Version pour une présentation de l'épaule gauche.

Fig. 184. — Version pour une présentation de l'épaule droite.

2° Dans les présentations transversales, quand les membranes se rompent, *le bras le plus inférieur vient souvent en procidence dans le vagin*. En règle, cette complication ne cause pas d'embarras pour la version, quoiqu'elle puisse amener quelque difficulté pour l'introduction de la main.

C'est un bon procédé, dans les présentations du bras, que de glisser autour du poignet un lacs en nœud coulant, qui sert à deux fins : en permettant d'attirer le membre en haut vers la symphyse, ou en arrière contre le périnée, suivant que la main doit passer en avant ou en arrière ; — et en permettant aussi de maintenir le bras sur le côté du tronc de l'enfant, pendant l'exécution de la version, évitant ainsi les difficultés du dégagement de ce bras lors de la période d'extraction.

Le Dr F. P. Foster, dans un cas où la mobilité de l'enfant n'était pas un obstacle, se servit du bras prolabé comme d'un auxilaire pour la version, et cela, de la manière ingénieuse que voici. L'enfant était couché, le dos en avant, la tête sur la fosse iliaque droite, et le bras gauche se présentait. Avec la main droite dans le vagin, il

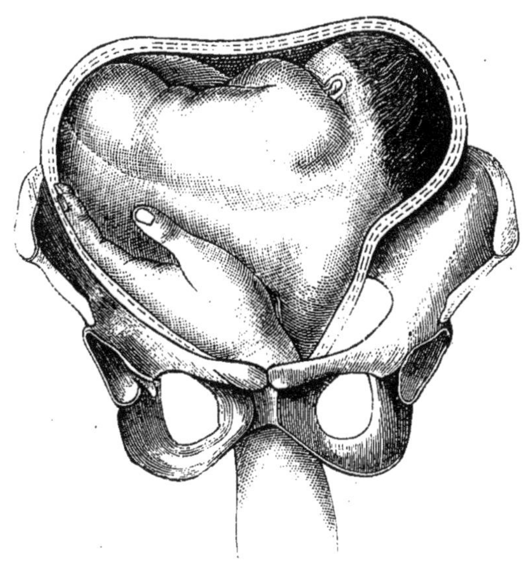

Fig. 185. — Manière de saisir le pied en contournant le siège (Scanzoni).

saisit le bras et le repoussa doucement en haut, dans la direction de l'humérus. De cette façon il réussit à soulever le pôle céphalique, jusqu'à ce qu'avec le doigt indicateur seul dans le col de l'utérus il fût arrivé à atteindre le siège de l'enfant. Avec l'extrémité de son doigt il le poussa doucement vers le côté droit de la mère et rencontra bientôt le pied gauche qu'il attira promptement dans le vagin (1) ;

(1) Foster. *On Prolapse of the Arm in Transverse Presentations*, « Amer. Jour. of Obstet. », vol. IX, p. 203.

3° Lorsqu'après la rupture des membranes on n'agit point promptement, *l'épaule s'engage et se tasse dans le détroit pelvien.*

Si les douleurs sont faibles, l'utérus peut demeurer dans le relâchement, de façon que, quelques heures après, la version peut être rapidement pratiquée. Si les douleurs sont bonnes, l'utérus se rétracte au fur et à mesure de l'écoulement des eaux, jusqu'à ce que, finalement, il s'applique, en se raidissant, sur la surface même du fœtus. Cette éventualité est connue des accoucheurs sous le nom de *présentation de l'épaule négligée.*

La version, dans ces circonstances, est embarrassante : d'une part, à cause de la difficulté d'introduire la main dans l'utérus pour saisir le pied et, d'autre part, par le fait qu'en exerçant des tractions sur une extrémité, au lieu de mobiliser l'enfant dans l'utérus, on s'expose à agir simultanément sur l'enfant et l'utérus, qui s'appliquent intimement l'un sur l'autre et font corps ensemble.

Lorsqu'il opère après que la rétraction de l'utérus est devenue absolue, le médecin doit chercher à obtenir le plus grand relâchement possible, en poussant l'anesthésie jusqu'à complète insensibilité. La main doit être introduite lentement et avec la plus grande douceur. Agir avec précipitation ou essayer de surmonter, par la force, la résistance utérine, entraîne le risque d'occasionner une rupture fatale. La main extérieure doit maintenir une solide contre-pression sur le fond, pour empêcher l'utérus de se détacher de ses insertions vaginales.

La préhension du pied inférieur est ordinairement seule praticable. Simpson, il est vrai, pensait que le secret du succès, dans de semblables cas, dépendait des tractions que l'on exerce sur le membre supérieur, en ce qu'elles tendent à faire tourner le corps de l'enfant sur son plus grand axe, favorisant ainsi le dégagement de l'épaule enclavée. Cependant, quelque rationnel que cela paraisse en théorie, l'évolution du fœtus, dans un utérus contracté tétaniquement, est plus aisée à représenter dans un schéma qu'à effectuer dans la pratique. Le résultat habituel de la préhension de la jambe supérieure est de la croiser avec sa congénère et de tordre le corps de l'enfant, de façon à comprimer dangereusement les viscères abdominaux. En opérant des tractions sur la jambe inférieure, on ramène le siège vers l'orifice utérin, par le plus court chemin. Certainement, par cette manœuvre, le corps du fœtus est ployé latéralement, mais la flexion latérale ne cause pas de préjudice à l'enfant.

En cas d'insuccès dans l'exécution de la version, on place un lacs de ruban sur le pied, et la main retourne à la recherche de l'autre extrémité. Quand le pied est à portée, l'anse du lacs, placée autour des doigts, est facilement dirigée en haut jusqu'à la cheville. Cependant, lorsque le pied est resté encore haut dans le vagin, région où les mouvements des doigts sont gênés, on a besoin d'un instrument quelconque pour faire glisser le nœud, des doigts sur le pied.

Indubitablement l'invention qui répond le mieux à ce but est le *Repositor* de Carl Braun, qui consiste en une tige de gutta-percha, longue de quarante centimètres, avec une ouverture située à cinq centimètres de son extrémité. Dans cette ouverture, on enfile l'anse d'un fil plié en double. Quand on est pour s'en servir, on passe cette anse dans le nœud du lacs et on l'accroche alors à l'extrémité de la tige. Ainsi fixé, le lacs est porté dans la direction qu'on a en vue. Alors, en relâchant les bouts du fil qui, pendant le mouvement d'ascension, sont main-

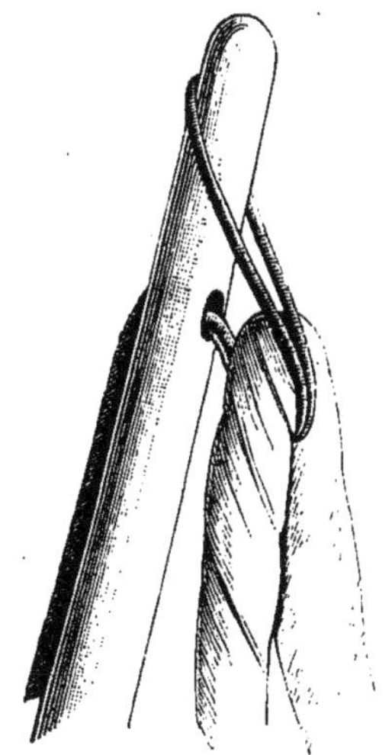

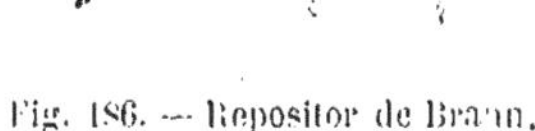

Fig. 186. — Repositor de Braun.

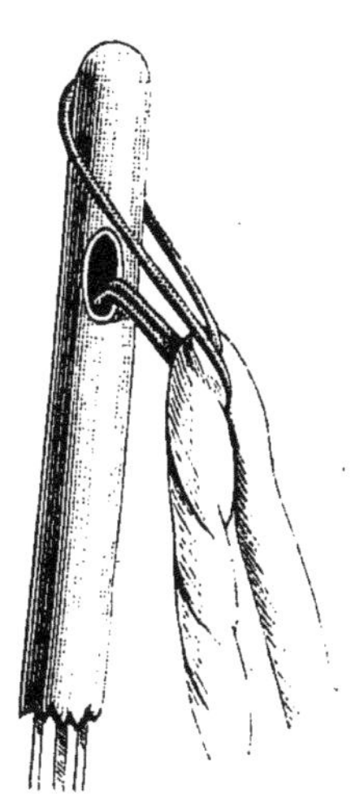

Fig. 187. — Sonde faisant office de repositor.

tenus sur les côtés de la tige, par la main de l'opérateur, et en secouant cette tige, l'instrument se trouve facilement détaché et peut être retiré sans difficulté (*fig.* 186).

Si l'opérateur n'a pas eu le soin de dégager le pied, à cause des difficultés qu'il a éprouvées à maintenir sa prise, le lacs peut être noué autour de son bras et, de là, poussé en haut sur la main jusqu'à l'extrémité saisie.

Un expédient, qui m'a rendu un excellent service dans plusieurs occasions, consiste dans l'emploi d'un cathéther ordinaire, dans lequel on enfile un cordon double, de manière que l'anse sorte de l'œil de l'instrument (*fig.* 187).

Cette anse, une fois la sonde munie d'un mandrin, m'a servi précisément de la manière indiquée pour l'emploi de l'instrument de Braun.

Pour obvier à la difficulté qui consiste dans le glissement de l'extrémité fœtale, dans les cas où les eaux sont écoulées depuis longtemps, M. le professeur Pajot conseille de frotter la main qui opère, avec une substance pulvérulente, comme le blanc d'Espagne, par exemple.

Un corps résineux, tel que la colophane ou la résine de pin, réduit en poudre très fine, peut rendre le même service, à condition d'en frotter énergiquement la face palmaire de la main, de façon à l'incruster en quelque sorte dans l'épiderme. L'emploi de ce moyen m'a été très utile. La prise ainsi obtenue est des plus solides. D.

Dans le cas où le second membre ne peut être atteint, ou lorsque la traction exercée sur les deux extrémités ne réussit pas à amener le siège dans le col, une tentative doit être faite pour déloger et soulever l'épaule en présentation. Ceci peut quelquefois s'accomplir, suivant l'indication du professeur Goodel, en attirant en bas le bras supérieur et en tournant l'enfant sur son plus grand axe ; ou bien, tandis que le pied enlacé est maintenu hors du champ d'opération par le lacs qui le tient attaché, la main correspondant à la tête de l'enfant peut être introduite dans le vagin et employée à dégager du col la partie qui se présente. Le soulèvement de l'épaule sera graduel et pratiqué avec la plus grande douceur, le danger d'une rupture de l'utérus s'aggravant particulièrement par l'état de minceur et de distension exagérées du segment inférieur. Dans le même temps, un aide adroit maintiendra l'utérus au dehors et aidera à la descente du siège, par une pression dirigée convenablement.

Dans les cas rares où l'insuccès aura suivi toutes les tentatives faites pour accomplir la version, — ou quand une rupture paraîtra imminente, — ou lorsque l'enfant aura été reconnu mort, — l'obstacle à l'accouchement sera vaincu par l'embryotomie (décapitation). L'extraction de la tête et celle du tronc seront opérées séparément.

CHAPITRE XXII

CRANIOTOMIE ET EMBRYOTOMIE

Craniotomie. — Indications. — Opération. — Perforateur. — Méthodes de perforation. — Extraction après la perforation. — Forceps. — Céphalotribe. — Action du céphalotribe. — Objections. — Application du céphalotribe. — Cranioclaste. — Crochet et érigne mousse. — Céphalotomie. — Embryotomie. — Exentération ou éviscération. — Décapitation.

CRANIOTOMIE

La *craniotomie* comprend les diverses opérations employées pour réduire les dimensions de la tête de l'enfant. Ainsi l'expression s'applique :

1° A la perforation du crâne et à l'évacuation du contenu du cerveau;

2° Aux différents procédés consécutivement employés pour arriver à réduire et extraire la tête.

INDICATIONS DE LA PERFORATION. — On a recours à la perforation dans les cas d'obstacles mécaniques à l'accouchement, pour triompher de la disproportion existant entre la tête de l'enfant et les passages maternels. Comme l'opération se pratique dans l'unique intérêt de la mère, on aura bien plus librement recours à son exécution quand l'enfant sera *mort*, que lorsqu'il sera encore *vivant*.

La perforation sur l'enfant mort est de mise dans les accouchements difficiles, dès que la temporisation devient dangereuse pour la parturiente. L'avantage, purement esthétique, d'extraire avec le forceps un enfant non mutilé, ne doit pas être mis en balance, par le médecin, avec le salut et la sécurité de la mère.

Si l'enfant est vivant, la question de perforation est une des plus sérieuses qui puisse échoir en partage à un médecin consciencieux. Si la mère est en danger et le sacrifice de l'enfant nécessaire à sa conservation, peu d'accoucheurs aujourd'hui discuteraient sur la supériorité des droits de la mère à l'existence. Toutefois, ce n'est pas de la sentimentalité pure que de se prénétrer de ce qu'il y a d'épouvantable à détruire un enfant vivant, avant de posséder l'absolue conviction que les mesures conservatrices, qui entretenaient l'espoir de préserver les deux existences, sont de faible ou de nul avantage. Entre l'opération césarienne d'un côté, et le forceps ou la version de l'autre, la véritable place de la craniotomie sera l'objet d'une discussion dans le paragraphe relatif au traitement des bassins rétrécis.

OPÉRATION. — Quand la perforation est une fois décidée, il ne faut apporter aucun délai à son exécution. Par un retard, le véritable motif de l'opération, c'est-à-dire la préservation de la vie de la mère, se trouve compromis (1).

La patiente sera placée dans la position obstétricale habituelle, les genoux fléchis et les hanches amenées vers le bord du lit. Le chloroforme n'est pas nécessaire. On peut s'en servir cependant pour épargner à la femme de pénibles souvenirs.

Si la tête n'est pas fixée dans le détroit supérieur, elle doit être fermement maintenue en place par les mains d'un aide agissant à travers les parois abdominales; ou bien, l'enfant doit être retourné par la version et la perforation pratiquée sur la tête dernière.

(1) Spiegelberg a noté qu'entre les années 1870 et 1877, sur trente-trois cas de perforation, trois se terminèrent par la mort, tandis que dans les cinq années précédentes, pendant lesquelles l'opération fut pratiquée à une période tardive, sur treize cas, sept se terminèrent par la mort (« Handbuch der Geb. », p. 883).

Une dilatation complète du col n'est pas indispensable pour l'exécution de l'opération. Si le but est simplement de soustraire à la pression les parties molles maternelles, la perforation peut être pratiquée dans la premiere étape du travail.

Cependant, quand on se propose de faire suivre la perforation de l'extraction immédiate, il est nécessaire de s'assurer d'une dilatation préliminaire suffisante. Pour cette catégorie de faits, j'ai vu d'excellents résultats obtenus par l'emploi du forceps à branches longues et étroites du Dr Taylor, lequel peut traverser un col dilaté de quatre centimètres à peine, en diamètre. Il permet à l'opérateur de saisir la tête et de s'en servir comme d'un coin dilatateur pendant et après une douleur (*Voir* p. 422 de l'ouvrage). Si le col pend à vide dans le bassin, et si la tête ne peut pas être mobilisée au détroit supérieur, les dilatateurs de Barnes sont souvent d'un grand secours. Indubitablement, dans bien des cas, la mère est exposée à moins de violences lorsqu'on a recours à une simple perforation, si le crâne se vide et si l'on abandonne la dilatation du col à la pression exercée par la tête descendant graduellement. Cette méthode cependant expose la femme aux dangers d'un empoisonnement septique, car, à moins que les douleurs ne soient franches et l'accouchement rapide, la décomposition du fœtus *in utero* s'établit promptement après la perforation.

Instruments employés pour la perforation. — La plupart des instruments perforateurs en usage dans ce pays (U. S.) sont des modifications du modèle des ciseaux de Smellie. Le perforateur de Simpson est celui que j'ai l'habitude d'employer (*fig.* 191). Comme la pression sur les manches de l'instrument détermine l'écartement des extrémités perforantes, on peut aisément s'en servir avec une main. Les oreilles proéminentes, situées juste au-dessous des lames coupantes, empêchent l'instrument de pénétrer trop loin dans le crâne.

Les bords et les pointes des branches sont émoussés, de façon à n'être point susceptibles de léser les parties molles de la mère, pendant l'opération. L'objection capitale contre cet instrument provient justement de ces mesures spéciales de sécurité, parce que, l'instrument étant mousse, il faut employer une force considérable pour pénétrer dans le crâne, ce qui accroît naturellement le risque d'un glissement.

Un meilleur instrument est celui de M. Blot (*fig.* 188). Il possède une pointe en forme de lance qui en fait un perforateur très sûr. Les branches, quand l'instrument est fermé, sont superposées et incapables de causer aucun dommage aux tissus maternels. Lorsque les branches sont écartées, après l'accomplissement de la perforation, elles coupent promptement les tissus osseux du crâne. Les ciseaux à craniotomie de Hodge peuvent être employés comme perforateur, après quoi ils servent à couper les os.

Le Dr T. G. Thomas a imaginé un perforateur avec une extrémité ressemblant à une vrille, laquelle a pour but de frayer la voie à l'instrument. L'ouverture est ensuite agrandie au moyen d'un couteau, caché et maintenu dans le corps du craniotome, jusqu'à ce que le moment soit venu d'en faire usage. Considéré au point de vue mécanique, le perforateur de Thomas est au-dessus de tout reproche. Il est cependant en quelque sorte plus difficile de le tenir en état que ceux mentionnés précédemment.

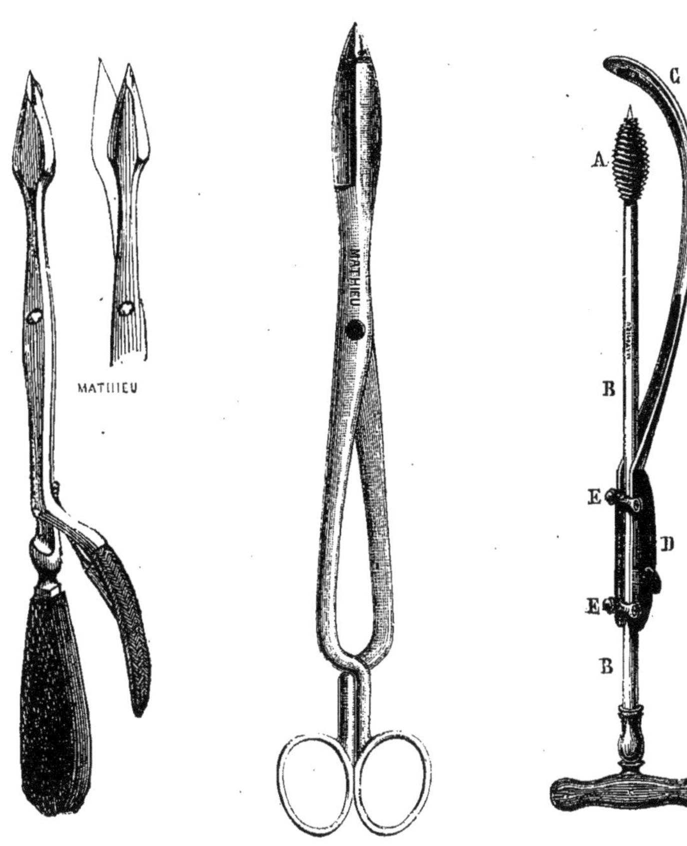

Fig. 188. — Perforateur de Blot.

Fig. 189. — Ciseaux perce-crâne modifiés par le Dr Pinard.

Fig. 190. — Perforateur d'Hubert.

Les Allemands, pour la plupart, emploient un long trépan perforateur qui enlève des segments circulaires du cuir chevelu et du crâne. Le trépan ne laisse derrière lui aucun éclat d'os, et fait une ouverture qui, selon toute apparence, ne peut être bouchée par les parties environnantes, mais, d'un autre côté, on ne peut s'en servir que sur la voûte cranienne.

Avant de pratiquer la craniotome, la vessie et le rectum doivent être vidés. L'opérateur introduit les doigts médius et indicateur dans le vagin et les appuie fortement contre les parties les plus accessibles de la tête de l'enfant. A ce moment, il faut user d'une grande attention pour prendre une idée exacte de la situation du col et de l'étendue de sa dilatation. L'opérateur saisit alors le manche du perforateur dans la main droite, en pousse l'extrémité pointue, sous le contrôle des doigts de la main gauche, jusqu'à la région de la tête sur laquelle il a décidé de pratiquer la perforation.

Il est loisible de choisir une suture ou une fontanelle au lieu de la table osseuse elle-même. On poussera alors le perforateur contre le crâne, d'un mouvement de vrille, jusqu'à ce que la cessation de la résistance indique à l'opérateur que l'os a été traversé. Dans les cas où le crâne est exceptionnellement épais ou dur, cette partie de l'opération peut offrir quelque difficulté. On doit être certain de présenter l'instrument perpendiculairement au point que l'on veut perforer; il serait, autrement, susceptible de glisser sur la surface arrondie de la sphère céphalique.

Si, au lieu d'être fixée dans le bassin, la tête est située très haut, on devra prendre pour l'opération toute espèce de précautions. La tête doit être comprimée fortement contre le détroit supérieur, à travers l'abdomen, par les mains d'un aide. Le perforateur doit être dirigé suivant l'axe du détroit supérieur. Le point choisi pour la perforation devra être rapproché de la symphyse, l'instrument étant alors beaucoup moins susceptible de glisser que s'il était porté en arrière, vers le promontoire. Les doigts de la main gauche seront, comme des sentinelles vigilantes, chargés de sa direction. Parfois, pour mieux assurer la protection des parties molles, l'opérateur introduit complètement la moitié de la main dans le vagin.

Lorsque le perforateur aura pénétré dans le crâne, on élargira l'ouverture en serrant les poignées, ce qui déterminera l'écartement des lames coupantes; les laissant alors se refermer d'elle-mêmes, on fait décrire à l'instrument une demi-rotation, et l'on pratique une seconde entaille à angle droit avec la première. Avant de retirer le perforateur, on doit le faire mouvoir librement de côté et d'autre, afin de diviser la masse cérébrale. Le prompt et complet affaissement des parois craniennes est, dans une certaine mesure, sous la dépendance de l'évacuation parfaite du contenu de la boîte osseuse. Il faut aussi avoir soin de faire pénétrer le perforateur dans le trou occipital, pour diviser la moelle allongée et assurer ainsi la mort de l'enfant avant l'accouchement. Quelquefois, il est avantageux de délayer la pulpe cérébrale en injectant un courant d'eau dans la cavité céphalique (1).

Dans les présentations de la face, on doit avoir soin d'introduire le perforateur à travers l'os frontal ou à travers l'orbite. Lorsque ni l'un ni l'autre de ces points n'est accessible, il est possible de faire une ouverture à travers la voûte palatine, en arrière des fosses nasales.

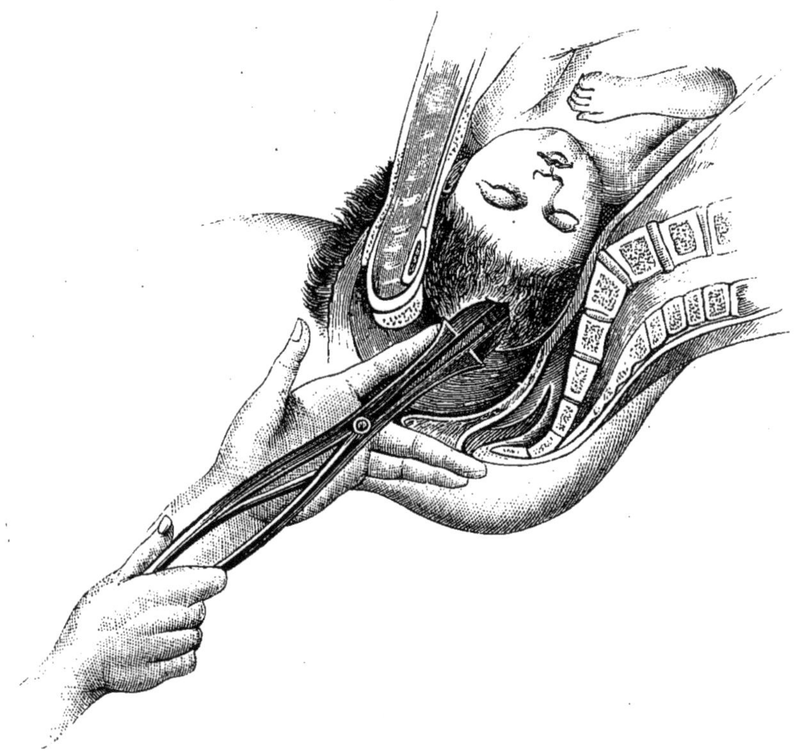

Fig. 191. — Perforation pratiquée au moyen du perforateur de Simpson.

La perforation de la tête dernière est toujours une affaire d'une difficulté considérable. La pointe du perforateur doit être portée obliquement sur le crâne au lieu de l'attaquer perpendiculairement. Elle sera plus sujette, en conséquence, à glisser. D'après des données théoriques, on a recommandé d'introduire l'instrument entre l'occiput et l'atlas, où à travers une fontanelle latérale. Dans la pratique, cepen-

(1) Von Weber a démontré qu'aucun céphalotribe ne peut complètement effectuer l'évidement de la tête perforée. Il a fait voir également qu'une tête pleine était plus difficilement comprimée qu'une tête partiellement vidée de la substance cérébrale. L'extraction est donc nécessairement plus facile lorsque la substance cérébrale est complètement évacuée que lorsque l'évacuation n'a été que partielle.

dant, de tels raffinements sont rarement mis à profit. L'opérateur passe simplement les quatre doigts de la main gauche sous la symphyse du pubis et, tandis que les pieds de l'enfant sont attirés en bas et en arrière par un aide, on pratique la perforation sur un point quelconque situé derrière l'oreille, là où la manœuvre peut être effectuée plus aisément. Chailly recommande d'accrocher inférieurement le menton de l'enfant et de perforer, comme dans les présentations de la face, à travers la voûte palatine (1).

Le trépan perforateur demande à être maintenu ferme et immuable contre le pariétal. Quelquefois, lorsqu'il existe une tumeur séro-sanguine volumineuse du cuir chevelu, il est nécessaire de pratiquer une incision préliminaire sur les téguments. Le trépan n'est pas sujet à glisser, il est d'un maniement facile; mais, comme on ne peut s'en servir sur la tête dernière ni dans les présentations de la face, et comme il est difficile de le tenir propre et en état, les instruments moins compliqués, de forme lancéolaire, jouissent, malgré tout, de la préférence des accoucheurs de tous les pays, en dehors de l'Allemagne.

Extraction de l'enfant après la perforation.—Autrefois, beaucoup d'accoucheurs estimaient qu'il est prudent d'attendre, après la perforation. Osborne, même, recommandait qu'on laissât s'écouler au moins trente heures, avant de procéder à l'extraction, dans le cas où la craniotomie avait été pratiquée sur un enfant vivant. Les raisons sur lesquelles s'appuyait la temporisation étaient tirées du ramollissement, du relâchement des sutures et de la facilité avec laquelle s'opère l'amoindrissement, après que la putréfaction s'est une fois établie. Aujourd'hui, on a coutume d'extraire l'enfant aussitôt que l'état de l'orifice permet de recourir sans risques aux procédés opératoires appropriés. Ce changement dans la pratique résulte du changement des idées relativement aux dangers tenant à la simple prolongation du travail; à la crainte de l'empoisonnement septique et, finalement, au perfectionnement des méthodes qui sont maintenant à notre disposition pour le prompt achèvement du travail.

L'extraction peut être opérée avec le forceps, le céphalotribe, le cranioclaste, le crochet ou l'érigne mousse. Dans quelques cas, la version peut être exécutée avec succès.

D'ailleurs, chaque instrument, chaque méthode, a ses limites et son rang, dès qu'il s'agit de l'application. D'habitude, dans les cas d'extrême

(1) Cohnstein recommander d'inciser sur la région cervicale et la portion supérieure du dos et d'ouvrir le canal spinal par la section des lames vertébrales. On peut alors, à travers cette ouverture, porter un cathéter jusque dans la cavité cranienne et s'en servir pour dilacérer la substance cérébrale, qu'on fait ensuite écouler par le canal, à l'aide d'injections d'eau. Voir *Einneues Perforations Verfahren*, « Arch. f. Gynaek. », Bd. VI, p. 505.

disproportion entre la tête et les voies maternelles, l'opérateur trouve son avantage à avoir sous la main un matériel complet et à recourir, selon les différentes périodes de l'accouchement, à des manœuvres opératoires successives. L'adoption d'un moyen unique et la condamnation en bloc de tous les autres est un calcul qui, dans les cas difficiles, conduit sûrement aux plus grands embarras et à l'insuccès. Par conséquent, l'étude de la valeur des différents instruments employés pour l'extraction de la tête perforée est essentielle pour une détermination correcte et judicieuse, en ce qui regarde la pratique.

FORCEPS

L'emploi du forceps comme instrument d'extraction après la perforation est recommandé par Tarnier comme suit : « L'application du forceps, consécutive à la craniotomie, a été diversement jugée, tantôt blâmée, tantôt recommandée ; mais, comme elle nous a souvent réussi, nous n'hésitons pas à dire que c'est une bonne opération, applicable surtout dans les cas où le rétrécissement n'est pas considérable. Le forceps a l'avantage d'être entre les mains de tous les médecins ; il saisit la tête avec solidité, et, en serrant les manches avec force, on provoque un écoulement de matière cérébrale assez considérable pour que le crâne éprouve un aplatissement notable. En opérant des tractions prudentes, on réussit souvent à extraire la tête sans aucun dommage pour la mère ; le danger ne commencerait qu'avec des tractions trop violentes (1). »

Ces remarques s'appliquent au puissant forceps français, qui est capable d'exercer une force compressive considérable. Hodge a trouvé son forceps très utile en pareil cas (2).

Les poignées courtes et le grand écartement des cuillers du forceps anglais le rendent inutile comme instrument de traction, une fois que la craniotomie a été pratiquée.

CÉPHALOTRIBE

Le 6 juin 1829, Baudelocque neveu lut, devant l'Institut royal de France, un mémoire sur une nouvelle méthode d'embryotomie (3). Il dépeignit d'abord les dangers inhérents à toutes les opérations effectuées avec des instruments pointus et à bords tranchants, introduits dans l'utérus. D'après les statistiques des seize années

(1) Tarnier. *Dict. de Médecine et de Chirurgie pratique*, art. « Embryotomie », vol. XII, p. 657.

(2) Hodge. *Compression de la tête fœtale*, « Am. Jour. of Obst. », mai 1875.

(3) A. Baudelocque. « Revue méd. », août 1829, p. 321.

antérieures recueillies à la Maternité, il montra que la moitié des femmes ainsi opérées mouraient, et que la plus courte de ces opérations durait trois quarts d'heure. Il décrivit alors un instrument qu'il avait inventé, et qu'il appelait *céphalotribe*.

Il représenta qu'avec cet instrument il pouvait écraser, en un instant, la base et les parois du crâne fœtal, forçant la cervelle à jaillir hors des orbites, des narines et de la bouche, les téguments restant cependant intacts et formant une sorte de sac, qui suffisait à empêcher les arêtes des os fracturés de léser les parties molles de la mère. L'auteur exprimait en outre sa conviction que le céphalotribe était destiné à abolir et à remplacer le perforateur et le crochet, et qu'il pouvait être employé avec succès dans les bassins ne mesurant que cinq centimètres environ dans leur diamètre rétréci.

Cet instrument primitif était long de deux pieds et pesait au delà de sept livres. Par la forme il ressemble au forceps. Une manivelle rattachée aux poignées est destinée à rapprocher l'une de l'autre les branches, qui sont énormes. Le céphalotribe primitif a subi, depuis, différentes modifications introduites avec le dessein de lui retirer son aspect repoussant. L'observation de Chailly, dans son *Traité pratique des accouchements*, en 1842, que la perforation doit toujours précéder la céphalotripsie, a surtout conduit à la construction d'instruments plus légers et plus commodes.

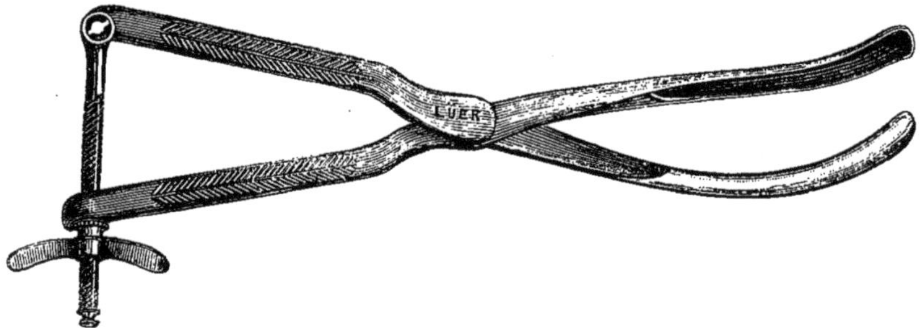

Fig. 192. — Ancien céphalotribe modifié par Lüer (inusité).

Le rêve de Baudelocque, que le céphalotribe était destiné à faire disparaître le perforateur, ne s'est jamais réalisé.

Les modèles en usage actuellement varient considérablement quant au poids, à l'extension des courbures pelvienne et céphalique, et quant à la nature du mécanisme destiné à produire la compression. Ces différentes variétés sont tout uniment la preuve de la défectuosité de l'instrument en lui-même. La forme des branches est de la plus grande importance en pratique. On doit se rappeler que le céphalotribe est destiné à agir à la fois comme compresseur et comme tracteur.

Maintenant il appert que, quelqu'effort que l'on fasse pour en tirer bénéfice dans un sens, ce n'est qu'au prix du sacrifice de quelqu'autre avantage.

Ainsi, il est évident que la plus grande somme de force d'écrasement s'exerce lorsque les branches se rapprochent à peu près parallèlement l'une de l'autre; mais si, pour obéir à cette indication, on supprime la courbure céphalique, les branches, au lieu de s'adapter à la convexité de la tête de l'enfant, se ferment à la façon d'une paire de ciseaux et sont ainsi sujettes à glisser, si l'instrument est employé comme tracteur. De plus, comme les branches sont habituellement appliquées suivant le diamètre transverse ou oblique, il est nécessaire de tourner le céphalotribe, pour faire correspondre la tête, une fois aplatie, avec le diamètre étroit du bassin. Pour ce motif, la rotation du céphalotribe dans les organes génitaux nécessite un instrument sans courbure pelvienne ; et cependant, quand il existe une saillie considérable du promontoire, un instrument droit ne peut arriver à saisir que la partie postérieure de la tête. Celle-ci est alors souvent chassée hors des branches, dès qu'on commence la compression, comme un noyau de cerise est chassé par la pression de deux doigts, pour me servir de la comparaison de Cazeaux.

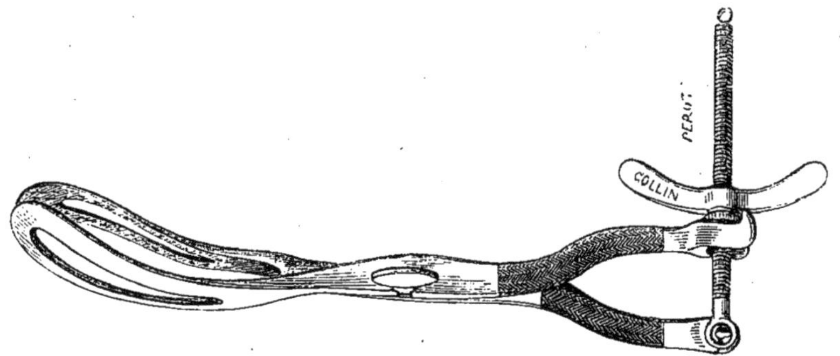

Fig. 193. — Nouveau céphalotribe du Dr Bailly.

L'instrument français de Blot est pourvu d'une bonne courbure pelvienne, mais les branches sont exactement rapprochées l'une de l'autre. Dans le céphalotribe de Scanzoni, l'écartement maximum des branches est extérieurement de cinq centimètres à peu près. Leur surface interne est pourvue d'une cannelure longitudinale qui en occupe le centre, tandis que les extrémitées carrées se recourbent en dedans à angle aigu, à la manière de pinces. L'instrument possède une courbure pelvienne de sept centimètres.

Quand le céphalotribe de Scanzoni est appliqué sur les côtés du crâne vidé, celui-ci s'allonge dans le sens de l'axe de l'instrument;

mais Mundé rapporte qu'il a été témoin à la clinique de Würzbourg, trois fois sur quatre, de l'impossibilité de saisir sûrement la tête. La figure 194 représente un céphalotribe construit pour moi il y a quelques années par MM. Tiemann et Cie. Cet instrument a rencontré une grande faveur à New-York et dans les environs. Il est pourvu d'une courbure céphalique de près de six centimètres mesurée extérieurement sur les cuillers (1). La courbure pelvienne est de huit centimètres environ d'étendue. Ces mesures sont semblables à celles des instruments de Seyfert et Breisky de Prague. Les branches sont fenêtrées et évidées sur leur surface interne. Les avantages d'un instrument ainsi constitué sont évidents. Il permet de saisir la tête, quand elle est mobile au-dessus du détroit supérieur du bassin. Comme les extrémités des cuillers se rapprochent intimement l'une de l'autre lorsque la compression est complète, l'instrument devient

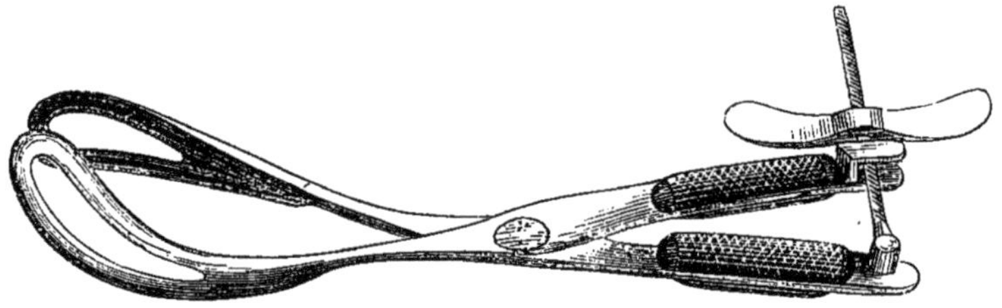

Fig. 194. — Céphalotribe de Lusk.

un parfait tracteur et maintient la tête, aussi sûrement qu'un forceps ordinaire.

Sa construction entraîne virtuellement l'abandon des deux idées chimériques primitives sur l'usage et le mode d'action du céphalotribe, à savoir : que l'instrument est capable d'aplatir la tête de manière à ce qu'elle puisse traverser un bassin ne mesurant que cinq centimètres de diamètre conjugué ; et que ce résultat peut, comme nous l'avons mentionné, s'accomplir par le moyen de la rotation de l'instrument, mouvement qui fait correspondre la tête aplatie au diamètre le plus réduit du bassin.

Les résultats immédiats du broiement opéré à l'aide du céphalotribe ont été un long sujet de dispute. Baudelocque, avec son lourd instru-

(1) Les avantages qui semblent résider dans le parallélisme des branches sont plus apparents que réels. Quelque réelle que puisse être la compression exercée par un instrument ainsi conçu, il est de fait que la tête, agissant comme un coin, détermine un écartement des extrémités en rapport avec l'absence de courbure céphalique. Breisky et Seyfert ont particulièrement fait remarquer qu'il était bien préférable que l'écartement des branches se produisît à leurs extrémités, au niveau des points immédiatement en contact avec la tête fœtale.

ment, proclamait qu'il pouvait briser instantanément le crâne, y compris la base. Kilian (1) rapporte que, dans son premier cas de céphatotripsie, il réussit, avec une seule application, à briser le crâne en vingt-quatre morceaux. Cependant, von Weber fit un grand nombre d'expériences sur des enfants mort-nés, employant, comme termes de comparaison, des instruments de modèles variés, et constata qu'en aucun cas il ne put réussir à briser les os du crâne. Même après la complète évacuation du contenu cérébral, les os ployaient mais ne se fracturaient point. Le résultat était reconnu différent, néanmoins, dans les cas où le céphalotribe était employé pendant le travail, alors que la tête est soumise, en même temps, à la pression des parois utérines et pelviennes. Dans de telles circonstances, les os doivent se briser, presqu'à coup sûr, si ce n'est invariablement. Par le fait, Weber observa les fractures moins fréquemment que les simples incurvations. Quand une fracture avait lieu sur un os, elle s'étendait rarement aux os contigus et, en général, elle ne contribuait que peu à la réduction de la tête.

Winckel (2) présenta à la Société obstétricale de Berlin trois têtes sur lesquelles le céphalotribe avait été employé pour faciliter l'accouchement. La compression, dans ces cas, avait été pratiquée sur différents diamètres, et, chaque fois, le bruit de craquement produit aurait conduit à la supposition que les os avaient été réduits en petits morceaux; néanmoins, un examen consécutif montrait qu'un seul os, d'habitude un pariétal, selon la position de la tête, était broyé dans une certaine étendue, tandis que les parties contiguës, la base du crâne surtout, n'étaient que légèrement rompues. La plus grande somme de compression du céphalotribe n'excède pas cinq centimètres à cinq centimètres et demi. Le diamètre bi-zygomatique, qui mesure sept centimètres, n'est point du tout atteint dans les céphalotripsies ordinaires (3).

On a toujours fait au céphalotribe l'objection que son application, suivant le diamètre transverse, augmente la longueur de la tête dans le diamètre antéro-postérieur, là où précisément le bassin est le plus étroit, ajoutant ainsi à la difficulté de l'accouchement.

Ceci est indubitablement vrai quand la tête est fixée dans le bassin, et la remarque précédente devrait nous conduire à donner la préférence à d'autres instruments d'extraction lorsque l'engagement a eu lieu. Mais, au-dessus du détroit supérieur, le céphalotribe saisit ordinairement la tête dans un diamètre oblique, de façon que la compensation s'établit suivant le diamètre oblique opposé. Si la tête est saisie dans le diamètre transversal, elle peut facilement être tournée dans un

(1) Kilian. « Organ f. die Gesammt. Medecin », Bd. II, p. 279.

(2) Winckel. *Kephalotripsie*, « Monats. f. Geb. », Bd. XXI, p. 81.

(3) Fritsch. *Der Kephalotryptor und Braun Cranioclast*, Volkmann's « Samml. klin. Vortr. », n° 127, p. 870.

diamètre oblique. Quelquefois, la tête comprimée tourne spontanément de manière que le céphalotribe vient occuper le diamètre conjugué, chose qui n'est évidemment possible que dans les cas de rétrécissements modérés. La rotation artificielle du céphatotribe dans le diamètre conjugué est dangereuse et ne doit être tentée en aucune circonstance. On doit avoir présent à l'esprit que l'axe de l'instrument est situé perpendiculairement à une ligne intermédiaire au bord supérieur d'une branche et au bord inférieur de l'autre, et non à une ligne tirée transversalement entre elles. Si la rotation se produit spontanément, l'instrument sera retiré et le cranioclaste employé comme tracteur. L'extraction avec un instrument aussi puissant que le céphalotribe ne peut être entreprise avec sécurité, quand les points comprimés par les branches sont les tissus mous situés entre la symphyse et le promontoire.

Ainsi, nous trouvons le céphalotribe utile pour comprimer la tête, avant qu'elle ne soit fixée au détroit supérieur. Il est, de plus, avantageux comme tracteur dans les degrés modérés de rétrécissement pelvien. La limite de son emploi, sans danger, s'arrête à sept centimètres dans le diamètre conjugué.

Naturellement, on comprend que d'autres facteurs que les diamètres pelviens puissent influer sur le résultat. Ainsi, il dépend beaucoup du volume de la tête de l'enfant, de la réductibilité des os du crâne et des rapports réciproques des diamètres du bassin. Il n'y a pas à contester que le céphalotribe, si on fait usage de violence, est capable d'effectuer l'extraction dans les cas d'angustie pelvienne plus considérable que celle dont nous avons précédemment indiqué la limite, mais les graves lésions des tissus maternels que l'instrument est susceptible de produire, même quand toutes les précautions ont été prises, rendent son emploi dangereux dans les cas de déformations excessives.

Céphalotripsie répétée sans tractions. — En 1863 (1) Pajot publia un mémoire dans lequel il établissait que, tandis que dans les cas où le rétrécissement n'excédait pas six centimètres et demi, la céphalotripsie était une opération favorable, ne réclamant pas une grande somme de force et seulement deux ou trois applications de l'instrument, il la regardait, au-dessous de ces limites, comme aussi dangereuse que l'opération césarienne. Dans l'idée que ces résultats étaient dus aux tentatives violentes exercées pour extraire une tête, imparfaitement réduite, à travers un espace rétréci, il proposa que, dans tous les cas au-dessous de six centimètres et demi, aucune traction ne fût faite, mais qu'aussitôt que la dilatation serait assez avancée pour le permettre, la perforation fût pratiquée.

(1) Pajot. *De la céphalotripsie répétée sans traction*, Paris, 1863 ; *Travaux d'obstétrique*, p. 201, Paris, 1882.

Celle-ci déterminant plus rapidement la dilatation complète, la céphalotripsie peut être commencée à une époque plus rapprochée du début du travail, circonstance d'une considérable importance en elle-même. Tandis qu'on appliquera le céphalotribe, un ou deux aides devront exercer une pression au-dessus de la symphyse, pour maintenir la tête.

Les branches seront introduites aussi haut que possible, en abaissant les poignées. Après le broiement de la tête, la rotation, si elle ne s'est pas produite spontanément, doit être tentée avec précaution. Le plus léger obstacle serait cependant le signal de suspendre la rotation et de retirer l'instrument; la nature, habituellement, accomplit la rotation avec une rapidité étonnante. L'instrument doit être alors réappliqué et le broiement renouvelé. Le même procédé doit être employé une troisième fois, après quoi la femme est replacée dans une situation convenable et on la restaure avec des bouillons. Alors, guidé par l'état du pouls et l'état général de la malade, par le calme ou l'agitation manifestés, par le caractère faible ou énergique des douleurs, on réappliquera le céphalotribe deux ou trois fois à des intervalles de deux, trois ou quatre heures, en abandonnant entièrement l'expulsion du fœtus à la nature. M. Pajot n'a jamais trouvé que plus de quatre séances de ce procédé fussent nécessaires. Une ou deux suffisent généralement. Après le passage de la tête, une ou deux applications de l'instrument sont, en règle générale, requises pour réduire le thorax.

Pour réussir cependant, on doit recourir à l'opération dans les premiers temps du travail, la nature n'ayant besoin d'ordinaire que de six à dix-huit heures pour expulser le contenu de la matrice. Les tractions ne doivent être employées que dans les cas où l'on est appelé au dernier moment, alors que les forces naturelles sont épuisées.

Les objections suivantes ont été faites à la méthode de Pajot : il y a risque de rompre l'utérus à cause de la prolongation du travail; l'utérus est sujet à être lésé par les esquilles saillantes au niveau de la perforation ; les os du crâne sont susceptibles d'être dénudés de leurs téguments, et enfin, au bout d'un certain temps, les membranes de l'œuf sont tellement compromises qu'elles ne peuvent plus protéger l'utérus contre la décomposition putride de son contenu.

Pajot répond en invoquant sept cas dans lesquels il a employé sa méthode. Cinq de ces cas se terminèrent heureusement, deux fatalement.

Le degré le plus élevé de difformité pour lequel il opéra fut un cas dans lequel le diamètre rétréci était de trente-six millimètres. La malade mourut de la rupture de l'utérus, due, suivant M. Pajot, aux tentatives faites avant son arrivée pour pratiquer la céphalotripsie avec un instrument mal construit. La méthode de M. Pajot n'a jamais conquis l'approbation des accoucheurs, — mais, en l'absence d'instruments indispensables pour exécuter d'autres manœuvres préférables, les succès obtenus par son auteur en recommandent l'essai.

Le jugement porté par Lusk sur la céphalotripsie en général et sur la céphalotripsie répétée sans tractions, en particulier, mérite quelques réflexions. A une époque où les résultats désastreux de l'opération césarienne avaient découragé les plus osés parmi les accoucheurs, les mérites de l'opération de Pajot devaient paraître incontestables : cela fut ainsi d'abord.

L'apparition récente de la méthode d'hystérotomie de Porro et les premiers succès, publiés à grand bruit, ont laissé un moment place à l'incertitude et rendu son prestige à la chirurgie abdominale. Pendant ces dernières années, on peut dire que les opérations obstétricales traditionnelles, *par les voies naturelles*, ont été éclipsées par le procédé chirurgical de la laparotomie. Le mérite de la céphalotripsie répétée sans tractions, de la céphalotripsie simple, de la cranioclastie même, a disparu, devant la sécurité proclamée de l'opération de Porro.

Aujourd'hui, une critique plus judicieuse peut être essayée.

Le bénéfice de la laparotomie est tout entier dans l'*introduction de l'antisepsie en obstétrique;* et néanmoins, les statistiques récentes nous montrent que sur cent soixante cas environ, la mortalité des mères est de *plus de moitié* (Godson 56 morts p. 100. « Am. Jour. of Obst. », décembre 1883).

Ce bénéfice-là, la vieille obstétrique est en droit de l'attendre de la même antisepsie et dans des limites infiniment plus larges. Les dangers des lésions maternelles les plus graves sont conjurés par les précautions aujourd'hui en usage partout ; les conséquences d'un travail long, l'infection, la putridité, avortent grâce aux désinfectants rigoureusement employés. Les anciennes statistiques ne peuvent donc plus servir à des parallèles injustes.

Il semble d'ailleurs que tout le monde se pénètre de plus en plus de cette idée et que la nécessité de revenir aux moyens d'extraction par les voies naturelles, dans les bassins étroits, se fasse vivement sentir, car nous assistons, depuis peu de temps, à l'apparition de nombreux instruments nouveaux, imaginés dans cet objet. Les *céphalotribes*, les *cranioclastes*, le *basilist*, les *pinces*, le *basiotribe*, etc., ne font probablement que marquer le prélude du retour aux anciennes méthodes. L'opération de Porro nous paraît donc déjà devoir être réservée à un nombre de cas très limités.

Si les procédés de broiement sacrifient à coup sûr la vie de l'enfant, ils réalisent, à notre avis, grâce à l'antisepsie obstétricale, le maximum de protection de la mère. — L'opération de Porro et les autres méthodes analogues ne sauvent pas toujours l'enfant et constituent un péril redoutable pour la mère : une femme meurt sur deux opérées.

Ce péril est d'autant plus difficile à conjurer qu'il est complexe. A côté de la septicémie, il faut songer à l'hémorrhagie, au choc, aux perturbations nerveuses ultérieurement mortelles et aux autres accidents consécutifs que l'embryotomie ne comporte que dans des limites extrêmement restreintes. — C'est à un tel point que, si l'on pesait à ce moment même le total des accouchements terminés par le broiement de la tête fœtale, même dans les cas de rétrécissement considérable, à en juger par ce qui se passe dans les hôpitaux parisiens, on aurait certainement de la peine à trouver des cas de mort de la mère. — Le basiotribe a déjà fait ses preuves dans des bassins de six centimètres et de six et demi (cas de Tarnier, Pinard, Ribemont, Bar, etc.) La céphalotripsie ordinaire est pour ainsi dire sans danger dans ces limites. En outre des nombreuses céphalotripsies toutes pratiquées avec succès à la Clinique d'accouchement, depuis un an, M. Pajot a opéré récemment sur une tête dernière, dans un cas de rétrécissement avec rupture complète de l'utérus ; nous l'avons pratiquée nous-même cette année sur un enfant énorme, pesant plus de dix livres, dans un bassin étroit, et dans un second cas compliqué de procidence du bras dans un bassin de six centimètres. Le succès a été complet dans ces différents cas, malgré leur complexité. La thérapeutique antiseptique des ruptures et des lésions maternelles avec ses nombreuses guérisons ne devient-elle pas enfin un nouvel argument en faveur des procédés d'extraction par les voies naturelles, à supposer même que les manœuvres ne soient pas absolument dénuées d'un péril léger pour les parties molles de la mère, péril annihilé d'ailleurs par les perfectionnements apportés à l'instrumentation moderne?... Cela est fort encourageant, à notre sens, pour la méthode de la céphalotripsie répétée sans tractions dans les bassins très étroits.

Nous pourrions ajouter, en manière de conclusion, avec la foi que nous inspire l'antisepsie moderne, que toutes les méthodes de réduction de la tête, quelles qu'elles soient, ne diffèrant pour l'application que par un degré de difficulté opératoire limité, nous paraissent préférables aux méthodes de la chirurgie abdominale, toujours précaires pour l'enfant et mortelles plus d'une fois sur deux pour la mère.

L'indication de la laparotomie reste donc réduite à quelques cas d'angustie extrême des voies de la génération, cas absolument exceptionnels. D.

Opération. — L'application du céphalotribe ne diffère pas de celle du forceps. Lorsque la perforation a été pratiquée, les esquilles osseuses doivent être retirées soigneusement avec les doigts. On peut obtenir l'indice certain de la direction de la tête en explorant la cavité cranienne avec le doigt; on détermine de cette manière la position exacte de la base et de la voûte. Pendant l'introduction des branches, on doit prendre grand soin de ne point blesser les tissus vaginaux ou utérins.

Il n'est pas toujours facile d'articuler l'instrument après que les branches ont été ajustées. On place aisément la branche gauche, mais souvent la branche droite pénètre difficilement jusqu'au point extrême du diamètre transverse ou oblique correspondant.

La compression doit être effectuée lentement et l'ouverture, pratiquée avec le perforateur, soigneusement débarrassée des pointes saillantes des os divisés. — L'extraction doit avoir lieu sous le contrôle et la protection des doigts de la main gauche.

Quelquefois, le céphalotribe est employé pour broyer et extraire la tête dernière dans les cas de rétrécissement modéré du bassin. Dans de semblables circonstances, la perforation préalable n'est pas nécessaire. Le céphalotribe saisit la tête avec sûreté et agit avec une grande puissance sur la base du crâne. Quand la tête, après avoir été séparée du tronc, est retenue dans l'utérus, elle doit être maintenue par un aide à travers les parois abdominales, et fixée d'autre part, au moyen d'un crochet introduit dans le trou basilaire, dans l'orbite ou sur le maxillaire inférieur. Le céphalotribe peut alors être appliqué pour compléter l'extraction.

BASIOTRIBE. — BASIOTRIBE DE M. TARNIER

Le 11 décembre 1883 M. Tarnier présente à l'Académie un nouvel instrument qu'il appelle *basiotribe*, et qui est destiné à broyer la tête du fœtus.

Cet instrument, fabriqué par M. Collin, se compose de trois branches

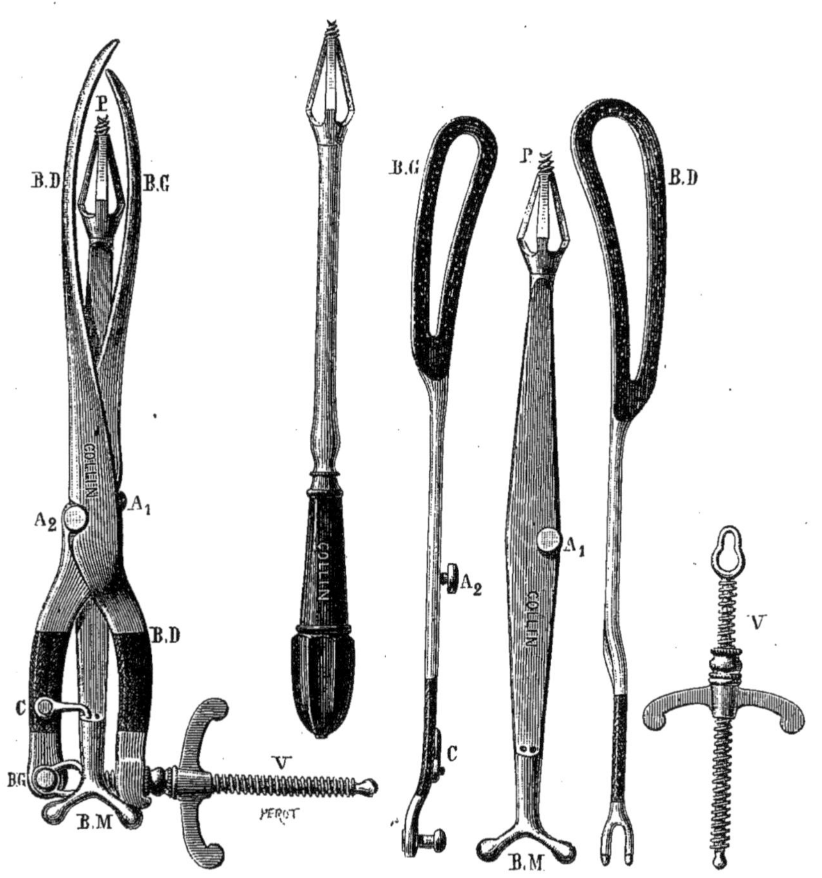

Fig. 195. — Basiotribe de Tarnier.

d'inégale longueur, étagées, et d'une vis d'écrasement. Sa longueur totale est de 41 centimètres. Quand il est articulé et serré, sa largeur, d'un côté à l'autre, est de 4 centimètres. Si on le mesure d'avant en arrière, on trouve 4 centimètres et demi dans sa partie la plus large, près de l'extrémité des cuillers. Son poids total est de 1 200 grammes.

La branche médiane, la plus courte, porte un perforateur quadrangulaire, que l'on fait pénétrer dans le crâne par un mouvement de rotation. Ce perforateur agit comme un alésoir et fait au crâne une ouverture arrondie. Dès que l'extrémité olivaire de ce perforateur a pénétré dans la cavité cranienne, on arrête le mouvement de rotation et l'on pousse doucement cette branche jusqu'à ce que sa pointe soit arrêtée par la résistance de la base du crâne, avec laquelle elle devra rester en contact jusqu'à la fin de l'opération.

La branche gauche, analogue à la branche gauche d'un forceps, est ensuite appliquée comme s'il s'agissait du forceps, et articulée avec la branche médiane.

Branche médiane et branche gauche sont alors rapprochées par la vis d'écrasement et broient une moitié de la tête. Un petit crochet maintient ces deux branches rapprochées, pendant qu'on enlève la vis d'écrasement.

La branche droite, la plus longue de toutes, est ensuite appliquée et articulée comme la branche droite d'un forceps, et la vis d'écrasement, mise de nouveau en place et en action, rapproche cette branche des deux premières.

La tête est ainsi écrasée en deux broiements successifs, moitié par moitié, puis on procède à son extraction.

Le maniement de cet instrument est d'ailleurs analogue à celui du céphalotribe et du cranioclaste; mais il lui est supérieur et offre, comparativement, de très grands avantages, si on s'en rapporte aux expériences cadavériques faites par M. Tarnier (*Bulletin de l'Académie de Médecine*). D.

CRANIOCLASTE

Il est nécessaire de distinguer entre deux instruments dont chacun porte le nom de cranioclaste. Le modèle primitif fut inventé par sir T. J. Simpson et avait pour but, selon lui, de remplacer le céphalotribe. C'est réellement un puissant forceps craniotome. La lame la plus large, que l'on se propose de placer sur la surface extérieure de la tête, est fenêtrée et munie de rainures. La plus petite, qu'on introduit dans le crâne perforé, est massive et munie de crans qui s'adaptent aux rainures de la branche opposée. Les deux branches s'articulent par le moyen d'une mortaise à pivot. Par un mouvement de torsion, le cranioclaste, une fois appliqué, peut être employé pour arracher les os de la voûte, par des extractions successives. Comme les os fracturés sont recouverts par le cuir chevelu, ils ne peuvent point produire de lésions, pendant le cours de l'opération. Mais le cranioclaste n'est pas seulement utilisé pour briser la voûte cranienne, c'est également le plus efficace de tous les instruments employés pour l'extraction de la tête perforée.

Le principal défaut du cranioclaste de Simpson est la combinaison, dans le même instrument, des fonctions d'écraseur et de pince à tractions. En tant que céphalotribe, les qualités qui en font l'instrument le plus efficace, dans un sens, diminuent son utilité dans l'autre. Le cranioclaste modifié par Braun est destiné à servir simplement comme tracteur. Toute idée d'en faire un instrument de broiement du crâne est écartée. Le rôle de la compression et de la dislocation des os est abandonné à la contrepression, exercée passivement par les parois pelviennes, et à l'emploi du forceps craniotome ou du céphalotribe. Le terme de cranioclaste est par conséquent une mauvaise dénomination. Mundé a proposé de lui substituer celui de « craniotracteur » comme représentant mieux son action réelle.

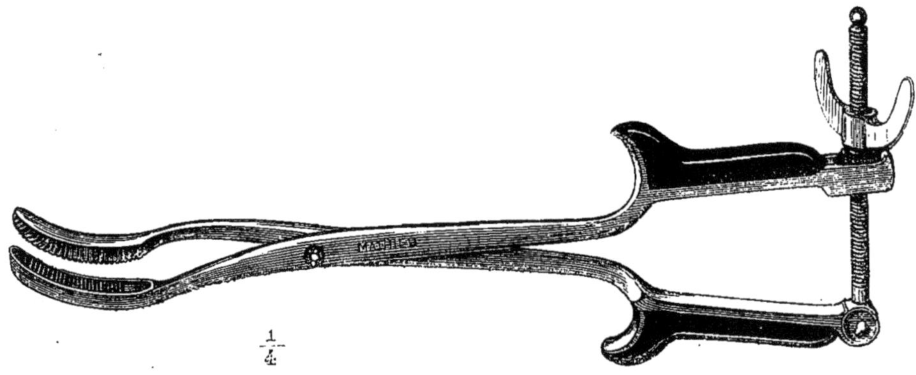

Fig. 196. — Cranioclaste de Braun.

D'ailleurs les modifications de Braun sont aussi simples qu'appropriées (voir *fig.* 196). Une courbe pelvienne a été donnée aux branches ; les poignées ont été allongées de façon que l'articulation, même quand l'instrument est introduit très haut, est en dehors de la vulve ; et enfin, un mécanisme destiné à la compression a été ajouté. Les avantages du cranioclaste de Braun, sur son rival le céphalotribe, sont les suivants : il est comparativement de moindre dimension ; de plus, une branche se loge dans l'intérieur de la tête, c'est-à-dire dans un espace non autrement occupé ; la branche extérieure pénètre dans les parties molles qui recouvrent la tête, et se trouve dès lors dans l'impossibilité de nuire. Après les premières tractions, le cranioclaste vient occuper le milieu du bassin, où il peut être si complètement entouré par la main qu'il ne vient même pas au contact des parois vaginales ; comme la tête est amenée presque dans l'excavation, la pression n'est point concentrée sur un ou deux points, mais répartie circulairement sur la totalité de la marge du détroit supérieur. L'instrument de Braun produit rarement des dilacérations ou des blessures étendues des organes maternels. Le cranioclaste maintient fermement la tête une fois saisie. Il ne glisse jamais durant l'extraction. Quand le crâne et le cuir chevelu sont saisis ensemble, il n'est pas sujet à déterminer des déchirures. On obtient la saisie la plus sûre quand la branche intérieure est placée sur la base du crâne, tandis que l'extérieure est appliquée sur la face ou sur une oreille. La partie saisie se déchire-t-elle?... la réapplication de l'instrument sur une autre partie du crâne est facile. Ainsi, la branche intérieure peut être tournée naturellement dans

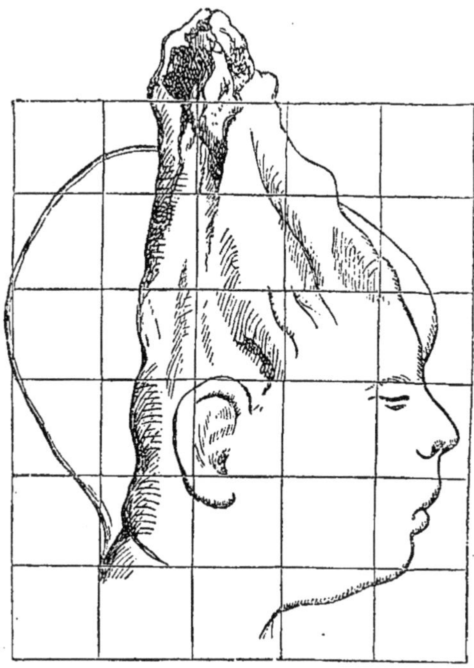

Fig. 197. — Tête fœtale, après l'extraction au moyen du cranioclaste (Simpson).

toutes les directions et sans difficultés, tandis que la branche extérieure est facilement dégagée des tissus du cuir chevelu et déviée de sa position par une pression directe exercée avec les doigts et par de légers mouvements de levier faits avec les poignées.

Le cranioclaste peut être souvent employé avantageusement comme tracteur, dans les cas où la tête a été préalablement écrasée et aplatie par le céphalotribe. Mais, lorsque l'extraction avec ce dernier instrument est rendue difficile par le fait de son glissement, ou par l'inhabileté de l'opérateur à faire correspondre les diamètres réduits de la tête à ceux du diamètre rétréci du bassin, alors, l'immense supériorité du cranioclaste consiste dans la facilité avec laquelle on arrive à saisir la tête, dans le sens antéro-postérieur, et à amener ainsi son diamètre allongé dans le diamètre transversal du pelvis.

Le cranioclaste nous met à même d'étendre les limites de la terminaison favorable des accouchements bien au delà de la limite admise avec le céphalotribe, puisqu'avec son aide il est possible, après le retrait partiel ou complet des os plats du crâne, d'abaisser le menton *et d'attirer la base par un de ses bords, à travers le diamètre conjugué*. De cette façon, on peut recourir à la craniotomie, dans les bassins mesurant moins de six centimètres et demi, antéro-postérieurement. Barnes proclame même qu'un bassin de quatre centimètres et demi dans le conjugué, et de huit centimètres dans le diamètre transverse, laisse un espace suffisant pour le résultat de l'opération (1) (voir notre opinion dans la note de la page 472).

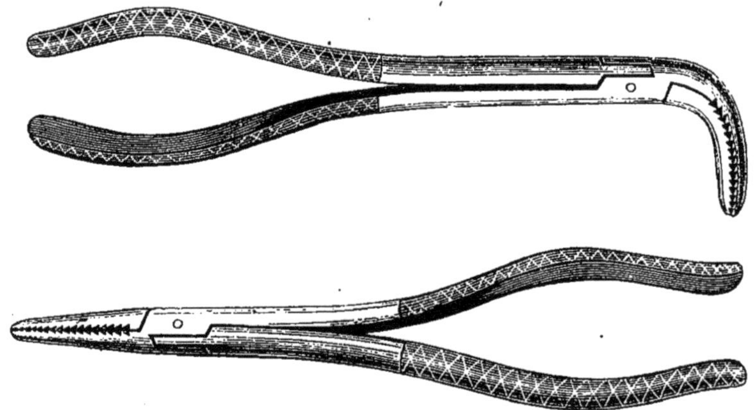

Fig. 198. — Forceps craniotome de Meigs, modifié par Taylor.

Le procédé à suivre, dans ces cas difficiles, est le suivant. Après la perforation, introduire une branche de forceps sous le cuir chevelu et décoller ce dernier, autant que possible, d'avec les os du crâne; diviser et expulser par une injection la masse cérébrale tout entière; saisir les os pariétaux, au-dessous du cuir chevelu, avec un solide forceps craniotome (2) et les broyer en petits morceaux par un mouvement de

(1) Barnes. *Obstetric Operations*, p. 402. Voir pour la discussion, « Traitement dans les bassins viciés ».

(2) Le forceps craniotome de Meigs est d'un fréquent usage en Amérique et mérite d'être recommandé. Il y en a de deux formes, un droit et un courbe. — La modification introduite par Taylor consiste surtout dans l'allongement de l'instrument, ce qui le rend plus apte à servir pour le détroit supérieur.

torsion du poignet. Le retrait des os fracturés est toujours une affaire délicate. A moins que les parties molles ne soient soigneusement protégées par la main, les tissus maternels sont susceptibles d'être sectionnés et dilacérés par les bords tranchants et les arêtes anguleuses des éclats osseux.

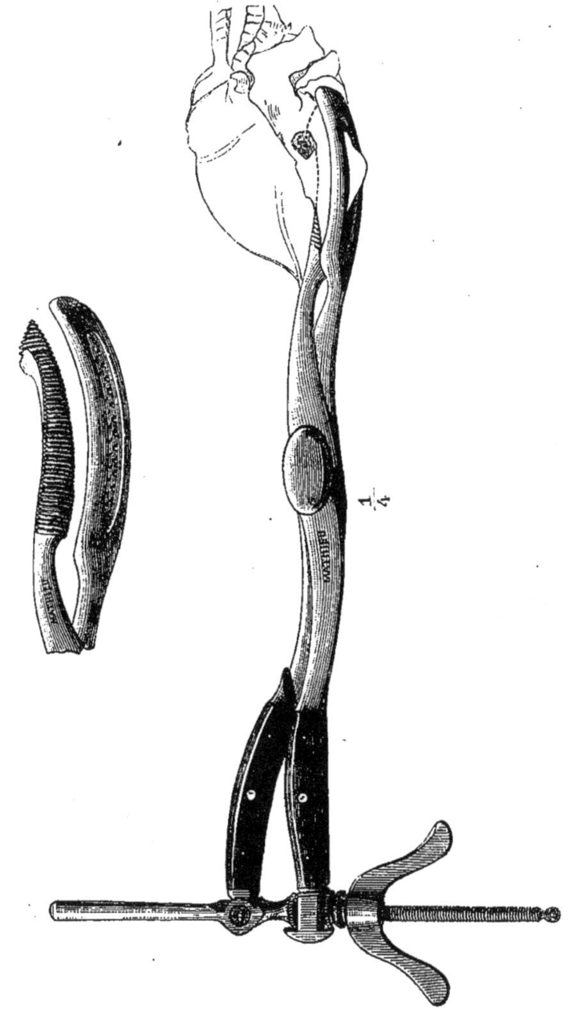

Fig. 199 A. — Cranioclaste d'Auvard.

Skene (1) a trouvé, dans quelques cas, un grand avantage à se servir du spéculum à large ouverture de Sims, pour amener la tête en vue

(1) Skene. « Trans. of the Am. Gyn. Soc. », vol. II.

et surveiller de l'œil les étapes variées de la craniotomie. L'idée est excellente, mais quand la tête est très haute, comme c'est la règle dans les cas difficiles, je n'ai pas toujours trouvé qu'il fût praticable de mettre en vue par ce procédé la partie qui se présente.

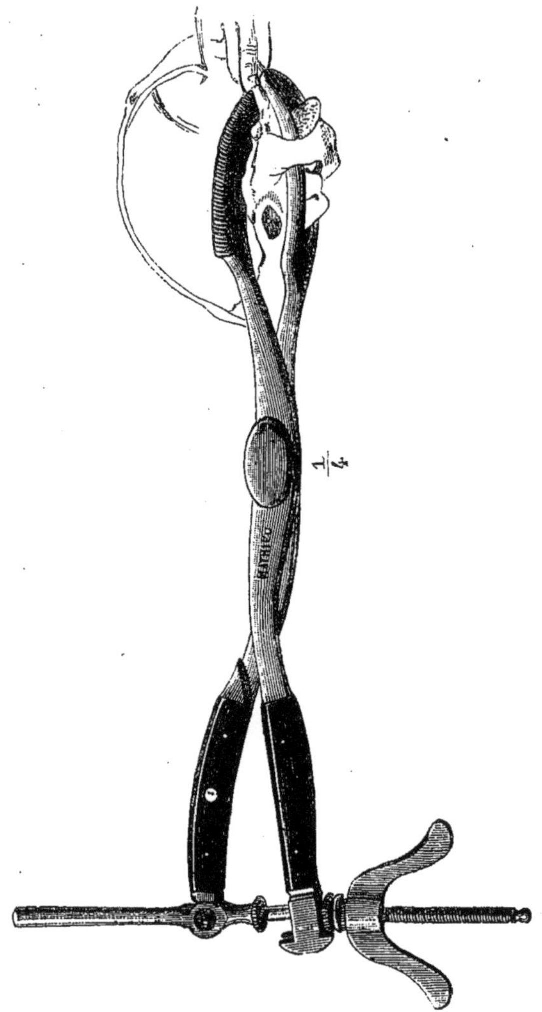

Fig. 200 B. — Cranioclaste d'Auvard.

Horwitz (1) recommande, dans les cas difficiles où le col n'est pas dilaté, de perforer à travers un large spéculum de Fergusson.

(1) Horwitz. *Ueber ein perforations Verfahren*, « Ztschr. f. Geb. und Gyn. », Bd. IV, p. 1.

Après l'extraction de la tête, celle du tronc peut encore présenter des difficultés. Si, alors, à travers une ouverture faite, avec un perforateur, entre la clavicule et l'omoplate, on introduit la petite branche et qu'on applique la branche extérieure sur le dos, de façon que les deux branches saisissent l'épine dorsale, le cranioclaste comprimera solidement le tronc et sera capable d'agir comme un puissant tracteur.

Cranioclaste de M. Auvard.— Le cranioclaste est un excellent instrument de préhension, mais, par contre, un très mauvais agent de broiement.

Il saisit parfaitement les os de la voûte du crâne, mais laisse le plus souvent intact le squelette de la base, et cela, parce que la branche mâle de l'instrument, introduite dans la cavité cranienne, présente une surface convexe à la base et glisse par conséquent à sa surface.

Pour remédier à cet inconvénient, et pour faire du cranioclaste un instrument de broiement, M. Auvard l'a modifié ainsi qu'il suit (*fig.* 199 et 200) :

Les branches peuvent s'articuler en deux sens, de telle sorte que les deux mors tantôt se regardent par leur concavité, tantôt s'emboîtent réciproquement. La branche mâle se termine par un tire-fond. Les autres détails se comprenent facilement en consultant les figures ci-contre.

L'application de ce cranioclaste, sur le sommet, se fait de la façon suivante ; on peut la diviser en deux temps :

1er temps. *Broiement.* — La branche mâle est introduite dans le crâne préalablement perforé, le tire-fond dirigé dans le trou occipital. La branche femelle est appliquée sur la surface. L'instrument est articulé de telle sorte que les mors se regardent par leur concavité ; en serrant, on obtient alors un broiement très complet de la partie de la base du crâne comprise entre le trou occipital et la face.

2e temps. *Extraction.* — Le broiement opéré, on desserre et on désarticule le cranioclaste, puis sans l'enlever on fait exécuter un demi-tour à la branche mâle, de façon que sa convexité regarde la concavité de la branche fenêtrée ou femelle ; — on serre de nouveau. On exerce alors une prise excessivement solide qui permet de faire l'extraction sans difficultés, si on a le soin de placer le diamètre bimalaire de la tête fœtale en rapport avec un diamètre oblique du bassin.

Ce cranioclaste peut également être appliqué sur la face, sur le siège, sur la tête dernière, ou exceptionnellement sur le tronc. Les détails de ces différentes applications sont exposés d'une façon complète dans le travail de M. Auvard (1). La pratique n'ayant pas encore mis en lumière les qualités de l'instrument, nous ne saurions insister davantage. D.

CROCHET AIGU ET CROCHET MOUSSE

Comme tracteur, aucun de ces deux instruments n'est beaucoup en vogue aujourd'hui. Il est bon toutefois de se familiariser avec leur

(1) *De la pince à os et du cranioclaste.* Paris, 1884.

usage, parce que nous ne sommes pas toujours placés dans des conditions à avoir un arsenal complet à notre disposition.

Le *crochet* est un croc en acier muni d'une extrémité terminée en pointe aiguë. Le dard est droit, ou de préférence recourbé, pour mieux s'adapter à la convexité de la tête.

Dans la craniotomie, cet instrument est souvent utile pour dilacérer la substance cérébrale. — Il peut être implanté dans une orbite, quand on désire amener une extrémité de la base du crâne dans le bassin. — A défaut de cranioclaste ou de céphalotribe, on peut l'employer pour extraire la tête perforée. Dans ce but, on doit l'introduire à travers l'ouverture, de façon à implanter sa pointe dans l'un des os de la voûte cranienne. Deux doigts de la main gauche sont alors placés sur la surface extérieure du crâne, pour servir de protection et pour exercer une contre-pression sur le point précis fixé en dedans par le crochet. Si l'on rencontre beaucoup de résistance, la partie est susceptible de se déchirer et il devient nécessaire de prendre un nouveau point d'appui. Quand des portions d'os sont brisées, elles doivent être retirées avec les doigts, afin d'éviter des lésions. L'opération est souvent ennuyeuse et, dans des mains inhabiles, n'est pas dénuée de danger. Quand les os de la voûte cèdent sous la traction, on peut quelquefois prendre une prise plus solide en fixant le crochet au trou occipital ou à la selle turcique.

Au lieu d'introduire l'instrument dans l'intérieur du crâne, on l'implante quelquefois en dehors, derrière l'oreille, sur l'apophyse mastoïde, ou sur l'occiput près du trou occipital.

Le *crochet mousse*, quoique non indispensable, peut rendre de véritables services pour extraire la tête, après que la craniotomie a été pratiquée. Le Dr J. E. Taylor donne la préférence à un instrument coudé à angle droit.

L'érigne mousse ne peut évidemment s'accrocher à la surface plate des os. On peut s'en servir cependant pour attirer le menton en bas, ou bien on peut l'enfoncer dans une orbite. Quand la perforation a été pratiquée sur la tête dernière, le crochet mousse peut être introduit dans l'ouverture, et la traction se fait directement sur la base du crâne.

Dans certains cas difficiles, la sortie du tronc est quelquefois favorisée par des tractions faites au moyen du crochet mousse appliqué sur l'épaule postérieure.

Version. — La version suivie de l'extraction par les pieds, avec ou sans la céphalotripsie, a été chaudement recommandée par Bertin, Tarnier (1) et Taylor (2), tandis que d'autres l'ont condamnée en

(1) Tarnier. *Dict. de Médecine et de Chirurgie*, art. « Embryotomie », t. XII, p. 668.

(2) Taylor. *What is the best treatment in contracted pelves?* « Trans. of the New-York Acad. of Med. », 1875.

termes acerbes. Quand il est possible de perforer et de faire la version de bonne heure, pendant le travail, c'est-à-dire à un moment où l'opération est facile, la méthode a l'avantage de permettre d'amener le plus long diamètre de la tête en correspondance avec le long diamètre du bassin, et de favoriser l'adaptation de l'extrémité céphalique moulée à la forme du canal qu'elle va traverser. Les dangers de contondre des parties molles, inhérents à l'emploi du céphalotribe, sont évités de la sorte. Le Dr Taylor recommande de combiner la compression suspubienne avec les tractions exercées sur les extrémités.

FORCEPS-SCIE. — ÉCRASEUR. — TRANSFORATEUR — SPHÉNOTRIBES. — On a déployé une grande ingéniosité afin de trouver quelque expédient pour surmonter les difficultés qui naissent de l'insuffisance des moyens précédents, et pour agir directement sur la base du crâne. La céphalotomie, ou l'extraction de la tête par fragments, a été proposée comme une substitution à la perforation et à la céphalotripsie. Le forceps-scie de Van Huevel divise la tête en deux parties depuis la voûte jusqu'à la base.

Le forceps-scie de Tarnier sépare de la tête un segment triangulaire dont le sommet répond à la base du crâne (*fig.* 201).

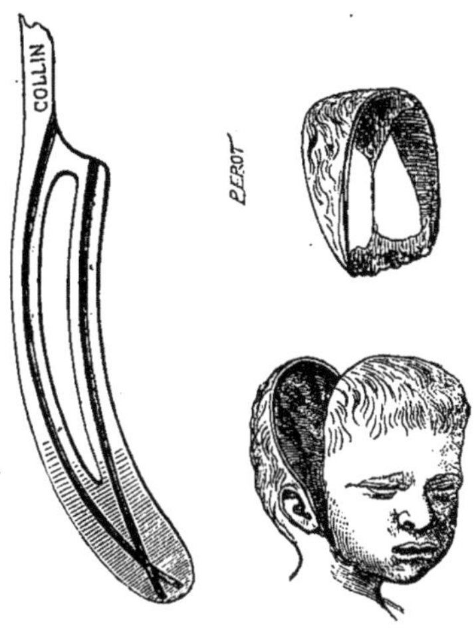

Fig. 201. — Segment de la tête découpé par le forceps-scie de Tarnier.

Le Dr Barnes a mis en avant l'idée de l'application du fil écraseur métallique de Braxton-Hicks à des portions successives de la tête.

Le transforateur d'Hubert à pour but de traverser le sphénoïde et de détruire ainsi la résistance de la base du crâne (*fig.* 190). Les sphénotribes de Valette, Hüter et des Lollines sont une combinaison du céphalotribe et du transforateur.

Quoique le principe de la céphalotomie soit mécaniquement correct, l'opération n'a jamais été généralement adoptée. Cela tient en partie, au prix élevé et à la construction compliquée de la plupart des instruments qu'elle réclame pour son exécution; — en partie, peut-être aussi, à ce que, dans les grandes difformités du bassin, où leurs avantages sur des méthodes plus courantes seraient théoriquement plus complets, le volume du forceps-scie et des sphénotribes s'oppose à leur emploi. Les rapports favorables faits par les inventeurs sur les résultats qu'ils ont personnellement obtenus réclament néanmoins la nécessité d'une mention.

EMBRYOTOMIE

Dans un sens littéral, l'embryotomie comprend l'ensemble des opérations graves qui ont pour but de diminuer le volume et la résistance du fœtus. L'usage a cependant restreint l'emploi du mot pour les opérations qui sont seulement pratiquées sur le tronc de l'enfant. On l'emploie en conséquence, règle générale, par opposition avec le mot craniotomie, et non dans son sens générique.

Indications de l'embryotomie.

Elles existent :

1° Dans les degrés extrêmes de rétrécissement du bassin, où le volume de l'enfant empêche l'accouchement (1);

2° Dans les malformations fœtales, avec exagération des dimensions de l'abdomen due à des états pathologiques des viscères les plus importants, et dans les cas d'enfants extraordinairement développés;

3° Dans les présentations transversales négligées, pour lesquelles la version est impossible ou, du moins, ne peut être pratiquée sans mettre en grand danger la vie de la mère.

L'embryotomie comprend deux moyens opératoires, savoir ; l'*exentération* et la *décapitation.*

EXENTÉRATION. — Par *exentération* ou *éviscération* nous entendons l'ouverture de l'une des larges cavités du tronc, et l'avulsion des viscères qui y sont contenus.

Elle est le plus ordinairement indiquée dans les présentations transversales, où la décapitation n'est pas facile à pratiquer et, dans les cas de rétrécissement extrême du bassin, lorsque la tête très éloignée est arrêtée bien au-dessus du détroit supérieur.

L'ouverture peut être pratiquée au moyen d'une paire de ciseaux

(1) On a dit que, dans les cas qui ne réclament pas l'opération césarienne, l'indication de l'embryotomie n'existe pas d'avantage. Cependant dans un cas d'extraction de la tête de l'enfant à travers un bassin rétréci, *justo-minor*, qui demanda plus de vingt-cinq minutes pour l'achèvement de l'opération, l'examen *post-mortem* montra que les lésions graves relevaient bien plutôt de l'arrêt de la circulation pelvienne, dû à l'action compressive exercée par le corps de l'enfant, que des manœuvres de l'embryotomie.

courbes ou avec le perforateur ordinaire. Les précautions contre les lésions des tissus maternels doivent être observées comme dans la craniotomie. Dans les présentations de l'épaule, un aide doit comprimer l'utérus de haut en bas. Au même moment, l'opérateur enfonce le perforateur ou les ciseaux entre les côtes et élargit alors l'ouverture, en retournant l'instrument de manière à faire une seconde incision à angle droit avec la première. Ensuite, les portions d'os sectionnées doivent être soigneusement rompues à nouveau, avec les doigts, jusqu'à ce que l'ouverture soit suffisamment étendue pour permettre l'introduction de la moitié de la main. Pour extraire les viscères au dehors, on peut, s'il est nécessaire, aider le travail des doigts par le valet à petin (*volsella-forceps*). On peut penétrer dans la cavité abdominale directement à travers le thorax, après perforation du diaphragme, ou par une ouverture faite aux parois mêmes du ventre.

Après l'éviscération, la réduction du volume de l'enfant permet d'arriver tout droit à la saisie des pieds et d'accomplir la version. Ce dernier procédé est toutefois généralement difficile et fait courir des dangers au col distendu et au segment inférieur de l'utérus.

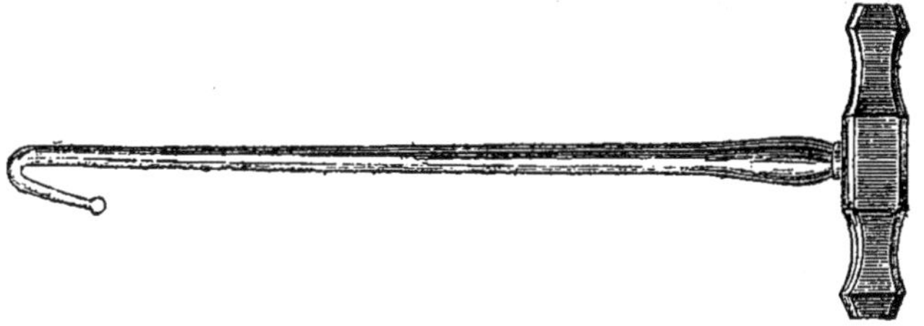

Fig. 202. — Crochet de Braun pour la décapitation.

Si, par conséquent, l'épaule est très élevée, le siège, qu'on atteint aisément, devra être attiré en bas avec les doigts ou l'érigne mousse, en imitation du mécanisme de la version spontanée. — Cependant quand un bras se présente et que l'épaule est serrée dans le bassin, l'enfant peut être extrait ployé en double sur lui-même, comme dans l'évolution spontanée.

Décapitation. — Lorsque, dans les présentations transversales *négligées*, le cou peut être facilement atteint, la décapitation fournit le procédé le plus simple et le plus commode pour surmonter la difficulté qui empêche l'accouchement.

La décapitation peut être effectuée par nombre de moyens différents :

1° Tirer le bras prolabé pour abaisser le cou et l'amener à portée de l'opérateur. Passer le doigt ou le crochet mousse autour du cou et alors, en entourant soigneusement les pointes de façon à protéger les parties maternelles, diviser avec une forte paire de ciseaux, par une série de mouvements brefs, les tissus mous et la colonne vertébrale.

2° Dans beaucoup de cas, la division du cou peut être avantageusement accomplie par le *décollateur* de Braun. Cet instrument est une modification du crochet mousse. Sa partie terminale est courbée presque à angle aigu. De plus, il est aplati d'un côté à l'autre et se termine par une extrémité en forme de bouton. La poignée est fixée

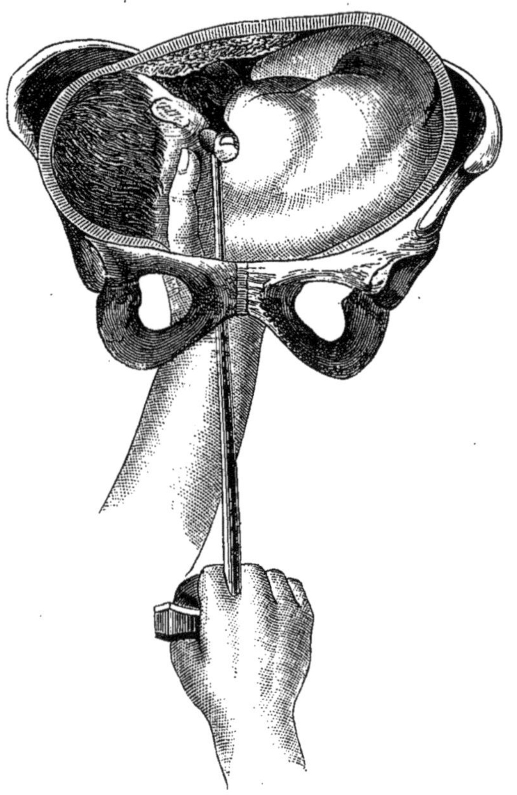

Fig. 203. — Procédé de décapitation de Braun.

à angle droit. Elle est disposée pour permettre d'imprimer à l'instrument de puissants mouvements de levier.

Pour la manœuvre du décollateur, l'index et le médius de la main gauche entourent le cou de l'enfant en arrière, tandis que le pouce est placé sur la face antérieure. Le cou est alors solidement saisi et attiré inférieurement dans l'excavation, aussi bas que possible. Le décollateur est ensuite passé à plat sous la symphyse pubienne, le long du pouce de l'opérateur, jusqu'à ce que l'extrémité boutonnée soit arrivée assez loin, pour pouvoir être retournée en arrière sur le cou.

Finalement, l'instrument est saisi par la poignée, de la main droite, et tourné de çà et de là par des mouvements de distorsion, tandis que des tractions sont exercées simultanément de haut en bas. Il est surprenant de constater avec quelle rapidité, en règle générale, la colonne vertébrale peut être divisée par cette manœuvre. — Une fois la séparation des vertèbres obtenue, il faut avoir soin de ne pas tirer avec trop de force, de crainte que les téguments et les parties molles ne cèdent brusquement, et que quelque violence ne résulte de l'échappement rapide de l'instrument. Cet accident peut être évité en employant des tractions modérées et en divisant les derniers lambeaux des tissus avec une paire de ciseaux.

Le crochet *décapitateur* de Ramsbotham, qui est courbé et possède un bord tranchant sur la partie concave, est d'une application plus difficile et constitue un instrument plus dangereux, dans des mains inhabiles.

3° Pajot a inventé une méthode ingénieuse de décapitation, qui, à défaut d'instruments spéciaux, peut rendre d'excellents services. Elle consiste à passer une forte ficelle (fouet) autour du cou de l'enfant et, par des mouvements de scie, à sectionner les parties. Le vagin sera protégé par un spéculum contre le frottement produit par le mouvement de va-et-vient de la ficelle. La principale difficulté de l'opération consiste à placer le fouet autour du cou de l'enfant. Pajot a fait creuser une gouttière sur la surface concave du crochet mousse, qui constitue un accessoire fixe de l'une des poignées du forceps français ordinaire. Dans cette gouttière il passe une corde à l'extrémité de

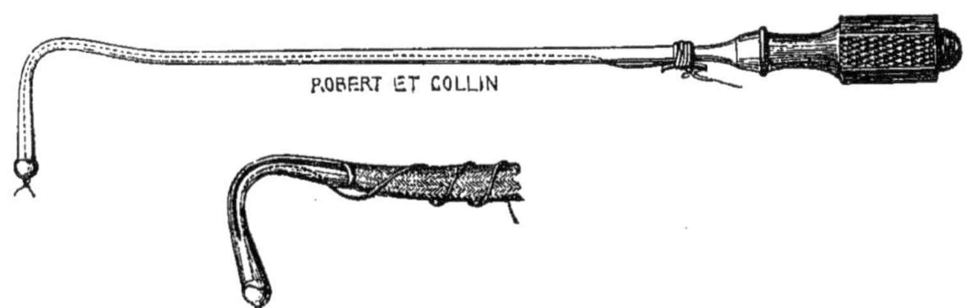

Fig. 204. — Instrument du professeur Pajot.

laquelle il attache une balle de plomb; quand le crochet mousse est ajusté autour du cou de l'enfant, le poids de la balle tire en bas la corde, de façon qu'elle peut être atteinte par la main de l'opérateur.

M. Pajot a remplacé son ancien instrument par un crochet muni d'une gouttière dans laquelle il fait glisser un mandrin flexible qui sert à ramener la *ficelle*. Une fois le crochet passé autour du cou du fœtus, on pousse le mandrin qui, muni à son extrémité d'une boule d'ivoire, chemine en arrière entre le fœtus et les parties maternelles, et continue le trajet du crochet, par un mécanisme analogue à celui de la sonde de Belloc. D.

Le Dr Kidd recommande d'attacher un fil à un cathéter élastique muni d'un fort mandrin aiguillé; alors, après avoir donné à l'instrument une courbure convenable, on le passe autour du cou de l'enfant, on retire alors à l'aide du fil soit une ficelle solide, soit la chaîne d'un écraseur.

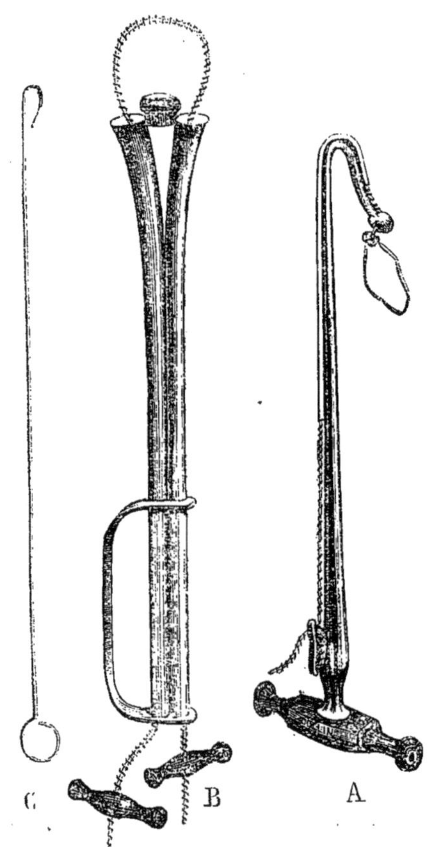

Fig. 205. — Crochet à décapitation. — Ficelle-scie de Pierre Thomas.

PROCÉDÉ MIXTE DE PIERRE THOMAS. — CROCHET A DÉCAPITATION. — FICELLE-SCIE

Pour obvier aux dangers et aux inconvénients du crochet décollateur de Braun d'une part, pour rendre plus aisée l'application du procédé de la *ficelle* du professeur Pajot, d'autre part, Pierre Thomas a imaginé la méthode et l'instrument suivants :

Il remplace la ficelle ordinaire par une ficelle semblable renforcée par l'enroulement en spire d'un fort fil de métal. — Cette adjonction lui donne une certaine rigidité et une force étonnante. Quant à l'instrument, nous laissons la parole à l'auteur.

« Il se compose : 1° du crochet de Braun ; 2° de la ficelle-scie ; 3° d'un protecteur spécial du vagin (*fig.* 205). Le crochet que nous employons est celui de Braun, un peu modifié ; son bouton est fendu, il y a une gouttière sur la partie convexe du crochet, et près du manche, sur la tige, un point d'arrêt pour

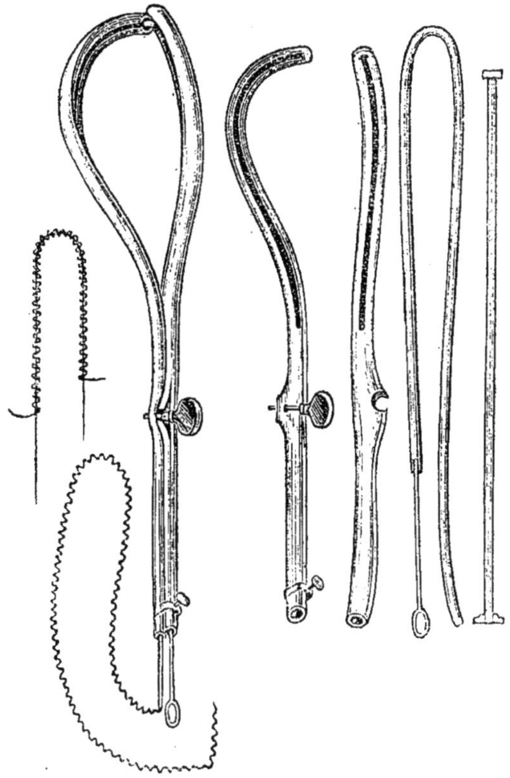

Fig. 206. — Embryotome de Pierre Thomas.

la ficelle-scie. Les extrémités de la ficelle-scie ne seront pas recouvertes de fil de fer, sur une longueur de vingt centimètres ; à l'un des bouts on fera une boucle et un nœud. L'extrémité qui porte une boucle sera engagée dans la fente du bouton ; la boucle sera libre au-dessus du bouton, et le nœud, en pressant en arrière, sur la fente du bouton, maintiendra la ficelle que l'on tendra fortement. On appliquera la ficelle sur la gouttière et on l'enroulera autour du point d'arrêt.

« Lorsque le crochet sera armé de la ficelle-scie (A), on l'appliquera, comme celui de Braun, autour du cou du fœtus. La main libre sera engagée en arrière du cou et ira à la recherche du bouton et de la boucle ; alors deux cas pourront se présenter : 1° on atteindra d'emblée le bouton et la boucle ; 2° pour les atteindre, il sera nécessaire d'imprimer à l'instrument des mouvements de rotation.

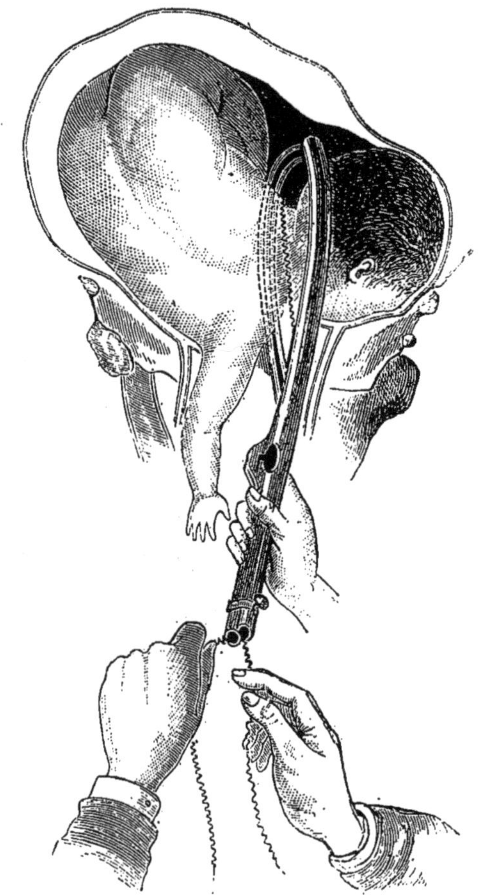

Fig. 207. — Embryotome appliqué autour du cou du fœtus.

« Dans le premier cas, on accrochera la boucle avec un doigt et on rendra la ficelle libre, en la détachant de son point d'arrêt. L'opérateur retirera le crochet et amènera au dehors la ficelle-scie, qui s'appliquera directement sur le cou de fœtus en l'entourant.

« Si on n'atteignait pas d'emblée la boucle, on luxerait la colonne cervicale ; l'instrument serait ainsi abaissé de l'épaisseur d'une vertèbre, et la boucle deviendrait accessible.

« Quand la ficelle-scie aura été passée autour du cou du fœtus, on introduira ses deux extrémités dans le protecteur du vagin. Ce protecteur (B), est formé de deux tubes métalliques adossés comme les canons d'un fusil. A leurs extrémités supérieures ces tubes sont évasés, un peu déjetés en dehors et dépassés par un plateau qui les surmonte un peu. Près de leurs extrémités inférieures, il y a une poignée en forme d'anse qui permettra de maintenir solidement l'instrument pendant la section. Dans un nouveau modèle (1), nous avons fait fendre en dedans l'extrémité supérieure des tubes. Pour passer rapidement les bouts de la ficelle-scie dans le protecteur, nous employons un fil métallique, dont l'extrémité supérieure est très recourbée (C). On peut aussi se servir de ce crochet pour aller à la recherche de la boucle de la ficelle. Lorsque la ficelle-scie aura été introduite dans le protecteur, ses deux bouts seront saisis dans des poignées (B), puis on poussera le protecteur dans le vagin et on appliquera son extrémité profonde sur le cou du fœtus. On le fera maintenir solidement par un aide ; on saisira les poignées et, par des mouvements de va-et-vient imprimés à la ficelle-scie, on sectionnera le cou en quelques secondes (Thomas, Thèse, 1879). » D.

Plus ingénieux encore est l'embryotome de Pierre Thomas (*fig.* 206 et207) qui consiste en deux branches modelées sur l'instrument un peu coûteux inventé par M. Tarnier. La lame courbe est passée en arrière, tout contre le sacrum. La branche rectiligne est introduite en avant, directement au-dessous du pubis. Quand il est ajusté, les extrémités des branches se correspondent exactement. Les deux branches sont creusées d'une gouttière. On introduit alors une tige de baleine rectiligne, armée d'une boule d'ivoire, dans le canal de la branche antérieure, tandis qu'une tige de baleine longue et flexible, pourvue d'un anneau en ivoire à son extrémité extérieure, est passée dans la gouttière de la branche postérieure courbe. Lorsque cette dernière est aisément repoussée par la tige de la branche rectiligne de l'instrument, c'est une preuve que les gouttières des deux branches se correspondent et que la plus longue tige a pénétré dans la gouttière de la branche postérieure. Quand le circuit est achevé, une ficelle est passée à travers un œillet à l'extrémité de la baleine, et sert d'attache à une scie à chaîne qui obéit à un mouvement de traction, abandonne la gouttière et entoure directement le cou de l'enfant. Pendant la décapitation, qui s'effectue par un mouvement de va-et-vient, les parties molles sont protégées par les branches de l'embryotome.

(1) Dans ce modèle, il n'y a pas de plateau et de poignée. Les extrémités supérieures des tubes forment une fourche qui embrasse en partie le cou du fœtus et le fixe pendant les manœuvres de section. Ce modèle est préférable au premier.

CHAPITRE XXIII

OPÉRATION CÉSARIENNE. — OPÉRATIONS DE THOMAS ET DE PORRO

Section césarienne. — Historique. — Indications. — Opération. — Traitement consécutif. — Pronostic. — Opération de Porro. — Opération de Thomas.

Le terme d'*opération césarienne* s'applique aux cas dans lesquels le fœtus est extrait par une incision pratiquée à travers les parois abdominales et utérines.

Bien que l'on prétende faire remonter ce procédé à la plus haute antiquité, il faut bien convenir que les premières relations en sont probablement d'origine mythique. Les passages du Talmud qu'on a supposés s'y rapporter ne seraient, suivant Rodenstein, que le fait d'une interprétation erronée du texte. Le même auteur insinue que la *lex regis* elle-même, attribuée à Numa Pompilius, loi obligeant le médecin à extraire l'enfant par une section abdominale, dans le cas où la mère succombe pendant la grossesse, fut en réalité ajoutée à la loi romaine, pendant le moyen âge, dans le but de donner plus de force aux décrétales de l'Église. Ces décrétales ne visaient, au moyen de la section césarienne pratiquée sur un cadavre, qu'à sauver par la cérémonie du baptême l'enfant chez lequel la vie n'est point encore éteinte.

Durant le XVIe siècle, il n'y a aucune raison de mettre en doute l'authenticité de certains cas de laparotomie, pratiqués sur la mère vivante, pour extraire l'enfant dans des grossesses extra-utérines.

En 1581 François Rousset (1) publie la relation de quatorze sections césariennes suivies de succès. Six d'entre elles furent, dit-on, pratiquées sur la même femme. Ces cas ont été recueillis par ouï-dire, ou d'après des récits tirés de lettres écrites par des amis. Leur véracité fut attaquée, au temps de leur publication, par les adversaires de l'opération; on les regarde aujourd'hui comme émanant d'une autorité douteuse.

Les premières opérations mentionnées après la publication de l'ouvrage de Rousset eurent une issue fatale. La première relation véritablement authentique d'une section césarienne nous est venue d'Allemagne. Elle fut pratiqué en 1610 à Wittenberg, par Trautman. L'opérée vécut du 21 avril au 16 mai. Sa guérison paraissait en quelque sorte assurée, quand elle fut prise subitement d'une syncope et succomba en une demi-heure, contrairement à toute attente.

INDICATIONS DE L'OPÉRATION CÉSARIENNE. — La section césarienne est une des opérations les plus dangereuses de la chirurgie. Son exécu-

(1) Rousset. *Traité nouveau de l'hystérotomotokie ou enfantement césarien.*

tion est surtout justifiée dans les cas où la craniotomie et l'extraction de l'enfant par les passages naturels mettent la vie de la mère dans un danger plus grand encore. Elle est indiquée par conséquent dans les degrés extrêmes de rétrécissement du bassin, — dans les cas de tumeurs solides empiétant sur l'espace pelvien, — et dans la dégénérescence cancéreuse avancée du col.

La section césarienne est permise si la femme est agonisante, l'enfant étant reconnu vivant, quand l'extraction rapide par les passages naturels est impossible.

Elle peut être entreprise à la *prière de la mère*, lorsque aucun autre mode de délivrance ne peut être employé sans le sacrifice de l'enfant. Toutefois, dans les cas où la décision est laissée au médecin, il doit prendre en considération prédominante le salut de la mère.

On a avancé que lorsque une femme se sachant incapable d'amener à bien des enfants vivants s'expose de nouveau à une grossesse, le devoir du médecin est de pratiquer la section césarienne dans l'intérêt de l'enfant. Le devoir du médecin, malgré tout, est entièrement envers sa malade ; il ne peut se constituer lui-même juge et exécuteur.

Opération. — Le succès de la section césarienne dépend, dans une large mesure, de l'examen auquel s'est livré le chirurgien accoucheur, relativement aux conditions d'après lesquelles l'opération sera pratiquée. Le moment le plus favorable pour opérer coïncide avec la période où la dilatation a commencé, mais préalablement à la rupture des membranes : — *après la dilatation*, parce qu'il est désirable de ménager une issue facile aux écoulements utérins consécutifs à l'opération, et parce que la rétraction de la matrice, qui fournit après l'accouchement les moyens les plus efficaces de prévenir l'hémorrhagie provenant de la plaie utérine, est plus assurée si l'opération a été pratiquée au moment où les contractions sont fortes et soutenues ; — *avant la rupture des membranes*, parce qu'alors il y a de plus grandes probabilités de trouver l'enfant vivant et les tissus maternels intacts.

A moins que la tête ou les fesses ne viennent spontanément faire leur apparition à travers l'incision pratiquée sur les parois utérines, l'accouchement s'accomplira plus rapidement si les membranes sont intactes qu'après que l'utérus se serait fortement rétracté sur le corps de l'enfant. Michaelis rapporte un cas heureux d'opération par Schmitt d'Eylau, après quatre-vingts heures de travail. Dans ce cas l'incision a dû atteindre au delà de quinze centimètres de longueur, avant que l'extraction pût être accomplie (1).

La chambre où l'opération s'exécute doit être parfaitement aérée et désinfectée largement par les vapeurs d'acide phénique ; la température élevée de 20 à 25° centigrades.

(1) Michaelis. *Abhandlungen aus dem Gebiete der Geburtshülfe*, p. 162.

Un lit commode pour l'opération peut être rapidement improvisé en couvrant une table à repasser de couvertures ou d'un matelas hors d'usage. La tête de la patiente sera modérément élevée, les extrémités inférieures légèrement fléchies et les genoux portés dans l'abduction. La tension abdominale dans la situation horizontale peut empêcher la circulation et la respiration, et faciliter la hernie des intestins, quand l'incision de l'abdomen aura été faite. L'éther, comme anesthésique, sera employé de préférence au chloroforme. Tous les détails de la chirurgie antiseptique devront être appliqués avec la rigueur la plus minutieuse.

Cinq aides sont nécessaires, savoir : un pour surveiller la pulvérisation de l'acide phénique ; un pour administrer l'éther ; un pour contenir l'utérus et maintenir les intestins ; un pour s'occuper des instruments ; et enfin une infirmière, ayant l'expérience des moyens à employer pour rappeler à la vie les enfants menacés d'asphyxie, qui sera chargée de recevoir le nouveau-né.

Les instruments nécessaires, qu'on doit avoir tout prêts, sont : un scalpel ; — un bistouri à pointe mousse ; — deux paires de ciseaux, l'une à lames droites, l'autre à lames courbes ; — une forte sonde cannelée ; — une pince à ligatures ; — une demi-douzaine de pinces à forcipressure de Kæberlé ; — des aiguilles à suture ; — un porte-aiguilles à long manche ; — des porte-éponges et une grande quantité d'éponges propres, neuves, qui auront été trempées soigneusement dans une solution de deux pour cent d'acide phénique.

Les instruments et les fils d'argent pour les sutures devront être maintenus immergés dans une solution semblable, jusqu'au moment où on sera obligé de les retirer pour s'en servir immédiatement. Si l'on emploie des fils de soie pour les ligatures, on devra les phéniquer préalablement. Un vase d'eau phéniquée chaude sera commodément placé, de manière à ce que l'opérateur y puisse, de temps en temps, tremper ses mains. Pour le pansement consécutif à l'opération, on devra se munir de protective, de gaze antiseptique, de coton boraté ou parfaitement nettoyé et d'un large bandage abdominal.

L'opération se fait en quatre temps, savoir :

1° Incision des parois abdominales ;

2° Incision de l'utérus et extraction du fœtus ;

3° Extraction du placenta, hémostase et nettoyage de la cavité péritonéale ;

4° Suture et pansement de la plaie abdominale.

— 1° Après que l'opérateur a pratiqué le cathétérisme et s'est personnellement assuré de la vacuité de la vessie, il se place à la droite de la malade. Les aides se tiennent au côté opposé.

On détermine alors avec soin, par la percussion, la présence ou l'absence d'anses intestinales en avant de l'utérus. Si l'on y rencontre les intestins, on les repousse sur les côtés de la matrice, en dehors du champ opératoire.

Après avoir d'abord lavé l'abdomen avec de l'eau phéniquée, on charge un assistant de fixer l'utérus sur la ligne médiane et de déterminer une tension modérée des parois abdominales à l'aide de ses mains, placées de façon à ce que la pointe des coudes presse sur les côtés tandis que les pouces entourent le fond de l'organe. La fonction principale de cet aide est de préserver le champ opératoire de l'issue des intestins.

L'opération doit être tout entière exécutée dans une atmosphère phéniquée.

L'incision généralement adoptée se fait sur la ligne blanche et doit s'étendre d'un point situé juste au-dessous de l'ombilic jusqu'à une distance de deux ou trois travers de doigt au-dessus de la symphyse pubienne. Chez les sujets rachitiques ou de très petite taille, la longueur de l'incision peut être augmentée et être alors étendue en haut, à gauche de l'ombilic. L'incision des parois abdominales doit être faite résolûment et couche par couche. Le sang provenant des vaisseaux doit être arrêté par la compression ou la ligature.

Quand on est arrivé sur le péritoine, il faut l'attirer avec une pince à forcipressure; une petite ouverture sera alors pratiquée sur la séreuse et l'incision sera prolongée, sous le contrôle de l'index et du médius ou sous celui de la sonde cannelée, jusqu'à concurrence de la longueur de la plaie.

— 2° Quand la surface de la matrice est exposée à la vue et qu'un examen a été fait pour s'assurer que ni l'épiploon ni les intestins ne se présentent, c'est alors que l'aide doit redoubler de vigilance. Il doit comprimer fermement l'utérus en haut et sur les côtés, et le pousser, en quelque sorte, en avant. Il doit maintenir soigneusement le milieu de l'organe dans la ligne de l'incision abdominale et se tenir prêt, dès que les parois utérines sont sectionnées, à introduire rapidement ses doigts indicateurs dans les angles supérieur et inférieur de la plaie. L'incision doit être faite avec un scalpel. La division des fibres musculaires doit avoir lieu couche par couche. L'opérateur doit cependant procéder rapidement, car on ne peut maîtriser l'hémorrhagie, qui est souvent considérable, que par la prompte extraction du fœtus.

Le siège de l'incision portera, autant que possible, sur le corps même de l'utérus. Le fond et les parties voisines de l'orifice interne doivent être évités avec soin. La longueur de la section, requise pour l'extraction de l'enfant, devra être au moins de douze à quatorze centimètres. Pour réduire l'hémorrhagie aux plus étroites limites, c'est une bonne méthode que de commencer par une ouverture de cinq centimètres et de la prolonger dans l'angle inférieur de la plaie jusqu'aux membranes ; ou bien, après l'évacuation du liquide, jusqu'au corps même de l'enfant. Sous le contrôle d'un ou de deux doigts, la

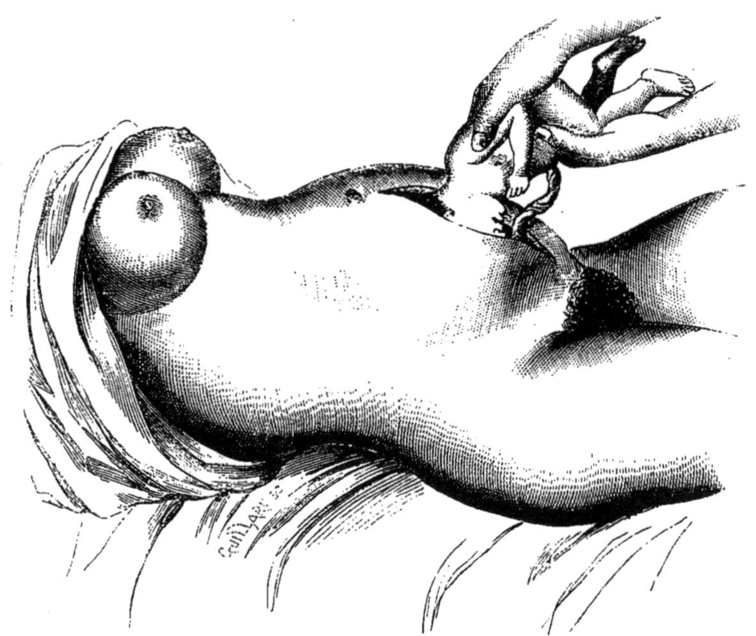

Fig. 208. — Extraction du fœtus par l'opération césarienne.

plaie peut alors être prolongée supérieurement, à l'aide d'un bistouri à pointe mousse. On doit prendre le plus grand soin d'éviter la ponction de l'œuf, si au moment de l'opération il est avéré qu'il se trouve encore intact.

Dès que l'incision utérine est achevée, l'aide doit introduire ses doigts indicateurs dans les angles supérieur et inférieur de la plaie et mettre l'utérus en contact exact avec la paroi abdominale (Winckel). Comme l'utérus se rétracte pendant la sortie de l'enfant, l'aide doit en surveiller avec grand soin la descente, afin d'éviter la projection des intestins.

Les membranes doivent être rompues dans la plaie, plutôt qu'à travers le vagin; cette rupture est plus rapidement effectuée, et le temps, en ces circonstances, est précieux. L'épanchement du fluide amniotique dans l'abdomen peut être évité par un aide adroit (1).

(1) La pénétration d'une petite quantité de liquide amniotique dans l'abdomen ne tire pas à grande conséquence, car il est généralement dépourvu de propriétés irritantes.

Si la tête se présente à l'ouverture utérine, on la saisit et on la tire au dehors, immédiatement. Quelquefois le fœtus est expulsé spontanément, comme dans un accouchement naturel, par le seul effet des contractions. Ordinairement, il est nécessaire d'introduire la main et de saisir une ou deux des extrémités inférieures. L'extraction de l'enfant, par les fesses, se pratique à la façon habituelle. Elle ne doit pas être trop rapide, mais graduelle, de manière à permettre à l'aide d'accomplir son rôle, qui consiste à maintenir les intestins. Si, par le fait de la rétraction de l'utérus, la tête est retenue, il vaut mieux agrandir en haut l'incision, avec le bistouri, que de déchirer les tissus (1).

Après l'extraction de l'enfant, le cordon doit être promptement lié et le nouveau-né remis entre les mains de l'infirmière. La mère réclame l'attention exclusive du médecin.

Quand le placenta est implanté sur la paroi antérieure de l'utérus, il peut être intéressé dans la section césarienne. Cet accident arrive environ une fois sur trois (2). Il occasionne, au moment même, une abondante hémorrhagie. L'écoulement du sang commence avec la division de la couche la plus externe des fibres musculaires. Il est, malgré tout, nécessaire de compléter l'incision du placenta et alors de détacher ce dernier d'un côté, jusqu'à ce que la main puisse passer dans la cavité utérine. L'extraction de l'enfant fournit seule les moyens efficaces de juguler l'hémorrhagie (3). En outre des recommandations déjà faites pour prévenir l'échappement des intestins, il est quelquefois nécessaire que l'aide pousse l'utérus hors de l'ouverture abdominale. Cette méthode a l'avantage ultérieur de prévenir l'écoulement du sang dans la cavité péritonéale, pendant l'extraction du placenta et pendant la rétraction de la matrice. Naturellement, l'aide doit, en même temps, s'assurer que les surfaces incisées de l'abdomen sont en parfait contact avec les parois utérines. Si, par négligence ou par un accident inévitable, la sortie des intestins a eu lieu, l'aide conserve sa passivité tandis que leur réintégration devient l'office de l'opérateur.

(1) En raison de la présence de larges veines dans le voisinage de l'orifice interne, la section de l'angle inférieur de la plaie peut être suivie d'une hémorrhagie abondante et persistante. En présence d'un pareil accident, il importe de réunir les bords cruentés avec de fines sutures, car il ne faudrait avoir aucune confiance dans l'action contractile du tissu cervical.

(2) Stoltz. *Dict. de Méd. et de Chirurg.*, t. IV. art. « Opération césarienne », p. 700.

(3) Il est bon d'être fixé quant à l'incision du placenta. Spiegelberg (« Handb. der Geb. », p. 858), qui dans trois cas éprouva cet accident, considère comme une difficulté réelle la séparation du délivre avec la main.

Les doigts pénétraient dans le tissu placentaire sans le détacher en réalité, de telle façon, qu'à la fin, il fut obligé d'inciser franchement jusqu'aux membranes. — Par conséquent, plus l'opération est rapidement faite, moins l'hémorrhagie est considérable.

— 3° Dans le cas où, après l'extraction de l'enfant, l'hémorrhagie a cessé, l'utérus doit être enveloppé d'un linge chaud et humecté avec une solution faible d'acide phénique. Un court répit est nécessaire avant de procéder à l'extraction manuelle du placenta, son expulsion étant souvent effectuée spontanément par les seules contractions de l'utérus. Après cinq ou dix minutes d'attente ou, dans les cas où l'hémorrhagie continue, immédiatement après l'extraction de l'enfant, on pétrira doucement l'utérus, tandis qu'on exercera des tractions sur le cordon. En cas de nécessité, il sera permis d'introduire les doigts dans la plaie, pour détacher le placenta et les membranes. On doit mettre tout le soin possible à séparer les membranes dans leur entier. Après le complet enlèvement de l'œuf, on introduira les doigts dans l'utérus, pour retirer les caillots et stimuler les contractions. Finalement, la plaie utérine sera fermée par des sutures. Si, par le fait de l'insuffisance des contractions, l'hémorrhagie continue après que l'utérus a été vidé, la suture est le moyen hémostatique le plus sûr que nous possédions. Des frictions prolongées sur le fond de la matrice et des applications de glace sont susceptibles d'aggraver le choc opératoire et d'amener une péritonite. Mais, même lorsqu'après l'opération terminée l'utérus est bien rétracté et l'hémorrhagie arrêtée, il est encore bon d'employer la suture comme prophylactique contre l'hémorrhagie secondaire. Dans beaucoup de cas, suivis d'une issue fatale, on a trouvé la plaie utérine entre-bâillée, de façon que les lochies avaient pu pénétrer dans la cavité péritonéale. Les sutures profondes seront appliquées à douze millimètres l'une de l'autre. Les sutures superficielles, destinées à rapprocher les bords péritonéaux, seront alternées avec les sutures profondes. On a déployé beaucoup d'ingéniosité dans la recherche d'une suture susceptible d'être retirée peu de jours après l'opération, par l'ouverture des parois abdominales. Mais, comme l'expérience a démontré, dans les opérations pratiquées pour l'extirpation des tumeurs ovariennes, que les ligatures pouvaient être, sans danger, abandonnées dans la cavité péritonéale, on préfère maintenant la suture entrecoupée ordinaire. La matière employée sera de la soie phéniquée, parce qu'elle coupe moins que les fils d'argent. Le catgut a été considéré comme mauvais, parce que les points sont susceptibles de se détendre, par suite des contractions et du relâchement alternatifs qui se produisent normalement dans l'utérus, à la suite de l'accouchement. Après que les sutures ont été appliquées et l'hémorrhagie maîtrisée, l'utérus sera replacé dans la cavité abdominale. De longs porte-éponges, armés d'éponges trempées dans la liqueur phéniquée chaude, seront employés, pour nettoyer les surfaces viscérale et pariétale du péritoine et étancher tout liquide collecté dans le cul-de-sac de Douglas.

— 4° La plaie abdominale sera fermée par des sutures pratiquées avec des fils de soie ou d'argent. Les points seront placés à deux ou trois centimètres l'un de l'autre. Ils seront distants de trois centimètres environ des bords de la plaie, de manière à comprendre de chaque côté une étroite bande de tissu péritonéal. Des sutures superficielles seront ajoutées, pour compléter la coaptation des surfaces cruentées. Après avoir lavé l'abdomen avec soin, la plaie sera recouverte d'abord d'une couche de protective de dix centimètres de largeur, et ensuite de six ou huit couches de gaze antiseptique. L'abdomen en entier sera alors matelassé avec une ou deux feuilles d'ouate et maintenu par un solide bandage de mousseline écrue.

L'appareil, le plus habituellement, n'a pas besoin d'être dérangé pendant les trois ou quatre premiers jours. Cependant, quand la gaze antiseptique paraîtra souillée par les sécrétions de la plaie, elle sera remplacée sous le spray phéniqué. Dans le cas où l'on jugerait utile d'introduire un tube à drainage à l'angle inférieur de la plaie abdominale, le pansement antiseptique pourrait être remplacé par la manière de faire adoptée par le Dr Keith dans l'ovariotomie. Le Dr Keith fait une petite incision sur une feuille mince de caoutchouc, à travers laquelle il passe le tube à drainage. Quand celui-ci est introduit dans l'abdomen, une éponge trempée dans l'eau phéniquée à 1/20 est placée sur l'ouverture extérieure du tube. Le caoutchouc est alors replié sur l'éponge, qui est ainsi empêchée de se dessécher, tandis qu'en même temps, des vapeurs phéniquées en permanence à l'embouchure du tube, préservent la cavité péritonéale de la pénétration de germes septiques. Naturellement, tout examen subséquent du tube sera fait sous le spray.

L'auteur reconnaît cependant qu'il n'est pas possible, dans chaque cas, de réaliser toutes les conditions et toutes les précautions indiquées dans les instructions qui précèdent. Très probablement, la plupart des opérations pratiqués par le passé ont porté sur des femmes restées plusieurs jours en travail, ou bien après la rupture des membranes et la rétraction de l'utérus, ou bien encore après que le segment inférieur de l'utérus avait été soumis à une longue compression entre la tête de l'enfant et la marge du pelvis ; sans l'assistance d'aides expérimentés, sans précautions antiseptiques et avec les seuls instruments contenus dans la trousse de poche du praticien.

La suture utérine est rejetée aujourd'hui par quelques chirurgiens, comme l'a été autrefois la suture abdominale, ainsi que cela est relaté dans l'histoire des premières opérations. Malgré tout, c'est à peine si on est en droit d'espérer que la réprobation qui s'attache à l'opération césarienne, disparaîtra le jour où, dans son exécution, les méthodes brutales de l'art vétérinaire seront remplacées par les procédés scientifiques de la chirurgie moderne.

En lisant diverses relations d'opérations faites dans le passé, nous ne pouvons pas nous empêcher d'être de l'avis de Mauriceau et de penser que « s'il est vrai que quelques femmes aient échappé, ce fut l'œuvre d'un miracle ou le désir exprès de Dieu, qui, s'il lui plaît, a le pouvoir de ressusciter les morts comme il fit de Lazare..., plutôt que par l'effet de l'industrie humaine ».

Traitement consécutif. — Le traitement consécutif est dirigé selon les mêmes principes que ceux qui sont suivis dans l'ovariotomie. La malade doit être isolée et tenue dans un repos parfait; une infirmière doit être en surveillance constante près d'elle. La circulation sera stimulée par l'application du calorique à la surface du corps, principalement aux extrémités.

La douleur sera apaisée par des suppositoires opiaciés ou des injections hypodermiques de morphine. S'il y a des vomissements à la suite de l'opération, on administrera, par la voie buccale, de la glace seule ou une cuillerée à thé d'eau glacée, par intervalles. Jusqu'à ce que l'estomac soit redevenu calme, la nutrition sera entretenue au moyen de l'alimentation par la voie rectale. La diète, durant la première semaine, consistera en lait, thé, bouillon de bœuf et jus de viande. Le cathétérisme sera pratiqué toutes les heures jusqu'à ce que la malade soit capable d'uriner spontanément, sans efforts. On tiendra l'intestin en repos pendant les cinq premiers jours au moins. — Seulement dans certains cas, véritablement exceptionnels, on permettra l'allaitement. Durant les trois ou quatre premiers jours, grâce aux précautions antiseptiques mises en usage, il ne sera pas nécessaire de déranger le pansement.

Les sutures superficielles pourront être retirées sous le spray, le cinquième jour; les sutures profondes seront enlevées graduellement, entre le septième et le dixième jour. La péritonite, la septicémie et le choc opératoire seront traités selon les règles habituelles.

Pronostic. — Nous avons déjà fait allusion à la formidable gravité de l'opération césarienne.

Michaelis (1) a recueilli 258 cas authentiques, dont 54 p. 100 se terminèrent par la guérison.

Kayser (2) a ajouté 80 nouveaux cas à ceux rapportés par Michaelis et a réduit les guérisons à 38 p. 100.

Mayer (3) a réuni 605 cas avec 54 p. 100 de guérisons.

Pihan-Dufeilhay (4) a rassemblé 88 cas, publiés entre 1845 et 1849, dont 57 p. 100 se sont terminés par la guérison.

(1) Michaelis. *Abhandlungen aus dem Gebiete der Geburtsh*, 1833.
(2) Kayser. *De Eventu Sectionis Cæsariæ.*
(3) Mayer. *Notice by Bromeisl*, « Wien. med. Woch. », 1868, n° 67.
(4) Pihan-Dufeilhay. *Arch. gén. de Méd.*, 1861, t. II.

Enfin, le Dr Harris a rassemblé avec une grande habileté historiographique 129 cas de la pratique nord-américaine, dont 57, c'est-à-dire plus de 44 p. 100, se sont terminés par la guérison.

D'après ces tableaux, on peut voir que la moitié de l'ensemble des opérations césariennes a eu une terminaison fatale. Néanmoins, quelque considérable qu'apparaisse la mortalité, les résultats, je n'en doute nullement, sont de beaucoup plus favorables que ceux que l'on obtiendrait d'un nombre semblable de craniotomies comprenant, comme le font les statistiques de la section césarienne, l'œuvre de bien des mains inhabiles. Mais on a objecté aux statistiques, qu'elles ne représentent même pas la vérité approximative. On sait, à n'en pas douter, que plusieurs cas n'ont jamais été compris dans les tableaux, et quelques auteurs ont prétendu que les cas inconnus ou omis ont tous été des cas mortels.

Stoltz (1) rapporte cependant qu'il a eu connaissances de cinq opérations heureuses, qui ne sont pas contenues dans les statistiques de Kayser, quoiqu'elles aient été publiées durant la période comprise dans ses calculs.

Harris a pu recueillir par correspondance avec des praticiens de diverses sections du pays 47 cas dont 14 se terminèrent par la guérison et 33 par la mort. Or, dans les statistiques de Meyer, les guérisons, à la suite de l'opération en Amérique, sont comptées à 33 p. 100, tandis que, comme nous l'avons vu, Harris trouve qu'elles ont monté, en réalité, au delà de 44 p. 100. — Ainsi, il n'est nullement certain que les statistiques nous présentent l'opération césarienne sous un jour trop favorable.

L'indifférence habituelle du praticien rural à l'égard de ses triomphes ou de ses insuccès est un de ses défauts particuliers.

Tout en admettant que la question est purement spéculative, il n'en est pas moins tout à fait probable qu'un nombre égal de succès et d'insuccès demeurent enterrés, pour nous servir des expressions de Stoltz, dans le carnet de notes des modestes praticiens.

Si, malgré tout, nous abandonnons entièrement la méthode numérique et si nous nous appliquons à une étude soigneuse des cas sur lesquels sont établies nos statistiques, nous déchirons les voiles de l'incertitude et nous sommes en mesure de nous placer sur un terrain assez solide.

. . . .

Tout d'abord, le premier fait important qui nous frappe, en examinant les listes des cas de section césarienne, c'est qu'une très large proportion du nombre total a été empruntée aux registres des maternités.

(1) Stoltz. *Lettre sur la provocation de l'avortement*, « Gaz. méd. », 1853, p. 304.

Michaelis (1) a trouvé, que sur *quatre-vingt-seize* cas, dont les détails sont rapportés avec une rigueur suffisante pour ne laisser aucun doute sur ce point, *trente-six*, soit un peu plus du tiers du nombre total, étaient des malades d'hôpital. Il a noté aussi, avec étonnement, que *vingt-cinq* de ces trente-six opérées moururent et que *onze* seulement guérirent ; tandis que, sur *soixante* cas de la pratique privée, *vingt-neuf* malades seulement moururent et *trente et une* guérirent. Cette remarquable différence dans le résultat était telle que Michaelis, tout d'abord, n'y voulût pas croire. Quand il trouva cependant qu'il n'y avait pas de source d'erreur possible dans les chiffres, il pensa expliquer la mortalité dans les hôpitaux, par le fait que ces derniers étaient le réceptacle de cette catégorie de cas qui offrent le moins de chances de succès, c'est-à-dire des cas désespérés ; tandis que le médecin, dans la clientèle privée, pouvait avoir eu affaire à des femmes en bonne santé et portant des difformités modérées. Il insinue, dès lors, que le praticien de ville ne tient pas habituellement à hasarder sa réputation sur une opération qui paraît devoir se terminer fatalement ; mais que, pendant qu'il délibère sur le cas, qu'il fait appel à un conseil et se prépare à l'exécution, la femme meurt, souvent sans avoir accouché et avant qu'une décision ait été prise.

Les résultats de Kayser (2) sont même pires que ceux de Michaelis, car, sur *soixante-sept* cas de la pratique d'hôpital, il trouva la mortalité de *soixante dix-neuf* pour cent.

Spaeth dit que, durant tout ce siècle, il n'y a pas eu un seul cas à la maternité de Vienne où la mère ait survécu.

Baudon, écrivant en 1873, dit « A Paris il n'y a pas eu de cas de guérison depuis quatre-vingts ans, quoique, dans le siècle actuel, l'opération ait été pratiquée sur cinquante femmes peut-être. » Cette statistique est souvent citée comme une réplique écrasante à ceux qui prétendent que le temps n'est pas encore venu de rayer la section césarienne de la liste des opérations obstétricales légitimes.

En jetant un regard sur la liste des opérateurs, nous trouvons : quatorze morts au compte de Sentin, dix-sept à celui de Paul Dubois, trois à celui de Danyau, quatre à celui de Depaul, deux à celui de Tarnier et plusieurs à celui de Moreau. Nous voyons, dans cet ensemble effrayant, une nouvelle évidence qu'il n'y a presque pas d'espoir de succès dans ce genre de *chirurgie abdominale*, quelle que soit l'habileté de l'opérateur, quand l'opération est pratiquée dans l'atmosphère septique d'un hôpital infecté.

D'un autre côté, les résultats de la section césarienne, dans les localités rurales salubres, forment un contraste frappant avec ceux obtenus

(1) Michaelis. *Loc. cit.*, p. 156.

(2) *Vide* Baudon. *L'Ovotomie abdominale*, p. 101.

dans les hôpitaux, ou même dans les grandes villes surchargées de population.

Ainsi, Stoltz (1) note que, dans le département de la Creuse, l'opération a été pratiquée *six* fois entre les années 1843 et 1852, et chaque fois avec succès.

Hoebecke a opéré *seize* fois à la campagne et, quoique ses malades fussent pauvres et si éloignées qu'il ne lui était pas possible de les visiter aussi fréquemment qu'il était désirable, *onze* d'entre elles guérirent.

Maslieurat-Lagémard (2) opéra *six* fois à la campagne; toutes ses malades guérirent.

Prévost compte *trois* succès sur *quatre* opérations.

Cottman et Boaqui en obtinrent chacun *deux*.

Dans l'Ohio, Harris enregistre *six* guérisons sur *huit* opérations; dans la Louisiane, *quatorze* guérisons sur *dix-neuf* opérations (3).

Et maintenant, quand de pareils résultats ont été obtenus dans certains pays par certains opérateurs, il ne nous paraît pas logique de jeter l'interdit sur la section césarienne, parce que d'autres opérateurs, dans d'autres localités, n'ont point réussi.—Après les triomphes de Clay, de Peasle et de Spencer Wells, personne ne pensa que l'ovariotomie dût être proscrite, parce que, contemporainement, en France et en Allemagne, l'extirpation des kystes de l'ovaire était presque constamment suivie de mort.

A coup sûr, la conduite la plus intelligente à suivre toujours, en présence de résultats opposés, consiste à essayer d'approfondir les causes d'insuccès d'un côté et les conditions de succès de l'autre.

Si donc nous commençons par nous demander pourquoi la section césarienne s'est terminée si souvent d'une manière fatale, nous avons déjà trouvé la réponse, pour un grand nombre de cas, dans ce fait que *les malades ont été opérées dans l'atmosphère impure des maternités*. La fréquence avec laquelle la gangrène de la plaie utérine est mentionnée, dans les examens *post-mortem*, nous montre quelle a dû être l'influence et l'activité des germes septiques. Les femmes ovariotomisées, qui seront placées dans des conditions de milieu identiques, mourront presque indubitablement, en dépit de l'habileté de l'opérateur.

D'autre part, les observations des cas qui nous sont parvenus jettent

(1) Stoltz. *Op. cit.*, p. 689.

(2) Baudon. *L'Ovotomie abdominale*, p. 106.

(3) Harris. *La Section césarienne dans l'Ohio*, « Obstet. Gaz. », september 1878, p. 99; — « New-Orleans Med. and Surg. Jour. », vol. V, 1878-79. Dans cet article sont relatés les succès déjà mentionnés de Prévost et de Cottmann. — Pilate est indiqué comme ayant réussi dans deux cas que Harris a attribué dans la suite à Boaqui.

une grande lumière sur les causes des résultats mortels. J'ai devant moi l'histoire de cent huit cas, recueillis par Michaelis et publiés par lui en 1832; ils appartiennent tous au dix-neuvième siècle et sont d'une incontestable authenticité. D'ailleurs, ils sont compris dans les tableaux de toutes les statistiques qui ont été publiées depuis.

Dans le nombre total il y a eu soixante et un décès ; — dans trente-quatre de ces cas terminés fatalement, l'historique fourni est passablement explicite.

Je recueille dans les observations les détails particuliers suivants :

Section césarienne pratiquée sur un cadavre.

Cas de rupture de l'utérus; la section césarienne est faite le lendemain de la rupture.

Cas d'insuccès de laparo-élytrotomie par Ritgen. « Comme les forces de la malade étaient près de s'épuiser à cause de l'hémorrhagie provenant de la plaie utérine, et comme les contractions de l'utérus avaient entièrement cessé, » la section césarienne fut pratiquée pour sauver la vie de l'enfant.

Dans cinq cas, la section césarienne fut essayée après des tentatives prolongées et inutiles d'accouchement par le forceps et la version.

Dans un autre cas, on n'y eut recours qu'après l'insuccès de la craniotomie.

Un opérateur prolongea son incision jusqu'à l'orifice utérin.

Deux cas furent compliqués d'éclampsie, et un de placenta prævia.

Dans un cas, l'opération fut pratiquée six jours après la rupture des membranes. La vessie avait dû être ponctionnée. Le fœtus était putréfié.

Pour arrêter l'hémorrhagie, Ritgen, dans une circonstance, lia neuf artères dans la plaie utérine.

Dans un cas, l'opération fut différée jusqu'à ce que la péritonite fût établie.

Il s'y trouve deux observations de présentation de l'épaule négligée. Dans l'une, l'opération fut pratiquée quatre jours après la rupture des membranes, et dans l'autre trente-deux heures après. Dans cette dernière, les tissus utérins furent trouvés sphacélés par la pression subie entre le promontoire et la partie fœtale qui se présentait.

Dans un cas, l'opération fut pratiquée par violence, malgré les protestations et les résistances de la malade.

Il y a un certain nombre de femmes sur lesquelles l'opération fut répétée dans des grossesses successives. De celles-là, deux moururent après la deuxième opération et trois après la troisième. Dans un cas de cette dernière série, l'opérée semblait aller bien jusqu'au vingt-septième jour, lorsqu'elle sortit de son lit et vint s'asseoir, pendant une heure, près d'une fenêtre ouverte, pour voir le passage d'une troupe de soldats. La plaie se rouvrit et la mort s'en suivit le même jour.

Chez une malade, les premiers jours de danger étaient passés et la plaie promettait une cicatrisation favorable, lorsque le frère, désappointé dans son attente de la succession, se livra à des voies de fait et battit sa sœur : sur quoi, la plaie déchirée se rouvrit et une fièvre mortelle s'en suivit.

Dans un autre cas, tout alla bien jusqu'au septième jour, quand la femme, joyeuse de la perspective de sa guérison, sauta de son lit, se mit à danser et avala une pinte de brandy.

Dans deux cas, la mort résulta de la projection des intestins hors de la plaie abdominale, consécutivement à l'opération. Dans l'un, l'accident se produisit le troisième jour; le médecin, qui opéra avec un rasoir et qui ne fit usage ni de bandage ni de bandelettes de sparadrap pour maintenir l'abdomen, ne revit sa malade, après l'opération, que lorsque l'accident précité se fut produit. Dans l'autre cas, deux pouces de la plaie abdominale furent laissés ouverts avec intention; des vomissements s'établirent et les anses intestinales se frayèrent un passage à travers la plaie entre-bâillée.

Les effets défavorables du *travail prolongé*, sur les accouchements parfaitement naturels d'ailleurs, sont bien connus. Dans les cas de bassins viciés, outre l'épuisement et la dépression nerveuse qui accompagnent le travail de longue durée, outre la douleur, la perte de sommeil et la difficulté de l'alimentation, d'autres causes aggravent encore le pronostic à l'égard de la malade. Ce sont: l'écoulement prématuré et complet du liquide amniotique, la rétraction consécutive de l'utérus sur le fœtus, la contusion des tissus maternels résultant de la pression exercée par la tête de l'enfant, et quelquefois la perforation ou même la rupture complète de l'utérus. A priori, par conséquent, on peut s'attendre à ce que chaque heure de retard, une fois la section césarienne décidée comme indispensable, soit de nature à compromettre gravement le résultat.

Cette déduction est pleinement justifiée par les faits. Ainsi, les statistiques de Dufeilhay ont démontré que, quand l'opération césarienne a été pratiquée avant que la femme ne fût épuisée, *quatre-vingt-une femmes sur cent* ont guéri. Harris a recueilli vingt-six cas d'opérations faites en temps opportun, qui se terminèrent par le salut de dix-neuf mères, soit un peu plus de *soixante-treize pour cent.*

Si, maintenant, nous revenons aux cas malheureux rapportés par Michaelis, nous trouvons, outre ceux dont nous avons relaté l'histoire, deux opérations pratiquées vingt-quatre heures après la rupture des membranes : deux, après quarante-huit heures; une, après soixante-douze heures, et une, après quatre-vingt-dix heures. Deux opérations furent pratiquées deux jours après le début du travail ; deux, après cinq jours, et une, après huit jours.

Ainsi, nous voyons que, dans plus de la moitié et demie des cas malheureux rapportés par Michaelis, l'opération fut pratiquée sur des cadavres ou des moribondes, ou bien dans des circonstances qui réduisaient les chances de succès aux limites les plus étroites. Jusqu'à quel point le reste des cas demeure-t-il exposé à la même critique?... il est impossible de le dire, à cause de la défectuosité et de l'insuffisance des observations.

Maintenant, le Dr Barnes dit avec une grande justesse : « Évidemment nous ne pouvons accepter qu'on fasse la craniotomie responsable des cas de mort survenus à la suite d'opérations pratiquées dans les déformations extrêmes du bassin, le diamètre conjugué étant réduit à 4 ou 5 centimètres, à moins que l'opération n'ait été commencée dans des circonstances déterminées, c'est-à-dire avant l'épuisement de la femme ; à moins encore, que l'opération n'ait été conduite avec toute l'habileté désirable et par les procédés les plus avantageux (1)... » — Nous avons aussi, dès lors, le même droit de refuser de reconnaître la section césarienne responsable des cas mortels dans lesquels les conditions et les méthodes de l'opération ont rendu le succès improbable sinon impossible.

OPÉRATION DE PORRO. — LAPARO-ÉLYTROTOMIE

Quoi qu'on ait pu dire de raisonnable contre la défaveur avec laquelle les peuples de langue anglaise regardent habituellement la section césarienne, on ne saurait nier cependant que cette opération soulève une importante objection, qui est la suivante : le résultat final dépend surtout de l'efficacité des contractions utérines consécutivement à l'opération. Lorsqu'elle est pratiquée au début du travail, que les douleurs sont bien établies, mais avant que les forces de la patiente ne soient épuisées, et quand les sutures ont été appliquées, l'art a fait tout ce qu'il était en son pouvoir de faire pour prévenir l'entre-bâillement de la plaie utérine. Mais lors même que ces précautions ont été scrupuleusement observées, une contraction imparfaite et insuffisante de la matrice ou la déchirure des points suturés peuvent créer une communication entre les cavités utérine et abdominale. Comme la plaie résultant de la section est par elle-même apte à déterminer une endométrite catarrhale d'un caractère sérieux ; et comme, aussi, la pénétration de l'air dans l'utérus favorise la décomposition des lochies, la malade est toujours exposée aux dangers provenant de la pénétration de matières septiques dans le péritoine.

(1) Barnes. *Obst. oper*. D. Appleton et Co, p. 418.

L'opération de Porro et la laparo-élytrotomie ont toutes deux pour but d'éviter les risques inhérents à cette cause.

I. OPÉRATION DE PORRO OU OVARO-HYSTÉRECTOMIE

Le trait caractéristique de l'opération de Porro consiste dans l'ablation de l'utérus et des ovaires, tout à la fois, immédiatement après l'exécution de l'opération césarienne.

D'après les résultats d'expériences pratiquées sur les animaux, la *possibilité théorique* de l'opération était démontrée dès 1769 par Cavallini ; plus tard en 1823 par Blundell.

G. H. Michaelis, en 1809, passant en revue tous les dangers inhérents à la réaction intense qui suit la lésion des viscères abdominaux, allait jusqu'à dire : « Que le péril dépende spécialement de cette perturbation réflexe, nous le constatons non seulement par l'association fréquente de désordres plus graves portant sur d'autres organes, mais nous le voyons encore expérimentalement par ce fait que, lorsque l'utérus a été enlevé et que la réaction dans les autres organes est modérée, le danger semble de beaucoup diminué. On connaît plusieurs cas dans lesquels l'utérus a été excisé par des gens ignorants, sans qu'il soit survenu pour cela des troubles graves (Züfalle)... C'est donc une question à décider, que de savoir si l'on ne rendrait pas la section césarienne moins dangereuse en l'associant à l'extirpation de l'utérus. »

L'ablation de l'utérus, après la section césarienne, ne fut pourtant pas exécutée sur la femme vivante avant 1868. La première opération fut pratiquée par le Dr Horatio B. Storer, de Boston, chez une femme dont l'accouchement était rendu impossible par les voies naturelles à cause d'une tumeur fibro-cystique, d'un énorme volume, obstruant la cavité pelvienne. L'hémorrhagie qui suivit l'incision de l'utérus devint effroyable. Le Dr Storer lia le col et, ayant appliqué la chaîne de l'écraseur, enleva lentement la masse utéro-ovarienne. L'enfant et le placenta étaient tous deux en état de décomposition. L'opérée vécut soixante-huit heures. A cette époque, la hardiesse de l'opérateur fut le sujet d'un grand nombre de commentaires défavorables.

En 1874, Édouard Porro, de Pavie, ayant réussi à conserver la vie à des animaux chez lesquels il avait enlevé l'utérus gravide, prémédita de joindre à la section césarienne, comme mesure complémentaire, l'ablation de l'utérus et de ses appendices, et cela, à la première occasion qui lui serait offerte. Cette occasion cherchée se présenta naturellement le 21 mai 1876. La malade avait un bassin rachitique, avec un diamètre antéro-postérieur réduit à quatre centimètres. L'enfant fut extrait vivant et la mère survécut.

Après la publication de l'observation de Porro, les deux Braun et Spaeth, de Vienne, où la section césarienne était proverbialement réputée fatale (pas un cas de guérison durant tout le siècle), résolurent de soumettre l'opération à une nouvelle tentative. Spaeth débuta avec un succès en juin 1877. Depuis, j'apprends par une communication particulière du Dr R. P. Harris, dont le zèle infatigable a fait de toutes les questions relatives à la section césarienne l'objet particulier de sa sollicitude, que le nombre des opérations pratiquées jusqu'au moment présent (juin 1881) est monté à soixante et onze, dont trente se sont terminés par la guérison et quarante et une par la mort (voir précédemment p. 472).

Depuis cette époque le chiffre des opérées s'est doublé. — Dans le numéro de décembre 1883 de l'*American Journal of Obstetric*, le Dr Godson a rassemblé 134 cas. Sur ces 134 opérées par la méthode de Porro, 59 seulement ont guéri; 75 ont succombé. La proportion de la mortalité est donc de 55,97 pour 100.

Mangiagalli, un peu après Godson, a publié en Italie un autre recensement de l'opération de Porro. Les chiffres et les proportions sont sensiblement les mêmes. D.

Ces résultats, quoiqu'ils laissent encore beaucoup à désirer, sont encourageants, quand on se rappelle qu'ils ont été pour la plupart obtenus dans des maternités, où la section césarienne non modifiée s'est montrée presque uniformément fatale. Comme dans ce qui a trait à l'opération césarienne, les statistiques de l'opération de Porro contiennent un certain chiffre de cas dans lesquels le sort de la malade était jugé avant l'opération elle-même. Dans un même nombre de cas également, les terminaisons malheureuses furent, selon toute apparence, la conséquence d'erreurs d'appréciation de la part de l'opérateur, erreurs contre lesquelles il sera peut-être possible de se garer, dans une certaine mesure, à l'avenir, les méthodes opératoires étant mieux établies et les indications plus nettement définies.

Procédé opératoire. — Les préparatifs et les détails de l'opération sont les mêmes que ceux de la section césarienne, à l'exception de ceux qui ont rapport à l'ablation de l'utérus et à l'arrêt de l'hémorrhagie. Une attention rigoureuse dans les détails de la chirurgie antiseptique paraît être essentielle pour réussir. Dans le premier cas de Porro, l'incision abdominale fut de douze centimètres environ d'étendue. Après avoir ouvert l'utérus et retiré le fœtus, le placenta et les membranes, Porro attira l'organe vidé hors de l'abdomen, appliqua le serre-nœud constricteur de Cintrat autour du segment inférieur, juste au-dessus de l'orifice interne. Les tissus furent alors comprimés, jusqu'à ce que l'hémorrhagie provenant de la surface utérine incisée fût arrêtée. L'utérus fut alors détaché avec le bistouri; le pédicule fut placé hors de la plaie abdominale et maintenu en position en attachant le manche du serre-nœud à la cuisse droite de l'opérée.

Müller modifia la méthode originelle de Porro en élargissant suffisamment l'incision en haut, pour permettre à un aide de faire saillir l'utérus en dehors des parois abdominales, et en exerçant une compression au-dessus du col (soit avec l'écraseur, soit avec la bande d'Esmarch), avant d'ouvrir la matrice et d'extraire l'enfant. Ce procédé offre l'avantage évident de rendre l'opération exsangue et d'obvier aisément à l'issue du liquide amniotique dans la cavité abdominale. Breisky, Litzmann, Müller, Tarnier et Elliot Richardson de Philadelphie n'ont éprouvé aucune difficulté à attirer l'utérus hors de la cavité abdominale ; Spaeth, Wasseige, Tibone, Chiara et Carl Braun, au contraire, trouvèrent de grands obstacles à l'exécution de cette manœuvre, ou furent obligés d'y renoncer entièrement. La modification est importante, mais d'une application limitée.

Les compresseurs employés jusqu'à présent sont : le serre-nœud de Cintrat, la chaîne de l'écraseur avec un système de fixation, dû à Péan, permettant de maintenir la constriction après qu'on a détaché le manche de la chaîne ; enfin les modèles divers d'écraseurs métalliques.

La compression doit être faite lentement et ne doit pas aller jusqu'à la section du péritoine. La facilité avec laquelle se cassent les fils de métal doit faire apporter un grand soin dans leur choix. En cas de pareil accident, on doit avoir tout prêt un second instrument. Je ne sache pas que jusqu'ici le clamp ait été essayé. Cependant il est difficile de comprendre pourquoi un bon clamp exerçant une pression concentrique, comme celui de Thomas par exemple, ne se montrerait pas d'une utilité pratique réelle !

Lévy (1), rassemblant les résultats des opérations, recommande, comme digne d'être suivie, la méthode qui consiste à pratiquer une incision abdominale de quinze à dix-huit centimètres de longueur, à attirer l'utérus quand cela peut se faire sans violence, à comprimer la plaie abdominale et à la recouvrir de flanelle ou d'éponges trempées dans de l'eau phéniquée chaude, pour absorber les liquides et s'opposer au refroidissement des intestins. Le constricteur doit être alors appliqué de façon que les deux ovaires soient compris dans la striction et l'enfant doit être extrait rapidement ; ou bien, dans le cas où l'utérus ne pourrait être facilement déplacé et projeté à travers la plaie abdominale, son volume sera réduit par la rupture des membranes, *per vaginam;* un aide devra spécialement employer les précautions

(1) Lévy. *Ueber die Methode des Kaiserschnittes nach Porro*, « Wiener Klinik », Heft XI et XII.

déjà indiquées, relativement à la section césarienne, pour prévenir l'entrée du liquide dans la cavité abdominale.

A l'instant où l'utérus vide aura été soulevé hors de l'abdomen, le même aide doit momentanément comprimer les vaisseaux au-dessus du col avec les doigts des deux mains.

Le constricteur une fois rajusté et l'hémorrhagie arrêtée, le moignon sera régularisé avec des ciseaux et momifié avec le perchlorure de fer.

Pour empêcher la ligature de glisser et pour soutenir le pédicule, on passe horizontalement à travers le col deux longues aiguilles en acier qu'on laisse appuyer sur les parois abdominales. Elliott Richardson emploie des aiguilles de douze centimètres de longueur et de la dimension d'une bougie n° 8 de la filière française. Il en passe une au-dessous, l'autre au-dessus du fil de métal diagonalement à la direction de la plaie abdominale. Il lie alors « un morceau de fort cordonnet de soie préalablement trempé dans de l'huile phéniquée (une partie pour onze), autour du col, entre les deux aiguilles et dans la ligne du fil métallique constricteur provisoire, lequel est enlevé aussitôt que la ligature permanente est appliquée, mais avant qu'elle ne soit définitivement fixée. Le lien de soie est enroulé deux fois autour du col et alors serré » (1).

Nous devons mentionner ici que vers le second ou troisième jour le pouls devient irrégulier et oscille entre cent et cent quarante pulsations, sans élévation correspondante de la température, désordre nerveux attribué par Lucas Championnière (2) au tiraillement du pédicule. La séparation du pédicule a lieu du douzième au quinzième jour.

La stérilité de la femme résultant de l'amputation de l'utérus a été discutée au point de vue moral. Néanmoins on trouverait probablement bien peu de personnes dans ce pays qui hésiteraient à exécuter l'opération en se fondant sur les cas excessivement rares dans lesquels l'ancien procédé opératoire a pu être répété avec succès chez le même sujet..

Le principal mérite de l'opération de Porro consiste dans ce fait que chaque temps de l'opération est susceptible d'être contrôlé et en conséquence de subir des perfectionnements.

(1) Tous les essais d'abandon du pédicule dans la cavité péritonéale se sont terminés d'une manière fatale. Dans un cas remarquable rapporté par le professeur Taylor, la malade a vécu vingt-six jours. Le dix-septième jour apparut une phlegmasia alba dolens qui s'améliorait rapidement lorsque la femme, d'un caractère insoumis, s'assit sur une chaise, malgré toute défense; elle fut prise d'un accès de dypnée et mourut d'embolie pulmonaire en peu d'heures (*Voir* « Am. Jour. of the Med. Sci. », juillet, 1880).

(2) Maygrier. *Étude de l'opération de Porro*, Paris, 1880, p. 33.

II. OPÉRATION DE THOMAS OU LAPARO-ÉLYTROTOMIE

Dans l'opération du professeur Thomas, les dangers résultant d'une ouverture du péritoine et d'une blessure de l'utérus sont évités, par l'incision des parois de l'abdomen pratiquée sur la ligne du ligament de Poupart, qui permet de soulever le péritoine, de disséquer en bas jusqu'au vagin, qu'on divise transversalement, et, le col étant alors atteint, rend possible l'extraction de l'enfant à travers le passage ainsi artificiellement créé.

L'honneur d'avoir soutenu la possibilité de l'extraction extra-péritonéale de l'enfant au-dessus du détroit supérieur du bassin appartient chronologiquement à Ritgen. C'était la conséquence naturelle des enseignements d'Abernethy et de Cooper, auxquels on doit la ligature de l'artère iliaque externe sans ouverture du péritoine. Le *modus operandi* fut soigneusement étudié par Ritgen et soumis par lui à l'épreuve de la pratique le 1er octobre 1821. L'incision à travers le vagin, qui fut faite avec un bistouri effilé dans une direction longitudinale, fut suivie d'une hémorrhagie si abondande que l'opération fut suspendue et la section césarienne ordinaire pratiquée à sa place. La patiente mourut au bout de cinquante-huit heures.

En 1823, Baudelocque le jeune, ignorant les travaux de son prédécesseur, imagina une incision sous-péritonéale le long du bord externe du muscle droit, s'étendant depuis l'ombilic jusqu'à cinq centimètres du pubis, qui permettait de séparer le péritoine de la fosse iliaque avec le doigt introduit à l'extrémité inférieure de la plaie et d'inciser le vagin sur une longueur de douze centimètres environ, laissant alors l'expulsion de l'enfant à la nature, ou l'extrayant avec un petit forceps.

En 1844, il publia un mémoire où il rapportait deux cas dans lesquels il avait essayé ce procédé, modifié par la substitution à l'incision de Ritgen de la section pratiquée le long du muscle droit. Comme Ritgen, Baudelocque n'acheva pas sa première opération, à cause de l'abondante hémorrhagie provenant de la région vaginale. Dans le second cas, il réussit à extraire l'enfant qui, d'ailleurs, était mort au moment où il entreprenait l'opération. Ayant piqué accidentellement l'artère iliaque externe, Baudelocque lia l'iliaque primitive afin d'arrêter l'hémorrhagie. L'accouchement fut compliqué de convulsions. La mort eut lieu le quatrième jour. Le mérite d'avoir le premier pratiqué la laparo-élytrotomie appartient par conséquent à Baudelocque.

En 1837, sir Charles Bell dans ses « Institutes of Surgery » suggère le même procédé opératoire, qui fut adopté plus tard par le Dr Thomas.

En 1870, le Dr Thomas, qui ignorait à cette époque les travaux de ses devanciers, lut, devant l'Association médicale de Jonkers, un remarquable manuscrit dans lequel il rendait compte d'une première expérience de laparo-élytrotomie pratiquée sur le cadavre d'une femme morte au neuvième mois de la gestation ; et d'une seconde, faite sur une femme vivante affectée de pneumonie depuis une dizaine de jours qui succombait à la fin du septième mois de sa grossesse ; elle était, au moment de la visite de l'auteur, *in articulo mortis*. L'opération fut entreprise dans l'intérêt de l'enfant, qui fut extrait vivant et survécut une heure environ.

En 1874, l'opération fut répétée par le Dr Skene. La malade avait été quarante-huit heures en travail et l'on avait eu recours à d'inutiles tentatives pour la délivrer par la craniotomie. Elle était encore sous le coup de l'épuisement et du choc opératoire, qui devinrent graduellement plus prononcés, et elle mourut sept heures après.

En 1875 et en 1877, le Dr Skene eut le mérite de pratiquer heureusement l'opération dans des circonstances très difficiles ; le résultat dans les deux cas fut de sauver la vie à la mère et à l'enfant.

En 1877 le Dr Thomas eut la bonne fortune d'obtenir un semblable succès.

En Angleterre, l'opération a été pratiquée par les Drs Himes et Edes, les deux fois dans l'intérêt de l'enfant, l'état des mères étant à peu près désespéré. Les deux enfants furent sauvés.

En 1880, le Dr Walter R. Gillette (1) fit, par la laparo-élytrotomie, l'extraction d'un enfant putréfié, qu'il fut obligé de perforer et d'extraire avec le céphalotribe, le forceps et la version ayant été préalablement tentés sans succès. La mère se rétablit sans symptômes fâcheux.

Les résultats ci-dessus trouvent peu de termes de comparaison dans la chirurgie obstétricale. Ils méritent certainement d'inspirer aux accoucheurs une confiance au moins égale à celle dont a joui le procédé de Porro.

La question à décider à l'avenir est de savoir jusqu'à quel point la laparo-élytrotomie doit être généralisée ; il est possible que les succès obtenus jusqu'ici soient dus, en grande partie, aux mérites exceptionnels des opérateurs qui l'ont entreprise. D'après l'expérience acquise, il semble qu'elle doive recueillir la préférence et s'accomplir aisément et promptement, dans tous les cas où la dilatabilité du col est suffisante pour permettre l'extraction de l'enfant par le forceps ou la version, après que le passage artificiel a été créé.

L'hémorrhagie vaginale notée dans les cas de Ritgen et Baude-

(1) Gillette. *A Successful Case of Laparo-Elytrotomy*, « Am. Jour. of Obstet. », january, 1880, p. 98.

locque peut apparemment être évitée en dilacérant le vagin transversalement, ainsi que le recommande Thomas, au lieu de l'inciser avec un bistouri. Dans trois cas, des fistules vaginales se produisirent, mais elles guérirent toutes spontanément. La description suivante de l'opération est empruntée à l'excellent travail du Dr Garrigues, déjà cité. Il a acquis l'approbation des Drs Thomas, Skene et Gillette, avec cette exception que, dans la discussion, tous ont été d'accord qu'il était désirable d'introduire un tube à drainage troué, par la plaie abdominale, dans la cavité vaginale, de façon à pouvoir irriguer les parties avec des injections antiseptiques.

Opération. — « Les intestins ayant été vidés par un lavement laxatif copieux et le col dilaté par les sacs de Barnes, s'il ne l'était déjà, la malade est placée dans le décubitus dorsal, sur une table longue et étroite couverte d'un matelas ou de couvertures garanties par un caoutchouc, ou mieux par une toile cirée doublée d'une alèze. Le bassin est exhaussé par un coussin ferme, la tête et les épaules légèrement élevées à l'aide d'oreillers, les jambes allongées dans l'abduction. Si, pour quelque raison, il n'a pas été possible de dilater le col avec les dilatateurs de Barnes, on pratique séance tenante l'opération avec les doigts; ou, si cela est également impossible, on force plus tard la dilatation par la plaie abdominale. La malade est anesthésiée. La méthode désinfectante ne pouvant être strictement observée, son emploi devant donner lieu à un surcroît de trouble, il est à peine utile d'opérer sous le spray antiseptique. L'opérateur se place à la droite de la malade.

« Outre l'aide chargé de l'anesthésie, quatre assistants sont nécessaires : un de chaque côté de l'opérateur et deux en face de lui. Le premier aide, se tenant à gauche et à hauteur du thorax de la malade, applique ses mains à plat sur l'ombilic et attire l'utérus en haut et à gauche, tendant par conséquent le tégument de la région iliaque droite. La contre-extension peut être faite par l'aide placé à la droite de l'opérateur.

« Une incision légèrement curviligne est faite à la peau, à partir d'un point situé à quatre centimètres et demi au-dessus et en dehors de l'épine du pubis, parallèlement et à vingt-cinq millimètres au-dessus du ligament de Poupart, jusqu'à un point situé vingt-cinq millimètres au-dessus de l'épine iliaque antérieure et supérieure. L'incision peut être faite aussi bien en sens contraire, c'est-à-dire de dehors en dedans. Par quelques coups du tranchant du couteau le muscle oblique externe est mis à nu, et l'on arrête le jet des branches superficielles de l'artère épigastrique avec des pinces à *forcipressure*. Les muscles abdominaux sont coupés sur la même étendue, couche par couche, l'oblique externe, l'oblique interne et le transverse ; le premier est aponévrotique. Le fascia transversalis est très soigneusement soulevé par un fin tenaculum et le couteau porté horizontalement de manière à lui faire une petite ouverture, évitant le péritoine qui est situé au-dessous de lui et qui en est séparé par un tissu aréolaire lâche, quelquefois graisseux. Une sonde cannelée est introduite à travers l'ouverture et dirigée entre le fascia et le péritoine vers l'angle interne de la plaie d'abord, l'externe ensuite; et le fascia est coupé sur la sonde. Le meilleur instrument dans cet objet est la sonde cannelée employée par Key pour la kélotomie, celle dont se sert Spencer Wells pour inciser le péritoine dans l'ovariotomie. Elle est solide, large de six millimètres, légèrement courbée sur le plat, bien arrondie à l'extrémité, et munie sur sa concavité d'une gouttière qui s'arrête à six millimètres de la pointe de l'instrument.

Immédiatement après, l'opérateur place la pulpe de ses doigts sur le péritoine, le séparant du fascia transversalis et du fascia iliaca jusqu'à ce qu'il atteigne la paroi du vagin. Le second aide, placé à la gauche du chirurgien, maintient le péritoine et les intestins avec ses mains munies d'une serviette fine et chaude, afin de ne pas les laisser glisser. Le premier assistant attire vigoureusement l'utérus en haut et à gauche afin de diriger les parties plus profondes de la paroi vaginale vers le côté droit. Une sonde métallique de femme est introduite dans la vessie, par le troisième aide placé vers la hanche gauche de la malade, et maintenue dans la direction connue de la ligne de la cloison vésico-vaginale ; elle sert à repousser en bas l'uretère du côté sur lequel on opère. Un instrument mousse en bois, dans le genre de l'obturateur d'un spéculum cylindrique, seulement plus long, est introduit dans le vagin et porté au-dessus de la ligne iléo-pectinée, faisant de la sorte saillir la paroi vaginale , autant que possible, dans la plaie abdominale. On fait une incision parallèle à la ligne iléo-pectinée et au cathéter senti dans la vessie, aussi bas que possible par rapport à l'utérus, afin d'éviter l'uretère et le cul-de-sac de Douglas, et de manière à couper là où il y a le moins de vaisseaux; on divise sur l'obturateur vaginal avec le thermo-cautère de Paquelin ou le couteau galvanique, ou simplement avec le cautère actuel chauffé seulement au rouge. Les parties environnantes sont protégées par des compresses mouillées placées autour des parties cautérisées. L'incision faite par le cautère est prolongée en avant vers la symphyse et en arrière vers le promontoire. L'opérateur introduit la pulpe des doigts indicateurs perpendiculairement dans la plaie, appuie de part et d'autre dans la direction du col et de la ligne iléo-pectinée; de façon à déchirer la paroi vaginale *en avant*, aussi loin que cela est possible sans danger pour la vessie et l'urèthre, dont la position est indiquée par le cathéter que maintient l'aide, et *en arrière*, aussi loin que le permettra la plaie abdominale. Ensuite, on retire le cathéter, on rompt les membranes si déjà le liquide amniotique ne s'est pas échappé, on fait attirer fortement l'utérus vers le côté opposé et, avec le doigt indicateur, on amène le col dans la fosse iliaque.

« L'opérateur retire l'enfant à travers la double plaie soit par une extraction simple ou par la version, ou encore en appliquant le forceps selon la présentation ou selon les autres circonstances particulières. Le placenta est expulsé par expression et retiré à travers la plaie.

« S'il survient une hémorrhagie, l'opérateur essaye de la maîtriser soit en liant les vaisseaux à travers la plaie abdominale, soit avec les pinces à forcipressure, l'application de styptiques ou les cautères. On peut faire usage d'un large spéculum en bois ou de celui de Sims, qui peut-être fournit mieux qu'un autre un accès plus aisé vers les vaisseaux qui donnent le sang. S'il est impossible de maîtriser l'hémorrhagie, la plaie vaginale devra être tamponnée par la vulve et par la plaie abdominale, avec des plumasseaux de charpie trempés dans l'eau froide puis exprimés et maintenus *in situ* par de larges bandes de sparadrap enroulées autour de l'abdomen, comme dans l'ovariotomie.

« Hormis cette dernière éventualité de l'hémorrhagie, la vessie sera distendue par une injection de lait tiède, afin de s'assurer si cet organe a été lésé. S'il en était ainsi, la fistule sera immédiatement suturée avec du catgut qu'on n'aurait pas besoin de retirer. La plaie est nettoyée par l'injection d'un courant d'eau phéniquée tiède (deux pour cent), ou d'une solution de thymol (à deux pour mille) poussée par le vagin et par la plaie abdominale à la fois. Ensuite, les bords de l'incision abdominale sont réunis par des sutures entrecoupées, et la partie inférieure de l'abdomen est couverte avec du coton boraté ou salicylé et entourée de larges bandes de sparadrap fixées aux hanches comme dans l'ovariotomie. Un plumasseau de coton trempé dans de l'huile phéniquée (un pour dix) est appliqué à l'entrée du vagin. »

PATHOLOGIE DU TRAVAIL

CHAPITRE XXIV

DYSTOCIE TENANT AUX ANOMALIES DES FORCES EXPULSIVES

TRAVAIL PRÉCIPITÉ. — TRAVAIL LENT. — Contractions irrégulières dans la première période du travail. — Traitement de la première période prolongée.
Douleurs irrégulières dans la seconde période. — Traitement de la seconde période prolongée. — EMPLOI DE L'ERGOT DE SEIGLE dans l'accouchement.
Des contractions irrégulières dans la troisième période; traitement.
ACCOUCHEMENT DOULOUREUX causé par l'hystérie, le rhumatisme, l'irritation intestinale, les lésions inflammatoires.

Dans le travail physiologique les forces expulsives sont suffisantes pour vaincre les résistances.

L'accouchement devient pathologique :

1° Lorsque les contractions sont défectueuses;

2° Lorsque la résistance opposée par les parties molles ou les parties osseuses du bassin excède les limites compatibles avec la sécurité de la mère ou de l'enfant;

3° Lorsque l'accouchement est rendu difficile ou impossible par des malformations ou des présentations vicieuses du fœtus;

4° Lorsque la dystocie tient à des complications dangereuses, telles que les hémorrhagies, l'éclampsie, le prolapsus du cordon.

Au point de vue *clinique*, les anomalies des contractions peuvent se diviser de la façon suivante :

Contractions excessives,

Contractions faibles,

Contractions troublées par une sensation douloureuse extrême,

Contractions compliquées de sténoses.

Physiologiquement néanmoins, ces différentes variétés sont loin de réaliser autant de conditions distinctes et indépendantes. Ainsi, la rigidité de l'orifice est toujours excessivement douloureuse et dépend habituellement aussi d'une faiblesse relative des efforts expulsifs.

Il n'y a point de mesure fixe qui permette d'évaluer en réalité l'*excès* ou l'*insuffisance* des contractions. — La valeur de ces termes est toujours vague et ils sont usités avec accompagnement de la mention de la nature des obstacles à vaincre.

Chez les primipares, d'énergiques contractions sont nécessaires pour amener l'assouplissement et la dilatation du col.

Chez les multipares, les contractions peuvent être comparativement faibles et suffire cependant pour effectuer rapidement l'accouchement.

Une grande confusion pour l'esprit résulte souvent du double sens que comporte le terme *douleurs du travail*. Ainsi on constate fréquemment que les douleurs sont *bonnes*, alors que l'examen révèle la mise en œuvre d'un effort minime, car le mot *douleur* rend uniquement l'idée d'une *souffrance physique*.

Cliniquement, les contractions se mesurent à l'effet produit. Pour la pratique il est nécessaire d'étudier les formes diverses sous lesquelles apparaît l'action irrégulière de l'utérus, surtout au point de vue de leur influence sur la durée du travail. D'où résulte : 1° le *travail précipité* ; 2° le *travail ralenti*.

I. Travail précipité. — On a coutume de rapporter l'accouchement précipité à l'excès des contractions. — Excès est cependant ici un mot d'une valeur absolument relative. Il n'y a pas de raison pour admettre que l'utérus est capable d'agir avec une force telle que la somme de cette force suffise seule à créer une condition vraiment pathologique. — Avec un bassin large, spacieux, un col souple, dilatable, un vagin et un périnée extensibles, le travail peut être effectué par un petit nombre d'efforts expulsifs. — La rapidité de semblables accouchements ne doit pas être appréhendée. — Règle générale ils sont suivis d'une rétraction régulière de l'utérus et du maintien de contractions suffisantes pour prévenir l'hémorrhagie. L'état puerpéral évolue d'ordinaire sans accident. A part les inconvénients qui peuvent résulter parfois de ce que les femmes sont prises soudainement par les douleurs dans une rue ou sur une place publique, la rapidité de l'accouchement ne doit point être considérée comme une anomalie.

Sauf les précautions qu'il y a à prendre contre les possibilités de cet accident désagréable, il ne comporte point de thérapeutique spéciale.

Lorsque, d'un autre côté, le travail se déclare chez des femmes douées d'une grande irritabilité réflexe, capable de susciter chez elles une action immodérée de la part des muscles abdominaux, il peut s'ensuivre de graves conséquences. Ainsi, si la femme est prise par les douleurs étant dans la station debout, les contractions excessives peuvent précipiter brusquement l'enfant sur le sol ; mais, même en pareil cas, les conséquences sont moins dangereuses qu'on ne serait tenté de le présumer. — La violence de la chute est généralement arrêtée par le cordon. Ce dernier subit quelques déchirures qui, se produisant à une certaine distance de l'ombilic, ne s'accompagnent point d'hémorrhagie. — On donne encore comme complications possibles, quoique rares, du travail précipité : l'hémorrhagie *post-partum*, le prolapsus et l'inversion de l'utérus.

Lorsque toutes les forces expulsives sont mises en jeu à une période précoce du travail, avant que la résistance du canal utéro-vaginal ait été vaincue, la violence des efforts peut, dit-on, déterminer de l'*emphysème sous-cutané* de la face et du cou, l'interruption de la circulation utéro-placentaire, et même produire des fractures du crâne fœtal. Des efforts excessifs, avant que les parties molles aient été convenablement préparées au passage de l'enfant, peuvent encore amener des déchirures du col, du vagin et du périnée.

Le traitement consiste à diminuer l'irritabilité utérine au moyen d'injections hypodermiques de morphine ; ou mieux encore par l'anesthésie complète, seule capable de suspendre l'action des muscles volontaires.

II. Travail lent. — Pour bien comprendre comment on doit définir le travail qui dépasse les limites compatibles avec la sécurité, par suite de l'irrégularité des contractions utérines, il est nécessaire de se rappeler les principaux caractères du travail normal.

Ce sont : des contractions utérines suivies de relâchement et coupées régulièrement par des intervalles de repos complet de l'organe ; — l'extension et l'amincissement des tissus musculaires de la zone située au-dessous de l'anneau de Bandl, et la rétraction de l'utérus au-dessus de ce point ; — l'assouplissement et la dilatation du col ; — la direction de l'utérus en rapport avec l'axe pelvien ; — l'adjonction de l'effort des muscles abdominaux aux forces expulsives de la matrice.

La première condition requise pour que le travail s'effectue normalement, c'est que les contractions soient *bonnes ;* c'est-à-dire possèdent un caractère expulsif nettement accentué. — Nous avons vu que, pour que l'utérus accomplisse son travail, les contractions ne doivent pas être continues, mais rythmiquement espacées. Pour que l'effet de ce travail soit réel, il importe que la contraction possède une certaine amplitude dessinée par l'excursion de l'utérus, et que les intervalles entre les douleurs soient suffisants pour permettre au système nerveux de se reposer du choc douloureux.

A. — *Irrégularité des contractions dans la première période du travail.*

Dans la première période du travail, les douleurs sont très fréquemment défectueuses par leur trop courte durée. Généralement, ces douleurs brèves, comparables à des crampes, occasionnent des souffrances vives. Lorsqu'elles se succèdent sans trêve ou à des intervalles très rapprochés, elles épuisent la parturiente.

Comme, en pareil cas, le col reste rigide et tendu, c'est d'ordinaire à cette particularité qu'on rapporte la lenteur de l'accouchement. Et cependant si les tissus du col sont sains, si la présentation est normale et si les contractions conservent leur caractère expulsif, la *rigidité* n'est jamais par elle-même un obstacle à la parturition. L'activité des modifications organiques qui amènent l'assouplissement et la dilatation du col est dans un rapport étroit avec l'activité des efforts utérins. L'exception à cette règle chez les primipares n'est qu'apparente. Il est certain que chez elles le tissu ferme et dense de la région cervicale cède aux forces dilatatrices plus lentement que chez les multipares. S'il est vrai que nous constations parfois que, chez les multipares, les modifications du col s'opèrent sous l'influence de douleurs vivement ressenties par les femmes, chez les primipares, à part les réserves précitées, il faut nécessairement l'intervention de contractions énergiques pour amener, à coup sûr, l'assouplissement du col, et chez elles, des contractions faibles n'opèrent aucun changement dans les tissus.

Les contractions utérines peuvent être anormales dès le début du travail ; ce n'est que secondairement d'ordinaire que l'on observe la disparition de leur caractère expulsif. Ainsi, chez certaines primipares, le travail débute sous des auspices favorables et permet pendant quelque temps d'espérer une terminaison rapide. Puis, le col, qui d'abord se dilatait régulièrement, devient rigide, les souffrances de la parturiente augmentent à chaque contraction et le travail s'arrête. Ce changement n'est point amené par un spasme des fibres circulaires de l'orifice, mais il est le résultat de modifications survenues secondairement dans l'action utérine elle-même. L'intelligence judicieuse du phénomène en question exige que l'on se remémore ce fait de physiologie qui nous apprend que l'utérus possède non seulement des propriétés contractiles, mais aussi une rétractilité propre. Celle-ci devient évidente par la façon dont l'utérus s'applique sur son contenu, après l'issue du liquide amniotique, et de même à la manière dont l'organe accompagne le fœtus pendant la période d'expulsion. — Normalement, l'application graduelle de l'utérus sur l'œuf est compatible avec un degré de dilatation du col qui permet la formation de la poche des eaux. Ainsi, il n'est pas douteux que la rétractilité utérine joue un rôle favorable dans le travail normal ; mais, lorsque pour une cause quelconque le col se dilate lentement et que les douleurs sont fortes et subintrantes, tandis que l'utérus se rétracte sur l'œuf qui ne bouge pas, les excursions du mouvement contractile se raccourcissent et tendent alors à affecter une forme convulsive clonique. La prolongation de ce phénomène aboutit finalement à l'enveloppement plus étroit de l'œuf par la matrice, tandis que le seul indice de la persistance de la contractilité s'accuse par le durcissement plus marqué de l'utérus à de courts intervalles. Ces changements, dans le caractère des contractions, sont révélés par des modifications analogues dans l'état du col. Celui-ci reflète l'état de l'utérus tout entier, de la même manière que l'état saburral de la langue indique l'existence d'un catarrhe stomacal.

Ces modifications secondaires des contractions dépendent de conditions variées. La *dilatation tardive du col*, qui est un de leurs facteurs étiologiques, peut résulter elle-même d'une distension excessive des membranes par le liquide amniotique, ou de leur adhérence solide aux parois utérines, sur le pourtour de l'orifice interne, conditions qui, dans l'un ou l'autre cas, empêchent l'extension du segment inférieur et, dès lors, entraînent l'inanité des efforts utérins disséminés uniformément à la surface totale de l'œuf.

En outre, lorsqu'il y a *défaut de parallélisme entre l'axe utérin et l'axe pelvien*, la partie qui se présente peut, en portant spécialement sur la portion antérieure du segment inférieur ou du col, exercer une si faible pression sur l'orifice que le sphincter utérin conserve longtemps son intégrité. Finalement, des contractions irrégulières peuvent apparaître dans les cas de présentations vicieuses et d'obstruction pelvienne.

C'est une forme particulièrement dangereuse de l'irrégularité des contractions que celle qui résulte de la *rupture prématurée des membranes* et du *complet écoulement du liquide amniotique*. Cet événement est rare à la vérité, car, d'ordinaire, la région fœtale qui se présente fait office de valve et obture le segment inférieur de l'utérus, prévenant ainsi l'issue des eaux de l'amnios. Mais lorsque, à cause du petit volume, de la forme irrégulière de la partie qui se présente ou d'un obstacle quelconque à son engagement, l'accident en question se produit, l'utérus, obéissant à sa rétractilité et à la pression des intestins ne tarde pas à se mouler sur la surface de l'enfant. Dans ces conditions, on assiste à ce qu'on nomme vulgairement les *couches sèches*. Les conséquences éloignées en sont les suivantes : la rétraction des fibres musculaires autour du cou de l'enfant, dans les présentations du sommet, constitue un obstacle à l'accouchement spontané ; — le trouble de la circulation utéro-placentaire compromet la vie de l'enfant ; — les parois utérines fortement appliquées sur la convexité du fœtus s'anémient, tandis qu'au contraire les régions qui n'appuient pas sont soumises à une pression négative, se congestionnent et deviennent œdémateuses ; d'où : extravasations dans l'épaisseur des tissus, friabilité des parois, contractions exceptionnellement douloureuses et irritation du péritoine (1).

La rétraction prolongée de l'utérus peut finalement se terminer par l'entière cessation des douleurs et l'atonie paralytique de l'organe.

(1) Lahs. *Die Theorie der Geburt.*, p. 285 et suiv.

La rétractilité utérine n'est pas précisément l'équivalent de la force qui chasse un liquide, par exemple, hors d'un sac élastique distendu ; car, pour l'utérus la contractilité et la rétractilité se dissocient difficilement l'une de l'autre. Lorsque l'organe cesse de se contracter, il perd en même temps, règle générale, toutes ses propriétés rétractiles (1). Il arrive parfois, dès lors, qu'à la suite de contractions toniques prolongées, l'utérus étant une fois vidé, ses parois se relâchent et s'affaissent comme celles d'une vessie trouée.

Conduite à tenir dans la première période du travail prolongé. — Le but à poursuivre, en pareil cas, comporte un double objectif: 1° diminuer la douleur; 2° restituer aux contractions utérines leur caractère expulsif.

Il ne faut point toutefois adopter un plan thérapeutique sans avoir recherché avec soin la cause du retard de l'accouchement. Il faudra toujours songer à la réplétion de la vessie ou du rectum ; dans les présentations de la face, du siège et de l'épaule, de même qu'avec un bassin rétréci, la lenteur de la dilatation du col est la règle, et, dans ces cas, l'intervention ne sera requise qu'autant qu'elle sera en rapport avec chaque indication spéciale. — Une direction vicieuse de la matrice serait redressée par un appareil approprié.

Des adhérences anormales entre les membranes et le segment inférieur de l'utérus seraient détachées à l'aide du doigt indicateur. — Dans l'hydramnios, la rupture des membranes est parfois utile pour permettre l'écoulement partiel du liquide amniotique.

Si la lenteur du travail est uniquement le fait d'une action utérine insuffisante, la conduite de l'accoucheur se basera surtout sur la fréquence et l'intensité des douleurs d'une part, sur la tolérance de la femme d'autre part. Si les douleurs se succèdent à des intervalles et avec des caractères tels que la parturiente peut manger, dormir et vaquer à ses occupations ordinaires, il n'y a aucune appréhension à concevoir du retard dans la marche de l'accouchement.

Dans les cas pathologiques, au contraire, c'est l'élément *douleur* qui est le plus à craindre. Une sensation douloureuse longtemps persistante est une cause puissante de dépression nerveuse. S'il s'y ajoute de l'inanition et de l'insommie, ce sont de fâcheuses conditions qui enlèvent à la femme la résistance nécessaire aux dangers de la période puerpérale.

Bien que l'indication thérapeutique paraisse assez nette, il n'est pas aussi facile de décider, dans chaque cas donné, si le traitement sera dirigé d'abord en vue de l'accélération du travail, de façon à débarrasser la parturiente le plus promptement possible.

(1) Breisky. *Ueber die Behandlung der puerperalen Blutungen,* Volkmann's « Samml. klin. Vortr. », n° 14, p. 92.

Il faut, toutefois, fixer le point suivant : règle générale, les antispasmodiques sont indiqués surtout lorsque le col n'est encore que très peu dilaté ; tandis que les procédés accélérateurs seront préférables lorsque déjà la première phase du travail sera avancée.

Les agents antispasmodiques, dont il devra être fait choix, sont les bains chauds, le chloroforme, les lavements de chloral, la morphine, chacun d'eux employé isolément ou associé à l'atropine. Dans la pratique on se trouvera bien de commencer par le chloroforme et de soutenir ensuite l'action de ce médicament par des injections hypodermiques de morphine. On aura soin de supprimer le chloroforme dès que l'effet sédatif de la morphine se sera produit.

Les opiacés font souvent merveille, surtout dans un ou deux cas particuliers : c'est lorsque la longueur du travail et la douleur qui en est la conséquence ayant mis le comble à l'épuisement nerveux de la parturiente, l'arrêt des contractions laisse à celle-ci la faculté de dormir ; à son réveil, les contractions reparaissent, énergiques et soutenues, et l'accouchement s'achève promptement. Dans d'autres cas, on voit après l'emploi des sédatifs les parties s'assouplir et se relâcher, tandis que le travail s'accélère. Dans ces conditions l'action ocytocique est probablement due à l'effet résolutif exercé sur les nerfs spinaux. On a soupçonné que l'appareil nerveux utérin, dérivé du système cérébro-spinal, possède des propriétés d'inhibition. Cette théorie, si elle est vraie, explique nettement comment l'excès de la douleur suspend l'action de la matrice et comment son apaisement restitue aux nerfs moteurs toute leur énergie.

Dans un certain nombre de circonstances, les sédatifs ou les anesthésiques n'ont qu'un effet fort passager.

Au bout de dix à trente minutes les douleurs aiguës reparaissent et le court répit obtenu n'est que d'un mince avantage.

C'est à tort qu'on croit que, tant que les membranes sont intactes, on est autorisé à laisser persister indéfiniment les choses en l'état.

Il est d'une énorme importance que l'accoucheur mesure son expectation sur les forces de la parturiente.

Rien ne réclame plus de sagacité, en obstétrique, que de savoir apprécier le moment où une plus longue abstention comporte une somme de dangers plus considérable que l'intervention active ; mais je crois, pour ma part, que bien des existences sont inutilement sacrifiées à l'extrême timidité naturellement engendrée par l'imparfaite connaissance des préceptes de l'obstétrique.

Si les agents antispasmodiques ne réussissent point, ou si la première période du travail est déjà fort avancée, le médecin doit s'efforcer de rendre aux contractions leur caractère expulsif, de façon à hâter l'accouchement.

Dans les cas d'insuffisance des contractions, les douches vaginales chaudes, les sacs dilatateurs de Barnes, l'introduction d'une bougie dans l'utérus, le forceps, l'administration interne de la quinine, de l'ergot, du viscum album, du borax, du *cannabis indica*, du cinnamome ou de la digitale, jouissent d'une réputation connue.

La bougie convient seulement aux cas dans lesquels les membranes sont intactes, les contractions faibles, mais sans aucun caractère convulsif. Dans la pratique hospitalière, elle a l'inconvénient de pouvoir devenir un agent conducteur de la septicémie.

La douche vaginale est d'un emploi plus étendu. Elle est d'une sécurité parfaite et d'une action assez sûre, lorsque les conditions sont favorables. Elle aide aux modifications organiques du col, stimule les contractions utérines et distend mécaniquement le vagin. Son action est passible cependant d'une certaine lenteur et partant incertaine. Dans un cas de distension extrême de l'amnios, j'ai vu, une fois, son emploi être suivi immédiatement d'un état de rigidité tétanique des fibres musculaires de l'utérus.

De toutes les ressources qui sont à notre disposition, le dilatateur de Barnes tient à coup sûr la première place. Introduit dans le col, et distendu de manière à donner au canal cervical une ampliation modérée, il sert non seulement à dilater l'orifice d'une façon mécanique, mais il est encore un excellent excitateur réflexe des contractions. Si on le laisse en place jusqu'à ce que les efforts expulsifs de l'utérus le chassent dans le vagin, on constate que le col a perdu sa rigidité. Si même cela est nécessaire, on pourra remplacer le premier sac dilatateur par un plus grand. Les procédés de dilatation rapides et violents ne sont jamais sûrs et avantageux. Pour obtenir un résultat persistant, il est essentiel que les modifications habituelles s'effectuent dans les tissus, de façon à en rendre la dilatation physiologiquement possible. Dans les cas de contracture de l'utérus, la production de contractions normales devra être aidée par la rupture des membranes et l'abaissement de la tête, de façon à favoriser la sortie d'une petite quantité de liquide amniotique, avant le recours au dilatateur de Barnes.

Lorsque, après la rupture des membranes opérée, une région de la tête fœtale arrive à l'orifice externe, le dilatateur élastique est de moindre utilité. En pareil cas, pour amener rapidement la dilatation à son terme, il suffit de recommander à la femme de retenir son haleine d'abord, et ensuite d'aider à la contraction utérine par l'effort des muscles auxiliaires. Si ce moyen échoue, le forceps sera appliqué et la tête servira d'agent dilatateur. Pour éviter les déchirures du col, les tractions seront faites d'une manière intermittente et suspendues au moment de l'acmé des contractions. Les règles indiquées pour la protection du périnée rendront les plus grands services pour le maintien de l'intégrité du col; se rappeler que l'extraction est accomplie avec sécurité pendant la période du maximum de relâchement, et non point au moment de l'extrême tension (1).

Parmi les nombreux remèdes internes destinés à stimuler l'action utérine, l'ergot devra, pendant la première période du travail, être complètement proscrit. En dépit des nombreuses occasions où il a paru d'un emploi favorable, sa tendance à déterminer un tétanisme intense des muscles involontaires doit le faire considérer comme un agent dangereux. Les éloges enthousiastes de Fordyce Barker et d'Albert H. Smith de Philadelphie pour le sulfate de quinine sont des garanties en faveur de nouveaux essais de l'efficacité de ce médicament. Le Dr Smith dit : « Je n'hésite point à l'administrer dans tous les cas, parce que, même là où il n'y a pas réellement inertie caractérisée au fort du travail, il peut y avoir défaut d'énergie de la parturiente, occasionné par la fatigue et l'épuisement. Nous retirerons tout bénéfice de la quinine pour parer à ces inconvénients d'abord et, ensuite, pour assurer le retrait des fibres utérines après la délivrance. Nous éviterons ainsi les dangers de l'hémorrhagie *post-partum* et l'ennui des tranchées utérines si fréquemment observées par suite de la lenteur de la condensation du muscle utérin (2). » Le même auteur recommande le bisulfate de quinine, à la dose de soixante-quinze centigrammes, dont il déclare l'action stimulante toujours efficace sur l'utérus.

Les autres agents mentionnés comme possédant des propriétés ecboliques directement ou accidentellement, sont aujourd'hui d'un intérêt purement historique.

B. — *Irrégularité des contractions pendant la seconde période du travail.*

Dans un grand nombre de cas, les contractions conservent leur qualité normale, jusqu'à la terminaison de la première période du travail et jusqu'au moment où la tête fœtale est descendue sur le plancher du bassin. Lorsque, dans la seconde période, les douleurs restent inefficaces et perdent leur caractère expulsif, le défaut de progression de la tête est généralement attribué à un état de rigidité du périnée. Mais il ressort de l'expérience de tous les jours que, si les contractions sont réellement bonnes et si le mécanisme de la présentation céphalique est normal, la rigidité périnéale disparaît rapidement. Sans doute, il est hors de contestation que, chez les primipares,

(1) J'ai omis à dessein de mentionner les incisions pratiquées sur la portion vaginale du col, car dans une longue expérience des accouchements difficiles, je n'ai jamais réellement vu l'occasion de leur emploi.

(2) Albert H. Smith. *Retard dans la dilatation du col utérin pendant le travail*, p. 27.

les modifications organiques qui déterminent le ramollissement du périnée exigent, pour s'accomplir, des douleurs relativement plus energiques que chez les multipares.

L'action insuffisante des forces expulsives, dans la seconde période du travail, résulte soit de l'épuisement de l'influx nerveux, soit de la rétraction excessive de l'utérus.

Dans le premier cas, le travail devient languissant en raison du peu d'énergie des contractions ; dans le second, il en est de même en raison de la rétraction ascendante du muscle utérin, et de l'affaiblissement consécutif de la pression intra-utérine. Ces cas de rétraction méritent une attention spéciale. Ainsi, Hofmeier (1) a constaté dans un certain nombre d'exemples, dans lesquels la tête était restée sur le plancher pelvien, que l'anneau de Bandl, qu'on reconnaissait à l'aide de la palpation à travers les parois abdominales, se trouvait situé de cent vingt-cinq à cent trente-cinq millimètres au-dessus de la symphyse pubienne, de sorte que la portion contractile de la matrice ne recouvrait pas plus d'un tiers du corps du fœtus. En pareille occurrence, bien que la femme ressente des douleurs intenses, les contractions de la matrice, en partie débarrassée de son contenu, n'ont plus la force nécessaire pour vaincre la résistance d'un périnée qui est rigide.

Traitement. — Dans tous les cas où la seconde période du travail se trouve prolongée, avant de conclure à l'existence de contractions irrégulières, on doit évacuer la vessie et l'intestin, et s'assurer, avec le plus grand soin, qu'il n'existe pas dans le bassin osseux une cause d'obstruction. Si la seule résistance qui soit à vaincre est représentée par celle qu'opposent les parties molles, la faiblesse des contractions doit être suppléée par l'action des muscles abdominaux. Lorsque la tête a effectué sa rotation, on peut mettre en jeu une nouvelle force (*vis a tergo*), par une pression exercée sur le siège à travers la paroi abdominale d'après la méthode de Kristeller, ou par la méthode d'expression modifiée, conseillée par Bidder (2). D'après ce dernier, le médecin se place à gauche de la malade et saisit le siège du fœtus de la main droite ; il doit alors élever le siège et le maintenir dans la situation la plus favorable pour que la pression qu'on y exerce se transmette le plus complètement possible le long de la colonne vertébrale jusqu'à l'extrémité céphalique, point qui doit être déterminé avec les doigts de la main gauche, lesquels doivent également servir à régler les mouvements de la tête pendant la période d'expulsion. La

(1) Hofmeier. *Ueber Contractionsverhaltnisse des kreissenden Uterus*, « Ztschr. f. Geburtsh. u. Gynaek. », Bd. VI, p. 164.

(2) E. Bidder. *Zur Beurtheilung der Kristeller'schen Expressionsmethode bei Kopflagen*, « Ztschr. f. Geburtsh. u. Gynaek. », Bd. III, p. 241.

force, la fréquence et la longueur des manœuvres d'expression sont évidemment laissées au jugement et à l'expérience de l'opérateur.

Lorsque les mouvements de rotation et de flexion se sont incomplètement accomplis, il ne faut guère compter sur n'importe quelle méthode d'expression. Les moyens efficaces sont l'ergot et le forceps. Et de ces deux moyens, tous les avantages, au point de vue de la sûreté et de la célérité, sont du côté du forceps.

Cependant, bon nombre de praticiens ayant observé que, dans la pratique, l'ergot agit souvent aussi promptement et aussi sûrement, lui accordent une grande confiance. Mais, au milieu de ces observations heureuses, il ne faut pas oublier les inconvénients attachés à une pareille méthode. Lorsque le ralentissement du travail est dû à la rétraction de la matrice, l'emploi de l'ergot est précisément très propre à aggraver les causes de ces lenteurs. En d'autres circonstances, la rétraction n'est que la conséquence même de cet emploi. De plus, par suite de la diminution de la circulation placentaire, la vie de l'enfant est mise en danger.

Aussi, dans les cas où l'on administre cette substance, doit-on rechercher avec le plus grand soin le caractère des bruits du cœur fœtal, et, dès qu'on obtient le moindre signe de leur affaiblissement, il faut recourir au forceps pour sauver l'enfant d'une asphyxie imminente.

Note sur l'emploi de l'ergot pendant la parturition.

Le seigle ergoté (*secale cornutum*) ou ergot, dont le principe actif est l'ergotine, d'après Buchheim (1) et l'acide ergotique, d'après Zweifel (2), est universellement considéré comme augmentant la fréquence, la longueur et l'intensité des contractions utérines pendant la parturition, et comme amenant en dernier lieu un état tétanique des fibres musculaires de la matrice. Son action sur l'utérus non gravide est de même nature, mais elle est d'une activité moindre et d'une constance moins remarquable. Les théories qu'ont émises sur sa manière d'agir des personnes de l'autorité la plus considérable présentent entre elles des divergences inconciliables. Wernich (3) attribue les propriétés ecboliques de l'ergot à l'irritation de l'appareil nerveux utérin causée par l'anémie artérielle de la moelle et des tissus de la matrice. Cette anémie est due, d'après cet auteur, à la perte de la tonicité des vaisseaux veineux et à leur dilatation, d'où résulte une congestion vei-

(1) Buchheim. Schmidt's *Jahrb.*, vol. CLXIV, p. 12.

(2) Zweifel. *Ueb. d. Secale corn.*, « Arch. f. exp. Pathol. », vol. IV, 1875, p. 407.

(3) Wernich. *Einige Versuch üb. d. Mutterk.*, « Beitrag. z. Geburtsh. », vol. III 1874, p. 102.

neuse qui aboutit finalement à l'anémie artérielle (1). D'autres auteurs admettent une contraction primitive des vaisseaux capillaires, s'accompagnant nécessairement d'une augmentation de la pression artérielle, comme origine de l'irritation, par état anémique, des centres nerveux; tandis que certains autres placent, dans une stimulation directe des fibres musculaires utérines, la cause réelle de leur contractilité exagérée (2).

Kohler attribue les contractions utérines provoquées par l'ergot à l'augmentation de l'irritabilité des nerfs périphériques, qui est connexe de l'état anémique de la moelle (3). Ces opinions en conflit répondent surtout à des points d'un intérêt purement théorique, mais elles ne sauraient empêcher le médecin accoucheur de se faire une idée claire sur la façon dont il doit, dans la pratique, faire usage de l'ergot. Les détails indiscutables, que nous avons indiqués plus haut sur sa manière d'agir, suffisent à guider le médecin dans l'emploi de cette substance utile, bien que nous soyons dans l'impossibilité absolue, pour le présent, de déterminer d'une façon précise le mécanisme exact de son action physiologique.

Il ne faut jamais administrer l'ergot pendant la première période du travail, en raison des contractions utérines tétaniques qu'il substitue aux contractions normales et rythmiques de la matrice; en raison aussi de la tendance qu'il a à empêcher la dilatation plus complète de l'orifice utérin et, par la constriction des vaisseaux qu'il détermine, à priver le fœtus de la ration sanguine qui lui est nécessaire. Si les membranes sont rompues avant la fin de la première période du travail, l'administration de l'ergot met en danger la vie de l'enfant, en permettant que des pressions anormales s'exercent sur le cordon ombilical. Nous devons également nous abstenir de l'usage de l'ergot pendant la seconde période du travail, à moins qu'il ne paraisse indiqué pour combattre l'hémorrhagie *post-partum*. Même en semblable occurrence, on ne doit jamais administrer cette substance s'il existe le plus léger obstacle mécanique à la délivrance, ou si la tête occupe encore une portion élevée du canal génital. Spiegelberg (4) insiste sur la nécessité de l'observation minutieuse du cœur fœtal après l'administration de l'ergot, afin qu'il soit possible, s'il y avait menace d'asphyxie, de procéder rapidement à la délivrance à l'aide des instruments. Benicke relate vingt-sept cas dans lesquels on donna l'ergot pour combattre

(1) Wernich. *Op. cit.*, p. 97.

(2) Benicke. *Ueb. Anwend d. Mutterk. in d. Geburtsh.*, « Ztschr. f. Geburtsh. u. Gynaek. », vol. III, 1878, p. 174.

(3) Kohler. Schmidt's *Jahrb.*, vol. CLXIV, p. 14.

(4) Spiegelberg. « Lehrb. », p. 414.

l'inertie utérine. La délivrance spontanée n'eut lieu que sept fois sur ce nombre total d'observations (1).

L'ergot n'est pas spécialement indiqué pour combattre l'hémorrhagie qui accompagne l'*avortement*. En pareilles circonstances, et dans les hémorrhagies causées par la rétention de membranes fœtales, le traitement convenable consiste dans le tamponnement et dans l'évacuation complète ultérieure de la cavité utérine. La seule indication urgente de l'ergot existe dans la production de l'hémorrhagie *post-partum* qui résulte de l'atonie de la matrice ; les contractions permanentes tétaniques qu'il provoque agissent de la manière la plus efficace en déterminant l'oblitération des orifices vasculaires. Mais, même en semblable circonstance, il faut en différer l'usage jusqu'après l'expulsion de l'arrière-faix, à moins que les contractions irrégulièrement réparties de l'utérus n'entraînent la rétention prolongée du placenta, ou ne soient incompatibles avec les manœuvres manuelles nécessaires pour son extraction.

Laissant de côté tout ce qui touche à l'action physiologique de l'ergot de seigle pour résumer d'un mot son emploi dans la pratique, nous répéterons la proposition du professeur Pajot si souvent citée et transmise par lui à plus de trente générations d'accoucheurs français :

« Ne jamais administrer l'ergot tant qu'il reste quelque chose dans l'utérus. — Hormis ce cas, l'ergot est le médicament le plus précieux en tant qu'hémostatique et le plus sûr excitant de la contraction utérine. »

La rigueur de cette formule peut laisser quelques doutes dans l'esprit des praticiens peu expérimentés, et il existe encore, je le sais, des accoucheurs prudents qui manient judicieusement l'ergot et l'utilisent dans certains cas. Nous avons vu des maîtres sûrs d'eux-mêmes le hasarder dans des conditions déterminées. Mais, en thèse générale, si l'on compare les bienfaits de la doctrine de Pajot aux déplorables résultats de la pratique contraire, l'hésitation n'est plus permise lorsqu'on s'adresse à des élèves et à de jeunes médecins. — Le nombre de femmes et d'enfants que l'administration de l'ergot a tués est incalculable. — Les services qu'il a rendus eussent pu être obtenus par d'autres moyens. — Donc, il faut le proscrire absolument jusqu'après l'évcuation complète du contenu utérin, jusqu'après la délivrance. D.

C. — *Irrégularité des contractions dans la troisième période du travail.*

L'expulsion tardive du placenta, attribuable à l'atonie de l'utérus, est un fait rare lorsqu'on fait usage de la méthode par expression de Credé. Comme, lorsque l'utérus est relâché, le sang s'échappe des orifices béants des vaisseaux utéro-placentaires déchirés et s'accumule dans la cavité de l'organe, il arrive nécessairement qu'une hémorrhagie externe apparaît chaque fois qu'on excite les contractions. Ce fait doit

(1) Benicke. *Op. cit.*, p. 178.

être présent à l'esprit des accoucheurs peu expérimentés, de peur qu'ils ne prennent cette conversion d'une hémorrhagie interne en une hémorrhagie externe pour un accident déterminé justement par les manipulations recommandées en pareil cas.

La question même de l'*inertie* dans la troisième période du travail est tellement associée à celle de l'hémorrhagie *post-partum*, que les considérants spéciaux qui lui appartiennent seront réservés pour l'étude des hémorrhagies survenant pendant ou après l'accouchement.

Après la sortie de l'enfant, la rétraction de l'utérus est la sauvegarde naturelle contre l'écoulement du sang. Par suite de l'abus de l'ergot ou, dans d'autres cas, par suites d'adhérences anormales du placenta, on peut observer un tel degré de rétraction, avant l'achèvement de la troisième période, que le délivre reste emprisonné dans la cavité utérine. Dans ces cas, le retrait complet du fond de la matrice est empêché par la présence de la masse placentaire. Au-dessous de celle-ci, là où il n'existe pas d'obstacle à la contraction, il se produit une constriction, qui est surtout prononcée au niveau de l'anneau de Bandl. Le segment inférieur de l'utérus et le col proprement dit sont habituellement dans un état pseudo-paralytique et s'élargissent de haut en bas jusqu'à l'insertion vaginale. En raison de la forme qu'affecte alors l'utérus, l'état en question est généralement connu sous le nom : contraction en sablier (*hour-glass contraction*). Lorsqu'il survient dans les premiers moments, il est capable de causer un extrême embarras et, même en suivant de bas en haut le cordon ombilical, on peut parfois méconnaître le rétrécissement. Dans plusieurs circonstances j'ai vu la muqueuse du segment inférieur de l'utérus, pulpeuse et épaisse, être prise pour un placenta adhérent, et on m'a demandé de servir d'aide pour la délivrance artificielle.

Traitement.— Si l'on attend patiemment, d'ordinaire le relâchement de l'anneau rétréci s'opère spontanément. Ce résultat peut être d'ailleurs obtenu par les injections hypodermiques de morphine combinée à l'atrophine. De toute façon, il serait imprudent de quitter la parturiente avant l'expulsion du placenta : car, exceptionnellement, il arrive que les fibres du corps de l'utérus se relâchent avant celles du segment inférieur et, dès lors, une hémorrhagie s'ensuit.

En pareil cas, Seyfert recommande des injections d'eau glacée non seulement pour arrêter l'hémorrhagie, mais aussi dans le but d'amener des contractions utérines régulières. La dilatation violente est rarement nécessaire et doit être réservée pour les hémorrhagies d'un caractère réellement alarmant. Dans presque tous les cas, il est néanmoins possible, même avec une coarctation extrême, d'extraire le placenta en très peu de temps et sans exercer aucune violence. La manière dont j'ai procédé dans ces dernières années, avec un succès constant, consiste à introduire la main dans le vagin, et à porter l'index et le médius jusqu'au point rétréci. Alors, si l'on pousse l'utérus de haut en bas, les doigts arrivent à atteindre le bord du placenta. Il suffit ensuite d'attirer un seul cotylédon dans le canal rétréci pour assurer la suite de l'extraction. La pression exercée par la masse placentaire, molle et élastique, dilate lentement le rétrécissement. En combinant l'expression avec des tractions modérées, on accomplit sûrement la délivrance. La principale difficulté de l'opération réside dans les manipulations nécessaires pour amener d'abord le placenta au point coarcté, mais cette difficulté est à peu près certainement vaincue avec de la patience et de la persévérance. Durant l'extraction, l'opérateur devra se contenter d'une progression très lente et proportionnée à l'étroitesse de la sténose, sinon il s'expose à déchirer la portion du placenta qu'il ramène, et à perdre de la sorte tout le fruit de ses efforts.

III. Travail douloureux. — Dans la plupart des formes anormales qu'affecte la contraction utérine pendant le travail, la *douleur* atteint un degré d'intensité vraiment morbide. Nous avons eu l'occasion d'attirer particulièrement l'attention sur les souffrances intolérables que déterminent les pressions réciproques de l'utérus et de son contenu, lorsqu'elles se continuent trop longtemps.

Parfois, des douleurs aiguës apparaissent, même au début et dans les périodes préliminaires de l'accouchement. Dans les derniers jours de la grossesse, chez les primipares, souvent très peu de jours avant les vraies douleurs du travail, chez les multipares, des contractions se produisent qui d'habitude attirent à peine l'attention des femmes. Mais, dans certains cas, rares à la vérité, la souffrance que ces contractions provoquent est extrême. Chez les hystériques ces douleurs prémonitoires revêtent parfois un caractère réellement agonique et nécessitent l'emploi immédiat de palliatifs tels que les bains chauds, l'opium et le chloroforme.

Toutefois, même lorsqu'il ne s'agit point d'hystérie, la douleur peut être assez intense, tandis que le col conserve encore toute sa longueur, pour que les femmes se croient déjà en travail, et, en réalité, les contractions sont aussi douloureuses que s'il en était ainsi. Il n'existe pas de phénomènes fébriles indiquant des lésions inflammatoires de l'utérus ou des annexes. La douleur ressemble à celle du rhumatisme musculaire. Bien qu'on donne souvent à cet état le nom de rhumatisme utérin, sa pathogénie est fort incertaine. Il est probable que les praticiens confondent, sous ce titre, nombre d'affections diverses telles que l'hyperesthésie hystérique, l'irritabilité intestinale et les phases initiales de l'inflammation.

A l'exclusion de ces états morbides particuliers, il reste une série de cas fort importants dans la pratique, signalés par la disparition de la douleur, sous l'influence d'une diaphorèse intense. Les malades qui ont été traitées pendant plusieurs jours par des injections hypodermiques de morphine, avec des résultats peu satisfaisants, sont souvent soulagées comme par enchantement avec les moyens suivants. On leur administre des bains chauds, on les recouvre de couvertures de laine, on leur fait prendre des boissons chaudes et de la poudre de Dower jusqu'à abondante transpiration.

Il est souvent difficile, dans les derniers temps de la grossesse, de distinguer entre les coliques dues à l'accumulation des matières fécales, la présence de gaz dans l'estomac et l'intestin, troubles auxquels la femme enceinte est particulièrement sujette, et les contractions douloureuses de l'utérus. Dans le premier de ces cas, l'utérus est en réalité suffisamment intéressé pour qu'à chaque crampe douloureuse le col lui-même vienne à durcir.

D'autre part, après que le travail a réellement commencé, il peut se compliquer de douleurs colliquatives qui exercent à leur tour une influence suspensive sur la marche de l'accouchement. Or, ces douleurs colliquatives, étant elles-mêmes intermittentes, peuvent en imposer pour les vraies contractions du travail. On se trouve dès lors dans une perplexité que le temps seul peut faire disparaître.

Lorsque le diagnostic de *faux travail* sera écarté, et que l'on aura administré à la malade une préparation opiacée, dans le seul but de la soulager, on aura le droit d'espérer que le premier résultat de l'apaisement de la douleur sera d'accélérer l'accouchement. Si cet effet ne se produit pas, il faudra se mettre en garde contre le retour de l'accident par l'évacuation de l'intestin, au moyen d'un purgatif ou d'un éméto-cathartique.

Dans les accouchements normaux, le pouls devient plus rapide au début de chaque contraction et sa fréquence augmente jusqu'à la période d'acmé de la contraction ; après quoi, elle diminue progressivement.

Dans quelques circonstances, le travail est signalé par de véritables phénomènes fébriles. Alors, même dans l'intervalle des contractions, la rapidité du pouls persiste et la température s'élève. Si, en même temps, les contractions utérines sont la source de douleurs excessives, c'est une forte raison de soupçonner que le travail est compliqué par l'inflammation des organes de la parturition. Dans ces conditions, une pelvi-péritonite latente peut être convertie en une péritonite aiguë, par l'évolution même des phénomènes de l'accouchement normal, ou par la contraction tétanique de l'utérus sur le corps du fœtus, après la rupture des membranes ; c'est spécialement dans les *présentations négligées de l'épaule* et dans les cas *d'angustie* du bassin que l'on peut voir survenir l'inflammation de la matrice.

Dans chacune de ces circonstances, la coïncidence d'une douleur intense et de symptômes fébriles devra éveiller de sérieuses appréhensions. On devra particulièrement se tenir en garde contre l'atténuation insidieuse des symptômes, qui d'ordinaire se produit lorsque l'accouchement touche à sa fin. On peut s'attendre, vers le deuxième ou le troisième jour, à l'apparition d'un frisson et au retour de la fièvre.

Dès la première phase de la métrite et de la paramétrite, l'administration de cinquante centigrammes de calomel exerce une action bienfaisante et arrête la maladie à son début.

Lorsque le travail est tellement avancé qu'une évacuation diarrhéique artificielle est devenue impraticable, les opiacés, quoique de mince valeur, calment néanmoins la douleur et constituent alors le seul traitement qui soit de quelque utilité.

CHAPITRE XXV

RÉTRÉCISSEMENTS DU BASSIN

Variétés. — Fréquence. — Diagnostic. — Mensurations du bassin. — Formes des rétrécissements — Bassin *justo-minor*. — B. aplati non rachitique. — B. aplati rachitique. — B. plat généralement rétréci. — Formes irrégulières. — Pseudo-ostéomalacique. — Scoliose. — Cyphose. — Influence des rétrécissements du bassin sur la grossesse et l'accouchement. — Influence sur l'utérus. — Sur la présentation. — Sur les contractions utérines. — Sur la première période du travail. — Sur le mécanisme du travail. — Effets de la compression sur les tissus maternels. — Influence sur la tête fœtale. — Effets de la compression sur les téguments. — Sur le crâne. — Pronostic.

Lorsque le bassin est rétréci, quelquefois un seul diamètre, quelquefois tous les principaux diamètres sont diminués au-dessous de la moyenne normale.

Les proportions relatives des différentes parties peuvent être à peu près conservées, ou bien le bassin peut avoir été déformé par des conditions morbides qui ont altéré son développement et entraîné des déformations sensibles dans ses contours. Ces particularités entraînent des difficultés considérables au point de vue de la classification. Toutefois, l'étude de ce sujet se trouve notablement simplifiée par ce fait que la réduction des dimensions, dans l'immense majorité des cas, se limite au détroit supérieur.

A côté de ces bassins, on rencontre des formes irrégulières plus rares, qui méritent une description particulière et un traitement spécial.

L'expression de *bassin rétréci* est appliquée d'une façon générale aux variétés dans lesquelles le rétrécissement porte surtout sur le détroit supérieur. — Les autres formes sont spécialement désignées par un adjectif qualificatif qui définit leurs caractères.

Division. — Les bassins rétrécis à proprement parler se divisent en :

1° *Bassin régulièrement rétréci, æqualiter justo-minor,* dans lequel tous les diamètres, depuis le détroit supérieur jusqu'au détroit inférieur, sont diminués dans des proportions à peu près régulières ;

2° *Bassin plat, rétréci principalement dans le diamètre antéro-postérieur.* — Dans cette variété le diamètre *transverse* peut être normal ou bien diminué. Aussi distingue-t-on :

a) Le bassin simplement aplati (diamètre transverse normal) ;

b) Le bassin aplati, généralement rétréci (le diamètre transverse est rétréci aussi bien que le conjugué).

Limites. — Comme il est impossible de trouver deux bassins ayant les mêmes dimensions, la question se pose de savoir quel est le degré de rétrécissement antéro-postérieur qui est nécessaire pour que l'on puisse établir que l'on a affaire à un bassin rétréci ou à un bassin normal.

Ordinairement, on considère le bassin rétréci uniquement au point de vue de l'obstacle mécanique qu'il oppose au passage de la tête, mais cette vue exclusive laisse dans l'ombre un groupe de modifications importantes imposées par le rétrécissement à la grossesse et au travail. Ces influences lointaines sont souvent constatables dans des cas où le travail, si on ne considérait que sa durée, serait regardé comme normal.

Michaelis (1) et Litzmann (2), dont les recherches forment la base de toutes les opinions modernes sur les rétrécissements du bassin, donnent comme limite minimum 9 centimètres et demi environ pour le bassin simplement aplati, et 10 centimètres pour ceux qui sont en outre rétrécis dans le diamètre transverse. Néanmoins on peut dire qu'au-dessus de ces limites l'influence du rétrécissement se manifeste assez souvent par des troubles dans le mécanisme normal du travail.

Fréquence. — En Allemagne, Litzmann, Michaelis, Spiegelberg et Schrœder (3) admettent que la *fréquence* moyenne des rétrécissements du bassin est de 14 p. 100, et d'après ma propre observation, dans Emergency-hospital et à la maternité de New-York où les malades sont pourtant presque entièrement d'origine étrangère, je puis dire que toutes les variétés et tous les degrés de déformations pelviennes se rencontrent très fréquemment.

Chez nos femmes américaines indigènes, les bassins viciés sont

(1) Michaelis. *Das enge Becken*, Leipsic, 1865.
(2) Litzmann. *Die Formen des Beckens*, Berlin, 1861.
(3) Spiegelberg. « Lehrbuch », 1878, Bd. II, p. 426.

rares. J'ai fréquemment entendu nos médecins de campagne, qui assistaient aux leçons du Medical-College de l'hôpital de Bellevue, dire que, pendant de longues années de pratique, ils n'en avaient jamais rencontré un seul cas. Toutefois, il est impossible de lire les observations de fistules vésico-vaginales relatées par Emmet (1) sans arriver à cette conclusion que l'existence des rétrécissements du bassin est fréquemment méconnue. A coup sûr, l'immunité des femmes américaines n'est pas assez absolue pour justifier la négligence avec laquelle l'étude des vices de conformation du bassin est généralement traitée.

DIAGNOSTIC GÉNÉRAL DES RÉTRÉCISSEMENTS DU BASSIN

Le diagnostic des rétrécissements du bassin est basé sur l'examen direct.

Certains faits, parmi les antécédents de la malade, ont souvent une importance réelle, tant pour confirmer l'évidence, que pour appeler l'attention sur l'existence probable d'une déformation.

Antécédents. — On doit s'informer de l'existence possible du rachitisme dans la première enfance, et principalement de sa coïncidence avec l'époque de la dentition. — Une dentition tardive est ordinairement le signe d'un développement incomplet du système osseux. — Un enfant criard, nourri au biberon ou mal nourri, ayant des indigestions fréquentes, ne dormant pas la nuit, ayant des sueurs abondantes, qui perce ses premières incisives seulement pendant sa seconde année, a probablement eu du rachitisme. De pareils commémoratifs, même en l'absence de signes plus évidents de rachitisme, comme la tête carrée, la poitrine de pigeon, le ventre volumineux, la petite taille, les inflexions de la colonne vertébrale, les articulations grosses et l'incurvation des os longs des membres, doivent éveiller l'attention. Ces commémoratifs sont pourtant souvent difficiles à découvrir et il ne faut pas perdre de vue que, dans les cas de rachitisme bénin, ils ne sont pas fatalement suivis du rétrécissement du bassin.

Une grande habitude et un peu de coup d'œil permettent, dans la plupart des cas, de flairer le rachitisme (qu'on me passe l'expression) rien qu'au simple examen du faciès. Il y a dans la figure de la femme rachitique un ensemble qui se retrouve à peu près dans tous les cas, et la chose devient évidente lorsqu'on se donne la peine de mettre côte à côte un certain nombre de types. — Cet ensemble, cet *air de famille*, selon la spirituelle expression du professeur Pajot, pourrait se définir, quant à ses principaux caractères, au moyen de quelques comparaisons vulgaires mais saisissantes : *maxillaire saillant, prognathisme, face simiesque, comme on voudra; nez en trompette ; menton de galoche*, etc. On rencontre assez fréquemment ce type

(1) Emmet. *Vesico-Vaginal Fistula*, William Wood, 1868.

parmi les femmes de la basse classe parisienne où le rachitisme est commun. — Si l'on envisage cette étude à un point de vue plus scientifique, on peut en dégager un certain nombre de notions sérieuses et précises qui justifient d'ailleurs ce qui précède.

Voici les caractères assignés au crâne et à la face des enfants rachitiques par la plupart des auteurs: Tête volumineuse, — bosses frontales saillantes et inégales généralement, — occiput aplati sur un des côtés, probablement par la pression sur l'oreiller (craniotabes d'Elsœsser), d'où asymétrie. — Maxillaire inférieur déformé : sa courbure, de parabolique est devenue polygonale; l'espace intercanin dessine une ligne droite au lieu d'une courbe convexe en avant ; le diamètre médian antéro-postérieur est raccourci ; le rebord alvéolaire est renversé en dedans. Cette déformation serait due à la traction centripète des muscles mylo-hyoïdien et génio-glosse (Fleischman).

Le maxillaire supérieur, considéré suivant une coupe horizontale, offre la forme d'une poire à petite extrémité antérieure (Despine et Picot). La voûte palatine est excavée par l'effet de la pression continue de la langue pendant la succion. — A cette excavation correspond nécessairement l'élévation de la voûte, par suite, celle de la cloison des fosses nasales et la déviation dans la direction des narines qui regardent en avant. Nous retrouvons, en résumé, dans ces détails, l'interprétation rationnelle et le développement des caractères que le vulgaire qualifie de la façon que j'ai dite plus haut. D.

On peut de même être renseigné par l'histoire des accouchements antérieurs. Un travail long et difficile s'observe assez souvent chez les primipares même bien conformées, et cela doit engager à examiner soigneusement le bassin pendant la grossesse et le travail, et à se rendre compte de sa capacité.

Le ventre en besace, les présentations et les positions vicieuses du fœtus, se rencontrent bien plus fréquemment dans les bassins rétrécis que dans les bassins normaux.

Certaines déformations rares du bassin proviennent d'inflammations survenues dans les articulations sacro-iliaques ou dans l'articulation coxo-fémorale ; d'inégalité dans la longueur des membres inéfrieurs, de déviations de la colonne vertébrale, quand ces lésions se sont produites dans la première enfance.

Mensuration du bassin. — L'examen doit être fait, la malade étant couchée sur le dos, placée de préférence sur une table dure recouverte d'une couverture pliée ou d'un tissu de laine. La tête et les épaules seront modérément relevées, les genoux fléchis et le bassin placé aussi près que possible du bord de la table.

L'habitude de reconnaître les conditions anormales du bassin ne peut être acquise que si nous prenons le soin de noter sa conformation générale dans tous les cas confiés à notre observation. L'expérience nous donnera peu à peu une idée suffisamment précise de l'épaisseur des os, de l'inclinaison des os iliaques par rapport à l'horizon, de la hauteur de l'angle formé par la symphyse du pubis, des dimensions et de la forme de l'arcade pubienne, de la longueur, de la largeur et de l'incurvation du sacrum, de la situation du promontoire et de la distance qui sépare les deux ischions.

Mais, pour obtenir des renseignements plus exacts, il faut avoir recours à la mensuration directe des différents points saillants du bassin. On a inventé divers pelvimètres pour faciliter la recherche de ces mesures.

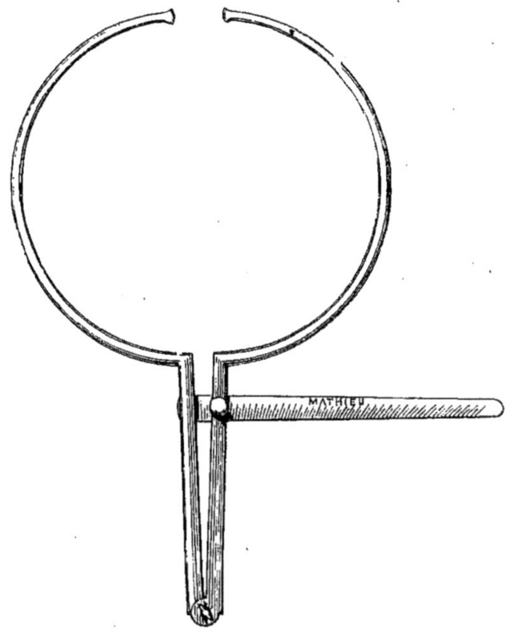

Fig. 209. — Pelvimètre de Baudelocque.

Le cercle (pelvimètre) de Baudelocque est celui que j'ai presque constamment employé. Il demande à être manié avec précaution, à cause de l'élasticité de ses branches métalliques. L'instrument de Schultze est plus solide et plus portatif. Les points choisis pour les mensurations doivent être des saillies osseuses, faciles à reconnaître et peu recouvertes par des parties molles. Elles doivent permettre de se former une idée très approximative des diamètres du bassin rétréci.

L'expérience montre que si l'on se conforme à cette règle, trois mensurations seulement ont une importance réelle : 1° la distance qui sépare les épines iliaques antérieures et supérieures ; 2° la distance qui sépare les crêtes iliaques ; 3° le diamètre conjugué externe.

1° Pour mesurer la distance qui sépare les épines iliaques antérieures et supérieures, l'accoucheur se place à côté de la malade et, tenant les branches du pelvimètre entre le pouce et les autres doigts, il applique les pointes de l'instrument sur l'épine externe à l'insertion du couturier.

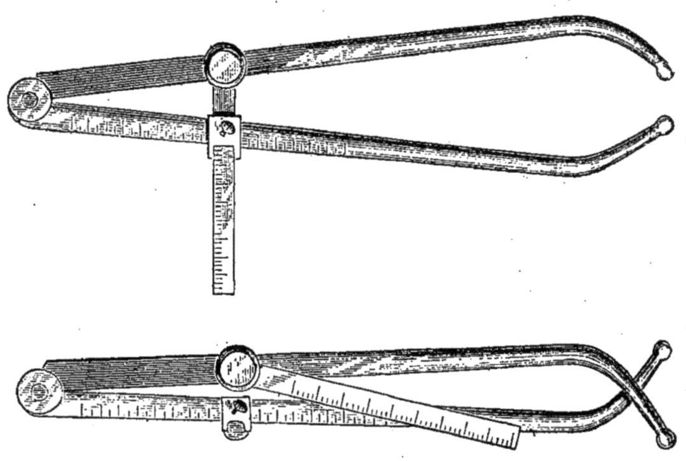

Fig. 210 et 211. — Pelvimètre de Schultze.

2° Les pointes sont ensuite reportées en arrière un certain nombre de fois, en suivant le long du bord externe de la crête des os iliaques, jusqu'à ce que l'on soit parvenu, à l'aide de plusieurs essais, à trouver la distance la plus grande qui sépare les crêtes. Les distances moyennes ainsi obtenues sont de 26 centimètres environ entre les épines, et de 28 centimètres et demi entre les crêtes iliaques.

Un bassin dans lequel ces deux distances sont de même dimension, ou dans un rapport interverti, c'est-à-dire dans lequel le diamètre qui sépare les épines est plus grand que celui qui sépare les crêtes, est un bassin rachitique.

Dans le bassin plat rachitique on a l'habitude de choisir, pour mesurer la distance entre les crêtes, les points situés à 6 centimètres environ en arrière des épines.

S'il existe une diminution considérable de la longueur normale dans ces deux diamètres, on est autorisé à poser le diagnostic d'un rétrécissement transverse dans les dimensions internes du bassin rétréci. Pourtant, si l'on veut en déduire le degré de rétrécissement, il faut faire attention que les rapports entre les diamètres d'un bassin large ou étroit sont sous la dépendance de facteurs très variables, tels que l'épaisseur des os et des téguments, la hauteur et l'inclinaison des os iliaques sur l'horizon.

3° Pour la mensuration du diamètre conjugué externe, la malade se place sur le côté. Une des extrémités du pelvimètre est alors placée sur la fossette située immédiatement au-dessous de l'apophyse épineuse de la dernière vertèbre lombaire, tandis que l'extrémité antérieure est fixée sur le milieu du bord supérieur de la symphyse du pubis. La longueur du conjugué externe (diamètre de Baudelocque) est à l'état normal d'à peu près 19 à 20 centimètres. Baudelocque admettait qu'en déduisant 7 centimètres et demi du conjugué externe chez les femmes maigres et 8 centimètres chez les femmes bien musclées, on arrivait au chiffre du conjugué vrai. — Litzmann a cependant démontré d'une façon précise que Baudelocque était dans l'erreur. Dans trente cas où il a pu comparer les mensurations du diamètre externe avec la longueur du conjugué interne constatée ultérieurement à l'autopsie, il a trouvé que la moyenne à déduire était à peu près de huit centimètres et demi. Pourtant le chiffre variait notablement suivant les individus, suivant la différence d'épaisseur des os et des téguments, le maximum arrivant à 12 centimètres et demi, le minimum ne descendant pas au-dessous de 7 centimètres. Mais, si le conjugué externe n'est pas suffisant pour permettre d'apprécier à une fraction près la longueur du diamètre A. P. du détroit supérieur, il fournit un renseignement suffisant sur l'existence d'un aplatissement. Ainsi, si le diamètre de Baudelocque a moins de 16 centimètres on peut assurer que le bassin est aplati. Si le bassin a moins de 18 centimètres, on peut dire que le bassin est aplati dans la moitié des cas. Au-dessus de 18 centimètres, le rétrécissement A. P. est tout à fait exceptionnel (1).

En ce qui concerne les *mensurations internes*, il n'y a qu'un seul instrument pratique, *c'est le doigt de l'accoucheur*. A vrai dire, on ne peut ainsi déterminer avec exactitude que le diamètre diagonal, c'est-à-dire la distance qui sépare le bord inférieur de la symphyse du pubis du promontoire; mais, avec ce conjugué diagonal ou promonto-sous-pubien, on peut calculer le conjugué vrai ou promonto-sus-pubien, avec plus de précision que l'on ne peut le faire avec n'importe quel instrument inventé pour mesurer directement les diamètres du détroit.

Pour obtenir le conjugué diagonal, on introduit dans le vagin l'index et le médius de la main droite après les avoir bien graissés. En refoulant la paroi postérieure du vagin en arrière, on arrive à toucher, de la

(1) Litzmann. *Ueber die Erkenntniss des engen Beckens*, Volkmann's « Samml. klin. Vortr. », n° 20, p. 148.

pointe des doigts, les vertèbres sacrées. En remontant ainsi jusqu'à la partie supérieure du sacrum, on arrive à sentir le promontoire. Pour y parvenir, il faut abaisser le coude et donner aux doigts une direction presque verticale. La meilleure manière de triompher de la résistance du périnée et de la paroi vaginale est d'exercer une pression lente et continue, de bas en haut; en agissant ainsi, on peut, même dans le bassin normal, arriver à atteindre le promontoire. Pendant l'examen, on doit engager la malade à soulever ses hanches.

Le promontoire se reconnaît d'une part à sa surface convexe, d'autre part à la largeur des cartilages qui le séparent de la vertèbre lombaire adjacente.

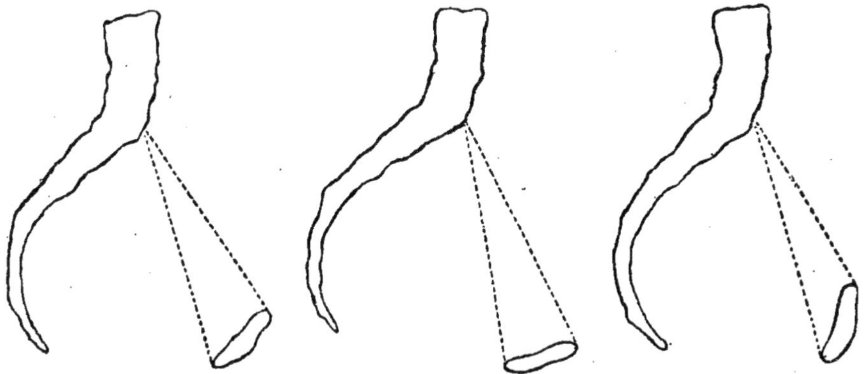

Fig. 212. — Inclinaison normale de la symphyse pubienne. (Spiegelberg.)

Fig. 213. — Diminution de l'angle entre la symphyse et le détroit inférieur.

Fig. 214. — Accroissement de l'angle entre la symphyse et le détroit supérieur.

Dans la pratique il y a deux sources d'erreur possibles. 1° Il peut arriver que la réunion de la première et de la deuxième vertèbre sacrée soit incomplète, d'où résulte un angle qui constitue un *faux promontoire* au-dessous du vrai; 2° la surface supérieure de la première vertèbre lombaire peut être projetée en avant de façon à en imposer pour le promontoire dans le cas où ce dernier, comme cela arrive quelquefois, forme avec la colonne vertébrale un angle très obtus (1).

Ces déviations présentent un intérêt pratique, en ce que le pronostic est moins favorable lorsque la tête, au lieu d'un simple point de contact, doit franchir l'obstacle opposé par la surface d'une vertèbre tout entière.

On obtient les dimensions du conjugué diagonal en appliquant solidement le médius contre la partie la plus saillante du promontoire,

(1) Litzmann. *Ueber die Erkenntniss des engen Beckens*, Volkmann's « Samml. klin. Vortr. », n° 20, p. 152, 153.

pendant que le bord radial de la main, c'est-à-dire l'indicateur, est relevé contre le ligament sous-pubien. Le point de contact avec ce dernier est alors soigneusement marqué avec l'ongle de l'index de la main gauche. On doit chercher, en retirant les doigts, à leur conserver autant que possible la position qu'ils avaient au moment de la mensuration. Enfin, à l'aide d'une petite règle, on détermine d'une façon précise la distance qui sépare la marque faite avec l'ongle de l'extrémité du doigt.

Pour calculer la longueur du conjugué vrai d'après le chiffre ainsi obtenu, il faut reconstituer le triangle formé par les deux conjugués et la symphyse du pubis. Le conjugué diagonal est le plus long des trois côtés de ce triangle. La longueur du conjugué vrai dépend de la hauteur et de l'inclinaison de la symphyse du pubis et du degré d'élévation du promontoire au-dessus de la symphyse, comme on peut facilement s'en rendre compte en se reportant aux diagrammes (*fig.* 212, etc.).

La *hauteur* de la symphyse peut être obtenue par le doigt à travers la paroi vaginale antérieure. Si la symphyse n'a pas plus de 4 centimètres, en retranchant 12 à 15 millimètres du diamètre diagonal, on obtient, dans les circonstances ordinaires, à peu de chose près, le conjugué vrai. Si la symphyse a plus de 4 centimètres, il faut déduire 16 à 18 millimètres (1).

L'*inclinaison* de la symphyse du pubis par rapport au plan du détroit supérieur, et la hauteur du promontoire au-dessus du bord du pubis ne peuvent être exactement estimées. Lorsque l'on constate une déviation anormale dans leur situation réciproque, il faut compenser cette déviation par une modification au chiffre primitivement obtenu. C'est précisément dans ce cas que l'expérience et le jugement fournissent la meilleure sauvegarde contre des inexactitudes qui auraient une importance capitale.

Des études entreprises en France (Pinard, 1874 — Crouzat, 1881) sur la pelvimétrie il résulte qu'en outre des deux diamètres conjugués du bassin, il importe d'en considérer un troisième plus court : c'est le conjugué ou promonto-pubien *minimum*. Les deux points extrêmes de ce diamètre sont d'une part le promontoire et d'autre part une saillie osseuse située non au bord supérieur du pubis, mais à une certaine distance au-dessous de ce bord supérieur.

Cette distance varie de quelques millimètres à 1 centimètre ; or, dans le premier cas on peut sans inconvénient confondre le point post-pubien avec le sus-pubien et par suite les deux diamètres promonto-sus-pubien et promonto-pubien minimum ; dans le second cas au contraire il importe de tenir compte de la distance entre le point sus-pubien et la saillie post-

(1) Spiegelberg. *Op. cit.*, p. 433.

pubienne, car il est aisé de comprendre que, plus bas cette dernière sera située, et plus les diamètres promonto-pubien minimum et promonto-sous-pubien s'égaliseront. D'où cette conséquence pratique, que la déduction à faire après la mensuration du conjugué diagonal devra être modifiée non seulement d'après la hauteur et l'inclinaison de la symphyse, mais aussi d'après son *épaisseur et la configuration de sa face postérieure, le volume et la situation de la saillie post-pubienne.* — En ce qui touche ce dernier point : plus la saillie sera proéminente et située inférieurement, moins il y aura à déduire du conjugué diagonal pour apprécier le chiffre du rétrécissement — et *vice versa*. D.

Chez les personnes maigres, en dehors de la grossesse, le promontoire peut quelquefois être facilement reconnu à travers la paroi abdominale, et on peut arriver à apprécier les dimensions du conjugué en déduisant de la distance ainsi obtenue, entre le promontoire et la symphyse, l'épaisseur supposée des tissus.

Les diamètres transverses du détroit ou de l'excavation ne peuvent être ni mesurés directement, ni calculés avec une certitude approximative par aucune sorte de mensurations.

Il est un certain nombre d'autres dimensions que nous trouverons utile de déterminer dans des formes plus rares de vices de conformation et qui seront mentionnées dans les chapitres correspondants.

Pour les trois formes de rétrécissements du bassin dont nous allons nous occuper maintenant, les quatre mensurations suivantes ont seules une valeur pratique :

1° La distance qui sépare les épines iliaques antérieures ;
2° La distance qui sépare les crêtes iliaques ;
3° Le conjugué externe ;
4° Le conjugué diagonal ou diamètre promonto-sous-pubien.

DES TROIS FORMES PRINCIPALES DE RÉTRÉCISSEMENTS DU BASSIN

I. — BASSIN RÉGULIÈREMENT OU SYMÉTRIQUEMENT RÉTRÉCI, ÆQUALITER JUSTO-MINOR

Cette forme, la plus rare des trois, présente à la vue l'aspect d'un bassin normal, sauf que tous les diamètres, depuis le détroit supérieur jusqu'au détroit inférieur, sont rétrécis à peu près également.

On distingue deux variétés de ce bassin.

1° Dans la variété la plus commune, la femme peut être d'une taille petite, ordinaire ou grande, d'une stature épaisse ou au contraire gracieuse et fine. Rien, ni dans sa taille, ni dans sa mine, n'indique des conditions anormales. Les os du bassin eux-mêmes, soit dans leur structure, soit dans leurs connexions entre eux, ne présentent aucune trace d'un processus pathologique ; ils sont simplement au-dessous des proportions ordinaires. Le bassin, comme tout le reste, est du type féminin. Litzmann pourtant a montré que, dans le bassin *justo-minor*, les rapports des différentes parties entre elles ne sont pas, généralement, absolument semblables à ce qu'elles sont dans le bassin normal.

Ainsi, la largeur du sacrum est diminuée, ce qui est dû spécialement

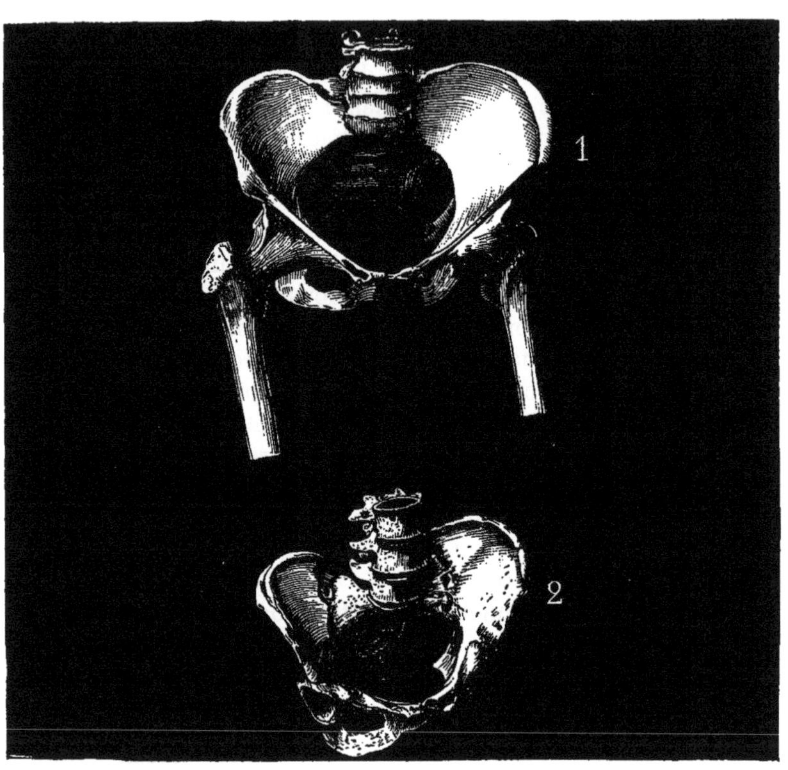

Fig. 215. — Spécimens tirés du Wood Museum (Bellevue Hospital).
N° 1. Bassin normal. — N° 2. Bassin *justo-minor* (1).

(1) Primipare, vingt-trois ans. Travail durant depuis trois jours quand je suis appelé à la voir. Les eaux sont écoulées en entier. Bosse sanguine énorme arrivant près de la vulve. Col rigide, dilaté seulement au tiers et chassé en avant par la bosse sanguine. Tentatives d'extraction avec le forceps, puis perforation et craniotomie. Le menton est repoussé et la tête engagée à travers le bassin par le diamètre M.F. Mort le troisième jour. Marques considérables de compression sur la vessie, vis-à-vis les branches pelviennes. Petite perforation circulaire de l'utérus vis-à-vis le promontoire. Conjugué, 7 centimètres et demi. Diamètre transverse du détroit supérieur, 11 centimètres et demi. Légère obliquité de Nægele du côté gauche. La malade avait 1m,50 de haut et n'offrait aucun signe de rachitisme.

aux petites dimensions des ailerons; — la rotation en avant du promontoire et la courbure de l'extrémité inférieure du sacrum sont moins prononcées ; — la concavité sacrée est augmentée dans le sens transversal ; — la surface postérieure du sacrum est presque de niveau avec les épines iliaques postérieures et supérieures, au lieu de s'enfoncer en avant entre les os iliaques ; — la hauteur des parois antérieure et postérieure est proportionnellement diminuée ; — enfin, il y a souvent augmentation de l'angle que la symphyse du pubis forme avec le conjugué (1).

Ces particularités correspondent à un arrêt prématuré du développement des os qui imprime au bassin quelque chose d'infantile.

Les *causes* de cet arrêt de développement peuvent, la plupart du temps, être attribuées à des vices de la nutrition pendant la première enfance, tels que : la scrofule, la chlorose, le rachitisme, qui, sans avoir abouti à la déformation, auront exercé leur influence en suspendant la croissance des os. Dans quelques cas rares, les causes peuvent être rapportées à des travaux rudes, au port de lourds fardeaux avant le complet développement du corps. Un petit nombre de faits dans lesquels on ne découvre pas de conditions morbides dans les antécédents des sujets peuvent être considérés peut-être comme dépendant d'un manque originel des matériaux élémentaires qui concourent au développement osseux. On a signalé des cas dans lesquels cette anomalie semble héréditaire (2).

2° Chez les *véritables naines*, la petitesse du bassin correspond simplement aux proportions lilliputiennes du squelette entier. Ces bassins, dits *bassins de naines* (*pelves nanæ*), présentent le type féminin régulier, mais les os sont petits et réunis, comme chez l'enfant, par des cartilages. — Ils sont extrêmement rares. — Ce sont ces bassins qui sont les plus rétrécis (3).

Diagnostic. — Dans le bassin justo-minor ou *généralement rétréci*, tous les diamètres externes sont diminués. En outre, on peut exclure le rachitisme, car les rapports qui existent entre les distances des épines et des crêtes iliaques sont conservés (voir p. 537). Le conjugué diagonal est raccourci. Pour avoir le conjugué vrai, il faut nécessairement noter avec soin la hauteur du promontoire et l'inclinaison de la paroi antérieure du bassin, car elles sont quelquefois

(1) Litzmann. *Die Formen des Beckens*, Berlin, p. 40.

(2) Michaelis. *Das engen Becken*, erausgegeben von Litzmann, p. 190 ; — Voyez aussi Loehlein. *Zur Lehre vom Durchweg zu engen Becken*, « Ztschr. f. Geburtsh. u. Frauenkr. », Bd. I, p. 53.

(3) Il y a une troisième forme de bassin *justo-minor* qui coïncide avec un développement insuffisant des organes génitaux. Comme les femmes auxquelles ils appartiennent sont stériles, ils n'ont aucun intérêt obstétrical.

exagérées, et il faut alors augmenter le chiffre de déduction (1). En palpant soigneusement les deux côtés du bassin avec la main à demi introduite dans le vagin, on peut reconnaître l'existence, mais non le degré du rétrécissement du diamètre transverse. On pourra donc toujours, par ce procédé, acquérir la notion de l'existence d'un rétrécissement très prononcé. Dans les cas ordinaires il est suffisamment sûr de baser sa conduite sur la connaissance du diamètre antéro-postérieur.

II. — BASSIN PLAT

Nous avons vu que la caractéristique de ce bassin est le raccourcissement du diamètre A. P. ; le diamètre T. restant normal ou pouvant descendre au-dessous de la normale.

Il faut établir d'autre part une première distinction entre le bassin plat d'origine non rachitique et le bassin plat rachitique.

1° *Le bassin plat non rachitique* est le plus fréquent des bassins rétrécis.

A première vue, c'est-à-dire avant toute mensuration, il donne souvent l'impression d'un bassin normal bien conformé.

La déformation est produite par l'abaissement du sacrum en bas et en dedans entre les os iliaques. Comme ce mouvement se produit sans rotation en avant du promontoire, le rétrécissement A. P. n'est pas limité au détroit supérieur, mais s'étend à toute la cavité pelvienne. Les rétrécissements très prononcés sont rares, le conjugué descendant rarement au-dessous de 7 centimètres et demi. L'aplatissement se trouve naturellement lié à une augmentation, par compensation, du diamètre transverse, et comme le bassin aplati non rachitique est généralement de petite dimension dans son ensemble, la compensation suffit à peine à donner au diamètre transverse des proportions au-dessus de la normale. Il est même assez fréquent de rencontrer dans le diamètre transverse une légère diminution, associée au rétrécissement antéro-postérieur.

Il n'y a encore rien d'absolument positif en ce qui concerne l'*étiologie* de cette déformation. Elle a été attribuée à l'action de soulever et de porter de lourds fardeaux avant l'âge de la puberté, à un rachitisme incomplet et à un retard dans le développement.

Sur le vivant, il n'est pas facile de distinguer cette forme d'avec le bassin symétriquement rétréci (*justo-minor*). — Dans les deux cas, les signes extérieurs du rachitisme font défaut, les rapports entre les épines et les crêtes iliaques sont normaux, et, dans les deux cas,

(1) Au contraire, en présence de la brièveté de la symphyse du pubis, règle générale, le chiffre moyen à déduire est moindre que dans le bassin normal. Loehlein (*Kursthulf. bei der allg. Beckenenge*) a trouvé que la moyenne de la déduction dans dix-huit cas était de 15 millimètres.

tous les diamètres externes peuvent être quelque peu diminués. La taille de l'individu ne fournit pas d'indice, car, quoique ces deux formes se rencontrent un peu plus fréquemment chez la femme de petite taille, il y a de nombreuses exceptions à cette règle. L'abaissement du sacrum entre les os iliaques n'est pas facile à reconnaître. Dans les cas très marqués pourtant, le raccourcissement relativement plus grand du conjugué externe et du conjugué diagonal, joint à la difficulté d'atteindre du doigt la surface interne des parois latérales du bassin, sont les guides les plus importants (1). Quelquefois, quand la soudure osseuse ne s'est pas faite entre la première et la seconde vertèbre sacrée, on peut trouver un double promontoire.

2° *Le bassin plat rachitique* présente les *caractères* suivants :

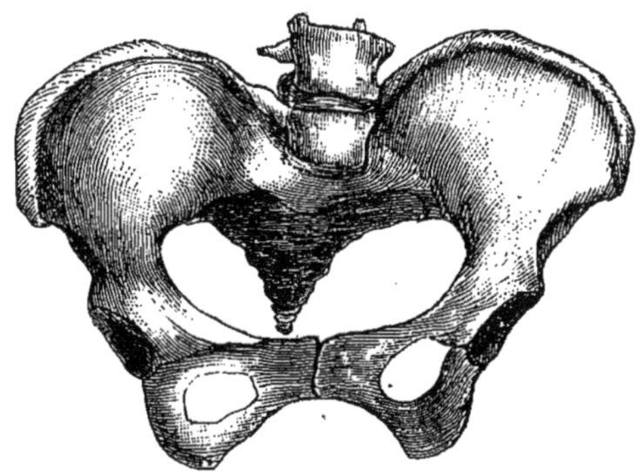

Fig. 216. — Bassin plat rachitique (Wood's Museum).

Les os, dans leur ensemble, sont de petite taille, mais présentent généralement la texture normale. Quelquefois pourtant ils sont minces et même transparents, tandis que d'autres fois ils sont plus compacts et plus épais que d'habitude.

Les fosses iliaques sont aplaties et se rapprochent de la direction horizontale. Les épines iliaques antérieures et supérieures sont très déjetées en dehors, si bien que la distance qui les sépare diffère peu de celle qui sépare les points les plus éloignés des crêtes.

Le promontoire est projeté en avant et en dedans vers la symphyse du pubis.

La base du sacrum s'enfonce en dedans entre les os iliaques, et se rouve plus en avant du niveau des épines iliaques postérieures et supérieures que dans le bassin normal. De plus, la portion supérieure du sacrum est dirigée presque horizontalement en arrière, tandis que la pointe, généralement vers la quatrième ou la cinquième vertèbre sacrée, se reporte fortement en avant. La surface sacrée antérieure perd sa concavité transversale ; ou bien elle s'aplatit d'un côté à l'autre;

(1) Pour calculer le conjugué vrai d'après le conjugué diagonal, il faut faire la même déduction que sur le bassin normal ; car, quoique l'obliquité extérieure de la symphyse soit augmentée, elle est compensée par la diminution de sa hauteur et l'abaissement du promontoire (Litzmann. Volkmann's « Sammlung », n° 20, p. 160).

ou bien elle devient convexe par suite de la projection en avant des vertèbres sacrées.

Le raccourcissement A. P. du détroit supérieur est accompagné d'un accroissement compensateur du diamètre T. — Pourtant, comme le bassin rachitique est originellement diminué de volume, le diamètre transverse dépasse rarement les dimensions normales.

Les branches horizontales du pubis sont aplaties d'avant en arrière et les cavités cotyloïdes sont dirigées en avant. Le cartilage de la symphyse du pubis est généralement projeté en dedans; la crête pectinéale est souvent plus tranchante qu'à l'ordinaire et quelquefois terminée, au point d'insertion du psoas, par une épine saillante.

Dans l'étage inférieur, les ischions s'écartent l'un de l'autre et l'arcade pubienne est élargie.

Il résulte de ces modifications, que le bassin est peu profond, avec rétrécissement du détroit supérieur et élargissement du détroit inférieur. La forme diagrammatique du bassin varie entre celle d'une *ellipse allongée*, et celle d'un *cœur* ou d'un *rein* ; ces différents degrés ou variétés dépendent de l'étendue du déplacement en avant du promontoire. A l'extérieur, par suite de la position horizontale du sacrum, il existe une dépression dans la région lombaire ; le sillon interfessier est élargi et superficiel, et l'anus est visible.

Pour bien apprécier le bassin rachitique, il faut avoir présent à l'esprit les changements apportés par le rachitisme dans la structure des os. Lorsque les os se développent d'une façon physiologique, les nouveaux éléments cellulaires apparaissent sous le périoste et s'ajoutent aux épiphyses cartilagineuses juxta-articulaires. Ces éléments cellulaires s'ossifient promptement et il se constitue ainsi une réserve pour l'accroissement des os en longueur et en épaisseur. Concurremment avec la formation des nouvelles portions osseuses, des espaces médullaires se produisent dans le tissu, par un processus d'absorption. Or, dans le rachitisme, comme les nouveaux éléments cellulaires se déposent en si grande quantité que la couche préparatoire acquiert souvent cinq à dix fois plus d'épaisseur qu'à l'état normal, le processus d'ossification est suspendu ou imparfaitement réalisé.

Aussi, le bassin rachitique se compose-t-il d'une quantité de masses osseuses plus ou moins solides, recouvertes par une couche ostéoïde molle, avec de larges bordures cartilagineuses dans le voisinage des surfaces articulaires. Ces modifications contribuent à augmenter la flexibilité du bassin et retardent son développement.

La déformation pelvienne résultant du rachitisme est surtout due au poids de la partie supérieure du corps qui est superposée au bassin. La pression que le tronc exerce de haut en bas pousse le promontoire en avant vers le centre du bassin ; en même temps, la partie supérieure du sacrum bascule autour de son axe transversal, si bien que sa surface postérieure tend à se rapprocher du plan horizontal. Les corps des vertèbres s'affaissent par en bas entre les ailerons devenus flexibles, ce qui tend à effacer la concavité transversale du sacrum. Le bord de l'articulation iliaque cède quelque peu et, comme il est projeté en dedans par l'abaissement du sacrum, la traction exercée par les forts ligaments sacro-iliaques rapproche l'une de l'autre les épines iliaques postérieures et supérieures. La traction des ligaments sacro-sciatiques contribue à courber en avant l'extrémité inférieure du sacrum, quoique la pression exercée sur le point extrême de la colonne vertébrale dans la station demi-assise demi-couchée, qui est spéciale aux enfants rachitiques, contribue aussi d'une façon incontestable à cette déformation.

Si on considère le sacrum comme *un point d'appui* et chacun des os innominés comme un levier, il est évident que la traction exercée par les ligaments sacro-iliaques, sous l'influence de la pression déterminée sur la base du sacrum pár le poids du tronc, produirait la séparation des os innominés en avant, s'ils n'étaient pas solidement fixés par la symphyse du pubis. Le résultat de cette double force qui se contrarie est une augmentation de l'incurvation des os au point de la plus faible résistance, point qui est situé près des surfaces auriculaires. Dans le rachitisme prononcé, alors que les os sont plastiques et flexibles, la ligne innominée est souvent transformée en un angle, si bien que le plus grand diamètre transverse partage souvent le détroit supérieur en une moitié antérieure et une postérieure. Les cavités cotyloïdes se trouvent dans la première, le corps des os iliaques dans l'autre.

La projection en dehors des épines iliaques antérieures et supérieures est probablement due, dans une certaine mesure, à un arrêt de développement, car la forme en S des crêtes iliaques ne se développe normalement qu'après l'âge auquel le rachitisme fait généralement son apparition (Kehrer).

L'aplatissement des fosses iliaques est dû en partie à la traction des ligaments sacro-iliaques et en partie à l'action du muscle couturier et des muscles fessiers.

L'écartement des ischions et l'élargissement de l'arcade pubienne sont dépendants de l'agrandissement du diamètre transverse et des attaches des muscles rotateurs et adducteurs de la cuisse (1).

(1) Tandis que Litzmann (*Die Formen der Beckens*) et Schrœder (*Lehrbuch der Geburtshülfe*) considèrent le poids du corps comme le facteur principal dans les déformations produites par le rachitisme, Kehrer (*Zur Entwickelungs Geschichte der rachit. Beckens*, « Archiv f. Gynaek. », Bd. V, 1872, p. 55) a montré que quelques

Le *diagnostic* du bassin plat rachitique est facile lorsque l'on considère les altérations caractéristiques de ce bassin.

Les points principaux sur lesquels l'attention doit être portée sont :

Les rapports qui existent entre la distance qui sépare les crêtes iliaques et celle qui sépare les épines iliaques antérieures et supérieures (la différence est diminuée, — ou bien la distance qui sépare les épines iliaques antérieures et supérieures peut être égale et même supérieure à celle qui sépare les crêtes).

Diminution de la distance qui sépare les épines iliaques postérieures et supérieures.

Diminution du conjugué externe.

La forme et la direction du sacrum.

La forme de l'arcade pubienne et la projection évidente du promontoire.

La fréquence de l'existence d'un faux promontoire au niveau de la deuxième vertèbre sacrée.

Mensuration. — La déduction à faire des dimensions du conjugué diagonal pour avoir le conjugué vrai, est en moyenne la même que dans le bassin normal. Pourtant, c'est le bassin rachitique qui présente sous ce rapport les variations les plus larges et qui force absolument, dans chaque cas, à prendre en considération la hauteur du promontoire, la longueur et la direction de la symphyse pubienne.

3° *Bassin plat généralement rétréci.*

Dans cette variété, on distingue également une forme rachitique et une forme non rachitique; la dernière se rencontrant rarement, la première relativement assez fréquente.

La forme *non rachitique* présente évidemment les caractères réunis d'un bassin *justo-minor* et les effets des forces qui contribuent à enfoncer le sacrum entre les os iliaques. Dans ces bassins, une symphyse courte et un promontoire bas contribuent souvent à réduire notablement la différence entre le conjugué diagonal et le conjugué vrai. Sur le vivant il est difficile de les distinguer d'avec le bassin *justo-minor*.

La forme *rachitique* se rencontre ordinairement chez les femmes de

unes des modifications caractéristiques du rachitisme surviennent dans des cas congénitaux, c'est-à-dire avant que l'action du poids du tronc puisse entrer en jeu. Kehrer, en conséquence, rapporte ces modifications à l'action musculaire. Fehling (*Die Entstehung der rachit. Beckens*, « Archiv f. Gynaek. » Bd. XI, p. 173) considère les déformations dans le rachitisme, comme étant le résultat de troubles dans le développement, et comme la persistance du type fœtal. Engel (« Wiener med. Wochenschrift », 1872, n° 40) a essayé de prouver que les déformations sont le résultat d'un arrêt partiel de développement.

petite taille. Elle offre, à un degré frappant, les particularités spéciales au bassin rachitique. L'existence d'un rétrécissement transversal se reconnaît à l'étroitesse des hanches, à la facilité avec laquelle, par l'examen interne, on peut atteindre les parois latérales avec la face palmaire de la main introduite à moitié, et aux modifications qui se produisent dans le mécanisme du travail.

III. — BASSIN RACHITIQUE IRRÉGULIER

Pour rendre l'étude de ce bassin plus facile, il semble à propos de rattacher à la description du bassin plat l'influence de deux forces additionnelles qui, suivant l'occasion, agissent pour modifier plus profondément la forme du bassin rachitique. Ce sont : 1° les pressions latérales exercées sur les cavités cotyloïdes par les têtes des fémurs ; — et 2° les différentes incurvations vertébrales qui résultent si communément du rachitisme.

La pression sur les cavités cotyloïdes est rarement une force active, parce que le rachitisme se développe ordinairement au moment de la première dentition, c'est-à-dire avant que l'enfant n'ait appris à marcher, et ce n'est que lorsque cette maladie est en décroissance que l'enfant essaye de se servir de ses membres inférieurs. Dans les cas exceptionnels où la maladie survient plus tard, après que l'enfant a commencé à marcher, la pression latérale peut agir dans l'un des deux sens suivants :

1° Comme force contraire, à celle exercée par le poids du tronc ; et alors le bassin, si le processus pathologique est resté dans des limites modérées, conserve une apparence symétrique ; il ressemble absolument au bassin *justo-minor*.

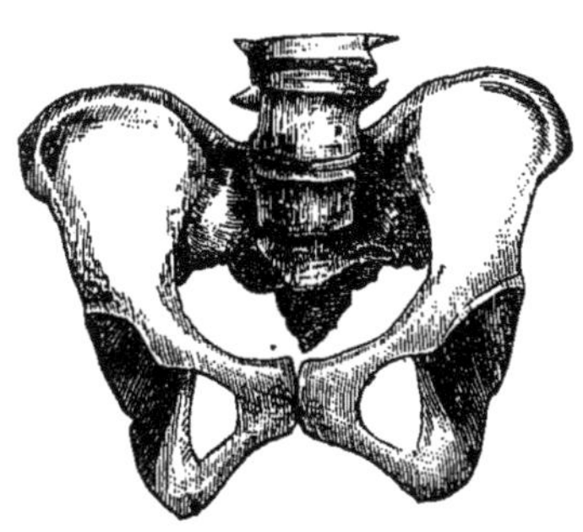

Fig. 217. — Petit bassin rachitique symétrique (Wood's Museum).

L'origine rachitique se révèle par la forme des os iliaques et les signes du rachitisme dans d'autres parties du corps. Au détroit inférieur le diamètre A.P. est augmenté, et le diamètre transverse est quelquefois diminué (1).

2° Dans les cas de ramollissement excessif des os, c'est-à-dire de gravité et de longue durée de la maladie, les cavités cotyloïdes sont quelquefois repoussées en dedans, en haut et en arrière, et la

(1) Schrœder. *Schwangerschaft, Geburt. und Wochenbett*, p. 77.

symphyse poussée en avant, de sorte que les branches de l'arcade pubienne forment un angle aigu et tendent à devenir parallèles entre elles.

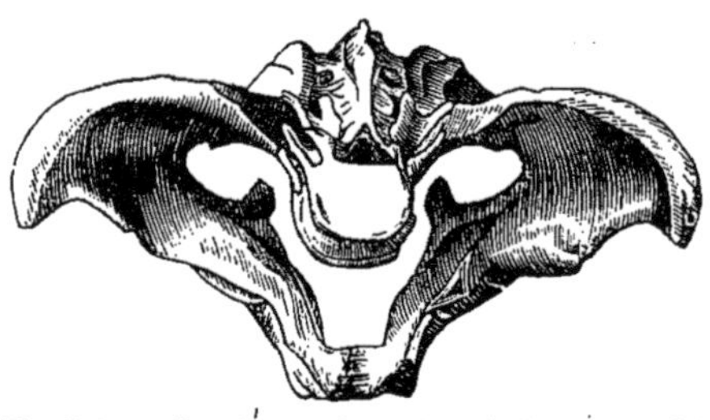

Fig. 218. — Bassin pseudo-ostéomalacique (Nægele).

Cette compression latérale, jointe à la projection rachitique du promontoire, donne au détroit supérieur une forme triangulaire ou de feuille de trèfle, qui ressemble absolument à la déformation produite par l'ostéomalacie. Le terme de *pseudo-ostéomalacique* attribué par Michaelis (1) à cette forme, est justifié par l'existence de certains signes particuliers dus au rachitisme, tels que la petite dimension des os iliaques, l'exagération de la distance entre les épines iliaques antérieures et supérieures, et la nature des modifications produites dans d'autres parties du squelette osseux (2).

Dans les cas de déviations de la colonne vertébrale, la forme du bassin est modifiée lorsque la scoliose ou la cyphose compensatrice atteignent l'extrémité du sacrum.

1° Dans la *scoliose* (courbure latérale), tous les traits qui caractérisent le rachitisme sont habituellement très accentués. Le promontoire est abaissé du côté de l'incurvation, et il est poussé par le poids du corps vers la cavité cotyloïde correspondante. L'os iliaque, cédant à l'augmentation de pression exercée par le fémur du côté malade, sur la cavité cotyloïde, est repoussé en haut, en arrière et en dedans. Dans les cas extrêmes, le rapprochement du promontoire et de la cavité cotyloïde peut être assez prononcé pour empêcher l'engagement de la tête fœtale. La portion rétrécie devient par conséquent inutilisable dans le travail de l'accouchement (3).

2° Dans la *cyphose* (courbure à saillie postérieure), quelques-uns des traits caractéristiques du bassin rachitique sont absolument dénaturés en sens inverse.

Par suite de la projection en arrière de la partie supérieure du sacrum, ou bien le conjugué vrai est augmenté, ou bien le rétrécissement antéro-postérieur déterminé préalablement par le rachitisme est notablement atténué. Par suite du mouvement exécuté par le sacrum

(1) Michaelis. *Das engen Becken*, p. 139.

(2) Il est des cas où l'on a observé à la fois l'ostéomalacie et le rachitisme. (*Voir* Spiegelberg. « Lehrbuch der Geburtshülfe », p. 490.)

(3) Litzmann. *Die formen des Beckens*, p. 70.

autour de son axe transversal, son extrémité inférieure est projetée en avant, et le conjugué du détroit inférieur se trouve diminué. La cyphose survenant *avec le début* du rachitisme diminue la distance

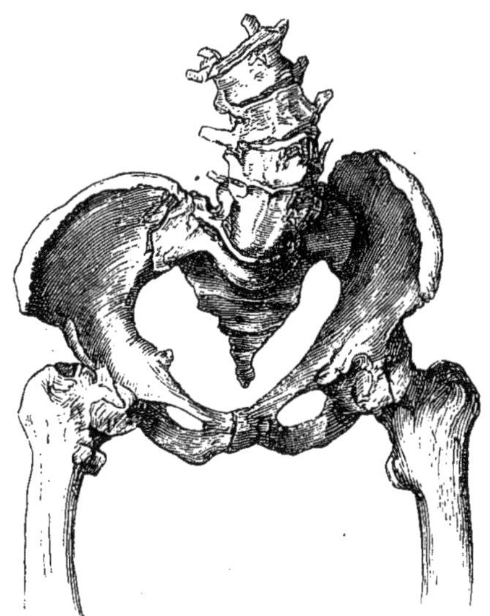

Fig. 219. — Scoliose (Litzmann).

qui sépare les tubérosités des ischions ; mais elle a peu d'effet sur le diamètre transverse inférieur, lorsque les modifications déterminées par le rachitisme *ont été une fois produites*.

DE L'INFLUENCE DU RÉTRÉCISSEMENT DU BASSIN SUR LA GROSSESSE ET LE TRAVAIL

L'influence des rétrécissements du bassin n'est pas exclusivement limitée aux difficultés que la forme et les dimensions du bassin offrent pour le passage de l'enfant au moment du travail. Elle se fait sentir en produisant une foule d'effets éloignés qui sont souvent regardés par les ignorants comme des phénomènes indépendants. Ces effets, qui sont : *les présentations et les positions vicieuses du fœtus, l'irrégularité de forme et de position de l'utérus, le caractère anormal des douleurs*, etc., entrent à leur tour en ligne de compte (sauf les cas où les difficultés mécaniques sont absolument insurmontables), comme éléments importants au point de vue du pronostic.

Nos connaissances à ce sujet sont presque entièrement dues aux travaux éclairés des professeurs de Kiel, Michaelis (1) et Litzmann (2).

(1) Michaelis. *Das enge Becken*, Leipsic.

(2) Litzmann. Volkmann's « Samml. klin. Vortr. », n° 23.

I. — INFLUENCE DU RÉTRÉCISSEMENT DU BASSIN SUR L'UTÉRUS PENDANT LA GROSSESSE

Pendant les *premiers mois*, la seule manière dont le rétrécissement du bassin exerce son influence consiste à favoriser le déplacement de l'utérus en arrière. Cette action est capable de se produire, quand, dans le second ou le troisième mois, l'utérus s'est, contre l'habitude, abaissé dans le bassin, et que le fond s'est rejété en arrière vers le sacrum, l'axe utérin se rapprochant de celui du détroit inférieur. Dans ces cas, la projection, la saillie du promontoire rachitique peuvent empêcher mécaniquement, plus tard, l'ascension de l'organe dans la cavité abdominale ; et, par suite, la pression de l'intestin distendu agissant sur la face antérieure de l'utérus, pousse le fond de l'organe sur la surface inclinée du sacrum, et il se produit une *rétroversion*. A mesure que l'utérus gravide augmente de volume, l'espace à l'intérieur du bassin étant limité, la version devient graduellement une flexion, qui, si on ne la réduit pas, est suivie des symptômes de l'incarcération.

Dans les *derniers mois* de la gestation, l'utérus, généralement, est forcé de se soulever au-dessus du détroit supérieur beaucoup plus que cela n'arrive dans les conditions ordinaires. Cette ascension est due au développement de l'enfant, qui ne peut descendre dans le bassin par suite du raccourcissement du conjugué. Quelquefois la tendance ascensionnelle de l'utérus est vaincue apparemment par la résistance des ligaments ronds, si bien que, tandis que la tête est retenue au détroit supérieur, le segment inférieur vide de l'utérus flotte dans le bassin. En même temps, l'utérus possède un degré inaccoutumé de mobilité due, en partie au manque de fixité que devrait amener la descente du fœtus dans le bassin, en partie à la laxité des parois abdominales et des ligaments ronds. Ces dernières conditions se rencontrent naturellement plus fréquemment chez les multipares que chez les primipares.

En rapport intime avec ces deux circonstances, c'est-à-dire l'élévation de l'utérus et sa mobilité, il est fréquent d'observer les degrés les plus marqués de ce que l'on appelle le *ventre en besace* (*abdomen pendulum*) causé par l'antéflexion de l'utérus gravide ... De plus, la petite taille de la femme rachitique, l'augmentation d'inclinaison du pubis, la projection antérieure de la portion lombaire de la colonne vertébrale, la distension des parois abdominales associée souvent à l'écartement des muscles droits au niveau de la ligne blanche, tout cela y contribue pour sa part.

II. — INFLUENCE DU RÉTRÉCISSEMENT SUR LA PRÉSENTATION DU FŒTUS

Les *présentations vicieuses* se rencontrent trois fois plus souvent dans les bassins rétrécis que dans les bassins normaux (1). Ainsi, quand dans la dernière partie de la grossesse, le conjugué raccourci empêche la tête de descendre dans l'excavation, la tête glisse souvent sur le côté ou en avant, et reste dans la fosse iliaque ou au-dessus du bord supérieur de la symphyse du pubis. Lorsque le ventre est en besace, l'utérus au lieu d'être, la patiente se tenant dans la position verticale, incliné sous un angle de trente-cinq degrés, devient presque horizontal ou peut même tomber en avant, si bien que le fond se trouve situé plus bas que le segment inférieur. La grande mobilité de l'utérus lui permet également des mouvements latéraux plus étendus. Ces causes réunies expliquent le défaut de stabilité du fœtus et la fréquence relative des présentations de l'épaule ou du siège. Lorsque la tête est fixée au détroit supérieur, la conversion de la présentation du vertex en présentation du front ou de la face n'est souvent que l'exagération du mécanisme normal du travail dans le bassin plat. Si la tête, au lieu de remplir le segment inférieur de l'utérus, est retenue au détroit supérieur, l'espace resté libre entre elle et la paroi utérine favorise la procidence du cordon ou des membres. De même, dans les présentations pelviennes, quand le siège est retenu par le raccourcissement du conjugué, les pieds peuvent descendre les premiers dans le vagin.

Vu le relâchement progressif des parois abdominale et utérine déterminé par la répétition des grossesses, la fréquence de ces irrégularités augmente à peu près en proportion des accouchements antérieurs.

III. — INFLUENCE DU RÉTRÉCISSEMENT SUR LES CONTRACTIONS DOULOUREUSES DU TRAVAIL DE L'ACCOUCHEMENT

Quand le degré du rétrécissement permet d'extraire le fœtus par les voies naturelles sans forcer l'accoucheur d'avoir recours à l'embryotomie, la terminaison favorable ou défavorable du travail dépend, dans une large mesure, du caractère des contractions. Des contractions de bonne nature sont d'une bien plus grande importance dans un bassin rétréci que dans un bassin large.

(1) Spiegelberg a montré que sur cinq cent quarante-quatre accouchements dans des bassins rétrécis, la présentation de la tête se rencontre dans 83 pour 100 des cas tandis qu'elle est de 95 pour 100 dans le bassin normal. « Lehrbuch der Geburtsh. », p. 148.

Des contractions violentes, quand l'obstacle est insurmontable par suite de l'étroitesse du bassin, d'une présentation vicieuse, ou par suite de la position de la tête fœtale, de son volume et de sa dureté, compromettent l'intégrité de l'utérus. Et, à moins que les difficultés mécaniques ne soient diminuées par le redressement des présentations et des positions vicieuses, ou par l'embryotomie ; à moins qu'on n'y remédie autrement encore en ayant recours à l'opération césarienne, on a tout lieu de craindre, dans ces cas, les ruptures utérines ou, après la rétraction du col, l'arrachement et la séparation de l'utérus d'avec le vagin.

Il arrive bien plus fréquemment que c'est la *faiblesse des contractions* qui est la cause d'une terminaison défavorable ; elle entraîne la prolongation du travail. Même dans les cas de rétrécissements modérés, des contractions faibles sont insuffisantes pour rectifier les positions défectueuses de la tête, ou pour forcer celle-ci à franchir le détroit supérieur et à pénétrer dans l'excavation. Dans de telles circonstances, ni le forceps ni la version ne peuvent être employés sans danger sérieux ; si l'on se borne d'autre part à l'expectation, le liquide amniotique s'écoule graduellement, et comme l'utérus se rétracte intimement sur son contenu, le fœtus succombe par l'obstacle progressivement croissant apporté à la circulation utérine et placentaire.

Dans le travail prolongé, de bonnes contractions alternent par intervalles avec des douleurs moindres. Il n'y a pas de mesure au moyen de laquelle la qualité des contractions puisse être déterminée. Leur valeur réelle doit plutôt être déduite des résultats qu'elles produisent. On peut établir, comme une règle générale, à laquelle il y a cependant de nombreuses exceptions, que la force des contractions est proportionnée à la force des résistances. Les contractions fortes sont en général un peu plus communes dans les bassins *aplatis*, et les contractions faibles dans les bassins *rétrécis dans tous leurs diamètres*, sans pourtant que cette règle soit assez constante pour qu'on puisse regarder la forme du bassin comme possédant à elle seule une importance décisive au point de vue des résultats (1).

Pour le premier de ces deux genres de bassins (B. plat) le caractère des contractions dépend de l'innervation de l'utérus, de l'épaisseur et de l'intégrité de ses parties musculaires.

(1) Michaelis croyait que la pression limitée du promontoire et de la symphyse excitait, augmentait l'action réflexe de l'utérus dans le cas de bassin aplati. Tandis que lorsque la tête se trouvait comprimée circulairement au détroit supérieur comme dans le bassin généralement rétréci, cette pression généralisée exerçait une influence paralytique (*loc. cit.*). Cette théorie a été remise en question par Spiegelberg (*loc. cit.*, p. 452) et par Litzmann (Volkmann's « Sammelung klin. Vortrage », n° 23, p. 177).

La résistance que le bassin rétréci offre à l'expulsion du fœtus, accroît nécessairement, pendant la contraction, la tension et l'irritation des parois utérines; et celles-ci, suivant le degré d'irritabilité et de contractilité de la matrice, peuvent produire des contractions d'une violence inouïe qui, à leur tour, quand la résistance n'est pas surmontée à temps, se terminent par l'épuisement; ou bien l'activité utérine peut cesser sans avoir été précédée d'une phase d'exagération; ou bien enfin, la tension et la pression subies par l'utérus peuvent conduire à des troubles locaux circulatoires ou à des modifications de texture qui, par elles-mêmes, affaiblissent la force des contractions.

Michaelis a observé que les dangers pour la mère et l'enfant augmentent, règle générale, sauf pourtant des exceptions nombreuses, en proportion du nombre des accouchements. L'augmentation de la mortalité, surtout de la mortalité infantile, est attribuée par lui à un relâchement particulier de l'utérus et de ses attaches pelviennes dû à l'exagération des efforts faits dans les accouchements antérieurs (1).

Mais il faut se rappeler qu'il y a d'autres conséquences des rétrécissements du bassin, qui contribuent directement à l'issue fatale des accouchements chez les multipares. Ainsi, nous avons vu que le ventre en besace et la mobilité du fœtus favorisent les présentations et les positions anormales, complications de la plus haute importance; et, en outre, que les déplacements de l'utérus gravide se rencontrent avec une fréquence spéciale, quand les parois abdominales ont perdu leur résistance comme support, par suite de leur distension exagérée dans les grossesses antérieures. Bien plus, quand l'utérus n'est pas fixé pendant le travail, l'action expulsive des parois abdominales ne peut pas entrer en jeu, et une des plus importantes parmi les forces auxiliaires se trouve perdue. D'autres sources de dangers existent dans l'augmentation du volume et de la dureté de la tête fœtale observée dans les grossesses subséquentes à la première, et dans les vestiges des troubles inflammatoires qui proviennent si souvent des difficultés qui ont accompagné un premier travail (2).

A. — INFLUENCE DU RÉTRÉCISSEMENT SUR LA PREMIÈRE PÉRIODE DU TRAVAIL

Au début du travail, la tête, dans le bassin rétréci, se trouve généralement retenue au-dessus de l'orifice interne, tandis que le segment inférieur de l'utérus pend vide dans l'excavation. Comme, dans ces circonstances, il reste un espace entre la tête et les parois utérines, la

(1) Michaelis. *Loc. cit.*, p. 152.
(2) Spiegelberg. « Lehrbuch der Geburtshülfe », p. 453.

colonne entière du liquide amniotique agit directement, pendant la contraction, sur le col utérin. La dilatation du col se fait graduellement, de haut en bas, son expansion suivant la descente du sac amniotique. La forme de la poche liquide dépend du degré plus ou moins considérable de la résistance des parois du col. Si ce dernier est souple et extensible, la forme demi-sphérique est généralement conservée. Si le col offre une résistance matérielle, les membranes, lorsqu'elles sont suffisamment élastiques, pénètrent à travers l'orifice externe sous forme d'un sac cylindrique. Si enfin la force principale opposée à la dilatation réside dans l'orifice interne, il peut se faire à ce niveau un étranglement du sac amniotique qui, au-dessous, prend une forme sphérique. Comme il résulte de ces dispositions que le mouvement ondulatoire immodéré du liquide amniotique vient se briser directement contre les membranes tendues par la contraction utérine, le choc peut amener une rupture prématurée de la poche, événement fâcheux entre tous, car la rupture prématurée se produisant, toutes les conditions existent pour l'écoulement *complet* du liquide.

Après la rupture des membranes, comme la tête ne peut pas descendre dans la portion cervicale, l'orifice et le col se referment, bien qu'ils restent dilatables jusqu'à concurrence du degré de dilatation qu'ils avaient antérieurement atteint. Puis, comme sous l'influence des contractions la tête s'engage dans le bassin, elle tend de plus en plus à distendre le canal cervical et à compléter la dilatation. Dans les cas où la tête rencontre une résistance considérable, et où la pression du détroit supérieur amène la formation d'une bosse sanguine, c'est cette bosse sanguine qui dilate le canal cervical et l'orifice externe. Lorsque l'obstacle est tel que la tête ne peut descendre, deux résultats sont possibles :

1° Si les contractions continuent à être énergiques et si l'on n'intervient pas pour triompher de la disproportion de la tête fœtale et du bassin, ou bien l'utérus remonte en se rétractant par-dessus la tête de l'enfant retenue au détroit supérieur, jusqu'à ce que le vagin distendu d'une façon exagérée cède, et alors il se produit une déchirure oblique ou transversale, généralement sur la paroi postérieure ; — ou bien le segment inférieur de l'utérus se trouve comprimé entre la tête de l'enfant et les parois du bassin, et les parties interposées sont amincies et broyées. Quand l'utérus se contracte, les fibres musculaires tirent sur ces parties contuses et amincies aux points ainsi immobilisés. Ceux-ci finalement cèdent à la force de traction et il se produit une rupture ;

2° Si les contractions sont faibles ou cessent complètement, le segment inférieur reste sans se dilater jusqu'à ce que des contractions énergiques se reproduisent, ou jusqu'à ce que la disproportion entre le contenant et le contenu soit supprimée si complètement par la perforation du crâne, que des contractions faibles suffisent à triompher de l'obstacle.

B. — INFLUENCE DU RÉTRÉCISSEMENT DU BASSIN SUR LE MÉCANISME DU TRAVAIL

Quand le rétrécissement n'est pas assez prononcé pour rendre impossible l'engagement de la tête, le mécanisme du travail dépend non seulement de la forme et des dimensions de l'espace pelvien, mais encore des dimensions, de la forme, de la compressibilité et de la position de la tête fœtale. Si c'est une tête petite, molle, qui doit franchir un bassin rétréci seulement à un degré modéré, le mécanisme peut ne pas différer de celui du travail normal.

Lorsque la disproportion est relativement considérable, l'accouchement n'est possible que si la position de la tête est favorable, c'est-à-dire correspond dans chaque cas à la forme particulière du bassin.

Lorsque les conditions sont favorables et les contractions de force normale, un segment de la tête, aussitôt que la dilatation s'est complétée, se trouve engagé dans le bassin. Le volume de ce segment dépend de l'intensité et de l'étendue de la résistance offerte, et alors, dès la première période, il nous donne la notion du degré de disproportion qui existe.

Quand le travail fait des progrès, les os du crâne changent de forme et chevauchent les uns sur les autres, si bien que la tête finit par modeler ses contours sur ceux de l'anneau pelvien. Quand la plus large circonférence de la tête a fini par se fixer au détroit supérieur, comme le rétrécissement existe pour la plus grande part au niveau de ce détroit, les difficultés sont généralement surmontées ; et si les contractions continuent à être bonnes, le reste du travail s'accomplit suivant le mécanisme ordinaire.

Si les contractions font défaut ou si le rétrécissement s'étend à tout le bassin, l'intervention peut encore devenir nécessaire, même après que la tête a franchi le détroit supérieur.

A. — Dans le bassin *simplement aplati*, c'est le diamètre O. F. de la tête qui s'engage dans le diamètre transverse du détroit. Même quand la position est primitivement oblique, les contractions intermittentes de l'utérus impriment des mouvements à la surface lisse de la tête, et graduellement elles amènent son long diamètre en corrélation avec le long diamètre du bassin aplati. La tête s'engage dans le détroit avec sa surface postérieure poussée vers l'épaule correspondante, le pariétal antérieur se présentant, et la suture sagittale devenant parallèle au promontoire et plus ou moins rapprochée de lui. Cette obliquité latérale, obliquité de Nægele, comme on l'appelle, est due simplement à ce fait que le raccourcissement du diamètre A. P. s'oppose à ce que les deux os pariétaux s'engagent dans le bassin sur le même plan. Quand la portion large comprise entre les bosses pariétales rencontre la résistance du conjugué, la portion occipitale de la tête glisse dans un des côtés du détroit, et le diamètre bitemporal, qui est court, s'engage dans l'espace rétréci. Dans cette position l'occiput, généralement, reste fixé sur la ligne innominée. Vu la résistance offerte à l'occiput, le vertex s'abaisse dans le bassin, si bien que la grande fontanelle occupe une position plus basse que la postérieure.

Par conséquent, avant que la tête ne s'adapte d'elle-même au détroit supérieur, la surface pariétale antérieure repose sur la symphyse, tandis que la surface pariétale postérieure vient butter au-dessus du promontoire, par un point plus ou moins voisin de la grande fontanelle. On sent celle-ci près de la ligne médiane. Elle est abaissée.

La petite fontanelle, par suite de l'abaissement du front, est parfois impossible à sentir et hors de portée. Sur le côté du bassin vers lequel le front est tourné, l'espace est incomplètement rempli.

L'adaptation de la tête au détroit supérieur est le résultat de deux mouvements combinés qui s'exécutent presque simultanément :

1° La symphyse du pubis constitue un pivot autour duquel la tête tourne dans le sens du diamètre O. F. Comme la tête est poussée dans le bassin de haut en bas, le pariétal postérieur s'aplatit contre la saillie formée par le promontoire. Pendant la descente, la distance entre la suture sagittale et le promontoire augmente, et la première se rapproche de la région médiane de l'excavation;

2° Nous avons vu que la tête s'engageait tout d'abord dans le bassin, la fontanelle antérieure étant la plus basse; avec le temps, pourtant, le diamètre bitemporal finit par se fixer solidement dans le conjugué, la fontanelle antérieure remonte sur la paroi latérale du bassin, la fontanelle postérieure au contraire s'abaisse et vient occuper un point voisin du centre de l'excavation. Ce mouvement n'est pas simplement dû à une impulsion qui force la sphère céphalatique en totalité dans la direction du front, mais il est dû à une rotation de la tête autour d'un axe représenté par le conjugué (1), la symphyse et le promontoire fournissant les points de pivotement.

Peu à peu, par suite d'une nouvelle rotation de la tête autour de son diamètre O. F., la bosse pariétale postérieure atteint le niveau du promontoire; la plus large circonférence de la tête fœtale a déjà dépassé le détroit rétréci, et l'influence du bassin aplati sur le mécanisme du travail cesse de se faire sentir. Alors, si les contractions

(1) Litzmann. Volkmann's « Samml. klin. Vortr. », n° 74, p. 557.

continuent à être bonnes, la tête fléchie atteint le plancher du bassin, l'occiput tourne en avant, et l'accouchement se termine dans les conditions normales.

B.— Dans le bassin *justo-minor*, le mécanisme du travail est presque l'inverse de celui que nous venons de décrire dans la forme aplatie. Ainsi, règle générale, les deux os pariétaux s'engagent en même temps dans le détroit supérieur, l'obliquité de Nægele est faible ou n'existe pas. Enfin, la tête peut s'engager dans le bassin suivant n'importe quel diamètre pelvien.

Le diamètre oblique est celui qu'elle occupe généralement.

Pourtant, Litzmann rapporte deux cas dans lesquels la suture sagittale correspondait au diamètre conjugué dès le début du travail (1). Dans les premières périodes, il est fréquent de voir pendant un certain temps la tête osciller sur le détroit supérieur, avant de se fixer définitivement.

Ce qui caractérise le rétrécissement transverse, c'est la flexion de la tête à partir du moment où elle commence à s'engager dans le bassin. Et vraiment cette flexion au détroit supérieur est aussi prononcée que celle que l'on observe d'ordinaire, uniquement au détroit inférieur. La petite fontanelle occupe le milieu de l'excavation, la nuque repose sur la ligne innominée, le vertex et le front sont pressés contre la paroi opposée du bassin, le long diamètre de la tête (fronto-mentonnier) se trouve suivant l'axe du bassin, et la face regarde en haut vers le fond de l'utérus. Si le rétrécissement transversal se prolonge jusqu'au détroit inférieur, la flexion extrême se maintient encore une fois que le front est arrivé au-dessous du niveau du promontoire. Dans ces cas, il peut même arriver que la petite fontanelle vienne apparaître sur la fourchette au lieu de faire sa rotation sous l'arcade pubienne. Quelquefois la tête se trouve solidement enclavée dans le bassin, et elle ne peut plus avancer. Quand au contraire le pelvis s'élargit au-dessous du détroit supérieur, la petite fontanelle quitte d'une façon appréciable et peu à peu sa position centrale.

C.— Dans le bassin *plat généralement rétréci*, le mécanisme du travail est influencé par les deux genres de rétrécissements antérieur et transversal. Comme dans le bassin aplati, la tête occupe habituellement le diamètre transverse, et la suture sagittale regarde en arrière vers le promontoire. Avant que la tête ne se fixe, elle oscille souvent sur le conjugué, roulant en avant et en arrière suivant que l'utérus penche d'un côté ou de l'autre. Pendant un certain temps, par conséquent, la position des fontanelles varie avec celle de la femme. Si pourtant la disproportion n'est pas absolue, et si les contractions arrivent définitivement à

(1) Litzmann. Volkmann's « Samml. klin. Vortr. », n° 74, p. 545.

fixer la tête, cette dernière, généralement, se fléchit fortement, et l'occiput descend le premier dans le bassin.

Quand la tête ne peut pas s'engager dans le bassin rétréci dans une position avantageuse, et quand ce défaut ne peut pas être corrigé soit avec la main, soit par le fait des contractions, l'accouchement devient souvent impossible sans la perforation du crâne. Les plus dangereuses de ces positions défectueuses sont :

1° Cas dans lesquels l'obliquité latérale de Nægele est exagérée, si bien que la partie qui se présente est constituée par le pariétal antérieur. — Les variétés les plus graves se rencontrent généralement dans les bassins dont le conjugué est extrêmement rétréci et le promontoire élevé. La première circonstance maintient la tête très haut au-dessus du détroit, tandis que la dernière impose à l'utérus une concavité postérieure. Comme la courbe utérine est suivie par l'arc du fœtus, la tête se trouve fortement rejetée vers l'épaule postérieure. Quelquefois, dans les présentations du pariétal antérieur, la suture sagittale se trouve au-dessus du promontoire, et on peut sentir une oreille derrière la symphyse ;

2° Cas dans lesquels le détroit supérieur est occupé par le pariétal postérieur. — La suture sagittale est alors dirigée en avant, quelquefois même reposant au-dessus du bord supérieur de la paroi pelvienne antérieure. Près du promontoire se trouve la suture écailleuse, et parfois on peut y sentir une oreille. Cette particularité est rare dans les autres formes de bassins rétrécis ; mais elle se rencontre souvent, une fois sur cinq d'après Litzmann, dans le bassin aplati, lorsqu'il y a en même temps rétrécissement du diamètre transverse ;

3° Dans les cas où le détroit présente la *forme rénale* très prononcée, la tête ne peut s'engager que dans un des côtés du bassin. L'occiput alors s'engage généralement dans le côté du bassin vers lequel le dos de l'enfant est tourné ;

4° Les présentations du front et de la face sont simplement des exagérations de l'engagement de la partie antérieure de la tête, ce qui, nous l'avons vu, est le mode normal d'engagement pendant la première période du travail dans le bassin aplati. Quoiqu'elles ne soient pas spéciales au bassin rétréci, elles doivent toujours, lorsqu'on les rencontre, engager à mesurer avec soin les diamètres du bassin. Elles augmentent les difficultés de l'accouchement, non seulement à cause des rapports défavorables des diamètres de la tête avec ceux du bassin, mais parce que la déformation pelvienne s'oppose à la rotation du menton et du front en avant sous l'arcade pubienne.

Dans les présentations du siège, le mécanisme du dégagement du tronc est en général le même que dans le bassin normal. Les bras pourtant se redressent plus facilement le long de la tête.

Dans le bassin aplati, la *tête dernière* s'engage dans le détroit, suivant le diamètre transverse. La position du menton, lorsque les dimensions transversales sont larges, varie avec le degré de raccourcissement du conjugué. Lorsque ce rétrécissement est modéré il peut ne pas s'opposer à la flexion de la tête. Si pourtant la disproportion entre la tête et les diamètres du bassin est considérable, il peut se produire une extension partielle de l'extrémité céphalique.

Dans les cas de rétrécissement extrême, la tête tout entière peut se trouver retenue au détroit supérieur. Le menton est alors généralement tourné en avant et repose sur une des branches du pubis, le menton et l'occiput se trouvant à peu près de niveau.

Dans l'accouchement par le siège, le mécanisme du passage de la tète à travers les bassins simplement aplatis varie donc suivant que la tête s'engage fléchie ou défléchie.

Dans le premier cas, tandis que le pariétal antérieur tend à glisser en bas sur la symphyse, le trajet linéaire dessiné par le promontoire sur le pariétal postérieur part de son angle antérieur et inférieur, juste au-devant de l'oreille, dans une direction oblique, pour aboutir en haut vers la bosse pariétale. Pourtant quand la tête pénètre dans le bassin dans un état d'extension partielle, il existe un sillon tracé par le promontoire, sillon qui court presque parallèlement à la suture coronale.

Enfin si l'extension est complète et si le menton descend le premier dans le bassin, la marque du promontoire se trouve entre la bosse pariétale et la suture lambdoïde.

Dans le bassin rétréci dans son diamètre transverse, l'extension du menton, à moins d'un faible degré de rétrécissement, rend l'accouchement impossible.

La flexion cependant est la règle, car la résistance que l'occiput rencontre du côté des parois du bassin tend à rapprocher le menton de la poitrine.

IV. — EFFETS PRODUITS, DANS LES RÉTRÉCISSEMENTS DU BASSIN, PAR LA PRESSION EXERCÉE PAR LA RÉGION FŒTALE SUR LES PARTIES MOLLES DE LA MÈRE

Ce n'est que rarement, et dans les cas de prolongation extrême de la période d'expulsion, que le corps de l'enfant laisse des traces de son passage sur les parties molles de la mère. Les compressions dangereuses proviennent presque exclusivement de la tête du fœtus. Comme les organes intra-pelviens supportent des pressions excessives de courte durée plus facilement que des pressions modérées mais longtemps prolongées, les lésions les plus graves se rencontrent dans les présentations de la tête. Lorsque la tête vient la dernière, elle passe généralement trop rapidement à travers le bassin pour produire des effets prononcés. Dans la règle, la pression est plus marquée au détroit supérieur où, comme nous l'avons vu, le rétrécissement est, dans la généralité des cas, plus considérable, et où le canal pelvien est, plus particulièrement hérissé de saillies aiguës. La compression exercée peut être disséminée sur toute la périphérie du détroit, ou plus localisées en certains points définis.

La pression généralisée se rencontre dans le bassin *justo-minor*, où il se fait une accommodation complète de la tête fœtale à la forme du pelvis. Cela amène des troubles dans la circulation des veines hypogastriques et, comme conséquence, une transsudation séreuse et des hémorrhagies capillaires dans les tissus du col, les parois du vagin et les organes externes de la génération.

La pression circonscrite produit la meurtrissure, la contusion, et enfin la destruction complète des tissus sur lesquels elle agit, l'étendue de la lésion dépendant de la durée et de l'intensité de cette pression. Généralement, l'action destructive agit suivant la direction de la pression, de dedans en dehors, c'est-à-dire que les désordres sont plus considérables en intensité et en étendue dans les tissus en contact avec la tête de l'enfant, que dans ceux plus extérieurs qui sont en contact avec les os pelviens. La perforation complète des tissus pendant le travail est rare. La perforation ordinairement résulte de la gangrène, la destruction des tissus comprimés se manifestant pendant la période puerpérale.

La pression du promontoire est toujours supportée par le col utérin (1). La portion sus-vaginale est plus souvent atteinte que la portion vaginale. La perte de substance subséquente affecte souvent une forme en entonnoir partant de la surface interne et pénétrant rarement jusqu'au péritoine. Les parties qui recouvrent le promontoire ne sont pas atteintes par la pression.

La compression exercée par le bord supérieur de la symphyse affecte généralement la paroi du vagin et les tissus voisins de la vessie. Les fistules qui en résultent sont par conséquent bien plus souvent vésico-vaginales que vésico-utérines. Là aussi les lésions sont plus étendues sur la surface interne du canal vaginal et diminuent en se dirigeant en dehors. Ainsi, la destruction des tissus est à son maximum sur les parois cervicale et vaginale ; elle est moins marquée sur la paroi vésicale postérieure, tandis que la paroi antérieure ne présente que de faibles traces de lésions.

Les compressions provenant des parois latérales et des branches horizontales du pubis se rencontrent fréquemment dans les positions

(1) Litzmann. Volkmann's « Samml. klin. Vortr. », n° 23, p. 186.

vicieuses de la tête fœtale. Ainsi, dans les présentations du *front*, les tissus interposés sont aptes à être meurtris entre l'occiput et la paroi latérale du pelvis. Par contre, quand la suture sagittale est dirigée en avant et que le pariétal postérieur se présente, une compression semblable peut s'exercer entre la paroi antérieure et la tête fœtale.

Les saillies osseuses aiguës des crêtes du pubis sont généralement recouvertes par les attaches tendineuses du petit psoas. Dans le cas de travail prolongé, pourtant, les épines saillantes et les bords aigus des crêtes peuvent déchirer leur revêtement protecteur et léser secondairement les tissus utéro-vaginaux.

V. — EFFETS DE LA COMPRESSION EXERCÉE PAR LE BASSIN SUR LES TÉGUMENTS DE LA TÊTE FŒTALE

Un des résultats les plus communs de la compression exercée par le détroit supérieur sur la tête fœtale est la production de la *bosse sanguine*. Sa formation est généralement associée à la compression des os du crâne. Quand les os chevauchent, les téguments de la partie engagée forment des plis. Comme cependant, par suite de l'obstruction de la circulation veineuse, il se fait dans le tissu cellulaire sous-cutané une transsudation séreuse, les plis finissent par disparaître et il survient du gonflement. On voit que les conditions favorables à la production de la tumeur séro-sanguine sont : une tête molle, qui se moule aisément, et un degré de rétrécissement du bassin capable de rendre complète la pression circulaire du crâne. En raison de cette dernière condition, la bosse sanguine se rencontre plus fréquemment, et elle est plus développée dans le bassin *justo-minor* et dans le bassin *plat généralement rétréci*, que dans le bassin simplement aplati avec conservation des dimensions normales du diamètre transverse.

Généralement la tumeur ne se forme qu'après la rupture des membranes. Parfois, pourtant, dans le bassin *justo-minor*, la tête peut se trouver fixée sur le détroit supérieur, pendant la première période du travail, assez solidement pour qu'un gonflement diffus du péricrâne se produise, alors que les membranes sont encore intactes. La formation d'une tumeur sanguine au détroit supérieur est d'un pronostic favorable. Elle montre que les contractions sont bonnes. Tant que la tumeur continue à augmenter, si la présentation est favorable, l'accommodation de la tête reste possible. L'accroissement de la bosse sanguine tend aussi à fixer la tête sur le détroit supérieur et favorise le chevauchement des os du crâne. Cette circonstance contribue également à donner à la tête la forme d'une ellipse allongée qui est la forme la plus favorable à son passage à travers le bassin rétréci.

Les *dépressions* ou *marques* de compression, localisées sur la tête du fœtus, sont, dans la majorité des cas, produites par son contact avec le promontoire. Un peu moins souvent elles sont dues à la pression produite par la paroi antérieure et latérale du bassin, et la projection en dedans, sur le bassin rachitique, du cartilage de la symphyse du pubis. Elles consistent en dépressions circulaires ou ovales et en lignes rouges qui, dans les cas légers, disparaissent en général dans les douze ou vingt-quatre premières heures. Si la compression a duré longtemps, elle peut donner lieu à l'ulcération et même à la destruction complète de la peau jusqu'au périoste.

Ordinairement peu dangereuses pour le fœtus, elles peuvent, dans les cas exceptionnels, devenir le point de départ de suppurations dans le tissu cellulaire sous-cutané environnant, et ainsi conduire à des pyémies fatales. Leur lieu d'élection est le pariétal, surtout le pariétal postérieur. Plus rarement, elles sont situées sur le frontal, et dans des cas absolument exceptionnels, sur l'occipital et le temporal.

La situation et la direction de la *ligne rouge* dépendent surtout de la manière dont la tête s'engage dans le bassin. Ainsi, dans le bassin aplati où, lorsque le travail est normal, la tête se place dans une extension modérée, la marque imprimée par le promontoire court le long du pariétal postérieur, entre la bosse pariétale et la grande fontanelle, ou parallèlement à la suture coronale, ou bien elle suit d'abord une direction vers la bosse pariétale, et quand plus tard la flexion se produit, elle se dirige en avant, vers le frontal (Dohrn). Dans les cas où le raccourcissement du diamètre transverse détermine la flexion de la tête au détroit supérieur, le point principal de la compression se trouve près de la bosse pariétale, et la ligne se dirige obliquement en avant vers l'angle externe de l'œil ou vers la joue, suivant le degré de la flexion. Quelquefois une ligne rouge croisant le vertex, presque parallèlement à la suture coronale, est produite par la pression de la paroi latérale du pelvis.

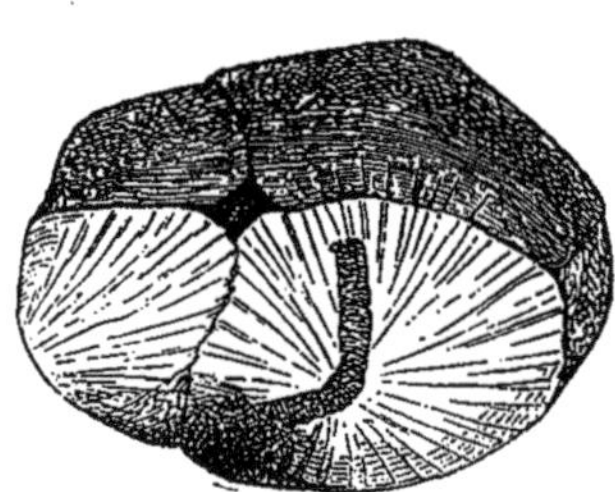

Fig. 220. — Dépression cranienne (Dohrn).

La compression sur la veine opthalmique, quand elle se produit, détermine un gonflement œdémateux et l'hypérémie des paupières, et l'augmentation de la sécrétion de la conjonctive.

VI. — EFFETS DE LA PRESSION EXERCÉE PAR LE BASSIN SUR LES OS DU CRANE

Ce que l'on appelle le *moulage* de la tête fœtale, c'est-à-dire la façon dont elle s'accommode au volume et à la forme du bassin, est essentiellement produit par les déplacements et les changements de forme des os du crâne.

Des déplacements, le plus important consiste dans le *chevauchement* des os au niveau des principales sutures. Leur siège le plus ordinaire est le long de la suture sagittale.

Généralement, le pariétal postérieur s'aplatit, et son bord est repoussé au-dessous du bord de son congénère. En même temps, la convexité du pariétal antérieur, celui qui se présente, est augmentée.

Lorsque le diamètre transverse est raccourci, l'os occipital est déprimé au niveau de la suture lambdoïde.

La position du frontal, par rapport à la suture coronale, est soumise à une foule d'influences. Règle générale, pourtant, il est déprimé au-dessous des pariétaux.

Souvent le chevauchement ne s'étend pas à toute la longueur d'une suture, mais il peut être limité à une partie, tandis que dans une autre les os peuvent être de niveau. Quelquefois il se fait un déplacement entre les deux moitiés latérales de la tête, dans la direction du diamètre O. F. Ce mouvement est supposé dû à la pression du promontoire, qui pousse la moitié postérieure en avant (vers le front) lorsque la tête est fléchie, et en arrière lorsque la tête est partiellement étendue.

La compression à laquelle est exposée la tête du fœtus, quand elle est prolongée et excessive, peut déterminer des troubles dans la circulation encéphalique. La rupture des capillaires, qui vont de la surface du cerveau au sac arachnoïdien et aux tissus de la dure-mère, peut déterminer des épanchements intra-craniens. Le chevauchement au niveau de la suture sagittale peut, dans les cas extrêmes, causer des déchirures du sinus longitudinal. La disjonction des os au niveau des sutures sagittale et coronale peut quelquefois se produire malgré que les téguments du crâne restent intacts (1).

Dans une très faible proportion, pour cent des cas (7, 3 p. 100 — Litzmann), il se produit des dépressions en forme de gouttières. Leur siège habituel est le long de la suture coronale, et elles sont dues au promontoire. En avant, on trouve quelquefois près de la suture écailleuse une ligne profonde produite par la pression de la paroi pelvienne antérieure.

Des dépressions triangulaires (*dépressions en cuiller* de Michaelis), situées sur le pariétal postérieur, entre la bosse pariétale et la grande fontanelle, se voient plus rarement. On les rencontre principalement sur les têtes d'enfants nés avant terme, et elles sont alors d'un présage sinistre.

(1) Litzmann. Volkmann's « Samml. klin. Vortr. », n° 23, p. 191.

Les fractures du crâne sont extrêmement rares dans les présentations de la tête, et elles sont généralement dues à l'emploi du forceps.

Dans les présentations du siège, les lésions du crâne, étant donné le peu de temps pendant lequel la tête venant la dernière est exposée à la compression de la part du bassin rétréci, font dans les deux tiers des cas également défaut. Quand elles existent, elles sont relativement insignifiantes et consistent dans un léger gonflement des téguments et dans des marques rouges laissées çà et là par le promontoire.

Les os, au contraire, quand ils sont rapidement entraînés sur le promontoire saillant, sont particulièrement exposés à être lésés sérieusement. Ainsi, dans les présentations du siège, les dépressions, fractures et fissures du pariétal sont beaucoup plus communes que dans les présentations de la tête. Des tractions vigoureuses sur le crâne déterminent quelquefois la rupture de la suture écailleuse, ou même la disjonction des condyles de l'occipital (1).

PRONOSTIC DES RÉTRÉCISSEMENTS DU BASSIN

La mortalité maternelle est au moins le double de celle qui a lieu quand le bassin est normal. Les causes de cet accroissement de mortalité sont dues à l'action concurrente d'une foule d'influences. La principale est le prolongement du travail, fait qui, en toutes circonstances, et surtout après la rupture des membranes, tend à diminuer les chances de guérison. Ce résultat est dû aux violences exercées sur le cerveau par l'association des contractions prolongées avec la dépression du pouvoir vital résultant du jeûne et de la privation de sommeil qu'entraîne le travail; à l'irritation et aux contusions des parties molles, et finalement à la décomposition des liquides retenus dans la cavité utérine, dans les cas où l'air a pu y pénétrer.

Dans le bassin rétréci, à ces causes générales de désordres, viennent s'adjoindre les effets nuisibles spéciaux produits par la compression du segment inférieur de l'utérus, du vagin et des parties molles qui tapissent l'excavation du petit bassin, entre la tête solide et les parois osseuses.

Comme résultats de la compression, nous avons signalé l'obstruction de la circulation veineuse, l'œdème, les hémorrhagies capillaires, les déchirures superficielles de la muqueuse, les gangrènes en des points localisés, et même la destruction complète des tissus interposés.

Ces lésions conduisent à la métrite, l'endométrite, la paramétrite, qui quelquefois sont annoncées pendant le travail, mais le plus ordinairement après l'accouchement, par de fortes élévations de la tempé-

(1) C. Ruge. *Verletzung des Kindes durch Extraction bei Beckenlage*, « Ztschr. f. Geburtsh. », Bd. 1, p. 74.

rature. Quand la destruction des tissus atteint le péritoine, la péritonite généralisée se produit habituellement. Quand les tissus nécrosés se gangrènent par suite de l'accès de l'air, les poisons septiques engendrés pénètrent à travers le tissu cellulaire et conduisent promptement à une terminaison fatale. Quelquefois le *shock* traumatique tue la malade dans le premier ou le deuxième jour qui suivent le travail, avant que les inflammations locales aient le temps de se développer. Les autres dangers que l'on peut redouter sont : la rupture de l'utérus, des symphyses, les fistules vésicales et rectales, les lésions des nerfs du plexus hypogastrique; après l'accouchement, les hémorrhagies, suite de l'épuisement de la matrice, et la formation de thrombus dans les veines du parenchyme utérin. Les opérations elles-mêmes, destinées à sauver la malade, constituent souvent de nouvelles sources de dangers, et leur emploi doit être regardé simplement comme une atténuation du péril.

Pour l'enfant, l'influence des rétrécissements du bassin est encore plus grave (1).

La mortalité infantile, dans les cas qui n'exigent pas des opérations destinées à sacrifier l'enfant, s'explique par la longueur du travail et la fréquence des présentations et des positions vicieuses. Dans la majorité des cas, la mort est consécutive à l'asphyxie produite par la rupture prématurée des membranes, l'écoulement complet du liquide amniotique, le prolapsus du cordon, les troubles dans la circulation utéro-placentaire résultant de la rétraction utérine sur le corps du fœtus, et quelquefois par le décollement prématuré du placenta. Le pronostic est surtout défavorable dans les cas de travail prématuré. Cela est dû non seulement à l'augmentation de fréquence, dans ce cas, des présentations vicieuses, mais aussi à la diminution de la résistance à la compression, chez l'enfant avant terme. Aussi, la mort survient par compression directe exercée sur la moelle allongée à travers les téguments osseux minces de la tête; ou bien, des suffusions sanguines cérébro-spinales considérables peuvent se faire à la suite de déchirures des parois si délicates des vaisseaux intra-craniens et intra-spinaux.

(1) Spiegelberg donne comme chiffre de la mortalité infantile 35 p. 100 (« Lehrb. der Geburtsh. », p. 464).

CHAPITRE XXVI

TRAITEMENT DES RÉTRÉCISSEMENTS DU BASSIN

Cas de rétrécissement extrême rendant l'accouchement impossible par les voies naturelles. — Cas réclamant la craniotomie, ou l'accouchement prématuré.
Cas où l'extraction d'un enfant vivant à terme est possible. — Accouchement prématuré. — Version. — Forceps. — Traitement expectant.

Les ressources qui sont à la disposition de l'accoucheur, dans les cas de rétrécissements du bassin réclamant l'intervention obstétricale, sont : l'*opération césarienne*, la *provocation de l'accouchement*, la *craniotomie*, le *forceps* et la *version*. Mais avant de pouvoir se former une opinion sur le traitement le mieux approprié à chaque cas particulier, il est indispensable tout d'abord d'avoir une idée claire et définie du degré et du caractère de la déformation pelvienne. Nous devons donc nous poser les questions suivantes :

La grossesse est-elle à terme ou non ? — Si elle ne l'est pas, le cas réclame-t-il l'avortement ou l'accouchement prématuré ? — Si la femme est à terme, l'accouchement est-il possible par les voies naturelles ? L'enfant est-il vivant ou mort ? — S'il est vivant, l'intérêt de la mère exige-t-il le sacrifice de la vie de l'enfant ? — Si les conditions sont telles qu'il ne soit pas impossible d'avoir un enfant vivant, quel procédé sera le meilleur pour sauvegarder à la fois la vie de la mère et celle de l'enfant ? — Le choix valable de l'intervention réclame non seulement une appréciation exacte des avantages, des limites et des dangers de ces procédés d'intervention mêmes, mais il faut encore envisager l'intensité suivant laquelle les obstacles mécaniques sont augmentés ou modifiés par ces influences éloignées, qui, nous l'avons vu, sont exercées sur le processus organique du travail, du fait du rétrécissement du bassin.

Toutefois, plus grand est le rétrécissement pelvien, plus fortement se manifeste l'influence de ce rétrécissement, et plus net par conséquent devient le traitement.

Pour faciliter la chose, l'habitude est de considérer successivement les classes suivantes de rétrécissement (1).

1° *Cas dans lesquels le rétrécissement est si prononcé que l'accouchement par les voies naturelles est impossible.*

Dans ces cas de rétrécissement extrême du bassin, l'accouchement prématuré ne permet pas d'espérer de sauver la vie de l'enfant, et ne donne à la mère qu'un avantage illusoire. Si on ne pratique pas l'avorte-

(1) Les divisions sont celles de Litzmann. Voy. *Ueber die Behandlung der engen Becken*, « Samml. klin. Vortr. », n° 90.

ment dans les premiers mois, il ne reste que l'opération césarienne ou la laparo-élytrotomie.

Les limites précises dans lesquelles les tentatives d'accouchement par les voies naturelles sont, comme danger, égales ou supérieures à l'opération césarienne, sont difficiles à déterminer. Elles dépendent en partie du volume et de l'ossification de la tête fœtale, et pour une large part de l'expérience et de l'habileté de l'opérateur.

Michaelis, chez une naine ayant à peine trois pieds et demi de haut, put extraire un petit enfant à travers un bassin qui n'avait que 38 millimètres dans le conjugué (1). Au bout de quinze jours, la malade put reprendre ses occupations domestiques. Le Dr Osborn, dans le cas célèbre d'Elisabeth Sherwood, dut faire passer un enfant à travers un bassin qui n'avait (à ce qu'il croit) que 2 centimètres dans sa partie la plus rétrécie. Barnes (2) put extraire, avec un succès complet, un enfant à travers un conjugué qui, selon lui, n'avait certainement pas plus de 4 centimètres. Il serait facile de poursuivre et de multiplier cette liste, et de montrer qu'il n'y a pas de degré de rétrécissement du bassin qui rende absolument impossible l'extraction d'un fœtus morcelé. Mais la question que nous devons nous poser, pour régler nos décisions, n'est pas de savoir ce que peuvent faire l'adresse et l'ingéniosité d'un opérateur exceptionnellement habile, libre de décider sa propre conduite de telle ou telle façon, ce qui nous importe c'est de fixer le point auquel un accoucheur, dans sa pratique journalière, doit s'attendre à n'éprouver que les dangers déterminés par la *craniotomie* seront égaux à ceux de l'*opération césarienne*.

Le Dr Parry a réuni soixante-dix cas de craniotomie dans des bassins mesurant *six centimètres et demi et au-dessous;* sept ont été définitivement terminés par l'opération césarienne. De ces soixante-dix femmes *quarante-trois* ont été sauvées, *vingt-sept* sont mortes. L'opération n'a pas été faite par des apprentis, mais par de célèbres chirurgiens.

Ainsi, les meilleurs résultats obtenus par les accoucheurs les plus éminents donnent pour la craniotomie, pratiquée dans les plus grands rétrécissements du bassin une mortalité de près de *quarante pour cent.* Dans les mains d'un opérateur d'une expérience limitée, je crois que l'opération césarienne, faite à temps, offre ordinairement à la mère une meilleure chance de salut.

Lisez, à ce propos, la note de la page 472 qui trouve ici une nouvelle confirmation puisque la mortalité des opérations par la voie abdominale est de beaucoup supérieure à celle des opérations par les voies naturelles. — Dans le premier cas, nous l'avons vu : 56 morts pour 100 ; dans le second,

(1) Michaelis. *Abhandlungen aus dem Gebiete der Geburtshülfe*, p. 151. L'opération dura deux heures et demie.

(2) Barnes. « Obstetric Operations », p. 406.

40 seulement pour 100. — Les statistiques sont établies sur les mêmes limites en ce qui concerne le degré de rétrécissement ; et je le répète une fois de plus : la laparotomie a bénéficié entièrement de l'antisepsie, tandis que les opérations obstétricales anciennes n'ont pu jouir du même privilège avant ces dernières années. — On s'explique donc difficilement l'opinion de Lusk. D.

Il y a naturellement des exceptions à la règle. La plupart des bassins mesurant moins de 6 centimètres et demi, dans le conjugué, appartiennent à la catégorie des bassins plats généralement rétrécis. Quand, par exception, le diamètre transverse n'est pas matériellement raccourci, les difficultés de la craniotomie sont notablement diminuées, et si, en même temps, la tête de l'enfant est molle et compressible, une extraction relativement facile peut conduire à des idées fausses sur les dangers de l'accouchement par les voies naturelles. Le péril tient surtout à ce fait, que l'opération doit être faite dans l'intérieur de la cavité utérine, le détroit supérieur étant rétréci et rendant impossible la descente de la tête. Or une opération longue pratiquée dans la cavité utérine est toujours périlleuse.

Les dangers ne sont pas seulement mécaniques. Alors même que des lésions graves comme les perforations, la rupture de l'utérus, des déchirures, des plaies sont évitées, on ne peut empêcher la contusion du segment inférieur de la matrice ; l'air entre librement dans la cavité utérine, la patiente offre très souvent les signes d'un *shock* profond, et l'accouchement est souvent suivi d'hémorrhagies *post-partum* dues à l'inertie utérine. Les moyens employés pour arrêter l'hémorrhagie tendent toujours, de plus, à déprimer la résistance vitale. Dans bon nombre de cas, l'utérus reste volumineux, et le travail est suivi d'une endométrite catarrhale. Cette affection puerpérale, en général bénigne, peut, étant données l'introduction de l'air et la présence de débris de tissus nécrosés, prendre la forme septique et conduire à une terminaison fatale.

Le voisinage du péritoine augmente également le caractère formidable de toutes les opérations pratiquées au-dessus du détroit supérieur.

Quand le détroit inférieur seul est rétréci et que la craniotomie peut être pratiquée sur la tête, une fois qu'elle est dans le canal vaginal, les dangers de l'extraction sont notablement diminués.

NOTE ADDITIONNELLE

Les cas de degré extrême du bassin *justo-minor* sont considéré comme excessivement rares. Assurément le nombre total rapporté depuis Nægele pourrait facilement être compté avec les doigts de deux mains. Le travail se déclare à terme, et pourvu que le rétrécissement soit tel que la tête se trouve retenue au-dessus du détroit supérieur, il se produit l'une ou l'autre des alternatives suivantes :

1° L'utérus se rétracte au-dessus de la tête du fœtus. Si la tête ne peut pas descendre, le vagin est tiré par en haut, et exposé à une tension dangereuse. Si rien ne peut empêcher ces éventualités, le vagin aminci se déchire en raison de la compression qu'il subit au détroit supérieur et surtout à la symphyse du pubis. La version est impossible, et le forceps ne peut qu'augmenter les dangers. La perforation et l'excérébration peuvent seules diminuer la compression. — Avec un peu plus de 7 centimètres et demi dans le conjugué et de 10 dans le diamètre transverse, la voûte du crâne peut être brisée par le cranioclaste, le menton attiré en bas, et la tête amenée en forme de coin à travers le bassin. Par ce moyen, un accoucheur un peu adroit peut extraire un enfant mort. L'opération de la laparo-élytrotomie semble si particulièrement appropriée à ces conditions qu'elle mérite d'être essayée dans l'intérêt aussi bien de la mère que de l'enfant ;

2° Les membranes se rompent prématurément, les eaux s'écoulent graduellement et, comme la tête ne veut pas descendre, l'utérus se rétracte vigoureusement sur le fœtus. Une bosse sanguine se forme, elle fixe la tête au détroit supérieur et pousse devant elle le col et le segment inférieur de l'utérus.

Il est bon alors d'attendre pendant un certain temps les résultats de l'action utérine. Comme on ne peut estimer que vaguement les dimensions du diamètre transverse, la tête peut s'allonger et en s'allongeant, s'accommoder au canal pelvien ; mais le délai ne doit pas durer trop longtemps. Si, malgré, la formation de la bosse sanguine la tête reste immobile au-dessus du détroit supérieur, la question est de savoir s'il ne serait pas plus sage de faire de suite l'opération césarienne.

Nægele (1) rapporte l'histoire d'une naine dont le bassin avait 8 centimètres et demi dans le diamètre transverse et 7 centimètres et demi dans le conjugué. Il l'accoucha, avec le forceps, d'un enfant de cinq livres et demie, mais elle mourut le dixième jour. Heim raconte l'histoire d'une naine avec un conjugué de 8 centimètres et 11 centimètres et demi dans le diamètre transverse. Perforation et forceps. Rupture des trois symphyses (2).

Spiegelberg cite un cas à peu près dans les mêmes conditions. L'enfant se présenta par le siège. Extraction difficile. Perforation sur la tête dernière. Céphalotripsie. La patiente mourut peu après l'accouchement (3).

(1) Nægele. *Das schraeg verengte Becken*, p. 102.
(2) Loehlein. *Loc. cit.*, p. 42.
(3) Spiegelberg. « Lehrbuch der Geburtshülfe », p. 444. Voy. note.

J'ai rapporté un cas où le conjugué avait 7 centimètres trois quarts et le transverse 11 centimètres. Perforation, cranioclaste et crochet. La femme mourut le troisième jour (*Trans. of the Americ. Soc.*, vol. IV). Kormann cite un cas à peu près identique au mien, au point de vue des diamètres et de l'existence d'une légère obliquité latérale. Après plus de trois jours de travail, la tête s'accommoda au bassin et l'enfant fut extrait vivant par le forceps. La mère mourut de péritonite (1).

Ainsi, sur cinq femmes ayant un bassin *généralement rétréci*, dans lequel le conjugué avait de 7 centimètres et demi à 8 centimètres, toutes moururent à la suite de l'accouchement par les voies naturelles.

Dans les cas où l'utérus est solidement rétracté sur le fœtus et où le col n'est pas dilaté, on peut poser la question de la laparo-élytrotomie.

L'opération n'est pas toujours facile, et elle ne doit certainement pas être tentée s'il y a des circonstances qui puissent amener un retard dans l'accouchement, une fois que la section du vagin aura été faite.

Dès lors, il est impossible, en raison de la rareté des cas, d'établir, d'après les statistiques, des plans de conduite déterminés. Michaelis rapporte un fait de Mantz, celui d'une femme qui avait un bassin de 5 centimètres dans le diamètre A. P. et 7 centimètres et demi dans le diamètre T. Dans ce cas, l'opération césarienne devenait plutôt une opération de nécessité que de choix. Deux fois l'opération fut pratiquée avec succès. Une troisième fois le résultat semblait devoir être encore favorable, mais la conduite folle et insubordonnée de la patiente la mena à la mort le vingt-septième jour.

En dépit du fait que, dans le bassin généralement rétréci, la craniotomie est presque toujours praticable, et malgré la mauvaise réputation de l'opération césarienne, une étude soigneuse de ces faits m'a démontré que là où la diminution dans tous les diamètres est de près de *deux centimètres et demi*, c'est l'*opération césarienne*, et dans les cas de dilatation complète du col, la *laparo-élytrotomie* qui ont vraisemblablement le plus de chance de réussir.

2° *Cas dans lesquels le rétrécissement est trop prononcé pour permettre l'accouchement d'un enfant à terme par les voies naturelles, mais dans lesquels l'extraction à travers le bassin offre la chance la plus favorable pour sauver la vie de la mère.*

Dans cette catégorie de cas, le choix des moyens se partage entre la *craniotomie* et, quand le rétrécissement a été reconnu suffisamment de bonne heure, la provocation de l'*accouchement prématuré*.

D'une façon générale, nous pouvons admettre comme rentrant dans

(1) Kormann. *Ueber ein allgemein verengtes, schraeg verschobenes Becken*, « Arch. f. Gynaek. », p. 472.

cette variété, les bassins *aplatis* avec un conjugué ayant de *six centimètres un quart à sept centimètres et demi;* tandis que dans le bassin *justo-minor*, c'est à la craniotomie pratiquée à terme que l'on a forcément recours, même quand le bassin mesure *huit centimètres*. Pourtant, dans les degrés moins marqués de déformation, d'autres éléments que ceux fournis par les dimensions du bassin entrent en ligne de compte, dans la décision du choix du procédé que l'on doit employer. J'ai pu, dans un cas, extraire avec le forceps un enfant pesant six livres et demie sans trop de difficultés; le bassin *plat, généralement rétréci*, avait un conjugué qui mesurait simplement 69 millimètres. Le travail durait depuis trois jours quand je fus appelé à voir la malade en question. La tête de l'enfant offrait une singulière apparence par suite du moulage qu'elle avait subi : elle s'était considérablement aplatie dans son diamètre bipariétal et énormément allongée dans la direction de la tige occipito-mentonnière. L'enfant du reste mourut peu après sa naissance. La mère guérit malgré les eschares considérables des parois du vagin, consécutives à la longue durée des compressions produites avant l'accouchement. Grensér, dans les comptes rendus de la maternité de Dresde (1861-1862) cite trois cas d'enfants nés vivants dans des bassins qui ne mesuraient que 68 millimètres. Dans un de ces cas, où le travail dura vingt-deux heures, l'enfant né vivant pesait six livres et demie.

Donc, si le travail se déclare à terme, avant de recourir à la craniotomie il faut essayer de quelques tentatives pour se rendre compte du degré de disproportion entre la tête et le détroit supérieur; car, non seulement cela peut quelquefois montrer la possibilité d'extraire un enfant vivant à travers un bassin mesurant moins de 7 centimètres et demi, mais il faut avoir bien présent à l'esprit que le plus habile en mesurant le bassin peut commettre des erreurs de 6 à 7 millimètres.

En tous cas, il faut ménager les membranes aussi longtemps que possible. — La craniotomie elle-même est très facile à pratiquer, quand l'orifice du col est complètement dilaté; après l'écoulement des eaux, le segment inférieur de l'utérus est exposé à des compressions dangereuses entre le crâne fœtal et le détroit supérieur, et les lésions augmentent avec la durée du travail. En pratiquant de bonne heure la perforation et l'évacuation de la masse cérébrale, on évite ce danger. Mais la craniotomie ne doit pas être pratiquée tant qu'on a quelque espoir de conserver la vie de l'enfant. Il faut essayer, avant de se résoudre à la perforation, de se rendre compte du volume de la tête fœtale et des rapports de ce volume avec la capacité du détroit pelvien. On doit y arriver approximativement en palpant la tête à travers les parois abdominales au-dessus du pubis; puis, aussitôt que le col est dilaté et la tête solidement fixée par les contractions sur le détroit, en introduisant la moitié de la main dans le vagin, pour déterminer l'étendue de la portion de la voûte du crâne qui est engagée dans le bassin. Quand on est assuré du volume du segment qui est parvenu au-dessous du détroit supérieur et des points spéciaux qui occupent les différents diamètres pelviens, on peut en déduire le volume de la portion qui se trouve au-dessus du détroit supérieur, et la somme des difficultés mécaniques qui s'opposent à l'engagement de la tête.

Dans la présentation de l'épaule, où la version est naturellement indispensable, l'extraction naturelle de la tête dernière devra être essayée tout d'abord, et ce n'est que quand on verra qu'il est impossible de terminer l'accouchement d'une autre façon, qu'on se résoudra à la craniotomie.

Schrœder a rapporté un cas où il a extrait un enfant vivant à travers un bassin de 7 centimètres et demi dans le conjugué (1).

La *provocation de l'accouchement prématuré* dans les bassins ayant de *sept centimètres à sept centimètres et demi* dans le conjugué, a l'avantage de diminuer les risques de la mère et de donner une chance de salut à l'enfant.

Au-dessous de 7 centimètres, les avantages de la provocation de l'accouchement sont très discutables. — Kiwish, il est vrai, a fixé le diamètre bipariétal de la tête fœtale, dans la trente-deuxième semaine, à 65 millimètres. — Mais Seyfert le fixe à 86 millimètres et, plus tard, Schrœder donnait près de 7 centimètres et demi comme moyenne entre la vingt-huitième et la trente-deuxième semaine. — En réalité, il y a trop peu d'uniformité dans les diamètres de la tête de différents fœtus arrivés à la même semaine du développement, pour pouvoir leur assigner une dimension moyenne ayant une réelle utilité pratique. On verra pourtant dans des rétrécissements plus considérables que ceux du genre de bassin que nous étudions en ce moment, que le diamètre bipariétal de la tête descend rarement au-dessous des limites du conjugué rétréci. Il est encore possible d'extraire un enfant vivant, à travers un bassin estimé à 7 centimètres jusqu'à la trente-quatrième semaine (2), car la tête, étant donnée la flexibilité des os du crâne des enfants avant terme, peut supporter un degré notable de compression latérale. Naturellement dans ces cas, la mortalité infantile est très considérable. Outre l'augmentation ordinaire des risques qui dépendent du travail prématuré, les extravasations sanguines intra-craniennes, par suite de la rupture des vaisseaux ténus du cerveau, sont extrêmement communes.

Litzmann trouva dans près d'un quart de ses propres cas (8 : 34) des

(1) Schrœder. « Lehrbuch der Geburtshülfe », p. 539.

(2) Wiener. *Zur Frage der künstlichen Frühgeburt*, « Arch. f. Gynaek. », Bd. XIII, p. 99.

dépressions du crâne en forme de cuiller (*spoon-shaped*). Quoique cette lésion se rencontre souvent sur la tête d'enfants vivants à terme, toujours est-il que dans les séries de Litzmann, quatre des enfants étaient morts au moment de leur expulsion, trois offraient de faibles signes de vitalité, et chez un seul, qui ne vécut que quatorze heures, on put ramener la respiration.[1]

Ainsi, la perspective pour l'enfant n'est en aucune façon faite d'espérance. — Mais comme, au-dessous de 7 centimètres et demi, les seules opérations qui puissent entrer en compétition avec l'accouchement prématuré, sont l'opération césarienne et la craniotomie, si minimes que soient les chances de sauver l'enfant, elles n'en justifient pas moins puissamment les applications de la première méthode. Un argument plus fort en sa faveur est le fait que la provocation de l'accouchement prématuré est un procédé beaucoup plus doux, ce qui dans de certaines limites constitue un bénéfice pour la mère.

Au-dessous de 7 centimètres et demi, les chances de sauver l'enfant par l'accouchement prématuré sont toutefois trop faibles pour pouvoir peser dans la balance (1).

De plus, à moins que la tête de l'enfant ne soit exceptionnellement petite et compressible, se rapprochant ainsi des conditions qu'elle présente dans l'accouchement avant terme, la craniotomie finalement devient en général nécessaire. Maintenant, l'accouchement prématuré n'offrant pas d'avantages particuliers au point de vue opératoire de la craniotomie, et entraînant certains dangers par lui-même ,il est logique, dans les bassins vraiment étroits, *une fois la vingt-huitième semaine passée*, d'attendre la fin de la grossesse.

Comme les dangers pour la mère et pour l'enfant augmentent avec la prolongation du travail, Barnes a proposé de combiner la version avec l'accouchement prématuré, dans les bassins ayant un conjugué de moins de 7 centimètres et demi, comme moyen d'accélérer l'accouchement. Milne (voir la note), par cette méthode, a extrait un enfant vivant à travers un bassin de 62 millimètres. Budin, dans des expériences faites sur un bassin artificiel, a trouvé qu'une somme de force beaucoup moindre est nécessaire pour faire passer à travers un bassin aplati une tête d'enfant avant terme, lorsque celui-ci vient par les pieds, que lorsque l'on applique le forceps pour une présentation du sommet.

(1) Pour soutenir cette opinion, qui est complétement confirmée par ma propre expérience, je m'appuie sur l'autorité de Spiegelberg, Litzmann et Dohrn. Milne (*Premature Labor and Version*, « Edinburgh Med. Jour., » vol. XIX, p. 707), rapporte un cas de succès dans un bassin de 72 millimètres. Il constate toutefois que les dimensions des autres diamètres du détroit supérieur étaient grandes, ce qui constituait certainement un avantage exceptionnel, car presque tous les bassins

3° *Cas dans lesquels le rétrécissement du bassin n'excède pas les limites dans lesquelles l'extraction d'un enfant vivant à terme reste possible.*

Dans cette catégorie rentre l'immense majorité des rétrécissements du bassin de toute variété.

Elle embrasse nonseulement les cas dans lesquels se trouvent réunies toutes les conditions favorables indispensables à l'accouchement, mais ceux des degrés modérés de rétrécissements, qui sont reconnaissables principalement par l'influence qu'ils exercent sur le mécanisme du travail. Elle renferme les bassins *plats* avec un conjugué de *sept centimètres et demi et au-dessus* et les bassins *justo-minor* dont le conjugué a plus de *huit centimètres et demi*. — Au-dessous de ces chiffres, l'accouchement d'un enfant vivant à terme est trop exceptionnel pour entrer en ligne de compte dans un essai quelconque de classification.

Les ressources obstétricales que l'on a en sa possession pour surmonter les obstacles mécaniques offerts par les rétrécissements modérés du bassin sont, *l'accouchement prématuré, la craniotomie, le forceps et la version*. Chacun de ces moyens a ses partisans convaincus, qui ont dépensé un zèle inutile à les comparer entre eux, et à juger de leur valeur respective. C'est une erreur de les regarder comme des rivaux prétendant à être choisis de préférence l'un à l'autre, car, les conditions réelles qui indiquent l'un de ces moyens excluent souvent les autres.

Une bonne pratique obstétricale réclame une juste appréciation de tous les moyens adjuvants qui sont à notre disposition, et une soigneuse étude des circonstances qui les rendent plus spécialement appropriés à tel ou tel cas.

Accouchement prématuré.

La provocation de l'accouchement appliquée indistinctement à tous les cas de bassin rétréci doit essentiellement être combattue.

Dans le premier volume des *Archives de gynécologie*, Spiegelberg a présenté la statistique de mille deux cent vingt-quatre cas d'accouchement à terme dans des bassins rétrécis, avec une mortalité maternelle de 6, 6 p. 100 et infantile de 28 p. 100; tandis que sur deux cent soixante-onze cas d'accouchement provoqué, la mortalité maternelle a été de 18, 8 p. 100 et celle des enfants de 66 p. 100. Cette effrayante différence est due à ce fait qu'une très large proportion d'accouchements dans les bassins rétrécis, ou bien se terminent spontanément, ou réclament une simple application de forceps, une

ayant ce degré considérable de viciation, appartiennent à la catégorie du bassin rachitique généralement rétréci.

fois que la force utérine a triomphé de l'obstacle opposé par le détroit supérieur.

Si tous ces cas de rétrécissement léger sont laissés de côté, on obtient un résultat très différent. Ainsi Litzmann a trouvé que dans le bassin aplati mesurant 6 à 7 centimètres dans le conjugué, et dans le bassin *justo-minor* entre 8 et 9 centimètres, la mortalité maternelle, après l'accouchement prématuré, s'élevait à 7, 4 p. 100, tandis que dans l'accouchement à terme elle était de 18,7 p. 100 (1). Mais, dans les cas terminés par la guérison, les avantages de l'accouchement prématuré se montrent considérables, car, comme les compressions exercées par la tête sont diminuées, les lésions du canal génital surviennent rarement, ce qui forme un contraste frappant avec le nombre des fistules, des déchirures et des cicatrices, qui sont si souvent la conséquence de l'accouchement à terme.

Le pronostic pour l'enfant, comme le montrent les statistiques de l'accouchement prématuré dans les bassins rétrécis, est incontestablement défavorable. Dans la classe restreinte des cas que nous considérons actuellement, Litzmann a trouvé que, quoique il naisse deux fois plus d'enfants vivants que dans l'accouchement à terme, le nombre réel de ceux qui sortent vivants de l'hôpital est à peu près le même. Il conclut donc que si l'opération est incontestablement indiquée dans l'intérêt de la mère, elle n'offre pour l'enfant que des avantages douteux.

Il serait pourtant peu judicieux de tirer des déductions absolues d'une statistique uniquement hospitalière.

Cette remarque est surtout vraie pour les enfants faibles, nés prématurément, dont les chances ultérieures dépendent à un degré énorme des soins qui leur seront donnés.

Dohrn, qui objecte aux statistiques de Spiegelberg et de Litzmann que les chiffres dont elles sont composées ne représentent pas des cas toujours identiques, mais une variété infinie de conditions dissemblables, a proposé, comme un procédé sérieux pour juger de la valeur de l'accouchement prématuré, de comparer les résultats de cette opération avec ceux de l'accouchement à terme observés *sur la même femme*.

Considéré à ce point de vue, l'accouchement prématuré dans le cas de rétrécissement du bassin, donne des résultats inattendus, mais favorables. Ainsi Dohrn cite l'exemple de dix-neuf femmes, avec quarante-un enfants *à terme*, dont *trente-sept* moururent; dans vingt-cinq grossesses, on provoqua l'accouchement, quinze enfants vivants (2). Künne

(1) Litzmann. *Ueber den Werth der künstlich eingleiteten Frühgeburt bei Beckenenge*, « Arch. f. Gynaek. », Bd. II, p. 194.

(2) Dohrn. *Ueber künstliche Frühgeburt bei engen Becken*, « Arch. f. Gynaek. », Bd. XII, p. 70.

et Berthold citent huit exemples analogues, avec vingt-quatre enfants à terme dont *dix-huit* morts ; — dix-huit fois on provoqua l'accouchement, treize enfants vivants (1). La statistique de Milne est encore plus extraordinaire. Six femmes donnent naissance à terme à douze enfants dont *onze* morts ; — plus tard, dans trente-huit grossesses l'on provoque le travail prématuré et on a trente-cinq enfants vivants (2).

Le moment ordinaire pour provoquer le travail est la trente-deuxième ou la trente-troisième semaine. Le plus grand nombre des écrivains d'aujourd'hui s'accordent pour dire que cette opération devrait être réservée pour les bassins mesurant moins de 9 centimètres dans le conjugué, tandis qu'au-dessus de cette limite le mieux est d'attendre les résultats des efforts spontanés de l'utérus.

Accouchement au terme de la gestation.

Le médecin peut être demandé pour un cas de rétrécissement du bassin, seulement une fois que la fin de la grossesse est arrivée ; ou bien il peut, à une période moins avancée de la grossesse, s'être prononcé contre la provocation de l'accouchement.

A plein terme, en supposant que la tête se présente, cette dernière, au début du travail, ne peut, à cause du rétrécissement, pénétrer dans le détroit supérieur et généralement elle est grandement mobile. La conduite durant la première période du travail, doit tendre à préparer la voie à l'extraction ultérieure de l'enfant. Pour atteindre ce but, toutes les précautions doivent être prises pour éviter la rupture des membranes jusqu'à ce que la dilatation du col soit complète. La malade sera mise en garde contre les mouvements exagérés qu'elle peut faire, et on doit l'empêcher de se jeter en bas du lit pendant les douleurs. Les examens par le vagin devront être faits avec grand soin, et seront évités, à moins de nécessité absolue. Le dilatateur le plus large de Barnes, modérément distendu par du liquide et placé dans le vagin pour exercer une contre-pression sur le col, est alors d'un secours utile, quand les membranes ont de la tendance à faire saillie sous forme d'un cylindre étroit.

On doit de même faire attention aux positions et aux présentations défectueuses du fœtus. Si elles dépendent d'un ventre déformé en besace, on relèvera le fond de l'utérus, et on maintiendra les rapports normaux de l'axe utérin par un bandage convenablement adapté. Les obliquités latérales exagérées seront corrigées en faisant placer la malade sur le côté opposé.

Si le rétrécissement transversal exige un engagement profond de

(1) Künne. *Fünfzehn Fälle der künstlichen Frühgeburt* ; — Berthold. « Zur Statistik der künstlichen Frühgeburt », « Arch f. Gynaek. », Bd. VI, Heft 2.

(2) Milne. *Premature Labor and Version*, « Edinburgh Med. Journ. », vol. XIX.

l'occiput, on peut le favoriser en faisant placer la femme sur le côté vers lequel l'occiput est dirigé. Quand, au contraire, il sera désirable de favoriser la descente du front, on pourra faire coucher la malade sur le côté vers lequel est tournée la face du fœtus. La raison de ces pratiques est évidente, car quand le siège est incliné d'un certain côté, le pôle céphalique a de la tendance à se mouvoir du côté opposé. L'usage rationnel de la position comme force corrective dépend du degré de précision avec lequel le caractère de la déformation pelvienne est déterminé, et de l'appréciation exacte du mécanisme approprié à telle ou telle déformation.

Quand la suture sagittale regarde en avant vers la symphyse du pubis, si bien que c'est le pariétal postérieur qui se présente, une compression vigoureuse exercée au-dessus du pubis peut être avantageusement employée pour pousser la tête en arrière et rapprocher la suture sagittale de la ligne médiane.

Si les douleurs sont faibles et inefficaces, on peut les renforcer avec la douche vaginale chaude. Quand elles sont la cause de souffrances exagérées, elles doivent être calmées par la morphine, les injections rectales de chloral ou l'administration d'un anesthésique.

Si, par bonne fortune, la rupture des membranes peut être retardée jusqu'après la dilatation complète, deux alternatives peuvent se présenter :

1° La disproportion entre la tête et le bassin peut être assez faible pour qu'un segment considérable de la voûte du crâne se sente au-dessous du détroit supérieur. Alors, pourvu que la tête s'engage dans le bassin conformément aux lois mécaniques imposées par le caractère de la déformation pelvienne, l'expulsion de la tête peut être abandonnée aux efforts naturels de l'utérus ;

2° Si l'engagement ne peut pas se faire, la tête reste absolument mobile au-dessus du détroit supérieur. Dans ces circonstances, on peut être sûr que la disproportion est considérable. Le médecin a par conséquent à se demander, ou bien s'il doit attendre l'action des contractions, dans l'espérance que la tête s'accommodera au bassin, ou bien s'il doit d'emblée tenter la version et amener rapidement l'enfant à travers les diamètres rétrécis. Le forceps employé comme moyen de terminer l'accouchement avant que la tête soit fixée doit être rejeté, non pas parce qu'on ne peut pas l'employer avec succès, mais parce que, même dans les mains les plus habiles, son emploi est ultra-chanceux.

La question de savoir si l'on doit attendre ou procéder d'emblée à la version est une de celles qui peuvent largement dépendre de l'expérience individuelle de l'accoucheur. Il est par conséquent inutile de vouloir déduire des règles de pratique de la conduite de ceux qui ont eu le bonheur de rencontrer des occasions exceptionnelles, et qui, généralement, ont acquis une habileté personnelle dans telle méthode spéciale. On doit se souvenir que, dans le bassin rétréci, si les douleurs sont démontrées impuissantes à triompher des obstacles opposés à l'accouchement, on n'a, dans les présentations de la tête, que l'alternative du forceps et de la perforation.

Il est peu d'opérateurs expérimentés qui n'aient une préférence plus ou moins marquée soit pour le forceps soit pour la version, et cette tendance inconsciente exerce nécessairement une certaine influence sur la détermination de leur choix.

Il est bien connu qu'il n'y a guère de sujet qui ait été la source d'autant de discussions. En pratique cependant et d'une façon générale, il y a peu à gagner avec l'esprit de parti. Le praticien, en général, a besoin d'instruction non seulement sur les avantages que présente chaque méthode, mais il faut qu'il ait présent à l'esprit les parallèles comparatifs des dangers et des difficultés dont aucune méthode n'est indemne.

Version. — Si l'on considère l'application de la version au traitement du bassin rétréci, il est bon d'établir à l'avance certains points qui sont rarement signalés, probablement parce qu'ils sont l'objet d'un consentement tacite entre les parties contestantes, au milieu de ces discussions auxquelles nous devons principalement nos connaissances actuelles sur le sujet.

Le premier de ces points est que le but de l'opérateur est de sauver la mère et l'enfant. Par conséquent, lorsque l'enfant est mort, ou lorsque les bruits de son cœur ont commencé fortement à se troubler, la version ne présente pas d'avantages sur la perforation.

Pour la même raison, les conditions doivent être de nature à faire désespérer de l'extraction rapide du fœtus dégagée du cortège des lésions nécessairement fatales. Or il ne ressort pas de cas bien authentiques, que l'extraction d'un enfant vivant à terme soit possible *par la version*, dans un bassin rétréci aplati ayant moins de sept centimètres dans le conjugué. Mais, même avec sept centimètres et demi ou huit centimètres, le résultat dépendra de la longueur du diamètre transverse. Ainsi, dans les degrés extrêmes du bassin *justo-minor*, avec une réduction de deux centimètres dans tous les diamètres, les difficultés d'extraction de la tête dernière, même après la perforation et la céphalotripsie, sont à peu près insurmontables. Encore, le rétrécissement devrait-il être limité au détroit supérieur, car lorsqu'il se prolonge ou va en augmentant progressivement jusqu'au détroit inférieur, le sort de l'enfant n'est pas même douteux.

L'autre point important est que, avec un conjugué de neuf centimètres et au-dessus, on n'a généralement pas besoin d'intervenir.

Depuis qu'on a l'habitude de mesurer avec soin les bassins, les médecins ont appris que ces degrés modérés de rétrécissement exercent leur influence, non pas tant au point de vue mécanique, que par les modifications qu'ils produisent dans le travail. Une large proportion de ces cas se termine spontanément. Si les contractions faiblissent prématurément, les conditions sont généralement telles, que l'on peut facilement employer le forceps. Les difficultés ne se produisent que quand la tête est extraordinairement grosse et incompressible; ou dans les positions vicieuses, telles que l'engagement de la région antérieure de la tête dans le bassin *justo-minor ;* ou la présentation du pariétal postérieur dans les diverses variétés du bassin aplati.

Ainsi, la version est indiquée dans le bassin vicié, seulement lorsque le cœur de l'enfant bat avec une vigueur indubitable, et dans les bassins mesurant entre sept centimètres et sept centimètres et demi dans le diamètre A. P. avec rétrécissement limité au détroit supérieur et dimensions suffisantes dans le diamètre transverse.

Les avantages de la version augmentent par le fait incontestable que la tête dernière passe plus facilement à travers un bassin rétréci que lorsque la tête vient la première. Cette facilité plus grande tient à ce que la tête s'engage par son diamètre bi mastoïdien qui est plus étroit. En même temps le diamètre O. F. descend dans le diamètre transverse du bassin. La pression exercée par le conjugué porte sur le diamètre bi temporal de la tête fœtale qui mesure douze millimètres de moins que le bipariétal. Les tractions sur le tronc de l'enfant tendent à multiplier simultanément la pression exercée sur la tête par des points déterminés des parois pelviennes. Il en résulte un aplatissement bilatéral; et une rainure profonde, siégeant généralement près de la suture coronale, se produit dans bon nombre de cas sur la surface postérieure du crâne au niveau du point où porte la pression du promontoire saillant. Le volume de la tête est diminué encore davantage par le chevauchement des os au niveau de la suture sagittale, et lorsque le diamètre transverse est rétréci par l'enfoncement de l'os occipital sous les pariétaux. La réduction du contenu intra-cranien est produite par le retrait d'une partie considérable du liquide cérébro-spinal dans le canal rachidien. Tous ces changements se produisent rapidement et indépendamment de la force et de l'activité des contractions utérines.

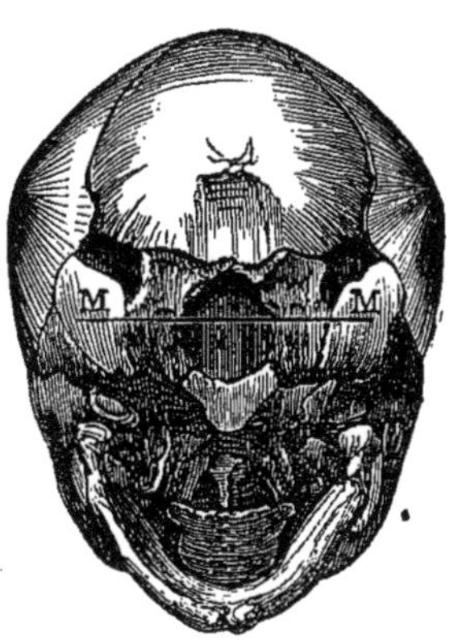

Fig. 221. — Base du crâne. MM, diamètre bimastoïdien.

La méthode pour pratiquer la version et l'extraction est, sauf quelques modifications, la même que dans le bassin normal. Dans le bassin rétréci, il faut faire grande attention à ce que les bras ne se redressent pas le long de la tête ou ne se croisent pas derrière le cou.

Pour éviter cette difficulté, il est bon d'introduire la main le long du ventre de l'enfant et d'abaisser les bras avant d'engager les épaules. Pour extraire la tête, les tractions doivent être pratiquées sur les membres inférieurs et les épaules, d'après la méthode de Kiwisch ; ou bien on tire d'une main sur les épaules, tandis que deux doigts de l'autre main sont introduits dans la bouche de l'enfant. Pourvu que, par l'un ou l'autre de ces procédés, le rapport de la tête avec les épaules soit tel qu'il ne se produise pas de torsion du cou, le degré de force que l'on peut déployer sans produire de lésions fatales est souvent quelque peu étonnant. Ainsi Rokitansky (1), en expérimentant sur le cadavre d'enfants mort-nés, a trouvé que la plus grande somme de force déployée par deux hommes sur le tronc de l'enfant était insuffisante pour rompre les ligaments vertébraux et disjoindre les articulations.

Il est d'usage, cependant, de combiner les pressions maintenues par un aide expérimenté, sur la tête fœtale, de haut en bas et à travers les parois abdominales, avec les tractions exercées par en bas.

Schrœder (2) affirme que cette pratique est contemporaine de la version podalique. Elle était connue de Celse et recommandée par Ambroise Paré. Elle a trouvé de chauds avocats dans Pugh, Wigand, Martin, Kristeller, et chez nous dans Taylor et Goodell. Ces deux derniers ont publié des réflexions de valeur sur le traitement technique des cas difficiles qui méritent une attention spéciale.

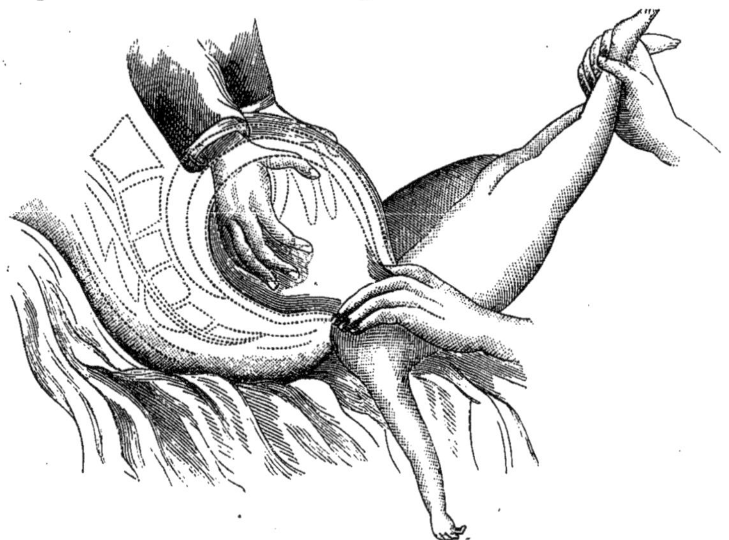

Fig. 222. — Méthode de compression suspubienne. La tête est dans l'excavation (Mundé).

(1) Rokitansky. « Wien. med. Presse », 1874, n° 45.
(2) Schrœder. « Handbuch », 6e édition, p. 307.

Taylor tire d'abord le tronc directement en arrière (1), tandis que la tête est refoulée en bas et en arrière par l'aide qui exerce la compression sus-pubienne à travers les parois abdominales ; mais aussitôt que la tête commence à avancer, il soulève le corps de l'enfant et fait presser sur la tête en bas et en avant dans l'axe du détroit inférieur. Si cela échoue, ou tarde trop, il a quelquefois alors réussi, en reportant avec intention le dos de l'enfant vers le sacrum et en faisant diriger la pression sur l'occiput en bas et en arrière, de façon à l'entraîner dans l'espace sacro-iliaque le plus voisin, la face regardant en haut, tandis qu'il exerce lui-même des tractions dans l'axe du détroit inférieur.

Goodell (2) commence par tirer dans la direction du détroit inférieur tandis que l'aide pousse la tête en bas et en arrière, puis il tire en sens inverse, et reporte le corps de l'enfant en arrière vers le coccyx maternel, le cou naturellement étant attiré en bas et en arrière dans la cavité du sacrum, avec toute la force disponible. — Quand la saillie du promontoire n'est pas très prononcée, il recommande également, comme un moyen adjuvant qui réussit quelquefois, des mouvements de pendule, l'étendue de l'oscillation s'étendant de l'axe du détroit inférieur en avant, jusqu'à exercer une très forte pression sur le coccyx en arrière.

On comprend, d'après la description précédente, que la version et l'extraction dans les bassins rétrécis exposent l'enfant à de sérieux dangers. Parmi les lésions qui ont été observées, comme résultat de la violence excessive des tractions nécessaires pour extraire rapidement la tête à travers le détroit supérieur, il faut citer les fractures de la clavicule, de l'humérus quand les bras sont difficiles à dégager, les déchirures du steno-cleido-mastoïdien ; la rupture des vertèbres, les extravasations de sang dans les cavités de la tête et du tronc, la disjonction des condyles de l'occipital et de la portion écailleuse du temporal d'avec le pariétal, les fractures et les dépressions du crâne, la rupture des sinus de la dure-mère (3). Assurément quelques-uns de ces accidents sont fatalement mortels, mais ils ne constituent en aucune façon la cause capitale du danger. Le péril véritable résulte, en partie, des efforts respiratoires, qui sont toujours la conséquence des retards rencontrés par la tête dernière pour son extraction, et en partie de l'influence déprimante exercée sur le cœur fœtal par la compression que doit supporter la base du cerveau (4).

(1) Taylor. *What is the Best Treatment in Contracted Pelves?* p. 23.

(2) Goodell. *Clinical Memoirs on Turning in Contracted Pelves*, « Am. Journ. of Obst. », vol. VIII, p. 211.

(3) C. Ruge. *Verletzungen des Kindes durch Extraction bei Beckenlage*, « Ztschr. f. Geburtsh. », Bd. I, p. 68.

(4) Dohrn. *Ueber Pulslosigkeit des Kindes während Extraction an den Füssen*, « Arch. f. Gynaek. », Bd. VI, p. 365.

Après avoir ainsi fait avec grand soin l'exposé des particularités qui résument tous les inconvénients reconnus de l'application de la version aux bassins rétrécis, nous avons maintenant à voir jusqu'à quel point ces dangers réunis tendent à invalider les titres de la version à être regardée comme le *facile princeps*, l'opération de choix, parmi les procédés de traitement conservateur.

Les statistiques suivantes, appartenant à l'expérience individuelle d'opérateurs compétents, vont nous aider à résoudre cette question.

Kormann a fait neuf fois la version dans des bassins rétrécis ; il a eu sept enfants vivants, deux morts ; — neuf mères sauvées (1).

Loewenhardt, vingt cas; dix-sept enfants vivants, trois morts. Seuls les enfants qui ont survécu après la première semaine sont comptés comme succès; vingt mères sauvées (2).

Goodell relate onze cas, sept enfants vivants, quatre morts; mais, de ces derniers, un fut extrait à travers un bassin mesurant seulement 62 millimètres de conjugué, et dans un cas il y avait complication d'éclampsie; — onze mères guéries. Donc en nous bornant à ces quarante cas, nous avons comme résultats de la version : trente et un enfants vivants sans qu'une seule mère ait été sacrifiée.

Nombre de femmes qui, dans des accouchements antérieurs avaient subi la craniotomie, furent par la version délivrées d'enfants vivants. Loewenhardt met en parallèle les résultats de son expérience du *forceps* appliqué dans les bassins viciés présentant un degré de rétrécissement correspondant à celui des bassins dans lesquels il a fait la *version*. Sur quarante-cinq accouchements, seize enfants morts et cinq mourant peu après la naissance. Des mères, trois sont mortes et vingt et une ont eu des accidents puerpéraux plus ou moins graves.

Donc, si le témoignage précédent représentait l'exacte vérité, il n'y aurait pas de raison pour discuter les autres modes de traitement. Mais, en réalité, il montre seulement combien l'instruction spéciale et l'expérience peuvent rendre un opérateur capable de surmonter les difficultés par l'habitude et par l'adresse. Dans le premier cas de version rapporté par Goodell, l'enfant vint mort-né. Dans ses réflexions sur les causes de la mort, Goodell établit franchement « qu'il fallut beaucoup de force pour extraire la tête, mais que cela ne fut fait ni aussi promptement, ni aussi efficacement qu'il a depuis appris à le faire (3). »

Un autre côté de la question a été présenté par Borinsky (4). A

(1) Kormann. « Arch. f. Gynaek. », Bd. VII, p. 13.

(2) Loewenhardt. *Wendung und Extraction das dominirende Verfahren bei Beckenenge*, « Arch. f. Gynaek. », Bd. VII, p. 421.

(3) Goodell. *Trans. of the Internat. Med. Congr.*, Philadelphia, 1876, p. 777.

(4) Borinski. *Zur Lehre von der Wendung auf die Füsse bei engen Becken*, « Arch. f. Gynaek. », Bd. IV, p. 226.

l'instigation de Spiegelberg, il a réuni les statistiques des versions pratiquées dans les rétrécissements du bassin à la clinique de Breslau, de 1865 à 1872. En tout, quatre-vingt-treize cas : trente-quatre enfants furent sauvés et cinquante-neuf naquirent morts ou succombèrent presque immédiatement après leur naissance ; quinze mères moururent. Un résultat en apparence aussi désastreux peut pourtant jusqu'à un certain point s'expliquer. Ainsi, vingt des cinquante-neuf enfants nés morts avaient succombé avant les tentatives de version. — Dans neuf des cas, le diamètre transverse était raccourci comme le conjugué; des enfants extraits à travers ces bassins *plats généralement rétrécis*, un seul, encore était-il petit, fut extrait vivant. Cependant, il y eut cinquante-huit cas de version dans des bassins *plats ordinaires* avec ce résultat que, juste la moitié des enfants vinrent morts. — Ce ne fut que chez *trois* des *quinze* femmes qui succombèrent que le résultat fatal a eu des connexions évidentes avec l'opération. Dans les autres cas, la mort a succédé à une rupture spontanée de l'utérus, à un placenta prævia, à une néphrite, la version ayant été entreprise à cause de ces accidents.

Ce qui diminue considérablement l'importance des résultats de la clinique de Breslau, c'est encore ce fait que la plus grande part d'entre eux ont été observés en dehors de l'hôpital, alors qu'ils étaient abandonnés à des sages-femmes, qui rarement ont eu recours à temps au médecin, et ne l'envoyaient chercher que dans les cas de complications dangereuses. Dix-huit fois l'opération a été pratiquée alors qu'il y avait prolapsus du cordon, et dix-huit fois pour une maladie de la mère.

Forceps. — Tout en montrant le côté défavorable de la version dans les bassins rétrécis, il est bon de placer ici incidemment en regard les résultats donnés par le forceps, résultats rapportés par le Dr Harold Williams, dans le second numéro de l' « American Journ. of Obstet. », janvier 1879. Williams a réuni *cent dix-neuf* cas recueillis depuis 1858, dans lesquels le forceps a été appliqué sur la tête au-dessus du détroit supérieur. Près de quarante pour cent des mères et de soixante pour cent des enfants ont succombé. — Les difficultés mécaniques à l'emploi du forceps au détroit supérieur sont faciles à comprendre. — Quand la tête est moulée sur le bassin rétréci, *par les forces naturelles*, elle franchit le conjugué avec son long diamètre occupant le diamètre transverse du bassin, les deux fontanelles étant à peu près de niveau et la suture sagittale regardant le promontoire. Le pariétal postérieur tourne autour du promontoire, ce dernier produisant un sillon qui court soit le long de la suture coronale, ou d'abord sur le haut de la bosse pariétale, et plus tard, quand la flexion se produit, en avant vers le frontal. La compression bipariétale de la tête est compensée pour une part par l'allongement dans le diamètre fronto-occipital, et pour une autre part dans le diamètre vertical.

Or, le *forceps*, qu'il soit appliqué dans le diamètre transverse ou oblique, empêche la compensation de se produire, il accroît la largeur de la tête et augmente ainsi les difficultés de son passage à travers le conjugué. De plus, il empêche souvent les mouvements mécaniques normaux de la tête, en amenant prématurément la flexion et la rotation. Dans l'un et l'autre cas, il augmente les difficultés de l'accouchement et rend nécessaire l'emploi d'une force de traction plus considérable. Je n'ai pas d'expérience sur ce qui se passe lorsque le forceps est appliqué directement sur les côtés de la tête; mais Goodell (1), qui a clairement signalé les difficultés de cette méthode dans les bassins rétrécis, a montré qu'elle produit forcément la flexion, et oblige le grand diamètre bipariétal à passer à travers le conjugué rétréci. — Donc, tant que la tête ne s'est pas engagée dans le détroit, il n'y a pas de rivalité possible entre le forceps et la version. Le forceps doit être relégué à un rang qui ne le démontre guère moins dangereux que l'opération césarienne.

Traitement expectant. — Maintenant, supposons qu'après la rupture des membranes on se décide à rejeter également forceps et version, et à se borner au traitement expectant jusqu'à ce que des circonstances se produisent qui rendent nécessaire une intervention active. Il est certain qu'un nombre considérable d'accouchements dans les bassins rétrécis se terminent spontanément. Winckel (2) rapporte vingt-trois cas de la maternité de Dresde en 1873, et douze cas en 1874-75. Sur ces *trente-cinq* cas, deux mères et trois enfants ont succombé.

Osterloh (3) rapporte cent trente-neuf cas observés à la maternité de Leipsik, de 1863 à 1872 inclusivement. Dans *cent cinq* cas le bassin avait de 7 centimètres et demi à 9 centimètres ; sur cent six enfants, sept moururent; — quatre mères succombèrent. — Dans *trente-quatre* cas où les bassins mesuraient plus de 9 centimètres, deux enfants morts ; — toutes les mères guéries. Il y a eu pourtant, quarante-deux fois, des accidents puerpéraux terminés par la guérison. Borinski, à la clinique de Breslau, cite *deux cent trente-trois* accouchements spontanés dans des bassins rétrécis : cent quatre-vingt-douze enfants vivants ; — dix mères sont mortes, mais quatre d'affections intercurrentes non puerpérales.

Ainsi, dans trois grandes maternités, dans les cas de bassins rétrécis,

(1) Goodell. *Labor in Narrow Pelves*, « Trans. of the Internat. Med. Congr. », Philadelphia, 1876, p. 788.

(2) Winckel. *Berichte und Studien*, 1874-76.

(3) Osterloh. *Einige Beitrage zu den spontan verlaufenden Geburten bei engem Becken*, « Arch. f. Gynaek. », Bd. IV, p. 520.

il y a eu *quatre cent sept* accouchements spontanés avec *cinquante-trois* enfants morts, et *douze* mères ayant succombé à des affections puerpérales. Cette dernière mortalité se rapproche très notablement de la mortalité habituelle dans les hôpitaux.

Même dans des bassins mesurant moins de 7 centimètres et demi, de temps en temps, l'accouchement spontané a pu donner naissance à des enfants petits, vivants.

Si nous examinons ces résultats, nous trouvons que dans les *circonstances favorables*, partout excepté dans les formes extrêmes de rétrécissement du bassin, la nature s'efforce d'accomplir son œuvre spontanément, en ne compromettant la vie fœtale qu'au degré le plus restreint, et avec une mortalité maternelle relativement faible. D'une autre part, la pression longtemps continuée, exercée sur le canal génital, et inhérente au moulage et à l'accommodation de la tête fœtale dans le bassin rétréci, fournit un large contingent aux affections inflammatoires qui compliquent la période puerpérale et prolongent la convalescence. Par *circonstances favorables*, nous entendons la présentation et la position de la tête fœtale appropriées à la forme du bassin, et un degré suffisant d'activité utérine.

La rectification d'une position défectueuse de la tête, après la rupture des membranes, est toujours une chose difficile à pratiquer. Dans les cas pourtant où le front se présente, et ceux où la tête s'engage avec un degré extrême d'obliquité latérale (la suture sagittale tournée en avant vers le pubis, ou en arrière vers le promontoire), au lieu de perdre son temps à vouloir corriger la mauvaise position, on fera mieux de faire tout de suite la version. Dans le prolapsus du cordon, ce qui arrive à peu près dans 6 p. 100 des cas, il y a bien plutôt à faire la version qu'à tenter la réduction du cordon.

Dans l'éclampsie et les présentatious de la face, bon nombre d'opérateurs préfèrent avoir recours à la version.

Ainsi le champ de la controverse, entre la version et les autres modes de traitement, se trouve limité aux cas dans lesquels, après la rupture des membranes, la tête reste au-dessus du détroit supérieur, mais où les conditions sont telles que la nature peut venir à bout des difficultés mécaniques de l'accouchement, *pourvu que les contractions soient suffisamment énergiques*. Il y a toujours un élément de hasard dans cette dernière condition, qui est pourtant capitale. Si les contractions sont faibles et sans effet, il peut arriver, même plusieurs heures après la rupture des membranes, lorsque la tête n'est pas encore immobilisée, que l'on puisse encore faire la version. Bien plus souvent, néanmoins, comme la tête remplit incomplètement le segment inférieur de l'utérus, le liquide amniotique s'écoule, l'utérus se rétracte sur le fœtus, le col devient œdémateux et sensible, et au bout de quelque temps, le pouls et la température s'élèvent annonçant la présence du danger. Quelquefois la rétraction de l'utérus finit par faire remonter le col au-dessus de la tête fœtale, et cette dernière ne pouvant descendre dans le bassin, le vagin est tiré en haut et exposé à une distension dangereuse. Il est aisé de voir que, dans ces cas, le temps n'est plus de faire la version et qu'il faut recourir à la craniotomie. Par conséquent, comme, lorsque le travail dans les bassins rétrécis est abandonné aux seuls efforts de la nature, il arrive dans un certain nombre de cas, par suite de l'insuffisance des contractions, qu'il y a nécessité de sacrifier l'enfant, on voit un bon nombre d'opérateurs, confiants dans leur habileté, qui préfèrent pratiquer la version immédiatement après la rupture des membranes, pour pouvoir rester maîtres de la terminaison de l'accouchement.

La majorité des médecins, au contraire, préfèrent, tant que l'accouchement spontané est possible, se borner à l'expectation, même quoique en agissant ainsi ils puissent se trouver à un moment donné dans la nécessité d'avoir recours à la perforation et aux crochets.

Quand l'accouchement est abandonné aux contractions utérines, renforcées par l'action des muscles expirateurs, le médecin doit prendre le rôle d'un spectateur absolument sur ses gardes. Pour que la mère et l'enfant soient sauvés, il faut que le temps réclamé par le passage de la tête à travers le bassin ne soit pas trop prolongé. Tant que la tête descend progressivement, quelque lente que puisse être sa progression, lorsque le cas ne réclame pas l'extraction rapide, le médecin peut attendre les résultats de l'action utérine. Si les contractions deviennent faibles et insuffisantes, on peut les réveiller par la douche utérine, l'introduction d'un cathéter dans l'utérus et par de petites doses d'ergot ou de *viscum album*, pourvu que l'inertie ne résulte pas d'une altération pathologique du tissu utérin.

Quand la tête cesse d'avancer, soit par défaut de contractions, soit comme dans les bassins *justo-minor* par la résistance progressive de l'excavation, la règle est de soustraire, le plus rapidement possible, les partie molles maternelles à la pression de la tête fœtale. Ces pressions, continuées très longtemps, finissent par amener de l'œdème, du gonflement, la contusion des tissus, l'arrêt de la circulation, enfin quelquefois la mortification et la gangrène. Quand l'intégrité du segment inférieur de l'utérus a eté atteinte le moins du monde, il faut avoir recours à la perforation et savoir sacrifier l'enfant dans l'intérêt de la mère ; si au contraire les modifications morbides sont insignifiantes, et si les difficultés mécaniques peuvent être surmontées, on peut, à l'aide du forceps, sauver quelquefois la vie de la mère et de l'enfant.

Mais pour éviter la cruelle alternative susdite, il faut user du forceps aussitôt que les conditions indispensables à son application sont remplies.

Aussi, comme le forceps est employé uniquement pour sauver la vie de l'enfant, lorsque les battements de son cœur sont trop faibles pour que l'on ne puisse pas espérer d'éviter l'asphyxie, c'est l'intérêt seul de la mère qui doit être consulté.

Pour estimer les difficultés mécaniques dont doit triompher le forceps, il est nécessaire de déterminer le degré de l'engagement. Litzmann (1) recommande au médecin de s'assurer, par le toucher combiné au palper, du volume du segment du crâne qui est au-dessous du détroit supérieur, et de l'étendue de la région de la tête qui devra encoresubir la compression avant de pénétrer dans le bassin.

Dans le bassin plat ordinaire, Litzmann a trouvé que, dans les trois quarts des cas, les contractions seules suffisent à vaincre la résistance du détroit supérieur. Quand la tête est assez descendue pour que la suture sagittale soit abaissée de quinze à vingt millimètres au-dessous du promontoire, et pour que l'on puisse facilement sentir la bosse pariétale derrière la symphyse du pubis, l'extraction avec le forceps n'est pas très difficile, même si la flexion n'a pas déjà commencé avant l'application de l'instrument.

Dans le bassin plat généralement rétréci, il est à souhaiter que la tête soit transversale et bien fléchie, avec le pariétal postérieur au moins à 15 millimètres au-dessous du promontoire. Si le front et l'occiput restent appuyés sur les parois latérales du bassin, la suture sagittale étant près du promontoire et une oreille sentie derrière le pubis, le pronostic du forceps devient extrêmement incertain.

Dans le bassin *justo-minor* d'étendue modérée (9 centimètres de conjugué), l'insuffisance des contractions, qui force à recourir au forceps, est plutôt le résultat de l'effet paralysant de la compression exercée par le canal pelvien sur la circonférence totale du col que du degré absolu du rétrécissement.

La tête descend en état de flexion complète, avec la grande fontanelle au détroit supérieur. Si, quand la tête progresse, la petite fontanelle s'éloigne de la ligne médiane et si la grande fontanelle devient accessible au doigt, il est probable que le bassin s'élargit vers le détroit inférieur. Au contraire, lorsque le forceps ne réussit uniquement qu'à abaisser davantage la petite fontanelle et à augmenter la direction verticale de la suture sagittale, c'est qu'il existe une disposition inverse du bassin dont le rétrécissement croissant de haut en bas peut augmenter les obstacles à l'accouchement (2).

(1) Litzmann. *Ueber die Behandlung der geburt bei engem Becken*, Volkmann's « Samml. klin. Vortr. », p. 715 et suiv.

(2) Litzmann. *Ueber die Behandlung der Geburt bei engem Becken.*

Dans le bassin plat, le forceps doit être appliqué aussi près que possible du diamètre O. F. de la tête, pour que cette dernière puisse descendre dans le diamètre transverse du bassin. Quand il est appliqué obliquement, il tend à produire prématurément la rotation, ce qui augmente les difficultés de l'extraction.

Dans le bassin *justo-minor*, la direction des branches a moins d'importance, car la tête descend souvent spontanément dans un des diamètres obliques. Avec le forceps appliqué au-dessus de l'excavation, le succès dépend du degré d'exactitude avec lequel les tractions sont faites dans l'axe du bassin. Avec le long forceps courbe, il est particulièrement difficile de remplir cette indication au détroit supérieur. Même quand on a soin de tirer directement en bas, une portion considérable de la force se perd dans la pression que le forceps exerce sur les parties molles situées entre lui et la paroi pelvienne antérieure. Dans des mains peu habiles, cette pression peut causer des lésions graves, surtout lorsque les branches du forceps sont introduites à travers un col incomplètement dilaté et quand elles sont poussées quelque peu au delà la tête de l'enfant. Divers moyens ont été indiqués pour corriger cette action défectueuse de l'instrument. Pajot recommande de placer la main gauche sur l'articulation pour presser en arrière, pendant que de la main droite on fait des tractions en bas et quelque peu en avant. J'ai généralement réussi, en exerçant seulement une faible somme de force à chaque traction, et en surveillant en même temps avec grand soin la direction des cuillers dans le bassin. Cette méthode est inoffensive et, à la fin, généralement suivie de succès ; mais souvent elle réclame énormément de temps et de patience. Un forceps droit, comme le recommande Taylor, permet souvent de tirer plus directement dans l'axe du détroit, et pourra réussir là où le forceps courbe aura échoué. Depuis ces derniers temps, j'ai pris l'habitude de me servir du forceps de Tarnier dans les opérations portant sur une tête élevée, et je lui donne ici mon approbation entière.

Les cuillers se placent toujours dans le diamètre transverse du bassin, tandis que la force des tractions doit s'exercer aussi près que possible du centre de la tête fœtale. Il suffira d'un petit nombre d'essais pour convaincre les opposants au forceps de Tarnier que, au détroit supérieur, il amènera la tête sur le plancher du bassin en beaucoup moins de temps, tout en exigeant beaucoup moins de force, que n'importe quelle autre méthode.

Les dangers du forceps dans les bassins rétrécis sont dus, non pas tant à la pression qu'il exerce directement sur la tête fœtale et les parois du bassin, qu'à l'allongement compensateur de la tête dans son diamètre transverse. Quand la tête est fixée sur le détroit supérieur et que le forceps est appliqué sur le front et l'occiput, il est évident que c'est seulement dans la direction verticale que le changement de forme peut s'opérer. Pour que l'accouchement offre toute sécurité, il faut qu'il n'y ait pas augmentation soudaine de la pression bilatérale, qui accentuerait nécessairement le sillon fait par le promontoire sur le pariétal postérieur et compromettrait l'intégrité des tissus maternels enclavés dans le conjugué entre le promontoire et le pubis. Par conséquent, jusqu'à ce que la tête ait franchi le détroit rétréci, les tractions doivent être exercées avec une force modérée et avec de courtes périodes d'intermittence. — Une fois que la tête est descendue sur le plancher du bassin, le forceps peut être retiré et on laisse la tête faire sa rotation dans le conjugué ; alors, un forceps d'un modèle quelconque pourra être réappliqué sur les côtés de la sphère céphalique et aidera à terminer l'accouchement.

Nous venons de considérer les cas dans lesquels le col était suffisamment, sinon complètement dilaté avant la rupture des membranes. — Si, ce qui est très commun, les membranes se rompent prématurément, les difficultés et les dangers pour la mère et l'enfant augmentent très notablement.

Avec la rupture, se produisent comme nous l'avons vu déjà, l'écoulement du liquide amniotique, la rétraction de l'utérus et les troubles de la circulation utéro-placentaire. — Quand l'orifice externe n'est pas dilaté, le col est tendu par la tête et les tissus amincis sont exposés à la pression de la symphyse et du promontoire. — La prolongation du travail arrête la circulation et amène la nécrose des points comprimés ; mais alors la version et le forceps sont également impraticables. On n'a plus le choix qu'entre la perforation et l'opération césarienne. Il faut intervenir à temps, par conséquent, avant que des conditions de danger ne soient réalisées.

Mes préférences, immédiatement après la rupture des membranes, sont pour le dilatateur de Barnes, qui non seulement sert à dilater le col, mais, quand il est employé promptement, aide à prévenir l'écoulement du liquide amniotique. — Après le dilatateur de Barnes et comme étant d'une utilité toute spéciale quand les eaux sont déjà écoulées, je placerais le long forceps à cuillers étroites de Taylor, que l'on peut introduire à travers un orifice incomplètement dilaté. — Avec cet instrument on peut saisir la tête, et quand on fait alternativement des tentatives de descente et de rétrocession, souvent la surface arrondie du crâne peut agir efficacement à la façon d'un corps dilatateur et assurer un degré suffisant de dilatation, tout en ouvrant la voie à d'autres méthodes d'extraction.

CHAPITRE XXVII

FORMES RARES DES VICES DE CONFORMATION DU BASSIN

Bassin oblique de Nægele : anatomie pathologique, étiologie, diagnostic, mécanisme du travail, pronostic, traitement.
Bassin cyphotique : anatomie pathologique, étiologie, diagnostic, pronostic.
Bassin scolio-rachitique : caractères anatomiques.
Bassin de Robert : anatomie, étiologie, diagnostic, pronostic.
Bassin spondylolisthésique : caractères anatomiques, diagnostic, pronostic.
Bassin en entonnoir.
Ostéomalacie.
Bassin rétréci par des exostoses.
Disjonction des symphyses.

I. — BASSIN OBLIQUE DE NÆGELE

Cette variété de vice de conformation du bassin tire son nom de l'auteur qui l'a étudiée le premier d'une façon systématique, et a appelé l'attention sur son importance comme cause de dystocie.

Anatomie pathologique. — Les caractères pathologiques particuliers à ce genre de déformation du bassin, et conformes à la description classique de Nægele, sont les suivants : (1)

1° Ankylose complète d'une des symphyses sacro-iliaques, ou fusion osseuse du sacrum et de l'un des os innominés ;

2° Destruction ou développement incomplet de la moitié latérale du sacrum, et dimensions plus petites des trous sacrés antérieurs du côté ankylosé ;

3° Diminution de largeur de l'os innominé et des échancrures sacro-sciatiques du même côté. La facette articulaire de l'ilium qui correspond à la surface auriculaire du sacrum est moins allongée que celle du côté non ankylosé ;

4° Le sacrum est dévié du côté ankylosé, et sa surface antérieure est tournée dans cette direction. — La symphyse du pubis est repoussée vers le côté sain et par conséquent ne se trouve plus en face du promontoire ;

5° La face interne de l'os innominé du côté déformé est plus aplatie que l'os sain correspondant; la ligne ilio-pectinée n'est que faiblement courbée ;

6° Le côté sain du bassin n'a pas sa forme parfaitement naturelle, comme le montre ce fait que la ligne ilio-pectinée est plus droite en arrière et plus courbe en avant que dans le bassin normal.

7° Les résultats de ce genre de déformation sont tels :

(1) Nægele. *Das schrägverengtes Becken*, Mainz, 1850, p. 7.

a. — Que le bassin est rétréci dans le diamètre oblique mesuré par une ligne allant de la cavité cotyloïde du côté ankylosé à la symphyse sacro-iliaque du côté opposé, tandis que l'autre diamètre oblique n'est pas raccourci, mais au contraire allongé dans les cas extrêmement prononcés ;

b. — Que la distance entre le promontoire et la cavité cotyloïde, et celle qui sépare le sommet du sacrum de l'ischion, mesurées du côté malade, sont moindres que les distances correspondantes de l'autre côté ;

c. — Que la distance mesurée entre la tubérosité de l'ischion du côté ankylosé et l'épine iliaque postéro-supérieure du côté opposé, et celle qui existe entre l'apophyse épineuse de la dernière vertèbre lombaire et l'épine iliaque antérieure et supérieure du côté malade, sont plus courtes que les distances inversement correspondantes ;

d. — Que la distance de l'épine iliaque postérieure et supérieure du côté ankylosé au bord inférieur de la symphyse du pubis, est plus grande que celle qui sépare la symphyse de l'épine iliaque postéro-supérieure du côté opposé ;

e. — Que les parois du bassin convergent en bas, et que l'arcade pubienne est rétrécie et se rapproche du type masculin ;

f. — Que la cavité cotyloïde du côté aplati est dirigée plus en avant que dans le bassin normal, tandis que la cavité cotyloïde du côté opposé regarde presque directement en dehors. Nous pouvons ajouter que les surfaces antérieures des corps des vertèbres lombaires regardent vers le côté ankylosé. L'os iliaque est plus vertical, plus élevé, plus aplati et dirigé plus en arrière de ce côté. L'arcade pubienne regarde vers le côté aplati. Le conjugué vrai est quelquefois

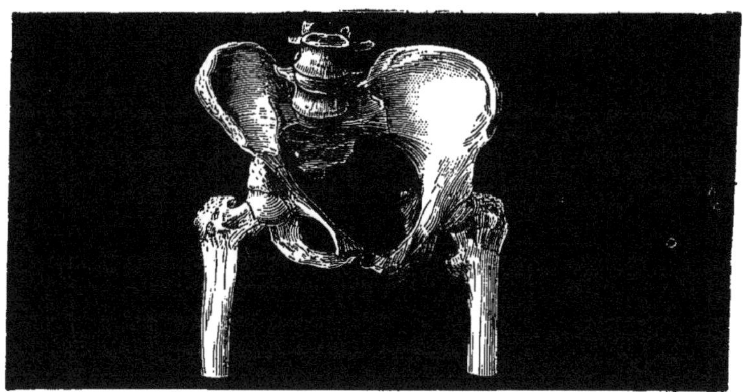

Fig. 223. — Bassin oblique de Nægele (tiré du Wood's Museum).

allongé. Le diamètre transverse est raccourci dans l'excavation, et le rétrécissement va progressivement en augmentant à mesure qu'on se rapproche du détroit inférieur (1). L'os innominé du côté sain est quelque peu déplacé en dehors, et il est plus fortement incurvé; il en résulte que la fosse de l'ilium correspondant est dirigée plus en avant que celle du côté ankylosé (2).

La déformation est plus apparente dans l'excavation, et Nægele compare le diagramme du bassin à une figure *oblique ovalaire*. La tubérosité ischiatique du côté ankylosé est plus haute et dirigée plus en arrière et plus en dedans que dans l'état normal. Cette description pourrait donc s'appliquer au bassin ordinaire oblique ovalaire, excepté en ce qui concerne l'ankylose qui est le trait caractéristique du bassin oblique ovalaire de Nægele.

Étiologie. — La cause essentielle du bassin *oblique ovalaire* est en général une pression continue exercée sur une de ses moitiés latérales, le poids du tronc tombant d'une façon prédominante ou exclusive sur le membre inférieur du côté déformé, et produisant le déplacement et la déformation des os pelviens. Les conditions qui déterminent cette exagération de pression unilatérale sont décrites par Litzmann de la façon suivante (3) :

1° Incurvation vertébrale latérale, généralement d'origine rachitique ;

2° Gêne ou suppression complète du fonctionnement d'un des membres inférieurs. Dans ce cas, la déformation peut affecter le côté correspondant au membre inférieur resté intact (4). La défectuosité ou la perte de la fonction du membre peut résulter :

a. — d'une maladie unilatérale de l'articulation de la hanche ;

b. — de l'amputation d'un des membres inférieurs ;

c. — d'une ancienne luxation du fémur en haut et en arrière.

3° Asymétrie du sacrum, produite par un arrêt de développement, ou par l'atrophie d'une des moitiés du sacrum résultant elle-même :

a. — d'un arrêt congénital de développement du sacrum ;

b. — d'une fusion anormale du sacrum et de l'os iliaque dans les premières années de la vie, ce qui a empêché l'accroisement des deux os;

c. — d'une perte de substance par carie.

Spiegelberg (5), appelle l'attention sur cette opinion de Lambl que l'asymétrie primordiale du sacrum peut être due à la fusion des

(1) Schrœder « Lehrb. », p. 596.
(2) Litzmann. *Die Formen des Beckens*, Berlin, 1861, p. 69.
(3) Litzmann. *Op. cit.*, p. 68.
(4) Gusserow. « Arch. f. Gynaek. », Bd. XI, 1877, p. 264.
(5) Spiegelberg. « Lehrb. », p. 475.

masses sacrées latérales avec l'apophyse transverse de la dernière vertèbre lombaire, ce qui empêche la croissance ultérieure du sacrum.

Il insiste en conséquence (1) sur ce fait qu'une arthrite chronique simple de la symphyse sacro-iliaque produit l'asymétrie du sacrum sans ankylose en amenant la rétraction et la sclérose atrophique des tissus osseux contigus.

L'usage prolongé d'un membre inférieur raccourci est une autre cause de pression exagérée sur le côté correspondant du bassin. — Quand cette condition existe, la déformation siège du côté du membre raccourci. — La synostose sacro-iliaque que l'on a invoquée comme étant le caractère distinctif du bassin oblique de Nægele, en comparaison avec les autres formes de bassin oblique ovalaire, est quelquefois la déformation primitive, comme cela se voit dans la classification étiologique qui précède. — La fusion des surfaces articulaires n'est pourtant jamais congénitale, parce que l'articulation est complètement formée avant l'apparition des centres d'ossification des masses sacrées latérales.

La synostose ne peut pas être considérée comme un résultat de la participation des surfaces articulaires au processus d'ossification, puisque ce phénomène ne peut pas se produire dans une articulation véritable. — La disparition de la cavité articulaire doit être par conséquent rapportée à un processus inflammatoire ayant abouti à l'adhésion des surfaces articulaires en contact. — L'inflammation peut être de nature traumatique ou strumeuse. — Le résultat de la pression unilatérale sur le bassin peut dépendre du degré de pression exercée, de la résistance des os et de la solidité des ligaments.

Diagnostic. — L'attention des accoucheurs doit être dirigée sur la possibilité de l'existence d'un bassin oblique ovalaire, quand le sujet boîte et présente une inégalité dans la hauteur des hanches, avec des traces d'abcès articulaires anciens. — Le diagnostic est établi par l'examen physique qui montre tout d'abord que la distance qui sépare l'apophyse épineuse de la dernière vertèbre lombaire de l'épine iliaque postérieure et supérieure est considérablement diminuée du côté déformé, comparativement au côté sain. — L'absence de ce signe n'est pourtant pas une preuve de la non-existence de la déformation.

L'os iliaque déformé est plus haut que l'autre et est rejeté plus en arrière qu'à l'état normal. — Le toucher révèle la rectitude de la ligne ilio-pectinée du côté de l'ankylose, la déviation de l'arcade pubienne de ce côté, l'inégalité des distances qui séparent les épines ischatiques du sommet du sacrum, et la déviation du promontoire. — Nægele (2)

(1) Spiegelberg. « Archiv f. Gynaek. », II, 1871, p. 159 et suiv.
(2) Nægele. *Op. cit.*, p. 174.

conseille, pour compléter le diagnostic, de mesurer les diamètres qui sont égaux des deux côtés dans le bassin normal, mais différents dans le bassin oblique ovalaire :

1° La distance de la tubérosité sciatique d'un côté, à l'épine iliaque postérieure et supérieure de l'autre côté. — Elle est plus courte du côté déformé ;

2° La distance de l'épine iliaque antérieure et supérieure d'un côté, à l'épine iliaque postérieure et supérieure de l'autre côté. — Elle est plus courte du côté déformé ;

3° La distance de l'épine de la dernière vertèbre lombaire à l'épine iliaque antérieure et supérieure de chaque côté. — Elle est plus courte du côté déformé ;

4° La distance du grand throchanter à l'épine iliaque postérieure et supérieure du côté opposé. — Elle est plus courte du côté déformé ;

5° La distance du bord inférieur de la symphyse du pubis à l'épine iliaque postérieure et supérieure. — Elle est plus grande du côté malade.

Ces mensurations ne fournissent de vrais résultats que dans les cas très prononcés et peuvent donner lieu à des conclusions erronées, si d'autres maladies des os existent simultanément. L'examen vaginal fournit en somme les indices les plus complets.

Mécanisme du travail. — Le mécanisme de l'accouchement dans le bassin oblique ovalaire est le suivant :

Si le promontoire ne fait pas saillie, la suture sagittale pénètre dans l'excavation, parallèlement au plus grand diamètre oblique. Si, au contraire, le promontoire fait une saillie considérable et est très notablement rapproché de l'ilium du côté malade, aucune portion de la tête ne peut s'engager entre eux (1). Le crâne peut alors descendre dans le bassin plus aisément, la suture sagittale correspondant au court diamètre oblique, et il peut franchir le canal pelvien sans rotation. Si le bassin est originellement petit et la déformation marquée, l'obstacle à l'accouchement peut être absolu; mais si le bassin est spacieux et le promontoire en retrait, l'accouchement peut ne pas présenter des difficultés considérables.

Pronostic. — On comprend que le pronostic pour la mère et pour l'enfant est plus favorable quand le bassin a été large dans l'origine, et beaucoup moins favorable dans les conditions inverses.

Dans ce dernier cas, la mère succombe très fréquemment et l'enfant ne peut être sauvé que par l'opération césarienne.

Les statistiques (2) donnent une mortalité de vingt-deux mères sur

(1) Litzmann. « Monatsschr. f. Geburtsk. », XXIII, 1864, p. 268.
(2) *Ibid.*, p. 284.

vingt-huit dont cinq sont mortes sans avoir accouché ; et trente et un enfants morts sur quarante et un. Ces chiffres ne représentent pourtant pas réellement la moyenne des résultats, car bon nombre de cas dans lesquels la déformation est faible et modérée échappent à l'attention.

Traitement. — A l'hôpital de Bellevue, dans un cas d'obliquité extrême, où la distance entre les os iliaques dépassait à peine 5 centimètres, je provoquai l'accouchement à peu près dans la vingt-neuvième semaine. On fit la version, et l'enfant vécut assez, après son extraction, pour recevoir le baptême. La mère se rétablit rapidement. Ce cas offre un contraste frappant avec ceux relatés par Litzmann. Assurément, si l'obliquité était toujours reconnue à une époque assez peu avancée de la grossesse, la provocation de l'accouchement changerait favorablement le pronostic. Mais, très communément, les conditions anormales du bassin passent inaperçues jusqu'à ce que le retard éprouvé pendant l'accouchement conduise à une exploration plus soigneuse. Dans ces cas, si la tête a pénétré dans le bassin et si la diminution de l'espace inter-ischiatique n'est pas excessive, on peut faire une tentative prudente avec le forceps, pour aider la partie fœtale qui se présente à s'adapter au diamètre rétréci. Il faut pourtant éviter les tractions violentes. Studley (1) a rapporté récemment un cas de bassin oblique avec coxalgie, dans lequel le forceps détermina une fracture de la branche droite du pubis. Si la disproportion est telle que des tractions modérées ne peuvent pas parvenir à faire avancer la tête, ou si l'enfant est déjà mort, on doit faire la perforation. La craniotomie au détroit inférieur est beaucoup moins dangereuse qu'au détroit supérieur.

Lorsque la tête ne s'engage pas dans l'excavation, on doit rechercher si cela tient au manque absolu d'espace dans le bassin, ou à ce fait que la suture sagittale de la tête correspond au diamètre oblique rétréci. Dans le premier cas, l'occasion devient bonne pour la laparo-élytrotomie, tandis que dans le second la version peut être pratiquée dans le but d'amener le long diamètre de la tête dans le long diamètre du bassin. Si alors l'extraction est démontrée impossible, on peut pratiquer la perforation sur la tête dernière.

II. — BASSIN CYPHOTIQUE

Anatomie pathologique. — Les déformations caractéristiques du bassin cyphotique comparé au bassin normal sont dues à la

(1) « Am. Jour. of Obstet. », 1879, p. 269.

direction anormale suivant laquelle le poids de la partie supérieure du tronc est transmis à la base du sacrum, par suite de l'existence d'une incurvation antéro-postérieure de la colonne vertébrale. — Si une cyphose dorsale est entièrement compensée par une lordose lombaire, la première peut ne pas avoir déterminé de déformation pelvienne. — Règle générale, la déformation est le plus marquée dans les cas de cyphose lombaire ou sacrée, qui ne peut pas être compensée par une lordose; elle est moins accentuée dans la cyphose dorsale. — L'effet de la direction vicieuse suivant laquelle le poids du tronc est transmis au sacrum force ce dernier à s'enfoncer davantage entre les os iliaques et dévie sa portion supérieure en arrière.

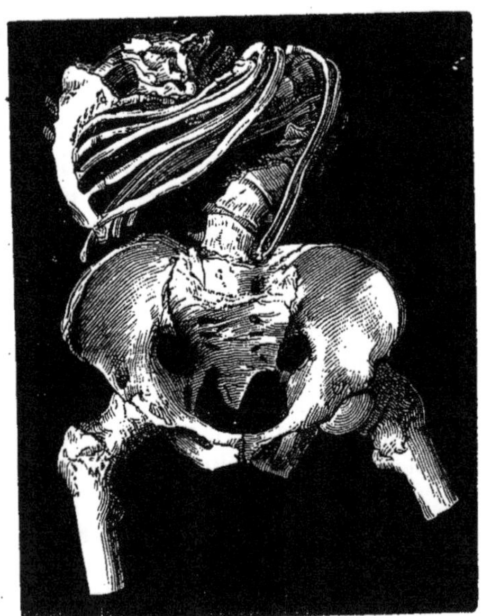

Fig. 234. — Spécimen de bassin cyphotique (Litzmann).

Le déplacement en arrière de l'extrémité inférieure du tronc reporte le centre de gravité en arrière des cavités cotyloïdes et produit une diminution considérable dans l'obliquité du bassin, en relevant les parois pelviennes antérieures (1).

La modification de l'obliquité pelvienne est combattue par les ligaments iliofémoraux, et le résultat de ces forces opposées est le suivant (2) :

Le *sacrum* est retréci et allongé par les tractions d'arrière en avant et de haut en bas et sa partie supérieure est reportée en arrière. — Sa concavité transversale est augmentée et sa concavité longitudinale est diminuée (3). Les corps des vertèbres sacrées sont sur un plan postérieur à leurs apophyses transverses. Le promontoire est haut et dirigé en arrière. La portion supérieure de la surface antérieure de l'os est quelquefois convexe, tandis que la concavité de la partie inférieure est conservée, et la courbure du sacrum prend ainsi la forme d'un S. — Les trous sacrés antérieurs les plus élevés regardent

(1) Lange. « Arch. f. Gynaek. », Bd. I, 1870, p. 231.

(2) Spiegelberg. « Lehrbuch », p. 483.

(3) Breslau. « Monatsschr. f. Geburtsk. », Bd. XXVII, 1866, p. 319.

en haut. — Vu la tension des ligaments ilio-fémoraux, l'épine iliaque antérieure et inférieure est bien accusée. — Seules les lignes ilio-pectinées sont légèrement courbées. L'arcade pubienne est rétrécie. Les épines et les tubérosités sciatiques sont anormalement rapprochées. — Vu l'étroitesse du sacrum, les épines iliaques postérieures et supérieures sont très rapprochées l'une de l'autre, tandis que les épines antéro-supérieures et les crêtes de l'os iliaque sont plus écartées que dans le bassin normal. — Les fosses iliaques sont élargies et dirigées en avant. — Le diamètre transverse du grand bassin est par conséquent augmenté, tandis que celui du petit bassin est diminué. La symphyse est proéminente, les branches horizontales du pubis se joignent à angle aigu.

Au détroit supérieur, les diamètres oblique et conjugué sont allongés et le transverse raccourci. Dans l'excavation, les diamètres transverses sont considérablement raccourcis, tandis que le diamètre A. P. ne l'est que faiblement. Ces diamètres vont en se rétrécissant de plus en plus à mesure qu'on se rapproche du détroit inférieur (1).

S'il existe une cyphose lombo-sacrée, le sacrum est raccourci et très étroit. — Si cette cyphose est située très bas, elle peut être compensée par une lordose lombaire située très bas également, qui obstrue et rétrécit naturellement l'entrée du bassin (2).

Étiologie. — La cause de l'incurvation vertébrale observée dans le bassin cyphotique est généralement une carie des vertèbres (3).

Diagnostic. — Les commémoratifs et l'existence d'une cyphose rendent probable l'existence de cette forme de viciation du bassin. Un examen physique plus minutieux, la forme et la position du sacrum la brièveté de l'espace qui sépare les épines sciatiques et les tubérosités de l'ischion et de celui qui sépare les épines iliaques postérieures et supérieures, l'augmentation de la distance entre les épines iliaques antérieures et supérieures, l'étroitesse de l'arcade pubienne, la saillie de la symphyse, l'aplatissement des ailes de l'os iliaque et la difficulté d'atteindre le promontoire confirment le diagnostic. — Le diagnostic différentiel entre le bassin cyphotique et le bassin ostéomalacique, avec lequel on le confond quelquefois, se fera réellement par le moyen de ces différences, et par ce fait que le diamètre transverse du grand bassin est allongé dans le bassin cyphotique et qu'il est diminué dans l'ostéomalacique.

Pronostic. — Le degré de difficulté de l'accouchement dépend naturellement du degré de rétrécissement du bassin. Le pronostic pour la mère n'est pas excessivement grave, à moins que le détroit inférieur

(1) Hüter. « Ztschr. f. Geburtsh. u. Gynaek. », Bd. V, 1880, p. 22.
(2) Fehling. « Arch. f. Gynaek. », Bd. IV, 1872, p. 2.
(3) Neugebauer. « Monatsschr. f. Geburtsk. », Bd. XXII, 1863, p. 297.

ne soit extrêmement rétréci. La perspective, en ce qui concerne la vie de l'enfant, est extrêmement défavorable. Dans quelques cas, on prétend qu'il se produit une certaine mobilité des articulations pelviennes qui élargit le détroit inférieur et facilite l'accouchement.

Traitement. — Le Dr E. Taylor a récemment relaté un cas de cyphose extrême du bassin, où la distance entre les ischions, mesurée par moi avec le plus grand soin, ne dépassait pas 4 centimètres 1/2. — A un premier accouchement la malade fut délivrée par la craniotomie. Elle se levait le dixième jour. — A un second accouchement, Taylor se décida pour l'opération de Porro, dans le but de sauver l'enfant. Ce dernier but fut atteint, et la femme survécut vingt et un jours, mais mourut accidentellement d'une embolie pulmonaire suite de phlegmasia.

Il est évident que dans ce bassin, comme dans toutes les autres formes de rétrécissement, le traitement dépend de l'étendue de la déformation. Dans les cas extrêmes, pourtant, les résultats favorables de la craniotomie pratiquée une fois que la tête est engagée dans l'excavation devront, sauf le cas où l'on voudra sauver l'enfant, faire préférer cette opération à l'opération césarienne.

III. — BASSIN SCOLIO-RACHITIQUE (voir *fig.* 219, p. 551)

Nous devons rappeler en quelques mots les caractères anatomiques du bassin purement rachitique, afin de rendre intelligibles les différences entre ce bassin et le bassin scolio-rachitique. Les caractères pathologiques du bassin rachitique de l'enfant sont l'élargissement de l'arcade pubienne, la saillie et l'abaissement du promontoire, l'étalement et l'élongation du sacrum, l'aplatissement des ailes de l'os iliaque entre lesquelles il existe un intervalle anormalement large et l'irrégularité du détroit supérieur qui affecte la forme arrondie, triangulaire ou rénale (1). Ces traits anatomiques ne sont pas altérés par la concomitance d'une scoliose, mais celle-ci ajoute à la déformation déjà existante ses propres caractères pathologiques.

Cette combinaison, produit une asymétrie unilatérale très remarquable du bassin (2). La forme la plus ordinaire de scoliose consiste dans une déviation des vertèbres dorsales du côté droit et dans une incurvation lombaire compensatrice du côté gauche.

Le bassin scolio-rachitique de l'adulte présente un certain nombre

(1) Fehling. « Arch. f. Gynack. », Bd. X, 1876, page 1; *Ibid.*, Bd. XI, 1877, p. 173.

(2) Kehrer. « Arch. f. Gynaek. », Bd. V, 1873, p. 60.

de points de ressemblance avec celui de l'enfant. Ses particularités sont les suivantes (1) :

Le bassin tout entier est incliné du côté de l'incurvation lombaire et il s'appuie surtout sur la cuisse correspondante.

La cause de l'asymétrie pelvienne doit être attribuée à l'augmentation du poids ainsi supporté par la moitié rétrécie du bassin et de la contrepression exercée sur ses surfaces articulaires. Cette moitié rétrécie du bassin est plus haute et plus inclinée que celle de l'autre côté. Le sacrum est enfoncé profondément entre les os iliaques, et il est plus étroit du côté de la scoliose lombaire. Les corps vertébraux sacrés sont quelquefois reportés en avant et projetés au delà des masses latérales.

Le promontoire est rejeté du côté rétréci et la masse latérale correspondante est souvent plus étroite. Il y a rarement ankylose de l'articulation de la hanche. L'ilium est redressé et rétréci dans le sens antéro-postérieur. Sa crête est plus haute que du côté opposé. La symphyse est déviée du côté de la moitié non rétrécie du bassin. La ligne iliopectinée forme une courbe raide en dedans, près de la symphyse sacro-iliaque et, de là, elle peut dessiner une ligne ondulée vers la symphyse, en s'inclinant notablement en dedans au niveau de la cavité cotyloïde. Du côté non rétréci, la ligne correspondante forme un arc large et arrondi. Le diamètre oblique de ce côté est plus grand, mais la distance sacro-cotyloïdienne est beaucoup plus courte que du côté sain.

Le plan du détroit supérieur est obliquement cordiforme, étant rétréci du côté de la scoliose lombaire et élargi de l'autre. Les conditions inverses existent au détroit inférieur (2). Le conjugué vrai est notablement raccourci par la saillie du promontoire. Le diamètre A. P. du détroit inférieur, quoique rétréci, dépasse toujours en longueur le conjugué vrai.

D'autres conditions pathologiques indépendantes peuvent aggraver les obstacles causés par la déformation particulière dont il est question. Ainsi Hugenberger décrit un cas de bassin scolio-rachitique, compliqué par une hydrorachis sacrée considérable (3).

La déformation spéciale du bassin scolio-rachitique empêche l'accouchement en rétrécissant l'espace entre la cavité cotyloïde et le sacrum, et en empêchant, par cela même, la tête de s'engager. La rotation ne peut se faire, et l'accouchement doit être artificiellement terminé, lorsque cela est possible, par le même mécanisme que dans le bassin *justo-minor*, dont le conjugué vrai est alors représenté par la distance

(1) Leopold. *Das skoliotisches und kyphotisch-rachitisches Becken*, Leipsic, 1879. p. 7.

(2) Leopold. *Op. cit.*, p. 10.

(3) Hugenberger. « Arch. f. Gynaek. », Bd. XIV, p. 1.

sacro-cotyloidienne, et dont le diamètre transverse correspond au diamètre oblique du côté non rétréci.

IV. — BASSIN DE ROBERT : AVEC ANKYLOSE DOUBLE ET RÉTRÉCISSEMENT TRANSVERSAL

Cette forme très rare du bassin rétréci a été décrite pour la première fois par Robert en 1842. Ses caractères sont : une ankylose double sacro-iliaque, et l'absence ou le développement rudimentaire des masses sacrées latérales. Par conséquent le sacrum est étroit, et seulement un peu plus large à la partie supérieure qu'à son extrémité inférieure. Les concavités longitudinale et transversale de l'os sont presque ou absolument disparues. Dans quelques cas, la concavité transversale normale est remplacée par une convexité. Le sacrum est profondément enfoncé entre les os innommés. Les épines iliaques postéro-supérieures sont par suite très rapprochées et les os iliaques proéminent au-dessus de la base du sacrum. Le promontoire empiète considérablement sur le détroit supérieur. Les ailes des os iliaques sont aplaties et dirigées en avant ; les lignes ilio-pectinées sont faiblement ou ne sont pas du tout courbées, et elles sont rapprochées d'une façon anormale. Les branches descendantes du pubis se réunissent sous un angle aigu. Les épines sciatiques et les tubérosités sont très rapprochées l'une de l'autre et des bords latéraux du sacrum. Les dimensions du bassin sont notablement altérées.

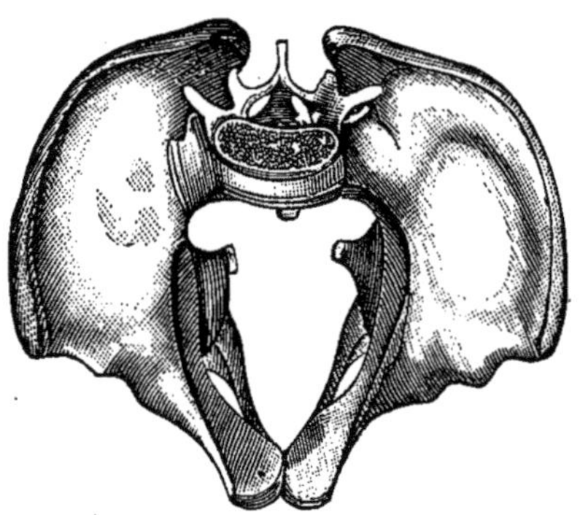

Fig. 225. — Bassin de Robert (Lambl).

Le diamètre transverse est considérablement raccourci et il va en diminuant de haut en bas, si bien qu'au détroit inférieur, dans les cas bien nets, il est représenté par une fente étroite entre les ischions et le pubis. La forme du détroit supérieur est celle d'un coin long et étroit, à sommet dirigé en avant. Le diamètre transversal moyen du détroit inférieur a moins de 5 centimètres (1). Le diamètre A. P. est ou de longueur normale, ou légèrement raccourci, puisque la projection du promontoire est compensée par l'absence de l'incurvation normale des bords latéraux du détroit supérieur. Le canal pelvien est plus profond que dans le bassin normal. Dans quelques cas les deux moitiés latérales du bassin sont asymétriques.

(1) Spiegelberg. « Lehrbuch », p. 482.

Étiologie. — La cause décisive de la production de la déformation est l'étroitesse du sacrum, qui est surtout due à la diminution de largeur de ses masses latérales, mais aussi, dans une certaine mesure, à la brièveté transversale du corps des vertèbres sacrées. Diverses opinions ont été émises en ce qui concerne les relations existant entre l'étroitesse du sacrum et l'ankylose sacro-iliaque.

Quelques auteurs considèrent le défaut de développement des points d'ossification des masses latérales comme étant la lésion primordiale, et l'ankylose comme étant la conséquence de ce fait. D'autres regardent l'ankylose comme le fait primitif et l'atrophie des masses latérales comme secondaire (1) et les rapportent tantôt à un arrêt de développement, tantôt à un processus inflammatoire (2). Dans quelques cas, il semble bien que le sacrum a eu primitivement sa largeur normale, mais qu'il a été fusionné avec l'os iliaque à la suite d'une ostéite ou d'une arthrite (3). La convexité transversale de la surface sacrée antérieure s'explique par ce fait que les corps des vertèbres sont comprimés en avant par le poids du tronc, après la réunion des masses sacrées latérales avec l'os iliaque, et au moment où les connexions entre les corps vertébraux et les masses latérales sont encore flexibles et capables de céder. Ce rapprochement très prononcé des os iliaques et leur direction parallèle sont imputables à l'étroitesse du sacrum et à l'augmentation de la pression latérale sur les cavités cotyloïdes (4). L'action combinée de ces causes amène le rétrécissement de l'arcade pubienne, l'acuité angulaire de la réunion des branches descendantes du pubis, le rapprochement des crêtes iliaques et le redressement de la courbe décrite par les lignes ilio-pectinées.

Diagnostic. — Le diagnostic est basé en partie sur le rapprochement anormal des épines iliaques postérieures et supérieures, qui recouvrent presque l'aprophyse épineuse, profondément située, de la dernière vertèbre lombaire, et sur un rapprochement analogue des trochanters, des tubérosités de l'ischion, des épines et des crêtes iliaques. Le toucher fait reconnaître la direction parallèle des branches descendantes du pubis et la diminution frappante du diamètre transverse.

Le diagnostic différentiel, entre le bassin de Robert et le bassin cyphotique est basé sur l'absence de la cyphose dans le premier, et sur la différence notable entre les diamètres transverses respectifs.

(1) Litzmann. *Die Formen des Beckens*, Berlin, 1861, p. 62.
(2) Kehrer. « Monatsschr. f. Geburtsk. », Bd. XXXIV, 1869, p. 20.
(3) Kleinwaechter. « Arch. f. Gynaek. », Bd. I, p. 156.
(4) Litzmann. *Op. cit.*, p. 65.

Pronostic. — Il est très grave pour la mère, l'accouchement se trouvant complètement empêché par la déformation, et l'intervention opératoire étant toujours indiquée.

L'opération césarienne fournit la seule espérance que l'on ait de sauver la vie de l'enfant.

V. — BASSIN SPONDYLOLISTHÉSIQUE

Cette forme rare du bassin a été décrite pour la première fois par Rokitansky (1). Ses principaux traits pathologiques consistent dans la séparation de la dernière vertèbre lombaire d'avec la première vertèbre sacrée, et dans la descente de la colonne lombaire dans le bassin, où la surface inférieure et, dans les cas extrêmes, la surface postérieure du corps de la dernière lombaire reposent sur la face antérieure de la première vertèbre sacrée.

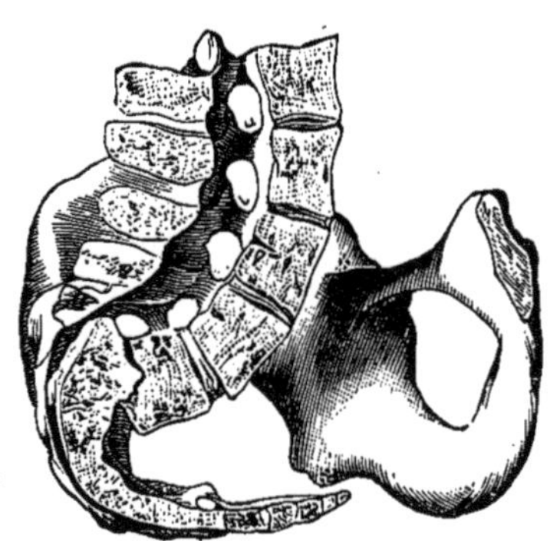

Fig. 226. — Bassin spondylolisthésique (Kilian).

La surface antérieure de la dernière vertèbre lombaire est dirigée en bas. Les faces antérieures des quatrième, troisième et deuxième vertèbres lombaires forment une voûte, la partie la plus proéminente de cette voûte étant très rapprochée de la symphyse et remplaçant le promontoire.

Le résultat de ce déplacement consiste dans une diminution considérable du diamètre A.P. du détroit supérieur. La descente de la portion lombaire de la colonne vertébrale, qui se produit graduellement, est amenée par l'atrophie des cartilages intervertébraux et, fréquemment, par la réunion osseuse du corps des vertèbres lombaires avec les vertèbres sacrées. — Le poids de la partie supérieure du tronc étant alors transmis à la face antérieure du sacrum, au lieu de l'être à sa base, le centre de gravité du bassin est déplacé en avant. Cela est compensé par une diminution dans l'inclinaison normale du bassin, dont la partie antérieure est légèrement relevée en haut.

La pression exercée sur la face antérieure du sacrum refoule sa base en arrière. Les épines iliaques postéro-supérieures sont ainsi largement écartées, et le sommet du sacrum est projeté en avant, empiétant sur le diamètre A. P. du détroit inférieur. — Dans un cas

(1) Schrœder. « Lehrbuch », p. 574.

cité par Breslau (1), les symphyses sacro-iliaques étaient très mobiles.

La traction sur les ligaments ilio-fémoraux, qui rapproche les tubérosités de l'ischion, et le déplacement latéral des os iliaques dû au recul du sacrum, produisent un rétrécissement du diamètre transverse du bassin, rétrécissement qui devient d'autant plus marqué qu'on se rapproche davantage du détroit inférieur.

Étiologie. — La cause originelle de la déformation en question est la séparation des tubercules articulaires de la dernière vertèbre lombaire d'avec ceux de la première vertèbre sacrée. Cela peut être dû à une fracture de l'apophyse transverse, comme dans le cas rapporté par Breisky (2); à la carie de l'apophyse transverse causée par un traumatisme (3); à une traction sur les ligaments articulaires suffisante pour produire une luxation, ou à une séparation congénitale des apohyses articulaires sacrées, qui permet aux apophyses lombaires correspondantes de glisser entre elles. Le déplacement peut se produire immédiatement après la naissance, ou après le complet développement du tronc (4).

La luxation n'est pas suivie de paralysie, parce que la queue de cheval est bien protégée par ses revêtements fibreux et occupe une si petite portion du canal vertébral qu'elle s'adapte volontiers à la forme altérée de celui-ci, sans être exposée à des compressions dangereuses.

Diagnostic. — Breisky (5) appelle l'attention sur l'aspect particulier des individus ayant un bassin spondylolisthésique. Le thorax et les membres sont normaux, tandis que l'abdomen apparait extraordinairement court et est abaissé entre les crêtes iliaques saillantes. L'inclinaison du bassin est faible, et les crêtes iliaques sont séparées par un large intervalle. L'inclinaison de l'excavation est diminuée et les tubérosités iliaques sont anormalement verticales (6). — Olshausen annonça le premier ce fait que le point où l'artère aorte se divise en artères iliaques communes est entraîné par la descente des vertèbres lombaires assez bas pour que le doigt, introduit dans le cul-de-sac de Douglas, arrive en palpant à reconnaître les pulsations de ces vaisseaux. Le même auteur (7) insiste sur la valeur diagnostique

(1) Breslau. « Monatsschr. f. Geburtsk. », Bd. XVIII, 1861, p. 411.

(2) Breisky. « Arch. f. Gynaek. », Bd. IX, 1876, p. 1.

(3) Blasius. « Monatsschr. f. Geburtsk. », Bd. XXXI, 1868, p. 241; Euder. Monatsschr. f. Geburtsk. », Bd. XXXIII, 1869, p. 247.

(4) Olshausen. Monatsschr. f. Geburtsk. », Bd. XXII, 1863, p. 301.

(5) Breisky. *Loc. cit.*, p. 9.

(6) Olshausen. « Monatssch. f. Geburtsk. », Bd. XXIII, p. 204.

(7) Olshausen. « Monatsschr. f. Geburtsk. », Bd. XXV, 1863, p. 301.

du développement, à l'époque de la puberté, d'une lordose lombaire qui est accompagnée de violentes douleurs sacrées. — Hartmann (1) a pu sentir le point de division aortique sur le bord supérieur de la quatrième vertèbre lombaire, et Breslau (2) a reconnu les pulsations d'un vaisseau dans la même région.

La lordose spondylolisthésique peut être confondue avec la déformation sacrée particulière au bassin rachitique.

Breisky (3) déclare que l'erreur peut être évitée en tenant compte du fait que, dans le bassin rachitique, les masses sacrées latérales débordent en dehors la saillie du promontoire, tandis que dans la spondylolisthésis on ne peut sentir, dans l'excavation pelvienne, que la proéminence arrondie d'un seul corps vertébral sans l'expansion latérale des ailes. Cet angle saillant, formé par le corps de la dernière vertèbre lombaire avec la face antérieure du sacrum, est ainsi facilement atteint et palpé.

Pronostic. — Le pronostic dans le cas de bassin spondylolisthésique est mauvais, comparé à celui des bassins rétrécis à un égal degré par d'autres causes, parce que la déformation commence au-dessus, et s'étend au-dessous du détroit supérieur, au lieu d'être limitée à un espace relativement court. De plus, le détroit inférieur est plus rétréci que dans d'autres variétés de bassin vicié. Le traitement consiste dans la provocation de l'avortement, ou à terme dans l'opération césarienne.

Spondylizème. — Bassin spondylizématique.

A côté du bassin spondylolisthésique, il faut placer le bassin déformé par spondylizème. — Dans la première de ces deux variétés, toutes deux très rares, il y a glissement de la colonne lombaire au-devant du promontoire et il arrive souvent, dans les cas moyens ou peu accentués, qu'une seule vertèbre empiète sur l'aire du détroit supérieur tandis que la colonne lombaire maintient à peu près sa direction verticale. En pareil cas le diamètre conjugué droit aboutit en arrière sur l'arête saillante du corps de cette vertèbre que le doigt rencontre à la place du promontoire. — Dans la seconde variété, au lieu du glissement (ολισθεσις), il y a effrondrement, affaissement (ιξημα). — La lésion anatomique, carie, nécrose, ostéite simple ou tuberculeuse, etc., mal de Pott en un mot, a réduit la colonne lombaire en une masse poreuse et dépourvue de résistance, au niveau de laquelle les pièces osseuses vertébrales sont fusionnées et affaissées. Le poids du corps infléchit le tronc sur le bassin et couche, pour ainsi dire, la colonne verté-

(1) Hartmann, « Monatsschr. f. Geburtsk. », Bd. XXV, 1865, p. 469; Bd. XXXI, 1868, p. 285.

(2) Breslau. « Monatsschr. f. Geburtsk. », Bd XVIII, p. 411.

(3) Breisky: *Loc cit.*, p. 9.

brale au-dessus du détroit supérieur. — C'est là la forme vraie du *pelvis-obtecta*. Il existe un angle ouvert en avant dont le sommet est au niveau de la brisure sacro-bombaire. La femme marche ployée en deux. Le bassin est rétréci au détroit supérieur et le doigt rencontre le corps déformé d'une des vertèbres lombaires supérieures.

C'est au professeur Hergott de Nancy que nous devons l'étude comparée de ces deux processus différents. D.

VI. — BASSIN EN ENTONNOIR

Cette expression a été appliquée à deux variétés de bassins viciés, qui sont extrêmement rares.

A. — Dans la première variété, le détroit supérieur est ou bien normal, ou seulement très légèrement rétréci dans tous ses diamètres, mais le canal va se rétrécissant à mesure que l'on se rapproche du détroit inférieur.

Le rétrécissement porte surtout sur le diamètre transverse. Mais, ou bien celui-ci seul, ou le diamètre A. P. seul, ou tous deux à la fois peuvent être rétrécis. Les parois pelviennes latérales convergent considérablement, surtout au voisinage du détroit inférieur. Les branches descendantes du pubis sont très rapprochées, si bien que l'arcade pubienne forme un angle aigu. Les épines et les tubérosités sciatiques sont presque en contact (1). Le sacrum est allongé et peu incurvé ; sa disposition ressemble à celle qu'il affecte dans le bassin cyphotique. On voit que cette déformation produit un type se rapprochant intimement du type masculin. Les bassins de cette variété sont souvent quelque peu asymétriques.

B. — La seconde variété de bassins en entonnoir est si exceptionnelle qu'elle mérite à peine d'être signalée. — Dans ce cas, la déformation est exactement l'inverse de celle que nous venons de décrire, le détroit supérieur étant très rétréci dans l'un ou dans tous ses diamètres, tandis que le détroit inférieur est de dimensions normales, ou même notablement élargi dans un ou plusieurs sens (2).

Étiologie. — Les causes de cette déformation sont imparfaitement comprises. — On croit généralement que la première variété est due à un arrêt de développement des masses sacrées latérales, ou à d'autres causes tendant à altérer la direction dans laquelle le poids du tronc est transmis normalement au sacrum. Ces idées semblent confirmées par l'observation de Schrœder, que le bassin en entonnoir

(1) Poppel. « Monatsschr. f. Geburtsk. », Bd. XVIII, 1866, p. 224 ; — Braun. « Arch. f. Gynaek. », Bd. III, 1870, p. 154.

(2) Spiegelberg. « Lehrbuch », p. 472.

est d'une fréquence inusitée dans certaines provinces allemandes, où les enfants sont portés sur le dos dans une position intermédiaire entre la posture droite et la position couchée (1). Le poids du corps serait dans ce cas transmis au sacrum de haut en bas et d'avant en arrière comme dans le bassin cyphotique, plutôt que d'arrière en avant et de haut en bas, comme c'est le cas dans la position naturelle, et le bassin ne pourrait plus acquérir ni sa courbure antérieure normale, ni son inclinaison postérieure. — La même théorie fait comprendre l'impossibilité du sacrum à exercer son rôle de coin entre les os innominés et explique par conséquent le rapprochement des tubérosités et des épines sciatiques.

Diagnostic. — Lorsque la déformation est peu prononcée, le diagnostic est difficile. Dans les cas bien marqués, le rapprochement des tubérosités sciatiques, le faible écartement des branches du pubis, l'angle aigu formé par l'arcade pubienne sont nettement appréciés. L'arrêt de la tête, après sa descente dans l'excavation, est souvent la première circonstance qui attire l'attention sur l'existence possible d'un bassin en entonnoir. La pelvimétrie, si l'on fait surtout attention à la distance qui sépare les épines ischiatiques et à la largeur du sacrum, permettra d'établir le diagnostic.

Pronostic. — Dans les degrés atténués de bassin en entonnoir, le pronostic n'est pas grave. Si la déformation est bien marquée, cependant, la vie de l'enfant doit être invariablement sacrifiée ; la gangrène des parties molles maternelles, les fistules, et même la carie des os du pubis, peuvent être la conséquence des pressions excessives auxquelles ces tissus sont exposés. — Dans un cas rapporté par Scharlau, les lésions susmentionnées étaient accompagnées de la perforation du fond de l'utérus, par sphacèle et rupture de l'artère sacro-iliaque droite (2).

Le traitement consiste dans la provocation de l'accouchement ou, à terme, dans une tentative avec le forceps. Si des tractions modérées ne peuvent pas suffire à faire progresser la tête, la perforation et l'extraction avec le cranioclaste doivent être pratiquées.

VII. — BASSIN VICIÉ PAR OSTÉOMALACIE

L'ostéomalacie est presque spéciale aux femmes et apparaît ordinairement dans l'état puerpéral. — Elle attaque généralement les os complètement développés, mais elle peut, par exception, les atteindre pendant leur période d'accroissement. On l'observe généralement chez

(1) Schrœder. « Lehrbuch », p. 582.
(2) Scharlau. « Monatsschr. f. Geburtsk. », Bd. XXVII, 1866, p. 1.

les multipares, quoique les primipares puissent exceptionnellement en être victimes. Chaque grossesse ultérieure est généralement accompagnée du développement progressif de la maladie, mais le processus morbide peut néanmoins ne pas faire de progrès, ou même être complètement et définitivement enrayé (1). — Dans ce dernier cas, l'os reprend sa texture histologique, quoique la déformation persiste.

L'ostéomalacie peut porter sur tout le système osseux ou être limitée à des os isolés. — Dans cette dernière éventualité, les os longs et les vertèbres sont le plus souvent atteints (2).

Dans l'ostéomalacie puerpérale, le bassin et les vertèbres sont affectés d'une façon prédominante, et souvent exclusivement. — La maladie est considérée comme une ostéomyelite, qui, commençant par le centre des os, progresse vers la périphérie. — Le processus pathologique essentiel consiste dans la résorption de la matière calcaire par les canaux de Havers, et dans la substitution du tissu médullaire hypertrophié à la substance osseuse ramollie (3). Le résultat naturel de cette modification est une grande friabilité ou flexibilité des os, suivant le stade atteint par la maladie, et leur déformation par l'effet des compressions ou des tractions. — Les os sont extrêmement légers. — Leur section transversale révèle une structure poreuse, pareille à celle du diploé. La lamelle externe dure est extrêmement mince ou fait entièrement défaut. Les os sont mous comme de la cire et peuvent être facilement coupés ou modelés (4). Le terme de *bassin de caoutchouc* ou élastique, a été appliqué à ceux de ces bassins qui sont arrivés à un pareil degré de dégénérescence. Dans les cas les plus avancés, le tissu osseux n'est plus représenté que par le sac membraneux périostique, renfermant du tissu médullaire et de la graisse.

Anatomie pathologique. — Le bassin ostéomalacique présente les traits anatomo-pathologiques suivants. Les masses latérales du sacrum sont très étroites, et l'os entier, qui est repoussé en bas entre les os iliaques, est fortement incurvé. — Le promontoire est abaissé; il est, en même temps, rapproché de la symphyse aussi bien que du sommet du sacrum, qui est lui-même reporté en avant et recourbé en haut. — Le promontoire et le sommet du sacrum peuvent, dans les cas très prononcés, se toucher presque. Les os iliaques sont placés presque verticalement. Leurs crêtes sont allongées et fortement incurvées. Les épines iliaques antérieures et supérieures sont

(1) Winckel. « Monatsschr. f. Geburtsk. », Bd. XXIII, 1864, p. 321.

(2) Litzmann. *Die Formen des Beckens*, Berlin, 1861.

(3) Schrœder. « Lehrbuch », p. 615.

(4) Schieck. « Monatsschr. f. Geburtsk. », Bd. XXVII, 1866, p. 178.

rapprochées. Les épines iliaques postérieures et supérieures sont dans le même plan que l'extrémité postérieure de la dernière apophyse épineuse lombaire. La fosse iliaque est divisée, à peu près dans son milieu, par un sillon vertical, qui peut être bifurqué à son extrémité inférieure. — Une saillie correspondant à chaque cavité cotyloïde empiète plus ou moins sur le canal pelvien. Dans les cas accentués, ces saillies peuvent même venir en contact avec le promontoire (1).

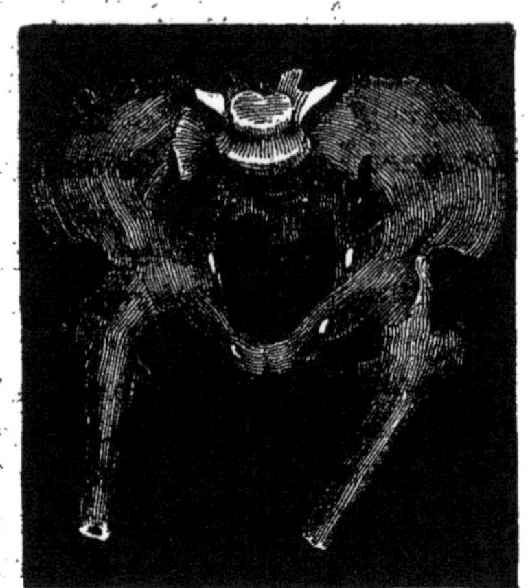

Fig. 227. — Ostéomalacie (Wood's Museum).

Les os du pubis sont en contact presque intime ; le détroit supérieur forme par conséquent un angle aigu en avant, et la symphyse est proéminente et fortement aiguë également. Les branches ascendante de l'ischion et descendante du pubis sont rapprochées et l'arcade pubienne est partiellement ou complètement supprimée. Les tubérosités de l'ischion sont rapprochées. Les déformations susdites peuvent être asymétriques. — Le canal pelvien est notablement rétréci. Le détroit inférieur est ordinairement plus déformé que le détroit supérieur. Le détroit supérieur et l'excavation ont une forme triangulaire et prennent, dans les degrés les plus prononcés de la maladie, la forme de la lettre Y. Le diamètre transverse est toujours rétréci et son raccourcissement est d'autant plus marqué que l'on se rapproche davantage du détroit inférieur. — Le rapprochement des tubérosités sciatiques et des os du pubis, joint au déplacement en avant du sommet du sacrum, oblitèrent quelquefois presque complètement le détroit inférieur.

Étiologie. — L'étiologie de cette déformation pelvienne peut être divisée en :

1° Étiologie de la maladie originelle ;

2° Étiologie des déformations qui en résultent.

1° Les causes de l'ostéomalacie sont obscures.

Habitations froides et humides, air et lumière insuffisants, alimentation mauvaise, climat, telles sont les causes déterminantes (2). Mais il semble probable qu'à elles seules elles sont insuffisantes, à moins

(1) Spiegelberg. « Lehrbuch », p. 488.

(2) Hennig. « Arch. f. Gynaek. », Bd. V, 1873, p. 519 et suiv.

que d'autres causes efficientes ne soient déjà entrées en jeu. La maladie est quelquefois observée sous une forme endémique, particulièrement dans les pays où les éléments pathogéniques ci-dessus indiqués prédominent, comme par exemple dans les provinces rhénanes et quelques parties de l'Italie. — Aux États-Unis, on n'en observe que des cas isolés, généralement chez les gens d'origine étrangère.

2° Les causes immédiates des déformations sont dues :

a. A l'altération de la structure des os;

b. Aux diverses forces qui agissent mécaniquement sur eux.

a. Les sels de chaux qui donnent aux os leur consistance normale sont notablement diminués. Quoique on ne sache pas définitivement par quels émonctoires ils sont éliminés, il est probable qu'ils sont surtout excrétés par les reins. Gusserow établit que la proportion des sels de chaux dans le lait des femmes atteintes d'ostéomalacie est anormalement augmentée (1).

Pagenstecher est opposé à cette manière de voir (2).

b. Les déformations sont principalement produites, quand le ramollissement des os est survenu, par les tractions musculaires et par les pressions exercées sur les parois du bassin.

Ces pressions peuvent varier de direction et d'intensité, suivant les différentes positions de la malade. Si le décubitus dorsal est longtemps conservé, le sacrum est déplacé en avant, et les os iliaques sont repliés sur eux-mêmes, si bien qu'un sillon transversal creuse les fosses iliaques. Dans la station verticale, le sacrum est poussé en bas et en avant, entraînant avec lui la partie postérieure de l'os innominé et augmentant la plicature de la fosse iliaque. Le même effet est produit par la pression en haut et en arrière, exercée sur les cavités cotyloïdes par les têtes fémorales. — Dans le décubitus latéral, les os iliaques sont repoussés en dedans et le diamètre transverse est ainsi diminué. — Dans la position assise le sommet du sacrum et les tubérosités de l'ischion sont refoulées en haut.

Les déviations rapportées ci-dessus résultent ou de l'excès de compression dans une direction donnée, ou du progrès inégal de la maladie dans les différents os.

Diagnostic. — Dans les premiers stades, le fait de violentes douleurs dans le bassin et les membres inférieurs appellera l'attention sur l'existence de l'ostéomalacie, et une mensuration soigneuse révélera le commencement de la déformation. — La pelvimétrie est beaucoup mieux pratiquée pendant l'anesthésie qui permet l'introduction de la main tout entière dans le bassin. Si la maladie est

(1) Gusserow. « Monatsschr. f. Geburtsk », Bd. XX, 1862, p. 19.

(2) Pagenstecher. « Monatsschr. f. Geburtsk. », XIX, 1862, p. 128.

plus avancée, le diagnostic se basera sur les traits anatomo-pathologiques, ci-dessus mentionnés, dont les principaux sont la *proéminence de la symphyse*, le *parallélisme des branches du pubis*, le *rapprochement des tubérosités sciatiques*, la *possibilité d'atteindre le promontoire*, *l'incurvation du sacrum* et la *plicature des os iliaques*.

Spiegelberg insiste sur la valeur de la flexibilité des os du bassin comme élément de diagnostic (1) ;

Quoique pouvant rester faible pendant la grossesse, elle est plus marquée pendant l'accouchement. — Son premier signe est la grande sensibilité à la pression sur le pubis (2). Son degré peut être déterminé par la méthode recommandée pour les mensurations du bassin.

Pronostic. — Pour la mère il est très mauvais. La majorité des femmes succombe aux effets de la compression pendant le travail, aux résultats de l'intervention, ou à l'épuisement résultant des progrès de la maladie. L'amélioration des symptômes et des signes se produit quand il ne survient pas de nouvelle grossesse. Dans des cas très exceptionnels, non seulement le processus pathologique peut être arrêté, mais les caractères histologiques des os normaux sont reconstitués. Même dans ces cas, cependant, la déformation pelvienne persiste sans changement et assombrit le pronostic s'il survient une nouvelle gestation.

Le pronostic pour l'enfant est plus favorable. Au début de la maladie, et dans les cas de bassin flexible, l'enfant peut naître sans lésions (3).

Dans les cas plus avancés, on ne peut espérer sauver la vie de l'enfant que par l'opération césarienne.

Le traitement dépend des résultats que donne l'exploration attentive de l'espace pelvien. — Cette exploration détermine d'abord s'il est possible d'extraire un enfant vivant par les voies naturelles, ou bien si dans le cas où cela ne fait pas question, c'est-à-dire où cela est impossible à pratiquer, on peut néanmoins terminer l'accouchement après la craniotomie. — En pesant les chances, il est nécessaire de prendre en considération la flexibilité du bassin, car il a été possible, dans quelques cas de ramollissement avancé, de dilater le canal pelvien avec la main et de faire la version. Lazzati et Casati, à Milan, ont trouvé qu'il n'a été nécessaire de faire l'opération césarienne

(1) Spiegelberg. « Lehrbuch », p. 489.

(2) Winckel. « Monatsschr. f. Geburtsk. », Bd. XXIII, 1864, p. 81.

(3) Kezmarszky. « Arch. f. Gynaek. », Bd. IV, 1872, p. 537; Fasbender et Püllen, « Monatsschr. f. Geburtsk. », Bd. XXXIII, 1869, p. 177 ; Breslau. *Ibid.*, Bd. XX, 1862, p. 355 ; Schieck. *Ibid.*, Bd. XXVII, 1866, p. 178 ; Winckel, *Ibid.*, Bd. XXIII, 1864, p. 81.

quarante opérations césariennes sur quatre-vingt-cinq cas. Quinze ans plus tard, Hugenberger rapporte seulement quatre opérations césariennes sur vingt-cinq cas (Spiegelberg).

Pseudo-ostéomalacie. — Un bassin rachitique peut, lorsque les déformations rachiiques sont extrêmes, présenter une forme semblable à celle de l'ostéomalacie. Cette forme se distingue pourtant de cette dernière, à la solidité des os, à leurs dimensions plus petites, à la plus grande distance entre les épines iliaques postéro-supérieures et aux taces du rachitisme sur les autres parties du squelette (Voir p. 550).

VIII. — BASSIN DÉFORMÉ PAR DES EXOSTOSES OU DES TUMEURS OSSEUSES

Les fractures des os du bassin peuvent devenir l'origine de déformations pelviennes, soit en amenant le déplacement permanent des os, soit en déterminant la formation de cals assez volumineux pour obstruer le canal de la parturition.

Les exostoses multiples des os du bassin sont comparativement fréquentes, et sont généralement accompagnées par des exostoses multiples de tout le squelette osseux (1). Les bassins dans lesquels on les rencontre sont en général ou le bassin oblique ovalaire, ou le bassin rachitique, et la combinaison de ces déformations est généralement d'une portée sérieuse, puisque les parties maternelles sont exposées à des contusions et à des perforations sur plusieurs points, pendant la parturition. Les éminences ilio-pectinées sont quelquefois si extraordinairement proéminentes et aiguës, qu'elles deviennent un obstacle à l'accouchement. Il en est de même des crêtes et des épines du pubis.

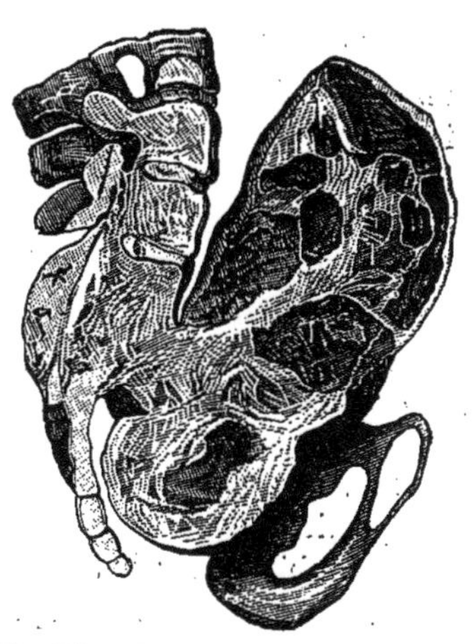

Fig. 228. — Tumeurs osseuses obstruant la cavité pelvienne (Nægele).

Les ostéo-fibromes, les sarcomes, les enchondromes et les carcinomes des os du bassin sont des tumeurs que l'on rencontre rarement. Elles proviennent ordinairement du sacrum ou de la symphyse (2) et

(1) Leopold. « Arch. f. Gynaek. », Bd. IV, 1872, p. 336 ; Kormann. *Ibid.*, Bd. VI 1874, p. 472.

(2) Harris. « Am. Jour. of Obstet. », vol. IV, 1872, pp. 633, 645 ; Braun. « Monatsschr. f. Geburtsk. », Bd. XXI, 1863, p. 311.

ont des dimensions variées; quelques-unes d'entre elles obturent presque complètement le canal pelvien et peuvent constituer des obstacles formidables à l'accouchement.

Parmi les cas rares de même nature, il faut signaler l'ankylose du coccyx, qui agit en rétrécissant matériellement le diamètre A. P. du détroit inférieur.

IX. — ABSENCE DE SYMPHYSE

Dans cette variété de vice de conformation du bassin, la symphyse manque congénitalement et elle est remplacée par une forte bande fibreuse étendue entre les deux surfaces des os du pubis, ou par les muscles et le tissu connectif du périnée. Cette anomalie a été en conséquence appelée par Litzmann *bassin fendu* (1).

Anatomie pathologique. — Le bassin fendu est généralement accompagné d'une extrophie de la vessie et de l'ouverture de la paroi abdominale sur le trajet de la ligne blanche. Dans certains cas rares, il existe sur l'abdomen un hiatus sans communication avec la vessie. Si la fente se continue immédiatement au-dessous de la symphyse, l'urèthre est plus directement affecté que la vessie, et il est quelquefois si défectueux qu'il peut se produire une cystoècle à travers une ouverture anormale de sa paroi antérieure (2). Les organes internes et externes de la génération sont imparfaitement développés. Si la paroi antérieure du canal de l'urèthre est absente, la membrane muqueuse du bas-fond de la vessie se continue directement avec celle de l'orifice vaginal. Dans d'autres cas, la vessie est seulement séparée de la vulve par un pont étroit. La vulve et l'anus sont souvent situés plus en avant qu'à l'état normal et le périnée est ainsi diminué d'épaisseur. Le clitoris est bifurqué ou absent. Les petites lèvres sont imparfaitement développées, et les grandes lèvres, atrophiées, sont largement écartées. Le vagin est imperforé ou partiellement obturé par une cloison transversale. L'utérus peut être double et les ovaires peuvent être rudimentaires (3). Dans un cas cité par Winkler, la séparation des os du pubis était survenue dans la symphyse comme conséquence d'un accident éprouvé dans les premières années de la vie, et ces os n'étaient réunis que par une bande de tissu fibreux (4).

Le sacrum du bassin fendu est déplacé en avant entre les os que deux fois sur soixante-deux cas. Litzmann en 1855 rapporte

(1) Litzmann. *Die Formen de s Beckens* Berlin, 1861.
(2) Kleinwachter. « Monatsschr. f. Geburtsk. », Bd. XXXIV, 1869, pp. 81 et suiv.
(3) Litzmann. « Arch. f. Gynaek. », Bd. IV, 1872, p. 272.
(4) Winkler. « Arch. f. Gynaek. », Bd. I, 1870, p. 346.

iliaques; ses courbures transversale et verticale sont diminuées, et sa longueur est augmentée. Les fosses iliaques sont notablement éloignées. Le bassin entier est très aplati dans le sens antéro-postérieur et ressemble fortement au bassin rachitique.

Etiologie. — La cause de cette déformation réside dans l'augmentation de pression à laquelle sont exposées les parois pelviennes, par suite de l'absence de la symphyse. La résistance naturelle offerte par la symphyse normale à l'écartement des parois latérales pelviennes faisant défaut, le poids de la partie supérieure du tronc force naturellement ces parois à s'écarter en arrière, tandis que la pression des fémurs les repousse en dedans à la partie antérieure. Dans quelques cas il se produit une ankylose des articulations sacro-iliaques, comme conséquence d'une arthrite résultant de l'augmentation de pression exercée sur ces articulations, par le fait du déplacement latéral des os innominés (1). Dans d'autres cas, il n'y a pas d'ankylose sacro-iliaque, mais la solidité du bassin est néanmoins telle qu'elle permet encore la locomotion.

CHAPITRE XXVIII

ANOMALIES DES ORGANES GÉNITAUX

Atrésie du canal génital. — Atrésie vulvaire. — Atrésie vaginale. — Cystocèle. — Rectocèle. — Rétention d'urine. — Calculs de la vessie. — Hernies du vagin. — Dégénérescence kystique des parois vaginales. — Vaginisme. — Echinocoques.

Atrésie de l'utérus. — Occlusion de l'orifice externe. — Atrésie cicatricielle. — Rigidité. — Thrombus du col. — Symptômes de l'atrésie. — Note à propos du traitement. — Tumeurs. — Fibromes. — Cancer. — Tumeurs ovariques.

ATRÉSIE DU CANAL GÉNITAL. — OBSTRUCTION DES VOIES DE LA GÉNÉRATION CAUSÉE PAR DES PROCESSUS MORBIDES INTÉRESSANT LES TISSUS VOISINS

I. ***Atrésie vulvaire.*** — Le mot ***atrésie***, dans le sens que nous lui donnons ici, signifie l'obstruction partielle ou complète du canal génital.

L'atrésie hyménéale, qu'on nomme habituellement ***hymen imperforé***, est la plus commune de toutes les variétés de sténose vulvaire (2). Mais, hormis les cas où il est exceptionnellement épais et

(1) Freund. « Arch. f. Gynaek. », Bd. III, 1872, pp. 398, 406.

(2) Jenks. *Atresia of the Generative Passages of Women*, « Chicago Med. Jour. and Examiner », September, 1880, p. 4.

rigide, l'hymen imperforé ne crée qu'une obstruction insignifiante pour la délivrance. L'importance principale de cet état c'est que, en dehors de l'état de gestation, il cause la rétention et l'accumulation du flux menstruel, accidents qui peuvent déterminer des phénomènes nerveux réflexes ou des accidents inflammatoires et septiques graves.

Les *adhérences* des grandes et des petites lèvres constituent une nouvelle variété d'atrésie vulvaire incomplète. Leurs causes résident souvent dans des processus de forme ulcéreuse, dus à des traumatismes ou bien développés au cours de la variole ou d'autres maladies constitutionnelles. Elles peuvent, en pareilles circonstances, être constituées par du tissu cicatriciel résistant, lequel peut ou bien se rompre pendant le travail, ou bien, en forçant la tête à demeurer en arrière, amener indirectement la compression fâcheuse de la cloison recto-vaginale ou du périnée. Si l'atrésie est congénitale, si elle n'est point le résultat de transformations cicatricielles, elle ne crée que très rarement un obstacle à la parturition.

Lorsque l'orifice du vagin est très étroit, sans qu'il existe néanmoins aucun état pathologique apparent, comme le fait arrive fréquemment chez les primipares âgées, il peut être déchiré pendant le travail.

On sait également que la rigidité du périnée constitue un obstacle sérieux à la marche normale de l'accouchement.

L'œdème de la vulve, habituellement connexe de l'albuminurie, produit l'atrésie ; le périnée et les lèvres œdématiés peuvent être frappés de sphacèle par suite des pressions excessives qu'ils supportent durant le travail.

L'hématome de la vulve ou *thrombus*, s'il se produit, car il est rare avant la délivrance, rétrécit également le détroit inférieur du canal de la parturition.

Mêmes conséquences sont liées à l'existence de cancers et de polypes de la vulve, qui ne sont pas, néanmoins, dans un grand nombre de cas, de dimensions suffisantes pour engendrer de sérieuses difficultés.

II. *Atrésie du vagin.* — Cette variété de sténose du canal génital est congénitale ou acquise, complète ou incomplète.

(*a*) La forme *congénitale* peut être incomplète, auquel cas la sténose intéresse parfois la longueur totale du vagin, et parfois constitue un rétrécissement en forme d'anneau (1), ou bien elle peut être complète. Dans les deux cas l'atrésie est le résultat d'un arrêt de développement embryonnaire qui, dans la dernière forme, peut remonter à une période très précoce de la vie fœtale. On observe souvent une variété de rétrécissement congénital qui ne reconnaît

(1) Schrœder. « Lehrbuch », 6te Aufl., p. 491.

pour cause ni un processus morbide quelconque ni un arrêt de développement, mais elle n'a que des conséquences insignifiantes, car la sténose cède toujours à l'hypertrophie et au relâchement qui accompagnent la grossesse et à l'action des forces expulsives naturelles.

L'absence du canal vaginal n'implique pas nécessairement l'absence ou le développement incomplet de l'utérus, des trompes de Fallope ou des ovaires.

(*b*) L'atrésie vaginale *accidentelle* peut être complète ou incomplète, mais cette dernière forme constitue la variété la plus ordinaire. Toutes les deux résultent de la cicatrisation qui accompagne les ulcérations superficielles ou profondes causées par des maladies constitutionnelles ou par des violences locales. Les maladies au cours desquelles apparaissent les ulcérations du vagin sont surtout : la diphthérie, la variole, la fièvre typhoïde, le choléra asiatique et la syphilis. Les violences mécaniques suivies de sténoses du vagin sont principalement celles qui s'exercent dans les cas de travail prolongé, ou qui se rapportent à l'emploi malhabile des instruments, ou à l'exécution défectueuse des opérations obstétricales; toutefois les cautérisations, les pessaires, l'abus du coït, ou toute irritation locale d'intensité suffisante pour déterminer l'ulcération peuvent amener le même résultat. En raison d'un défaut de vitalité des tissus, l'ulcération et la sténose du vagin peuvent succéder à un travail normal ne s'accompagnant pas de compressions excessives. Les atrésies accidentelles *complètes* du vagin sont, d'une manière générale, dues à des traumatismes intenses; mais, d'après Spiegelberg (1), elles peuvent également accompagner les maladies infectieuses aiguës que nous avons signalées plus haut, quoique les ulcérations qui sont liées à l'évolution de ces maladies ne déterminent généralement que des sténoses partielles.

On peut avec raison, dans cet ordre d'idées, faire mention des conditions pathologiques qui intéressent les tissus contigus au vagin et qui amènent la diminution du calibre de cet organe.

Le simple *prolapsus de la paroi vaginale antérieure* se produit quelquefois (2) et, en créant un état œdémateux dû à la gêne circulatoire de cette région, détermine le rétrécissement définitif du canal de la parturition.

La *cystocèle* complique fréquemment le prolapsus de la paroi antérieure. Lorsque la vessie est distendue par l'urine, la cystocèle donne lieu à la production d'une tumeur tendue, fluctuante et d'un volume suffisant pour amener l'obstruction complète du vagin. Les

(1) Spiegelberg. « Lehrbuch », p. 505.
(2) Benicke. « Ztschr. f. Geburtsh. u. Gynaek. », Bd. II, Heft 2, 1878, p. 256.

symptômes subjectifs liés à cet état consistent en douleurs violentes qui s'accompagnent de ténesme et de dysurie. Quelquefois la cystocèle diminue sous l'influence des contractions longitudinales du col, et dans d'autres circonstances, elle se trouve refoulée plus en bas par les progrès que fait l'engagement du fœtus; elle constitue alors un obstacle à l'accomplissement du travail et peut même, dans ces cas, amener la rupture du septum vésico-vaginal.

Le *prolapsus de la paroi postérieure,* compliqué de *rectocèle* occasionne la sténose vaginale, surtout lorsque le rectum est rempli de matières fécales agglomérées. Cet état pathologique est aisément reconnu grâce à la sensation caractéristique fournie par la masse fécale, qui se déprime sous la pression du doigt explorateur.

Souvent la *rétention d'urine* constitue une complication grave pour la parturition, par le déplacement qu'elle détermine dans l'axe utérin, lequel a pour conséquence d'empêcher la partie qui se présente de s'engager dans le détroit supérieur. La pression qu'elle exerce sur l'utérus empêche également les contractions efficaces de cet organe. Le diagnostic est basé sur la présence d'une tumeur située auprès de la matrice, quelquefois sur les parties latérales, tumeur qui disparaît lorsqu'on évacue l'urine à l'aide d'un cathéter. L'introduction de ce dernier est souvent extrêmement difficile, en raison de la compression subie par l'urèthre, et de la rétrocession du méat urinaire, jusque dans le vagin.

Les *calculs vésicaux,* lorsqu'ils sont de dimensions considérables, obstruent grandement le conduit vaginal, par leur enclavement dans le bas-fond de la vessie, dans l'urèthre ou dans une cystocèle, entre le fœtus et les parois pelviennes. En pareilles circonstances, non seulement le travail peut être empêché, mais la contusion et la rupture des parties molles, aboutissant à la formation de fistules vésico-vaginales, peuvent se produire.

Les calculs enclavés ont pu être quelquefois pris pour des exostoses (1), mais si l'on tient compte de ce fait qu'ils ne sont point passibles de déplacement durant les contractions, tandis qu'ils deviennent mobilisables dans l'intervalle, et si l'on a en outre recours au cathéter vésical, on peut éviter cette confusion.

La *hernie du vagin* consiste en un sac, formé par l'abaissement de la paroi vaginale, tapissé par le péritoine pariétal et contenant quelques-uns des viscères abdominaux ou pelviens. Les organes contenus habituellement dans le sac sont des anses du petit et du gros intestin, la portion moyenne du rectum avec le méso-rectum tiraillé, des portions d'épiploon, de la vessie et parfois du sang et des

(1) Schrœder. « Lehrbuch », 6te Aufl., p. 500.

exsudats variés d'inflammations péritonéales. Le siège de la hernie est d'ordinaire dans la paroi vaginale postérieure, bien qu'elle puisse s'insinuer entre l'utérus et la vessie et, par sa descente, amener la formation de la hernie des grandes lèvres. Les hernies périnéales sont constituées par des poches herniaires qui passent en arrière des ligaments larges et distendent le périnée. La hernie vaginale de l'intestin est la variété la plus importante parce qu'elle peut non seulement gêner le travail, mais devenir elle-même irréductible ou s'étrangler, et donner ainsi lieu à des symptômes de la plus grande gravité.

Les *néoplasmes du vagin*, parmi lesquels les carcinomes et les fibromes sont les plus importants, ne deviennent que rarement les causes de l'atrésie vaginale. Il en est de même du *thrombus* du vagin.

Un léger obstacle au travail peut être la conséquence d'un état pathologique de la muqueuse vaginale décrit par Winckel (1) sous le le nom de *Colpohyperplasia cystica*, dû au développement, dans la muqueuse, d'un nombre considérable de kystes de petites dimensions et agglomérés entre eux d'une manière intime. On pense que ces productions kystiques dérivent de la distension des cœcums glandulaires par du mucus, lequel, d'après Zweifel (2), engendrerait des produits gazeux de trimethylamine par un processus de décomposition. D'autres auteurs estiment que les éléments gazeux siègent dans les aréoles du tissu connectif sous-muqueux.

Le *vaginisme* est rarement une cause de sténose vaginale bien qu'il puisse être par lui-même une cause de stérilité. Il peut cependant, dans quelques cas, créer un obstacle assez sérieux à la délivrance pour rendre nécessaire une intervention chirurgicale.

Dans les *vagins doubles*, la cloison devient quelquefois l'origine d'un léger degré d'atrésie de l'organe.

Les *échinocoques* intra-pelviens ne sont que rarement le point de départ d'un rétrécissement du conduit vaginal. Wiener (3) a réuni sept cas d'échinocoques pelviens qui, pour la plupart, siégeaient dans le tissu conjonctif lâche situé entre le vagin et le rectum. Les principaux symptômes déterminés par leur présence, durant la marche de la grossesse, étaient des tiraillements dans la profondeur du bassin, des douleurs intenses, du ténesme vésical, de la dysurie et de la constipation. Il n'était survenu aucun trouble de la menstruation. Les tumeurs furent, hormis dans un cas, de dimensions assez considérables pour occasionner l'occlusion complète du conduit vaginal et imposer une intervention chirurgicale.

(1) Winckel. « Arch. f. Gynaek. », Bd. II, 1871, pp. 383, 406.
(2) Zweifel. « Arch. f. Gynaek. », Bd. IX, p. 39.
(3) Wiener. « Arch. f. Gynaek. », Bd. VI, p. 572.

Cette année même mon ami le Dr Porak a publié, dans la *Gazette hebdomadaire*, une étude sur le sujet. Il a rapporté plusieurs observations inédites, dont une communiquée par moi qui m'a fourni l'occasion d'un examen histologique complet. La tumeur se rompit durant l'application du forceps nécessitée par sa présence. D.

Dans une circonstance, la rétraction produite par la cicatrisation d'un kyste hydatique, après qu'on l'eut ponctionné, fut assez forte pour amener la sténose du vagin. Les hydatides peuvent être confondues avec les exostoses du bassin, les hématocèles, les tumeurs intra-pelviennes malignes, les abcès du bassin ou les pelvi-péritonites. Le diagnostic différentiel est basé sur la présence dans le bassin de tumeurs unies, résistantes, sans connexions avec la matrice, et dont le développement ne s'accompagne d'aucun symptôme constitutionnel de quelque gravité; sur l'existence des tumeurs de même nature dans d'autres régions de l'organisme, principalement dans le foie; sur le frémissement hydatique qui n'est pas fréquemment constaté en raison de la forte pression que subissent les kystes, et finalement sur l'examen du liquide kystique.

III. *Atrésie de l'utérus.* — L'atrésie de l'utérus, moins fréquente que celle de n'importe quelle autre portion du conduit génital (1), est congénitale ou acquise, partielle ou complète. Les atrésies complètes observées au moment de la parturition ont dû devenir telles pendant la grossesse, car, s'il n'en était pas ainsi, la conception n'aurait pu avoir lieu. L'*agglutination de l'orifice externe*, ou la soudure des lèvres de cet orifice, est due à l'accolement superficiel des surfaces muqueuses opposées, par l'intermédiaire d'un épithélium épaissi ou d'un tissu connectif embryonnaire résultant d'une inflammation adhésive liée à une vaginite ou à une endométrite cervicale. Pour Schrœder (2), ces atrésies sont toujours incomplètes et il place leur origine daus l'induration progressive des tissus situés immédiatement autour de l'orifice, induration causée par des processus inflammatoires anciens. D'après cette théorie, le genre de dystocie en question correspond à un défaut d'extensibilité et non à un rétrécissement réel de l'orifice externe. L'examen ne fait pas constater une induration nette du col. L'orifice externe, difficilement accessible par le toucher, ne peut être souvent découvert que par l'inspection directe. Si l'on procède à l'exploration vaginale au moment du travail, on trouve l'orifice interne largement ouvert, tandis que l'orifice externe reste fermé et fournit au doigt explorateur la sensation d'une bande élastique mince et tendue. Si le doigt ou un instrument approprié est fortement appuyé contre l'orifice externe au moment des contractions, cet orifice se dilate lente-

(1) Jenks. *Op. cit.*, p. 5.
(2) Schrœder. « Lehrbuch », 6te Aufl., p. 487.

ment et peu à peu se trouve attiré en haut par les contractions longitudinales du col. Par le seul défaut d'une intervention aussi simple, les tissus du col situés au-dessus de l'orifice externe peuvent subir une distension extrême et finalement se déchirer. Zweifel (1) attribue cette dilatation essentiellement irrégulière du canal cervical à une présentation anormale du crâne fœtal et à la distension localisée sur la paroi antérieure de l'utérus, qui en résulte. L'orifice externe se trouvant simultanément rejeté en arrière dans la concavité du sacrum, la paroi utérine antérieure formerait alors un diverticulum qui renfermerait la partie du fœtus qui se présente, et aucune des forces dilatatrices n'agirait sur l'orifice externe. Benicke (2) n'a pu constater, dans les cas qui lui sont personnels, la déviation postérieure de l'orifice que Zweifel accepte comme base de sa théorie.

L'atrésie *cicatricielle* est plus rare que la sténose adhésive que nous venons de décrire. Elle se localise habituellement aux bords de l'orifice externe, mais peut intéresser le canal cervical sur une étendue variable. Ses causes les plus communes sont les ulcérations *post-partum*, l'inflammation, la cautérisation du col et les irritations mécaniques produites dans le but de provoquer l'avortement. La diminution de l'écoulement utérin pendant la grossesse constitue une condition très favorable au développement de cette variété de sténose. S'il existe une atrésie cicatricielle, l'orifice externe reste fermé durant le travail; le col est distendu à l'excès et peut même se rompre si l'on ne provoque pas la dilatation par des moyens artificiels. Le diagnostic repose sur la constatation, habituellement facile, des cicatrices de l'orifice externe. Lorsque cet orifice se trouve repoussé vers la concavité du sacrum, le diagnostic n'est fait qu'avec de grandes difficultés, et l'on peut confondre les tissus du col distendu avec les membranes fœtales. On évite cette confusion en constatant la continuité directe des parois vaginales avec ce que l'on suppose être les membranes, et en faisant l'examen à l'aide d'un spéculum.

La *rigidité anormale de l'orifice externe* se rencontre souvent chez les multipares comme conséquence d'un processus naturel de cicatrisation ou d'une hypertrophie fibreuse. Ces altérations de structure sont particulièrement observées dans les cas de prolapsus de la matrice. Pareille rigidité chez les primipares âgées résulte des modifications produites dans les tissus du col par un processus de dégénérescence atrophique, ou par l'hypertrophie de la portion vaginale (3).

(1) Zweifel. « Arch. f. Gynaek. », Bd. V, 1873, p. 149.
(2) Benicke. *Op. cit.*, p. 252.
(3) Benicke. *Op. cit.*, p. 240.

Les hémorrhagies qui se font dans les tissus hypertrophiés du col constituent les *thrombus* de cet organe et causent un obstacle à la délivrance. La rétraction et la dilatation du col peuvent en outre, être empêchées par des adhérences siégeant dans le segment inférieur, entre la caduque et le chorion.

L'allongement extrême de la lèvre antérieure de l'orifice externe, résultant de son enclavement entre le fœtus et la paroi osseuse, et de l'œdème consécutif de son tissu, est signalé par Hirte (1) comme constituant un obstacle rare, mais sérieux, à la délivrance.

L'accouchement est quelquefois gêné par l'existence d'un *utérus double*. L'obstruction peut être, en pareil cas, due à l'hypertrophie de la corne utérine qui est en état de vacuité (2). En outre, l'obliquité de la corne gravide peut être l'occasion de présentations (3) vicieuses ou empêcher matériellement l'efficacité des contractions.

Les atrésies utérines produites par des *tumeurs* carcinomateuses, fibreuses et ovariques, seront étudiées dans un autre chapitre.

Symptômes de l'atrésie du canal génital.

Le symptôme *capital* de l'atrésie, dans l'état de non-gravidité, consiste dans la rétention partielle ou complète du flux menstruel. Lorsque la sténose est complète, l'utérus est augmenté de volume et fluctuant; et des douleurs utérines cruelles surviennent à chaque époque cataméniale (4). Les trompes de Fallope sont dilatées. Les produits menstruels, retenus dans la cavité utérine et décomposés, peuvent refluer, à travers les trompes, jusque dans la cavité abdominale et déterminer une péritonite grave et même mortelle. La simple distension de la matrice peut être portée à un degré assez extrême pour devenir par elle-même le point de départ de la péritonite (5). La septicémie peut quelquefois succéder à la résorption des principes septiques contenus dans l'utérus. Un symptôme qui sert souvent à diriger l'attention sur la possibilité d'une atrésie anormale du vagin consiste dans l'inaptitude au coït.

Les symptômes principaux de l'atrésie pendant l'accouchement tiennent, d'une manière générale, à l'existence d'un obstacle mécanique au travail, lequel est plus ou moins sérieux, suivant le degré de la sténose. La symptomatologie spéciale des conditions pathologiques individuelles qui résultent de l'atrésie a

(1) Hirte. « Arch. f. Gynaek. », Bd. VII, 1875. p. 552.

(2) Müller. « Arch. f. Gynaek.», Bd. V, 1873, p. 132.

(3) Schatz. « Arch. f. Gynaek. Bd.», II, 1871, p. 297.

(4) Dohrn. « Arch. f. Gynaek.», Bd. X, 1876, p. 544; I. E. Taylor. *Atresia of the Vagina*, « Trans. of the Am. Gynæc. Soc. », vol. IX, 1880, pp. 9, 12.

(5) I. E. Taylor. *Loc. cit.*, p. 16.

été étudiée en même temps que leurs caractères anatomiques respectifs.

Les atrésies, pour la plupart, réclament chacune un traitement spécial conforme aux principes de la chirurgie. Dans un travail du professeur I. E. Taylor, contenu dans le quatrième volume des *Comptes rendus de la Soc. gynéc. am.* et intitulé *Atresia of the Vagina, congenital or accidental, in the pregnant or non-pregnant Female*, l'auteur rapporte un cas dans lequel il existait, selon toute apparence, une oblitération complète du vagin ; il réussit, en grattant avec l'ongle au moment des contractions, à introduire son doigt à travers la membrane qui était placée en avant de la tête fœtale, et à créer accidentellement une ouverture suffisante pour que l'accouchement pût s'opérer. J'ai antérieurement rapporté deux cas semblables : l'un dans le *New-York Med. Journ.*, et l'autre à la Société obstétricale (1). Le premier, dans lequel je fus assisté par le professeur Fordyce Barker, se produisit à « Bellevue-Hospital », et le second dans ma clientèle particulière. Dans les deux cas, le succès suivit la dissection progressive des parois vaginales opérée avec le doigt. Habituellement, en pareilles circonstances, une dépression ou un point particulièrement aminci indique la voie que l'on doit suivre. Mais C. Braün déclare que dans trois cas il a vu des fistules vésico-vaginales accompagner ce procédé de décollement et recommande de ne l'employer qu'avec une précaution extrême (2). Pour les sténoses du vagin on devra recourir à la dilatation pratiquée, soit à l'aide d'éponges préparées, de tampons d'écorce d'orme (*Slippery-helm*, Skene), ou d'une vessie pleine d'eau. Lorsque la dilatation est déjà bien avancée, on peut pratiquer des incisions pour aider à ce qu'elle devienne complète.

TUMEURS UTÉRINES COMPLIQUANT LA GROSSESSE, LE TRAVAIL ET LES SUITES DE COUCHES

I. — MYOMES UTÉRINS

1° *Pendant la gestation.* — En raison de ce que la stérilité est la conséquence habituelle de l'existence des myomes utérins, ces tumeurs constituent une complication relativement rare de la grossesse. — On les distingue, quant au siège, en sous-péritonéaux, interstitiels et sous-muqueux. — La présence de l'une quelconque de ces variétés diminue les chances de conception, sans cependant en détruire absolument toute possibilité.

Les *fibro-myomes sous-péritonéaux* n'empêchent la conception ou n'interrompent la gestation qu'autant qu'ils atteignent un volume considérable ; leur influence fâcheuse peut s'expliquer d'ordinaire par les rétroflexions ou les rétroversions de l'utérus qu'ils entraînent.

Les *myomes interstitiels* sont vraisemblablement, plus que la

(1) « Trans. of the New-York Obstet. Soc. », vol. I, p. 44.

(2) Braun von Fernwald. « Lehrbuch der gesammt. Gynaek. », p. 273.

variété précédente, l'occasion de l'avortement ou du travail prématuré, soit en produisant des flexions utérines (1), soit en agissant comme cause excitante d'hémorrhagies, qui sont plus graves lorsque le placenta est inséré en regard du siège de la tumeur. Cette condition concerne particulièrement les hémorrhagies *post-partum*, d'autant plus que l'atrophie musculaire produite par la présence du myome empêche l'occlusion rapide et complète des sinus utérins.

Les *f.-myomes sous-muqueux* permettent rarement la conception; lorsqu'elle s'effectue, la règle est qu'elle se termine par l'avortement, suite habituelle d'une hémorrhagie (2). Dans des cas rares, cependant, la grossesse arrive jusqu'au terme normal.

En général, les myomes participent de l'hypertrophie que subit l'utérus durant la grossesse; ils deviennent en même temps plus mous (3) et plus imprégnés de liquides. — Ce changement de consistance, qui est le fait de l'accroissement vasculaire et d'une infiltration séreuse, s'accompagne de la dilatation des lymphatiques qui peut aller jusqu'à la formation de kystes.

J'ai publié, dans les *Archives de tocologie* (1883) (4), un mémoire dans lequel je pense avoir démontré en détail les modifications histologiques subies par les fibromes pendant la grossesse. L'ectasie des lymphatiques y joue en effet un rôle important et ce processus ici représente le stade initial des dégénérescences kystiques étudiées dans ces tumeurs par Spiegelberg, Fehling, Leopold, et entrevu même antérieurement par Billroth. A côté de l'ectasie lymphatique, on observe une infiltration interstitielle des éléments conjonctifs périvasculaires et de ceux qui constituent la gangue cellulaire qui enveloppe les nodules myomateux. Les cellules prennent une apparence et acquièrent un volume qui les rend semblables aux éléments du tissu du *myxome*. On pourrait encore qualifier cet aspect de *colloïde*. J'ai pensé qu'il ne s'agissait point d'une néoplasie myxomateuse spéciale dans cette modification de la tumeur, et que la substance colloïde en question représente seulement un liquide d'exsudation infiltrant les éléments conjonctifs; c'est même l'opinion de Koester pour tous les tissus myxomateux en général. — Cette vue est justifiée par la pathogénie. L'accroissement des myomes pendant la grossesse est un phénomène plutôt passif qu'actif; il se résume dans ces trois termes : 1° contraction utérine et compression; 2° stase vasculo-sanguine et lymphatique dans le myome, consécutive à la gêne de la circulation en retour amenée par les deux facteurs précédents; 3° ectasie lymphatique et veineuse, infiltration, œdème interstitiel et hyperplasie discrète des éléments connectifs de la tumeur. D.

De semblables tumeurs ainsi ramollies sont susceptibles de subir

(1) Ponfick. « Beitr. z. Geburtsh. u. Gynaek. », Bd. II, 1873, p. 92.

(2) Thomas. « Am. Jour. of Obstet. », vol. VIII, p. 606.

(3) Spiegelberg. « Arch. f. Gynaek. », Bd. V, 1873, p. 110.

(4) Doléris. *Contribution à l'histoire des myomes utérins dans leurs rapports avec le processus et l'accouchement*, « Arch. de Tocologie », janvier et février 1883.

de rapides changements de forme, sous l'influence d'un accroissement de la pression intra-pelvienne et de la contraction utérine. Elles peuvent être aplaties au point de n'être plus appréciables, mais elles reprennent leur ancienne forme après l'accouchement.

Le diagnostic des myomes utérins, en particulier des variétés sous-muqueuse et interstitielle, pendant la grossesse est souvent accompagné de certaines difficultés, d'autant que les symptômes et les signes qui leur sont propres sont obscurcis par ceux mêmes de la gestation. Les tumeurs fibreuses peuvent être prises pour des organes fœtaux ou pour des tumeurs cystiques intra-utérines. Cette dernière erreur serait particulièrement déplorable, si on allait jusqu'à ponctionner le myome et qu'il s'ensuivît une métrorrhagie.

2° *Pendant le travail et les suites de couches.* — Les polypes utérins agissent comme obstacle à la délivrance, alors seulement qu'ils sont situés sur les côtés ou sur le trajet du chemin suivi par le fœtus, et qu'ils possèdent un volume et une consistance notables. — Si la tumeur est petite, mobile, dépressible, elle constitue un obstacle sans importance et il peut arriver même qu'elle soit expulsée, après rupture de son pédicule, par le fait de l'engagement du fœtus.

Les myomes *interstitiels*, lorsqu'ils occupent le corps de l'utérus, constituent un obstacle au travail seulement lorsqu'ils sont inclus dans le segment inférieur de l'organe. Même situés de la sorte, il arrive souvent qu'ils remontent spontanément dans la *cavité pelvienne* sous l'influence de la contraction des fibres longitudinales de la matrice. L'effet de semblables contractions est d'augmenter la violence des douleurs, et, d'après Spiegelberg (1), de produire parfois la rupture de la paroi utérine, déjà atrophiée et dégénérée par le fait du développement de la tumeur. Par la gêne qu'ils apportent à la contraction symétrique de l'organe, les myomes interstitiels rendent les douleurs irrégulières et inefficaces, créant en outre une prédisposition aux hémorrhagies *ante-partum*, mais surtout *post-partum*.

En altérant la forme de la cavité utérine et empêchant l'engagement de la tête au détroit supérieur, cette variété de myomes entraîne fréquemment des anomalies dans la présentation et la position (2). Dans un cas de ma pratique, l'éclampsie survint, déterminée apparemment par cet ensemble de conditions, en partie comparable à celui que l'on retrouve dans la grossesse multiple.

Ils prédisposent, en outre, au développement des rétroflexions durant la période post-puerpérale.

Lorsque les myomes interstitiels sont développés dans l'épaisseur du col utérin, ils constituent presque invariablement un obstacle

(1) Spiegelberg. « Lehrbuch », p. 509.

(2) Thomas. *Loc. cit.*, p. 608.

mécanique à l'accouchement, et rarement ils sont susceptibles de se déplacer au-dessus du détroit supérieur. Si cependant ils sont devenus intra-vaginaux et si leur base d'implantation n'est pas trop large, ils deviennent souvent passibles d'une intervention chirurgicale appropriée. A défaut de cette dernière ressource, ils peuvent exercer sur la tête de l'enfant une compression fatale, ou bien le septum vésico-vaginal risque d'être déchiré pendant le travail.

Les myomes *sous-séreux* sont ordinairement développés dans la paroi postérieure de l'utérus. S'ils sont en connexion avec le corps de l'organe et situés au-dessus du cul-de-sac péritonéal rétro-utérin, ils peuvent être spontanément expulsés dans le péritoine. Ils prennent néanmoins naissance, le plus fréquemment, dans le tissu du col et se développant par en bas ils deviennent rétro-vaginaux ; occupant alors plus ou moins complètement l'excavation pelvienne, ils constituent, pour peu que leur volume soit un peu considérable, un obstacle insurmontable à l'accouchement. Cette variété a été désignée sous le nom de *myome utérin incarcéré* (1).

Traitement. — Les fibromes interstitiels du corps de l'utérus, en règle générale, n'empêchent pas la sortie de l'enfant. Le Dr H. Kessler a publié un cas qu'il m'a été donné d'observer avec lui, dans lequel, après l'expulsion d'un fœtus de quatre mois, il fut impossible d'extraire le placenta. Ce dernier occupait une position inaccessible près de la corne gauche hors de l'atteinte des doigts, tandis que la saillie de la tumeur était telle qu'il fallut recourir à l'emploi des curettes. La malade mourut, dans la suite, de septicémie. Elle eût peut-être été sauvée par l'extraction totale de l'utérus (?).

Si les myomes utérins font saillie dans l'excavation ou l'obstruent, ils devront être repoussés au-dessus du rebord pelvien au moyen de pessaires placés dans le vagin ou dans le rectum.

L'obstacle le plus sérieux apporté à la sortie de l'enfant est le fait des myomes du col et des myomes sous-séreux qui sont situés derrière l'utérus et emplissent presque l'excavation. En présence de cas semblables, le seul moyen de délivrer la femme consiste dans l'opération césarienne.

Toutefois, les résultats défavorables de l'opération, dans le cas de complication par la présence de myomes utérins, ressortent dans le mémoire de Spiegelberg où quatre femmes seulement survécurent sur vingt-neuf. Un exemple heureux de section césarienne, nécessitée par la présence de deux gros fibromes utérins, a été récemment publié par le Dr Moïse Baker (2), de Stockwell, Indiana.

Les masses polypeuses pourront être repoussées en arrière dans

(1) Spiegelberg. « Arch. f. Gynaek. », Bd. V, 1873, p. 100.
(2) Am. Journ. of Obstet., 1881, vol. XIV, p. 596.

l'utérus, si possible, lorsque le pédicule sera hors d'atteinte. Dans les cas, cependant, où la tumeur est repoussée au-devant de la tête, et le pédicule accessible, il faudra l'enlever au moyen de l'écraseur ou des ciseaux.

L'allongement polypeux de la lèvre antérieure, si sa réduction est impossible et si son volume fait obstacle au travail, peut nécessiter la destruction de l'enfant, en raison de ce que l'excision a des chances d'être suivie d'une hémorrhagie dangereuse.

II. — CARCINOMES DU COL DE L'UTÉRUS

1° *Durant la grossesse.* — Le cancer de l'utérus qui constitue une des complications les plus graves de la grossesse est, lorsqu'il est primitif, presque sans exception, d'origine cervicale. Fréquemment la conception a lieu au début de la maladie ; mais comme en réalité elle ne devient impossible que si la tumeur carcinomateuse obture complètement la cavité du col, elle peut survenir aux époques les plus tardives de l'évolution néoplasique. L'existence de la grossesse hâte cette évolution et sans doute le développement rapide de la tumeur est lié à l'accroissement de la vascularité de l'utérus et à la suractivité corrélative qui se produit dans les phénomènes de nutrition. Dans des cas exceptionnels, l'apparition de la grossesse semble arrêter le développement des symptômes locaux et généraux attribuables à l'affection carcinomateuse (1). L'existence du néoplasme n'empêche pas, la plupart du temps, la grossesse d'évoluer jusqu'au terme de la gestation intra-utérine normale (2), bien que l'avortement et l'accouchement prématuré soient des conséquences fréquentes de son développement. Ces terminaisons hâtives de la grossesse sont le plus souvent amenées par des productions cancéreuses qui, grâce à leur accroissement progressif, ont envahi les portions plus élevées, supra-vaginales du col ; elles résultent probablement de l'obstacle qu'apportent ces tumeurs au processus normal du développement et de l'expansion de la matrice.

Les tractions qui s'exercent, en raison de l'effacement du col, sur les tissus non extensibles de la tumeur peuvent aussi produire une solution de continuité et donner lieu à une hémorrhagie formidable. Dans des circonstances tout à fait exceptionnelles, les carcinomes de l'utérus paraissent prolonger le terme de la gestation au delà de ses limites normales, auxquels cas le fœtus périt et subit les modifications habituelles dans la rétention.

2° *Durant l'accouchement et dans l'état puerpéral.* — Si le cancer

(1) Spiegelberg, « Lehrbuch », p. 295.
(2) Benicke. « Arch. f. Gynaek. », Bd. X, 1876, p. 405.

reste localisé au segment inférieur de la cavité cervicale, l'effacement du col n'est pas matériellement impossible, et la délivrance peut s'effectuer rapidement et sans aucune complication. Mais si le processus morbide a envahi toute la portion vaginale du col, ou s'est étendu jusqu'à l'orifice interne, le tissu rigide de la production cancéreuse se sera substitué aux fibres musculaires extensibles, et une ouverture de dimensions suffisantes pour donner passage au fœtus ne pourra se faire que par la rupture et le traumatisme du col dégénéré et inextensible. La conséquence immédiate d'une semblable déchirure est une hémorrhagie violente qui est, néanmoins, justiciable d'un traitement.

Le résultat de la compression exagérée que subit le col durant le travail consiste dans la nécrose des tissus contus, qui se complique fréquemment d'une septicémie mortelle.

Le diagnostic est établi en se basant sur les mêmes principes qui servent à déterminer l'existence du cancer du col de l'utérus en dehors de l'état de gestation.

Le pronostic reste douteux autant pour la mère que pour l'enfant. Ce dernier est en péril en raison des risques qu'il court par le seul fait d'une expulsion prématurée et de l'obstacle qu'oppose à sa naissance la présence de la tumeur. L'existence de la mère est non seulement mise en danger par la rapidité qu'imprime habituellement la grossesse à l'évolution du cancer, mais elle est également menacée par la prédisposition plus marquée de la malade à l'avortement, à l'hémorrhagie *post-partum* et à la fièvre puerpérale.

Traitement. — Pendant la grossesse, dans les cas où la maladie est localisée à la portion cervicale, on doit pratiquer l'amputation ou l'excision. On choisit habituellement le quatrième mois pour le moment de l'ablation. L'avortement n'est pas une conséquence fatale de l'opération.

Dans les périodes avancées de la maladie, lorsque l'affection cancéreuse a envahi les tissus voisins, l'intervention chirurgicale doit être remise à la fin de la gestation. Il appert que plus l'intervention pour la mère devient incertaine, plus les intérêts de l'enfant prennent de l'importance.

Une large ablation des tissus morbides pendant la grossesse expose la mère aux dangers immédiats de l'accouchement prématuré et de la septicémie consécutive; de plus il est à présumer qu'il sera très difficile d'intervenir d'une manière assez efficace pour créer un libre passage à l'expulsion rapide de l'enfant. Si le fœtus est en vie, au moment où le travail s'établit, la section césarienne laisse assurément l'espoir de sauver une des deux existences, et probablement sans augmenter le péril auquel l'autre est exposée (1).

(1) Herman (« Trans. of the Obstet. Soc. of London », vol. XX, p. 191) reports twelve Cœsarean operations, with four recoveries.

Le docteur Fordyce Barker déclare qu'il a observé trois cas d'accouchement spontanée avec des cols cancéreux, et que les trois fois les mères survivaient après la période des suites de couches. Mais une aussi bonne fortune est nécessairement chose rare, et de pareils résultats ne peuvent s'observer que chez des femmes dont les tissus ne sont que faiblement compromis. Frommel cite une observation de la clinique de Berlin, dans laquelle l'enfant étant mort, Schrœder enleva avec ses mains de volumineuses portions du néoplasme et put ainsi pratiquer une voie de dimensions suffisantes pour permettre l'extraction de l'enfant par la version (1). La malade sortit le dixième jour, mais elle mourut quelques jours après.

III. — TUMEURS DE L'OVAIRE

1° *Pendant la grossesse.* — Les tumeurs de l'ovaire, surtout celles qui appartiennent à la variété kystique, sont très souvent observées comme complications de la grossesse. Elles précèdent habituellement la conception, mais elles peuvent néanmoins apparaître durant l'état de gravidité. Fréquemment la gestation favorise leur évolution en augmentant la vascularisation générale des organes pelviens, bien qu'un arrêt de développement et une métamorphose régressive momentanée de la tumeur paraissent être les effets directs d'une conception intercurrente (2). Ce processus de régression ne s'établit qu'au sein des tumeurs kystiques et il peut être dû à la pression utérine qui facilite la résorption des produits contenus dans ces cavités. Après la délivrance, les kystes présentent à la palpation un certain état de relâchement et de flaccidité. La tension naturelle de la tumeur se rétablit bien vite, grâce à la sécrétion d'une quantité nouvelle de liquide, excepté toutefois dans les circonstances rares, où la compression exercée par l'utérus gravide paraît être le point de départ d'un processus définitif d'atrophie et de résorption.

Wernich (3) a émis l'opinion que, sous l'influence de la gravidité, des tumeurs ovariennes bénignes pourraient prendre un caractère de malignité, et Spiegelberg (4) considère cette transformation comme parfaitement établie. Les tumeurs ovariennes que nous avons en vue peuvent être bilatérales. Lorsqu'elles sont de dimensions modérées, elles peuvent n'apporter aucune gène à la grossesse utérine ni à la délivrance, si ce n'est par une légère aggravation des désordres habituellement associés à la gestation. Cependant, une tumeur de l'ovaire

(1) Frommel. *Zur operat. Therapie d. Cervix-Carcinoms in d. Complication mit Graviditaet*, « Ztschr. f. Geburtsh. u. Gynaek. », Bd. V, p. 158.

(2) Schrœder. « Lehrbuch », p. 399.

(3) Wernich. « Beitr. z. Geburtsh. u. Gyn. », Bd. II, p. 143.

(4) Spiegelberg. « Lehrbuch », p. 297.

peut amener l'avortement ou l'accouchement prématuré, si elle se trouve fixée par des adhérences, dans la cavité pelvienne, ou étroitement unie à la matrice. En pareilles circonstances, l'avortement provient de l'obstacle qu'apporte l'évolution néoplasique à l'expansion normale de l'utérus, ou de l'état de rétroflexion que la tumeur détermine. On peut quelquefois observer la torsion du kyste sur son axe, laquelle s'accompagne de l'étranglement du pédicule.

Cette issue malheureuse conduit à une terminaison fatale par le *shock*, la gangrène du kyste et la septicémie consécutive, ou par l'hémorrhagie dans le néoplasme et dans la cavité péritonéale, suivie bientôt de péritonite. L'ensemble des phénomènes morbides provoqués par des tumeurs d'un volume plus considérable est absolument différent. Ces dernières n'occasionnent pas fréquemment l'avortement et l'accouchement prématuré, mais elles compliquent très sérieusement les dernières périodes de la grossesse, en raison de la pression que, de concert avec l'utérus gravide, elles exercent sur les viscères abdominaux et thoraciques. L'ascite et la dyspnée représentent les effets principaux de l'augmentation de la pression intra-abdominale. On observe souvent l'œdème des membres inférieurs. Quelquefois les tumeurs se rompent et leur rupture peut être suivie de collapsus mortel, de péritonite ou de septicémie. Toutefois le liquide kystique effusé peut être résorbé et la grossesse avoir une terminaison normale.

Diagnostic. — Si la tumeur de l'ovaire est de petit volume, sa présence peut être complètement masquée par le développement de l'utérus ou bien elle peut être prise pour une portion de cet organe; lorsque la surface de la tumeur est inégale et nodulaire, c'est l'utérus au contraire qui, à une époque précoce de la gestation, peut être pris pour une portion du kyste. La palpation et l'auscultation sont, néanmoins, d'habitude, des moyens suffisants pour asseoir le diagnostic.

En outre, l'absence des menstrues coïncidant avec une tumeur ovarique, et l'augmentation rapide et anormale du volume de l'abdomen, doivent faire naître l'hypothèse de la coexistence de la grossesse et du kyste de l'ovaire.

2° *Pendant l'accouchement et l'état puerpéral.* — Les dangers qui résultent, pendant la parturition et l'état puerpéral, de la présence des tumeurs ovariques compliquant la grossesse sont de deux ordres. Ils consistent: (*a*) dans l'obstacle qu'elles créent à l'accomplissement du travail et (*b*) dans les processus morbides développés au sein des néoplasmes eux-mêmes par suite de la pression excessive qu'exercent les tissus environnants.

a) Si la tumeur de l'ovaire est fixée dans le bassin de telle façon que son déplacement spontané ou artificiel soit impossible, elle peut apporter un obstacle sérieux à l'expulsion du fœtus. Les kystes dermoïdes paraissent avoir une tendance plus marquée à contracter des adhérences dans le bassin que toutes les autres tumeurs de l'ovaire; aussi, en raison de cette particularité et de la consistance plus grande de leur contenu, ils comportent un pronostic plus grave que n'importe quelle autre variété (1). L'impossibilité à l'accomplissement du travail résulte plus souvent de la présence de petites tumeurs que de celle de tumeurs considérables. Ces dernières en effet se mobilisent plus souvent dans la cavité abdominale pendant la grossesse, et deviennent incapables, dès ce moment, de rentrer dans l'excavation.

b) Même dans les cas où l'obstacle apporté à la parturition par une tumeur ovarique est insignifiant, les modifications déterminées dans le tissu même de celle-ci par l'acte de la parturition peuvent être l'origine de conséquences très sérieuses. La pression et les tractions qui s'exercent sur le pédicule du kyste peuvent être, en effet, assez énergiques pour causer son étranglement, lequel est suivi de la nécrose de la tumeur et d'accidents septicémiques consécutifs. La rupture du sac, avec ses conséquences fatales, peut également se produire; ou bien, en raison des pressions excessives qu'elle subit, il peut survenir un traumatisme assez grave de la tumeur pour amener le sphacèle de sa masse entière. Le développement du fœtus n'est pas, en général, empêché par la présence de tumeurs ovariques. Celles-ci manifestent une tendance à un développement très rapide pendant l'état puerpéral, si ce n'est dans les cas peu fréquents caractérisés par une évolution régressive et une résorption définitive.

Les tumeurs de l'ovaire constituent une complication grave de la grossesse: Playfair en rapporte cinquante-sept observations avec treize cas de mort. Le traitement, dans les cas où elle empêche la délivrance, consiste dans l'écartement de la tumeur, ou, après des efforts prolongés et infructueux, dans la ponction du kyste. Les *culs-de-sac* du vagin représentent généralement la région la plus convenable pour l'introduction du trocart. Le moment choisi pour enfoncer le trocart doit être celui d'une contraction, le kyste se trouvant alors tendu par la pression. En raison de l'accroissement rapide du volume de la tumeur, qui se produit habituellement sous l'influence de la grossesse, en considération aussi des résultats relativement heureux fournis par l'ovariotomie pratiquée chez des femmes enceintes, cette opération radicale exécutée au cours de la gestation pourra peut-être un jour devenir la forme la plus avantageuse du traitement.

(1) Schrœder. *Op. cit.*, p. 501.

CHAPITRE XXIX

ANOMALIES DU FŒTUS QUI CRÉENT UN OBSTACLE A L'ACCOUCHEMENT

Ossification prématurée du crâne. — Hydrocéphalie. — Encéphalocèle. — Hydrothorax. — Ascite. — Causes différentes de distension abdominale. — Tumeurs du tronc. — Monstruosités. — Monstres doubles. — Acardiaques. — Monstres anencéphales.
Positions anormales. — Version spontanée. — Evolution spontanée.

I. — MALADIES DU FŒTUS QUI S'OPPOSENT A L'EXPULSION DE LA TÊTE

Ossification prématurée du crâne fœtal.

Cet état est caractérisé par la soudure complète ou à peu près complète des fontanelles. La tête, pour cette raison, perd sa compressibilité et ne peut plus éprouver ces modifications de forme qui jouent un rôle si important dans les phénomènes mécaniques du travail. Cette anomalie étant apte à empêcher, pendant l'enfance, le développement du cerveau, le très regretté Dr Jokn E. Blake (1) conseillait la perforation précoce dans les cas où les intérêts de la mère paraissaient menacés. Comme, sur un nombre considérable d'accouchements chirurgicaux, je n'ai jamais rencontré cette forme de dystocie, elle doit être à mon avis extrêmement rare.

HYDROCÉPHALIE

L'hydrocéphalie congénitale, s'accompagnant d'un développement assez marqué pour constituer un obstacle à la parturition, est relativement peu commune. D'après les statistiques de Mme Lachapelle (2) elle ne se serait présentée que quinze fois sur 43,545 accouchements. Elle résulte habituellement d'une effusion séreuse localisée dans les ventricules du cerveau. Le liquide transsudé peut, néanmoins, selon Jaccoud et Hallopean (3) siéger dans les mailles de la pie-mère, dans la substance cérébrale, dans la cavité sous-arachnoïdienne, ou entre l'arachnoïde et la dure-mère.

Étiologie. — Les éléments pathogéniques de l'affection ne sont pas encore nettement dégagés bien que Hergott (4) établisse une relation invariable de causalité entre le crétinisme coexistant et l'hydrocéphalie.

Voyez dans Dareste : *Essais de ténatologie expérimentale*, les rapports des arrêts de développement des îlots sanguins de l'embryon avec les hydropysies fœtales (p. 190). D.

(1) Blake. « Am. Journ. of Obstet. », vol. XII, 1879, p. 225.

(2) Spiegelberg. « Lehrbuch », p. 525.

(3) *Nouv. dict. de Méd. et de Chir. prat.*, vol. XIII, art. « Encéphale », p. 151.

(4) Hergott. *Des Mal. fœtal. qui peuvent faire obstacle à l'accouchement*, Paris, 1878, p. 13.

Anatomie pathologique. — Le sérum épanché comprime la substance cérébrale et amène, dans la cavité céphalique, une dilatation qui peut devenir excessive. Les os sont réduits à une minceur anormale qui, dans certains cas, ne dépasse pas celle du parchemin. Ils peuvent être interrompus dans leur continuité par des orifices à travers lesquels fait saillie le contenu de la cavité cranienne, constituant ainsi une encéphalocèle. La dimension du crâne est hors de toute proportion avec celle de la face. La tête peut acquérir le volume de celle d'un adulte. Le front est accusé et proéminent, les sutures sont largement ouvertes, les fontanelles sont d'un diamètre considérable. Habituellement, le corps du fœtus est bien développé ; son volume est en harmonie avec l'époque correspondante de la grossesse, bien qu'on puisse cependant observer le spina bifida et certaines autres malformations fœtales. L'hydramnios est une complication commune de l'hydrocéphalie.

Diagnostic. — On prend souvent pour de l'hydrocéphalie les tumeurs kystiques, le spina bifida, l'encéphalocèle et la macération du crâne fœtal. Le diagnostic est basé sur différents signes en rapport avec la position et la présentation du fœtus. Dans les cas de présentation du sommet, la palpation peut faire constater la présence d'une tumeur *volumineuse*, arrondie, dure, située au-dessus du pubis, tandis que l'auscultation permet d'entendre le maximum des battements cardiaques du fœtus au-dessus de l'ombilic. L'abdomen est anormalement distendu. Si la tête est en partie descendue dans l'excavation, la palpation *per-vaginam* donne la sensation d'un sac fluctuant, qui devient remarquablement tendu au moment des douleurs. Dans l'intervalle des contractions utérines, les vastes fontanelles, les os minces et les larges sutures sont parfaitement reconnus. Ces signes peuvent cependant manquer si les os craniens sont épais et les sutures déjà ossifiées. Dans ce cas, la disproportion entre le crâne et la face, la saillie de l'os frontal et la proéminence des arcades sourcilières constituent les principales bases du diagnostic. Si les membranes sont rompues, le cuir chevelu peut être senti. Le diagnostic est plus facile lorsque la cavité cranienne n'est pas considérablement distendue. Dans le cas de présentation pelvienne, le diagnostic, qui est alors plus difficile, doit être principalement basé sur la constatation, au niveau de l'utérus, d'une tumeur plus volumineuse que la tête normale d'un fœtus. Des accouchements antérieurs d'hydrocéphales chez la même personne, ainsi que les faibles mouvements du fœtus, peuvent, en pareilles circonstances, diminuer un peu les difficultés du diagnostic.

Le diagnostic peut être méconnu jusqu'au moment de l'intervention et, dans cette éventualité, l'opérateur, croyant uniquement à un volume un peu exagéré de la tête , applique le forceps. Mon maître, M. Lucas Championnière, a fait remarquer qu'alors l'écartement considérable des manches de l'instrument à l'extérieur du bassin, démontrant un écartement correspondant des cuillers à l'intérieur, joint à la difficulté de l'articulation, constitue un indice précieux du volume démesuré de la tête et conduit directement à l'hypothèse de l'hydrocéphalie. D.

Mécanisme de l'accouchement.—Il arrive quelquefois que la marche du travail n'est pas matériellement empêchée par la présence d'un fœtus hydrocéphale ayant acquis des dimensions très considérables. Cette heureuse éventualité peut être due, si les os sont amincis, à la prompte adaptation du crâne fœtal au bassin, ou à la rupture de la tête et à l'écoulement de la sérosité (1), circonstances qui se réalisent surtout dans les cas de présentations pelviennes. La présentation influe notablement sur la marche de l'accouchement. Si la tête est forcée, par sa grande circonférence, contre le détroit supérieur, elle s'accommode moins facilement dans le bassin que lorsqu'elle pointe latéralement ou obliquement dans l'entrée pelvienne. Les difficultés sont plus grandes si les os du crâne sont fermes et épais ou si les sutures sont déjà ossifiées. Les présentations du siège sont favorables à une délivrance rapide, par ce fait que la tête est, pendant sa descente, soumise de la part des parois pelviennes à une pression plus égale, et que, sous cette influence, elle affecte une forme conique plus apte à assurer son expulsion. Cependant l'accouchement spontané est rare. Dans l'immense majorité des cas, les interventions chirurgicales sont nécessaires.

Pronostic. — On sacrifie habituellement le fœtus si l'anomalie existe à un degré suffisant pour prolonger le travail outre mesure. Même lorsqu'il arrive au monde vivant, l'enfant est destiné à succomber à une période précoce de la vie extra-utérine. Le pronostic, quant à la mère, est largement influencé par le temps durant lequel se sont prolongées les manœuvres obstétricales, et par la nature des moyens auxquels on a eu recours. Si le travail dure trop longtemps, des fistules vésico-vaginales peuvent résulter de la compression exercée par la tête fœtale, ou bien la mère peut succomber à l'épuisement ou à la rupture de la matrice. Cette dernière complication est relativement fréquente. Elle est en effet survenue seize fois sur les soixante-quatorze cas rassemblés par Thomas Keit. La déchirure se fait généralement au voisinage du col; cependant elle se localise souvent au niveau du fond de l'utérus.

Le traitement consiste à ponctionner le crâne à l'aide d'un fin trocart et à favoriser l'écoulement du liquide épanché. Si la manœuvre est possible, il faut encore pratiquer la version et extraire le fœtus par les pieds. Le forceps ne présente aucun avantage, car il

(1) Schrœder. « Lehrbuch », p. 632.

est impossible de l'appliquer de façon à avoir une prise solide. Si la version paraît devoir s'accompagner de difficultés sérieuses, on doit agrandir l'orifice de ponction et extraire la tête à l'aide du cranioclaste.

M. le professeur Tarnier a simplifié la conduite de l'accoucheur lorsque la tête vient la dernière. Il donne le conseil de sectionner les ligaments intreépineux entre deux vertèbres cervicales accessibles et, par cet orifice artificiel, de pousser dans le canal rachidien un trocart long qui pénètre jusqu'aux cavités encéphaliques. Tout naturellement, et mieux encore sous l'influence des tractions, le liquide hydrocéphalique s'écoule graduellement. Ce procédé dispense d'introduire la main et des instruments jusqu'au détroit supérieur. D.

ENCÉPHALOCÈLE CONGÉNITALE

Cette anomalie de la tête fœtale consiste dans l'accumulation au-dessous du cuir chevelu d'une certaine quantité de fluide céphalique, avec ou sans une enveloppe formée aux dépens des méninges ou de la substance cérébrale. Le kyste contenant le liquide est relié au crâne par un pédicule de forme et de longueur variables. L'orifice à travers lequel s'échappe le liquide primitivement contenu dans l'intérieur du crâne peut provenir d'un amincissement des os du crâne sous la dépendance de l'hydrocéphalie, ou bien être le résultat d'un arrêt de développement. On constate dans quelques cas que l'encéphalocèle communique avec la cavité cranienne par son pédicule ; dans les autres cas, ce dernier est imperforé. Le volume des encéphalocèles varie de celui de kystes à peine perceptibles à celui de tumeurs plus considérables que le crâne lui-même. Elles peuvent occuper n'importe quelle région de la tête fœtale, mais on les observe plus fréquemment au niveau des régions frontale et occipitale (1).

La cause de l'anomalie qui nous occupe n'est pas encore définitivement déterminée, mais elle semble devoir être rapportée à un processus inflammatoire.

Les encéphalocèles empêchent rarement l'accouchement, parce que, leur siège le plus habituel étant les régions frontale ou occipitale, elles se dégagent soit avant soit après la tête fœtale. Leur présence semble déterminer des troubles de la nutrition dans les os du crâne, et ceux-ci devenant, en vertu de ces modifications, plus souples et plus compressibles, sont plus rapidement expulsés. Le degré de l'obstacle créé par la présence des encéphalocèles est à son maximum lorsque le volume de la tumeur est considérable, son pédicule court et sa situation latérale. Mais une simple ponction suffit habituellement pour mettre à

(1) Hergott. *Op. cit.*, p. 121.

l'abri de nouvelles difficultés. Le pronostic pour la mère et pour l'enfant est de beaucpup plus favorable que dans les cas d'hydrocéphalie congénitale.

II. — ÉTATS ANORMAUX DU FŒTUS QUI EMPÊCHENT LE DÉGAGEMENT DU TRONC

HYDROTHORAX

L'hydrothorax qui ne coïncide pas avec des effusions séreuses dans les autres cavités closes du corps est peu fréquent, et lorsqu'il existe il n'est que rarement assez abondant pour créer un obstacle à la délivrance.

Spiegelberg n'en a rencontré qu'un seul cas, et il n'en rapporte que deux autres observés par Hohl (1).

ASCITE

Bien que plus fréquentes que l'hydrothorax, les ascites ne constituent généralement qu'un obstacle insignifiant à la parturition, en raison de la compressibilité spéciale des parois abdominales et de la quantité généralement faible du liquide épanché. Elles ont cependant quelquefois retardé la délivrance d'une façon notable (2).

L'ascite et l'hydrothorax sont plus souvent associés qu'isolés, et ils constituent, lorsqu'ils se combinent, un obstacle sérieux à la parturition. Des effusions péricardiques d'abondance variable peuvent exister simultanément avec l'une ou l'autre de ces affections (3).

Les dimensions du ventre du fœtus peuvent, par la distension et l'augmentation de volume des organes abdominaux, être accrues au point d'empêcher l'accouchement. Parmi les causes de distension abdominale de cette nature, on peut citer :

a, Les dégénérescences kystiques des reins (4) ; *b*, la dilatation de la vessie (5) ; *c*, la dilatation des uretères (6) ; *d*, la dégénérescence

(1) Spiegelberg. « Lehrbuch », p. 528.

(2) Martin « Monatsschr. f. Geburtsh. », Bd. XXVII, 1866, p. 28.

(3) Hergott. *Op. cit.*, p. 155.

(4) Cummins. « Dublin Journ. of Med. Sci. », May. 1873, p. 499 ; Voss. « Monatsschr. f. Geburtsk. », Bd. XXVII, 1866, p. 28 ; Kansow. *Ibid.*, Bd. XIII, 1859, p. 182 ; Wegscheider. *Ibid.*, Bd. XXVII, 1866, p. 27.

(5) Whittaker. « Am. Journ. of Obstet. », vol. III, 1871, p. 389 ; Duncan « Edinburgh Med. Journ. », August, 1870, p. 163 ; Hartmann. « Monatsschr. f. Geburtsk. », Bd. XXVII, 1866, p. 273 ; Rose. *Ibid.*, Bd. XXV, 1865, p. 425 ; Olshausen. « Arch. f. Gynaek. », Bd. II, p. 280 ; Kristaller. « Monatsschr. f. Geburtsk. », Bd. XXVII, 1866, p. 165 ; Hecker. *Ibid.*, Bd. XVIII, 1861, p. 373.

(6) Ahlfeld. « Arch. f. Gynaek. », Bd. IV, p. 161.

fibro-kystique d'un testicule encore retenu dans l'abdomen (1); *e*, l'hypertrophie du foie due à des processus de dégénérescence (2); *f*, l'augmentation de volume de la matrice consécutive à l'accumulation dans sa cavité de produits de sécrétion, le col étant imperméable (3); *g*, l'hypertrophie du pancréas (4); *h*, l'hypertrophie de la rate (5); *i*, l'inclusion d'un fœtus dans un autre fœtus (6). Dans ce cas l'un des fœtus est entièrement enveloppé par le tégument de l'autre, et il se trouve rattaché à ce dernier par un pédicule inséré habituellement sur l'une des régions suivantes : sacro-coccygienne, périnéale ou cervicale (7). — Un cas d'anasarque généralisé chez le fœtus, anasarque caractérisé par la nature gélatineuse du liquide infiltré dans le tissu cellulaire sous-cutané, est cité par Keiller comme ayant constitué une cause de dystocie (8). L'emphysème occupant la totalité du corps du fœtus peut résulter de phénomènes de putréfaction survenant dans les tissus d'un enfant retenu pendant un certain temps *in utero* après l'écoulement du liquide amniotique (9). Ce processus de putréfaction a son origine dans l'introduction de l'air dans la cavité de la matrice. Les produits gazeux de décomposition se développent dans tous les tissus du fœtus et dans les différentes cavités de son corps. La peau est distendue, transparente et luisante. Elle crépite à la pression et le gaz s'échappe à travers des incisions pratiquées sur le tégument. Le tronc et les extrémités sont considérablement augmentés de volume, et ces changements de dimensions apportent à la délivrance un obstacle que les forces utérines déjà épuisées par des efforts expulsifs prolongés, ne peuvent vaincre. En pareilles circonstances, la masse fœtale doit être diminuée à l'aide de piqûres faites à la peau, permettant le dégagement des produits gazeux, et lorsque la tête se présente on doit l'extraire avec le céphalotribe. Les tractions exercées sur les extrémités peuvent arriver à les séparer du reste du tronc.

Les tumeurs développées sur les différentes régions du tronc du fœtus peuvent entraver la parturition. Les lieux d'élection de ces tumeurs sont les régions périnéale et sacrée où elles se développent entre le sacrum, le coccyx et le rectum. Leur volume varie de celui d'une petite châtaigne à celui d'une tête de fœtus à terme; il peut même dépasser ces dernières dimensions. Ces tumeurs peuvent être

(1) Rogers. « Am. Journ. of Obstet. », vol. II, p. 626.
(2) Schrœder. « Lehrbuch », p. 634.
(3) Spiegelberg. « Lehrbuch », p. 528.
(4) Martin. « Monatsschr. f. Geburtsk. », Bd. XXVII, 1866, p. 28.
(5) Voss. *Op. cit.*, p. 26.
(6) Spiegelberg. « Lehrbuch », p. 529.
(7) Hergott. *Op. cit.*, p. 266.
(8) Schrœder. « Lehrbuch », p. 636.
(9) Spiegelberg. « Lehrbuch », p. 524.

kystiques, graisseuses, vasculaires, cartilagineuses, osseuses ou carcinomateuses. Celles désignées sous le nom de ***hygromas kystiques*** sont aussi, fréquemment, observées dans les mêmes régions. Des néoplasmes peuvent se développer dans l'aisselle, sur les muscles pectoraux, et sur les régions cervicales antérieure ou postérieure.

Le spina bifida, lorsqu'il s'accompagne d'hydrorachis considérable, représente une forme nouvelle de tumeur fœtale congénitale, que l'on rencontre le plus souvent au niveau de la région lombo-sacrée.

L'ectopie des viscères abdominaux, les hernies, les kystes hydatiques et les tumeurs enkystées des parois abdominales constituent souvent des productions pathologiques suffisantes pour empêcher l'acccouchement.

J'ai publié en 1882 (1) un mémoire sur l'éventration fœtale au point de vue de la dystocie (« Archives de Tocologie »). Dans ce travail j'ai réuni les cas relatés avec détails, dans lesquels la monstruosité avait porté préjudice à la marche de l'accouchement. Il est aisé de se convaincre par la lecture des faits, que ce genre de dystocie n'est pas d'une gravité absolue. La présentation transversale est la règle, mais le fœtus est d'ordinaire expulsé ou extrait sans grandes difficultés par un mécanisme analogue à l'évolution spontanée, *conduplicato corpore*. D.

On peut également signaler l'ankylose des articulations du fœtus, les adhérences des extrémités avec le tronc, ou les adhérences des extrémités entre elles, et la rigidité cadavérique, ***rigor mortis***, à titre d'anomalies qui sont incompatibles avec ce degré de souplesse du fœtus nécessaire pour son accommodation avec le canal de la parturition. Finalement, ajoutons comme nouvelles causes de dystocie, l'adhérence du fœtus au placenta ou aux parois utérines (2).

Diagnostic. — Le diagnostic différentiel précis de ces affections diverses ne peut, d'une manière générale, être fait qu'après la délivrance. S'il existe une augmentation du volume du tronc, la tête ou le siège se dégagent aisément, mais comme ensuite la marche du travail se trouve complètement enrayée, l'exploration fait constater aisément l'existence d'un tronc anormalement développé. Dans les présentations du siège, un kyste hydrorachidien peut être pris pour les membranes de l'œuf. Mais sa consistance n'est pas modifiée sous l'influence des contractions utérines ; on ne sent aucune partie fœtale au-dessous de l'enveloppe kystique et on constate que cette dernière se trouve en continuité avec la surface cutanée du fœtus.

(1) Doléris. « Archives de Tocologie », 1882.
(2) Whittaker. « Am. Journ. of Obstet. », vol. III, 1871, p. 247.

III. — MONSTRUOSITÉS FŒTALES

La *dystocie* est plus fréquemment la conséquence de monstres doubles que de toute autre variété. Ceux-ci ont été divisés par Veit (1) en trois classes, caractérisées respectivement par :

1° Un développement double, incomplet, des extrémités supérieures ou inférieures ;

2° Deux corps distincts unis soit par leur portion supérieure, soit par leur portion inférieure ;

3° Deux corps distincts rattachés l'un à l'autre par leurs surfaces abdominale ou dorsale.

Diagnostic. — Le diagnostic différentiel des diverses malformations est habituellement impossible dans les premières périodes de l'accouchement. Il présente même des difficultés à une phase plus tardive, parce que deux jumeaux distincts peuvent donner lieu aux mêmes phénomènes essentiels. Le médecin néanmoins sera quelque peu aidé dans ses investigations par ce fait que certaines femmes semblent prédisposées à enfanter des monstres doubles, et que certaines difformités moins importantes, aisées à reconnaître et siégeant aux extrémités (les pieds bots par exemple) ne sont souvent que des complications de malformations plus sérieuses, et servent à faire soupçonner l'existence de ces dernières.

Les commémoratifs de famille peuvent être d'une grande utilité parce que ces malformations sont quelquefois héréditaires.

Les monstres doubles sont plus fréquemment observés chez les multipares que chez les primipares ; mais, d'après Veit (2), la différence ne tient qu'au nombre plus considérable des premières. Lorsque le travail est suffisamment avancé pour permettre l'introduction de la main dans l'utérus, si les difficultés du cas réclament une pareille manœuvre, le diagnostic devient clair.

Mécanisme du travail. — Les forces naturelles suffisent, d'après les statistiques de Playfair et de Hohl (3), pour amener l'expulsion des monstres doubles dans plus de la moitié des cas. Ce résultat peut être attribué aux dimensions relativement petites du fœtus et à la production fréquente de l'avortement ou de l'accouchement prématuré dans les faits de cette espèce.

La marche de l'accouchement, dans un cas appartenant à la première variété, est semblable à celle que l'on observe lorsque la tête d'un fœtus unique a acquis des dimensions exagérées. — La deuxième variété n'apporte pas habituellement d'obstacle à la délivrance,

(1) Veit. Volkmann's. « Samml. klin. Vortr », Volkmann, 1879, Nos. 164, 165.

(2) Veit. *Op. cit.*, p. 1318.

(3) Spiegelberg. « Lehrbuch », p. 531.

surtout dans les cas de présentation pelvienne. En pareilles circonstances, les deux corps traversent simultanément le canal de la parturition en restant parallèles l'un à l'autre. L'une des têtes suit la concavité du sacrum et est dégagée la première, tandis que l'autre reste retenue au-dessus du détroit supérieur, son cou se trouvant étroitement appliqué au pubis jusqu'à expulsion complète du premier enfant. Mais s'il existe une certaine disproportion dans la longueur des cous, les deux têtes peuvent simultanément traverser le canal génital. Lorsqu'elles arrivent au détroit inférieur, la tête qui correspond au cou le plus long est dégagée la première. La deuxième tête doit alors être expulsée en même temps que le cou et les épaules de l'autre fœtus. En semblable occurrence, l'intervention de l'accoucheur devient habituellement nécessaire.

Les présentations du sommet sont les plus communes dans les cas qui appartiennent à la troisième variété et le travail s'accomplit de la manière suivante. La tête de l'un des fœtus est d'abord dégagée, celle du second restant au-dessus du détroit supérieur. Puis l'on voit sortir le tronc qui correspond à la première tête. Bientôt après apparaît le deuxième tronc et, finalement, la tête qui lui appartient. L'expulsion spontanée, quand elle a lieu, se fait habituellement de cette manière. Les présentations du sommet, dans les cas qui appartiennent à la première variété, c'est-à-dire dans ceux de fœtus à corps unique surmonté de deux têtes, évoluent généralement de la façon que nous venons de décrire.

Pronostic. — Le pronostic, quant à l'enfant, est très grave en raison de ce qu'il naît dans un état de développement imparfait; en raison aussi des compressions qu'il subit durant le travail. Il est beaucoup plus favorable pour la mère parce que les dimensions du fœtus sont habituellement faibles et qu'on a, de plus, entière liberté dans le choix des moyens propres à réduire ce volume, en raison de la mort prochaine à laquelle est probablement voué le fœtus.

Un *acardiaque* est un monstre privé de cœur. Il se développe en même temps qu'un autre fœtus normal, et vient habituellement au monde après celui-ci. Son développement, ainsi que nous l'avons déjà expliqué (1), se fait de la façon suivante. L'équilibre de la circulation, dans le système vasculaire anastomosé des deux fœtus contenus dans un chorion unique (ils sont, par conséquent, du même sexe) se trouve détruit. La pression du courant sanguin dans l'un des systèmes circulatoires devient tellement supérieure à la pression qui existe dans l'autre, que la circulation du fœtus qui correspond au second système cardio-vasculaire se trouve entravée et que, par suite, son cœur, ses poumons et son corps s'atrophient. Il reçoit, dès lors, ses éléments

(1) Voy. le chapitre sur la « Grossesse multiple ».

nutritifs du fœtus normal. Comme conséquence de la congestion qui se produit dans la veine ombilicale, le tissu connectif de ce vaisseau s'hypertrophie fréquemment et devient le siège d'une infiltration séreuse. La même cause peut aboutir à l'hydrocéphalie ou à la formation d'un monstre que nous allons décrire maintenant sous le nom d'*anencéphale*. La variété la plus commune d'acardiaque est connue sous le titre de monstre *acéphale* ou *sans tête*.

Le monstre *amorphe* est un acardiaque sans tête ou sans membres. Il est généralement de forme arrondie et sa surface, bien qu'habituellement unie, peut présenter de faibles saillies, considérées généralement comme des extrémités incomplètement développées. A l'intérieur d'un pareil monstre, on trouve un tube digestif rudimentaire, des cavités kystiques, des muscles et des vertèbres. Le cordon ombilical s'insère indifféremment sur n'importe quelle région du corps.

La forme la plus rare d'acardiaque est l'*acormus* ou monstre dépourvu de tronc. Il est constitué par une tête imparfaitement développée et par un tronc rudimentaire. Le cordon ombilical est attaché à la région cervicale.

L'*anencéphale* ou *hémicéphale* est un monstre dont le tronc est bien développé mais la tête rudimentaire. Le cou est court et la tête paraît immédiatement appliquée sur les épaules, qui sont d'habitude d'une largeur assez considérable pour constituer un obstacle à l'accouchement. — La quantité du liquide amniotique est généralement abondante. La face regarde en haut, et les yeux sont saillants. Les présentations les plus communes chez les anencéphales sont les transversales et les pelviennes. Quelquefois c'est la face ou la base découverte du crâne qui se présente. En pareilles circonstances, le diagnostic peut être fait par la détermination de la selle turcique et des autres saillies osseuses de la base. On peut provoquer des actes réflexes par l'irritation de la moelle qui reste à découvert sur l'apophyse basilaire de l'occipital (1).

Cette malformation peut devenir une cause de dystocie, en permettant qu'une autre extrémité vienne s'engager dans l'excavation en même temps que la tête rudimentaire. Elle peut l'être également par le fait de la largeur exagérée des épaules. Celles-ci sont plus rapidement expulsées lorsque le canal de la parturition a été préalablement dilaté par le passage du siège.

(1) Hergott. *Op. cit.*, p. 263.

VERSION SPONTANÉE

Le terme de ***version spontanée*** s'applique au mécanisme en vertu duquel une position transversale peut, sous l'influence des seuls efforts de la nature, se transformer en une position longitudinale ; — ou à celui, en vertu duquel une position normale peut être partiellement ou complètement transformée.

La version spontanée qui survient pendant la grossesse constitue un phénomène physiologique très fréquent, mais elle est relativement rare pendant le travail. Elle peut être *partielle* ou *complète* suivant que la partie qui se présente est déplacée latéralement de 90° ou de 180° ; elle peut survenir avant ou après la rupture des membranes ; elle peut aboutir à la transformation d'une position transversale en une présentation de la tête, du siège ou des pieds. D'après les statistiques de Hausemann (1), les cas de version spontanée, après la rupture des membranes, sont cinq fois plus fréquents que ceux qui précèdent la rupture. Le même auteur établit que la tête s'est présentée *quatre-vingts* fois sur cent dans les cas de version spontanée, avant la rupture des membranes, et le siège *soixante-quinze* fois sur cent lorsqu'elle avait eu lieu après. Spiegelberg (2) a rapporté deux cas de sa pratique dans lesquels s'était produit ce genre d'écoulement désigné sous le nom de *fausses eaux*, les membranes vraies étant restées intactes ; il attribue la version spontanée, en pareilles circonstances, aux changements de forme de la matrice rendus possibles par l'évacuation des fausses eaux.

Étiologie. — Parmi les conditions qui prédisposent à la version spontanée, il faut citer l'*atonie de la matrice* qui résulte d'accouchements répétés. Environ les deux tiers des femmes chez lesquelles se produit la version spontanée sont, en conséquence, *multipares* (3), et leur âge moyen est de trente ans. La version spontanée se renouvelle souvent dans les *grossesses successives* chez la même personne. Elle a plus de tendance à se produire dans les *accouchements à terme* que dans les avortements et les accouchements prématurés.

Un fœtus vivant exécute beaucoup plus fréquemment la version spontanée qu'un fœtus mort, et beaucoup d'auteurs font jouer, dans la transformation des positions, un rôle important aux *mouvements actifs* de l'enfant.

Les contractions utérines sont nécessairement faibles dans les cas de version spontanée survenant *avant la rupture des membranes*,

(1) Hausemann. « Monatsschr. f. Geburtsk. », Bd. XXIII, p. 366.

(2) Spiegelberg. « Lehrbuch », p. 539.

(3) Hausemann. *Loc. cit.*, p. 212.

car des contractions puissantes forceraient toujours de plus en plus, dans l'orifice dilaté, la partie quise présente et la fixeraient d'une façon invariable au niveau du détroit supérieur. — En revanche, la contraction de l'utérus, pendant la version spontanée qui s'accomplit *après la rupture des membranes*, doit être énergique, comme nous l'expliquerons dans le mécanisme des phénomènes en question. Un col non dilaté, des contractions puissantes de la matrice et un fœtus bien développé sont les conditions essentielles de l'accomplissement de la version spontanée, après la rupture des membranes. Quelques auteurs pensent, en outre, qu'une certaine quantité de liquide amniotique est nécessaire pour qu'elle puisse s'effectuer à ce moment. Il est également nécessaire, en pareilles circonstances, que l'épaule ou la partie qui se présente soit librement mobile et ne soit pas encore fixée dans le canal cervical ou pelvien.

A. — MÉCANISME DE LA VERSION PARTIELLE

1° *Avant la rupture des membranes.* — En pareil cas, c'est l'épaule qui se présente habituellement, la tête se trouvant située plus bas que le siège. L'orifice n'est que partiellement dilaté. La femme reposant sur le côté de son corps vers lequel la tête est dirigée, le siège tend à descendre avec le fond de l'utérus, sous l'influence de la pesanteur, tandis que la tête bascule en haut et se trouve ainsi rapprochée du col. Les contractions des fibres musculaires de la matrice complètent alors la version en pressant sur le siège. Lorsque l'utérus a repris sa forme naturelle, le fœtus conserve la position normale jusqu'à la fin de l'accouchement. Dans d'autres circonstances, le siège se trouvant plus bas que la tête, le même mécanisme aboutit à une présentation des pieds ou du siège.

2° *Après la rupture des membranes.* — Dans cette variété de version spontanée, le liquide amniotique est en partie ou complètement écoulé, en sorte que le fœtus peut être directement serré par les parois utérines. Il en résulte que ces dernières agissent dans des conditions mécaniques désavantageuses. L'orifice n'est que partiellement dilaté. Les douleurs amènent la partie qui se présente (l'épaule) en contact avec l'orifice interne. Par suite de l'absence d'une poche d'eaux assurant une distension régulière, l'orifice ne se dilate point et entre bientôt dans un état de spasme tétanique, durant lequel il fournit la sensation d'un anneau rigide et cartilagineux. Les contractions des fibres musculaires, au niveau du fond de l'utérus, étant devenues à ce moment plus énergiques, la tête fœtale ou le siège, suivant le cas, supportent une pression violente. En outre, comme la résistance opposée par l'orifice empêche tout engagement du fœtus, la partie qui se présente (l'épaule) se trouve repoussée de côté, et une région du fœtus (siège ou tête) qui primitivement occupait le fond de l'organe est forcée dans l'entrée du bassin. L'utérus revient bientôt à sa forme naturelle, l'orifice se dilate et l'accouchement s'accomplit.

B. — MÉCANISME DE LA VERSION COMPLÈTE

Les cas de version complète, qui sont très rares, consistent dans la transformation d'une présentation longitudinale normale en une présentation diamétralement opposée, la région qui se présentait tout d'abord ayant basculé de 180 degrés. Le mécanisme est absolument identique à celui que nous venons de décrire. Les versions de ce genre ne peuvent se produire que si la quantité de liquide amniotique est considérable et l'enfant petit, en sorte que ce dernier est extrêmement mobile. La version spontanée, avant la rupture des membranes, n'exige que la moitié du temps nécessaire à son accomplissement après la rupture. Cette dernière demande quelquefois, pour se faire, de vingt-quatre à trente heures. Le travail se fait également beaucoup plus vite dans les cas qui rentrent dans le premier groupe, une fois que la version s'est opérée.

Pronostic. — Le pronostic pour la mère et pour l'enfant est favorable dans les versions qui se font avant la rupture de la poche des eaux; il est plus grave dans les cas où elle a lieu après. Le pronostic contraste défavorablement avec celui de la version manuelle en raison des pressions fâcheuses qui peuvent s'exercer sur le *cordon prolabé*, dans la version spontanée.

ÉVOLUTION SPONTANÉE

On donne le nom d'évolution spontanée à une série de mouvements qui ont pour effet de transformer, dans l'excavation, une présentation de l'épaule en une présentation combinée de l'épaule et du siège, — grâce à laquelle s'effectue l'accouchement spontané.

Comme ce travail peut s'accomplir de deux façons, il existe deux variétés correspondantes d'évolution spontanée. La première fut, d'après Leishmann (1), décrite pour la première fois par Douglas de Dublin comme représentant l'"*expulsion spontanée*. Le Dr Taylor (2) n'accepte pas cette déclaration de Leishmann, et affirme que le terme d'évolution spontanée fut proprement appliqué par Douglas au mode particulier d'expulsion qui nous occupe.

(1) Leishmann. *A system of Midwifery*, Philadelphia, 1873, p. 337.
(2) Tarnier et Chantreuil. *Traité de l'art des accouchements*, Paris, 1880, p. 672.

La seconde fut décrite par Rœderer sous le titre d'*expulsion avec le corps ployé* (*Evolutio conduplicato corpore*), et a été plus complétement étudiée par Kleinwaechter (1).

Etiologie. — Plusieurs conditions expliquent la facilité avec laquelle ce mécanisme est parfois accompli par la nature. Les plus importantes sont : des *contractions énergiques*, un *bassin spacieux* et *un fœtus petit.* De ces conditions, seule la première est capitale ; Grenser (2) a démontré qu'un bassin vicié ne constitue pas un obstacle insurmontable à l'évolution spontanée, à condition que le diamètre conjugué soit seul rétréci. La petitesse du produit de la conception n'est pas une condition indispensable à la réalisation du processus en question. Spiegelberg (3) établit qu'on l'observe souvent avec des fœtus à terme et bien développés. Le ramollissement et la compressibilité de l'enfant favorisent naturellement l'évolution spontanée, — ce qui ressort de la fréquence de sa production dans les cas de macération du fœtus.

Mécanisme. — Le mécanisme de l'évolution spontanée dans la première et aussi la plus commune des deux variétés est le suivant.

A. — L'épaule qui se présente se trouve forcée dans la profondeur

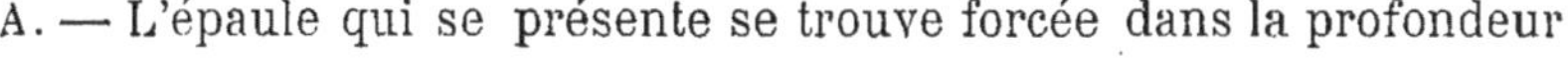

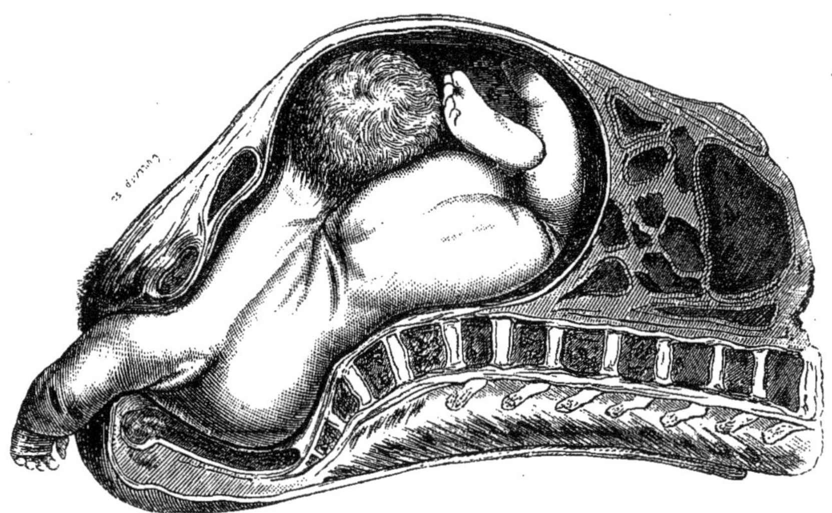

Fig. 229 — Présentation négligée de l'épaule (Section après congélation, Chiara).

du bassin sous l'influence des contractions utérines, au lieu d'être déplacée latéralement, comme il arrive dans le cas de version

(1) Kleinwaechter. « Arch. f. Gynaek. », Bd. II, p. 111.

(2) Grenser. « Monatschr. f. Geburtsk. », Bd. XXV, 1866, p. 445.

(3) Spiegelberg. « Lehrbuch », p. 541.

spontanée. Elle se fixe ainsi solidement au-dessous de la symphyse, tandis que le bras correspondant fait saillie en dehors de la vulve. Le corps du fœtus se trouve alors fléchi à un degré tel que le siège et la tête sont très rapprochés l'un de l'autre. Le premier arrive au contact de l'articulation sacro-iliaque tandis que la tête reste solidement maintenue entre le siège et le bord supérieur de la symphyse. Le cou et l'épaule, qui appuient contre le bord inférieur de la symphyse pubienne constituent alors le pivot autour duquel s'exécute le mouvement de rotation du fœtus. Le tronc est ensuite poussé au delà de l'épaule, et le thorax, le siège et les jambes apparaissent successivement.

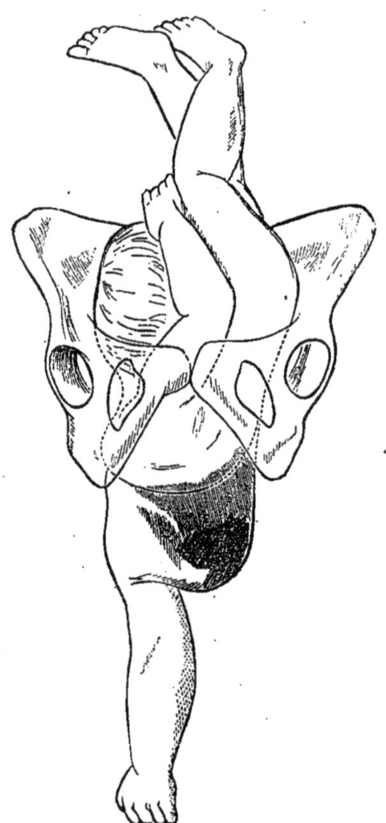
Fig. 230 — Expulsion du fœtus ployé en double (Kleinwaechter).

B. — Le mécanisme, dans la deuxième variété d'évolution spontanée appelée par Rœderer *evolutio conduplicato corpore*, et plus rare que la première, diffère de celle-ci par quelques points importants. Elle est considérablement facilitée par le ramollissement et la compressibilité de l'enfant, aussi survient-elle surtout dans les cas de macération du fœtus. En dehors de ces circonstances, on ne l'observe que rarement, à moins que le fœtus ne soit exceptionnellement petit avec des tissus très relâchés. En pareil cas, l'épaule est forcée en bas et emprisonnée au-dessous de la symphyse pubienne, comme il arrive dans la première variété, tandis que le bras pend à travers la vulve. Le tronc se trouvant ensuite extrêmement fléchi, la tête et le thorax pénètrent simultanément dans l'excavation, la première s'engageant plus profondément que l'autre portion du fœtus. Le second bras et l'épaule restent entre le siège et le thorax d'un côté, et la tête de l'autre. L'épaule qui se présente ayant été expulsée, la tête et le thorax sont dégagés simultanément, puis viennent le siège et les jambes.

Pronostic. — Le pronostic dans l'évolution spontanée est favorable pour la mère, mais il est fort grave pour le fœtus, parce que, seuls, les fœtus non à terme peuvent arriver vivants au monde par un mécanisme de ce genre. Cette remarque s'applique surtout aux enfants qui naissent dans la variété d'évolution spontanée appelée *evolutio conduplicato corpore*. Le Dr Taylor (1) conseille, dans les cas où le périnée se trouve distendu par le corps de l'enfant plié en deux, de pratiquer au niveau de la vulve des incisions latérales de deux à trois centimètres environ et plus, afin de supprimer l'obstacle qu'apporte à la délivrance le plancher pelvien.

CHAPITRE XXX

ÉCLAMPSIE

Définition. — Description clinique. — Pronostic, anatomie pathologique et étiologie. — Traitement.

On donne le nom d'éclampsie aux convulsions affectant les formes *tonique* et *clonique*, dont l'origine réside dans des processus liés à la grossesse, au travail et aux suites de couches (*Eclampsia gravidarum, parturientium, vel puerperarum*). Cette définition, bien entendu, exclue les convulsions hystériques, l'épilepsie vraie et les lésions cérébrales, dont l'apparition pendant la grossesse est regardée simplement comme une complication accidentelle.

Dans l'éclampsie, il y a perte de connaissance complète pendant les attaques, avec perturbation dans les facultés intellectuelles pendant les intervalles, au début. Cette perturbation dégénère ensuite, dans les cas graves, en un coma véritable. Avant d'entrer dans la discussion de la nature probable de cette affection, il est bon de donner un aperçu sommaire de ses manifestations cliniques.

Description clinique. — L'éclampsie est fort heureusement une maladie assez rare. On estime que sa fréquence équivaut à peu près à la proportion de *un cas pour cinq cents grossesses*. Le chiffre total des morts dues à cette cause, inscrit dans les registres de la mortalité de la ville de New-York, pendant neuf années (de 1867 à 1875 inclusivement), a été de 408. Le chiffre des accouchements durant cette période a été de 284 000, ce qui fait à peu près un cas de mort pour sept cents accouchements. Le nombre total des décès survenus pour différentes causes chez les femmes enceintes, pendant le même espace de temps, a été de 3 342, ce qui nous montre que l'éclampsie est, par rapport à ces autres causes de mort, dans la proportion de un à huit.

(1) Taylor. « Am. Journ. of Obstet. », July, 1881, p. 532.

Dans la majorité des cas, non pas toujours cependant, l'invasion des accidents est annoncée par des symptômes prémonitoires.

Les plus importants de ces *prodromes* sont : la céphalalgie souvent limitée à un seul côté, des vertiges, la perte de la mémoire, des pressentiments tristes, des éblouissements ; — la contraction pupillaire, l'amblyopie, parfois de l'amaurose, des tintements d'oreilles ; — de la dyspepsie, des nausées, des vomissements ; — la dyspnée ; — l'œdème de la face, des grandes lèvres et des extrémités ; — enfin, signe d'une importance capitale, la présence d'albumine et de cylindres dans l'urine.

Les *attaques* ressemblent à celles de l'épilepsie ; le cri seul fait défaut. Lorsqu'elles surviennent pendant le travail, la première convulsion est souvent précédée par une courte période de calme, durant laquelle la parturiente cesse ses plaintes, ferme les yeux et paraît plongée dans un sommeil paisible. Ce calme trompeur, qui devrait toujours être l'objet d'un redoublement d'attention de la part du médecin, est suivi, au bout de quelques minutes, de l'apparition de mouvements convulsifs de l'orbiculaire des lèvres qui donnent à la malade une expression souriante. — Soudain les paupières s'ouvrent, les yeux deviennent fixes et les pupilles se contractent. Au bout de quelques secondes, les paupières se ferment et s'ouvrent rapidement, les yeux se meuvent d'un côté à l'autre ou roulent en haut, tandis que les pupilles se dilatent et perdent leur sensibilité à la lumière.

La convulsion *clonique* s'étend très rapidement aux autres muscles de la face, la bouche s'entr'ouvre et est tirée d'un seul côté, la tête se meut de l'une à l'autre épaule, parfois avec la rapidité de l'éclair. — Il arrive fréquemment que, dans les deux ou trois premières convulsions, les mouvements des extrémités se bornent à la pronation et la supination des avant-bras et à la flexion des doigts enfermant le pouce. Ensuite, les bras se croisent sur le thorax, se fléchissent et s'étendent avec une grande rapidité. Les mouvements sont d'ordinaire plus prononcés dans les extrémités supérieures que dans les inférieures.

Dans quelques cas, ces dernières sont fixées dans une raideur tétanique ; — dans d'autres, au contraire, elles se fléchissent autour de l'articulation du genou, pour retomber ensuite par leur propre poids tantôt d'un côté, tantôt de l'autre.

Comme effets de répercussion sur les systèmes vasculaire et respiratoire, les carotides battent très visiblement, les veines superficielles du cou se dilatent, les conjonctives s'injectent et la face se cyanose; l'action du cœur devient intermittente, la respiration irrégulière et stertoreuse.

Durant les convulsions *toniques*, qui alternent avec les convulsions cloniques, la tête s'incline sur un côté, la bouche se dévie dans la même direction, les mâchoires sont fortement rapprochées, les yeux deviennent fixes ; il se produit un état d'opisthotonos ou de pleurosthotonos; le pouls est petit et intermittent, la respiration s'arrête, le corps se couvre d'une sueur froide et visqueuse; souvent, enfin, se produisent des selles et des mictions involontaires. Après une durée de quinze à vingt secondes, cet état tétanique s'atténue peu à peu. A mesure que cessent les convulsions, la distorsion de la face disparaît, la cyanose diminue, les paupières s'abaissent, les lèvres s'entrouvrent, et une salive mousseuse, teintée de sang, s'échappe de la bouche et des narines. La respiration stertoreuse marque le début du *coma*. — Au commencement, la malade, à condition toutefois que l'attaque n'ait pas été d'une intensité exceptionnelle, peut s'éveiller si on lui parle. La profondeur du sommeil est proportionnée au nombre et à la violence des attaques. — Quand les convulsions se répètent, au contraire, dans leur intervalle la malade ne peut plus répondre aux questions et tombe dans un état tout à fait inconscient.

La durée d'une seule attaque dépasse rarement une minute, et, dans la majorité des cas, elle varie de dix à trente secondes. En raison de la participation des muscles respiratoires à ces accidents, de longues attaques ne sont guère compatibles avec la prolongation de la vie (Spiegelberg).

Après une seule attaque, le coma cesse généralement au bout d'une demi-heure à deux heures environ; rarement il persiste au delà de vingt-quatre heures. Le nombre des attaques en un seul jour peut-être très considérable. Ainsi Braun (1) rapporte une observation dans laquelle il y en avait eu soixante-dix; Brummerstedt en a vu (2) quatre-vingt-une, et Depaul (3) cent soixante.

Hormis dans quelques cas exceptionnels (je n'en ai jamais pour mon compte observé un seul exemple), après les convulsions l'urine est chargée d'albumine; elle contient une quantité considérable de débris épithéliaux du rein, qui sont souvent en état de dégénérescence graisseuse, des cylindres, et quelquefois des corpuscules sanguins. Dans les accès d'une intensité exceptionnelle, l'urine est rare ou manque tout à fait.

Terminaisons. — Dans les cas heureux, après expulsion de l'œuf, les attaques perdent de leur fréquence et de leur intensité, le pouls et la respiration redeviennent tout à fait normaux, et l'état comateux se transforme peu à peu en un sommeil paisible. A son réveil la malade se plaint de céphalalgie et de perte de la mémoire; elle n'a également aucun souvenir des dangers qu'elle a courus. Elle souffre des muscles et de la langue, lorsque celle-ci a été sérieusement mordue, pendant les crises.

Mais, même après que la malade est redevenue tout à fait consciente, le danger n'est pas entièrement écarté. L'éclampsie prédispose, en

(1) Braun. « Lehrbuch der gesammt. Gynaekologie », p. 822.
(2) Brummerstedt. « Bericht », etc., Rostock, 1866.
(3) *Voir* Spiegelberg. *Loc. cit.*, p. 556.

effet, à l'hémorrhagie *post-partum* et aux inflammations puerpérales ; elle peut aussi laisser après elle de l'hémiplégie, de l'amblyopie, un affaiblissement de l'activité mentale, des désordres psychiques, la manie principalement, accidents qui, néanmoins, disparaissent le plus souvent durant les trois premiers jours qui suivent l'accouchement.

Dans les cas malheureux, la mort succède à l'empoisonnement par l'acide carbonique, causé par l'état tétanique des muscles respiratoires ou par l'épuisement du système nerveux. Bailly relate l'observation d'une femme qui succomba à des accidents asphyxiques, causés par la tuméfaction de la langue.

De toutes les lésions anatomiques constatées dans les examens *post-mortem*, les plus constantes sont : l'hypérémie, la dégénérescence graisseuse et l'atrophie des reins. Cette dernière est rare, et dans beaucoup de cas les altérations rénales sont peu étendues. Dans trente-deux autopsies, Loehlein (1) a constaté huit fois la dilatation de l'un ou des deux urétères et des bassinets. Le même auteur a également établi l'existence d'une hypertrophie du cœur (les organes étaient comparés avec ceux d'autres femmes gravides), indiquant une augmentation de la pression artérielle. Dans la majorité des cas, les lésions du cerveau furent insignifiantes.

Pronostic. — Le pronostic est toujours grave. Sur 747 cas rapportés par Dohrn, le chiffre de la mortalité fut de 29 p. 100 ; sur 104 rassemblés par Hofmeier (2) à la clinique de Schroëder, il fut de 32,4 p. 100. La statistique établie par Braun (3) est plus favorable. Cet auteur put réunir à Vienne, dans l'espace de dix années, de 1869 à 1878, 73 cas d'éclampsie qui furent vingt fois suivis de mort (26 p. 100) : cinq par péritonite et quinze uniquement par affections brightiques.

Plus les convulsions sont précoces durant le travail, plus grave devient le pronostic. Le fait ressort très clairement des statistiques de Loehlein. Ainsi, de quatre-vingt-trois femmes qui furent prises de convulsions avant ou durant la première période du travail, 40,5 p. 100 succombèrent. De quinze, chez lesquelles les convulsions n'apparurent qu'après que cette période fut complètement terminée, une seule succomba. L'éclampsie, qui ne débute que durant les suites de couches, se termine habituellement d'une façon heureuse. Loehlein rapporte huit observations de cette nature avec un seul cas de mort ; encore fut-il le résultat de l'infection.

Plus le travail est prolongé, plus la délivrance difficile, plus le coma profond, plus l'insuffisance rénale considérable, et plus désespérée est

(1) Loehlein. *Bemerkungen zur Sklampsiefrage,* « Ztschr. f. Geburtsk. und Gynaek. », Bd. IV, Heft 1, p. 89.

(2) Hofmeier. *Loc. cit.*

(3) Braun. « Lehrbuch der ges. Gynaek. », p. 833.

la situation de la malade. Il est exceptionnel que les convulsions cessent avant l'expulsion du fœtus.

D'après C. Braun, après la délivrance, trente-sept fois pour cent les attaques cessent entièrement; trente-une fois pour cent elles deviennent plus faibles; tandis que trente-deux fois pour cent elles se reproduisent pendant un certain temps avec la même violence.

Pendant la période des suites de couches, une diurèse abondante, suivie de la disparition de l'albumine et de l'œdème, constitue un phénomène d'un très heureux augure.

Quant aux *enfants* des femmes éclamptiques, on estime que la grande moitié arrivent mort-nés, résultat dû probablement aux accidents asphyxiques causés par l'accumulation de l'acide carbonique dans le sang de la mère. Comme ce résultat est certainement sous la dépendance du nombre et de la durée des attaques, il est hors de doute que le danger est beaucoup moindre après la période du travail.

Pathogénie — Comme dans les discussions sur l'éclampsie il est évident que le traitement conseillé par les médecins est presque exclusivement basé sur des considérations théoriques, il devient de la plus haute importance de mettre sous les yeux de l'étudiant un relevé des faits et d'essayer d'apprécier à leur juste valeur les déductions que les observateurs en ont tirées.

Tout d'abord, en nous reportant à l'étude précédente de la maladie, nous nous trouvons en présence de cette coïncidence frappante, dans la majorité des cas, de *l'insuffisance rénale* et des crises convulsives. Cette insuffisance peut, oui ou non, être associée à l'albuminurie, bien que ces deux conditions marchent presque toujours de conserve.

L'honneur d'avoir le premier attiré l'attention sur les relations qui existent entre l'albuminurie et les convulsions puerpérales revient au Dr John C. W. Lever. Cet auteur rassembla dans les registres de « Guy's Hospital », deuxième série, 1842, quatorze cas, dans lesquels l'urine fut examinée dix fois. On constata neuf fois la présence d'une quantité plus ou moins considérable d'albumine; et dans l'examen *post-mortem*, fait dans le dixième cas, on constata que la mort avait été causée par une méningite aiguë (1).

A ces observations s'en ajoutèrent de nouvelles rapportées par des médecins anglais, parmi lesquels je citerai: Simpson, Garrod, Cormack et Rees. Enfin, en France, Cohen et Delpech, Devilliers et Regnault publièrent des travaux sur la question.

En 1851, Frerichs fit clairement ressortir les rapports étroits qui

(1) *Voir* Tyson. *The causal Lesions of puerperal Convulsions*, Philadelphia, 1879. Je tiens à déclarer que je dois à cet excellent résumé de m'avoir épargné une grande somme de travail pour ce qui a trait à la bibliographie.

existent entre les convulsions puerpérales et les convulsions urémiques de la maladie de Bright. Après avoir rappelé cette ressemblance avec une précision scientifique, il conclut de la façon suivante : « L'éclampsie vraie n'apparaît que chez les femmes grosses atteintes de maladie de Bright, et elle possède avec celle-ci les mêmes relations de causalité que les convulsions et le coma associés au mal de Bright en général. Elle est la conséquence de l'intoxication urémique à laquelle du reste elle ressemble aussi par ses manifestations. » — La même année, Braun et Wieger, en 1854, fournirent à cette opinion un appui solide en publiant un grand nombre d'observations favorables, aussi bien par les détails cliniques que par ceux relevés à l'autopsie, à la théorie de la pathogénie urémique des convulsions puerpérales. En 1857 Braun publia sur l'art des accouchements un des plus beaux traités qui aient été écrits dans n'importe quelle langue. Dans cet ouvrage, la théorie nouvelle fut présentée avec tant de méthode et de précision que, depuis lors, bon nombre de praticiens estimaient que les dénominations d'urémie et d'éclampsie devaient être considérées comme synonymes. Bien que, depuis cette époque, on ait été conduit à modifier, sous plusieurs rapports, les points les moins essentiels de la théorie de Frerichs et de Braun ; bien qu'on ait dû également rejeter un certain nombre des affirmations antérieures, le fait qui ressort aujourd'hui de l'expérience acquise par les médecins, durant le dernier quart du siècle, a contribué à asseoir l'idée principale sur une base inébranlable. Les divergences qui existent encore, entre les différents auteurs, sont moins des divergences de doctrine que de définition.

Mais, afin de bien saisir l'état actuel de la question, il est nécessaire de passer en revue les objections qu'on a faites à la théorie de l'urémie. Parmi ses premiers adversaires on trouve Seyfert de Prague. Ce médecin avait l'immense avantage d'être le directeur de la maternité de cette ville, établissement qui ne le cède en importance qu'à la grande maternité de Vienne. Il publia des faits cliniques en contradiction avec la théorie, faits qui depuis sont restés les arguments les plus solides entre les mains de ceux qui considèrent l'opinion nouvelle comme spécieuse et fausse. Les faits qui, selon lui, battaient en brèche les propositions de Frerichs et de Braun, étaient les suivants (1) :

I. Les convulsions peuvent apparaître sans qu'il y ait albuminurie ;

II. L'albuminurie est, dans beaucoup de cas, l'effet et non la cause des convulsions ;

III. Dans beaucoup de cas terminés par la mort, les lésions

(1) Comme j'ai copié ces listes d'après les comptes rendus de Seifert, lus dans la session d'été de 1865, je n'ai cru devoir rapporter qu'incidemment les témoignages corroborants, fournis à l'appui de leur validité.

rénales faisaient défaut ou étaient absolument insignifiantes;

IV. Les convulsions sont rares dans les cas de maladie chronique de Bright existant avant la grossesse;

V. Dans l'urémie vraie, celle qu'amène nécessairement la suppression de l'urine quand, comme dans le cancer de la matrice, les uretères sont envahis, les convulsions ne se produisent pas.

Que, pour la plupart, ces propositions soient correctes, cela n'est guère contestable. Mais, lorsqu'on en tire des conclusions, on se laisse aller à accorder une importance, qu'elle n'a pas, à la présence ou à l'absence de l'albumine dans l'urine. C'est l'*insuffisance rénale*, cela doit être bien gravé dans l'esprit, et non l'albuminurie qui est la véritable cause de l'urémie et des convulsions. L'absence seule de l'albumine dans l'urine n'exclut même pas l'existence d'une affection brightique. Braun note soigneusement que dans plusieurs cas d'éclampsie mortelle, en dépit de l'absence de l'albumine, l'examen *post-mortem* fit constater une dégénérescence amyloïde des reins et des éléments anatomiques du cœur, Il fait voir en outre que, dans d'autres circonstances où il existait une atrophie des deux reins, et dans lesquelles on avait observé de l'œdème, de l'albumine et des cylindres dans l'urine, pendant les premières périodes de la gestation, ces phénomènes avaient entièrement disparu au moment où survinrent les convulsions. Bailly a également montré que, chez les femmes enceintes, l'albuminurie pouvait manquer pendant quelques heures pour réapparaître ensuite. Il peut, en conséquence, arriver qu'on procède à l'examen de l'urine précisément pendant la courte période durant laquelle elle cesse d'être albumineuse.

D'un autre côté, une néphrite chronique n'implique pas nécessairement une insuffisance de l'excrétion rénale. Seyfer rapporte soixante-dix observations de femmes atteintes de maladie de Bright qui devinrent enceintes; deux d'entre elles seulement eurent des convulsions. Tous les observateurs ont rencontré des exemples d'une pareille immunité.

La néphrite, au cours de la grossesse, entraîne les dangers qui lui sont propres. Sur quarante-six cas de néphrite chronique rapportés par Hofmeier, un tiers des femmes seulement présenta des accidents éclamptiques, mais la moitié mourut. Réunissant les cas à marche aiguë ou chronique, Braun estime que, soixante fois sur cent seulement, des convulsions urémiques éclatent. — Hofmeier a trouvé que sur cinq mille accouchements inscrits dans les registres de la clinique de Berlin, il y avait eu cent trente-sept cas de néphrite. Sur ce nombre, 104 malades seulement présentèrent des attaques d'éclampsie. — Bamberger (1) relève dans les autopsies de l' « allgemeine Kran-

(1) Bamberger. *Ueber morbus Brigtii und seine Beziehungen zu Anderen Kranheiten*, Volkmann's « Samml. klin. Vortr. », n° 173, p. 1541.

kenkaus », en douze ans, 2 430 cas de maladie de Bright; 152 auraient été observés chez des femmes grosses ou puerpérales, soit, quatre-vingts cas aigus, cinquante-six chroniques et seize cas d'atrophie; — les convulsions puerpérales ne furent observées que *vingt-trois* fois.

Loehlein analysa les résultats fournis par trente-deux autopsies de femmes enceintes et il constata que huit fois sur ce nombre, c'est-à dire vingt-cinq fois pour cent, la dilatation de l'un ou des deux uretères coïncidait avec les désordres rénaux. Aussi, recherche-t-il avec raison jusqu'à quel point l'obstruction mécanique simple des uretères peut expliquer l'apparition des manifestations urémiques, dans quelques cas où l'indice fourni par la présence de l'albumine dans l'urine vient à manquer.

Finalement, il n'est pas affirmé, même par le plus fanatique champion de la pathogénie urémique de l'éclampsie, que les convulsions qui éclatent au cours de la grossesse et du travail soient invariablement le résultat d'une cause unique. Ainsi Tyson dit : « Nous n'avons aucune raison d'exclure de l'étiologie des convulsions de l'état puerpéral les causes qui déterminent les convulsions en dehors de cet état. » Braun et Spiegelberg admettent les cas dits d'éclampsie sans albumine, c'est-à-dire sans urémie; ils les rapportent à une irritation réflexe des centres vaso-moteurs et des centres de convulsions (*krampfcentren*) ; aussi conseillent-ils de les réunir dans un groupe spécial, sous le titre d'*épilepsie aiguë*, distinction bien justifiée, d'après eux, par leur rareté et la bénignité de leurs conséquences. Mais une simple question de nom est de peu d'importance. Le fait capital, sur lequel il convient d'insister, c'est qu'il n'est pas raisonnable, par cela seul que, dans des circonstances très rares, l'urémie peut ne pas coïncider avec les convulsions, de refuser à cette urémie, dont l'existence dans l'immense majorité des cas est indéniable, l'importance qu'elle a dans la pathogénie des accidents éclamptiques.

L'objection tirée du peu d'étendue des lésions rénales constatées dans les examens *post-mortem* perd de sa valeur, si l'on se souvient que, dans un très grand nombre de cas, la rétention des principes excrémentitiels est due à la suppression aiguë de la fonction urinaire. Ainsi, dans les cent-quatre cas d'éclampsie réunis par Hofmeier, les accidents du côté des reins éclatèrent *brusquement*. Cette suppression soudaine de l'excrétion de l'urine ne peut, d'après Spiegelberg (1), résulter que de désordres survenus dans la circulation rénale. Seul, un trouble fonctionnel des vaisseaux, évoluant d'une façon rapide, pourrait ne pas laisser après la mort des traces manifestes, et, dans les cas

(1) Spiegelberg. « Lehrbuch », p. 561.

de guérison, pourrait disparaître aussi vite qu'il s'est développé.

Si les désordres rénaux étaient dus, comme on le croyait primitivement, à la pression exercée sur la veine rénale par l'utérus gravide, les reins devraient, *à l'autopsie*, présenter des traces de congestion, tandis qu'au contraire, habituellement, on les trouve pâles et exsangues. En outre, dans les cas de pression exercée par les ovaires ou par des tumeurs pelviennes, ce sont habituellement les uretères et non les veines qui sont comprimés.

Spiegelberg a émis l'idée que les vaisseaux subissaient une altération capable d'entraver les processus de dialyse ou bien que leur contraction réflexe, due à une irritation périphérique, avait pour effet d'interrompre l'apport sanguin vers les reins. Frankenhaeuser, ayant démontré l'existence de connexions directes, par l'intermédiaire de rameaux nerveux du grand sympathique, entre les ganglions nerveux des reins et l'appareil nerveux de la matrice, a pensé que l'albuminurie des femmes gravides était due, non point à des phénomènes de compression, mais à l'irritation des plexus nerveux, rénaux et utérins.

L'argument contenu dans la cinquième proposition de Seyfert consigne un fait curieux qui a, depuis, trouvé sa confirmation dans les recherches anatomo-pathologiques de Cornil et de Ranvier. Chez un grand nombre de femmes ayant succombé à un cancer de l'utérus, on a constaté l'obstruction des uretères, avec une dilatation correspondante, et dans quelques cas avec de l'hydronéphrose. L'histoire de ces malades a montré que jamais des convulsions n'étaient apparues. Mais, si remarquable que soit le fait en lui-même, il ne touche en rien à la question de l'éclampsie. Seyfert l'a signalé avec l'intention de démontrer que l'urémie n'a rien de commun avec les convulsions ; c'est là un point qu'il n'est plus utile de discuter maintenant.

Tout autre est l'intérêt qui s'attache à la recherche des causes de l'explosion des attaques d'éclampsie. Il est bien établi que tous les cas de néphrite, et même d'insuffisance rénale, ne se compliquent pas d'éclampsie, bien que les convulsions soient beaucoup plus communes dans l'urémie des femmes enceintes que dans celle des femmes non gravides.

Frerichs a cru trouver l'explication de ces faits dans l'existence d'un ferment développé dans le sang, et qui transformerait l'urée en carbonate d'ammoniaque.

En 1870, Spiegelberg fit connaître les résultats de l'analyse, faite d'après les méthodes les plus récentes, du sang d'une éclamptique. Cet auteur constata la présence de quantités suffisantes de carbonate d'ammoniaque pour donner quelque appui à l'hypothèse de Frerichs ; mais les recherches ultérieures étant restées négatives, il arriva à cette conclusion que « l'*ammoniémie* doit être considérée comme l'une des causes les plus rares des convulsions ».

Une explication en apparence plus scientifique paraissait contenue dans la théorie, aujourd'hui bien connue, de Traube-Rosenstein. D'après cette théorie, l'éclampsie apparaît lorsque, chez des personnes rendues hydrémiques par la perte de l'albumine, la pression aortique augmente soudainement. Cette augmentation de la pression amène d'abord l'œdème du cerveau, ensuite la compression secondaire des vaisseaux, et finalement l'anémie cérébrale aiguë. L'état anémique des hémisphères devait, cela était prévu, amener le coma, tandis que les convulsions devaient éclater si cet état se propageait aux centres moteurs.

La vraisemblance de cette hypothèse était augmentée par la pleine acceptation de la doctrine d'Andral et Gavarret : que le sang de toutes les femmes gravides était affecté d'hydrémie ; et par ce fait que l'augmentation de la pression sanguine, durant les contractions, semblait expliquer naturellement la fréquence des convulsions pendant le travail. Pendant un certain nombre d'années, après l'apparition de la théorie de Traube-Rosenstein, je me rangeai entièrement à cette opinion ; mais peu à peu ma foi s'affaiblit parce qu'il m'arriva de constater, dans les autopsies, l'absence des lésions cérébrales annoncées, savoir l'œdème, l'anémie et l'aplatissement des circonvolutions. Sur dix-neuf examens, Loehlein ne les trouva qu'une fois. Dans son « Lehrbuch der Geburtshülfe » Spiegelberg élève des objections dans une forme un peu railleuse. Il demande d'abord pourquoi, si les phénomènes pathogéniques sont, comme on l'admet, toujours constants, l'éclampsie est aussi rare. Il demande aussi de quelle façon cette théorie contient une explication quelconque de l'éclampsie de la grossesse et de celle des suites de couches. Il nie ensuite que les femmes éclamptiques soient pour la plupart hydrémiques ; — que l'hydrémie et la compression artérielle soient capables de produire l'anémie cérébrale ; — et que les renseignements cliniques fournis par le pouls et les pupilles soient ceux produits par l'œdème cérébral.

Angus Macdonald a rapporté en 1878 que, dans l'examen du cerveau des femmes éclamptiques, il constata l'existence d'une congestion des méninges et un état de réplétion des sinus veineux, qui coïncidaient avec un état anémique des couches plus profondes de la substance cérébrale. Les ventricules du cerveau au lieu d'être vides, comme la chose devrait être d'après la théorie de la tuméfaction œdémateuse de Traube-Rosenstein, étaient au contraire remplis de sérosité. Au lieu de la doctrine de la compression secondaire, il exprime l'opinion que l'anémie est le résultat de la contraction artérielle, consécutive à l'irritation des centres vaso-moteurs par les principes excrémentitiels retenus dans le sang, par suite de l'insuffisance de la fonction rénale.

La tendance à attribuer les convulsions à l'*anémie cérébrale* repose sur les expériences de Kussmaul et de Tenner, qui ont démontré qu'on pouvait déterminer des mouvements convulsifs chez les animaux en liant les carotides, ou en ouvrant les gros vaisseaux du cou et en les laissant saigner jusqu'à ce que l'animal meure. Il va de soi que l'anémie due à la contraction capillaire doit être suivie des mêmes résultats.

Les phénomènes en rapport avec les convulsions sont de deux ordres, savoir : la *perte du sentiment* (*coma*), — les *contractions toniques et cloniques*.

La *perte du sentiment* s'explique d'une façon très naturelle par l'anémie des *hémisphères*, absolument comme dans le cas de simple syncope.

Les *convulsions* se produisent, même après l'ablation du cerveau, à la condition que le pont de Varolle et la moelle ne soient pas lésés. Deiters a montré que les fibres motrices des membres et du tronc ont leurs premières terminaisons centrales dans la protubérance annulaire. Nothnagel (1) a établi que c'est dans un amas de cellules ganglionnaires appartenant au pont de Varolle qu'est situé le centre moteur d'où part l'influx nerveux qui provoque les accidents convulsifs. D'après Schrœder van der Kolk, les noyaux de substance grise, origines des nerfs craniens, se trouvent dans le plancher du quatrième ventricule et dans la substance de la moelle allongée.

Toute cause capable de provoquer la contraction des artérioles du cerveau par la voie des *nerfs vaso-moteurs* devrait fatalement amener à la fois *le coma* et *les convulsions*. Mais comme celles-ci peuvent éclater sans qu'il y ait perte du sentiment, Nothnagel conclut que la même cause, qui agit indirectement par la voie des nerfs vaso-moteurs, peut, en même temps, exciter directement les centres des mouvements musculaires.

Les considérations qui précèdent justifient l'ancienne division des convulsions en deux classes, savoir : celles qui relèvent de causes centrales et celles qui, au contraire, sont dues à une irritation périphérique. Dans les deux variétés, l'anémie cérébrale joue un rôle important. Dans l'immense majorité des cas, l'urémie est la source et l'origine du mal, le terme *urémie* représentant, finalement, l'action non d'un élément unique de l'urine, mais celle de tous les principes excrémentitiels combinée avec les effets de l'augmentation de la tension artérielle.

(1) Nothnagel. *Ueber den epileptischen Anfall.*, Volkmann's, « Samml. klin. Vortr. », n° 39, p. 313.

Si, dans des cas exceptionnels, il existe du carbonate d'ammoniaque et de l'œdème du cerveau, ce sont là des détails de peu d'importance.

Toutefois, le rôle joué par l'*irritation périphérique* ne doit pas être oublié. Même sans urémie, bien que le fait soit rare, cette irritation peut déterminer l'éclampsie. Dans les cas d'urémie, le plus souvent l'attaque éclampsique se produit au moment du travail. Sur cent six cas rassemblés par Loehlein, quatre-vingt-treize malades étaient en travail. Spiegelberg a vu souvent les convulsions réapparaître, durant la délivrance, sous l'influence de l'irritation de la matrice déterminée par l'emploi de la méthode d'expression de Crédé.

Les convulsions s'observent plus fréquemment chez les primipares que chez les multipares, — surtout chez les primipares un peu âgées, — dans les cas de grossesse gémellaire, — et chez les femmes affectées de rétrécissement du bassin. Elles peuvent apparaître épidémiquement, sous l'influence de conditions atmosphériques spéciales, qui s'opposent probablement à l'accomplissement des fonctions de la peau et de cette façon augmentent indirectement le travail dévolu aux reins.

Traitement. — On doit considérer comme une précaution indispensable de pratiquer de temps en temps l'analyse de l'urine des femmes enceintes. De faibles traces d'albumine existent assez souvent dans l'urine des femmes atteintes d'affections catarrhales légères de la vessie. Une albuminurie prolongée réclame un traitement prophylactique spécial. Bien qu'en somme les convulsions ne doivent point être considérées comme la conséquence fatale d'une néphrite, l'existence d'une maladie des reins augmente de beaucoup les dangers d'une suppression aiguë de l'excrétion urinaire. En outre, la néphrite elle-même court le risque d'être aggravée par l'état de gravidité, et Hofmeier a montré qu'un nombre considérable des lésions rénales qui avaient leur origine dans la grossesse ne disparaissaient pas spontanément après la parturition, fait en désaccord avec l'opinion généralement acceptée. Aussi faut-il prendre toutes sortes de précautions pour éloigner des femmes albuminuriques toute cause d'excitation mentale, pour leur faire éviter tout excès de table et les mettre à l'abri des refroidissements. Dans les cas d'œdème de la face, des extrémités et des grandes lèvres, on doit prescrire une diète lactée rigoureuse, et administrer le perchlorure de fer, à hautes doses, au moins quatre fois par jour, en raison de ses propriétés diurétiques et hémostatiques, et aussi pour essayer de rendre aux vaisseaux affaiblis leur tonicité. Si la diète lactée est mal tolérée, on devra recommander à la malade de boire à volonté des eaux alcalines naturelles possédant des propriétés diurétiques modérées ; ainsi : les eaux de Vichy, de Seltz, les eaux lithineuses de Buffalo, de Poland, et celles qui jouissent de propriétés analogues.

Contre l'infiltration séreuse, il faut forcer la peau à venir au secours des reins, soit par l'usage des bains turcs ou, s'ils se montrent insuffisants, par l'application de *draps mouillés*. Les purgatifs doux, tels que les eaux de Friedrichshall, de Hunyadi, de Saratoga, sont utiles pour combattre la constipation.

Si les symptômes cérébraux indiquent l'imminence des convulsions, il faut tâcher de réprimer l'irritabilité nerveuse par des injections rectales de chloral et de bromure de potassium (2 grammes environ de chaque) et administrer tout de suite un purgatif drastique. Une évacuation abondante débarrasse le sang d'une certaine quantité d'urée, diminue la tension artérielle et dilate les artérioles. Les résultats immédiats sont généralement tout à fait satisfaisants. Les douleurs de tête, les pertubations sensorielles, les troubles digestifs disparaissent, et la malade devient calme ou jouit d'un paisible sommeil. Loehlein conseille de faire tenir les femmes dans le décubitus latéral afin de diminuer, autant que possible, la pression exercée sur les urétères et sur les veines rénales.

Jusque-là, les auteurs sont absolument d'accord. Quelles que soient, d'ailleurs, leurs divergences, elles ne portent pas sur les questions de principe, mais sur les moyens qui répondent le mieux au but que l'on vise. — Mais lorsque, en dépit des mesures palliatives et des précautions hygiéniques les accidents urémiques s'étendent fatalement jusqu'à ce que le système nerveux central soit lui-même atteint, la question qui se pose est de décider s'il convient de persévérer dans un mode de thérapeutique simplement destiné à écarter le danger imminent, ou s'il est préférable de mettre sans délai la malade dans un état de sûreté relative en provoquant l'accouchement prématuré. L'opinion générale est, à mon avis, favorable à la temporisation, l'interruption de la grossesse étant tenue pour une mesure extrême qui ne se trouve justifiée que dans les cas de grand péril. — L'accouchement prématuré, avec des indications aussi restrictives, n'est pas apte à sauver beaucoup d'existences.

Mes convictions personnelles sont précises ; aussitôt qu'apparaissent les accidents cérébraux, ce n'est plus le moment de se croiser les bras. Le soulagement obtenu à l'aide du chloral et des cathartiques est, généralement, de courte durée, et nous ne pouvons continuer à donner du chloral et des purgatifs jusqu'à la fin de la grossesse; en outre, nous ne sommes pas sûrs que les résultats heureux, obtenus une première fois, seront obtenus de nouveau. Nous devons aussi nous préoccuper de l'état du fœtus, qui se trouve en péril par suite de la circulation permanente de l'urée dans le sang maternel. La provocation de l'accouchement prématuré avec la sonde, aidée, si la chose est nécessaire, de la douche vaginale et du dilatateur de Barnes, ne s'accompagne que de faibles risques, si l'on y a recours après que l'on s'est rendu complètement maître des manifestations urémiques ; son emploi est encore justifié dans les cas où tous les autres moyens thérapeutiques ont échoué, et il n'a plus alors que le caractère d'un recours suprême.

Les indications pour le traitement, au moment des attaques, sont les mêmes, pour la plupart, que lorsqu'on a à combattre des accidents urémiques non accompagnés de convulsions, c'est-à-dire : abaisser la pression artérielle, diminuer autant que possible l'irritation des centres vaso-moteurs et des centres des convulsions, et ramener les reins à leurs fonctions normales. Spiegelberg déclare que ces trois indications sont parfaitement réalisées par la saignée. Il y a une dizaine d'années environ, à une époque où les préjugés contre les « méthodes spoliatrices » étaient encore très forts, le professeur Fordyce Barker plaida pour le rétablissement de la saignée dans le traitement des convulsions puerpérales, insistant sur les faits cliniques indéniables favorables à son application. Je me souviens pendant mes études à Paris, à l'Hôpital des cliniques, où les anciennes pratiques étaient en honneur, des craintes que m'inspira tout d'abord l'énergie de la thérapeutique en vogue; mais, après avoir soigneusement suivi les cas jusqu'à la fin, je fus amené à conclure que le conseil de tirer du sang dans l'éclampsie était basé sur des fait sérieux.

L'avantage essentiel de la saignée réside dans la rapidité de son action; en même temps, elle favorise l'absorption et rend la malade plus sensible à l'influence des autres médicaments. Aussi, constitue-t-elle la première partie du traitement des convulsions. La quantité de sang qu'on doit retirer varie de 250 à 500 grammes environ, suivant la vigueur et, jusqu'à un certain point, suivant la taille des malades.

Dans le numéro de mai de l' « American Journal of Obstetrics », 1871, le Dr H. Fearn, de Brooklyn, inséra un article sur le « *Veratrum viride* à larges doses », qu'il proposa de substituer à la phlébotomie dans les convulsions puerpérales. Il recommande, dans cet article, la teinture de veratrum à des doses variant de un gramme à une cuillerée à thé (4 gr.), répétées toutes les cinq ou dix minutes, jusqu'à ce que le pouls soit devenu dépressible ou jusqu'à production de vomissements. Il conseille ensuite d'administrer le médicament à petites doses, pendant plusieurs heures après la cessation des convulsions, pour tenir le pouls au-dessous de cinquante battements par minute. Il affirme que les hautes doses de veratrum sont dépourvues de danger tant que les convulsions persistent. D'après Kenyon (1), qui a récem-

(1) Kenyon. *Traitement des convulsions par le « veratrum viride »*, « N.-Y. Med. Journ. », October, 1879, p. 370.

ment rapporté deux cas traités avec succès par la vératrine, « cette substance est vite absorbée et pénètre rapidement dans la circulation. Elle arrive dans les vasa-vasorum et à travers ces vaisseaux diminue l'excitabilité des nerfs vaso-moteurs. Il en résulte que les vaisseaux perdent leur tonicité et leur contractilité ; » — autant de bonnes raisons pour qu'on emploie cette substance si l'on peut établir que son usage est sans danger.

Après avoir pratiqué la *saignée,* on usera des narcotiques et des anesthésiques pour empêcher le retour des convulsions. — Le *chloroforme* et la *morphine* ont été longtemps employés par les médecins, et ces médicaments ont conservé leurs droits à la faveur. On doit injecter, par la voie hypodermique de 10 à 15 milligrammes de morphine, et renouveler l'injection au bout d'une heure si les convulsions se reproduisent. On conseillait autrefois d'administrer le *chloroforme* à des doses massives, narcotiques, jusqu'à paralysie complète des centres moteurs. Mais l'expérience ayant démontré que l'anesthésie complète et prolongée est elle-même une source de péril, il est sage, hormis dans les cas où le travail touche à sa fin, de ne donner le chloroforme que pendant les douleurs et durant la période d'agitation qui n'est souvent que la période prémonitoire d'une nouvelle attaque.

La découverte du *chloral* a ajouté un nouvel et précieux agent à notre liste des bons antispasmodiques et anesthésiques. J'ai pour habitude aujourd'hui, après avoir d'abord donné du chloroforme, d'administrer, *à la dose* de 1 *gramme* 50 *de chaque,* le chloral et le bromure de potassium par la voie rectale, et de suspendre l'action du chloroforme dès que se manifestent les effets sédatifs de ces deux médicaments. Le nombre de fois qu'il convient d'avoir recours au chloral doit être réglé sur le nombre et la violence des attaques. Dans certains cas, l'effet sédatif produit par une seule dose se prolonge durant plusieurs heures ; dans d'autres, au contraire, il faut le renouveler au bout d'une heure ou deux. Comme mesure complémentaire, dans le but d'apporter aux reins un soulagement décisif, on doit évacuer le gros intestin à l'aide d'un lavement et faire prendre un purgatif par la bouche (une goutte d'huile de croton, ou du calomel et du jalap, si la malade peut avaler).

Comme les convulsions qui éclatent après le commencement du travail ont une tendance à se reproduire pendant toute sa durée, et que, dans la majorité des circonstances, elles cessent après la naissance de l'enfant, on doit user de toutes les ressources obstétricales compatibles avec la sécurité de la mère pour hâter la délivrance. Durant la première période du travail, les contractions doivent être, si la chose est nécessaire, stimulées par le cathétérisme de l'utérus. Braun recommande de rompre les membranes parce que, assure-t-il, l'écoulement du liquide amniotiqne diminue souvent la violence et la durée des contractions. En cas de nécessité, il faut se servir, pour amener la dilatation du col, du dilatateur de Barnes. Les incisions sur le bord de l'orifice externe dans l'*accouchement forcé* ne sont pas nécessaires. Lorsqu'il n'existe pas, après que la première partie du travail est achevée, une disproportion mécanique entre la tête et le bassin, il faut, par une application prudente du forceps, essayer d'extraire l'enfant. On doit prendre les plus grandes précautions pour éviter les lésions des parties molles. L'intervention obstétricale n'est en réalité légitime qu'autant qu'elle ne cause aucun préjudice à la mère. Pour les opérations sur la tête fœtale encore élevée dans le bassin, je n'ai eu qu'à me louer de l'emploi du forceps de Tarnier que je remplace, néanmoins, par un instrument de modèle anglais, dès que la tête arrive sur le plancher du bassin.

Lorsque les convulsions éclatent pendant la grossesse, l'opportunité qu'il peut y avoir à *provoquer le travail* n'est, en aucune façon, déterminée. Les faits sur lesquels on pourrait se former une opinion sont trop peu nombreux, parce que les contractions du travail apparaissent, dans la majorité des cas, spontanément, comme conséquence des convulsions. Il est certain que, dans un certain nombre de circonstances où, les contractions du travail faisant défaut, l'on a recours exclusivement au traitement médical, plusieurs femmes guérissent et la grossesse peut évoluer jusqu'au terme normal. Aussi conseille-t-on, généralement, de ne pas ajouter, par la provocation du travail, une nouvelle complication à une situation suffisamment dangereuse et difficile à ménager. Cependant, autant que mon expérience personnelle me permet d'en juger, il m'a paru que la coutume d'abandonner à la nature seule le soin des choses est généralement désastreuse, tandis que j'ai pu, par la provocation du travail, obtenir un certain nombre de guérisons.

Braun déclare qu'il n'a jamais vu une femme éclamptique guérir entre le quatrième et le sixième mois de la grossesse... si ce n'est dans le cas où l'avortement s'est produit. C'est là, cependant, une question sur laquelle il existe encore un certain degré d'incertitude et qui ne peut être tranchée par les seuls résultats accidentels de quelques praticiens.

La base du traitement des convulsions, dans la période des *suites de couches*, doit être : l'opium, le chloral, le veratrum ou la digitale. Il ne faut recourir qu'avec prudence au chloroforme et à la saignée, si tant il est vrai que ces moyens méritent encore notre confiance à ce moment.

CHAPITRE XXXI

HÉMORRHAGIE POST-PARTUM ET RÉTENTION DU PLACENTA

Hémostatiques naturels. — Troubles dans la contractilité, la rétractilité et la formation des thrombus vasculaires.— Traitement.— Moyens destinés à assurer la contraction et la rétraction. — Traitement de l'anémie cérébrale. — Rétention du placenta.

Les hémorrhagies qui se manifestent immédiatement après la naissance de l'enfant peuvent avoir leur origine dans l'*utérus*, le *vagin* ou la *vulve*.

On a l'habitude cependant de considérer celles qui proviennent de déchirures, dans un chapitre à part, et de donner le nom d'hémorrhagies *post-partum* exclusivement aux hémorrhagies qui proviennent du *point d'insertion placentaire*.

Différente des autres hémorrhagies graves de l'accouchement, l'hémorrhagie *post-partum* n'est pas un accident rare. Elle peut succéder au travail le plus simple et, si le médecin n'est pas un homme instruit, elle peut, en quelques minutes, mettre la malade aux portes du tombeau. Il est impossible d'imaginer un drame plus terrible; éclatant comme tout accident, soudainement, sans qu'on y songe, au milieu de la joie qui suit la naissance d'un enfant, le changement de scène est effrayant. Si la mère meurt dans de pareilles circonstances, le malheureux médecin, assis à son chevet, spectateur inerte, ne doit point attendre de pardon ! Tout accoucheur compétent sait, dans son for intérieur, qu'il n'a pas le droit de décliner sa responsabilité dans les cas d'hémorrhagie *post-partum* terminés par la mort, ou de rejeter le blâme sur la fatalité.

Le traitement de l'hémorrhagie *post-partum* est une des parties de l'obstétrique qui donne le plus de satisfaction à l'accoucheur. Il n'y a pas de circonstance où le salut de l'existence dépende moins de la chance et davantage d'une intervention intelligente. Le succès du traitement est pourtant moins le résultat de l'habitude que l'on a des différents procédés vantés par les auteurs, que de l'intelligence correcte du mécanisme par lequel l'hémorrhagie peut être jugulée.

Agents hémostatiques naturels.

Dans les cas normaux, l'écoulement sanguin qui suit le décollement du placenta est de courte durée. Les branches artérielles déchirées se rétractent spontanément; la large embouchure des veines se trouve bouchée par des caillots fibrineux, pendant que les vaisseaux que l'on appelle *sinus veineux*, qui sont de simples canaux tapissés par un endothelium, sans valvules ni parois, se plissent, s'aplatissent et s'oblitèrent sous l'influence de la compression exercée par les tissus musculaires de l'utérus.

A. — Le premier élément essentiel contre l'hémorrhagie, c'est la *contraction* vigoureuse et uniforme de l'utérus. Les contractions qui persistent, bien que diminuées, après la naissance de l'enfant suffisent, par leur maintien seul, à prévenir une hémorrhagie de la plaie placentaire. Les deux diagrammes suivants, empruntés au professeur Breisky, montrent le mécanisme à l'aide duquel ce résultat est obtenu. En se transformant de *a* en *b*, l'utérus, qui, auparavant, logeait l'œuf entier, se réduit à un corps qui n'est pas plus volumineux que les deux poings. Mais la durée des contractions est courte et elles sont séparées par un intervalle plus ou moins long. Si leur suppression est accompagnée du retour de l'utérus de *b* en *a*, le sang fera de nouveau irruption dans les sinus, les orifices veineux se rouvriront, les thrombus seront expulsés par la pression que le sang exerce sur eux, et il en résultera nécessairement la reproduction de l'écoulement

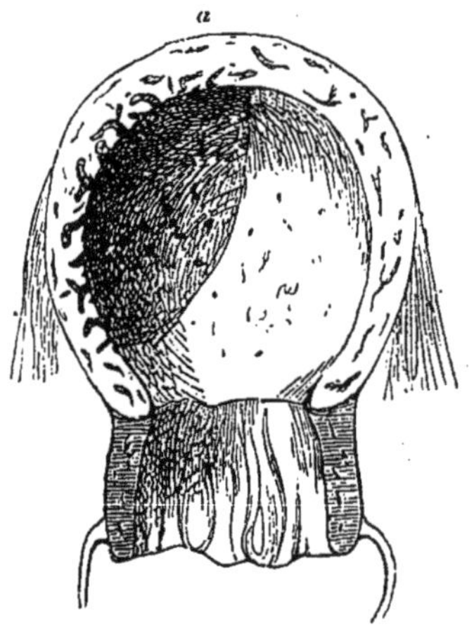

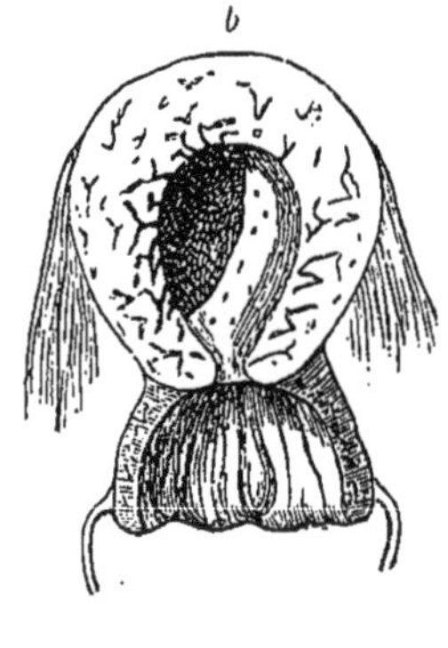

Fig. 231.

sanguin. Si cela n'arrive pas, c'est grâce à la même force qui, durant le travail, tient l'utérus hermétiquement appliqué sur son contenu, pendant la descente du fœtus c'est-à-dire à la *rétraction tonique*.

B.—La *rétraction tonique* de l'utérus est la conséquence, en partie, du raccourcissement des fibres musculaires, et en partie de la réintégration de leurs rapports ; c'est un épaississement des parois utérines résultant de ce que les éléments cellulaires, au lieu de rester bout à bout, redeviennent plus parallèles entre eux. La rétraction est un *acquis*, une conquête permanente de l'utérus, et suffit à elle seule à prévenir la production de l'hémorrhagie. La différence entre la rétraction et la contraction se manifeste par la différence de consistance que présente l'utérus, pendant et entre les douleurs *post-partum*. L'utérus *contracté* est dur, solide comme une bille de billard, tandis que l'organe *rétracté* est relativement souple et relâché. Ces deux propriétés ne sont pourtant pas indépendantes l'une de l'autre. Quand les contractions sont bonnes, la rétraction est aussi très marquée. — Tout ce qui diminue le pouvoir contractile de l'utérus est également suivi d'une diminution correspondante de la rétractilité.

C. — Dans les cas où le muscle utérin remplit complètement ses fonctions normales, la *formation des thrombus* n'a qu'une importance secondaire comme moyen d'arrêter l'hémorrhagie. Limités à la portion adhérente de la caduque sérotine, ils donnent au point placentaire une surface inégale, bosselée. Les thrombus qui s'étendent aux veines intermusculaires sont de nature pathologique. C'est seulement quand l'utérus est flasque et que l'action musculaire est en défaut que les thrombus exercent une influence vraiment marquée sur l'hémorrhagie ; et, dans ces cas, ils ont une relation de parenté si intime avec les thromboses puerpérales, qu'ils touchent de très près aux confins dangereux de la pathologie.

Les causes de l'hémorrhagie *post-partum* doivent donc être cherchées dans les troubles du mécanisme qui prévient normalement l'écoulement du sang.

A. — *Causes immédiates de l'hémorrhagie* post-partum.

I. — *Désordres de la contractilité.* — Les contractions utérines peuvent faire défaut, par affaiblissement de l'irritabilité musculaire. L'*atonie* est souvent la conséquence d'un travail épuisant ; des accouchements artificiels; de l'évacuation rapide de l'utérus chez les multipares, où le défaut de contraction est souvent la conséquence d'un repos prolongé ; d'une distension excessive de l'utérus (hydramnios, grossesse gémellaire); d'hémorrhagies profuses ; du collapsus ; de la dépression nerveuse ; enfin de maladies générales graves.

De même, dans d'autres cas, le trouble fonctionnel peut provenir de quelque *condition anormale de la fibre musculaire*. Ainsi, le défaut de contractilité peut provenir : d'un développement incomplet, comme dans les anomalies de formation ; d'altérations de texture dues à quelque maladie antérieure ou à l'état puerpéral; surtout d'accouchements multiples ; et enfin d'infiltrations inflammatoires ayant leur source dans les traumatismes subis par le segment inférieur de l'utérus pendant le travail.

Les contractions peuvent être mécaniquement perverties, dans les limites ci-dessus indiquées, par la rétention de portions du placenta ou des membranes ; par des adhérences péritonéales ; des tumeurs des parois de l'utérus ou de ses annexes ; enfin, par la distension de la vessie ou du rectum.

II. — *Troubles de la rétractilité.* — Nous avons déjà vu que le *tonus* des fibres musculaires est diminué, et que leur réarrangement est incomplet, quand les contractions utérines sont en défaut. En même temps, la rétraction de l'utérus peut être directement entravée par des causes *mécaniques*, spécialement par celles qui, comme la rétention du placenta, des membranes ou de caillots, dans la cavité utérine, empêchent, en dépit de la persistance des contractions, l'occlusion hermétique des veines.

III. — *Troubles dans la formation des thrombus vasculaires.*—Les troubles qui surviennent dans la formation des thrombus, se rencontrent le plus ordinairement dans les cas où par suite de l'action défectueuse du tissu musculaire, le courant sanguin arrive jusqu'à l'embouchure des vaisseaux avec une rapidité que rien ne limite. Il en résulte que la coagulation ne peut pas se faire ; ou que les caillots sont d'une consistance molle et n'offrent qu'une faible résistance à l'augmentation soudaine de la pression sanguine ; ou qu'ils se détâchent mécaniquement, au moindre mouvement de la patiente, ou sous la simple pression des muscles abdominaux.

B. — *Causes médiates des hémorrhagies* post-partum.

Les causes éloignées des hémorrhagies *post-partum*, c'est-à-dire celles qui ne tiennent pas immédiatement à l'utérus, agissent toutes en troublant indirectement — soit la contractilité, — soit le tonus de la fibre musculaire, — soit la formation des thrombus. Elles produisent ce résultat par l'intermédiaire d'influences portant sur le système nerveux ou sur la circulation.

Ainsi, l'irritabilité musculaire peut être diminuée par la faiblesse générale, par des maladies débilitantes, par un appauvrissement du sang dû aux souffrances et aux efforts musculaires, par des impressions psychiques, et par les influences extérieures d'un air chaud et vicié. — Le tonus normal du muscle utérin peut être vaincu, et la formation du thrombus troublée par n'importe quelle condition du système circulatoire liée à l'augmentation de pression dans les troncs artériels ou veineux. — La pression dans les veines utérines peut être augmentée par les mouvements brusques de la malade dans son lit, par des actes tels que la toux, le rire, l'éternuement, le vomissement, la défécation, tous actes dans lesquels les muscles abdominaux entrent en jeu; enfin, par toutes les causes qui amènent des congestions permanentes dans les organes du bassin. — L'augmentation de la tension artérielle produit rarement l'hémorrhagie. Breisky cite un cas où, chez une multipare qui n'avait pas de maladie valvulaire du cœur, la cause de l'hémorrhagie sembla tenir à des palpitations violentes du cœur associées à un pouls dur et incompressible, indiquant la plénitude du système artériel (1).

Traitement.

Point n'est besoin d'insister sur le traitement prophylactique. En démontrant la surveillance que nécessitent les causes de l'hémorrhagie *post-partum*, on embrasse tout ce qui a été dit sur les soins propres que réclame le travail.

Manière d'assurer les contractions utérines. — Voici ma pratique personnelle, et je voudrais en exhortant les autres à la suivre, les mettre en garde, même dans les cas les plus simples, contre la possibilité de l'hémorrhagie. — Au commencement de la deuxième période du travail, j'examine ma seringue de Davidson pour être sûr que les valves sont en état de bien fonctionner. Je prépare alors une petite table, à côté de ma malade, et je place dessus : un bol contenant des morceaux de glace à peu près du volume d'un œuf de poule, de l'eau-de-vie, de l'éther sulfurique, du perchlorure neutre de fer, de l'acide phénique, de l'ergot, une solution de morphine, une seringue hypodermique pleine d'extrait liquide d'ergot (je me sers de préférence de la solution aqueuse). Puis, à portée, je fais placer un pot d'eau chaude, un autre d'eau froide, un bassin vide contenant la seringue de Davidson, enfin une bassinoire. Tout cela ne demande que quelques instants, et ce n'est pas un mince avantage de sentir que, dans un cas d'hémorrhagie pouvant suivre la naissance de l'enfant, on a tout ce qu'il faut pour agir rapidement, et que tout cela est sous la main.

Si l'hémorrhagie se produit quoique l'on ait soigneusement maintenu l'utérus par des pressions externes pendant la période de la délivrance, j'enlève les oreillers de dessous la tête de la patiente, je fais ouvrir les fenêtres par la garde, et j'injecte l'ergot avec la seringue hypodermique à la partie externe de la cuisse. L'ergot donné par la bouche agit trop lentement pour être utile en présence d'un grand danger. D'un autre côté, chez beaucoup de femmes, il détermine

(1) La description ci-dessus est presque une traduction des principes émis par Breisky dans ses *Clinical lectures*. « Ueber die Behandlung des puerperalen blutungen » (Volkmann's « Samm. Vortr. », nº 14, 1871). Je l'ai trouvée d'une utilité pratique pour moi, durant ces dix dernières années, et je crois, avec Breisky, que c'est là la clef de la véritable prophylaxie et du vrai traitement.

des nausées, et n'est pas absorbé par l'estomac. Donné par la voie hypodermique, on voit son action se produire en général rapidement. — Puis, on introduit la main dans l'utérus. Si la vessie est pleine, il faut sonder la malade pour évacuer l'urine.

Je crois que l'introduction de la main dans l'utérus est d'une importance capitale. Combinée avec la pression extérieure, elle stimule la contraction utérine. — Si le placenta est adhérent, on le détache avec le bout des doigts. S'il est détaché et libre dans la cavité utérine, on l'extrait lentement, en ayant soin de bien ramener les membranes tout entières. Tout cotylédon placentaire, tout lambeau de membrane doit être soigneusement enlevé de l'utérus, en se souvenant que l'on en vient parfaitement à bout pendant que l'organe se contracte. Même lorsque le placenta et les membranes semblent être expulsés en entier, il est bon d'introduire la main dans l'utérus, pour retirer les caillots et pour s'assurer qu'il ne reste aucun débris de l'œuf. J'ai perdu une

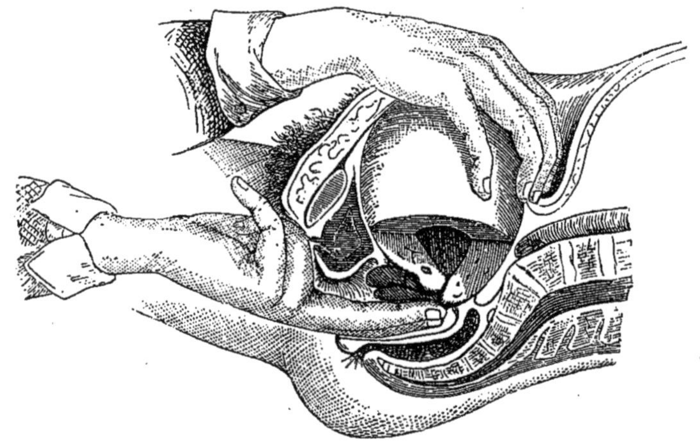

Fig. 232. — Compression bimanuelle de l'utérus (Breisky).

fois une femme pour avoir négligé cette règle. L'hémorrhagie avait été arrêtée par la compression et, après une inspection soigneuse du placenta et des membranes, j'étais convaincu que tout était sorti. La patiente mourut le huitième jour, de septicémie. L'autopsie révéla la présence d'un petit placenta succenturié, dont l'existence n'avait pas été signalée le moindrement par l'apparition d'une hémorrhagie.

Aussitôt l'utérus débarrassé de tout ce qui peut empêcher la contraction et la rétraction de se produire, on introduit la main dans le vagin et, avec l'index et le médius placés dans le cul-de-sac postérieur, on presse le col en avant contre le corps de l'utérus. Avec l'autre main, on saisit la matrice à travers les parois abdominales; on la comprime vigoureusement, et on la repousse en bas vers le bassin et en avant contre les os du pubis. Cette manœuvre (*fig.* 232) ferme le col et met en contact intime les parois utérines l'une contre l'autre ; les contractions se trouvent excitées par l'irritation directe du gros ganglion cervical et par le massage du fond de l'utérus. Breisky déclare que, dans quelques cas, il est possible de combiner la compression de l'aorte avec les manipulations extérieures.

Si la compression bimanuelle n'arrive pas à produire rapidement les contractions, sans retirer la main intérieure, on introduit des morceaux de glace dans le vagin et on les pousse en haut, jusque dans la cavité utérine. Sauf exceptions rares, l'utérus répond brusquement à l'irritation du froid appliqué à sa surface interne. S'il n'en est pas ainsi, on place la bassinoire sous les hanches et on fait dans l'utérus une injection d'eau chaude à 45° centigr. environ, en ayant bien soin de chasser, auparavant, l'air contenu dans le tube de la seringue. L'injection doit être faite lentement et sans force, de façon à permettre le retour régulier et facile du liquide.

Quoique, par précaution, j'aie toujours le soin d'avoir à ma portée du perchlorure de fer, comme une ressource de plus en cas de péril extrême, depuis que j'emploie les injections chaudes à titre d'excitant réflexe de la contraction utérine, je n'ai jamais eu besoin d'y avoir recours. C'est une chose que je regarde comme fort heureuse, car, bien que l'efficacité du perchlorure de fer, dans les hémorrhagies *post-partum*, soit prouvée par de nombreux témoignages, l'arrêt de l'écoulement semble en définitive avoir, dans quelques cas, été acheté trop cher. Barnes rapporte l'effet hémostatique du perchlorure de fer : 1° à son action directe, comme coagulant le sang dans l'orifice même des vaisseaux ; 2° à son action astringente sur la muqueuse de l'utérus dont la surface interne se plisse et dont les embouchures vasculaires se contractent; 3° à ce qu'il provoque souvent la contraction générale de la paroi utérine.

Trask, qui recommande la teinture d'iode de préférence à la solution de perchlorure de fer, maintient que le troisième mode d'action devrait être placé le premier, par ordre d'importance. Cela correspond à mon expérience personnelle.

Dans deux cas où je me servis de la solution de Monsel, l'utérus se contracta rapidement et l'injection n'eut pas d'effets facheux consécutifs. — Dans un troisième, l'utérus resta volumineux et flasque, quoique l'hémorrhagie fût arrêtée. — Pendant deux jours la malade alla bien. Le troisième, les lochies devinrent extrêmement septiques, la respiration stertoreuse, les pupilles dilatées. — Une paralysie générale survint et la mort s'ensuivit vingt-deux heures après l'attaque. — Quoique l'autopsie n'ait pas été faite, il a été clair pour moi, à ce moment, que la coagulation a pénétré dans les vaisseaux jusqu'au tissu utérin, et que le résultat fatal a été dû à l'absorption de la matière septique par la voie de thrombus volumineux et mous qui, par leur désagrégation, sont devenus les moyens de propagation de l'infection aux régions éloignées de l'organisme. — Barnes se sert du perchlorure de fer, après avoir préalablement extrait les caillots ; la proportion est de *un* de perchlorure pour *trois* d'eau. — Plusieurs auteurs allemands recommandent le fer en solution plus diluée et s'en servent sans proportion fixe, mais se conforment à la prescription de Seyfert, qui conseille d'en mettre jusqu'à ce que l'eau prenne une couleur vineuse.

Engelmann parle avec enthousiasme du badigeonnage de l'utérus avec le perchlorure de fer, et opère de la façon suivante : « Je place la malade, dit-il, dans la position obstétricale, j'introduis un spéculum de Cusco et avec des boulettes de coton préparées par un aide, et que je saisis avec ma longue pince, je cherche à débarrasser la cavité utérine du sang qui s'y est de nouveau accumulé. — L'aide a aussi trempé un certain nombre de boulettes de ouate, grosses comme une noix, dans le perchlorure de fer; il les a pressées ensuite pour en exprimer le liquide, de façon à les maintenir suffisamment imbibées ; elles doivent être saturées de perchlorure, mais ne pas goutter. — Aussitôt la cavité nettoyée aussi bien que possible, étant donnée la permanence de l'écoulement sanguin, je saisis une nouvelle boulette de coton dans ma pince, et j'éponge complétement les parois de la cavité, en retirant de mon mieux, le sang coagulé que j'entraîne avec le coton. Je fais succéder rapidement une boulette de coton à une autre, et je nettoie l'utérus jusqu'à ce que l'hémorrhagie cesse.... Le fer agit à la fois comme stimulant et comme styptique, et l'utérus se contracte rapidement. »

Wallace (1) recommande le vinaigre comme un moyen sûr contre l'hémorrhagie *post-partum*. « Je verse, dit-il, quelques cuillerées à soupe de vinaigre dans un vase, et j'y plonge un chiffon ou un mouchoir de poche propre. Je porte alors, avec la main, le chiffon ainsi saturé, jusque dans la cavité utérine et je l'y exprime. L'effet du vinaigre, coulant sur les parois de la cavité de l'utérus et du vagin, est magique. La matrice relâchée et flasque réagit immédiatement. L'organe donne ce que j'appellerai la sensation d'un gésier, se rétractant et comprimant énergiquement la main qui opère; et, dans l'immense majorité des cas, l'hémorrhagie cesse instantanément. Si une première application du chiffon ne suffit pas, on en fait une seconde et même une troisième, jusqu'à ce que l'utérus se contracte suffisamment pour arrêter l'écoulement du sang. »

(1) « Transact. Americ. Gynæcol. Society, vol. III.

Il est probable que le courant faradique est le meilleur agent pour amener la contraction utérine, mais il n'en est pas de ce moyen comme de l'eau chaude : on n'a pas toujours une batterie électrique sous la main, quand on en a besoin. Une électrode olivaire doit être introduite dans l'utérus, et l'autre pôle, un disque ovalaire, est appliqué sur le fond ; ou bien les deux pôles sont appliqués directement sur l'utérus à travers les parois abdominales.

J'ai vu maintes fois le Dr I. E. Taylor réussir à ramener instantanément la contraction utérine, en flagellant la partie supérieure de l'abdomen avec une serviette mouillée.

La compression de l'aorte, à travers les parois abdominales, peut momentanément rendre service. — On a fait à cette méthode des objections théoriques ; on a dit : 1° que la compression porte à la fois sur l'aorte et sur la veine cave ; 2° que la pression ne peut pas empêcher l'arrivée à l'utérus du sang qui lui est apporté par les artères utérines aortiques. — Cliniquement, il est incontestable pourtant que la compression fait, au moins momentanément, cesser l'hémorrhagie ; ce résultat est dû, suivant Frankenhauser, à l'excitation simultanée du plexus utérin aortique, car la portion ainsi nommée du nerf grand-sympathique recouvre les larges vaisseaux émergents du tronc situé dans la région lombaire.

L'application de la glace sur le ventre, ou un filet d'eau froide tombant d'une certaine hauteur sur la région hypogastrique, si efficaces qu'ils se montrent comme moyens d'arrêter l'hémorrhagie, ont soulevé l'objection suivante : c'est qu'ils peuvent augmenter le shock déjà existant et la prostration produite par la perte de sang.

Manière d'assurer la rétraction utérine. — Les *contractions* utérines ne donnent qu'une sauvegarde temporaire contre l'hémorrhagie ; c'est la *rétraction* utérine qui en prévient le retour. Tout d'abord la main fournit le meilleur moyen d'exercer la compression extérieure. Elle a également l'avantage d'être un instrument intelligent, capable d'avertir l'accoucheur attentif de la moindre tendance au retour de l'hémorrhagie. Mais, même une fois la rétraction assurée, son maintien ne doit pas être laissé au hasard. Avant de quitter la malade, le médecin devra user de quelques moyens pour soumettre l'utérus à une pression soutenue et régulière. Le procédé habituel consiste à entourer l'organe en antéversion avec des serviettes repliées ou des bandes roulées, et à appliquer solidement un bandage sur le ventre pour le maintenir. A moins d'être exécutée par un homme habile, cette méthode ne fait rien de plus que déplacer l'utérus latéralement. — J'ai pris l'habitude de me servir d'un sac de caoutchouc recouvert de mousseline brune, que je remplis en partie d'eau froide et que j'applique sur l'utérus. — Le froid sec est un bon moyen d'exciter la contraction, pendant que la pression hydrostatique est également répartie sur le fond de l'utérus, et aide à le fixer sur la ligne médiane. — Une compression suffisante peut être improvisée, dans n'importe quelle maison, en remplissant en partie un sac avec du sable mouillé ou du sel commun.

Traitement de l'anémie cérébrale. — Par suite de la perte excessive de sang, la surface du corps devient pâle, froide et se couvre d'une sueur visqueuse. La femme éprouve un sentiment de prostration musculaire, avec douleur à la région précordiale. Le pouls devient petit et fréquent ; la respiration devient rapide, car le besoin d'air augmente, par suite de la diminution de la quantité d'oxygène apportée par le courant sanguin aux tissus et à la moelle allongée. A ces symptômes généraux s'ajoutent spécialement ceux dus aux troubles des centres nerveux, comme des mouvements incessants d'un côté à l'autre, des bâillements, des vomissements, des perversions des sens, des évanouissements et des convulsions.

Maintenant, c'est contre ces symptômes, indiquant une anémie cérébrale profonde et qui menace directement la vie de la malade, que le traitement doit être dirigé. — Il faut enlever les oreillers de dessous la tête ; les pieds doivent être relevés, des bouteilles chaudes placées aux membres et la tête recouverte de linges chauds. S'il survient une syncope, il faut comprimer l'aorte pour conserver toute la masse du sang à la partie supérieure du tronc et au cerveau. La congestion cérébrale pourrait être provoquée par les opiacés (trente gouttes de laudanum par la bouche ou 0gr.,70 centigr. de la solution de Magendie injectés sous la peau) ; le cœur relâché doit être stimulé par des injections hypodermiques d'éther sulfurique, de cognac ou de whisky. La seringue doit être remplie avec le médicament choisi, et l'injection doit être faite profondément dans le tissu cellulaire sous-cutané de la partie externe de la cuisse. L'effet sur la circulation se manifeste presque instantanément. Sauf les cas où il y a impossibilité absolue de sauver la malade, le pouls réapparaît au poignet, mais souvent pour disparaître de nouveau au bout de quelques minutes. Souvent, les injections stimulantes doivent être répétées un certain nombre de fois, avant que la circulation ait repris son cours. Toutefois tant que le stimulant détermine une réaction, si minime qu'elle soit, il ne faut pas désespérer.

Le Dr Gaspard Griswold a employé plusieurs fois avec succès, dans des cas où le cœur semblait avoir épuisé son dernier battement, les injections intra-veineuses d'ammoniac. Il se sert pour cela d'une solution à cinq pour cent (la solution officinale diluée avec parties égales d'eau), et en injecte, avec une seringue hypodermique, de quinze gouttes à 2 centim. cubes, dans une des veines superficielles de l'avant-bras.

Dans le collapsus résultant d'hémorrhagie excessive, la restitution du sang à la circulation, à l'aide de la transfusion est, en théorie, le mode rationnel de traitement. Mais, dans la pratique, les difficultés de la technique et l'hésitation des assistants à fournir le sang nécessaire, combinées avec les résultats souvent peu satisfaisants de la transfusion, constituent bien des obstacles à son emploi. Pendant longtemps, j'emportais avec moi l'appareil si simple et si ingénieux d'Aveling, mais, dans les quelques cas où j'ai eu l'intention de m'en servir, le tube ne fonctionnait jamais bien. Le fait que, dans chaque cas, j'ai réussi à sauver mes malades par des méthodes moins sujettes à objections me l'a fait rayer de ma liste d'instruments.

Le professeur Gaillard Thomas recommande de substituer l'injection intra-veineuse de lait à la transfusion sanguine et rapporte des cas suivis de succès. Il résume les résultats de son expérience dans les propositions suivantes :

1° L'injection, dans les veines, de lait au lieu de sang est un procédé parfaitement acceptable, salutaire et légitime, qui nous permet d'éviter la plupart des difficultés et des dangers de la transfusion du sang ;

2° Dans ce procédé, on ne doit employer que du lait tiré depuis quelques minutes à une vache bien portante. Le lait altéré est un poison et ne doit pas plus être employé que le sang décomposé ;

3° Un entonnoir de verre, auquel est attaché un tube de caoutchouc terminé par une canule très étroite, est meilleur, plus sûr et plus facile à se procurer qu'un appareil plus compliqué qui peut, en dépit de toutes les précautions, laisser pénétrer de l'air dans la circulation ;

4° L'injection intra-veineuse de lait est infiniment plus facile que la transfusion du sang. Toute personne familiarisée avec les opérations chirurgicales peut la pratiquer sans crainte de rencontrer de grandes difficultés ou même un échec complet ;

5° L'injection de lait, comme celle du sang, est ordinairement suivie d'un frisson et d'une élévation rapide et notable de la température ; puis tout rentre dans l'ordre, et il se produit une grande amélioration dans l'état de la patiente ;

6° Je ne voudrais pas limiter l'injection lactée aux cas d'hémorrhagie; mais, je l'emploierais volontiers dans tous les cas où le sang se trouve fortement altéré, comme dans le choléra asiatique, l'anémie pernicieuse, la fièvre typhoïde, etc. ; et comme un agent précieux contre les maladies du sang, dans certaines affections qui réclament le large emploi de la saignée, comme les convulsions puerpérales, etc. ;

7° On ne doit pas injecter plus de huit onces de lait en une seule fois.

Une fois l'action du cœur rétablie, les efforts du médecin doivent tendre tout d'abord à remplir les vaisseaux vides. Même quand les injections de lait ou de sang ont produit ce résultat, la quantité de liquide injectée dans la circulation est trop faible pour rétablir la tension artérielle. Mais la réapparition des pulsations cardiaques entraîne la possibilité d'une absorption active et rapide par l'estomac. Pour éviter les vomissements, il est indispensable que le liquide administré par la bouche soit donné en toutes petites quantités et à brefs intervalles. Je commence ordinairement par du thé fort, chaud, sans lait, ou additionné de cognac et d'eau (1 : 2) ; d'abord une cuillerée à café à la fois, en répétant la dose toutes les minutes. Puis, je donne une cuillerée à soupe d'un liquide quelconque chaud, toutes les cinq minutes, surveillant soigneusement la disposition de l'estomac à garder son contenu, suspendant au premier signe de nausée, jusqu'à ce que le lait, le bouillon, le thé, le gruau et autres aliments analogues soient tolérés en quantités ordinaires. Les aliments liquides doivent être continués heure par heure, en administrant de la glace et de l'eau dans les intervalles, suivant la soif éprouvée par la malade, jusqu'à ce que le pouls radial ait repris son intégrité. Quant au traitement ultérieur de ces cas, c'est le médecin qui doit en prendre la responsabilité complète. Il n'est pas possible de donner à une garde des indications qui peuvent varier à tout instant.

Dans les cas de perte excessive de sang, un tourniquet compresseur appliqué sur chaque artère fémorale, un bandage roulé, ou mieux une bande d'Esmarch placés sur les membres inférieurs, peuvent être employés momentanément, dans le but de conserver l'apport du sang dans la circulation des organes importants du tronc et des centres nerveux.

Quand le pouls est extrêmement rapide, les injections sous-cutanées d'un milligramme de digitaline agissent, dit-on, favorablement, en déterminant la contraction des artérioles de l'utérus.

Les opiacés peuvent être administrés de temps en temps pendant la convalescence, la fréquence de l'administration et la quantité du médicament dépendant de l'intensité de la céphalalgie qui accompagne l'anémie aiguë.

DES HÉMORRHAGIES PUERPÉRALES

Les hémorrhagies qui surviennent après le premier jour qui suit l'accouchement, résultent ou du détachement des thrombus au niveau du point d'insertion placentaire, ou de l'état congestif de l'*endometrium*.

Avant que la consolidation des thrombus soit complète, les orifices des vaisseaux peuvent se rouvrir sous l'influence d'une augmentation subite de la pression dans la circulation utérine. Le relâchement de la matrice, les obstacles à la rétraction, l'accumulation des matières fécales, les déviations de l'utérus, prédisposent à l'hémorrhagie. Les causes communes des pertes tardives sont : l'action de s'asseoir ou le fait de quitter trop tôt son lit, les mouvements pour s'occuper de l'enfant et les efforts pour aller à la garde-robe.

Chez une femme mince et maigre, qui avait eu des hémorrhagies abondantes pendant la seconde semaine des couches, je trouvai l'utérus refoulé en bas et en arrière jusqu'au plancher du bassin, en raison de la compression exercée sur le ventre par un bandage qui avait été trop serré, par la garde, dans un excès de zèle.

Lorsqu'on a laissé des débris de l'œuf dans l'utérus, ils peuvent devenir le point de départ de polypes fibrineux qui, comme dans l'utérus non puerpéral, déterminent la vascularisation de la membrane muqueuse et deviennent la cause d'hémorrhagies prolongées.

Le traitement de l'hémorrhagie tardive consiste dans le repos, dans la position horizontale, dans l'habitude réglée de vider la vessie et le rectum, de corriger les déplacements et de se servir d'injections chaudes. Dans le cas d'antéversion exagérée, il faut exercer une compression au-dessus du pubis. Dans les déplacements en arrière, il faut replacer l'utérus dans sa position normale, le maintenir en place par un pessaire convenable et ce seul procédé est souvent suivi de soulagement.

Si d'autres causes ne peuvent pas être invoquées, il faut explorer la cavité utérine, et si l'on y trouve des parties retenues, il faut les extraire. — Quand le col est béant, le doigt seul suffit à l'extraction ; — si le col est en partie refermé, ou s'il y a de l'inflammation, on peut, comme après l'avortement, se servir de la curette de métal, sans dilatation préalable. En procédant au curage de l'utérus, l'opérateur devra toujours penser à la délicatesse de la muqueuse de nouvelle formation et rechercher soigneusement les corps offensifs. S'il est nécessaire d'avoir recours aux injections intra-utérines pour arrêter l'hémorrhagie, on devra donner la préférence à la teinture d'iode.

RÉTENTION DU PLACENTA

La rétention du placenta est une cause si fréquente de l'arrêt de la rétraction utérine, que quelques mots concernant l'étiologie et le traitement de cet accident, forment un appendice rationnel à ce que nous avons dit de l'hémorrhagie *post-partum*.

Ce que l'on appelle la *rétention du placenta* est souvent simplement le résultat d'une intervention mal dirigée. Ainsi, elle peut être déterminée par des tractions, faites sur le cordon, qui engagent le placenta dans le col et empêchent, de la sorte, l'air d'arriver dans la cavité utérine, ce qui rend l'extraction du délivre impossible; — ou bien, avec la méthode de Crédé, l'opérateur, en pressant le fond de l'utérus en avant contre le pubis, au lieu de le pousser en bas, dans l'axe du bassin, peut produire une antéflexion aiguë, avec sténose du canal inférieur de la matrice.

La rétention vraie peut être due au volume du placenta ou à des adhérences pathologiques, soit du placenta lui-même, soit du chorion.

Le *placenta adhérent* se rencontre rarement, et il est dû généralement à une endométrite antérieure. Normalement la séparation se fait dans la couche aréolaire. Si les parois glandulaires qui constituent les cloisons des aréoles consistent en une substance intercellulaire résistante, au lieu d'un tissu mou et abondant en cellules, la séparation ne peut pas se faire et le placenta reste adhérent. Les épais tractus unissants, qui doivent être arrachés pour enlever le placenta, sont en général les troncs rectilignes des villosités, qui vont du chorion à la sérotine; la séparation se fait, non dans la caduque, mais dans la couche fœtale.— S'il y a eu inflammation (*placentite*), ces moyens d'union consistent en tissu décidual épaissi, étendu entre les cotylédons. Tantôt la sérotine est laissée presque en entier ou même tout entière; tantôt, étant donnée la solidité de leurs attaches, des lobules peuvent être retenus en totalité dans l'utérus.

Les adhérences du chorion peuvent tenir à l'épaississement des cloisons dans la couche aréolaire; — à l'involution défectueuse de la couche des cellules de la caduque, dont des portions épaissies restent en conséquence unies au chorion détaché; — à des adhérences secondaires maintenues par des masses solidifiées de fibrine, restes d'épanchements apoplectiques dans la caduque; — peut-être au développement excessif des villosités, sur les portions du chorion mou, d'où partent alors des brides épaisses qui tiennent solidement à la caduque (Spiegelberg). Les adhérences du chorion ne s'opposent au décollement du placenta que quand elles sont situées très haut ou autour du bord placentaire.

DÉCOLLEMENT ARTIFICIEL DU PLACENTA. — DÉLIVRANCE ARTIFICIELLE

Toutes les fois que la compression de l'utérus se montre insuffisante à amener l'expulsion du placenta, l'opérateur doit chercher à aider à la délivrance à l'aide des ressources de l'art. Laisser le placenta dans l'utérus expose la malade non seulement aux risques de l'hémorrhagie, mais encore au danger toujours grave de la décomposition du délivre et de l'empoisonnement septique. L'examen digital indiquera nettement la conduite à suivre. Si l'on trouve le placenta recouvrant l'orifice du col, on introduira un doigt pour le ramener. S'il n'y a pas d'adhérences, des tractions modérées sur le cordon suffisent alors à l'extraire. Spiegelberg recommande de se servir du doigt vaginal comme d'une poulie pour que les tractions sur le placenta soient faites dans une direction verticale.

Si les tractions sur le cordon ne suffisent pas, ou si le cordon commence à céder, la main extérieure doit exercer une contre-pression sur le fond, tandis que les doigts de la main introduite dans le vagin sont poussés jusque dans la cavité utérine. Il faut tout d'abord choisir un point où le placenta est déjà partiellement détaché, et les doigts doivent le décoller en le déroulant de la paroi utérine. Si les adhérences sont solides, les doigts sont introduits, le dos de la main tournée vers la paroi de l'utérus, et le décollement est pratiqué par un mouvement de latéralité, en dédolant comme si l'on coupait les feuillets d'un livre. Les contractions rendent alors de vrais services, en facilitant tout à la fois le décollement et en rendant distincte la ligne de séparation du placenta et de l'utérus. Hildebrandt conseille de suivre le cordon jusqu'au bout et de séparer le placenta avec la main recouverte par les membranes, pour éviter ainsi les dangers de l'infection, et ceux de la blessure de la surface interne de l'utérus. Spiegelberg dit que, d'après sa propre expérience, ce procédé ne réussit que quand les adhérences sont faibles et le décollement facile.

Les brides doivent être divisées, en les comprimant entre l'ongle du pouce et l'index. Quand le placenta est adhérent à la paroi antérieure, il faut faire placer la malade sur le côté. Quand il tient partout, on choisit un bord épais comme point par où on doit commencer le décollement. Dans le cas de placenta maigre diffus, Hohl a proposé de faire une injection dans les vaisseaux, par la veine ombillicale.

L'opération du décollement du placenta ne doit jamais être faite à la hâte ; il faut prendre toutes les précautions pour éviter de blesser la surface interne de la matrice, et on doit laisser dans l'utérus le moins possible de tissu placentaire.

Une fois le délivre complètement détaché, il faut le saisir et l'extraire à pleine main; l'expulsion sera aidée par des pressions extérieures. Si des portions de membranes sont restées, on doit aller les rechercher et les enlever soigneusement.

Dans tous les cas de délivrance artificielle, la cavité de l'utérus sera ensuite complètement irriguée avec une solution phéniquée chaude.

CHAPITRE XXXII

PLACENTA PRÆVIA. — HÉMORRHAGIE ACCIDENTELLE. — INVERSION DE L'UTÉRUS

Siège. — Variétés. — Fréquence. — Causes de l'hémorrhagie — Faits cliniques. — Pronostic. — Diagnostic. — Traitement. — Hémorrhagie accidentelle. — Inversion de l'utérus.

Siège. — Normalement, le placenta, on le sait, est inséré au fond ou sur les parties latérales de l'utérus. — On dit qu'il est *placenta prævia* quand il occcupe la portion de l'utérus qui est exposée à la distension pendant le travail, en d'autres termes, la surface sphérique du segment inférieur de l'utérus. Son importance clinique est proportionnelle à l'étendue du segment placentaire qui recouvre l'orifice interne. On a donc coutume de distinguer :

Variétés. — 1° Le *placenta prævia central*, quand la dilatation du col étant complète la seule partie accessible au toucher est le placenta;

2° Le *placenta prævia partiel*, quand l'orifice étant dilaté, on reconnaît une partie des membranes et un segment du placenta;

3° Le *placenta prævia latéral* ou *marginal*, quand le bord du placenta atteint, sans le recouvrir, le bord de l'orifice interne ou quand il en est situé tout près.

Les observations qui tendent à faire admettre l'insertion du placenta *sur la muqueuse du col* sont incontestablement erronées. Ce fait obstinément critiqué par le professeur S. E. Taylor a, du moins parmi les physiologistes, été rejeté hors de la discussion. Kuhn (1), qui a examiné le sujet avec Carl Braun, a trouvé que pas une fois la portion placentaire qui occupait le canal cervical ne tenait aux parois de ce canal, mais que, dans tous les cas où l'autopsie a été faite, les restes du placenta prævia maternel adhéraient, par un bord finissant d'une façon brusque, à l'orifice utérin. — L'insertion exactement centrale du placenta est extrêmement rare, quoique le fait ne soit pas impossible. Généralement, dans ce que l'on appelle le placenta central, il n'y a guère plus d'un sixième à un quart du placenta qui recouvre l'orifice utérin. Le plus petit segment souvent occupe le côté gauche (37 : 56, d'après les chiffres de Müller (2).

Vu le défaut d'épaississement de la caduque au voisinage de l'orifice utérin, les villosités placentaires se développent moins abondamment sur ce point ; tandis que, par compensation, dans les points plus favo-

(1) Braun. « Lehrbuch des ges. Gynaek. », p. 555.

(2) Müller. *Placenta prævia*, Stuttgart, 1877. La plupart de mes statistiquee sont empruntées à cet ouvrage. Elles renferment celles de Trask (« Americ. Journal of Med. Science », 1856, vol. VIII) et la plupart de celles des auteurs postérieurs à la date de la publication.

risés, elles se développent énormément. Le placenta offre donc une apparence irrégulière caractéristique. Si les conditions d'atrophie existent sur une large étendue, la surface du placenta est généralement augmentée dans des proportions analogues.

Une autre particularité, qui ne manque pas d'intérêt pratique, est la fréquence avec laquelle le placenta adhère pathologiquement à la paroi utérine. Sur cent quarante-deux cas, Müller a montré que cinquante-six fois il existait des adhérences.

L'insertion du cordon au délivre se fait généralement loin du centre, souvent elle est marginale, quelquefois velamenteuse. Il en résulte que la procidence du cordon accompagne souvent le placenta prævia.

Fréquence.— Heureusement, le placenta prævia est rare. Müller, en additionnant les statistiques de divers observateurs, a trouvé 813 cas sur 876 432 accouchements, c'est-à-dire pas tout à fait un cas sur mille.

Étiologie. — Les causes sont inconnues. La proportion des multipares comparées aux primipares est considérable (6 : 1) (1).

Le placenta prævia est plus fréquent chez les femmes qui ont eu des grossesses rapidement successives; chez celles dont la gestation a succédé, à bref délai, à l'avortement. Ces conditions favorisent le relâchement des parois de l'utérus, la dilatation de sa cavité et le développement défectueux de la caduque. Müller a émis la théorie que la descente de l'œuf est le fait de contractions de l'utérus qui se produisent immédiatement après la conception. De telles contractions sont de nature à déterminer naturellement l'avortement. Mais, dans certains cas, où la caduque refléchie fait défaut, nous avons vu que l'œuf peut être poussé jusque dans le canal cervical, et que, arrêté là, il peut donner lieu à une *grossesse cervicale.* Le placenta prævia peut donc, d'après Müller, être dû à un avortement qui aurait commencé à une période très rapprochée du début de la conception, mais qui se serait arrêté sur le segment inférieur de l'utérus auquel s'attachent alors secondairement les villosités, ce qui a permis à l'œuf d'échapper au danger et de continuer son développement. — Ingleby rapporte deux cas curieux où les orifices des trompes de Fallope s'ouvraient près de l'orifice interne : dans une observation, il y eut trois fois placenta prævia ; dans l'autre, dix fois.

Description clinique. — L'importance clinique capitale du placenta prævia est dans la façon dont se fait son *décollement*, pendant le

(1) Müller a collectionné quinze cent soixante-quatorze cas empruntés à différents auteurs : deux cent vingt-sept primipares contre treize cent quarante-sept multipares. — Jüdell porte le chiffre des multipares à 90 p. 100. — King (« Americ. Journal of Obst. », October 1880, p. 751) rapporte cent quatre-vingt-trois cas recueillis dans l'État d'Indiana, dans lesquels la proportion était de vingt primipares contre cent soixante-trois multipares.

travail. — Dans l'insertion normale, le décollement du placenta s'effectue en vertu des contractions utérines, une fois que le fœtus a été expulsé presque complètement. Dans le placenta prævia, le décollement est dû à l'extension à laquelle la zone utérine inférieure est soumise, en se transformant d'une demi-sphère en un canal cylindrique, pour permettre le passage du fœtus. L'étendue du décollement inévitable, à mesure que l'accouchement avance, est par conséquent mesurée par les dimensions de la tête fœtale, dont la plus grande circonférence est estimée égale à un cercle ayant un diamètre de onze centimètres et demi. Suivant Duncan, le niveau auquel le décollement spontané cesse, se trouve, par rapport à l'orifice externe, à une distance de sept centimètres en suivant la courbe du segment inférieur, et de deux centimètres et demi si l'on mesure dans la direction de l'axe utérin.

Tandis que, dans l'accouchement normal, les contractions de l'utérus qui amènent le décollement du placenta ferment du même coup les orifices des vaisseaux rompus, dans le placenta prævia, au contraire, la distension du segment inférieur laisse béants les orifices des sinus, par lesquels le sang s'écoule jusqu'à ce que l'hémorrhagie s'arrête, soit par l'intervention de l'art, soit par la production d'une syncope. Comme l'hémorrhagie, dans ces cas, est la conséquence naturelle de la dilatation du col, cette hémorrhagie du travail a été désignée par Rigby sous le nom de *inévitable*, par opposition aux hémorrhagies provenant du décollement du placenta quand il est situé près du fond, décollement qui tient alors à des causes *accidentelles*.

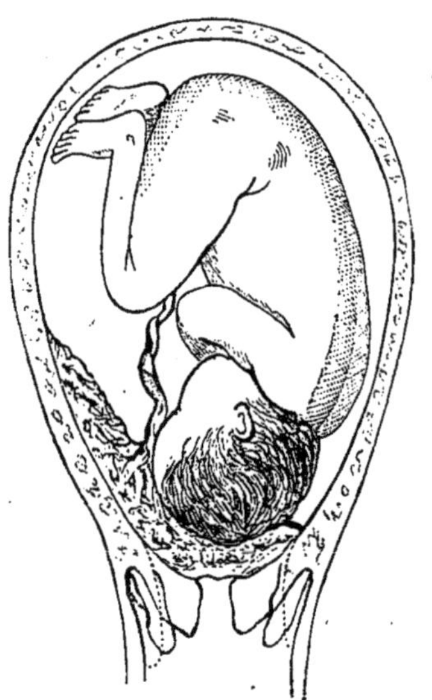

Fig. 233. — Diagramme montrant le décollement inévitable du placenta comme conséquence de la dilatation du col.

Les hémorrhagies du placenta prævia ne sont pourtant pas limitées à la période de l'accouchement; il n'est pas en réalité un moment de la grossesse où elles ne puissent se produire. Si nous considérons que tout faux mouvement du corps retentit sur le segment inférieur plus directement que sur le fond de l'utérus, et que les parois amincies des vaisseaux utéro-placentaires sont soumises à une augmentation de pression, il devient évident, dans le cas de placenta prævia, que la plus petite cause suffira à produire leur rupture et l'hémorrhagie. — Ainsi, le placenta prævia est une cause fréquente pseudo-menstruation pendant la grossesse. Il prédispose à l'avortement et, une fois la grossesse plus avancée, à l'accouchement prématuré, les premières hémorrhagies étant dues probablement à des causes accidentelles et non aux contractions du travail.

Toute hémorrhagie n'est donc pas suivie du travail de l'accouchement. Dans bon nombre de cas, des thrombus se forment dans les vaisseaux ouverts, l'hémorrhagie s'arrête et la grossesse continue son cours pendant un certain temps, sans être troublée.

Les tableaux de Müller montrent que, dans le placenta prævia *complet* (centre pour centre), la première hémorrhagie survient le plus ordinairement entre la vingt-huitième et la trente-sixième semaine, tandis que dans le placenta prævia *partiel* elle survient le plus ordinairement après la trente-deuxième semaine. Dans le placenta prævia *latéral*, les hémorrhagies ne se produisent quelquefois qu'au moment du travail. Les cas de grossesse et de partie du travail, sans hémorrhagie, ont été observés lorsque le fœtus est mort et que la mort a été suivie de modifications atrophiques dans le délivre.

Le retour de l'hémorrhagie est souvent prévenu par un retrait secondaire du placenta, dû à la pression exercée par le sang extravasé ou à l'oblitération des vaisseaux qui alimentent les cotylédons décollés.

Les hémorrhagies, dans l'insertion vicieuse du placenta, sont généralement *soudaines*, sans prodromes, sans douleurs, souvent sans cause apparente. Elles surviennent quelquefois quand la femme urine, quelquefois pendant le sommeil.

La *quantité de sang* perdue dans une seule hémorrhagie dépend de l'étendue du décollement placentaire. La première perte peut amener une anémie profonde et, si elle se répète à bref intervalle, la mort peut s'en suivre. On admet que chaque hémorrhagie peut faire perdre de une à trois livres de sang, et de quatre à cinq livres pendant le travail tout entier (Müller). Règle générale, pourtant, les hémorrhagies de la grossesse sont d'abord modérées, mais augmentent à chaque nouvelle réapparition.

Une variété formidable d'hémorrhagie est celle qu'on appelle *stillicidium* (goutte à goutte), quand le sang coule insensiblement, sans interruption pendant des jours et des semaines.

Les plus violentes hémorrhagies surviennent d'ordinaire au début de la première période du travail.

En général, l'intensité de la perte est proportionnelle à l'aire du segment placentaire correspondant à la surface utérine soumise à la distension. L'hémorrhagie cesse habituellement quand le décollement des cotylédons est complet et que, après la rupture des membranes, la pression exercée par la partie fœtale qui se présente vient porter sur la surface saignante. Au moment précis du summum des contractions, le sang s'arrête pour un court instant (Spiegelberg) (1).

La fréquence des présentations anormales, dans le placenta prævia, est très considérable. Ainsi, d'après les statistiques de Müller, sur *mille cent quarante-huit* cas il y avait *deux cent soixante-douze* présentations transversales et *cent sept* présentations du siège. La fréquence de ces anomalies est en partie attribuable à la proportion considérable d'accouchements prématurés, et en partie à l'état relâché et flasque du segment inférieur, et par suite au manque de stabilité du fœtus.

Durant la première période du travail, les douleurs ont de la tendance à faiblir et la dilatation est lente. Les causes de l'inertie doivent être attribuées à l'amincissement du stroma musculaire du segment inférieur, amené par l'énorme développement des vaisseaux utéro-placentaires; à l'insertion du placenta sur l'orifice, ce qui mécaniquement empêche la dilatation; et, en réalité, à ce que l'œuf ne presse pas directement sur les nerfs sensitifs du col. — L'inertie secondaire suit souvent la perte continue du sang et la prolongation de la première période. Quand l'obstacle apporté par le placenta à la dilatation a été surmonté et que, la rupture des membranes étant effectuée, l'utérus se rétracte, dans bon nombre de cas la scène change rapidement, et au lieu de contractions inefficaces, des contractions normales et souvent très efficaces se manifestent.

Règle générale, à une époque très rapprochée du début du travail, on trouve le col mou et dilatable; mais il y a de nombreuses exceptions à cette règle. Müller déclare que le spasme et la rigidité du col existent à peu près dans *douze* pour *cent* des cas.

Quand la perte de sang pendant le travail est continue, la femme n'a pas une minute de repos ; elle se plaint de maux de tête et de vertiges. La respiration devient courte, irrégulière et haletante, et le pouls petit, faible et fuyant. Puis, il se produit des troubles de la vue ; le front se couvre d'une sueur froide et visqueuse ; finalement des convulsions éclatent et la mort survient.

Même une fois l'accouchement fini, tout danger n'a pas disparu. Après l'accouchement, l'hémorrhagie peut survenir, par suite de l'atonie de la surface placentaire de l'utérus et, alors que les contractions de bonne nature semblent devoir garantir le salut, on peut voir survenir un relâchement soudain; le sang coule à flots, au point que la patiente succombe avant qu'on ait pu lui porter secours. De plus, pendant les couches, la contraction imparfaite de l'utérus permet quel-

(1) Cette opinion a été émise d'abord par Fountain dans l' « Am. Journ. of the Med. Sc. ». Elle a été depuis défendue par Duncan, Jüdell, Frankel, Spiegelberg et autres. Müller et Kuhn la contestent comme ne reposant ni sur l'observation ni sur la théorie.

quefois aux lochies de former une flaque stagnante au fond de l'utérus; il s'écoule continuellement par le bas un flux ichoreux qui baigne les parois amincies de la matrice et rouvre les orifices vasculaires de la plaie placentaire. La faiblesse de la circulation prédispose à la formation des thrombus qui, putréfiés et désagrégés, sont entraînés dans la circulation générale et donnent lieu aux terribles symptômes de la pyémie. Müller a trouvé dans *deux cent soixante-treize* cas de sa statistique des renseignements spéciaux sur l'état puerpéral. La fièvre puerpérale a été constatée sur *soixante-dix-neuf* malades, dont *cinquante-quatre* sont mortes.

Pronostic. — Le pronostic du placenta prævia est naturellement très grave. A peu près *une* mère sur *quatre* meurt avant ou après l'accouchement. En ajoutant à cette proportion les morts par affections puerpérales, Müller n'estime pas la mortalité à moins de *trente-six* à *quarante* pour *cent.*

Près de *deux* enfants sur *trois* viennent morts. Plus de la moitié de ceux qui sont nés vivants meurt dans les dix premiers jours.

D'une façon générale, on peut admettre que le pronostic est d'autant plus sérieux que les hémorrhagies commencent à une époque moins avancée de grossesse, qu'elles sont plus abondantes, et que les intervalles qui les séparent sont plus courts.

Pendant le travail, les conditions favorables sont : la présentation du vertex, de bonnes contractions, une dilatation rapide et une constitution vigoureuse.

La mortalité maternelle est deux fois plus grande dans le placenta prævia central que dans le placenta latéral.

A la ville, il y a, en plus, le danger spécial de l'infection; à la campagne, le temps se passe avant que l'on puisse avoir le secours du médecin. Bref, il est impossible d'analyser les statistiques du placenta prævia sans arriver à cette conclusion que le résultat dépend, dans une large mesure, des qualités personnelles du médecin. Un homme qui se possède, froid, résolu, avec des idées claires sur les conditions anatomiques auxquelles il s'agit de parer, s'il est appelé à temps, enlèvera au placenta prævia une bonne partie de ses dangers.

Diagnostic.—Il n'y a pas de signes qui permettent de reconnaître l'existence du placenta prævia pendant la première moitié de la grossesse.

L'insertion vicieuse peut produire l'avortement, qui est alors caractérisé par l'absence de douleur, aussi bien avant l'hémorrhagie que pendant la période d'expulsion. Règle générale, l'œuf est expulsé intact, sans rupture des membranes. — Dans la deuxième partie de la grossesse, une hémorrhagie survenant soudainement, sans cause appréciable, d'une façon inattendue, doit toujours éveiller les soupçons.

Le *toucher*, dans le placenta prævia, fait reconnaître les culs-de-sac du vagin mous et pâteux, et souvent plus épais d'un côté que de l'autre, quand la présentation du placenta est incomplète.

Le ballottement est obscur, le col est long, large et mou, et contient parfois des vaisseaux nettement pulsatiles. Le canal cervical permet le passage du doigt jusqu'à l'orifice interne, qui tout d'abord offre de la résistance puis cède à une faible pression. Le diagnostic ne devient positif que dans le cas où l'on sent la surface du délivre à travers l'orifice du col; sa texture rugueuse, spongieuse, grenue, le distingue suffisamment des caillots et écarte les autres causes possibles d'erreur.

Traitement. — L'histoire du placenta prævia présente, comme point saillant, ce fait qui doit dominer toute la pratique, qu'*il n'y a pas de sécurité pour la mère, tant que la grossesse continue.*

Or, dans une très grande proportion de cas, l'hémorrhagie survenant dans la première moitié de la grossesse entraîne l'avortement dont le traitement ne diffère en rien de celui de l'avortement dans le cas d'insertion normale du placenta. — D'un autre côté, sur cent vingt-huit cas de mort, par placenta prævia, recueillis par Müller, pas un n'est survenu avant le septième mois. Dans la dernière moitié de la grossesse, l'hémorrhagie conduit de même à l'expulsion prématurée de l'œuf, avec une telle fréquence que l'on admet qu'un tiers seulement des cas atteint la fin de la gestation.

La plupart des auteurs conseillent, en présence des hémorrhagies de la grossesse avancée, de se borner à l'*expectation*, rejetant, sauf dans le cas où la perte de sang prend des proportions alarmantes, l'intervention active jusqu'à l'apparition spontanée du travail. Cette manière de faire est recommandée, en partie, dans l'intérêt de l'enfant et en partie, parce que le travail prématuré s'accompagne souvent de *rigidité du col*, complication qui, dans le placenta prævia, aggrave toujours les dangers de l'accouchement. La sagesse de l'expectation soulève pourtant une question sérieuse. Le danger du placenta prævia est dû, moins à l'impuissance de l'art obstétrical qu'aux pertes de sang qui peuvent survenir inopinément, loin de tout secours médical.

Heureusement que la première hémorrhagie, qui fournit un avertissement sur la condition spéciale de la malade, est, la plupart du temps, légère. A chaque retour pourtant elle devient plus abondante. — Si l'hémorrhagie commence avant que le fœtus soit viable, les chances de sauver sa vie sont, en tout état de cause, trop faibles pour être un seul instant mises en parallèle avec le salut de la mère. Les pertes qui surviennent avec le septième mois sont en général le résultat de la présentation centrale du placenta; et, perdre son temps en atermoiements, dans ces cas, est le meilleur moyen de perpétuer les déplorables statistiques actuelles de la mortalité. — Après la trente-deuxième semaine, il est juste de dire que la vie de l'enfant est moins compromise par la provocation de l'accouchement que si on le laisse exposé aux dangers de la continuation de la grossesse.

D'après les raisons théoriques, donc, la provocation de l'accouchement doit être regardée comme obligatoire aussitôt le diagnostic du placenta prævia établi, ou tout au moins après la manifestation de la première hémorrhagie. Les résultats pratiques de ce procédé, dans les mains de ses avocats, plaident de plus en plus efficacement en sa faveur (1).

Ainsi Gaillard Thomas (2) rapporte onze cas, avec deux morts seulement, l'une résultant d'une hémorrhagie *post-partum* survenue plusieurs heures après la délivrance, et l'autre de fièvre puerpérale (3). Leker a perdu trois cas sur quarante; Hoffmann, deux cas sur trente; et Spiegelberg, quatre cas sur soixante-quatorze accouchements prématurés (4). A ce point de vue je ne puis m'empêcher de citer les remarques suivantes du Dr Barnes. « Si la grossesse a dépassé le septième mois, règle générale, je crois qu'il sera sage de procéder à l'accouchement, car la première hémorrhagie qui surviendra peut être fatale. Nous ne pouvons pas dire à quel moment elle se fera, quelle sera son intensité et quand elle éclatera; tout ce que nous aurons peut-être occasion de faire alors sera de regretter de ne pas être intervenus lorsque nous avions des chances de l'éviter. »

Dans le traitement du placenta prævia, il est extrêmement désirable que le praticien ait une idée parfaitement claire de la nature de la tâche qu'il a à remplir. L'expulsion de l'enfant ne peut pas se faire sans la dilatation préalable du col. Le col ne peut se dilater sans décollement du placenta. Le principal objectif du traitement est donc, par conséquent, l'hémorrhagie qui survient pendant la période de dilatation. Nombre de moyens destinés à maintenir l'hémorrhagie dans des limites restreintes ont été proposés par les maîtres de l'art obstrétrical.

Les meilleurs de ces moyens sont ceux qui contribuent en même temps à abréger le travail. Le choix doit être déterminé par des conditions qui varient simplement suivant les différents cas. Le médecin doit tout d'abord s'assurer si le travail est commencé ou s'il commence; si le placenta prævia est complet ou incomplet; si la présentation est normale; si les contractions sont bonnes; si les membranes sont rompues ou intactes, enfin quelles sont la longueur et la dilatabilité du col.

(1) La provocation de l'accouchement prématuré a reçu dans ce pays l'approbation de Thomas, Taylor, Parvin, Pallen et Taber Johnson.

(2) « Trans. of the N.-Y. Obstetr. Society », t. I, p. 262.

(3) Statistique prise dans la monographie de Müller.

(4) Ces statistiques ne sont cependant pas pareilles à celles données par Thomas, et ne renferment pas les cas de mort pendant les suites de couches. Ainsi, le total complet de la mortalité, pour les cas de Spiegelberg, arrive à seize pour cent.

Si le col est long, étroit et rigide, si les membranes sont intactes, il faudra avoir recours au *tampon* comme expédient temporaire. Le tampon renforce les contractions, et par la compression qu'il exerce amène la coagulation du sang qui s'échappe des vaisseaux utérins. Le professeur I. E. Taylor conseille de combler le vagin avec une bande chirurgicale, laissant une des extrémités de la bande hors de la vulve, ce qui permet de la retirer sans difficulté. Braun, après plusieurs années d'expérimentation, à Vienne, avec le colpeurynter, maintient la supériorité de la dilatation hydrostatique. — Je me sers de ouate humide que j'enfonce dans la partie supérieure du vagin à l'aide du spéculum de Sims. Le choix de la matière me semble indifférent. Une fois le tampon introduit, le médecin ne doit pas quitter la malade jusqu'à ce que l'accouchement soit terminé. Au bout de quatre heures, au plus, on retire le tampon et on examine le col.

Aussitôt que le col permettra leur introduction, le dilatateur de Barnes ou celui de Tarnier devront être employés au lieu du tampon vaginal. L'un des sacs de caoutchouc de Barnes, suffisamment dilaté pour tendre le rebord de l'orifice externe, remplit admirablement les principales indications. Il agit comme un tampon efficace, renforce les contractions et dilate le canal cervical. A mesure que la dilatation augmente, on introduit un dilatateur plus volumineux. Il est important, pour prévenir l'hémorrhagie, de maintenir la tension de l'orifice externe. Vu le ramollissement du segment inférieur de l'utérus, qui existe dans un grand nombre de cas de placenta prævia, le col peut être dilaté avec la plus grande facilité. Si des symptômes urgents ne réclament pas une intervention immédiate, il est bon d'arriver à la dilatation complète. Pourtant cela n'est pas toujours nécessaire. Barnes, Taylor, Spiegelberg, conseillent, ainsi que Braun, de procéder à l'accouchement aussitôt que l'orifice externe a atteint la dimension d'un demi-dollar ; car, à ce moment, la dilatation de l'orifice interne est à peu près complète et le canal cervical ramolli n'offre pas une résistance suffisante pour empêcher l'extraction de l'enfant. Les succès remarquables obtenus dans la pratique par les auteurs que nous venons de citer donnent un grand poids à leurs recommandations. Il est cependant plus que probable que leur instruction et leur expérience exceptionelle entrent pour autant dans leurs succès que les modes de traitement qu'ils emploient individuellement. Quoi qu'il en soit, en se reportant à nouveau aux statistiques de Trask et de Müller, il devient évident que la rigidité du col n'est pas un accident rare dans le placenta prævia, et que l'accouchement forcé, pratiqué avec un col rigide, est peut-être, après l'expectation pure et simple, la cause la plus évidente des résultats les plus désastreux qui aient été constatés.

Une fois le col convenablement préparé, il faut rompre les membranes et laisser écouler une partie du liquide amniotique. Alors, si le placenta est latéral ou marginal, si le bassin est normal, si les contractions sont bonnes et régulières, si la tête se présente, si du moins elle peut être engagée et fixée sur le détroit pelvien par des manipulations externes, les progrès ultérieurs de l'accouchement doivent être laissés à la nature. L'hémorrhagie sera alors empêchée par la pression du fœtus, lors de sa descente dans le canal utéro-vaginal.

Au premier moment, la méthode d'expression, recommandée par Kristeller, est capable de rendre d'importants services en favorisant l'engagement rapide de la tête fœtale.

L'ergot, administré avec précaution, est utile pour renforcer les contractions utérines. Même si des contractions toniques suivent son emploi, fait improbable dans le placenta prævia, le résultat sera l'occlusion des sinus et une barrière nouvelle opposée à l'hémorrhagie. Le forceps peut être appliqué dans les mêmes circonstances et avec les mêmes restrictions que dans les autres cas. Pourtant, quand la tête est mobile et la malade anémique, si l'hémorrhagie persiste, la version, étant le moyen le plus rapide de terminer l'accouchement, doit être préférée à tous les autres.

Dans les cas d'insertion centrale complète du placenta, il ne faut pas s'attarder aux demi-mesures. Si le col est long et rigide, le tampon vaginal doit être employé comme moyen préliminaire. Une fois le col assoupli et la dilatation commencée, il faut enlever le tampon. A cette période, Barnes recommande de décoller tout d'abord la partie du placenta qui est attachée au-dessus de l'orifice interne du col. En agissant ainsi « nous supprimons un obstacle à la dilatation, car le placenta étant adhérent agit à la façon d'un obstacle ». On fait l'opération de la façon suivante : « On passe un ou deux doigts aussi loin que possible à travers l'orifice du col, la main étant introduite tout entière dans le vagin si cela est nécessaire. Une fois le placenta atteint, on introduit les doigts entre sa face interne et la paroi utérine ; on décrit un cercle, pour séparer le placenta, tout autour du col et aussi loin que les doigts peuvent pénétrer. Généralement un peu de rétraction du col se produit après cette opération et souvent l'hémorrhagie cesse (1). » Puis, Barnes place un dilatateur et amène rapidement l'expansion du col. En même temps, on essaie de ramener le siège dans le segment inférieur par des manœuvres externes. Taylor et Braun ont trouvé ce genre de version facile, par suite de la souplesse des parois utérines. Quand

(1) Barnes. *Opérations obstétricales*, p. 503. Le décollement artificiel du placenta rend incontestablement des services quand on peut le produire facilement. Mais il ne faut pas perdre trop de temps en efforts inutiles, et il ne faut pas persister, si le décollement ne peut être pratiqué doucement.

le col est suffisamment dilaté pour permettre l'accouchement, on introduit deux doigts, on décolle le placenta, on rompt les membranes et on saisit un membre, sans introduire la main entière dans l'utérus. On fait ensuite l'extraction, la pression exercée par le fœtus empêchant la possibilité d'une hémorrhagie considérable.

Généralement la main droite est choisie pour aller à la recherche du pied parce que le placenta recouvre plus souvent le côté gauche. Parfois, pourtant, il devient nécessaire de changer la direction des doigts, avant que l'on ait atteint le bord du placenta.

Si la version par manœuvres externes ne peut pas être pratiquée, l'opérateur doit introduire la main jusque dans l'utérus pour aller à la recherche d'un membre. Le bras de l'opérateur, pendant cette recherche, fait l'office d'un tampon temporaire. L'hémorrhagie qui suit le retrait du bras sera arrêtée par la descente du siège.

La rupture accidentelle des membranes, avant que le col soit apte à permettre la terminaison artificielle de l'accouchement, est rarement probable, dans les cas de placenta prævia complet. Dans les cas d'implantation marginale, la dilatation avec les sacs de Barnes devra être employée comme un moyen de comprimer directement les tissus d'où provient l'hémorrhagie.

Après l'expulsion de l'enfant, il faut songer au danger provenant de l'hémorrhagie *post-partum*. Tout doit être préparé en vue de cet événement. Si l'hémorrhagie persiste, quoique le fond de l'utérus soit fortement contracté, il faut introduire un spéculum, et les sinus ouverts du segment inférieur doivent être épongés avec de la ouate trempée dans une solution styptique de fer, comme le recommande Engelmann (1). L'ergot doit être donné pendant quelques jours, car le danger des hémorrhagies secondaires se rencontre surtout dans le placenta prævia.

La plus extrême propreté et l'usage des douches vaginales désinfectantes doivent être usités pendant la période des couches, par suite de l'exposition de la plaie placentaire au contact des lochies qui coulent constamment sur elle et rendent la malade spécialement sujette à l'infection septique.

HÉMORRHAGIE DANS LE CAS D'INSERTION NORMALE DU PLACENTA

Même lorsqu'il est implanté sur le cercle polaire supérieur de l'utérus, *zone non dangereuse* de Barnes, le placenta peut se détacher dans une plus ou moins grande étendue, pendant la grossesse et l'accouchement, et donner alors lieu à des hémorrhagies. Ces hémor-

(1) *Voy.* « Hémorrhagie *post-partum* ».

rhagies peuvent être internes et rester ignorées, au lieu de se frayer un passage entre la caduque vraie et la caduque réfléchie et aboutir ainsi jusque dans le vagin.

Dans cette variété de décollement placentaire, les hémorrhagies sont dites *accidentelles*, par opposition aux hémorrhagies *inévitables* qui accompagnent le placenta prævia.

Les circonstances dans lesquelles se produisent ces hémorrhagies ont été décrites comme il suit par Goodell (1) :

a. Le placenta se détache par son centre et le sang s'accumule dans le cul-de-sac formé par l'adhérence solide des bords du délivre aux parois de l'utérus.

b. Le placenta est détaché, de telle sorte que le sang s'échappe dans la cavité utérine et s'accumule en décollant les membranes près du fond.

c. Les membranes sont rompues près du placenta décollé et le sang épanché se mélange avec le liquide amniotique.

d. La partie du fœtus qui se présente bouche si hermétiquement le canal vaginal que l'hémorrhagie ne peut pas se manifester à l'extérieur.

Les *causes* de l'hémorrhagie interne, quand on peut les constater, sont pour la plus grande part semblables à celles que nous avons étudiées lors de l'avortement. Ainsi, Goodell attribue les causes qui amènent le décollement du placenta à des contractions utérines irrégulières, à des violences extérieures ou à un exercice exagéré. Quelquefois les causes ont été émotives, et les hémorrhagies se sont manifestées pendant le sommeil. Elles se rencontrent plus fréquemment chez les multipares et dans les derniers mois de la grossesse.

Les *symptômes* sont : un état de collapsus alarmant, des douleurs souvent excessives, l'absence ou l'extrême faiblesse des douleurs du travail, une distension marquée de l'utérus, quelquefois une saillie latérale des parois utérines, l'apparition du sang, un écoulement séreux et la présence du sang dans le liquide amniotique.

Le *diagnostic*, dans la forme latente, peut être extrêmement embarrassant. Les douleurs ressemblent souvent à celles d'une colique gazeuse. L'accident présente également quelques-uns des traits qui rappellent ceux de la rupture utérine ; mais, par contre, la rupture existe rarement avant que les eaux soient écoulées, la partie fœtale s'éloignant alors de l'orifice et l'utérus diminuant de volume.

Le *pronostic* est très grave. D'après Goodell, sur cent six cas, cinquante-quatre mères moururent; et sur cent sept enfants, six seule-

(1) *On Concealed accidental Hæmorrhages of the gravid Utérus* (« Am. Journ. of Obstet. », août 1869, p. 281). Ce travail a été exploité comme une mine par beaucoup d'écrivains qui en ont tiré leurs données.

ment ont été sauvés. Depuis cette publication, j'ai observé un cas où, après l'accouchement, je retirai de la cavité utérine au moins un bassin entier de caillots solides, et malgré cela la mère et l'enfant furent sauvés.

Dans les cas où il existe une hémorrhagie externe, le diagnostic est facile et le pronostic plus favorable ; cela probablement parce que les parois utérines sont moins flasques que dans la forme latente.

Le *traitement* consiste en injections sous-cutanées d'ergot, dans la dilatation de l'orifice avec les dilatateurs de Barnes, dans la rupture des membranes et dans la version.

Dans le cas personnel que je viens de citer, le dilatateur de Barnes agit d'une façon magistrale, non seulement en assurant la dilatation du col, mais en excitant vigoureusement les contractions utérines. Les symptômes sérieux se manifestèrent après la rupture des membranes et me forcèrent à terminer par une application de forceps.

En toute autre circonstance, j'aurais certainement commencé par dilater, et, après la rupture des membranes, j'aurais choisi la version et l'extraction immédiate. Je me serais assuré d'un aide expérimenté qui aurait eu pour rôle de comprimer les parois utérines à l'extérieur pendant que j'aurais procédé à l'accouchement.

INVERSION DE L'UTÉRUS

L'inversion utérine est rare ; Braun admet que sur cent cinquante mille accouchements pratiqués à la clinique sous sa direction et sous celle de Spaeth il n'a pas eu à observer un seul cas d'inversion complète. Il n'y a eu qu'un seul cas sur cent quatre-vingt-dix mille accouchements au Rotunda-Hospital de Dublin.

La production de l'inversion est favorisée par un utérus large, relâché par suite d'une distension exagérée, d'un accouchement rapide ou d'une hémorrhagie. — La cause immédiate peut être une compression exercée de haut en bas ou une traction exercée de bas en haut. La première peut provenir d'efforts intenses, surtout dans la position assise ou agenouillée ; ou bien de tentatives de délivrance avant que les contractions soient de bonne nature. La seconde peut provenir de l'existence d'un cordon court et formant des circulaires, pendant l'expulsion, de tractions exercées sur le cordon après la sortie de l'enfant, ou simplement du poids du placenta. Hennig (1) conclut que l'insertion du placenta au fond de l'utérus au lieu d'une insertion plus latérale est une cause réelle d'inversion.

L'inversion peut être *partielle* ou *complète*. Dans le premier cas, le

(1) Hennig. *Ueber die Ursachen der spont. Inv. Uteri*, « A. f. Gyn. », Bd. VII, p. 491.

fond présente une dépression en forme de vasque ou de coupe (*cul de bouteille*). Dans le dernier, tout le fond descend dans le vagin. Dans les cas extrêmes, le col peut être retourné jusqu'à ses attaches vaginales. Le Dr I. E. Taylor admet, pour un certain nombre de cas, un mécanisme qui consiste dans une sorte d'invagination des parois du col avec participation graduelle du corps et du fond.

Les *symptômes* de l'inversion sont le *shock* et l'*hémorrhagie*. Le shock se traduit par la petitesse du pouls, le refroidissement des extrémités, les vomissements, l'altération des traits; il est dû, en partie du moins, à la diminution soudaine de la pression intra-abdominale, et conséquemment à la pléthore des veines abdominales. L'hémorrhagie résulte de la contraction imparfaite, et elle est par conséquent proportionnelle à l'étendue de la parésie utérine.

La réduction spontanée de l'inversion incomplète est fréquente. Des cas de réduction spontanée d'inversion complète ont même été observés; ils sont dus, suivant Spiegelberg (1), à la rétraction des ligaments qui porte sur l'utérus tandis qu'il est encore en état de relâchement.

Le *diagnostic* est facile. L'inversion utérine ne peut être confondue qu'avec un polype fibreux, mais un examen attentif et la palpation bimanuelle démontreront l'absence de la tumeur utérine au-dessus du pubis et mettront en garde contre cette erreur.

Le *pronostic* dépend de la promptitude avec laquelle l'opérateur replacera le fond de l'utérus dans sa position normale. Néanmoins, d'après Crosse (2), un tiers des patientes succombe immédiatement ou dans le mois qui suit l'accident.

Le *traitement* consiste à refouler le fond de bas en haut avec les doigts ou le poing fermé. Pour éviter de déchirer les attaches de l'utérus au vagin, il faut avoir le soin d'exercer une contre-pression avec la main libre, sur le bord supérieur de la dépression en forme de cupule. Si le placenta est détaché dans une notable étendue, il faut compléter son décollement avant de procéder à la réduction. S'il est adhérent il ne faut pas perdre de temps mais réduire à la fois le fond et le placenta. Si le col est rétracté sur la partie inversée, on administre les anesthésiques et on fait le taxis. Je puis parler par expérience en faveur de la méthode de Noeggerath, qui consiste à réduire l'utérus en commençant le taxis dans le voisinage de la trompe de Fallope près du col, au lieu d'agir directement en plein sur le fond. Si la réduction réussit, la main doit être maintenue dans l'utérus, et la pression extérieure continuée, jusqu'à ce que les contractions soient

(1) « Lehrbuch », p. 593.

(2) Crosse. *An Essay Literary and Practical, on Inversio Uteri*, « Transact of the provincial Med. and Surg. Associat. », 1847, p. 344 (Spiegelberg).

rétablies. Le traitement consécutif ne doit pas différer de celui de l'inertie utérine, traitement que nous avons déjà indiqué au chapitre « Hémorrhagie *post-partum*. »

L'auteur ne mentionne ici d'autre traitement que la réduction manuelle, à laquelle nous pouvons ajouter la réduction instrumentale. Mais, en présence de l'insuccès de ces méthodes, le médecin se trouve avec la double éventualité d'une hémorrhagie persistante rapidement mortelle ou d'une septicémie que l'on aura les plus grandes peines à combattre. Assurément, on ne saurait compter sur cette terminaison, aussi heureuse que rare, de l'involution naturelle de la matrice en dehors du bassin, sans hémorrhagie, sans septicémie, aboutissant en somme à une inversion chronique compatible avec la vie. Donc, lorsque l'accoucheur a épuisé tous ses efforts contre l'écoulement du sang et qu'il ne peut d'autre part s'opposer efficacement au sphacèle et à la putréfaction des tissus les plus exposés, il lui reste encore, comme dernière ressource, l'amputation de la tumeur utérine inversée. Cette opération paraît être entrée aujourd'hui dans la pratique gynécologique nord-américaine et allemande. On a récemment publié quelques succès de cette méthode suivie de la suture multiple, à trois ou quatre étages de la surface de section, du péritoine vers la muqueuse. Pour assurer l'hémostase parfaite, il est essentiel, avant d'amputer, de comprimer le pédicule avec un clamp, un serre-nœud, ou un lien élastique maintenu fixe par des aiguilles placées en diagonale. L'opération et le traitement consécutif du pédicule seront pratiqués, bien entendu, avec toutes les précautions antiseptiques habituelles. D.

CHAPITRE XXXIII

RUPTURES DU CONDUIT GÉNITAL

Ruptures de l'utérus. — Étiologie. — Anatomie pathologique. — Symptômes et diagnostic. — Traitement. — Prophylaxie. — Traitement après la rupture. — Rupture limitée à l'enveloppe péritonéale de l'utérus. — Perforation par compression. — Déchirures de la portion vaginale.
Déchirure du vagin.
Déchirure de la vulve.
Thrombus de la vulve et du vagin.
Disjonction des articulations pelviennes.

Le canal génital peut être déchiré en une portion quelconque de son parcours. Ainsi, les ruptures peuvent se faire au périnée, sur la paroi postérieure du vagin, au niveau du vestibule, dans la région des culs-de-sac, au niveau du col ou du corps de l'utérus et dans les articulations pelviennes.

RUPTURES DE L'UTÉRUS

Les ruptures de l'utérus, au moins pour le plus grand nombre, partent du segment inférieur et s'étendent de bas en haut vers le corps et le fond de l'organe, ou en bas vers le vagin. Elles sont dites *complètes* lorsque la déchirure se propage jusqu'à la cavité abdominale, et *incomplètes* lorsqu'elles se limitent à la couche musculaire ou à l'enveloppe péritonéale.

Bandl en a cité dix-neuf cas sur quarante mille six cent quatorze accouchements (1 : 2,137), observés dans l'intervalle de neuf années à la maternité de Vienne. Jolly, à Paris, en a relevé deux cent trente cas sur sept cent quatre-vingt-deux mille sept cent quarante et un accouchements (1 : 3,403), mais il a écarté de sa liste les déchirures du col. Harris, qui comme statisticien jouit de l'autorité la plus considérable, estime qu'aux Etats-Unis il faut compter un cas de rupture pour quatre mille accouchements. J'ai recueilli quarante-sept cas de mort produite par ce mécanisme, publiés à New-York de 1867 à 1875 inclus, ou environ un cas de mort pour six mille accouchements. Mais il est peu probable que ces chiffres donnent une idée approximative de la mortalité actuelle. En effet, tandis qu'en 1875 on releva onze cas de mort, on n'en rapporta que quatre en 1867 et pas un en 1871 et en 1872. Il n'est pas probable que ces quatre-vingt-sept cas comprennent autre chose que des ruptures spontanées, parce que, naturellement, il existe bien peu de médecins assez honnêtes pour rapporter à leurs véritables causes celles qui ont suivi des manœuvres obstétricales violentes.

Hugenberger a estimé la mortalité des ruptures utérines à 95 p. 100; C. Braun (1) à 89 p. 100. Leurs statistiques furent établies d'apres des registres hospitaliers. Jolly a rapporté, pour la pratique civile, cent cas de guérison sur cinq cent quatre-vingts cas : mais Harris (2) est d'avis que ces chiffres sont trop favorables, parce que la mortalité est relativement beaucoup moindre dans les cas publiés que dans les autres. Le traitement de cet accident est inefficace; mais une étude minutieuse des circonstances qui favorisent sa production peut, au moins, nous fournir les éléments d'une prophylaxie rationnelle.

Etiologie. — La rupture de l'utérus peut avoir lieu d'une manière spontanée comme conséquence du défaut de résistance opposée par les parois utérines aux pressions de l'œuf; ou bien elle a son

(1) Braun. « Lehrbuch der gesammt. Gynaek. », p. 699.

(2) Harris. *If a Woman has ruptured her Uterus, what shall be done in order to save her Life?* « Am. Journ. of Obstet. », October, 1880.

origine dans quelque violence extérieure exercée mécaniquement.

La rupture du fond de l'organe constitue une très rare exception. On dit qu'elle survient dans des circonstances particulières, telles que : utérus unicorne, myomes interstitiels, cicatrices résultant d'opérations césariennes antérieures, et altérations régressives des parois utérines.

Le grand mérite de Bandl (1) est précisément d'avoir montré que le point de départ de presque toutes les ruptures utérines siège dans la portion inférieure du col, et qu'elles sont précédées d'un amincissement et d'une distension anormale de la portion de l'utérus située entre l'anneau qui porte son nom et l'orifice externe. On se souviendra que dans le travail normal, au moment de la contraction, le fond et le corps de l'utérus augmentent d'épaisseur tandis que le segment inférieur est distendu par l'œuf. Tant qu'il n'y a pas d'obstacle qui gêne la progression de l'œuf ou du fœtus, ces efforts aboutissent à la transformation de l'utérus et du vagin en un canal continu. En pareil cas, l'anneau de Bandl est situé au voisinage du détroit supérieur du bassin.

Mais si la descente du fœtus est empêchée par un obstacle quelconque, la résistance des ligaments qui maintiennent l'utérus en place est vaincue par la rétraction du fond et du corps de l'organe, et comme conséquence, l'anneau de Bandl est attiré en haut. Le segment inférieur est aminci, de sorte que, dans les cas extrêmes, le fond épaissi de l'utérus recouvre, à la manière d'une coupe retournée, l'extrémité pelvienne du fœtus. Il est quelquefois possible, en pareille circonstance, de reconnaître, par la palpation l'anneau de Bandl à une largeur de main au-dessus de la symphyse, et même au voisinage de l'ombilic. La distension est principalement accusée dans la portion supérieure du segment inférieur. Elle diminue au-dessous jusqu'à la portion vaginale, laquelle, évidemment, n'est pas soumise à la tension.

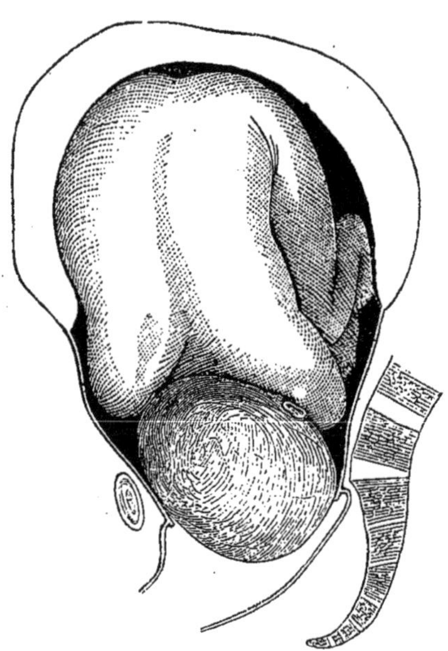

Fig. 234. – Diagramme montrant le dangereux amincissement du segment inférieur de l'utérus, dû au défaut d'engagement de la tête dans un bassin étroit (Bandl).

Nous avons, dans un autre endroit, indiqué qu'on n'avait pas

(1) Bandl. *Ueber Ruptur of Gebaermutter*, Wien., 1875.

encore élucidé le point suivant; les éléments extensibles situés au-dessous de l'anneau de Bandl appartiennent-ils réellement à l'utérus, ou bien dérivent-ils du col, lequel aurait été partiellement ouvert et dilaté par le développement de l'œuf? Spiegelberg appelle cette portion *col obstétrical*, expression qui définit d'une manière heureuse sa fonction, sans préjuger en aucune manière de son origine.

Au moment où, comme conséquence de la pénétration d'une portion volumineuse du fœtus dans le col obstétrical, les tissus de ce dernier sont amenés à un degré si considérable d'amincissement qu'ils ne représentent plus qu'une enveloppe membraneuse, les conditions qui rendent la rupture imminente se trouvent réunies. Ainsi, la contractilité est affaiblie; à chaque contraction nouvelle le fœtus sort un peu plus de la cavité utérine, il augmente la pression que subit le col déjà énormément distendu; peu à peu les tissus amincis se dissocient; la partie qui se présente se trouve forcée dans la déchirure; au summum d'une douleur la perforation complète des tissus du col se produit; le péritoine est séparé des tissus sous-jacents, et finalement, dans la plupart des cas, il est lui-même déchiré et permet alors le passage partiel ou complet du fœtus dans la cavité péritonéale. Alors l'utérus évacué se contracte et les douleurs expulsives prennent fin.

Les conditions qui, selon Bandl, prédisposent tout particulièrement à la distension du col sont : les rétrécissements du bassin, les présentations de l'épaule et l'hydrocéphalie. La production de la rupture se trouve favorisée toutes les fois que la tension, ainsi que cela a lieu dans l'obliquité latérale de l'utérus, dans l'antéflexion et dans les présentations transversales, se localise plus notablement sur un des côtés du segment de la matrice.

Il existe de grandes différences individuelles dans l'extensibilité des tissus du col. Chez les femmes qui ont eu beaucoup d'enfants, la rupture peut avoir lieu avant qu'il ne se soit produit un très haut degré de distension.

Le cas dont le dessin ci-contre (*fig.* 235) représente les lésions constatées *post-mortem*, se rapporte à une rupture spontanée qui se produisit au cours de la dixième grossesse. Le travail débuta à midi et les membranes qui avaient commencé à bomber à travers la vulve se rompirent vers minuit. A ce moment, les contractions devinrent plus lentes et plus faibles. Vers trois heures du matin environ, survint tout à coup un état de collapsus. A mon arrivée, trente minutes après, je constatai que le pouls était à peine appréciable, la respiration accélérée, et les extrémités froides. Comme la tête était bien engagée dans le bassin, j'appliquai le forceps, et je pus extraire aisément un enfant mort qui pesait dix livres et demie. Avant le collapsus, la malade s'était trouvée *bien*. Au moment où survint le collapsus, un bruit de craquement distinct fut perçu par le médecin de l'hôpital, le Dr J. D. Griffith, qui se tenait à quelques pas du lit de la malade. Celle-ci affirma qu'elle avait éprouvé la sensation d'un liquide chaud, se répandant dans la cavité abdominale. Comme le bassin était large et la présentation normale, et qu'il n'existait pas d'irrégularité dans

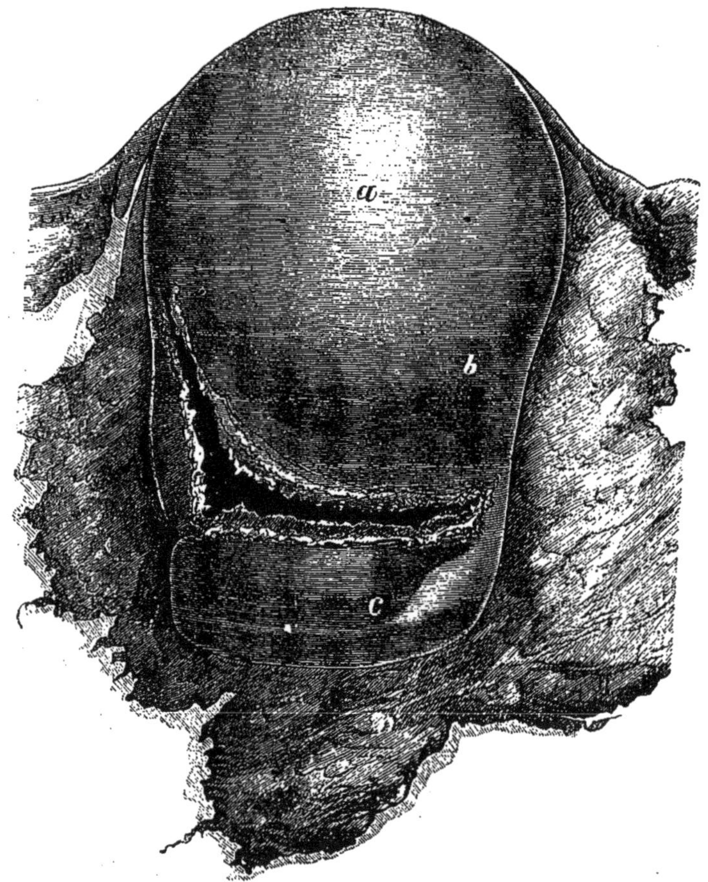

Fig. 235. — Cas de rupture de l'utérus vu par sa face antérieure : *a*, corps de l'utérus ; *b*, anneau de Bandl ; *c*, thrombus vu par transparence à travers le péritoine.

les contractions, la rupture ne pouvait être expliquée, dans ce cas, que par l'hypothèse d'un traumatisme des tissus utérins, dû probablement à la compression de la lèvre antérieure du col entre la tête fœtale et la paroi pelvienne.

En revanche, il existe dans certains cols, un degré si considérable d'extensibilité des tissus que le fœtus peut passer en totalité de l'utérus dans la cavité obstrétricale du col sans qu'il survienne de déchirure.

Bandl a trouvé que sur 546 cas de rupture, 64 seulement appartenaient à des primipares. La prépondérance de la lésion chez les multipares provient, pour une grande part, de la laxité des ligaments ronds et des ligaments larges qui ne résistent que très faiblement à la rétraction en haut de l'anneau de Bandl ; elle provient aussi du relâchement des parois abdominales qui sont incapables d'empêcher les déviations utérines, l'antéflexion en particulier, de se produire; enfin de la séparation des muscles droits ou éventration qui rend inefficace l'usage de la ceinture abdominale.

De toute évidence, la perte de la vitalité en des régions limitées, qui résulte de la *compression* à laquelle les parois utérines sont fréquemment exposées, dans les bassins déformés, augmente les chances de la rupture.

Il est également manifeste qu'il ne faut point perdre de vue la distension excessive du col, dans les cas où l'*intervention chirurgicale* s'impose. Le vieux préjugé contre toutes les opérations pratiquées dans la cavité utérine, tant que le col n'est pas dilaté, repose en grande partie sur le danger réel de rupture qui résulte de l'association fréquente des conditions précédentes avec un travail difficile.

Anatomie pathologique. — La rupture peut occuper un point quelconque du *col obstétrical*. Plus communément, elle siège sur l'un des côtés. En raison de l'obliquité latérale droite de l'utérus et de la plus grande fréquence des présentations de l'épaule en céphalo-iliaque gauche, le côté gauche est plus souvent intéressé que le droit. La déchirure peut suivre n'importe quelle direction. — Les déchirures *longitudinales* se produisent habituellement dans les présentations de l'épaule, ou lorsque la tête est d'un volume anormal. — Les déchirures *circulaires* se limitent, pour le plus grand nombre, aux bassins uniformément rétrécis. — L'association de deux déchirures, l'une longitudinale, l'autre transversale, se réunissant à angle droit, constitue un accident rare.

Lorsque les parois utérines possèdent une extensibilité exceptionnelle, la déchirure peut intéresser le péritoine, tandis que les éléments musculaires conservent leur intégrité. En revanche, dans certains cas, grâce à une élasticité excessive, le péritoine peut ne pas s'ouvrir pour donner passage au fœtus, même dans les cas où ce dernier s'est échappé en partie de la cavité utérine. Les ruptures incomplètes ne sont possibles que sur les parties latérales de l'utérus, au niveau des feuillets des ligaments larges. La déchirure péritonéale est habituellement plus étendue que celle de l'utérus.

On constate d'ordinaire que l'enveloppe séreuse se trouve en partie séparée des éléments sous-jacents, dans le voisinage de la rupture. L'étendue de ce décollement est proportionnée à la tension que subissait le péritoine avant la production de l'accident. Au niveau du corps de l'utérus, la connexion intime qui existe entre le péritoine et la couche musculaire externe rend la séparation impossible à ce niveau.

Dans le cas représenté figure 235, le péritoine fut au contraire complètement disséqué en avant par l'épanchement sanguin, jusqu'au niveau de l'ombilic. Les hématomes sont de règle dans les ruptures utérines incomplètes. Dans les ruptures complètes, on les rencontre aussi lorsque le péritoine a fini par se déchirer, c'est-à-dire lorsque son décollement a amené la formation d'une cavité considérable. Le corps de l'utérus s'élève très haut dans l'abdomen et l'organe s'incline du côté opposé à celui dans lequel a eu lieu la rupture.

Symptômes et diagnostic. — On peut, dans quelques cas, prévoir la possibilité de la rupture et se tenir en garde contre elle par la constatation précoce d'une distension excessive du col. La possibilité de cette dernière existe toutes les fois qu'il y a obstacle au travail. A moins qu'il n'existe une épaisseur très considérable des parois abdominales, la ligne de démarcation entre le corps et le segment inférieur aminci, sous la forme d'un sillon transverse ou oblique, peut être appréciée par la palpation abdominale. Sur les côtés, les ligaments ronds, même durant l'intervalle des contractions, donnent le caractère de cordons tendus. Habituellement la distension du col s'accompagne de douleurs intenses, de la fréquence exagérée du pouls, et d'une grande anxiété dans la physionomie.

Si la rupture se produit et si une portion du fœtus est chassée de l'utérus, l'organe s'incline vers le côté opposé et souvent des vomissements apparaissent.

Lorsqu'elle se fait d'une manière progressive, les manifestations intenses sont exceptionnelles. Les contractions continuent alors, en règle générale, et *forcent* le fœtus jusque dans la cavité abdominale.

Dans les cas de rupture brusque et instantanée, les contractions cessent immédiatement et les symptômes de collapsus apparaissent. Vomissements, prostration, refroidissement de la peau, rapidité du pouls, symptômes apparents, tout se rapporte à l'hémorrhagie intense et au *shock*. Le sang s'écoule du vagin et la partie qui se présentait s'éloigne du détroit supérieur. On arrive à la certitude dans le diagnostic, lorsque l'état de vacuité de l'utérus est constaté par la palpation et que les contours du fœtus sont délimités à travers les parois abdominales. Si la rupture a lieu lorsque déjà la partie fœtale qui se présente est fixée dans l'excavation, souvent alors l'exploration interne ne peut être mise en question avant la naissance de l'enfant. Mais, habtiuellement, on constate l'existence d'une déchirure facilement appréciée par la main qui explore.

L'issue de l'enfant à travers l'ouverture accidentelle, jusque dans la cavité abdominale, est chose commune, mais cette règle souffre des exceptions. J'ai observé trois cas dont deux déchirures complètes et une incomplète, dans lesquels l'enfant resta dans l'utérus malgré l'existence d'une large ouverture.

Les symptômes de la rupture *incomplète* sont, au moment de sa production, moins intenses que les précédents. La douleur et le collapsus, la cessation des contractions utérines et la rétrocession de la partie qui se présente, font ordinairement défaut. Souvent la rupture peut exister depuis quelque temps sans avoir déterminé de phénomène marqué, capable de faire soupçonner son existence. La fréquence du pouls est le signe le plus constant. Comme les ruptures incomplètes occupent presque toujours les régions latérales, des vaisseaux volumineux peuvent être lésés et l'hémorrhagie interne peut être très considérable.

Dans de très rares circonstances, un emphysème sous-péritonéal dû à l'infiltration de l'air ou de gaz produits par des phénomènes de putréfaction, peut être constaté par la main ou par l'oreille sur la surface antérieure ou sur les parties latérales de l'utérus, et s'étendre quelquefois dans les régions iliaques.

Traitement prophylactique. — En raison de la gravité du pronostic des ruptures utérines, la question de la prophylaxie est d'un haut intérêt et d'une grande importance. La théorie de Bandl, à propos de l'étiologie de ces lésions, met en évidence la responsabilité du médecin vis-à-vis de l'accident. S'il n'est pas toujours possible de le prévoir et de l'empêcher, il n'existe pas d'excuse, quand il se produit, si l'on a méconnu le développement des conditions qui l'ont favorisé, ou si l'on a négligé les symptômes manifestes de son imminence.

Pour les multipares à bassins rétrécis, chez lesquelles, en conséquence des grossesses antérieures, les ligaments sont lâches et le segment inférieur de l'utérus mou et extensible, il est bon, dès que l'enfant est viable, de provoquer l'accouchement prématuré et de diminuer ainsi la disproportion qui existerait entre les dimensions du bassin et celles de la tête fœtale.

Si les conditions décrites par Bandl commencent à s'établir au moment du travail, on devra corriger les obliquités latérales, soit en plaçant la malade sur le côté vers lequel est tournée la partie qui se présente, soit en fixant l'utérus sur la ligne médiane au moyen de compresses et d'un bandage de corps.

Si la déviation du corps de l'utérus persiste, et si la tête est mobile, on devra recourir à la version, à condition, toutefois, qu'elle pourra être pratiquée sans aucune violence. Pour l'introduction de la main, on devra mettre tous ses soins à apprécier exactement l'excès de pression que subissent les tissus du col. Lorsqu'on a saisi une des extrémités et qu'on a fait des tractions, il arrive que l'anneau contracté qui sépare du col le corps de l'organe peut s'opposer à la descente du siège et à l'ascension de la tête dans le fond de l'utérus. Si l'on emploie une force considérable, l'augmentation de la pression, qui porte momentanément sur le côté du col que fait déjà *bomber* la partie qui se présente, peut aisément déterminer la rupture. Pour éviter l'emploi d'une force inutile pendant la version, on peut faire exercer par un aide instruit une contre-pression sur le fond de l'utérus, pendant que l'opérateur surveille la direction de la tête fœtale à l'aide de sa main libre, placée sur la paroi abdominale.

Si la tête est fixée dans le bassin, le forceps est un moyen auquel on peut avoir recours. Mais si la tête est mobile et si la version est contre-indiquée, le forceps n'est plus capable de saisir l'extrémité céphalique et il expose presque fatalement la mère à des lésions. Il est possible, dans quelques cas, de faire pénétrer la tête dans le bassin à l'aide des deux mains pressant avec force au-dessus du pubis.

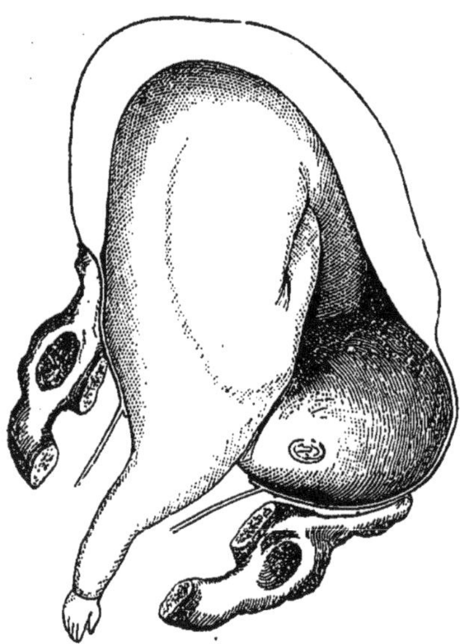

Fig. 236. — Rétraction de l'utérus dans un cas de présentation de l'épaule (Bandl).

Si la craniotomie devient nécessaire, Bandl conseille de saisir la tête dans le forceps avant de se servir du perforateur, parce qu'une pression, même modérée, s'exerçant de bas en haut, peut, en raison de l'état de distension du col, amener une déchirure.

Dans les présentations négligées de l'épaule, on mettra tous ses soins à déterminer si le fœtus est vivant, avant de pratiquer la version. On peut y arriver en portant la main en haut près de l'épaule et en cherchant à sentir les battements du cordon. Dans les cas extrêmes, la rétraction continue de l'utérus, en diminuant l'étendue de l'aire placentaire, peut causer l'asphyxie du fœtus. Si le fœtus vit encore, les conditions sont telles qu'on peut habituellement pratiquer la version, à condition toutefois de refouler la tête fœtale de dehors en dedans, vers l'axe de l'utérus. La distension excessive du col se fait beaucoup plus lentement chez les primipares que chez les femmes qui ont déjà eu plusieurs accouchements. Si l'enfant est mort, et si la version est impraticable, on aura recours à la décollation pour mettre la malade l'abri de nouveaux dangers.

Traitement de la rupture une fois produite. — Si l'on suppose la rupture faite, il faut délivrer l'enfant sans aucun délai. Il importe de choisir la méthode de délivrance avec laquelle on risquera d'augmenter le moins possible les dimensions de la déchirure. Dans les présentations du sommet, lorsque le diagnostic n'est pas douteux, il est sage de pratiquer la perforation et d'extraire le fœtus avec le cranioclaste, parce qu'il est exceptionnel que l'enfant naisse vivant dans les cas où la rupture s'est produite.

Si la tête a franchi la déchirure, si l'orifice est dilaté, si l'on trouve les pieds au voisinage du détroit supérieur, l'extraction du fœtus par la version s'accomplit habituellement sans difficulté. Mais si le col est rigide, ou si une portion tellement volumineuse du fœtus a pénétré dans la cavité péritonéale que l'extraction de l'enfant puisse déterminer un agrandissement de la déchirure, mieux vaut certainement inciser l'abdomen au niveau de la ligne blanche et effectuer la délivrance par cette ouverture artificielle. Mais, on peut se demander s'il n'est pas prudent de pratiquer la gastrotomie dans tous les cas de rupture complète, dans la crainte que la déchirure ne se ferme pas complètement sous l'influence de la contraction, une fois l'utérus revenu à l'état de vacuité. On peut manifestement établir qu'une hémorrhagie interne profuse entraîne fatalement la mort de la malade. Or, comme les ruptures complètes s'accompagnent presque nécessairement d'un épanchement sanguin dans le péritoine, cette circonstance met la malade dans une situation presque désespérée. La gastrotomie, en pareil cas, permet à l'opérateur de nettoyer la cavité abdominale et, si la chose est nécessaire, de faire quelques sutures comme moyen propre à prévenir une hémorrhagie nouvelle de la plaie utérine. Les résultats des gastrotomies pratiquées pour l'extraction d'enfants passés dans la cavité abdominale, sont extrêmement encourageants. Les statistiques de Trask indiquent soixante-seize pour cent de cas de guérison; celles de Jolly soixante-neuf pour cent; celles des États-Unis, rassemblées avec un zèle infatigable par Harris, cinquante-quatre environ pour cent. Dans les autopsies, auxquelles j'ai assisté, de femmes qui avaient succombé à une rupture utérine après l'accouchement par les voies naturelles, il m'a toujours semblé qu'une gastrotomie pratiquée à propos, avant l'apparition des accidents de péritonite, eût donné de grandes chances de sauver la vie de la malade.

Pour les cas de déchirure incomplète, ou lorsqu'une certaine incertitude sur l'étendue de la lésion décide le médecin à s'abstenir de la section de l'abdomen, on enlèvera avec la main les caillots qui sont situés dans le voisinage de la rupture, on excitera des contractions énergiques et on maintiendra l'utérus en place à l'aide d'un bandage et de coussinets de coton. Pour juguler l'hémorrhagie et prévenir les accidents de péritonite, on tiendra de la glace constamment appliquée sur le ventre. On administrera, en même temps, les remèdes auquels on a recours d'ordinaire pour combattre le shock et le collapsus, en se guidant sur l'état de la malade.

Comme la rupture utérine a une tendance à se fermer rapidement, et que la mort, lorsqu'elle n'est pas causé par le *shock* ou la perte de sang, est la plupart du temps le résultat de la décomposition septique des liquides qui n'ont pu s'écouler, *a priori* le drainage doit constituer un auxiliaire puissant du traitement. De récents succès, ont été rapportés par Frommel (1), Mosbach, Graëfe et Felsenreich (2). La méthode que recommande ce dernier, méthode basée sur l'expérience clinique de Gustave Braun, consiste dans le choix d'un morceau de tube à drainage de large dimension, que l'on recourbe en son milieu de façon à laisser aux branches la même longueur. On fait, alors, une large ouverture au sommet de l'arc qui doit être passé à travers la déchirure, et on réunit les branches descendantes du tube afin d'éviter qu'il ne se forme entre elles un pont cicatriciel durant le processus de réparation. On doit faire pénétrer l'extrémité supérieure de l'appareil à drainage de quinze à vingt-cinq millimètres au delà des bords anfractueux de la plaie utérine, et fixer les extrémités terminales du tube, avec un fil de soie, à la commissure postérieure. Sur la région vulvaire et sur l'appareil, on appliquera du coton antiseptique, qu'on changera plusieurs fois par jour. Après les premières quarante-huit heures, période de temps après laquelle on est en droit de supposer que des adhérences préservatrices se sont formées dans le voisinage de la rupture, il faut faire une irrigation minutieuse de la plaie, avec une solution phéniquée à deux pour cent, dans le but de prévenir l'infection septique du fait de la décomposition du pus et des lochies.

Rupture limitée à l'enveloppe séreuse de l'utérus. — Cette variété très rare ne réclame qu'une courte description. En tout, on n'en a rapporté que huit cas. Elle se produit dans des conditions en apparence normales, sans aucun symptôme prémonitoire. On sup-

(1) Frommel. *Zur Aetiologie und Therapie der Uterusruptur*, « Ztschr. f. Geburtsh. und Gynaek. », Bd. V, Heft 2.

(2) Felsenreich. *Beitrag zur Therapie der Uterusruptur*, « Arch. f. Gynaek. », Bd. XVII, Heft 3.

pose qu'elle résulte d'un défaut d'élasticité du péritoine, qu'elle peut avoir lieu au cours de la grossesse ou du travail. La mort, dans les cas connus, reconnaissait pour causes : l'hémorrhagie interne, la péritonite ou le shock (Spiegelberg).

Perforation par compression.—En étudiant l'influence des rétrécissements du bassin, nous avons déjà eu l'occasion de placer l'origine des pertes de substance limitées de l'utérus dans la pression exercée par les parois pelviennes. Ici, il est simplement nécessaire d'indiquer que les perforations sont beaucoup plus fréquemment suivies de guérison que les ruptures. Dans les cas heureux, il se fait une exsudation qui amène la réparation de la plaie, et les tissus nécrosés s'éliminent par le vagin.

Déchirures de la portion vaginale du col. — Les déchirures peu étendues qui se produisent au niveau de l'orifice externe, constituent des accidents à peu près constants du travail normal. Les glaires, *show*, des garde-malades ne sont autre chose que le mucus coloré par le sang qui provient des déchirures peu considérables produites pendant le passage de la tête à travers l'orifice du col. Mais, dans certains cas, ces déchirures peuvent prendre une importance pathologique, lorsqu'elles remontent jusqu'à l'insertion vaginale, ou même, dans les cas extrêmes, lorsqu'elles se propagent au delà, dans la portion supérieure du vagin. Au moment de leur production, elles ne donnent pas lieu à des symptômes spéciaux; mais après la sortie de l'enfant, elles peuvent devenir l'origine d'une hémorrhagie *post-partum*, ou bien elles peuvent retarder l'involution, et, pendant les suites de couches, exposer la malade aux dangers de l'infection. Plus tard, elles sont la source d'un nombre considérable de désordres de la matrice (Emmet). Elles surviennent plus fréquemment chez les primipares, et particulièrement chez les primipares âgées, dans les cas d'œdème du col, dans ceux où la lèvre antérieure, refoulée en bas par l'occiput, se trouve comprimée entre la tête fœtale et les parois pelviennes, et ne peut plus se rétracter en même temps que la lèvre postérieure. Elles sont aussi quelquefois le résultat d'opérations obstétricales. Des déchirures graves accompagnent fréquemment les accouchements par le siège, dans lesquels le dégagement de la tête est fait avec violence à travers un orifice imparfaitement dilaté.

La plupart du temps, ces déchirures suivent une direction longitudinale. Rarement, dans des cols où il existe une rigidité excessive de l'orifice externe, ou ceux dans lesquels, après l'écoulement du liquide amniotique, la tête distend la lèvre antérieure du col sans presser sur l'orifice, il peut se produire une déchirure transversale et la tête passer à travers. Parfois, une fente longitudinale peut s'associer à une fente transversale, la lèvre antérieure ne tenant plus à l'utérus que par un pédicule, ou bien se trouvant complètement déchirée. On a rapporté des observations isolées de déchirures annulaires, dans lesquelles la fente transversale s'était étendue sur toute la portion vaginale, de telle façon que le segment inférieur avait été complètement détaché sous la forme d'un anneau.

Comme complément aux règles ordinaires qui doivent diriger la conduite du médecin dans les accouchements, Bandl attache une grande importance au refoulement en haut de la lèvre antérieure comprimée, en tant que moyen prophylactique de sa rupture.

L'hémorrhagie causée par les déchirures du col devra être combattue par les injections d'eau froide, par les bourdonnets de coton trempés dans une solution de persulfate de fer et appliqués, à l'aide du spéculum, directement sur les parties saignantes; ou, mieux encore, par la réunion de la déchirure avec des sutures d'argent. Cette dernière méthode, qui paraît avoir été appliquée pour la première fois, avec succès, par le professeur Montrose A. Pallen, jouit depuis ces dernières années d'une faveur générale. En raison du peu de lumière dont on dispose habituellement pour pratiquer l'opération, l'idée de Schrœder d'amener le col, à l'aide d'une pince, au dehors de la vulve, tandis qu'un aide pousse l'utérus de haut en bas dans le bassin, mérite d'être prise en considération. En outre, les parties cruentées se trouvant ainsi exposées, cette opération réparatrice ne présente guère de difficultés appréciables, même à l'aide le plus malhabile.

S'il ne se produit pas d'hémorrhagie, les déchirures partielles ne sont que rarement reconnues, excepté par les médecins qui, d'une manière générale, se rendent compte de l'état *post-partum* de chaque accouchée. D'ordinaire, elles se cicatrisent rapidement durant l'involution. Une propreté parfaite, assurée par le large emploi des lavages phéniqués, active le processus de réparation et constitue une sauvegarde contre les inflammations septiques des tissus connectifs voisins et du péritoine.

Déchirures du vagin. — La gravité des déchirures du vagin varie avec leur siège et leur étendue. Celles qui sont situées dans la portion supérieure du canal se continuent généralement avec des ruptures ayant eu leur point de départ dans l'utérus ou dans la portion vaginale du col. Dans les rétrécissements du bassin où, en raison de l'excessive rétraction de la matrice, la tête remplit et distend le vagin sans entrer dans le détroit supérieur, des déchirures vaginales isolées peuvent être dues aux mêmes causes générales que nous avons signalées à titre d'éléments pathogéniques des ruptures de la matrice. De toutes ces lésions, la plus commune peut-être est celle qui résulte de la mauvaise direction des cuillers du forceps, lorsqu'on les place obliquement au lieu de les appliquer directement sur les côtés de la tête fœtale.

Dans la majorité des cas, ces déchirures guérissent rapidement sans déterminer aucun symptôme grave, à condition que, dès le début, les parties affectées soient minutieusement nettoyées. Il n'y a, en réalité, que les lésions des culs-de-sac qui possèdent une grande importance en raison de leur proximité du péritoine et du voisinage du *parametrium*, voisinage très favorable aux phénomènes de résorption septique. Aussi, la suture immédiate de ces déchirures, avec des fils d'argent, doit-elle être tentée. Grâce à la laxité des tissus, les difficultés qu'on éprouve à atteindre les parties lésées ne sont pas extrêmes, tandis qu'au contraire les dangers qu'il s'agit de prévenir présentent un caractère d'urgence tout particulier.

La pathogénie de la production des fistules vésico-vaginales ou recto-vaginales a été étudiée à propos de la pathologie du travail. Consécutives, pour la plupart, à des nécroses mécaniques, elles constituent rarement des accidents immédiats des suites de couches ; l'eschare des tissus mortifiés tombe seulement au cours de la période puerpérale. La thérapeutique, en pareils cas, rentre directement dans le domaine de la gynécologie. La réunion par suture ne doit être admise, comme méthode de traitement, que dans les cas où une déchirure complète, s'étendant à travers les tissus jusqu'aux organes voisins, survient durant le travail, comme conséquence d'opérations obstétricales brutalement exécutées.

Déchirures de l'orifice du vagin.

En raison des faibles dimensions de l'orifice du vagin, les déchirures de la muqueuse et les érosions vulvaires doivent être considérées comme des conséquences à peu près inévitables de la parturition. Elles sont la principale origine des douleurs externes éprouvées après le travail. Dans les milieux sains, elles se cicatrisent rapidement et ne sont que de médiocre importance. Le processus de réparation est même, dans les cas simples, accéléré par les douches chaudes et désinfectantes. Autrement importantes sont les déchirures profondes du périnée et de la vulve.

Déchirures du vestibule.

Les déchirures limitées à la muqueuse sont habituellement, après le travail, rencontrées sur les côtés du clitoris. Exceptionnellement, elles peuvent affecter les tissus érectiles sous-jacents (bulbes du vestibule), et devenir la source d'hémorrhagies profuses ou même fatales, lorsqu'elles restent inaperçues. Le sang artériel, veineux ou d'origine mixte, s'échappe en jets ou s'écoule comme d'une éponge exprimée.

Il est facile, par l'examen des parties, de reconnaître la lésion. On doit toujours penser que celle-ci peut devenir une cause d'hémorrhagie *post-partum*, dans les cas où l'écoulement sanguin continue, même après les contractions de l'utérus.

On peut momentanément, jusqu'à l'expulsion de l'arrière-faix, arrêter l'hémorrhagie par la pression des doigts. La ligature des vaisseaux béants, en raison de la disposition complexe des tissus, n'est pas efficace. Dans les cas de peu de gravité, un jet d'eau froide représente un hémostatique suffisant. Dans les autres, le traitement de l'hémorrhagie réclame l'emploi d'une ou de plusieurs sutures profondes faites de façon à pouvoir amener au contact les surfaces déchirées. Si l'écoulement paraît provenir de un ou deux points, on pourra, avec avantage, se servir de pinces hémostatiques. Les styptiques et les astringents sont habituellement efficaces, mais ils ont l'inconvénient d'augmenter le malaise et les douleurs.

Déchirures du périnée.

Dans le chapitre intitulé : *Conduite à tenir durant le travail normal* nous avons déjà étudié la nature, la pathogénie et la prophylaxie des ruptures du périnée. Le diagnostic repose sur l'examen minutieux des parties génitales après la délivrance. On apprécie l'étendue de la lésion en prenant, entre le pouce et l'index, la cloison recto-vaginale.

Le traitement des déchirures périnéales consiste, soit à tenir la femme au lit jusqu'à cicatrisation des surfaces cruentées, soit à ramener les surfaces en contact à l'aide de sutures, dans le but d'assurer la réunion par première intention. La première méthode suffit lorsque la plaie est de médiocre étendue. Mais, si la déchirure s'étend jusqu'au sphincter de l'anus et comprend la totalité du périnée, le vagin reste privé de tout support, des accidents de cystocèle et de rectocèle apparaissent, l'utérus s'abaisse et se déplace en arrière, finalement, il peut se produire un prolapsus. — Si le sphincter de l'anus et la paroi recto-vaginale sont compris dans la déchirure, l'impossibilité pour la malade de retenir les matières alvines augmente son malaise. Cette série d'accidents, si connus des gynécologistes, crée un devoir urgent de recourir à des moyens chirurgicaux pour réparer les lésions existantes. Seules des personnes crédules peuvent croire qu'elles ont obtenu la réunion par première intention en faisant tenir les genoux de la malade au contact, et en lui prescrivant de garder le décubitus latéral. L'action des muscles transverses du périnée tend à éloigner l'une de l'autre les surfaces déchirées. D'ailleurs, la nécessité qu'éprouve la femme d'écarter les genoux pour les mictions, et aussi pour faciliter à la garde-malade le nettoyage des parties génitales, ne lui permet pas de conserver longtemps cette position.

Il n'existe contre la restauration immédiate du périnée aucune objection sérieuse. Elle n'est pas difficile, elle n'est pas extrêmement douloureuse et son exécution, généralement, diminue les risques de l'infection et abrège la période puerpérale. Il est vrai que le but poursuivi peut ne pas être atteint. Mais, dans la pratique privée, l'insuccès est l'exception. L'argument que l'opération en elle-même constitue un aveu d'inhabileté ne souffre pas de discussion.

Pour l'exécuter, on doit faire coucher la malade sur le dos, les hanches portant bien sur le bord du lit. Deux aides chargés de tenir les genoux sont très utiles. Dans les opérations qui ne réclament pas l'application de plus de trois ou quatre sutures, on peut se dispenser d'anesthésier l'accouchée. Pour les opérations prolongées, celles qui sont nécessitées, par exemple, par des déchirures remontant le long de la paroi postérieure du vagin, on substituera l'éther au chloroforme : son administration ne sera confiée qu'à un aide instruit et expérimenté. Je ne saurais trop répéter que l'emploi de l'anesthésie après le travail exige une prudence extrême.

On prépare la plaie en la débarrassant soigneusement du sang et des caillots, au moyen d'ablutions phéniquées chaudes, et en abrasant les lambeaux de tissu avec des ciseaux. Pour les déchirures qui n'intéressent pas le sphincter de l'anus, je me sers de l'aiguille de Peasle, pourvue d'un œil à son extrémité et montée sur un manche en bois. Elle a l'avantage d'être solide, qualité qui n'est pas de mince importance lorsqu'il s'agit de faire le circuit des tissus exubérants auxquels on a affaire après le travail. Je me sers des sutures d'argent, et, après de nombreux essais, je n'ai pu arriver à me convaincre qu'elles pouvaient être parfaitement bien remplacées par des fils de soie.

La première suture sera placée juste en avant de l'anus. Elle devra pénétrer et sortir à douze millimètres environ des bords de la déchirure. Les autres suivront, à un intervalle de huit à douze millimètres environ les unes des autres. Chacune d'elles doit faire le circuit entier de la plaie. La suture peut être exécutée rapidement, en guidant l'extrémité de l'aiguille avec deux doigts introduits dans le rectum, et le pouce étant appliqué sur la surface vaginale. Afin d'assurer une prise plus solide au dernier point, on doit faire pénétrer l'aiguille dans le vagin au-dessus de l'angle supérieur de la déchirure et faire traverser au fil une portion des tissus non lésés, avant de compléter le circuit. En fermant la plaie, il faut employer tous ses soins à ne pas serrer trop étroitement les fils, parce qu'ils pourraient alors sectionner les tissus ou déterminer des eschares.

Quelquefois, dans les ruptures qui s'étendent au sphincter de l'anus et à la paroi recto-vaginale, les simples sutures périnéales seront suivies d'une restauration suffisante. Ainsi, à « Emergency Hospital », chez une malade affectée d'une déchirure qui remontait presque jusqu'au col j'obtins un excellent résultat en plaçant un fil unique au-dessus de l'angle supérieur de la plaie et en nouant les extrémités en dehors du périnée. Mais, d'une manière générale, il est bon d'amener en parfaite coaptation les bords de la déchirure, en fermant d'abord la plaie du côté de l'anus, en réparant ensuite la solution de continuité de la muqueuse vaginale par des sutures transversales, enfin en rapprochant les bords de la déchirure périnéale par une opération isolée. Cette méthode porte le nom de suture triangulaire de Simon (1). Elle réclame, pour son exécution, de fines aiguilles, un porte-aiguilles, un ajusteur, un serre-nœuds et, en réalité, toute la trousse du gynécologiste. La longueur de l'opération rend nécessaire l'emploi de l'anesthésie. On doit préférer l'éther au chloroforme. La déplorable condition d'une personne affectée d'une déchirure périnéale intéressant la cloison recto-vaginale, chez laquelle la cicatrisation s'est faite par bourgeonnement, justifie les efforts tentés en vue d'une réunion immédiate.

Les soins qu'exige le traitement consécutif sont très simples. Il faut, toutes les quatre ou six heures, faire le cathétérisme de la vessie, jusqu'à ce que la femme soit en état d'uriner spontanément ; assurer la liberté de l'intestin, par l'emploi des purgatifs salins, et lier faiblement les genoux pour rappeler à la malade combien il est à souhaiter qu'elle les tienne parfaitement rapprochés. On doit donner un peu d'opium si les douleurs ressenties sont très vives. Les souffrances, pendant la période des suites de couches, quelle que soit leur origine, tendent à diminuer la vitalité des tissus. On laissera les sutures périnéales une semaine *in situ*. — Un grand nombre de cas qui paraissaient devoir bien se terminer ont abouti à un insuccès, parce qu'on avait enlevé trop tôt les fils. On ne doit retirer les sutures vaginales que lorsque la réunion externe est suffisamment solide pour permettre l'introduction du spéculum. Les fils de catgut, pour le rectum, doivent être préférés lorsqu'ils peuvent être employés, parce qu'il n'est pas nécessaire de les enlever.

Pour les ruptures plus superficielles du périnée, les *serres fines* imaginées par Vidal de Cassis, et dont l'usage est si répandu à Vienne, ont été vivement conseillées chez nous par le professeur M. D. Mann (2) et par

(1) *Voir* l'excellent article de Garrigues intitulé : *The Obstetric Treatment of the Perinœum*, « Am. Journ. of Obstet. », April, 1880.

(2) Mann. *The Immediate Treatment of Superficial Rupture of the Perinæum*, « Am. Journ. of Obstet. », November, 1874.

Garrigues (1). Pour ma pratique personnelle, je n'ai pas été heureux dans leur emploi, mais les résultats plus favorables qu'elles ont donnés dans les mains de ceux qui les conseillent, engagent à y avoir recours.

Dans la séance de janvier 1885 de la Société obstétricale et gynécologique de Paris (*Voir* «Archives de Tocologie», n° de février, et « Annales de Gynécologie » de janvier de la même année) j'ai fait connaître les résultats obtenus à l'étranger et, par moi-même, à la Clinique d'accouchements et de gynécologie de la faculté, au moyen des sutures perdues, avec le fil de catgut. L'usage du catgut préparé par les méthodes aseptiques diverses simplifie étonnamment la périnéorrhaphie. Avec le même fil et la même aiguille, on peut affronter profondément les parties divisées et réunir, en terminant l'opération, les bords superficiels de la plaie. Une fois achevée, la suture, faite de spirales continues et solidaires, est très solide et tient huit jours environ, temps nécessaire à la résorption du catgut et à la cicatrisation par première intention. Cette méthode permet d'abandonner tout soin ultérieur et n'oblige qu'à l'entretien antiseptique rigoureux des voies génitales. Je me suis arrêté à la préparation suivante du catgut : 1° immersion dans une solution de sublimé corrosif pendant douze à quinze heures; 2° séjour dans l'huile essentielle de genièvre ou la créosote pure pendant quarante-huit heures ; 3° conservation dans l'alcool absolu, ou, ce qui est plus commode, dans une boîte en métal contenant un peu d'iodoforme pulvérisé. Pour s'en servir, il faut tremper le fil dans une solution phéniquée au vingt-cinquième.

D.

THROMBUS DE LA VULVE ET DU VAGIN

Les effusions hémorrhagiques qui peuvent se produire dans les organes externes de la génération sont plus fréquentes aux grandes lèvres, plus rares aux petites lèvres et exceptionnelles dans l'espace qui sépare les aponévroses superficielle et moyenne du périnée. Ces extravasations peuvent former, dans les tissus sous-cutanés ou sous-muqueux de la vulve et du vagin, des tumeurs dont le volume varie depuis celui d'un œuf de poule jusqu'à celui d'une tête d'enfant. Règle générale : le sang s'épanche dans le tissu cellulaire situé au-dessous du diaphragme du bassin. L'extravasation peut, cependant, s'étendre en haut, le long du vagin jusqu'au tissu cellulaire péri-utérin et, ultérieurement, dans la couche sous-péritonéale jusqu'aux reins ; en avant, au pourtour de l'ombilic et, latéralement, aux fosses iliaques (Winckel). La source de l'hémorrhagie peut être veineuse ou artérielle. Le vaisseau d'où provient le sang est d'ordinaire situé dans la partie supérieure du vagin, plus rarement dans l'épaisseur de la vulve.

Symptômes. — La première sensation ressentie au moment de la

(1) Garrigues. *Loc. cit.*

rupture est habituellement une *douleur intense*, proportionnée au volume de la tumeur et à la rapidité de sa formation. Dans un cas rapporté par le professeur Barker (1), ce symptôme fit défaut.— L'effusion continuant, un *gonflement* survient à la vulve, ordinairement d'un seul côté, et la peau devient *bleue et presque translucide*. La malade se plaint de douleur et éprouve une certaine faiblesse, tandis que ses lèvres et ses joues pâlissent. Si le sac contient du sang liquide, on trouve de la fluctuation; après la coagulation, la tumeur acquiert une consistance molle et pâteuse; si la tension augmente, la peau peut céder, le sang et les caillots s'échapper; et, si des moyens ne sont mis en œuvre pour juguler l'hémorrhagie, la malade peut succomber en quelques minutes d'anémie aiguë.

Lorsque le thrombus est de *petit volume* et situé tout à fait en bas, les symptômes qui en résultent peuvent être de légère importance. Le fluide peut être résorbé, les parois de la cavité se réunissent, la tumeur disparait entièrement.—Les thrombus d'un *volume plus grand* produisent des symptômes attribuables à la compression, tels que, douleurs de reins, obstruction du rectum et ischurie. Le vagin peut être tellement rétréci qu'il permet à peine l'introduction d'un doigt. La *rupture*, si elle ne survient pas immédiatement, arrive presque spontanément dans le courant de quelques jours et est, règle générale, précédée de la nécrobiose d'une portion de la muqueuse décollée. Le point où elle se produit est, assez fréquemment, à l'union de la grande et de la petite lèvre. Si les tissus nécrobiosés deviennent gangréneux, la mort peut survenir du fait de la septicémie. Winckel (2) résume les diverses terminaisons du thrombus de la façon suivante : 1° mort par hémorrhagie, avec ou sans rupture; 2° mort par décomposition du contenu de la poche, avec septicémie ou septicopyémie consécutives, plus fréquemment après la rupture ou l'ouverture du sac; 3° rupture et guérison; 4° rupture suivie de formation d'une fistule; 5° résorption sans rupture et guérison consécutive.

Diagnostic. — Le diagnostic est simple. Le développement, l'augmentation rapide de la tumeur, sa couleur bleuâtre, ses caractères de tension élastique ou de fluctuation, la douleur vive et l'anémie aiguë survenant, en dehors de toute hémorrhagie utérine, révèlent suffisamment une effusion sanguine dans le tissu cellulaire souscutané. L'étendue de la tumeur doit être appréciée par l'exploration vaginale et rectale. C'est seulement au début qu'il sera possible de déterminer le point où a lieu l'hémorrhagie, vulve, vagin ou périnée. Parfois, après la rupture et l'expulsion des caillots, on parvient à découvrir le vaisseau ouvert.

(1) Barker. *Puerperal Diseases*, p. 58.

(2) Winckel. *Die Pathologie un l Ther. des Wochen.*, 2te Auflage, p. 132.

Étiologie. — La formation du thrombus, sauf de rares exceptions, survient pendant ou peu après le travail. Si le vaisseau se rompt en avant de la partie qui se présente, l'effusion peut être immédiate et former un obstacle à la délivrance ; ou bien, la descente du fœtus s'opposant à l'hémorrhagie pendant un certain temps, celle-ci ne se déclare qu'alors que le travail est terminé. Dans les ruptures dues à la nécrobiose consécutive à la tension, l'hémorrhagie, naturellement, ne se produit que lorsque l'effraction survient. La rupture peut tenir à des efforts excessifs, à la rapide dilatation du canal génital, ou à des violences directes. L'état variqueux des veines ne constitue pas, comme on pourrait le croire, une prédisposition spéciale à cet accident. Ainsi il existait six fois seulement dans les cinquante cas réunis par Winckel.

J'ai écrit, dans le « Dictionnaire de médecine et de chirurgie pratiques », un long article qui résume l'état actuel de nos connaissances sur les épanchements sanguins ou hématomes en général, et sur le thrombus des voies génitales de la femme en particulier (*Voy.* art. « Thrombus »). L'étiologie et la succession des processus pathologiques y sont longuement détaillées. Je ne crois pas, comme beaucoup d'auteurs l'ont affirmé et comme l'affirme Lusk, que les varices soient sans influence sur la production de l'hémorrhagie interstitielle. Mais ce que je pense avec eux, c'est que l'existence d'un état variqueux des veines superficielles n'a rien à voir avec la pathogénie de l'accident. Quant aux varices profondes de la région utéro-vaginale, j'admets volontiers, au contraire, leur rôle pathogénique et je pense l'avoir expliqué. A côté de ce mécanisme, il faut citer le décollement vaginal invoqué par Trélat et Perret ; et, en troisième lieu, la rupture d'une grosse artère.

Lorsque le thrombus siège dans l'épaisseur même des tissus du col utérin, il s'agit, bien évidemment, de la rupture de vaisseaux capillaires ou d'une veine volumineuse, probablement altérés par un processus variqueux antérieur. D.

Pronostic. — Le pronostic du thrombus du vagin est sérieux. Deneux note vingt-deux morts sur soixante cas, mortalité excessive évidemment ; — Winckel, six morts sur cinquante cas. Mais de pareilles statistiques sont de nature à donner une impression erronée. Un thrombus, par lui-même, est rarement une complication dangereuse.

Il peut cependant en être ainsi, soit que, après la rupture, on ne recoure pas à des moyens propres à limiter l'hémorrhagie, ou que la membrane distendue qui recouvre la tumeur devienne, dans les localités malsaines, susceptible d'altération gangréneuse. En pareille occurrence, la plaie vaginale fournit un milieu favorable à la multiplication des germes septiques, et elle présente à la fois une surface absorbante qui ménage une voie très rapide pour le passage des éléments toxiques engendrés dans le tissu cellulaire adjacent. D'autre part, Barker rapporte neuf cas de sa pratique privée, dans lesquels toutes les malades guérirent. Sur treize appartenant à la clientèle hospitalière, il y eut deux décès. Le pronostic est également moins favorable lorsqu'il existe un décollement étendu du péritoine.

Traitement. — Les conditions pour une heureuse issue consistent à réfréner l'hémorrhagie et à prévenir la septicémie. Il y a un grand intérêt à reconnaître de bonne heure la lésion.

Aussitôt qu'on s'aperçoit de l'effusion sanguine, il faut appliquer le forceps et extraire la tête, aussi rapidement qu'on peut le faire sans compromettre l'intégrité des tissus maternels. Empruntons à l'excellent traité du professeur Barker, ce que dit cet auteur : « La cause occasionnelle de l'accident est dans l'arrêt de la circulation causé par la pression qu'exerce la partie qui se présente. Plus vite on fait cesser cette pression et moins longtemps dure le danger, moins sérieuse aussi est la lésion produite. » En outre, ainsi qu'on l'a vu, la tête, durant la descente, agit à la manière d'un tampon, et grâce à ce mécanisme, l'hémorrhagie, qu'elle se passe à l'extérieur ou dans le tissu cellulaire sous-cutané, est momentanément arrêtée. Si la tumeur située en avant de la tête fœtale est tellement volumineuse que la délivrance ne puisse s'effectuer sans dommage pour l'intégrité de ses parois, on détournera le danger en incisant le thrombus et en enlevant les caillots.

L'hémorrhagie, après l'accouchement, peut devenir extrêmement abondante, soit que le sac se trouve ouvert par la déchirure spontanée de son enveloppe, soit qu'il l'ait été par le bistouri. Aussi longtemps que les parois demeurent intactes, le sang épanché exerce une pression considérable sur les vaisseaux rompus. Aussi, est-il bon de recouvrir les déchirures, si l'on constate qu'il s'en produit, avec de la charpie trempée dans une solution de perchlorure de fer. Il faut lutter contre la persistance de l'hémorrhagie interne à l'aide d'un ballon (un large dilatateur de Barnes suffira) introduit dans le vagin et distendu avec de l'eau froide. Cette compression généralement n'a pas besoin d'être exercée plus d'une demi-journée, mais durant cet intervalle, on est obligé d'enlever plusieurs fois l'appareil afin de pouvoir pratiquer des lavages désinfectants. Il faut, pendant les quarante-huit premières heures, faire le cathétérisme de la vessie, parce qu'on doit éviter soigneusement à la malade tout effort, toute contrainte. Les tampons de charpie ou de coton sont mauvais, en raison de la tendance qu'ils ont à provoquer la rapide décomposition des lochies. Ouvrir le sac, le débarrasser de son contenu pour le remplir ensuite de charpie trempée dans des solutions astringentes, voilà autant de moyens que les phénomènes de suppuration qui peuvent résulter de leur emploi doivent faire réserver pour les cas dans lesquels des procédés moins radicaux sont réstés inefficaces.

L'ouverture secondaire du sac, après la cessation de l'hémorrhagie, ne peut être que très rarement évitée. Il existe, dans la science, des observations de thrombus du volume du poing d'un adulte qui furent complètement résorbés. Comme c'est en somme la terminaison la plus heureuse, on doit s'ingénier à l'assurer. Dans ce but, il faut prescrire le repos, recourir au froid, et apaiser la douleur par les préparations opiacées; mais si la tumeur augmente, si son enveloppe change de coloration, s'il se forme des phlyctènes à sa surface, mieux vaut prévenir la gangrène ou la rupture imminente, par l'*incision*. Si les circonstances accordent un certain délai pour l'intervention, il est préférable d'attendre de trois à quatre jours pour n'avoir à redouter aucun accident hémorrhagique. Le point le plus favorable pour inciser la tumeur est la face interne des grandes lèvres. L'incision doit avoir de cinquante à soixante-quinze millimètres de longueur environ. Dans le traitement consécutif, il faut procéder à la désinfection la plus minutieuse.

RUPTURE DES ARTICULATIONS PELVIENNES

La rupture des articulations pelviennes (1) peut se produire spontanément, lorsqu'à l'époque du travail celles-ci sont déjà le siège d'un état inflammatoire ou bien qu'elles se trouvent dans un état de relâchement extrême. Plus fréquemment elle est le résultat d'applications de forceps laborieusement exécutées dans des bassins rétrécis. Le danger d'un pareil accident est surtout considérable lorsque le forceps est appliqué sur la tête, au niveau du détroit supérieur, et que de violentes tractions sont exercées dans une direction portant en avant de celle de l'axe pelvien.

De toutes les articulations, celle du pubis est la plus exposée à ce genre d'accidents, bien qu'il soit parfaitement clair qu'une augmentation dans la capacité du bassin ne peut succéder à la disjonction des symphyses, tant qu'il ne se produit pas une rupture simultanée au moins de l'une des articulations sacro-iliaques. La rupture peut siéger soit sur la ligne médiane, soit sur les côtés, entre l'os et le cartilage. Si la lésion est médiocre, la synoviale articulaire peut conserver son intégrité. Au niveau des synchondroses, l'ouverture de l'articulation est inévitable. Lorsque le traumatisme est excessif, il s'accompagne

(1) Ahlfeld. *Die Verletzungen der Beckengelenke während d. Geburt. und im Wochenbett*, Schmidt's « Jahrbüscher », Bd. CLXIX, 1876, p. 185; Spiegelberg. « Lehrbuch », p. 636.

de la déchirure du vagin, de la vessie et des tissus connectifs intermédiaires.

Parfois, la rupture de l'articulation pelvienne s'annonce par un *bruit perceptible*, par une *douleur intense* et, comme conséquence de l'agrandissement de la cavité pelvienne, par la *progression rapide de la tête fœtale*. Mais, dans les formes plus légères, dans lesquelles rentre la majorité des observations connues, il n'existe pas de symptômes caractéristiques au moment de l'accident. Les symptômes secondaires, pathognomoniques, sont : la rotation des cuisses en dehors, l'exaspération des souffrances par les mouvements des jambes, enfin leur apaisement par l'immobilité du bassin. La démonstration précise de la disjonction des symphyses résulte des mouvements produits au niveau de l'articulation, par des pressions alternativement exercées sur les extrémités des os du pubis, que l'on apprécie à l'aide de la palpation interne et externe combinées. Quand la déchirure s'étend jusqu'au vagin, le toucher peut la révéler. La disjonction des articulations sacro-iliaques devient probable, si l'on détermine une douleur intense en pressant sur les portions antérieures des iliaques, pour les rapprocher l'un de l'autre, et en les éloignant ensuite d'une façon alternative. Les troubles urinaires font rarement défaut, dans les cas où la disjonction des symphyses est complète et où cet accident est suivi de phénomènes inflammatoires et suppuratifs.

Le traitement consiste à soutenir le bassin à l'aide d'un bandage approprié, à prescrire à la malade le décubitus dorsal et à assurer une extrême propreté. Il faut, pendant un certain temps, obtenir le repos des intestins. La première indication, dit Spiegelberg, est parfaitement remplie par une serviette ordinaire, convenablement pliée et fixée au-devant des pubis, en ayant bien soin d'éviter toute pression sur la crête iliaque. La disjonction des articulations pelviennes, sans complication de lésions différentes ou d'accidents puerpéraux, marche généralement vers une terminaison heureuse. Pendant la convalescence, la malade doit faire usage d'une des variétés de bandages permanents qu'on recommande dans les cas de relâchement des symphyses.

CHAPITRE XXXIV

PROLAPSUS DU CORDON, ETC.

Prolapsus du cordon.—Asphyxie des nouveau-nés.
Collapsus et mort soudaine de la mère pendant le travail et les suites de couches, par thrombus, embolie et pénétration de l'air dans les voies de la circulation.
De l'extraction de l'enfant, dans le cas de mort de la mère, pendant la grossesse ou le travail.
Physométrie.

Lorsqu'on rencontre *dans l'intérieur des membranes* le cordon à côté de la partie qui se présente, on dit qu'il existe une présentation du cordon.

Quand, *les membranes étant rompues*, le cordon pénètre dans le vagin au-devant de la partie qui se présente, on dit alors qu'il est prolabé. — Généralement il occupe une des gouttières situées de chaque côté du promontoire; plus rarement il descend le long des parois latérales du bassin; ce n'est, enfin, que très exceptionnellement qu'il se place directement en avant du promontoire ou en arrière du pubis.

Quant à la *fréquence* de l'accident, elle varie beaucoup, suivant les statistiques des différents observateurs. Churchill a rassemblé quatre-vingt-dix-huit mille cinq cent douze cas de travail, dans lesquels il se produisit quatre cent une fois; soit dans la proportion de 1 pour 245,5. — Le Dr Christisen, de Wyandotte, Michigan, le constata vingt-trois fois sur mille cinq cent seize cas; — Meachem dix fois sur neuf cent trente et un; — enfin M. Bland, d'un autre côté, une fois seulement sur mille huit cent quatre-vingt-dix-sept cas (1).

Le prolapsus du cordon ne se produit que lorsque la tête fœtale n'obture pas complètement le segment inférieur de la matrice. Les conditions favorables à sa production sont : la longueur de la tige funiculaire, la situation du placenta, l'insertion vélamenteuse, les présentations obliques et pelviennes, la procidence des extrémités, les grossesses multiples et, par-dessus tout, les rétrécissements du bassin. En raison de l'existence plus habituelle de ces conditions chez les multipares, l'occurrence de cet accident est plus fréquemment observée chez elles que chez les primipares.

Le *diagnostic* de la procidence du cordon est aisé. En cas de nécessité, on pourrait attirer l'anse funiculaire en dehors du vagin. Avant la rupture des membranes le cordon est représenté par un corps uni, arrondi, compressible, mobile, qu'il est impossible de confondre avec aucun des

(1) J'ai emprunté ces statistiques à un article sur la *Présentation du cordon*, du Dr J. G. Meachem, tiré des « Comptes rendus de la Soc. méd. de Wisconsin », 1880.

organes contenus dans l'œuf. La sensation nette des battements dans les vaisseaux ombilicaux est une preuve certaine que le fœtus est vivant. Mais, pendant la deuxième période du travail, les pulsations peuvent cesser au moment des contractions, pour réapparaître ensuite dans l'intervalle qui les suit. Comme le cœur continue à battre quelques minutes encore, après que la circulation a cessé dans les vaisseaux ombilicaux, il est plus sage de pratiquer soigneusement l'auscultation avant de conclure à la mort du fœtus (Spiegelberg).

Le *pronostic*, autant qu'il s'agit de l'enfant, est extrêmement défavorable, car plus de la moitié succombent au cours du travail. Cette mortalité est due à la pression que subit le cordon pendant que l'enfant traverse le bassin. Mais il existe des circonstances multiples qui influent sur l'étendue du danger. Ainsi, dans les présentations transversales, le cordon n'est que fort peu ou point exposé aux compressions. Dans les présentations du siège, le pronostic est favorable, en raison de la mollesse et du faible volume de l'extrémité pelvienne ; en raison aussi de ce fait que, lorsque la vie de l'enfant est en péril, les conditions sont de nature à permettre une extraction rapide.

Les cas les plus graves sont ceux pour lesquels la procidence du cordon complique les présentations du sommet. Engelmann a trouvé que la mortalité des enfants, en pareille occurence, était de soixante-quatre pour cent, tandis que dans les présentations du siège elle ne s'élevait qu'au chiffre de trente-deux pour cent. — Les conditions favorables, dans les présentations pelviennes, sont : un bassin grand, spacieux et l'intégrité des membranes jusqu'à dilatation complète du col. Comme conditions défavorables, nous avons : l'insertion vicieuse du placenta, les rétrécissements du bassin et la rupture prématurée des membranes.

Traitement. — On voit, par ce qui précède, que la seule indication dans le traitement du prolapsus du cordon est de soustraire cet organe aux compressions. La conduite du médecin, dans les cas particuliers, dépend de la nature de la présentation et d'un certain nombre de circonstances influentes.

Lorsque la tête se présente, tant que les membranes sont intactes et tant que la dilatation du col n'est pas complète, il faut garder l'expectative. On préviendra la rupture de l'œuf en faisant mettre la femme dans le décubitus latéral, en lui recommandant de ne se livrer à aucun effort, en soutenant les membranes à l'aide d'un dilatateur de Barnes, modérément distendu avec de l'eau, introduit dans le vagin. Il n'est pas rare, dans cette catégorie de faits, que, durant la descente de la tête, le cordon soit ramené en haut, dans une situation absolument dépourvue de danger. Plus complète est la dilatation avant la rupture, plus rapide est l'extraction de l'enfant;

en conséquence, plus grandes sont aussi les chances que l'on a de le sauver. Mais, si l'auscultation fait constater l'affaiblissement des bruits du cœur, on doit essayer avec les doigts, à travers les membranes, de repousser le cordon en haut. Si la tentative est heureuse, dans le but de prévenir la reproduction du prolapsus, il faut rompre la poche des eaux et amener la tête assez bas, de façon à ce qu'elle remplisse bien le canal cervical.

Après la rupture, si le col est bien dilaté, les contractions régulières, et si la tête fœtale pénètre rapidement dans la cavité pelvienne, on peut abandonner le cas à la nature. Spiegelberg rapporte cinq faits, tirés de sa pratique personnelle, dans lesquels l'expulsion de l'enfant se fit avec une rapidité si remarquable qu'il ne résulta aucun contretemps de la procidence du cordon. Si les contractions sont faibles et les progrès du travail médiocres, on appliquera le forceps.

Lorsque, après la dilatation du col, la tête restera élevée et mobile au-dessus du détroit supérieur, on n'aura pas recours au forceps. L'emploi de cet instrument devient alors dangereux pour la mère et ne peut que rarement servir les intérêts de l'enfant. Il faut, en pareille circonstance, opter entre le replacement du cordon ou la version.

Le replacement, ou réduction du cordon, en tant que méthode plus douce, doit être tenté en premier lieu. Son exécution est de beaucoup plus facile quand on fait prendre à la femme la position *genu-pectorale*, ainsi que l'a parfaitement démontré Gaillard Thomas (1). Par le simple changement de la direction de l'axe de l'utérus, toutes les conditions qui, primitivement, avaient agi de façon à produire le prolapsus, ne tendent plus qu'à ramener l'organe prolabé dans la cavité utérine, De cette façon, la pression abdominale est annulée, le liquide amniotique est retenu, la tête est facilement rejetée sur l'un des côtés, de façon à permettre l'introduction de la main ; le cordon, enfin, tend à glisser sur la pente formée par la paroi antérieure de l'utérus et à gagner le fond. Il faut saisir l'anse funiculaire dans le creux de la main et la soustraire soigneusement à toute compression. On la porte au delà de la grande circonférence de la tête fœtale et, si la chose est possible, en arrière du cou du fœtus. Comme dans toutes les circonstances où il devient nécessaire de traverser avec la main la cavité cervicale, on maintiendra la matrice en exerçant sur elle une pression extérieure. Dès qu'apparaît une contraction, il faut cesser toute manœuvre, mais pour la reprendre dans l'intervalle qui suit. Si le replacement réussit, on retire la main progressivement, tandis que la

(1) Thomas. *Postural Treatment of Prolapsed Funis*, « Trans. of the New-York Acad. of Med. », 1858.

tête vient se fixer dans le segment inférieur. Ce dernier résultat peut être souvent obtenu, grâce à une direction judicieuse de la pression externe. Pour prévenir la reproduction du prolapsus, on peut coucher la femme dans le décubitus latéral, les hanches élevées à l'aide de coussins.

Traitement du prolapsus du cordon par l'attitude donnée à la malade (Postural treatment). — K. F. J. Birnbaum (1) trouve que les auteurs ont fréquemment mentionné les avantages qui résultent de l'attitude donnée à la malade dans le traitement du prolapsus du cordon. Il n'a pu se procurer les travaux de Camper, publiés vers le milieu du XVIIe siècle et rapportés par J. Kiestra. — Deventer (2) examine *in extenso* la question du prolapsus du cordon, relève ses modalités diverses, son influence sur la parturition et la vie de l'enfant, indique le traitement qu'il réclame. Dans les cas où le cordon était comprimé contre l'un des os iliaques, il faisait coucher la femme sur le côté correspondant, puis avec la main (la droite dans le cas de décubitus latéral gauche,la gauche dans le cas contraire), il cherchait à soulever la tête et réduisait le cordon ; alors, suivant l'opportunité de la chose, il terminait soit en fixant la tête dans le bassin, soit en retournant et extrayant le fœtus par la version podalique. Lorsque le cordon se trouvait comprimé contre le pubis ou le sacrum, il conseillait à la sage-femme de faire mettre la patiente à genoux, le corps dirigé en avant, et à l'accoucheur de ramener alors la tête fœtale et de repousser le cordon ; si la femme était trop faible pour se prêter à une pareille manœuvre, on devait la faire coucher sur le côté, avec une de ses jambes relevée sous le corps. — John Mowbray (3) indique de faire mettre la femme, si elle est assez forte, sur les coudes et les genoux, lorsque le cordon se trouve situé près du sacrum ou du pubis.— Henri Braken, élève de Boerhaave (4), proposa de réduire le cordon prolabé dans les présentations céphaliques en faisant mettre la malade à genoux, et d'amener ensuite la tête fœtale dans l'excavation pelvienne. — Ludwig Wilhelm von Knoer (5) consacre un long chapitre aux présentations du cordon. Il dit : « Introduisez la main aussitôt que les membranes se rompent et, suivant la position de l'enfant, pratiquez la version podalique ou céphalique, en ayant soin de faire en même temps tenir la femme sur les genoux, pour éviter le prolapsus du cordon. » — George Daniel Boessel(6) recommande la réduction, dans les cas de présentation du cordon, et, dans les cas difficiles, la version, en ayant soin de faire mettre la femme à genoux. Dans ces derniers temps, Van Ritgen a été assurément le partisan le plus enthousiaste de la méthode de *traitement*

(1) « Monatsschr. f. Geburtsk. », October, 1867.

(2) *Operationes chirurgicæ novum lumen exhibentes obstetricantibus*, Ludg. Bat., 1701.

(3) *The Female Physician, containing all the Diseases incident to that Sex*, London, 1724.

(4) *Midwife's Companion; or a Treatise of Midwifery*, London, 1737.

(5) *Frauen Zimmer Medicus*, Leipsic, 1747.

(6) *Grundlegung zur Hebammen Kunst*, Flensburg and Leipsic, 1756.

par l'attitude. Dans un travail intitulé : « Anzeigen der mecanischen Hülfen beï Entbindungen », publié en 1830, il la recommande dans un grand nombre de circonstances, mais non contre la présentation du cordon ; mais dans son « Lehr. und Handbuch der Geburtshülfe für Hebammen » (Mainz, 1838) il dit : « Dans les cas de prolapsus du cordon, la sage-femme doit immédiatement quérir le médecin, tandis qu'elle doit elle-même, si sa cliente est assez forte, la faire mettre sur les genoux et sur les coudes et tenter la réduction du prolapsus ; si la femme est trop faible pour garder une pareille position, il faut la faire placer sur le côté, avec le siège élevé. Le côté choisi sera celui opposé à la situation du cordon. Lorsque la manœuvre réussit, il faut faire conserver la position adoptée pour éviter la reproduction de la procidence. Il recommande la posture sur les genoux et les coudes dans les présentations du cordon, ainsi que dans les cas de situation transversale du fœtus, pour les présentations du siège et des pieds ; il la conseille également lorsque la tête est mobile au-dessus du détroit supérieur et lorsque l'on n'arrive pas sur la partie qui se présente. Il conseille d'élever le cordon avec la main et de le laisser retomber dans la cavité utérine, dès qu'il n'y a plus de danger qu'il soit comprimé. Après l'avoir réduit, il faut faire coucher la femme sur le côté, le siège élevé. Parfois, l'attitude suffit seule à amener la réduction du prolapsus. Kiestra (1) vante l'attitude sur les coudes et les genoux, dans les cas où, avant la rupture des membranes, on sent le cordon près de la tête fœtale, pour éviter le prolapsus de cet organe. « Après la rupture des membranes, dit-il, on doit également recourir à cette attitude, pour obtenir la réduction, et on doit la faire garder jusqu'à ce que la tête soit franchement engagée dans l'excavation. » Lorsque la posture ne peut être conservée assez longtemps, il recommande de faire tenir la femme, moitié à genoux, moitié couchée, le côté soutenu par des coussins. Theobold, en 1860, émit la même idée. Il pensa que la meilleure manière de réduire le cordon *était de faire tenir la femme sur la tête* (!) ; mais en raison des difficultés inhérentes à l'exécution d'une pareille manœuvre, il tranche la difficulté en suggérant l'attitude sur les coudes et les genoux.

Les avantages obtenus par la *position* dans le traitement du prolapsus du cordon sont incontestables. Néanmoins il est difficile de déterminer les femmes à garder longtemps une posture aussi fatigante et, en outre, il est des cas dans lesquels, en dépit de la pesanteur, le cordon s'obstine à s'échapper de la cavité utérine ; aussi ne doit-on pas alors prolonger les essais de réduction. Il est d'ailleurs impossible de toucher longtemps au cordon sans affaiblir la force du cœur fœtal. Aussitôt qu'il paraîtra évident qu'il n'y a aucun intérêt à répéter les tentatives, il faut aller à la recherche des pieds et assurer le salut de l'enfant par une extraction rapide. Dans les cas de bassin rétréci, on ne doit décider de l'opportunité de la version qu'en tenant bien compte des intérêts de la mère, parce qu'un accouchement laborieux

(1) « Nederl. Weckbl. », April, 1855.

par le siège, compliqué de prolapsus du cordon, ne laisse que de faibles chances de sauver la vie du fœtus.

Si les membranes se rompent et si le cordon s'échappe, alors que le col n'est pas encore dilaté et reste rigide, il faut essayer d'abord de repousser le cordon avec deux doigts, après avoir fait mettre la femme dans l'attitude genu-pectorale. Mais, généralement, le replacement ne peut être opéré qu'à l'aide d'instruments. J'ai l'habitude d'employer dans ce but, ainsi que le recommande Dudan, un grand cathéter anglais, qui possède l'avantage de faire partie de l'arsenal ordinaire du médecin. Voici la manière de se servir de cet instrument : on noue, sans le serrer, un fil de coton autour du cordon, puis on fait saillir un mandrin au niveau de l'œil du cathéter et l'on fixe à la fourche ainsi formée une anse du fil. Si l'on rentre alors le mandrin et qu'on le pousse jusqu'à l'extrémité du tube, le lien se trouve solidement fixé. Après avoir replacé le cordon, on en sépare aisément le cathéter; il suffit pour cela de retirer le mandrin. Braun von Fernwald, qui a imaginé le meilleur des instruments destinés exclusivement à replacer le cordon prolabé, dit que le cathéther est à peu près le seul instrument auquel il a recours aujourd'hui.

Le replacement du cordon à l'aide d'instruments est parfois un véritable travail de Sisyphe. A l'anse funiculaire qu'on vient de reporter dans l'utérus peut succéder une anse nouvelle, ou bien il peut se faire qu'on n'arrive à rentrer la masse totale du cordon dans la matrice que pour la voir retomber, presque en même temps, dans le vagin. Roberton a indiqué une méthode qui mérite assurément d'être essayée. Elle consiste à introduire dans un cathéter un fil double formant une anse qui vient sortir au niveau de l'œil. On engage dans cette anse une anse du cordon. Puis on fixe les extrémités du fil pour les empêcher de glisser. Le cathéter doit être pourvu d'un mandrin et porté en haut dans l'utérus, en traînant le cordon avec lui. Après avoir introduit le cathéter, on retire le mandrin et on laisse l'appareil en place pour empêcher un nouveau prolapsus.

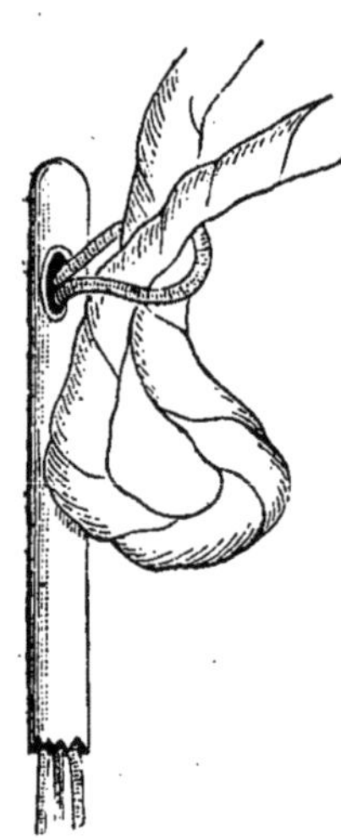
Fig. 237. — Appareil de Roberton.

Dans une circonstance, le Dr Ashford (1) réussit à réduire le cordon en l'attachant à un pessaire Gariel. Le pessaire fut ensuite porté dans la matrice et insufflé, de façon à prévenir son expulsion.

(1) F. A. Ashford. « *Ballooning the Prolapsed Umbilical Cord.* « Am. Journ. of Obstet. », October, 1878, p. 745.

Dans les cas où l'on ne peut ni réduire le prolapsus, ni extraire l'enfant, il convient de recourir à la méthode de Braxton Hicks, pour tâcher de transformer la présentation du sommet en une présentation transversale ou, mieux encore, en une présentation du siège, dans le but de soustraire à la compression les vaisseaux ombilicaux. Evidemment, lorsque le prolapsus se complique de rétrécissement du bassin, la règle que nous avons précédemment donnée de mettre en premier rang la sécurité de la mère doit seule tracer sa ligne de conduite au médecin.

La version est indiquée dans les présentations de la face. En effet, en raison de ce que, dans ces présentations, l'orifice utérin n'est qu'imparfaitement obturé, on n'a pas de grandes chances pour que la réduction du cordon se maintienne. Si le passage à travers lequel cet organe arrive dans le vagin est le fait du prolapsus d'une des extrémités, il est évident qu'on doit la repousser, dès que l'on a replacé le cordon dans la cavité utérine. Dans le cas de présentation des pieds, la compression ne commence à s'exercer sur le cordon que longtemps après que les extrémités sont arrivées à portée de la main et peuvent être utilisées pour l'extraction. Dans les cas de siège complet, lorsque le volume de la partie qui se présente apporte un obstacle à la circulation funiculaire, si l'on peut réduire le cordon avec la main, il est également bon d'abaisser une des extrémités. Dans les positions transversales, avant que l'épaule ne soit fixée dans le bassin, il n'existe aucun danger de compression du cordon. Aussi, n'y a-t-il aucune nécessité d'un traitement, si ce n'est celui que réclame la présentation vicieuse elle-même.

MORT APPARENTE — ASPHYXIE DES NOUVEAU-NÉS

Définition. — On désigne par les termes « mort apparente ou asphyxie des nouveau-nés » des états asphyxiques survenant chez les enfants nouveau-nés, vivants, à un degré qui n'est pas incompatible avec le maintien de la vie (1). Un nombre plus considérable de garçons que de filles naissent en état d'asphyxie, et les enfants des primipares sont plus sujets que ceux des multipares à se présenter dans cette condition (2).

Étiologie. — Une parfaite notion de la pathogénie de l'asphyxie des nouveau-nés doit se baser sur la connaissance approfondie des phénomènes physiologiques de la vie intra-utérine et des conditions nécessaires à cette dernière. La vie pour le fœtus n'est possible que grâce aux connexions qu'il possède avec le placenta. C'est au niveau

(1) Schultze. *Der Scheintod Neugeborenen*, Jena, 1871, pp. 9, 101.

(2) Poppel. « Monatsschr. f. Geburtsk. », Bd. XXV, 1865, Supplement. Heft, p. 57.

de cet organe, en effet, que les éléments nutritifs qui sont indispensables à l'enfant lui sont apportés par le sang maternel qui, en retour, prend et emporte tous les déchets provenant des tissus fœtaux. Le placenta accomplit pour le fœtus les fonctions qui, après la naissance, sont dévolues aux organes respiratoires et digestifs (1). L'accomplissement régulier de ces fonctions est nécessaire à la vie du fœtus; elle est immédiatement compromise par leur cessation complète ou menacée par leur interruption partielle, si ce n'est dans le cas où une délivrance rapide permet aux fonctions respiratoire et digestive extra-utérines de se substituer, en les suppléant, aux fonctions intra-utérines correspondantes. Comme les éléments nutritifs contenus dans le plasma sanguin peuvent, sans conséquences préjudiciables, faire plus longtemps défaut que l'oxygène, la cause de la mort ou la pathogénie de l'asphyxie réside principalement dans une oxygénation défectueuse (2). Les circonstances qui s'opposent à l'osmose gazeuse et qui entraînent l'asphyxie fœtale sont de deux espèces : 1° celles qui empêchent la respiration placentaire en diminuant ou en supprimant la ration d'oxygène maternel, comme dans les cas de mort, d'anémie pernicieuse, d'hémorrhagie *ante-partum*, d'affections thoraciques chez la mère, toutes causes qui abaissent la quantité d'oxygène contenue dans son sang; 2° celles qui gênent ou empêchent d'une façon complète l'absorption de l'oxygène par le sang du fœtus. Parmi ces dernières, on peut ranger la torsion et la compression du cordon ombilical, le décollement partiel ou total du placenta, l'affaiblissement de l'action du cœur fœtal par suite de la compression du cerveau ou du thorax, et l'arrêt de la circulation placentaire (3).

Dans les cas d'accouchement normal, la fonction respiratoire extra-utérine s'établit dès que les contractions utérines ont suffisamment comprimé le placenta pour empêcher l'oxydation du sang du fœtus par l'intermédiaire de cet organe. On pense qu'alors les produits de désassimilation imparfaitement oxygénés agissent à titre de stimulants énergiques du centre respiratoire médullaire et provoquent les contractions des muscles respirateurs (4). Tant que le placenta suffit à l'osmose gazeuse, aucun stimulus n'agit sur la moelle. Mais, dès que cette source d'oxygénation du sang fœtal fait défaut, la respiration extra-utérine doit commencer. La plupart des auteurs croient que c'est bien là la cause essentielle des mouvements respiratoires

(1) Zweifel. *Die Resp. des Fœtus*, « Arch. f. Gynaek. », Bd. IX, 1876, p. 304; Fehling. « Arch. f. Gynaek. », Bd. IX, 1876, p. 318; Boehr. « Monatsschr. f. Geburtsk. », Bd. XXII, 1883, p. 408.

(2) Schrœder. « Lehrbuch », p. 714.

(3) Spiegelberg. « Lehrbuch », p. 663.

(4) Schrœder. *Op. cit.*

extra-utérins (1). Le refroidissement des téguments du fœtus au contact de l'atmosphère, d'après Kristeller (2), l'afflux en retour du sang placentaire vers le cœur fœtal, d'après Lahs (3), doivent être considérés comme des causes accessoires des premiers actes respiratoires spontanés. Les mouvements respiratoires s'établissent de cette façon, que l'interruption de l'hématose fœtale survienne avant ou après l'expulsion du placenta hors de la cavité utérine, à condition toutefois que le centre respiratoire et les muscles de la respiration soient suffisamment développés pour que l'influx nerveux puisse se développer et l'acte réflexe se produire. A chaque effort (4), le thorax se dilate, les capillaires du poumon se remplissent de sang chassé par le ventricule droit, et les éléments qui entourent les voies de l'air sont aspirés, si celles-ci sont perméables, jusque dans la trachée et les bronches. Dans les cas ordinaires, le milieu environnant est l'atmosphère, le sang du fœtus est parfaitement oxygéné, et la fonction respiratoire extra-utérine entièrement assurée. Mais, lorsque la respiration commence dans la cavité utérine, le fœtus n'aspire qu'un peu d'air, et encore cela n'arrive-t-il que d'une manière exceptionnelle, tandis qu'au contraire il aspire une quantité considérable de mucus, de sang, de liquide amniotique et de méconium. L'oxygénation du sang fœtal ne peut alors s'effectuer par aucun mode de respiration. Les produits toxiques de désintégration des tissus s'accumulent; l'excitabilité des centres médullaires s'affaiblit; les mouvements respiratoires se ralentissent et, finalement, s'arrêtent; le cœur se paralyse et le fœtus succombe, à moins que la délivrance ne soit rapidement effectuée. Si, à ce moment, le fœtus est extrait inanimé, mais non mort, son état est désigné par le terme « asphyxie » (*suspended animation*).

A condition que l'obstacle apporté à la circulation placentaire ne soit que momentané, les désordres survenus dans les fonctions fœtales, par suite de la respiration intra-utérine, peuvent, d'après Schultze (5), être réparés de la manière suivante. Les inspirations s'établissent, d'abord, ainsi que nous l'avons dit plus haut, grâce à l'interruption de la circulation placentaire; mais, comme le centre respiratoire médullaire ne reçoit plus une quantité suffisante de sang artériel, son excitabilité s'affaiblit et les mouvements respiratoires cessent. Le courant sanguin qui se fait du ventricule droit vers le système vasculaire

(1) Schwartz. « Arch. f. Gynaek. », Bd. I, 1870, p. 362; Boehr. « Monatsschr. f. Geburtsk. », Bd. XXV, 1865, p. 336; Schultze. *Op. cit.*, p. 105.

(2) Kristeller. « Monatsschr. f. Geburtsk. », Bd. XXV, p. 327.

(3) Lahs. « Arch. f. Gynaek. », Bd. IV, 1872, p. 312.

(4) Bartscher. « Monatsschr. f. Geburtsk. », Bd. IX, 1857, p. 294.

(5) Schultze. *Op. cit.*, p. 102 *et seq.*

du poumon s'arrête, et les vaisseaux placentaires se remplissent de nouveau. En raison de la paralysie des pneumo-gastriques, qu'amène, par voie d'épuisement, l'excès de stimulation nerveuse, l'activité cardiaque se rétablit et si l'obstacle à la circulation placentaire n'était que transitoire, le placenta récupère sa fonction respiratoire. Cette hypothèse explique le fait que plusieurs fœtus, bien qu'ayant déjà respiré dans la matrice comme le démontrait l'observation, ne sont pas arrivés au monde en état d'asphyxie. — L'asphyxie peut également survenir sans respiration intra-utérine antérieure. C'est le cas, lorsque la gêne ou l'arrêt de la circulation placentaire se produit chez des fœtus, si peu développés que leur centre respiratoire médullaire ne peut répondre à l'irritation causée par des produits de désorganisation imparfaitement oxygénés, en développant la quantité d'influx nerveux nécessaire à la production des mouvements respiratoires.

Une autre cause de l'asphyxie des nouveau-nés réside dans le développement, très lent, d'un trouble survenu dans la fonction respiratoire placentaire et dans la diminution consécutive graduelle de la quantité d'oxygène contenue dans le sang du fœtus. La diminution d'oxygène est, d'abord, assez faible pour qu'il n'en résulte pas une excitation du centre nerveux médullaire, et lorsque cette diminution est assez marquée, l'excitabilité de la moelle est tellement diminuée qu'elle n'est plus capable de développer l'influx nerveux indispensable à l'établissement de la respiration. En semblable occurrence, le fœtus meurt ou tombe dans l'état d'asphyxie, avant qu'il ait respiré.

La compression du cerveau, conséquence d'un rétrécissement du bassin, d'une hémorrhagie intra-cranienne, de l'emploi du forceps (1), ou de l'extraction dans les présentations pelviennes, peut amener la mort ou l'asphyxie sans provoquer les actes respiratoires. Voici l'explication de ces faits.

La compression de l'encéphale affaiblit ou arrête l'action du cœur par irritation des pneumogastriques. La fonction respiratoire du placenta est ainsi compromise; consécutivement, le sang fœtal est privé d'oxygène, et l'excitabilité de la moelle est tellement diminuée qu'elle devient incapable de provoquer les mouvements respiratoires (2). — Si les extravasations intra-craniennes se localisent sur la convexité du cerveau, elles restent relativement sans conséquences fâcheuses, parce que la moelle n'est pas comprimée. Les plus graves désordres qu'elles puissent amener sont évidemment ceux qui se produisent lorsqu'elles siègent à la base du cerveau. Il n'est pas démontré,

(1) Dohrn. « Arch. f. Gynaek. », Bd. VI, 1874, p. 365.
(2) Frankenhaeuser. « Monatsschr. f. Geburtsk. », Bd. XV, 1860, p. 368.

d'après Schwartz (1), que la respiration intra-utérine, ne s'accompagnant pas d'asphyxie, doive toujours résulter de la compression cérébrale, ainsi que l'affirme Poppel (2).

Anatomie pathologique. — Schultze reconnaît deux stades d'asphyxie des nouveau-nés, qui correspondent aux expressions *asphyxie livide ou bleue* et *asphyxie pâle ou blanche*, usitées pour désigner respectivement ces deux conditions (3).

La ligne de démarcation entre ces deux stades est, en ce qui concerne le système musculaire : la perte de la contractibilité. — Dans le premier stade, le tonus musculaire est encore intact. Bien qu'il ne se produise pas de contractions spontanées, les extrémités ne sont pas en état de résolution complète et la tête ne ballotte pas. On détermine aisément des actes réflexes par une excitation superficielle. La peau est d'une coloration brun rouge ou livide, les vaisseaux cutanés sont turgides et les globes oculaires saillants. Les battements cardiaques et ombilicaux sont lents, mais énergiques. Les vaisseaux ombilicaux sont fortement distendus. Les mouvements respiratoires n'apparaissent habituellement qu'après un certain intervalle. Au début, ils sont faibles, superficiels, et s'associent à des contorsions de la face; mais bientôt ils deviennent plus énergiques.

La diminution plus considérable de l'oxygène, au moment de l'expulsion, fournit souvent à la moelle, à cette période de l'asphyxie, un stimulus suffisant pour provoquer des mouvements respiratoires spontanés. On arrive au même résultat par des irritations superficielles. — Si la respiration ne se produit pas sous l'influence de l'une ou l'autre de ces causes, l'enfant est arrivé au second stade de l'asphyxie.

Dans cette phase ultime, deuxième période de l'asphyxie, ou *asphyxie pâle*, les enfants sont extrêmement anémiques. Les conjonctives sont ternes, la peau froide, les sphincters relâchés; les jambes, la tête et la mâchoire inférieure sont pendantes. Il ne se produit pas de mouvements réflexes. Les battements cardiaques sont fréquents et faibles. Les pulsations de la tige funiculaire sont à peine perceptibles ou nulles. Les vaisseaux ombilicaux sont vides. Ou bien on n'observe pas de mouvements respiratoires, ou ils ne sont que rares, saccadés et produits seulement par le diaphragme, sans participation aucune des muscles de la face, du nez, ou des masticateurs. Les inspirations sont inefficaces, car, dans les examens *post-mortem*, on ne rencontre que peu ou pas d'air dans les bronches, qui habituellement sont pleines de liquide; d'ailleurs, on n'entend pas de

(1) Schwartz. « Arch. f. Gynaek. », Bd. I, 1870, pp. 365, 377.

(2) Poppel. *Op. cit.*, p. 57.

(3) Schultze. *Op. cit*, pp. 6, 130, 147.

râles pendant les efforts respiratoires. Si les tentatives faites pour sauver l'enfant doivent réussir, les premiers signes du retour à la vie sont : la réplétion des vaisseaux cutanés et la restauration de la tonicité musculaire.

Les lésions anatomiques que l'on rencontre dans l'asphyxie des nouveau-nés varient suivant que cet état s'est — ou ne s'est pas — accompagné de respiration intra-utérine. — Dans ce dernier cas, le sang est noir et non coagulé. Les vaisseaux pulmonaires sont largement distendus. Les poumons sont augmentés de volume, pesants et de coloration brun rouge. Il existe de nombreuses ecchymoses pulmonaires, sous-pleurales, sous-péricardiques et sous-endocardiques. Les extravasations pulmonaires sont plus considérables que dans les cas où l'asphyxie s'est associée à la respiration intra-utérine, parce que, dans cette dernière circonstance, les liquides aspirés fournissent un support aux capillaires distendus. Les congestions pulmonaires et les ecchymoses peuvent manquer, quand les inspirations ont été inefficaces, rares et de courte durée. L'arrêt de la circulation pulmonaire amène la congestion veineuse des téguments, des organes abdominaux et de l'encéphale; la congestion aboutit à des hémorrhagies sous-conjonctivales, méningiennes et cérébrales. On peut également rencontrer des ecchymoses au-dessous et au-dessus du péricrâne. En dehors du sang épanché, les bronches ne renferment aucune substance étrangère. La démonstration rigoureuse que l'asphyxie des nouveau-nés, ou de ceux qui naissent presque morts, est liée à la respiration intra-utérine consiste dans la constatation, dans l'intérieur des bronches, de substances introduites par les aspirations thoraciques. Bien que cette preuve fasse parfois défaut, la respiration néanmoins peut avoir eu lieu; mais la pénétration des substances étrangères à travers les cavités nasale et buccale a été empêchée par des portions de membranes, ou par le contact intime des parties molles maternelles avec les orifices fœtaux correspondants. La quantité des substances aspirées dépend de leur nature et de l'énergie des inspirations. Le mucus visqueux du col ne pénètre que dans la trachée et les premières bronches. Le liquide amniotique, contenant du méconium, du vernix caseosa, du sang et des cheveux, peut arriver jusque dans les dernières ramifications bronchiques. — Dans les cas où l'air aurait pénétré dans la cavité utérine, on en trouverait aussi dans les bronches et, exceptionnellement, dans l'estomac et le duodenum. La dilatation de la trompe d'Eustache, conséquence des premières inspirations, permet dans quelques cas, d'après Wendt (1) l'entrée de l'air dans l'oreille moyenne. Les ecchymoses pulmonaires sont moins nombreuses et moins étendues, dans l'asphyxie liée à la respiration

(1) Spiegelberg, « Lehrburch», p. 667.

intra-utérine, que dans les autres variétés, pour la raison que nous avons indiquée plus haut; mais la congestion et les extravasations dans les organes abdominaux et cérébraux sont tout aussi considérables.

Diagnostic. — Un élément important du diagnostic de l'asphyxie des nouveau-nés consiste dans le *ralentissement des bruits du cœur*, dû à l'arrêt de la respiration placentaire. Ce symptôme n'a aucune importance, lorsqu'il ne se manifeste qu'au moment des contractions; son apparition à ce moment est, en effet, physiologique et déterminée par la compression du fœtus ou par l'expression du sang placentaire dans les vaisseaux du fœtus. Mais s'il persiste dans l'intervalle des douleurs, s'il s'établit d'une manière progressive, il acquiert une grande valeur, car il indique soit une compression considérable, soit une irritation de la moelle par un excès de sang veineux. — Au ralentissement du cœur fœtal succède parfois une fréquence anormale de ses contractions. Elle témoigne d'une paralysie des pneumogastriques et correspond, en conséquence, à une période beaucoup plus avancée de l'asphyxie (1). Cette fréquence exagérée des contractions cardiaques est, probablement, toujours précédée du ralentissement auquel nous avons fait allusion. L'*expulsion du méconium* constitue également un symptôme de l'asphyxie, à condition toutefois qu'il ne soit pas simplement le résultat de la compression subie par l'enfant dans les présentations pelviennes. La sortie du méconium est probablement due à l'exagération des mouvements péristaltiques de l'intestin causée par l'asphyxie, bien qu'elle puisse être, aussi, peut-être, causée en partie par le relâchement des sphincters et la compression de l'abdomen, sous l'influence des contractions du diaphragme. Elle accompagne, en conséquence, habituellement, l'asphyxie associée à la respiration intra-utérine et manque dans les cas d'asphyxie progressive qui ne donnent pas lieu à des efforts respiratoires. Le diagnostic différentiel de ces deux variétés est complété, après la délivrance, par la constatation des râles bronchiques dus à l'aspiration des liquides intra-utérins, dans tous les cas de respiration intra-utérine, excepté dans ceux où les voies aériennes sont accidentellement obstruées. — La sortie du méconium ne constitue pas toujours un signe d'un état pathologique de l'enfant. — Schultze (2) a constaté la respiration intra-utérine par l'auscultation abdominale aussi bien que par la palpation intra-utérine, et un grand nombre d'observateurs ont entendu le *vagitus uterinus*, ou cri intra-utérin, lequel fournit la preuve de l'entrée de l'air dans la matrice et de l'établisse-

(1) Hüter. « Monatsschr. f. Gebursk. », Bd. XVIII, 1862, Supplement. Heft, p. 48.
(2) Schultze. *Op. cit.*, p. 127.

ment des mouvements respiratoires (1). Lorsque l'accouchment est partiellement accompli, le diagnostic de l'asphyxie est facilement déduit de l'affaiblissement du pouls fœtal, de la cyanose, des efforts respiratoires convulsifs et de l'état de résolution des muscles de l'enfant.

Pronostic. — Le pronostic est grandement influencé par le *degré* de l'asphyxie, bien que la *cause* de cette dernière ait encore une signification beaucoup plus sérieuse. — Celle qui ne s'est pas accompagnée de respiration intra-utérine offre des chances plus grandes de retour à la vie. Ces chances sont beaucoup plus faibles quand il y a eu des inspirations. Le pronostic le plus défavorable correspond aux cas, dans lesquels la respiration a eu lieu alors que le nez et la bouche étaient obstrués, en raison des désordres plus profonds de la circulation fœtale et des extravasations pulmonaires plus considérables. La présence des substances étrangères aspirées aggrave le pronostic, à cause de l'obstacle qu'elles apportent à l'emploi de la respiration artificielle, et par le rôle qu'elles jouent en tant qu'élément pathogénique d'atélectasie et de pneumonie lobulaire. Le pronostic est encore aggravé par la production d'hémorrhagies intra-craniennes.

Le chiffre de la mortalité des enfants *qui naissent en état d'asphyxie* est, pour les huit premiers jours après l'accouchement, d'après la statistique de Poppel (2), sept fois plus élevé que celui des enfants nés *en état normal;* dans cette première semaine, la mortalité est en proportion directe avec la durée et la gravité de l'asphyxie.

Traitement. — Trois indications se présentent dans le traitement de l'asphyxie : 1° l'enfant doit être rapidement extrait, pour qu'il puisse respirer de l'air pur; 2° les substances étrangères qui obstruent les voies aériennes doivent être enlevées, pour que l'air puisse pénétrer jusque dans les alvéoles pulmonaires; 3° si l'asphyxie est tellement avancée que des mouvements respiratoires spontanés ne puissent se produire, il faut demander à la *respiration artificielle* la quantité d'air nécessaire, la restauration des fonctions compromises de la moelle et de l'activité cardiaque affaiblie.

Première période. — La première des choses à faire, pour rappeler à la vie les enfants en état de mort apparente, est d'enlever le mucus qui obstrue les voies aériennes. On peut très bien arriver à cela à l'aide du petit doigt. Dans d'autres cas, il peut être bon de placer un linge fin au-devant des lèvres de l'enfant et de pratiquer l'insufflation bouche à bouche. De cette manière, il n'arrive qu'une faible quantité d'air dans les poumons, mais la méthode est d'un grand

(1) Kristeller. « Monatsschr. f. Geburtsk. » Bd. XXV, 1865, p. 321; Bartscher. *Ibid.*, Bd. IX, 1857, p. 294 ; Mayer. *Ibid.*, Bd. XXV, 1865, p. 341.

(2) Poppel. *Op. cit.*, p. 57.

secours pour chasser le mucus des fosses nasales. Si la perception de râles nombreux indique la présence de liquide dans le larynx, la trachée et les bronches, on aspire ces liquides à l'aide d'un petit cathéter élastique (n° 6 ou 8) introduit dans la glotte. Souvent j'ai eu recours au cathéter dans un but semblable, et je suis convaincu que ce procédé m'a permis de sauver plusieurs existences. Je n'ai jamais vu d'accidents résulter de cette pratique, quand elle était suivie avec prudence. Pour conduire le tube, il faut le diriger sur l'indicateur placé en arrière de l'épiglotte, au niveau du bord postérieur et supérieur du larynx. Seul un opérateur maladroit pourrait, ainsi que la remarque en a été faite, perforer les parois du larynx ou de la trachée avec un cathéter élastique. Par le cathétérisme, nous pouvons non seulement enlever le mucus, aspiré jusque dans les plus fines ramifications bronchiques et qui pourrait entraîner la mort par atélectasie pulmonaire, mais encore faire passer directement l'air de nos poumons dans ceux de l'enfant. Habituellement cela n'est pas nécessaire. L'excitation produite sur la muqueuse laryngée provoque presque toujours la respiration spontanée. D'une manière générale, après la soustraction des liquides inspirés, la respiration peut être réveillée par les excitants ordinaires : en jetant de l'eau froide sur la face, en frictionnant le dos avec de la flanelle, en laissant tomber d'assez haut un peu de whisky ou de brandy sur l'épigastre, en usant de la flagellation des fesses ou de l'immersion alternative de l'enfant dans des bains chauds et froids. Il ne faut pas lier le cordon tant que les vaisseaux continuent de battre, afin que tout le sang placentaire oxygéné puisse passer dans la circulation fœtale.

Si ces mesures viennent à échouer, il faut tenter la respiration artificielle. Lorsque l'enfant est faible et que les battements de son cœur sont à peine perceptibles, il faut l'envelopper dans des linges chauds et introduire le *cathéter insufflateur*. L'accoucheur, après avoir chassé l'air de réserve contenu dans ses poumons, fait une aspiration profonde et envoie lentement, à travers le tube, l'air qu'il vient d'inspirer, dans les poumons de l'enfant. Si l'insufflateur a été convenablement introduit, on voit alors le thorax se distendre. Pour imiter l'expiration, on exerce une pression légère sur le sternum et, à mesure que l'air s'échappe, on entend un bruit de souffle qu'il produit en traversant le tube. A force de patience, à condition toutefois qu'au début le cœur battît encore, on voit peu à peu la circulation devenir plus active, l'enfant perdre sa pâleur ou sa lividité, suivant le stade de l'asphyxie, et, dès que la sensibilité est rétablie, on voit se produire des efforts respiratoires spontanés. Les risques que l'on court de léser le tissu pulmonaire et de déterminer, par l'insufflation, un œdème interstitiel ou sous-pleural me paraissent avoir été exagérés. Le tube n'obture jamais exactement la trachée. Ainsi, tout l'air en excès s'échapperait plutôt par la bouche que de s'infiltrer dans les tissus.

Si l'enfant est fort et bien développé, si le cœur bat énergiquement, je ne puis qu'entièrement adopter la méthode suivante recommandée par Schultze. Après la ligature et la section du cordon ombilical, l'opérateur tient l'enfant de la manière suivante : les pouces appliqués sur la paroi thoracique antérieure, les doigts indicateurs placés dans la cavité axillaire et les autres doigts disposés diagonalement le long de la région dorsale. Le médecin laisse alors tomber, de toute la longueur de ses bras, l'enfant entre ses genoux, la face en bas et tournée en avant. Dans cette position les muscles pectoraux élèvent les premières côtes, les muscles abdominaux abaissent les côtes inférieures, et le poids du foie amène l'abaissement du diaphragme. De cette façon, la cavité thoracique est augmentée et l'inspiration se fait. — Puis l'enfant est soulevé, jusqu'à ce que les bras de l'opérateur soient horizontalement placés. On arrête à ce moment le mouvement d'élévation; la région lombaire du fœtus se fléchit, la tête se dirige en bas, et les extrémités inférieures pendent peu à peu du côté du médecin, jusqu'à ce que tout le poids du corps de l'enfant s'applique sur les pouces de l'accoucheur. Par ce procédé, la poitrine et l'abdomen sont fortement comprimés, le diaphragme est soulevé, une expiration efficace se produit et les matières accidentellement retenues sont expulsées. On détermine alors une inspiration nouvelle en renversant l'enfant et en le replaçant dans la position d'extension complète qu'on lui avait donnée antérieurement et grâce à laquelle la poitrine s'agrandit et le thorax s'abaisse. La manœuvre est répétée huit ou dix fois, à intervalles de quelques secondes ; puis, l'enfant est mis dans un bain chaud, pour éviter que ses téguments ne soient refroidis à l'excès. Si l'on constate, dès lors, des signes de retour à la vie, on doit alternativement plonger l'enfant dans des bains chauds et froids. Si la respiration ne s'établit pas, il faut de nouveau recourir à la méthode de Schultze, qu'on fait alterner avec les bains, jusqu'à établissement de la respiration ou cessation des battements du cœur. Pernice (1) recommande la faradisation des nerfs phréniques, méthode qui donne souvent de bons résultats; mais, comme on ne dispose que rarement d'une bonne batterie électrique, dans les cas d'urgence, la méthode ne jouit que d'une application très limitée.

Seconde période. — Dans la deuxième période de l'asphyxie, il faut envelopper l'enfant de flanelles chaudes, et ne lui faire subir que des manœuvres très légères, parce qu'à ce moment sa vitalité est descendue à un degré si bas que des secousses violentes pourraient éteindre les dernières étincelles d'existence. Après avoir débarrassé les voies aériennes des substances étrangères, on doit recourir, avec

(1) Pernice. « Monatsschr. f. Geburtsk. », Bd. XXIII, 1864, p. 317.

précautions, à l'emploi de l'insufflateur. Lorsque la peau a repris sa coloration normale et que l'action du cœur est rétablie, on doit pratiquer la respiration artificielle à l'aide de la méthode de Sylvester, préférable à celle de Schultze, chez les enfants débiles, parce qu'elle comporte un danger moindre et des manœuvres plus douces. Dans la méthode de Sylvester (1), l'enfant est placé sur le dos, les épaules assez élevées pour empêcher le menton de retomber sur la poitrine, la langue tirée au dehors afin de permettre le libre accès de l'air dans la trachée. Pour produire les mouvements d'inspiration profonde, l'opérateur saisit les bras au-dessus des coudes, les élève de chaque côté de la tête et les étend avec ménagement, mais fermement, en avant et en haut pendant quelques instants. En même temps, il maintient les pieds immobiles. D'après Champneys, l'effet produit lorsqu'on tourne les bras en dehors est deux fois plus marqué que celui obtenu quand on les tourne en dedans ; il attribue cette différence au mode d'insertion du muscle pectoral sur la lèvre externe de la gouttière bicipitale, la rotation en dehors s'accompagnant d'une tension plus considérable du muscle. On produit l'expiration en abaissant les bras et en les appliquant doucement, bien qu'avec fermeté, sur les parois du thorax. Après que la manœuvre a été répétée plusieurs fois, il faut plonger l'enfant dans un bain chaud, pour éviter un refroidissement fâcheux de ses téguments. On doit alterner les mouvements que nous venons de décrire et les bains, jusqu'à ce que la respiration spontanée soit définitivement établie ou que la situation soit absolument perdue. Chez les enfants délivrés prématurément et asphyxiés, ces méthodes sont inapplicables, parce que les parois thoraciques sont trop lâches pour subir les modifications de forme nécessaires à la réussite. En pareil cas, l'insufflation, pratiquée avec le tube, succédant à l'aspiration des substances étrangères contenues dans les voies aériennes, constitue le seul traitement efficace. Si ces efforts pour rappeler l'enfant à la vie sont couronnés de succès, on doit, pendant les premiers jours qui suivent la naissance, le tenir bien chaud et l'allaiter bien régulièrement (2).

COLLAPSUS ET MORT SUBITE DE LA MÈRE DURANT LE TRAVAIL ET PENDANT LES SUITES DE COUCHES

Nous avons déjà eu fréquemment l'occasion de signaler le *collapsus*

(1) Sylvester. *The Discovery of the Physiological Method of inducing Respiration in Cases of Apparent Death from Drowning, Chloroform, Still-birth, Noxious Gases*, etc., 3ᵉ éd. 1853 ; *The True Physiological Method of restoring Persons apparently Drowned or Dead, and of resuscitating Still-born Children*, London, 1858.

(2) La substitution de la méthode de Sylvester à celle de Marshall Hall et de

pendant ou après le travail, en tant que conséquence de l'hémorrhagie ou des traumatismes subis par les voies génitales. La ***syncope*** est une complication qui résulte assez souvent d'un travail prolongé ou même d'un travail normal, chez les femmes qui sont douées d'un tempérament nerveux exceptionnel. Elle peut encore survenir, sous l'influence de l'anémie cérébrale amenée par la diminution de l'irrigation sanguine des centres nerveux qui se produit au moment où la pression intra-abdominale est brusquement abaissée, du fait de l'évacuation rapide de l'utérus. La syncope momentanée, lorsqu'elle est suivie de la restauration complète de la circulation normale, n'a aucune signification pronostique précise. Mais lorsque le pouls devient petit et rapide, elle doit, même en l'absence d'autres symptômes graves, être l'objet d'une grande préoccupation. Les artères se vident peu à peu, tandis que les veines volumineuses du tronc se remplissent de sang, et le ralentissement du courant sanguin prédispose à la formation de thrombus.

Les thrombus doivent leur importance à la faculté qu'ils ont de se désagréger et de donner lieu à la production d'embolies, qui sont emportées dans le torrent circulatoire jusqu'à ce qu'elles soient arrêtées, en raison de la diminution du calibre des vaisseaux périphériques. Un petit caillot formé dans le cœur gauche peut aller oblitérer une des artères du cerveau ou de l'un quelconque des membres supérieurs ou inférieurs. — Le symptôme de la lésion, dans la dernière éventualité, est l'absence du pouls au-dessous du thrombus, associé à la douleur, au refroidissement du tégument, à la paralysie des nerfs de la motilité et du sentiment si l'obstruction artérielle est soudaine et complète, et, dans quelques cas, à la gangrène de l'extrémité atteinte (1).

Les thromboses veineuses sont d'une fréquence bien plus considérable. On peut, on réalité, établir que la thrombose d'origine veineuse constitue la cause la plus commune de la mort, dans le travail et durant la période puerpérale. Elle peut, — bien que le fait soit rare, — débuter spontanément dans l'artère pulmonaire ou dans les cavités droites du cœur; mais, d'une manière générale, l'oblitération se fait dans les veines fémorales, pelviennes ou utérines. Spiegelberg (2) dit que les embolies qui surviennent pendant ou peu après le travail proviennent de caillots formés au niveau du placenta.

Il y a habituellement : d'abord une hémorrhagie due à un décolle-

Schrœder, que nous avions donnée dans la 1re édition de cet ouvrage, est due aux recherches soigneuses et satisfaisantes de Francis-Henry Champneys, au sujet de la somme d'air assurée par ces différentes méthodes de respiration artificielle (« Med. Chir. Trans. », vol. LXIV).

(1) Barker. *The Puerperal Diseases*, p. 257.

(2) Spiegelberg. *Loc. cit.*, p. 661.

ment partiel du placenta; puis formation de thrombus dans les veines, les caillots, grâce à l'absence de la rétraction utérine, s'étendant des orifices béants des sinus, dans la direction du cœur. Finalement, sous l'influence d'une de ces contractions énergiques, comme il s'en produit fréquemment au moment de la rupture des membranes et de l'expulsion du fœtus, le caillot est arraché de son siège d'implantation, charrié à travers la veine cave dans le ventricule droit du cœur, et de là dans les branches de l'artère pulmonaire.

Les symptômes de l'obstruction d'un vaisseau pulmonaire volumineux sont : une dyspnée extrême, le besoin d'air, *air-hunger*, *faim d'air* (pour nous servir d'une expression germanique), l'irrégularité des battements du cœur, la faiblesse, la fréquence du pouls et l'excessive pâleur de la face. La mort survient dans quelques heures; ou bien, lorsque le tronc principal est libre, les symptômes les plus graves peuvent cesser pendant une demi-heure environ, mais pour se reproduire bientôt après, au moindre mouvement ou sans cause apparente. Dans ces conditions, la malade succombe au bout de quelques jours, par suite d'un abaissement considérable de la température, d'accidents de dyspnée et d'asphyxie; parfois, après une série de crises, le thrombus est résorbé et, comme je l'ai observé une fois, la guérison s'effectue d'une façon complète.

Une deuxième mais plus rare cause de mort subite, dans le travail et les suites de couches, est l'*entrée de l'air dans les vaisseaux utérins* (1). Les conditions favorables à la production de cet accident sont : la pénétration de l'air dans la cavité utérine et sa libre communication avec les orifices des veines. L'air peut s'introduire dans la matrice à l'occasion des opérations qui nécessitent l'introduction de la main ou d'instruments dans cet organe. Cet accident est favorisé par l'état de béance de la vulve et par toutes les circonstances qui abaissent la pression intra-abdominale. Ainsi, on l'a observé comme conséquence de la position genu-pectorale, du décubitus latéro-abdominal et même du décubitus latéral ordinaire. L'aspiration de l'air peut succéder à la soustraction brusque de la pression abdominale, qui se fait après de violents efforts expulsifs ayant abouti à la rupture des membranes ou à l'expulsion précipitée de l'enfant. L'air contenu dans le vagin peut être poussé dans l'utérus par les douches vaginales; ou bien, mélangé à l'eau, ce gaz peut être porté dans la matrice, par suite de l'emploi de seringues pourvues de soupapes défectueuses. L'air arrive dans la circulation, pendant la grossesse et le travail, à travers les sinus rendus béants par le décollement du placenta; dans les

(1) Pour les détails plus circonstanciés de la question, *voir* Kézmarszky. *Ueber Lufteintritt in die Blutbahnen durch den puerperalen Uterus*, « Arch. f. Gynaek. », Bd. XIII, p. 200.

suites de couches, par le détachement accidentel de caillots formés au niveau de l'insertion placentaire.

Les symptômes de la pénétration de l'air dans les veines sont ceux de l'asphyxie. Le diagnostic pendant la vie est, jusqu'à un certain point, une question de raisonnement, parce qu'il n'existe pas de signes certains de la présence de l'air dans les cavités droites du cœur.

Expérimentalement, on a démontré que la mort subite provient de ce que la quantité d'air contenue dans le ventricule droit empêche que cette cavité ne se remplisse complètement, ou bien de ce qu'une colonne d'air s'introduit dans l'artère pulmonaire et met obstacle à l'arrivée du sang dans les poumons. L'air, pénétrant dans les veines à une certaine distance du cœur, arrive dans les poumons dans un état de division extrême, forme des embolies qui adhèrent aux parois des vaisseaux de petit calibre, et produit des symptômes de dyspnée, le plus fréquemment, transitoires. Aussi, dans les cas obstétricaux, est-il nécessaire de supposer qu'une quantité considérable d'air est entrée dans les veines, ou bien qu'un thrombus a été simultanément lancé dans la circulation et que l'embolie et l'air se sont combinés pour amener le dénouement fatal (Spiegelberg).

Le traitement de l'embolie pulmonaire, qu'elle soit la conséquence de l'accès de l'air dans les veines ou de la désintégration d'un thrombus, est nécessairement *surtout prophylactique*. Les précautions propres à éviter les accidents que nous venons de décrire sont suffisamment indiquées dans les considérations précédentes sur l'étiologie. Comme la violence des symptômes au moment de l'attaque est souvent hors de toute proportion avec la gravité de la lésion, on s'efforcera de réchauffer le tégument et de maintenir l'action du cœur. Dans ce but, les injections intra-veineuses de solutions ammoniacales doivent être considérées comme des auxiliaires très puissants. Si la crise cesse, il faut prescrire le repos le plus absolu.

EXTRACTION DE L'ENFANT DANS LES CAS DE MORT RÉELLE OU APPARENTE DE LA MÈRE, PENDANT LA GROSSESSE OU LE TRAVAIL. — ACCOUCHEMENT FORCÉ

La mort de la mère, dans la grossesse ou le travail, peut devenir subitement imminente, et même survenir d'une manière brusque ou progressive, par suite de conditions morbides multiples que nous avons déjà étudiées. Quoique cette mort subite arrive plus communément au moment de la délivrance, en raison de l'hémorrhagie, de l'épuisement, de l'éclampsie ou de la rupture de l'utérus, elle peut également avoir lieu à n'importe quel moment, particulièrement lorsqu'elle est causée par des affections pulmonaires ou cardiaques, ou par une embolie cérébrale.

Le but que nous poursuivons maintenant est d'étudier les méthodes d'intervention les plus propres à sauvegarder la vie de l'enfant, dans les faits qui s'accompagnent nécessairement de la mort de la mère, et à sauvegarder les intérêts des deux êtres lorsqu'on n'a pas à redouter une pareille issue. Nous devons, en conséquence, n'envisager que les cas dans lesquels l'enfant est indubitablement vivant et ceux dans lesquels sa viabilité est certaine. La plupart des auteurs modernes qui ont écrit sur ce sujet ont, sans doute, admis qu'il y avait opportunité à prendre des mesures rapides pour procéder à l'extraction immédiate du fœtus après le décès de la mère ; mais il n'y a pas eu la même unanimité, soit touchant la convenance de l'intervention chirurgicale avant la mort de la mère, soit touchant la détermination du genre d'intervention qui serait la plus opportune. Schrœder (1), se basant sur des statistiques, est d'avis que, dans les cas de décès de la mère au cours de la parturition, il convient d'extraire le fœtus par les voies naturelles, par le moyen de la version ou du forceps. En cas d'insuccès dans ces tentatives, il conseille de recourir immédiatement à l'opération césarienne. Spiegelberg (2), dans tous les cas de mort de la mère, excepté lorsqu'elle survient dans la deuxième période du travail, recommande l'opération césarienne comme étant la méthode la plus sûre de sauver la vie du fœtus. Il ne fait pas de réserve pour ceux dans lesquels les parturientes sont en état de mort apparente, bien qu'en réalité elles puissent être en état de syncope ou d'asphyxie ; il recommande la section césarienne, même dans l'éventualité de mort imminente, dans l'intérêt de l'enfant, et condamne les tentatives d'extraction par les voies naturelles. Duer (3) conclut : (*a*) qu'il ne faut recourir à aucun moyen chirurgical avant d'être bien assuré de la mort de la mère ; (*b*) que, lorsque la mort de la mère est certaine, il faut pratiquer immédiatement l'opération césarienne, si la tête fœtale est encore au-dessus du détroit supérieur ; (*c*) mais que, si la tête est engagée dans le détroit, la question de l'opération césarienne ou de l'extraction par les voies naturelles devient discutable. Il condamne la pratique, qu'il attribue à Rizzoli et à Eslerte, de recourir à la délivrance violente alors que la mort de la mère est imminente.

Une des études les plus complètes sur la question de la délivrance par les voies naturelles est celle de Thévenot (4), qui, restituant la

(1) Schrœder. « Lehrbuch », p. 712.

(2) Spiegelberg. « Lehrbuch », p. 269.

(3) Duer. « Am. Journ. of Obstet. »; January, 1879, p. 10.

(4) Thévenot. *De l'acc. artif. par les voies nat. substit. à l'opération césar.* post-mortem, « Ann. de Gynéc. », tome X, octobre, 1878, p. 257 ; novembre, 1878, p. 339 ; décembre, 1878, p. 412.

priorité de la méthode à Schenk et à Rigaudeaux, et le mérite de l'avoir plus complètement développée, à Rizzoli, Heyman et Depaul, conseille vivement cette méthode à l'exclusion de l'opération césarienne. Il la déclare applicable : (*a*) dans les cas où le bassin est normalement conformé, l'orifice dilaté ou dilatable, le travail quelque peu avancé et la tête au détroit supérieur; (*b*) dans ceux où le travail est à peine commencé, ou même n'est pas encore survenu au moment de la mort; (*c*) dans ceux, fréquents d'après l'auteur, de mort apparente de la mère (sa condition réelle étant un état de syncope), si le travail a peu ou n'a pas commencé au moment du décès apparent; et (*d*) dans ceux de mort imminente de la mère. — Les arguments de Thévenot en faveur de cette méthode sont les suivants : l'opération peut être beaucoup plus promptement pratiquée que l'opération césarienne, où les hésitations et les retards peuvent amener un dénouement funeste. Il est bien moins important, quand on lui donne la préférence, d'être absolument assuré de la mort de la mère que lorsqu'il s'agit de l'opération césarienne; elle constitue un mode d'intervention moins répugnant, et ses résultats sont meilleurs que ceux fournis par l'opération césarienne. Elle ne crée pas de complications médico-légales; enfin, elle offre a un nombre assez considérable de parturientes, en état de mort apparente, beaucoup plus de chances de guérison que n'en laisse l'opération césarienne. Thévenot cite quinze cas d'*accouchement forcé*, pratiqué sur des femmes qui étaient comme mortes, et dans lesquels treize enfants naquirent, dont six continuèrent à vivre. Cinq des quinze mères, qui étaient en apparence moribondes, se rétablirent et, dans trois autres cas, la maladie primitive fut retardée dans son évolution et les symptômes les plus menaçants furent momentanément dissipés.

Physométrie. — Tympanite utérine.

Si l'air pénètre dans la cavité utérine avant l'expulsion de l'enfant, les dangers ne se bornent pas à l'accès de l'air dans les veines. Lors même que cette dernière complication ne se produit pas, la situation de la malade, dans un travail prolongé, est extrêmement périlleuse. La condition essentielle de la pénétration de l'air est la rupture des membranes. Très souvent, mais non pas d'une manière constante, cet accident détermine des efforts respiratoires chez le fœtus. Dans des circonstances très rares, dit-on, l'on a pu entendre les vagissements de l'enfant, *vagitus uterinus*, dans la matrice. La mort suit rapidement la respiration prématurée et, sous l'influence combinée de l'air, de la chaleur et de l'humidité, les phénomènes de décomposition se produisent vite (1). Les gaz engendrés par la putréfaction sont quelquefois en quantité considérable et l'utérus émet un son tympanique, à la percussion. Comme conséquence de la prolongation du travail, de la distension des parois utérines et de la septicémie, les douleurs deviennent faibles; la malade est en proie à des accidents dyspnéiques, dus à la pression exercée, sur le diaphragme, par l'utérus augmenté de volume et par le colon qui est également distendu par des gaz. Il existe toujours un écoulement fétide, qui contient parfois des bulles gazeuses.

Le *pronostic* est subordonné à l'intensité du processus et à l'intervalle de temps, qui s'écoule, avant qu'on ait recours aux mesures propres à supprimer la source du péril. Sur soixante-quatre femmes, d'après la statistique de Staude, trente-deux moururent, dix-huit présentèrent des affections puerpérales graves, et quatorze seulement se rétablirent sans aucune complication ultérieure. Les indications que comporte le traitement sont : d'extraire l'enfant aussitôt qu'on le peut, dès qu'il y a eu entrée de l'air dans la cavité utérine; de laver la matrice avec des liquides désinfectants; de recourir à tous les moyens propres à assurer la rétraction régulière de l'utérus; surtout d'observer toutes les précautions antiseptiques, pendant la période puerpérale.

MALADIES DES FEMMES EN COUCHES

CHAPITRE XXXV

FIÈVRE PUERPÉRALE

Fréquence. — Anatomie pathologique. — Elytrite et endométrite. — Métrite et paramétrite. — Péritonites pelvienne et diffuse. — Phlébite et thrombo-phlébite. — Nature de la fièvre puerpérale.

Histoire clinique. — Symptômes de l'endométrite et de l'élytrite; de la paramétrite et de la périmétrite; de la péritonite généralisée; de la septicémie lymphatique; de la septicémie veineuse et de la septicémie pure.

Fréquence. — D'après une étude attentive des recueils conservés par le Département de la santé publique de New-York, j'ai trouvé

(1) Staude a constaté des phénomènes de putréfaction, chez des fœtus expulsés de trois à vingt-une heures après la pénétration de l'air dans la matrice, *Ueber den Eintritt von Luft in die Gebaermutter*, « Ztschr. f. Geburtsk. », Bd. III, p. 204.

que, depuis 1868 jusqu'à 1875, le nombre total des décès, pendant ces neuf années, — avait été de 248 533. Dans ce nombre, 2 342 provenaient d'affections, compliquant la grossesse, d'accidents de la parturition ou de maladies de l'état puerpéral. En d'autres termes, *un* sur *soixante-quinze* (I : 75) de tous les décès survenus, durant cette période, était le résultat de l'accomplissement de ce que nous sommes dans l'habitude de considérer comme une *fonction physiologique*.

Les décès par avortement, par choc, travail prolongé, opérations obstétricales, par convulsions, hémorrhagies, rupture de l'utérus, grossesse extra-utérine; et les décès, par fièvres éruptives, phthisie et par des affections non inflammatoires compliquant les suites de couches, forment un total de 1 395, ou à peu près 42 p. 100, par rapport à ce chiffre 2 342. — Les 1 947 cas restants, inscrits diversement sous le nom de fièvre puerpérale, péritonite puerpérale, métro-péritonite, phlébite, phlegmasia-alba-dolens, pyémie et septicémie, représentent la mortalité considérable résultant des processus inflammatoires qui ont leur point de départ dans l'appareil génital. Si nous appliquons le terme général de *fièvre puerpérale* à cette catégorie de cas, on verra que cette maladie est la cause de près de 1/127 de l'ensemble des décès survenus dans la ville. — Le nombre actuel des accouchements, pour les neuf années en question, a été estimé à peu près à 284 000 (1), estimation certainement exagérée. Le nombre total des décès, comparé au nombre des femmes accouchées, serait alors au moins dans la proportion de *un* sur *quatre-vingt-cinq* (1 : 85) ; soit, pour la fièvre puerpérale seule, dans la proportion de un à cent quarante-six (1 : 146). Si nous ajoutons maintenant, à ces statistiques nues, ce fait que le chiffre moyen du séjour au lit, pendant les suites de couches, est de quatre à cinq jours pour chaque femme, il deviendra évident que la Société a le droit d'exiger, de tout praticien accoucheur, la connaissance absolue de ce qu'on l'on sait définitivement sur la nature et la prophylaxie d'un fléau, lequel, d'après les statistiques de la *Commission* (2) *pour la fièvre puerpérale*, nommée par la Société d'obstétrique et de gynécologie de Berlin, *détruit presque autant d'existences que la petite vérole ou le choléra*. Mais la fièvre

(1) Cette estimation était basée sur la présomption que le chiffre des accouchements naturels est de 33 pour 1 000, proportion acceptée par les statisticiens du Bureau de santé comme approximativement correcte, quoique excédant un peu la réalité. P. Osterloh a avancé récemment que mes statistiques étaient calculées d'une manière si arbitraire qu'elles rendaient leurs déductions sans valeur. En cela, il se trompe cependant. Le soin le plus consciencieux a été pris pour leur préparation ; là où il existait une possibilité d'erreur, le fait était distinctement indiqué et tous les calculs avaient été faits de telle sorte que quelques corrections, qui pourraient être nécessaires, ne feraient que corroborer les conclusions.

(2) « Ztschr. f. Geburtsh. und Gynaek. », Bd. III, p. 1.

puerpérale diffère de la petite vérole ou du choléra en ce que ces dernières maladies pèsent lourdement sur les vieillards et les très jeunes enfants, tandis que la première recueille exclusivement ses victimes dans une catégorie choisie, c'est-à-dire parmi les femmes arrivées à l'âge adulte, les mères de famille, dont la perte, en règle générale, constitue une calamité publique et privée.

Avant de procéder à des considérations sur la nature de la fièvre puerpérale, il est bon de rappeler les lésions anatomiques qui la caractérisent. On trouvera qu'elles sont, pour la plus grande part, constituées par des processus inflammatoires ayant leur point de départ dans les traumatismes du canal génital, produits par la parturition.

ANATOMIE PATHOLOGIQUE DE LA FIÈVRE PUERPÉRALE

Les lésions développées par la fièvre puerpérale sont si variées que l'élève trouvera avantageux de les classer, suivant qu'elles sont situées : dans la membrane muqueuse du canal utéro-vaginal, le parenchyme de l'utérus, le tissu cellulaire pelvien, le péritoine, les lymphatiques ou les veines. Non pas, en vérité, qu'un tel arrangement soit en exacte concordance avec l'expérience clinique, — règle générale, les processus inflammatoires sont rarement limités à un seul tissu, — mais le pronostic et le traitement se déterminent, en grande partie, d'après le système ou le tissu affectés d'une manière prédominante. La signification des inflammations puerpérales, quelle que soit leur situation, dépend surtout de leur caractère *local et circonscrit*, ou de leur tendance à la *généralisation*.

Personnellement, j'ai trouvé la classification suivante, de Spiegelberg (1), d'une grande utilité. Elle retient présents à l'esprit les principaux points, vers lesquels l'investigation doit être dirigée, pour apprécier la signification des accidents fébriles des suites de couches.

1° *Inflammation de la membrane muqueuse génitale.* — Élytrite (vaginite) et endométrite :

a. Superficielle.

b. Ulcérative (diphtéritique).

2° *Inflammation du parenchyme utérin ; du tissu cellulaire sous-péritonéal et pelvien :*

a. Exsudation circonscrite.

b. Plegmoneuse, diffuse : avec lymphangite et pyémie (forme lymphatique de la péritonite).

3° *Inflammation du péritoine recouvrant l'utérus et ses appendices :* Péritonite pelvienne et péritonite diffuse.

(1) Spiegelberg. *Ueber das Wesen des Puerperalfiebers*, Wolkmann's « Samm. klin. Vortr. », n° 3.

4° *Phlébite utérine et para-utérine*, avec formation de thrombus, embolies et pyémie.

5° *Septicémie pure.* — Résorption putride.

Vaginite (endocolpitis) — endométrite.

Dans la forme *superficielle*, *catarrhale*, de l'inflammation, la membrane muqueuse du vagin est gonflée et hypérémiée, les papilles sont volumineuses et la secrétion est abondante; dans la portion vaginale du col, les lèvres utérines sont œdémateuses et recouvertes de granulations qui saignent au plus léger attouchement; dans la cavité du corps, il y a une transsudation séreuse anormale et une abondante production de pus. Les tissus profonds de l'utérus ne sont pas affectés, d'ordinaire. Quelquefois, l'inflammation s'étend aux trompes — *salpingite* — ou, passant au delà des extrémités frangées du pavillon, elle peut gagner le péritoine adjacent.

Les petites lésions de l'orifice vaginal sont quelquefois converties en ulcères à bords tuméfiés. Ces « *ulcères puerpéraux* », comme on les appelle, sont couverts d'une couche jaune grisâtre. Ils sont habituellement accompagnés d'un gonflement œdémateux des lèvres. Dans des conditions sanitaires favorables, le dépôt, qui consiste, en grande partie, en cellules de pus, se déterge et la surface guérit par granulation.

La forme ulcérative de l'inflammation se rencontre rarement en dehors des hôpitaux encombrés.

Les *ulcères diphtéritiques* sont situés, le plus fréquemment, dans le voisinage de la commissure postérieure, ou autour de l'orifice vaginal. Dans des cas plus rares, on les trouve sur la paroi antérieure et les culs-de-sac du vagin, sur le col et sur l'insertion du placenta. Les bords en sont rouges et déchiquetés; la surface est recouverte d'une membrane tomenteuse d'un gris jaunâtre; la secrétion est purulente, alcaline et fétide; les tissus adjacents sont œdématiés. De la vulve, les ulcérations peuvent s'étendre au périnée, et même poursuivre leur trajet serpigineux jusqu'aux cuisses. Dans l'utérus et autour du col, elles varient, relativement à leur volume, et sont ou de forme ronde ou en bandes étroites. Les portions intermédiaires des tissus, qui n'ont pas subi de processus destructifs, se gonflent et présentent un relief accusé. Quand la surface interne est nécrosée en totalité, elle est souvent recouverte par une masse visqueuse d'une couleur brun chocolat, qui, balayée par un courant d'eau, laisse à découvert ou la couche la plus profonde de la membrane muqueuse ou les tissus musculaires sous-jacents.

La différence entre les ulcérations *superficielles* du canal génital et les ulcérations de forme *diphtéritique*, impliquant la destruction de tissus plus profonds, est due à la présence, dans cette dernière forme, de petits organismes appelés *micrococcus*, dont les rapports avec l'infection puerpérale seront considérés, dans une étude ultérieure.

Métrite et paramétrite.

Dans l'endométrite ulcéreuse et même dans la forme catarrhale accentuée, le *parenchyme* de l'utérus est atteint. Les lésions, qui sont désignées sous le nom de *métrite*, consistent d'abord dans l'infiltration œdémateuse du tissu utérin. Comme conséquence, l'organe se contracte imparfaitement, devient flasque et mou, au point que quelquefois, à l'autopsie, il porte l'empreinte des intestins.

Dans l'endométrite diphtéritique, le processus gangréneux peut atteindre la couche musculaire et donner lieu à des pertes de substance du muscle, état connu sous le nom d'endométrite nécrosique ou putrescence de l'utérus.

Les lésions inflammatoires manquent rarement dans le tissu connectif intermusculaire, qui montre par places une infiltration séreuse ou gélatineuse, avec formation subséquente de pus, et ça et là de petits abcès. L'infiltration séro-purulente du tissu connectif est spécialement marquée sous le revêtement péritonéal de l'utérus, soit en arrière, soit sur les côtés, à l'insertion des ligaments larges. Dans les mêmes conditions, les *lymphatiques* qui, normalement, sont à peine perceptibles à l'œil nu, s'élargissent quelquefois, jusqu'à acquérir la dimension d'un tuyau de plume et sont caractérisés par des dilatations variqueuses, isolées ou présentant une disposition en chapelet. Dans l'épaisseur même de l'utérus, ces vaisseaux, dilatés, sont susceptibles d'être, par erreur, pris pour des abcès. — La matière puriforme contenue dans les lymphatiques est composée de cellules de pus et de micrococcus.

Du tissu cellulaire environnant le vagin, ou de celui qui est situé au-dessous de la couche péritonéale de l'utérus, l'inflammation peut s'étendre, par contiguïté de tissu, entre les plis du ligament large et, de là, passer *en haut* jusqu'à la fosse iliaque. Habituellement, le processus est unilatéral. Après que l'inflammation a dépassé la marge du bassin, elle peut marcher *en avant*, au-dessus de la gaine du muscle psoas-iliaque, jusqu'au ligament de Poupart; ou bien, elle peut remonter par en haut, et se diriger, selon le côté affecté, le long du colon ascendant ou du colon descendant, jusqu'à la région du rein. — Il est rare que l'inflammation du tissu cellulaire contourne la vessie pour se porter en avant. Dans des cas semblables, elle pénètre entre les parois de la vessie et de l'utérus, et suit le ligament rond jusqu'au canal inguinal. — Dans un petit nombre de circonstances, la cellulite remonte au-dessus du ligament de Poupart, entre le péritoine et la paroi abdominale.

Le cours de l'inflammation n'est point fortuit, mais il suit des voies déterminées, dans l'épaisseur du tissu connectif. Koenig (1) et Schlesinger (2) ont montré que, lorsque de l'air, de l'eau ou de la colle forte liquéfiée étaient poussés avec force dans le tissu cellulaire, entre les ligaments larges, la masse injectée tendait à envahir les fosses iliaques. Dans les expériences de Schlesinger, si la canule de la seringue était introduite directement dans la couche antérieure du ligament large, la colle forte s'épandait entre les replis jusqu'à l'extrémité abdominale de la trompe de Fallope; de là, suivant la voie des vaisseaux, elle arrivait jusqu'à la ligne innominée et, finalement, elle montait le long du colon, ou s'étalait en avant du ligament de Poupart, jusqu'à ce que cette marche en avant fût arrêtée par le bord externe du ligament rond. — Si l'injection avait été faite sur le côté du col, à travers le feuillet postérieur, à la jonction du col et du corps, ce feuillet postérieur bombait graduellement, le péritoine était soulevé sur la paroi latérale du bassin et la colle forte passait au delà des vaisseaux, pour atteindre la fosse iliaque. — Si l'injection était faite sur le côté du col, à travers le feuillet antérieur, la colle forte passait entre la vessie et l'utérus et, en avant, le long du ligament rond, jusqu'au canal inguinal, tandis qu'une autre portion du fluide passait entre les couches du ligament large et atteignait le revêtement péritonéal des parois latérales, derrière le ligament rond. Si l'injection était faite sur la ligne médiane dans le repli péritonéal du cul-de-sac de Douglas, le fluide cheminait en avant sur le côté et le long d'un des ligaments ronds, et de là, jusqu'à la paroi postérieure de la vessie.

Le nom de *paramétrite* employé par Wirchow est, à proprement parler, limité à l'inflammation du tissu connectif immédiatement adjacent à l'utérus; celui plus ancien de *cellulite pelvienne* fournit une désignation plus compréhensible des cas où, comme conséquence de la progression graduelle du processus à partir de la lésion initiale située dans le canal génital, des régions plus éloignées ont été envahies. L'inflammation du tissu connectif présente comme caractère essentiel primitif, un *œdème aigu*, le fluide qui remplit les mailles et les interstices consistant en une transsudation de sérum, rendu opaque par la présence de cellules de pus ou possédant un caractère gélatineux. Dans les cas bénins, sans complications, l'œdème disparaît rapidement. — Quand les exsudats cellulaires sont modérés, le processus morbide peut se dissiper sans laisser trace de son existence. Si les éléments figurés cellulaires, au contraire, existent en grande abondance, en règle générale, ils subissent d'abord la dégénérescence graisseuse et, après la résorption de la partie fluide,

(1) Kœnig. « Arch. der Heilkunde », 3 Jahrg., 1862.

(2) Schlesinger. « Gynaekologische Studien », n° 1.

forment une tumeur dure composée d'un détritus de fines granulations, laquelle, dans des circonstances favorables, peut être résorbée également, après quelques semaines. Dans des cas rares, la suppuration s'empare de la tumeur.

Dans la paramétrite résultant d'infection septique, spécialement dans les cas compliqués de diphtérite, les tissus semblent comme savonnés avec un sérum louche et contiennent des dépôts jaunâtres, disséminés, qui présentent très vite, même à l'œil nu, l'apparence de collections de pus. Cet œdème séro-purulent est toujours associé avec la lymphangite, les vaisseaux lymphatiques possédant des dilatations variqueuses et des dispositions en chapelet semblables à celles déjà décrites dans le tissu utérin. Les modifications précédentes sont très distinctes dans le tissu connectif dense, adjacent à l'utérus et au hile de l'ovaire, tandis qu'elles sont moins clairement tracées dans les tissus plus lâches du ligament large (Spiegelberg).

Dans les cas favorables, l'inflammation est circonscrite ou, du moins, est limitée par les glandes lymphatiques les plus voisines. Dans ceux d'infection intense, elle s'étend rapidement et justifie le titre que lui a décerné Wirchow d'*érysipèle malin paramétritique.*

Pelvi-péritonite. — Péritonite généralisée.

L'inflammation du péritoine pelvien peut résulter d'une poussée intense d'endométrite catharrale, le processus inflammatoire traversant le tissu utérin ou passant à travers les trompes de Fallope jusqu'à la membrane séreuse adjacente; ou bien, elle peut provenir de l'extension secondaire d'une paramétrite. En règle générale, la péritonite pelvienne n'est pas accompagnée d'un exsudat considérable; celui-ci siège sur les replis du péritoine limitant le cul-de-sac de Douglas, sur les ovaires et sur les ligaments larges.

Dans les cas favorables, l'exsudat consiste en flocons fibrineux et en pus fluide. Si ce dernier est abondant, il peut s'enkyster, par la formation d'adhérences, entre les organes pelviens.

La *péritonite généralisée* peut résulter de l'extension d'une péritonite pelvienne, — ou du transport direct du poison, des lymphatiques au sac péritonéal.

Dans le premier cas, le péritoine en entier est injecté, et les organes contenus dans la cavité abdominale sont reliés lâchement les uns aux autres par des fausses-membranes composées de pus et de fibrine coagulée. Les intestins, en même temps, sont distendus et le diaphragme refoulé en haut.

Dans la péritonite dite lymphatique, les symptômes inflammatoires du début manquent ordinairement. On trouve la cavité abdominale remplie d'un fluide ténu, fétide, d'une couleur verdâtre ou brunâtre, composé de sérum et de micrococcus. Les intestins sont relâchés et œdémateux, leur tunique musculaire est paralysée, d'où résulte une distension tympanique. La surface péritonéale des intestins est dépolie et recouverte de plaques injectées, ou bien elle est souillée par des taches d'un brun sombre. La mort arrive souvent avant le développement de l'exsudation.

Les formes septiques de l'inflammation pelvienne sont souvent associées à l'ovarite, les lymphatiques dilatés s'étendant à la substance des ovaires où ils peuvent produire de petits abcès. Comme résultat de la toxémie, les organes deviennent mous, pulpeux, infiltrés de sérum décoloré et présentent des points hémorrhagiques disséminés sur leur surface.

Phlébite et phlébo-thrombose.

La formation de thromboses dans les veines utérines et pelviennes est assez commune, durant la période puerpérale. La coagulation peut résulter de la compression ou du ralentissement circulatoire. Le relâchement du tissu utérin fait naître une prédisposition à la manifestation de ce phénomène. Un thrombus normal est, par lui-même, sans danger. Avec le temps il s'organise et le vaisseau obturé est converti en un cordon de tissu connectif, ou bien un canal peut se former, à travers lequel le passage du courant sanguin sera possible. Cependant, quand le pus ou les matières septiques parviennent jusqu'à un thrombus, celui-ci subit une désintégration rapide et les particules en sont entraînées dans la circulation, jusqu'à ce qu'elles soient arrêtées dans les ramifications de l'artère pulmonaire. Dans quelque lieu que ces embolies toxiques arrivent à se loger, l'inflammation s'établit dans les tissus adjacents et il en résulte des abcès (pyémie multiple). Quelquefois, des collections de pus innombrables peuvent se former dans les poumons. On trouve, moins communément, des abcès dans le foie ou la rate; ils sont engendrés, soit par les embolies ayant accompli déjà leur circuit pulmonaire, soit par les thrombus formés dans les veines pulmonaires.

L'inflammation des veines (phlébite) survient quelquefois, quand ces vaisseaux ont à traverser des tissus infiltrés de matériaux purulents et septiques. L'endothélium subit alors un processus de prolifération et la thrombose se produit. Les thrombus phlébitiques ne se rompent pas nécessairement et peuvent, dans ce cas, servir comme de barrière à la pénétration des germes septiques dans la circulation (Spiegelberg). En règle générale, cependant, ils sont convertis en masses puriformes, sous l'influence de l'inflammation et de l'infection (v. p. 751 *fig.* E.).

Les thrombus s'accroissent par leur progression dans la direction du cœur. Ils peuvent s'étendre depuis l'utérus, à travers la veine utéro-ovarienne, ou à travers la veine hypogastrique et les iliaques communes, jusqu'à la veine cave. Quelquefois, le thrombus peut être constaté en aval jusque sur l'insertion du placenta.

Septicémie.

Par suite des lésions locales sus dites, des affections secondaires se développent dans des organes éloignés. L'affection générale est, en grande partie au moins, semblable à celle d'origine locale.

Quelquefois cependant, lorsque le poison qui entre dans l'organisme par les lymphatiques et les veines est abondant et très actif, la mort peut être la conséquence d'une septicémie aiguë, avant que des lésions, dans les organes sexuels, aient eu le temps de se développer. Le résultat fatal, dans ces cas, est dû probablement à une paralysie du cœur. Après la mort, la décomposition cadavérique s'établit rapidement, le sang est visqueux et l'on trouve du gonflement des divers parenchymes organiques.

Les altérations consécutives consistent en des abcès métastatiques, déjà indiqués comme étant produits par des embolies infectieuses; en des collections purulentes circonscrites, engendrées par le transport des matériaux septiques dans le courant sanguin, à travers les lymphatiques; en endocardite ulcéreuse; en inflammations de la plèvre, du péricarde, des méninges, et dans l'inflammation suppurative des articulations.

Une étude sur la nature de la fièvre puerpérale montrera mieux, comment ces processus, distincts en apparence, sont reliés entre eux.

NATURE DE LA FIÈVRE PUERPÉRALE

Il est, maintenant, hors du domaine de la discussion que la fièvre puerpérale est une maladie infectieuse, due, en règle générale, à *l'inoculation septique* des plaies résultant de la séparation des caduques et des traumatismes occasionnés par le passage de l'enfant, à travers le canal génital, dans l'acte de la parturition.

Pour justifier cette définition, il est toutefois nécessaire de faire un cadre à part, pour y grouper les cas de fièvre des suites de couches, dépendant de causes qui sont susceptibles d'agir tout aussi effectivement dans l'état de non-puerpéralité; quoique l'état de puerpéralité, par lui-même, soit quelquefois, pour ces causes, une occasion d'acuité et de virulence exceptionnelles. Dans cette catégorie, il faut placer : la scarlatine, le typhus, la fièvre typhoïde et les fièvres miasmatiques. On doit songer que les affections zymotiques peuvent provoquer, chez la femme en état de puerpéralité, les mêmes lésions inflammatoires que celles qui sont communément associées à la fièvre puerpérale (1). Ceci est en concordance avec la donnée chirurgicale bien connue, qu'un paroxysme fébrile, quelle que soit la cause qui le provoque, exerce une influence défavorable sur la marche des blessures. Olshausen (2) a cependant démontré que l'inflammation pelvienne et la péritonite sont, en quelque sorte, rares dans la scarlatine compliquant l'état puerpéral.

De plus, on observe quelquefois des exemples d'inflammations puerpérales et d'états fébriles, dans lesquels les symptômes de l'empoisonnement du sang sont absents en apparence, ou se présentent seulement à un degré modéré et comme une tardive manifestation de la maladie.

Parmi les faits de cette classe, on peut citer : 1° Les cas d'endométrite catarrhale dus à des abus de régime et à l'exposition aux causes extérieures. En effet, j'ai souvent été à même, dans la pratique hospitalière, de remonter à l'origine de cas graves de cellulite, de péritonite pelvienne et de péritonite généralisée se déclarant, dans la saison d'hiver, chez des malades sorties de leur lit en transpiration, couvertes seulement de leur robe de nuit et ayant traversé ainsi, pieds-nus, un parquet froid, sans tapis, pour gagner les cabinets d'aisance. — 2° Les cas de désordres puerpéraux provenant d'émotions, le système nerveux fournissant la première impulsion à l'action perturbatrice. — 3° Les cas de prédisposition excessive à la vulnérabilité dans l'état de non gestation ; on trouve, quelquefois, des individus tellement susceptibles, qu'une paramétrite suit une simple application de teinture d'iode sur le col. — 4° Les cas de péritonite pelvienne, provenant d'anciens exsudats intra-péritonéaux. — 5° Les cas d'inflammations péritonéales et rétro-péritonéales, consécutives à des processus ulcératifs dans le cœcum ou le colon descendant. Durant la grossesse, cette condition pathologique n'est pas aisée à reconnaître, mais son influence se développe, pendant les suites de couches, comme conséquence de l'obstruction fécale ou de purgation excessive.

Il n'est nullement facile de décider de la nature originelle des inflammations locales, accompagnant les déchirures du col, les meurtrissures et l'écrasement des parties molles, dans les accouchements de longue durée ou qui ont réclamé l'emploi des instruments. Des

(1) Hervieux. *Traité clinique et pratique des maladies puerpérales*, pp. 1073 *et seq.*

(2) Olshausen. *Untersuchungen über die Complication des Puerperium mit Scharlach und die sogenannte, « Scarlatina puerperalis »,* « Arch. f. Gynaek. », Bd. IX, Heft 2.

inflammations circonscrites analogues, sont, ailleurs, attribuées uniquement à la réaction habituelle aux tissus, autour des lésions traumatiques. Ainsi, ce n'est pas l'habitude d'invoquer l'infection septique pour expliquer un phlegmon de la mamelle succédant à une lésion du mamelon; et cependant, l'absence surprenante de chaleur, de douleur, de rougeur, de gonflement, dans les plaies traitées selon les stricts principes de Lister, la très légère réaction, quand l'atmosphère est pure, — et la gravité de ces mêmes symptômes dans les hôpitaux encombrés, tout tend à corroborer la croyance que, même les plus simples inflammations provenant de blessures, doivent leur origine, en grande partie, à *des germes septiques*.

Que les maladies infectieuses des suites de couches soient d'origine septique, on en a maintenant la preuve manifeste. La question d'identité de la fièvre puerpérale et de la septicémie est une question longuement débattue. C'est un sujet de remarque ordinaire, dans la pratique, que la rétention d'une petite portion de membranes dans l'utérus, produit des lochies fétides et, comme résultat de l'infection, un état fébrile qui, en règle générale, persiste après l'expulsion du corps du délit et l'emploi de lavages désinfectants. Une forme virulente de fièvre est assez fréquemment occasionnée par la rétention d'un caillot ou de débris placentaires ayant déjà subi la décomposition putride. Je fus mandé une fois pour visiter une femme atteinte de fièvre puerpérale; elle était alitée depuis quatre jours. En entrant dans la chambre je constatai une puanteur intolérable; repoussant les draps au pied du lit, je découvris que la malade était couchée sur une masse en décomposition et j'appris que son médecin avait défendu qu'après l'accouchement, on enlevât le linge et les couvertures souillées. La malade mourut, vers la troisième semaine, de pyémie multiple.

Haussmann (1) a rapporté un cas d'auto-infection chez la lapine, qui se termina fatalement. Une portion des membranes, retenue dans la corne gauche, amena des processus diphtéritiques dans la partie inférieure du vagin, une enterite hémorrhagique et une péritonite. Le même auteur a produit la mort par septicémie, en injectant, dans l'utérus gravide d'une lapine, du sérum provenant de l'abdomen d'une autre morte d'infection. L'examen *post-mortem* montra les muscles remplis de granulations, le péritoine injecté mais sans exsudat fibrino-purulent.— Des injections, dans l'utérus, de pus provenant de l'abdomen d'une femme morte de maladie puerpérale infectieuse, n'eurent aucun effet sur des lapines *pleines de deux mois*; tandis que, *dans la seconde moitié de la gestation*, l'avortement et la mort eurent

(1) *Entstehung der übertragbaren Krankheiten des Wochenbettes*, « Beitr. zur Geburtsh. und Gynaek. », Bd. III, Heft 3, p. 345.

lieu, dans un cas, après un jour et demi ; dans l'autre, après deux jours et demi. Chez l'animal qui mourut en trente-six heures, il y eut un commencement de périmétrite et de péritonite, tandis que, chez celui qui mourut après un intervalle de soixante heures, on trouva que l'abdomen contenait de la fibrine et du pus (1). — D'Espine injecta dans l'utérus d'une lapine qui venait justement de mettre bas, du pus provenant de l'abdomen d'une femme morte deux jours auparavant, de fièvre puerpérale. Durant les quatre jours suivants, d'autres injections de fluides fétides furent pratiquées. L'animal mourut le douzième jour. L'autopsie révéla une péritonite des plus accusées dans la cavité pelvienne, des altérations inflammatoires dans le vagin, l'utérus et les trompes, de petits abcès dans le corps de l'utérus, des caillots ramollis dans les veines des ligaments larges et des infarctus du foie (2). — Schüller a trouvé que les injections sous-cutanées de matériaux septiques, chez les animaux femelles, pendant la gestation, produisirent sur la surface utérine un processus diphtéritique, ulcératif qui détermina la séparation du placenta ; dans les cornes de l'utérus (3) on trouva également des plaques diphtéritiques.

Ainsi, nous constatons que, dans l'espèce humaine et dans les expériences faites sur des animaux, les poisons septiques introduits dans l'économie, après l'accouchement ou peu avant, produisent des lésions semblables à celles qu'on remarque dans la fièvre puerpérale. Comme coïncidence ultérieure, nous notons que, comme dans la fièvre puerpérale, les lésions provenant d'un empoisonnement septique direct n'ont rien par elles-mêmes de caractéristique et produisent, dans un cas, une pyémie, dans l'autre une péritonite partielle, dans un autre une péritonite généralisée, dans un autre une diphtérite, tandis que, dans d'autres cas, les lésions sont comparativement sans importance. Ces différences sont dues à des conditions diverses qui ne sont qu'imparfaitement connues.

Samuel, en parlant des immunités et des prédispositions à l'empoisonnement septique, dit : « La fréquence des affections puerpérales, constatée dans les statistiques, est due à l'étendue du canal de la parturition, à ce fait qu'à travers ce long passage, doivent s'écouler toutes les excrétions pathologiques et physiologiques, à la souillure de ces parties avec les doigts ou les instruments, et aux sécrétions qui sont devenues les agents de transport du poison septique (4). D'un autre

(1) *Contribution à l'étude de la septicémie puerpérale* (d'Espine).

(2) *Ibid.* p. 394.

(3) *Experimentelle Beiträge zum Studium der septischen Infection*, « Dtsch. Zeitschr. für Chir. », Bd. VI, p. 141.

(4) *Ueber die Wirkung des Fäulniss process auf den lebenden Organismus*, « Arch. f. exp. Pathol. », Bd. I, p. 343.

côté, il a trouvé qu'il était extrêmement difficile de produire un état putride progressif en badigeonnant journellement un moignon, à l'air libre, avec un fluide septique (1), quoique le même résultat fût rapidement obtenu lorsqu'une quantité infinitésimale de ce fluide septique était poussée par une injection, sous une aponévrose.

Jusqu'à ces derniers temps, la question de la septicémie est restée, tout entière dans un état de confusion presque désespérant. D'après Gaspard et Panum, sur toute une longue liste d'expérimentateurs, deux à peine sont arrivés à des résultats précisément semblables. Quelque chose d'approchant la rigueur scientifique a cependant été effectué, depuis qu'on a commencé à comprendre que les effets produits par les fluides septiques varient avec la qualité du poison et la méthode d'expérimentation; et que, pour obtenir identité dans le résultat il faut qu'il y ait identité absolue dans les conditions. Ainsi, Samuel a montré que la même substance organique produit des effets différents, à des périodes différentes de décomposition; en outre, que *l'entérite*, communément citée comme caractéristique de l'empoisonnement septique se présente, en règle générale, chez les animaux, quand le fluide septique est injecté directement dans le sang, mais qu'elle est rare quand il se fraye un chemin dans la circulation des lymphatiques ainsi que c'est le cas habituel dans l'observation clinique (2).

Il y a aussi un point expérimental d'une extrême importance pratique, relativement à la septicémie puerpérale, à savoir, que : si l'injection d'un fluide septique est faite directement dans un vaisseau, des effets toxiques suivent promptement, mais ils sont transitoires, à moins que la quantité de fluide ne soit considérable, ou sa virulence exceptionnelle, ou l'animal très jeune (3). Au contraire, de très petites quantités injectées hypodermiquement, en développant des inflammations phlegmoneuses qui s'étendent rapidement, à la façon de l'érysipèle malin chez l'homme, sont capables, après une certaine période d'incubation, de produire des résultats mortels; ou bien elles peuvent, si elles sont injectées dans une cavité close ou sous une aponévrose, amener le développement d'une inflammation d'un caractère putride. En d'autres termes, les organes éliminatenrs suffisent, dans les conditions ordinaires, pour séparer du sang la même quantité de matière injectée, qui se montrerait fatale si elle était inoculée dans les tissus (4). Pour produire de semblables résultats, les injections intra

(1) *Loc. cit.*, p. 339.

(2) *Loc. cit.*, p. 349.

(3) Traube und Gscheidlen. *Versüche über Füulniss und den Widerstand des lebenden Organismus*, « Schles. Ges. f. vaterlandische Cultur. », February 13, 1874.

(4) Dans quelques cas, dans lesquels l'absorption par les tissus est très rapide, les effets des injections sous-cutanées peuvent être semblables à ceux produits par

veineuses doivent être répétées par intervalles. Cette experience nous amène à conclure que, dans les tissus, le poison septique possède le don de multiplication par lui-même, et que, l'inflammation locale une fois établie, un réservoir se forme d'où le poison est continuellement versé dans la circulation.

Cette faculté de multiplication *per se* que possède le fluide septique, on a trouvé récemment qu'elle coïncidait avec la présence de certains corps organisés, diversement appelés micrococcus, microspores, ou parfois, moins spécifiquement, bactéries. Toutes les expériences, soigneusement faites, servent à démontrer que, si un fluide septique est privé de ces corps organisés, par la coction ou la filtration, quoiqu'il continue à être capable de produire une inflammation, cette inflammation est habituellement diminuée, dans son intensité, et demeure locale dans son caractère (1); au lieu que les microspores, retenus sur le filtre, possèdent toutes les propriétés virulentes du fluide originel (2). Cela seul ne prouve pas nécessairement que le virus réside dans les microspores, car l'hypothèse, que le virus et les microspores ont pu tous deux rester sur le filtre, n'est pas exclue, par cette expérience.

Bien plus, des tentatives faites en vue d'isoler les microspores et de les cultiver séparément, dans des véhicules composés d'eau contenant en solution certains constituants inorganiques nécessaires à leur nutrition, n'ont que partiellement réussi à prouver qu'ils étaient l'unique source de l'infection. Certaines expériences de Tiegel, de Klebs et de Doléris (3) ont été suivies de résultats positifs tandis que Hiller arrive à des conclusions différentes. Il a trouvé que les bactéries lavées en eau pure n'étaient pas malfaisantes (4). Mais des observations avaient prouvé, longtemps auparavant, que l'eau pure était nuisible au bien-être des organismes en question. Schüller dit que les expériences de Hiller prouvent, suivant toute apparence, qu'alors qu'un liquide putride peut être toxique au plus haut degré, ses parties constituantes, c'est-à-dire, soit le liquide, soit les bactéries, prises isolément, ne sont ni l'une ni l'autre mortelles ou toxiques (5). Le fait est que

des injections pratiquées directement dans la circulation et la lésion locale demeurer insignifiante.

(1) Quant on opère la filtration à travers des cylindres de terre poreuse, la partie qui est filtrée ne possède pas de propriétés phlogogénes.

(2) Tiegel. « Correspondenzblatt f. Schweizer Aertze », 1871, p. 1275; Klebs. « Arch. f. exp. Pathol. und Pharmakol. ». Bd. I, Heft 1, p. 35.

(3) Klebs. *Beiträge zur Kenntniss pathogenen Schistomycetin*, « Arch. f. exp. Pathol. und Phnrmakol. », Bd. IV, Heft 3, pp. 241 *et seq.*; Tiegel. *Loc. cit.*

(4) *Exp. Beiträge zur Lehre von der organisirte Natur der Contagion und von der Fäulniss*, « Arch. f. klin. Chir. », Bd. XVII, Heft 4, pp. 669 *et seq.*

(5) *Exp. Beiträge zum Studium der septischen Infection*, « Dtsch. Ztsch. f. Chir. », Bd. VI, p. 162.

ORGANISMES INFÉRIEURS DANS LA FIÈVRE PUERPÉRALE (D'après Doléris, *Fièvre puerpérale*, 80).

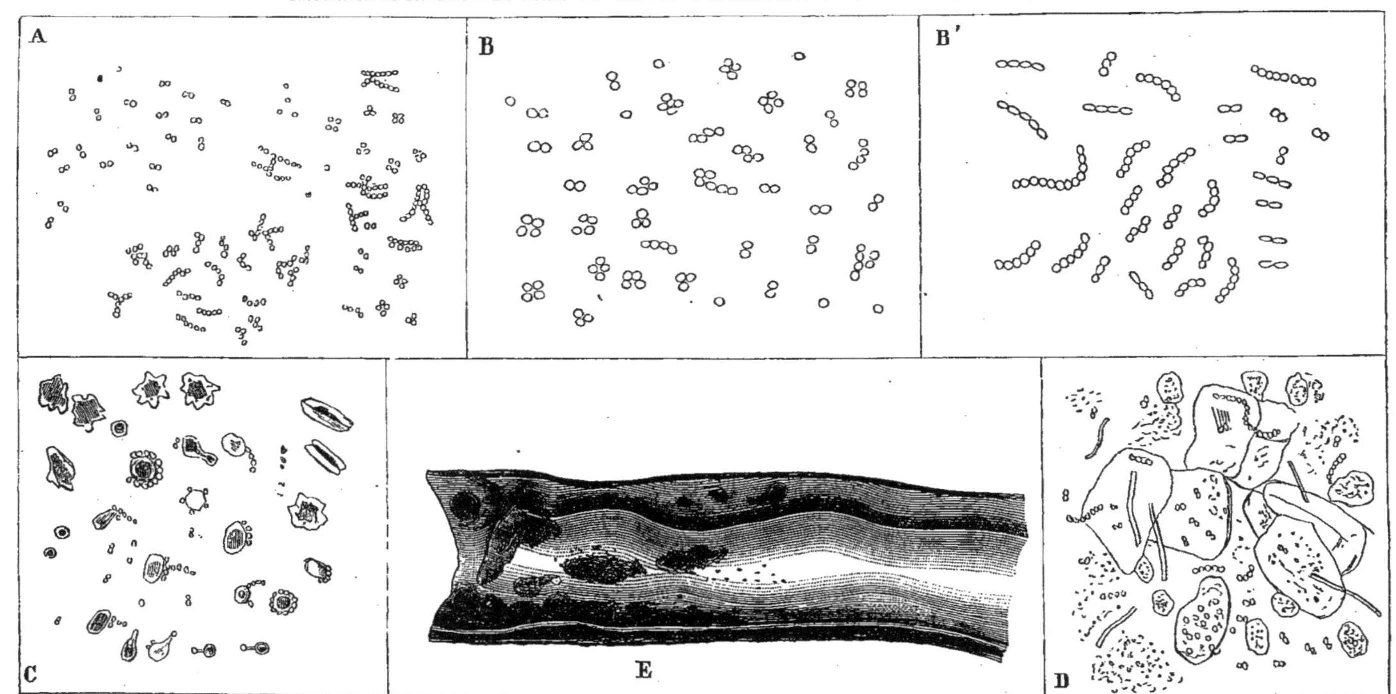

A. Microbes en points simples, en couples, en colonies, en chainettes irrégulières provenant du pus et du sang (vingt-quatre heures après l'ensemensement).

B. Microbes de grand volume analogues à ceux de la méningite cerebro-spinale), douze heures après l'ensemencement, groupes, couples, carrés, triangles, chaînettes.

B'. Les mêmes soixante-dix heures après; on constate une certaine tendance à prendre la forme elliptique. Il y a des chapelets réguliers.

C. Déformation des globules, segmentation; variétés d'aspect; certaines hématies n'ont subi qu'une déformation banale; leur aspect est irrégulièrement stellaire.

D. Aspect des microbes dans les lochies. Il y a beaucoup de granulations protéiques. Dans le pus du péritoine, l'aspect est comparable.

E. Caillot dans une veine crurale. Les points noirs sont des colonies de microbes sous-endothéliaux.

toutes les expériences d'isolement sont sujettes à ce qui semble une source d'erreur inévitable. Ainsi que Davaine l'a de bonne heure remarqué, dans ses observations, l'action physiologique des microbes est très dépendante de la constitution du milieu dans lequel ils se sont développés; ceci est en complète harmonie avec ce que nous savons des organismes beaucoup plus élevés dans l'échelle des êtres. « Beaucoup de plantes douées de principes actifs deviennent inertes, dit Burdon-Sanderson (1), quand elles ont été transportées hors d'un sol approprié. » Buckholtz, dans une série d'expériences destinées à prouver l'influence des antiseptiques sur la vitalité des bactéries, trouva une différence, non seulement entre celles prises directement dans l'infusion première et celles cultivées dans des liquides artificiels, mais encore entre des bactéries dérivées de la même source et cultivées dans des milieux nutritifs divers (2). D'où il résulte que : *toute démonstration d'un caractère positif doit être regardée comme étant d'une valeur supérieures à celles qui sont purement négatives.*

C'est cependant de la présence constante des bactéries rondes, dans les plaies infectées, et de leur distribution dans les tissus, que l'on a surtout déduit l'argument en faveur du rapport étiologique des symptômes septicémiques avec le développement des bactéries. Ici le terrain est suffisamment solide et, jugée par les lois ordinaires de l'épreuve scientifique, l'importance pathologique des microspores peut être considérée comme établie. A la vérité, on trouve des microbes, dans les enduits de la langue, chez des individus bien portants, et ces enduits (tongue-scrapings) sont toxiques si on les injecte dans les tissus. Qu'ils ne se montrent pas toxiques dans la bouche, cela n'est pas plus étrange que le fait du « woorara » qui peut être avalé impunément. — Tiegel s'est efforcé de démontrer que les bactéries rondes se trouvaient normalement dans les organes internes du corps (3). Bien que ces expériences demeurent, en fait, un témoignage d'une valeur critique réelle, elles démontrent uniquement que quelques bactéries peuvent se trouver dans l'organisme sain, dans le foie et le pancréas, mais elles n'ont jamais rien de comparable comme égalité de nombre, ni comme distribution générale, ni comme groupement caractéristique, à celles que l'on a trouvées dans la plupart des maladies infectieuses (4). Il a été constaté que, pendant la vie, dans les maladies septiques, elles n'existent

(1) *Leçons sur le rôle des bactéries dans les maladies*, « Brit. Med. Jour. », 27 Mars, 1875; *voir* aussi Klebs. *Zur Kenntniss der pathogenen Schystomycetin*, « Arch. f. exp. Pathol. und Pharmakol. », Bd. III, p. 321.

(2) *Antiseptica und Bacterien*, « Arch. f. exp. Pathol. und Pharmakol. », Bd. IV, Heft 1 u 2.

(3) « Arch. f. path. Anat. u. Physiol. u. f. klin. Med. », Bd. IX, p. 453.

(4) Klebs. « Arch. exp. Pathol. und Pharmakol. », Bd. III, p. 319.

quelquefois pas dans le sang. Cependant, comme leur présence constante a été confirmée dans les vaisseaux et les glomérules du rein, on peut, à bon droit, soupçonner qu'elles filtrent au dehors par la voie de ces organes d'émonction, lorsque les conditions favorables à leur développement n'existent pas dans le sang. Par contre, c'est une question ouverte, qui attend confirmation, de savoir s'il n'est point vrai, comme Hueter le proclame, que les microspores ne disparaissent point, mais sont repris par les globules sanguins, rendent ces derniers adhésifs et prédisposent le sang à ces stases qui caractérisent l'inflammation (1). Zahn a démontré que l'inflammation du mésentère de la grenouille, dans les expériences de Cohnheim, n'a pas lieu si l'air a été d'avance filtré à travers de l'acide phénique dilué.

Quant à la manière exacte, suivant laquelle ces corps minuscules exercent leur influence pernicieuse, soit qu'ils opèrent mécaniquement, soit qu'ils produisent un virus dans le cours de leur activité nutritive, soit, comme il est probable, que les deux suppositions soient légitimes, nous pouvons sans danger laisser aux investigations ultérieures le soin de décider ces questions. C'est assez pour nous de pouvoir noter que le rapport entre la septicémie et les bactéries est intime et vital. Panum, qui est souvent cité comme opposé à ce que l'on sait relativement à la théorie bactérienne, admet comme probable, que le microspore septique est inoculable, qu'il apparaît dans le sang pendant la vie, se multiplie dans les tissus, et, partie par production d'un poison spécial peut-être, partie par irritation mécanique des tissus, excite l'inflammation, la suppuration et la fièvre (2). Bergmann, qui une fois pensa avoir trouvé le secret de la putréfaction dans une substance cristallisable dérivée de fluides putrides et qu'il avait appelée sepsine (3), accepte maintenant franchement la doctrine moderne. Wirchow a donné son adhésion à la nouvelle doctrine au point de dire : « En connexion avec cette idée, il faut mentionner particulièrement les processus diphtéritiques et l'érysipèle, spécialement l'érysipèle malin. Le dépôt granuleux dans les tissus *diphtéritiquement* affectés, dont j'ai parlé jadis, s'affirme de plus en plus comme portant le caractère parasitaire. Ce que nous avons considéré autrefois comme de simples granulations organiques, une infiltration ou une exsudation, s'est montré depuis comme étant une agrégation dense

(1) « Allgemeine Chirurgie », Cap. XVII, *Der fieberhafte Process*; *voir* aussi Schüller. *Loc. cit.*, pp. 168 *et seq.* Birchlirschfeld a trouvé aussi des bactéries, dans les globules blancs de la pyémie, Schmidt's « Jahrbücher », Bd. CLXVI, n° 5, p. 187.

(2) *Das putride Gift, die Bacterien, die putride Infection und Intoxication und die Septicaemie*, « Arch. f. path. Anat. u. Physiol. u. f. klin. Med. », Bd. LIX, p. 348.

(3) Je n'ai pu obtenir communication du mémoire original de Bergmann, mais j'ai noté cette constatation sur l'autorité de Hueter, « Allgemeine Chirurgie », p. 543.

de petits organismes, qui pénètrent dans les tissus et les cellules, pour concourir à leur destruction (1). » Billroth lui-même, qui prétend que ce qu'il appelle un *ferment zimotique* est la première chose développée dans l'ordre étiologique et que les bactéries sont une sorte d'épiphénomène, concède que les organismes, par leurs migrations, peuvent devenir les véhicules du virus dans les interstices des tissus (2). Je mentionne ceux qui ont le moins de tendance à reconnaître l'importance des bactéries dans la maladie; mais je n'ai pas besoin de récapituler les noms d'une multitude d'avocats zélés de la théorie des germes.

J'ai été aussi formel à propos de l'influence évidente des bactéries dans les maladies septiques, parce que cela place la question des accidents infectieux de la fièvre puerpérale dans la position suivante : — l'observation clinique, aussi bien que les expériences sur les animaux, nous enseignent que certaines lésions et certains symptômes, analogues à ceux que nous avons coutume de considérer comme caractéristiques de la fièvre puerpérale, résultent d'un *empoisonnement septique*. — Dans un certain nombre de cas cependant, le rapport entre la fièvre, suite de couches, et la septicémie a été déduit plutôt de l'analogie que d'une preuve directe. Contre ceux qui prétendaient considérer ces manifestations, comme dues à un poison spécifique particulier à l'état puerpéral, il n'y avait en effet aucune objection. Mais si les bactéries rondes sont réellement caractéristiques du poison septique, la question se présente sous un jour différent et nous devons rechercher si même pour les cas les moins évidents, les bactéries existent dans la fièvre puerpérale, avec les proportions et le groupement où nous les trouvons dans d'autres maladies dues à l'infection putride. C'est précisément cette démonstration qui nous a été donnée récemment sans restriction.

Waldeyer (3), Orth (4), Heiberg (5) et Von Recklinghausen, trouvèrent les tissus et les lymphatiques du paramétrium remplis de masses semblables à du pus, lesquelles consistaient, outre les cellules de pus, principalement en des bactéries. Les bactéries abondaient dans le liquide de la cavité péritonéale.— Dans un cas examiné par Waldeyer, six heures après la mort, tandis que le corps était encore chaud, l'exsudat péritonéal était comme une émulsion et fournissait un dépôt abondant, consistant presque entièrement en bactéries.— Orth injecta dix gouttes

(1) *Die Fortschritte der Krieg's Heilkunde*, Berlin, 1874.

(2) *Untersuchungen über die Vegetaliensformen von Coccobacteria septica*, Berlin, 1874, p. 200.

(3) *Ueber das Vorkommen von Bacterien bei der diphtheritischen Form des Puerperal-fiebers*, « Arch. f. Gynaek. », Bd. III, p. 293.

(4) *Untersuchungen über Puerperal-fieber*, « Arch. f. path. Anat. u. Physiol. u. f. klin. Med. », Bd. VIII, p. 437.

(5) *Die puerperalen und pyœmischen Processe*, Leipsic, 1873.

de liquide péritonéal d'une femme morte de fièvre puerpérale, dans l'abdomen d'un lapin. Comme l'animal était sur le point de mourir, il coupa la moelle allongée et trouva dans le liquide du péritoine des quantités énormes de ces organismes. Dans la fièvre puerpérale, les bactéries rondes ont été également trouvées, quoique en quantités moindres, dans les lymphatiques du diaphragme, dans les liquides de la plèvre, du péricarde et dans les ventricules du cerveau. Or, dans les examens *post-mortem* de sujets frais, les liquides séreux, retirés avec les précautions appropriées, ne contiennent pas de bactéries rondes, excepté dans les cas d'infection septique (1). — Orth trouva, dans le contenu purulent des vaisseaux du cordon ombilical d'enfants morts de septicémie, exactement les mêmes formes d'organismes que celles qui existaient dans les exsudats de la mère.

La présence de ces germes, dans la fièvre puerpérale, sert non seulement à fixer les cas considérés comme douteux, jusqu'à présent, dans la catégorie des maladies septiques, mais elle offre la meilleure explication des phénomènes protéiques de la fièvre puerpérale elle-même.

Steurer, autrefois interne à l'hôpital Bellevue, où il fut témoin de l'épidémie qui régna dans cet établissement dans l'année 1874, fit plus tard, sous le contrôle du professeur von Recklinghausen, des recherches spéciales sur les lésions pathologiques, dans une épidémie semblable qui eut lieu à Strasbourg. C'est des communications écrites, que j'ai reçues récemment du Dr Steurer, que j'ai tiré beaucoup des notions suivantes concernant la pathogénie de la maladie. Ces notions, je puis l'ajouter, sont pleinement appuyées par les recherches d'autres auteurs et forment une contribution des plus importantes à ce que nous savons de la fièvre puerpérale.

Les malades de Steurer présentaient toutes des plaques diphtéritiques, autour de la vulve ou sur la membrane muqueuse du vagin et de l'utérus. Ces plaques s'associaient toujours à des pertes de substance et se composaient de fibrine désagrégée, de corpuscules du sang, rouges et blancs, et de colonies de bactéries rondes en grande abondance. On pouvait suivre les traces des bactéries, à partir des plaques, entre les fibres musculaires et, profondément, jusqu'aux espaces réticulaires du tissu connectif où leur présence avait donné naissance à de la cellulite. Des espaces réticulaires, elles étaient entrées dans les lymphatiques d'où la lymphangite, comme résultat. Dans beaucoup de cas, les lymphatiques pouvaient être suivis le long des ligaments larges jusqu'aux ovaires (*oophorite* ou *ovarite puerpérale*) et jusque dans le tissu sous-péritonéal de la région lombaire. Par perforation des parois des lymphatiques qui s'étendent directement

(1) Klebs. *Beiträge zur Kenntniss der pathogenen Schistomycetin*, « Arch. f. exp. Pathol. und Pharmakol. », Bd. IV, p. 441 *et seq.*

sous le péritoine, les germes avaient fait leur chemin dans la cavite péritonéale et excité une péritonite pyémique, affection qui diffère de la péritonite traumatique et pour laquelle on a émis cette prétention qu'elle était particulière à la fièvre puerpérale. Les larges stomates ouverts sur la surface abdominale du *diaphragme* avaient permis l'entrée facile des organismes dans ses lymphatiques. Waldeyer a trouvé dans l'inflammation du diaphragme les lymphatiques diaphragmatiques remplis de bactéries. Enfin, suivant ainsi tout le système lymphatique, si nous acceptons seulement que les bactéries rondes sont les véhicules de la putréfaction, fait qui admet difficilement la discussion, la fréquence, dans les types graves de fièvre puerpérale, de l'inflammation des membranes séreuses, péritoine, plèvres, péricarde, articulations, trouve une explication facile. Nous pouvons comprendre, aussi, comment les localisations dans telle ou telle séreuse ne sont point soumises à un mécanisme unique obéissant à une loi générale.

Le canal thoracique est le principal canal, à travers lequel le poison entre dans le sang. Les bactéries sont difficiles à trouver dans le sang, pendant la vie. Peu d'heures après la mort, elles se dispersent dans ce liquide. Peut-être que la rapidité des courants sanguins ne favorise pas la multiplication des bactéries. Qu'elles pénètrent cependant dans la circulation générale, pendant la vie, cela est incontestable. Steurer écrit : « Comme les reins sont les grands filtres du système humain, je n'ai jamais négligé de les examiner, et presque invariablement j'ai trouvé les glomérules et les artérioles remplis de micrococcus (bactéries rondes). » Ceci correspond avec ce qui arrive dans les autres maladies septiques et rend compte de l'albuminurie et de la néphrite interstitielle qui surviennent souvent dans les périodes avancées. Nous avons déjà vu que, par suite de l'empoisonnement septique, les globules blancs du sang ont une tendance à adhérer aux parois des vaisseaux; cela amène des stases dans les capillaires, la congestion des organes situés profondément et une augmentation du sang dans les larges veines du tronc. Finalement, la mort a lieu par suite d'apnée, en partie, à cause de l'incapacité des corpuscules à porter l'oxygène aux tissus et, en partie, à cause de la paralysie des centres nerveux respiratoires (1). Quelquefois les bactéries passent directement dans les veines, où elles donnent naissance à la phlébite. Le professeur von Recklinghausen reconnaît trois voies par lesquelles ce passage peut avoir lieu : 1° à travers un thrombus (et ici qu'il me soit permis de rappeler qu'il est très commun dans la phlébite utérine de trouver l'utérus élargi et les vaisseaux, auxquels correspon-

(1) *Vide* Schüller. *Exp. Beiträge zum Studium der septischen Infection*, « Dtsche. Ztschr. f. Chir. », Bd. VI, Heft 1 u. 2, p. 149 *et seq.*

dait le placenta, remplis de caillots amollis); 2° par la perforation directe des parois veineuses; 3° par l'intermédiaire des corpuscules blancs qui transportent les microbes dans l'intérieur des vaisseaux, de la façon que Cohnheim a décrite.

Quand les bactéries entrent directement dans la circulation, quelquefois, en traversant le cœur, elles adhèrent à l'endocarde et aux valvules, déterminent l'exsudation, l'ulcération et la décomposition de la séreuse, donnant ainsi naissance à ce que l'on appelle l'endocardite ulcéreuse puerpérale (1). Dans les cas étudiés par Valdeyer et Steurer, il y avait des plaques diphtéritiques servant comme de point de départ aux processus puerpéraux. Que ces plaques diphtéritiques soient identiques à celles qui apparaissent à la gorge, c'est une question litigieuse. Morphologiquement, elles sont telles, mais dans les épidémies nosocomiales de diphtérie puerpérale, les lésions génitales ne sont point associées à l'angine diphtéritique.

Pour éviter toute méprise, qu'il me soit permis de constater nettement que les plaques diphtéritiques ne caractérisent pas nécessairement la forme infectieuse de la fièvre puerpérale. Elles indiquent un état malsain de l'atmosphère et sont, en quelque sorte, rares en dehors des établissements publics. Orth et Heiberg ont noté les mêmes lésions générales après la mort, dans les cas où les plaques étaient absentes, comme dans ceux où elles existaient. Mes propres observations montrent qu'elles se développent rarement dans les premières périodes d'une épidémie hospitalière de fièvre puerpérale, et qu'on ne les trouve même pas, dans tous les cas, lorsqu'une semblable épidémie est à son summum. Dans quelques hôpitaux d'accouchements, en Europe, la diphtérite puerpérale paraît cependant être endémique.

La question de savoir jusqu'à quel point l'*érysipèle* et la fièvre puerpérale sont des maladies de même origine est en bon chemin d'être résolue par les investigations récentes. Orth prit chez un malade érysipélateux le contenu d'une vésicule laquelle renfermait des bactéries en grande abondance et s'en servit pour des injections sous la peau des lapins. De cette manière il réussit à produire chez ces animaux une espèce d'érysipèle malin. Dans l'œdème sous-cutané et les parties de la peau affectées, il trouva des masses énormes de bactéries, excédant tellement la quantité introduite qu'elles étaient la preuve d'une production nouvelle et abondante (2). Samuel retira de semblables résultats de l'injection de liquides putrides ordinaires contenant des bactéries rondes. Il obtint très fréquemment une affection

(1) Heiberg (*Die puerperalen und pyaemischen Processe*, Leipsic, 1873, pp. 22, 24) invoque les cas rapportés par Wiege et Eberth.

(2) *Untersuchungen über Erysipel*, « Arch. für exp. Pathol. und Pharmakol. », Bd. I, p. 81.

ressemblant à l'érysipèle simple, par l'application d'un liquide sur une plaie rouverte le second ou le troisième jour (1). Lukowski trouva que l'érysipèle peut être produit par un liquide contenant des micrococcus, même quand la putréfaction n'existait pas. Le contenu des vésicules érysipélateuses, ne renfermant pas de micrococcus, n'excitait pas de manifestations morbides. Là où le processus érysipélateux était jeune et en progression active, les micrococcus se trouvaient en grande abondance, dans les lymphatiques et les espaces réticulaires. Là où le processus était en régression, on ne trouvait pas de micrococcus, même dans les cas où l'inflammation existait à un degré intense (2). Nous avons déjà invoqué le témoignage de Wirchow.

Ainsi, nous trouvons dans la fièvre chirurgicale, la fièvre puerpérale, la diphtérie, et dans l'érysipèle la présence d'un élément commun qui les relie et qui établit la parenté qu'on a longtemps reconnue exister entre ces divers processus. Des expériences faites par des hommes compétents, avec soin et intelligence, servent continuellement à accroître la présomption que les bactéries ne sont pas des produits fortuits, mais qu'elles ont un rapport vital avec les maladies sus-désignées. Que ces organismes soient identiques dans les différentes maladies infectieuses où on les a reconnus, ceci est une autre question. Billroth se plaint de la monotonie morphologique d'éléments qui paraissent être constamment les mêmes (3). Quand nous avons présent à l'esprit, cependant, que nos meilleurs instruments ne réussissent pas à nous rendre capables de distinguer l'œuf qui doit produire une souris de celui qui produira un tigre, quoique l'œuf soit au moins cent fois plus gros que le micrococcus, l'argument perd quelque chose de sa valeur. Identiques ou non, ils possèdent tous la propriété commune de pénétrer dans les tissus; sous conditions favorables, de se multiplier, et de produire, par leurs migrations, des inflammations locales et une infection générale.

Je ne puis résister, pour conclure, au désir de citer en entier l'opinion suivante de Panum, qui paraît concilier certaines différences dans la définition du terme septicémie par les divers auteurs :

Le poison putride peut, pendant la vie, *entrer* dans le sang avec ou sans bactéries, spécialement à la suite de blessures, et occasionner tous les symptômes de l'empoisonnement septique bien que le *bacterium termo* ne paraisse pas exister dans le sang, pendant la vie. *Cette simple infection putride ne paraît pas être inoculable.* Un autre microbe pathogénique, à ce qu'il semble, distinct, spécifique, le microsporon septique de Klebs, déve-

(1) « Arch. für exp. Pathol. und Pharmakol. », Bd. I, p. 335 *et seq.*

(2) *Untersuchungen über Erysipel*, « Archiv. f. path. Anat. u. Physiol. u. f. klin. Med. », Bd. IX, p. 430.

(3) *Untersuchungen über die Coccobacteria septica*, p. 3.

loppé spécialement dans le pus (et le sang?), peut-être sous l'influence prédisposante du poison putride, quand l'air (comme dans les hôpitaux encombrés) le renferme, ou quand il est transféré par inoculation, semble d'un autre côté, se développer, pendant la vie, dans le sang et les tissus; et, soit par la production d'un poison spécial, ou en partie, peut-être, plutôt par un procédé mécanique de pénétration, soit enfin sous certaines circonstances par son action irritative sur les tissus, il peut exciter l'inflammation, la purulence et la fièvre (1).

SYMPTOMATOLOGIE DE LA FIÈVRE PUERPÉRALE

Comme dans les autres maladies infectieuses, il y a, depuis le moment de l'entrée du poison dans l'économie jusqu'à ce que la fièvre éclate, une période distincte d'incubation. Les premiers symptômes fébriles arrivent habituellement dans les trois jours après la naissance de l'enfant. Une invasion survenant peu d'heures après la naissance de l'enfant est un indice d'infection, pendant ou avant l'accouchement. Le troisième jour est celui où l'on doit présumer ordinairement le début de la fièvre. Après le cinquième jour, l'invasion est rare, et, à la fin d'une semaine, les malades peuvent être considérées comme sauvées. — Les exceptions à cette règle doivent être probablement rapportées à des cas de paramétrite bénigne, dans lesquels la fièvre initiale et la douleur étaient insuffisantes pour attirer l'attention sur l'existence d'une inflammation locale.

Les symptômes de la fièvre puerpérale varient avec le caractère des lésions *locales* et la proportion suivant laquelle l'organisme *général* participe à l'action perturbatrice.

Les différentes variétés de processus puerpéraux possèdent les symptômes pathognomoniques suivants : accroissement de la température, augmentation de volume de la rate, troubles dans l'involution et sensibilité de l'utérus à la pression (Braun).

Dans la plupart des cas, la *fièvre* s'annonce par des *frissonnements* ou par un *frisson* bien défini. Ce symptôme n'a pourtant pas une grande importance en pronostic. Un frisson signifie : changement brusque entre la température de la peau et celle du milieu ambiant. Il peut, par conséquent, être absent dans les formes pernicieuses de fièvre, si, seulement, les changements de température s'établissent lentement, tandis qu'il peut accompagner une légère augmentation de la chaleur du corps si, comme cela arrive quelquefois dans le sommeil, la peau en état de moiteur est exposée à des courants d'air froid. Des frissons répétés indiquent la phlébite et la pyémie.

(1) *Das putride Gift*, etc., « Archiv. f. pathol. Anat. u. Physiol. u. f. klin. Med. », Bd. IX, p. 349. J'ai traduit littéralement. Le sens de cette proposition, malgré que la construction en soit compliquée, est suffisamment clair.

Afin de réunir les nombreux symptômes de la fièvre puerpérale, il est nécessaire d'envisager les formes cliniques de chacun des processus locaux, séparément, quoique, en réalité, un symptôme se présente rarement seul, mais plutôt en combinaison plus ou moins évidente avec d'autres.

I. — *Symptômes de l'endométrite et de la vaginite* (endocolpitis). — L'inflammation catarrhale, non compliquée, de l'utérus et du vagin est la plus fréquente et la plus bénigne des maladies des suites de couches.

Dans l'endométrite, l'utérus est gros, mou, et sensible à la pression, les tranchées sont souvent plus vives que d'ordinaire, l'involution est retardée ; les lochies deviennent fétides, demeurent sanguinolentes pendant une période plus longue que d'habitude, et au début peuvent être temporairement suspendues. Quelquefois, le gros intestin est distendu par des flatuosités. Dans la vaginite, la sécrétion vaginale est fluide et purulente, la malade éprouve de la douleur et une sensation de brûlure dans les actes de la défécation et de la miction; quand les plaies de la vulve et du vagin prennent un caractère ulcéreux, on trouve en même temps un œdème inflammatoire des lèvres.

La fièvre, dans ces cas, est annoncée souvent mais non pas invariablement, par des frissons, et la température atteint son summum vers le soir du troisième ou quatrième jour; elle est d'un caractère rémittent, presque intermittent, excédant rarement 39° ou 39°,5. Dans les formes bénignes, on est souvent inattentif aux accidents fébriles, ou bien on les rapporte aux troubles produits par la montée du lait. Dans les atteintes graves, les symptômes fébriles peuvent continuer de trois à sept jours. Au bout d'une semaine, le gonflement des lèvres se dissipe, les sécrétions deviennent épaisses et les ulcères, s'il en existe, commencent à revêtir une apparence granuleuse favorable.

Dans les ulcérations diphtéritiques et dans l'endométrite due à la décomposition de débris de l'œuf, l'état local est souvent compliqué par l'envahissement des tissus voisins.

II. — *Paramétrite et Périmétrite* (*Péritonite pelvienne, pelvipéritonite*) (1). — Les symptômes de ces deux affections paraissent presque toujours concurremment, comme il était naturel de le pressentir, à cause de la proximité du tissu connectif pelvien avec le péritoine. Il est bien rare qu'une forme se présente tout à fait indépendamment de l'autre. Pour cette raison, il sera avan

(1) La description clinique suivante, avec les détails statistiques, que j'ai eu l'ample occasion de contrôler, sont empruntés en grande partie à la description d'Olshausen (*Ueber puerperale Parametritis und Perimetritis*, Volkmann's « Samml. klin. Vortr., n° 28).

tageux de considérer d'abord les symptômes communs aux deux processus morbides et ensuite de diriger son attention vers ce que l'on croit être les points distinctifs entre eux.

Durant la période d'incubation, il n'y a pas habituellement de symptômes prodromiques. Les élévations de température, dans le cours des douze premières heures qui suivent l'accouchement, sont d'une égale fréquence dans les deux cas, et cela dans des conditions parfaitement normales. Des symptômes insidieux sont : l'insomnie, des tranchées utérines excessivement douloureuses et un pouls de quatre-vingts à quatre-vingt-dix battements.

Le début de la fièvre a lieu, quatre-vingt-dix fois sur cent, dans les quatre premiers jours après les couches ; très fréquemment vers le second ou le troisième jour ; elle se manifeste vers le quatrième jour, à peine douze à quinze fois pour cent des cas. S'il s'est écoulé cinq jours sans fièvre, la période de danger, à de très rares exceptions près, peut être considérée comme franchie.

Au début, la fièvre, particulièrement dans la périmétrite, est annoncée par des frissonnements, ou par un frisson intense. La température s'élève rapidement, quoique son point le plus élevé ne soit pas atteint avant le deuxième et, dans des cas rares, avant le troisième jour. Dans la plupart des cas, la chaleur dans l'aisselle excède 39°,5 et peut même monter jusqu'à 40°,5. Le déclin a lieu graduellement, la fièvre cessant, soixante-dix fois sur cent, dans le cours d'une semaine, dans vingt cas sur cent, au cours de deux semaines, et s'étendant dans onze cas sur cent seulement, au delà de cette période. — La prolongation des phénomènes fébriles indique la formation d'abcès.

La fièvre, cependant, ne poursuit pas toujours un cours régulier. Au lieu d'une décroissance progressive jusqu'à la terminaison, la haute température du second jour peut être atteinte à nouveau, en une ou plusieurs occasions. Les rémissions matinales sont d'abord légères, mais deviennent marquées à mesure que la maladie approche de sa fin. Dans les cas de longue durée, les heures du matin sont souvent exemptes de fièvre, circonstance propre à égarer un médecin qui ne voit sa malade qu'une fois par jour. Un pouls de quatre-vingts à quatre-vingt-dix battements, de l'insomnie, le manque d'appétit et une sensibilité à la pression sur les côtés de l'utérus sont, cependant, des symptômes qui doivent servir comme d'avertissement de quelque cause perturbatrice, et déterminer le médecin à renouveler sa visite dans la seconde partie de la journée.

Si, d'après une fausse notion que le processus morbide touchait à sa fin, on a permis à la malade, prématurément, de reprendre ses travaux de ménage, les douleurs abdominales, les irradiations le long de la hanche et de la cuisse reviennent, et l'examen révèle l'existence d'un exsudat dans la cavité pelvienne ou dans une des fosses iliaques.

Des erreurs de cette sorte sont très fréquentes dans les cas de paramétrite associée à une légère inflammation du péritoine, la douleur locale étant alors insignifiante, et le frisson initial qui survient au troisième ou quatrième jour pouvant être attribué à l'engorgement des seins.

Des rechutes, après la disparition complète des troubles fébriles, ont lieu dans quinze à vingt cas sur cent. Elles sont habituellement plus courtes, mais quelquefois plus tenaces que l'attaque primitive. On peut mentionner, comme une rare exception, les cas qui présentent des rémissions vespérales et des exacerbations matinales.

Dans les inflammations pelviennes circonscrites, le pouls excède rarement cent vingt battements par minute. Un pouls de cent quarante, persistant plus d'une demi-journée, annonce des complications septiques graves ; il est, par conséquent, d'un dangereux présage. Dans quelques circonstances, le pouls lent, observé après l'accouchement, fait sentir son influence dans le premier ou le second jour de la maladie, de façon que l'on peut assister au curieux phénomène d'une température à 40 degrés coïncidant avec un pouls oscillant entre cinquante et soixante-dix battements par minute.

Quant aux autres symptômes, la *céphalalgie* et l'*insomnie* font rarement défaut. Une *transpiration profuse* accompagne le premier accès fébrile et revient fréquemment dans le cours de la maladie.

La *douleur* existe dès le début ; elle est alors habituellement des plus violentes. La douleur spontanée, qui est due à l'affection péritonéale, se dissipe en grande partie en un ou deux jours, mais les côtés de l'utérus demeurent *sensibles à la pression*. Dans les cas rares de paramétrite pure, ce symptôme peut faire absolument défaut.

La douleur, comme celle qui caractérise l'inflammation des membranes séreuses, est d'un caractère lancinant. — Quelquefois elle accompagne uniquement les contractions utérines. Des contractions douloureuses *post-partum*, se montrant en dehors des circonstances habituelles, comme chez des primipares ou après le troisième jour, doivent être donc considérées comme suspectes.

Le *vomissement* a lieu quelquefois, mais il est comparativement rare, à moins que la péritonite ne devienne diffuse et ne s'étende à la région épigastrique. L'*appétit est perdu* et ne revient, en règle générale, qu'après la disparition de la fièvre. La *langue est saburrale* et humide et la *constipation habituelle*. Dans d'autres cas, il y a de la diarrhée avec des borborygmes intestinaux, mais sans douleur ni ténesme. La *sécrétion urinaire* est rarement troublée et, quand c'est le cas, cela indique l'extension de l'inflammation au péritoine qui recouvre la vessie.

La plupart des cas de périmétrite et de paramétrite se terminent en cinq ou dix jours, la fièvre et les autres symptômes se dissipant graduellement. — Lorsque, comme cela peut arriver dans des exemples exceptionnels, la température tombe brusquement, d'un chiffre élevé, au-dessous de la normale, le corps se refroidit comme glace, le pouls devient petit et irrégulier et des symptômes de *collapsus* se développent. Mais, en douze ou vingt-quatre heures, les symptômes de collapsus se dissipent et la maladie arrive à sa fin avec la disparition des manifestations alarmantes.

Si la fièvre se dissipe en une semaine, l'exsudation est rare; sa persistance au delà de ce terme doit conduire à une exploration soigneuse des organes pelviens. — L'exsudat se révèle habituellement dans le cours de la deuxième semaine ou au commencement de la troisième. On le découvre, suivant sa localisation, par l'examen externe ou interne, ou, quand le dépôt est considérable, par les deux méthodes combinées. Dans la plupart des cas, le dépôt est extra-péritonéal et situé entre les replis du ligament large, au dessus et sur les côtés du cul-de-sac vaginal. Il a généralement une forme arrondie, quoique d'une convexité moins saillante que celle des tumeurs fibreuses et ovariennes. Quelquefois, la tumeur est absolument aplatie. Parfois, elle excède en volume une grosse pomme. Dans les exsudations récentes, la sensation produite est souvent celle d'une masse dure, environnée d'une couche plus molle due à la souplesse persistante des tissus du voisinage. En peu de semaines, l'exsudat peut *atteindre ou dépasser la dureté d'un fibrome.* A moins que la suppuration ne s'y établisse, plus anciennes sont les tumeurs, moins la sensibilité persiste. L'exsudation s'étend souvent aux parois pelviennes. L'utérus, en règle générale, est fixe, et dans les cas de tumeurs volumineuses il est poussé vers le côté opposé, tandis que, comme conséquence de ce refoulement, son fond est attiré d'une manière permanente vers le côté affecté.

Le cul-de-sac du vagin est rendu plus large et plus plat par la pression de l'épanchement; quand la tumeur est assez abaissée, la paroi vaginale est rendue convexe. Derrière l'utérus, l'exsudation est comme aplatie, antéro-postérieurement, et dans quelques cas, elle peut être sentie sous forme de bandes rigides entre les ligaments qui limitent le cul-de-sac de Douglas. Les tumeurs anté-utérines ont une forme sphérique et dépriment le vagin en avant.

Les tumeurs situées dans la fosse iliaque ont une forme plus ou moins convexe et sont susceptibles d'acquérir un tel volume que l'œil peut, à travers les parois abdominales, apprécier le gonflement. Comme l'épanchement entre les ligaments larges peut, dans ces cas, avoir été léger au début ou avoir plus tard disparu par résorption, les tumeurs iliaques ont souvent, en apparence, une origine spontanée.

Quelquefois l'utérus est environné par l'épanchement, et le bassin tout entier paraît comme un moule rempli d'une masse solide; la voûte du vagin est alors souvent comprimée, de haut en bas, et des masses irrégulières, arrondies, sont senties à travers les parois vaginales.

La constatation de tumeurs paramétritiques, à travers le tégument abdominal, est possible lorsqu'elles sont situées au-dessus du ligament de Poupart, dans la portion supérieure des ligaments larges et dans les fosses iliaques.

La douleur et les troubles fonctionnels des organes pelviens dépendent du volume et de la situation des épanchements inflammatoires. Parmi les troubles fonctionnels, peuvent être mentionnés : la miction fréquente et douloureuse, la constipation opiniâtre, la difficulté de la défécation, les contractures des muscles psoas-iliaques quand l'exsudation est située au-dessous de l'aponévrose ou entre les muscles et les os du bassin; puis, les troubles de la motilité dans les muscles abducteurs, la parésie des extrémités inférieures; enfin l'irradiation des douleurs dans la partie supérieure de la cuisse et dans les régions rénales et lombaires, produite par la compression des nerfs obturateurs, cruraux, cutanés et sciatiques.

Si, tant que la fièvre persiste, l'exsudation diminuant, la résorption a lieu dans un point, presque assurément elle est suivie d'un accroissement dans quelque autre direction. Cependant, quand la période d'apyrexie est arrivée, l'exsudat, en règle générale, disparaît rapidement, de telle façon que, souvent, dans le courant de six semaines, il ne reste plus trace de son existence. Dans un nombre de cas, plus restreint, la masse solide peut persister pendant des mois, même des années.

Quand la fièvre a disparu, la patiente se trouve ordinairement bien. Le sommeil et l'appétit reviennent, les sueurs nocturnes disparaissent, le pouls tombe à 50 ou 60 battements et la température, dans bien des cas, descend au-dessous de la normale, pendant quelque temps.

Quand la fièvre persiste cinq à six semaines, il y a toujours lieu de soupçonner la *formation d'un abcès*. A l'exception du mouvement fébrile de l'après-dînée et des sueurs nocturnes, la malade peut se sentir très bien. C'est alors, que l'exsudation devient sensible, que les douleurs spontanées reviennent, que le sommeil se perd et que la locomotion, la défécation et la miction occasionnent des souffrances aiguës. La fièvre devient violente, les frissons annoncent la présence du pus et, finalement, vers le dix-septième ou le dix-huitième jour, l'ouverture de l'abcès a lieu. L'endroit habituel, par où le pus se fait jour, se trouve juste au-dessus du ligament de Poupart; puis, par ordre de fréquence, la perforation a lieu dans le côlon, et dans de rares exemples dans la vessie, l'utérus ou le vagin. Heureusement que la décharge du pus dans la cavité péritonéale se produit rarement; elle serait naturellement suivie d'une péritonite aiguë. Un autre accident également rare, mais des plus dangereux, est l'infection septique de l'abcès, circonstance attribuée par Olshausen à la diffusion des gaz intestinaux à travers les parois de la tumeur.

Dans la suppuration des exsudations paramétritiques, le pus forme communément de petites collections disséminées et donne rarement naissance à de larges abcès.

Quoique la *paramétrite* et la *périmétrite* soient habituellement associées, il y a toujours des cas dans lesquels une des formes de l'inflammation domine tellement sur l'autre qu'elle justifie la tentative d'établir entre elles une distinction clinique.

Au début de l'invasion, une douleur aiguë, une fièvre violente et la distension tympanique de l'hypogastre sont des symptômes de phlegmasie du péritoine pelvien. On ne peut déterminer l'inflammation simultanée du tissu cellulaire que par un examen digital, alors que la sensibilité abdominale a disparu. L'absence des signes objectifs contribuerait alors à prouver que le cas est de ceux dans lesquels le péritoine est principalement affecté. D'un autre côté, une fièvre modérée, de la douleur éveillée seulement par la pression, et la distension tympanique bornée au côlon, coïncidant avec une exsudation entre les replis du ligament large, seraient l'indice d'une cellulite presque pure.

Une exsudation palpable n'est, en aucune façon, le produit nécessaire d'une inflammation péritonéale. En effet, dans bien des cas, les symptômes distinctifs de cette dernière ont pu exister de quatre à huit jours et se dissiper alors, sans laisser trace de leur existence dans la zône du détroit supérieur.

La démonstration d'une effusion liquide, reconnue en notant le changement de niveau obtenu par les variations de la position de la malade, est rarement possible, soit parce que la quantité de l'épanchement est trop petite soit parce qu'il est rapidement circonscrit, au moyen des adhérences pseudo-membraneuses entre les anses intestinales.

Bandl (1) mentionne comme un signe de péritonite locale, quelquefois vraiment remarquable, un nombre de masses ou tumeurs résistantes situées aux abords du détroit supérieur, au-dessus d'une des fosses iliaques; elles sont dues à l'enchevêtrement des anses intestinales ou à leur adhérence aux annexes de l'utérus. On les distingue

(1) Bandl. *Handbuch der Frauenkrankheiten*, red. von Billroth, 5te Abschnitt, p. 129.

des tumeurs solides à cause du son tympanique qu'elles émettent à la percussion, et, aussi, en raison de leur changement de position par suite d'une accumulation d'urine dans la vessie, de fèces ou de gaz dans l'intestin. D'ailleurs, de telles variétés de tumeurs peuvent être reconnues comme intra-péritonéales, lorsqu'elles se développent rapidement en arrière ou sur le côté de l'utérus, à la suite d'exsudations circonscrites; lorsqu'en même temps, elle dépassent de beaucoup le niveau du détroit supérieur. Si cependant, partant du cul-de-sac de Douglas, elles n'excèdent guère la ligne innominée, ou si elles occupent une fosse iliaque, il devient très difficile de décider si elles sont d'origine intra ou extra-péritonéale. L'exsudation effectuée dans le péritoine demeure, toutefois, longtemps molle et fluctuante. En règle générale, elle s'élève derrière l'utérus et ne montre pas de tendance à s'étendre sur les côtés, ou sur les parois antérieure ou postérieure du bassin.

Il est plus difficile de décider quel est le siège exact des exsudations qu'on rencontre sous les parois abdominales. Quand elles sont diffuses et continues avec l'épanchement pelvien le diagnostic est incertain. Seulement, il est logique d'attribuer une origine péritonéale aux extravasations de forme arrondie et d'une consistance fluctuante, lorsqu'elles occupent une situation élevée et sans rapport avec une exsudation qui siégerait au niveau du détroit supérieur. L'ouverture de l'abcès par l'ombilic indiquerait une origine péritonéale, tandis que si elle se fait à travers les parois abdominales, cela indiquerait plutôt son siège dans le tissu connectif.

Après la perforation d'un abcès, la fièvre et la douleur se dissipent; la plaie, si elle est extérieure, se ferme dans le courant d'une ou deux semaines, ou bien il se produit des fistules qui deviennent la source d'une suppuration prolongée.

Dans la *psoïtis*, l'exsudation s'étend au-dessous de l'aponévrose du muscle *psoas*, ou entre l'iliaque et les os. Chez les femmes en état de puerpéralité, les abcès procèdent d'une inflammation ayant son origine dans le ligament large. Ils sont situés trop profondément pour être perçus par la palpation. Les douleurs qu'ils occasionnent sont rapportées plutôt à la hanche ou au genou qu'à l'abdomen. La contracture du muscle psoas fournit un signe diagnostique qui distingue cette forme de celle des phlegmons superficiels des fosses iliaques. Le pus, selon l'éventualité, se fait jour sous le ligament de Poupart, dans la portion inférieure de la fosse inguinale, en un point quelconque de la crête iliaque, ou, exceptionnellement, le long de la cuisse. Souvent, l'écoulement purulent se maintient pendant des mois.

Péritonite généralisée.

Cette forme commence généralement par les symptômes habituels de l'inflammation pelvienne, mais la sensibilité, qui était d'abord limitée au côté de l'utérus, s'étend graduellement à l'abdomen tout entier. La douleur abdominale est d'un caractère déchirant, lancinant, quelquefois semblable à des coliques. Elle s'accroît par le plus léger mouvement du corps, l'ébranlement du lit, ou même par le poids des couvertures.

Comme conséquence de l'inflammation péritonéale et de l'exsudation qui l'accompagne, les parois musculaires des intestins se paralysent, d'où résulte une distension tympanique provenant de l'accumulation des gaz. Dans les parties déclives de la cavité péritonéale, il est souvent possible de découvrir, par la percussion, la présence d'une exsudation liquide, quoique rarement l'on puisse élucider distinctement cette fluctuation. Le volume de l'abdomen est dû, beaucoup plus à la tympanite qu'à la quantité de l'effusion. Quelquefois, le foie, ainsi que le diaphragme, sont repoussés par les intestins ballonnés, jusqu'au niveau de la troisième ou de la quatrième côte; il en résulte un tel degré de compression, sur la partie postérieure du poumon, que la malade est mise en danger de suffocation. La respiration est saccadée et plaintive.

La perte de la tonicité musculaire des intestins permet au contenu de leur portion moyenne de passer, sans encombre, vers le duodénum et de là, sous l'influence de contractions accidentelles de l'abdomen, de gagner l'estomac et d'être rejeté par les vomissements. La première matière vomie a une couleur vert foncé, celle rejetée ensuite présente la coloration des matières intestinales. La constipation peut être consécutivement suivie de diarrhée colliquative.

La fièvre commence, mais non pas constamment, par un frisson intense; la température s'élève à 40 degrés, et le pouls devient petit, dur et résistant. Sa fréquence augmente rapidement, variant de cent vingt à cent soixante battements par minute. La peau est quelquefois sèche, quelquefois trempée de sueur. Dans les cas mortels, la fin approchant, la température s'abaisse d'ordinaire, tandis que le pouls devient plus rapide ; la face prend une expression grippée, anxieuse, la sueur inonde le visage, les extrémités deviennent glacées, et la malade meurt dans le collapsus. La durée moyenne de la péritonite n'est pas de plus de quatre à six jours.

Dans les cas de guérison, le pouls s'améliore, les vomissements cessent et le tympanisme disparaît. L'exsudation diffuse se convertit alors en tumeurs circonscrites, qu'on sent par la palpation sur les côtés du bassin, et qui s'étendent supérieurement jusqu'au niveau de l'ombilic. Par le toucher vaginal, on trouve souvent l'utérus abaissé par le poids du liquide, qui peut également déprimer le cul-de-sac de Douglas dans la cavité pelvienne. Quelquefois l'exsudation peut s'enkyster au-dessus du bassin et laisser libre le contenu de ce dernier. Dans d'autres cas encore, l'utérus peut être retenu supérieurement aux parois abdominales, de façon que la portion vaginale disparaît et que le museau de tanche n'est atteint qu'avec difficulté par le doigt.

L'épanchement péritonéal peut, comme dans les inflammations pelviennes, être résorbé et disparaître. Cependant, quand il est environné par des paquets d'intestin, il est susceptible de subir des transformations purulentes et septiques; le contenu des abcès devient alors coloré et s'emplit de gaz fétides. La malade, qui avait considéré avec bonheur son amélioration récente, perd maintenant l'appétit, son pouls devient fréquent, les forces s'épuisent et la mort peut suivre, provenant de fièvre septique ou de rupture d'abcès dans la cavité abdominale.

Dans la forme pyémique, — variété de péritonite plus funeste encore, — les symptômes diffèrent matériellement de ceux que nous avons décrits. Cependant, comme elle représente uniquement l'un des processus pathologiques relatifs à l'empoisonnement du sang, par la voie du système lymphatique, son étude appartient en propre à celle de l'infection septique.

Septicémie lymphatique.

Les symptômes de l'empoisonnement du sang, dans les maladies infectieuses des suites de couches, varient à un degré considérable, suivant le canal à travers lequel les germes septiques sont entrés dans la circulation générale. Dans les épidémies meurtrières qui dominent dans les hôpitaux d'accouchements, les lymphatiques sont, en règle générale, les premiers vaisseaux envahis. C'est à cette forme qu'appartiennent les cas déjà décrits, dans lesquels des plaques diphtéritiques du conduit utéro-vaginal et un œdème séro-purulent du *parametrium* sont associés à la péritonite pyémique et à l'altération des corpuscules du sang; où, suivant les migrations des bactéries rondes, les cavités séreuses sont successivement envahies, des végétations septiques se fixent dans l'endocarde et les glomérules des reins sont infiltrés de micrococcus.

La forme lymphatique de la septicémie se développe peu après l'accouchement et elle s'annonce par un frisson. La température s'élève à 40 degrés et même plus haut; le pouls est filiforme et fréquent.

L'abdomen enfle rapidement, sans être particulièrement douloureux. En effet, une distension indolore des intestins est une des caractéristiques de l'invasion phlegmasique aiguë des lymphatiques. L'effusion péritonéale n'existe pas, dans les cas qui ont une marche rapide; elle est appréciable seulement dans une péritonite de longue durée. L'effusion liquide n'est pas due tant à l'exsudat qu'à une transsudation de sérum avec lequel les micrococcus sont mélangés. En même temps, la langue est humide, mais elle n'est que légèrement saburrale; à certains moments elle est tout à fait nette. Quelquefois il y a de la diarrhée due à un processus catarrhal ou diphtéritique du côlon. Quand la malade a été très constipée, l'administration d'un purgatif peut provoquer des selles, difficiles à arrêter ensuite. La peau est baignée de transpiration. Au début, aussi bien que dans le cours de la maladie, les saignements de nez ne sont pas rares.

Vers la fin, le pouls s'élève de cent quarante à cent soixante battements, tandis que, dans beaucoup de cas, la température tombe. Immédiatement après la mort, la chaleur du corps peut, pendant un court moment, excéder le chiffre le plus haut qu'elle ait atteint pendant la vie. — La respiration est superficielle et saccadée. — Dans beaucoup de circonstances, la face, le cou et les doigts sont cyanosés par le défaut d'oxygénation du sang. En même temps, la peau devient visqueuse et les extrémités se refroidissent.

Le sensorium commun, dans les cas à marche rapide, est habituellement affecté de bonne heure. Les malades paraissent somnolentes, sont agitées dans leur lit, ont un léger délire et répondent seulement quand on leur parle à haute voix. En règle générale, elles se plaignent peu et, n'était leur dyspnée, elles n'auraient rien qui troublât leur apparent bien-être. Très peu d'entre elles, même aux approches de la mort, ont idée du danger qui les menace. De temps en temps, au lieu de la stupeur, il se développe une grande agitation et même un état maniaque. — On trouve habituellement de l'albumine dans l'urine.

La pleurésie, si fréquemment associée à la septicémie lymphatique, est souvent double, rarement unilatérale; elle débute généralement par une douleur aiguë dans le côté et une aggravation de la dyspnée antérieure. La péricardite est moins fréquente et se présente ordinairement sans symptômes, vers la fin de la vie. Les affections articulaires sont caractérisées par de la rougeur, du gonflement et par une douleur, quelquefois si grande que toucher la partie enflammée suffit à tirer la malade de son profond assoupissement. On sent quelquefois la fluctuation, mais la mort arrive avant la perforation et l'écoulement du pus.

La mort est la terminaison la plus fréquente; elle a lieu du second au vingt et unième jour et, en règle générale, entre le quatrième et le septième jour. Le rétablissement est cependant possible.

Septicémie veineuse (phlébite utérine, pyémie métastatique).

L'infection putride d'un thrombus, sur l'emplacement de l'insertion placentaire, peut avoir lieu vingt-quatre ou quarante-huit heures après l'accouchement. Habituellement, son approche est insidieuse et la maladie se développe à la suite d'une endométrite ou d'une paramétrite insignifiante en apparence, au cours de laquelle la malade, à l'exception peut-être d'un sentiment de fatigue, de frissonnements légers et d'une transpiration abondante, peut n'avoir eu conscience d'aucune indisposition, pendant les jours qui ont précédé l'attaque et même jusqu'au jour de son premier lever à partir des couches.

Le frisson initial, dans les cas typiques, est caractérisé par sa violence et sa durée. Dans quelques cas, il peut durer des heures. Il est accompagné et suivi d'une haute élévation de température, l'accès se terminant par une transpiration profuse, comme dans la fièvre intermittente avec laquelle il est susceptible d'être confondu. L'abaissement de la température revêt souvent la forme d'une rémission prolongée.

Dans beaucoup de cas, le pouls monte et tombe avec les variations de la chaleur du corps, tandis que dans d'autres, il reste constamment au-dessus de la moyenne.

Un pouls fréquent est toujours un symptôme suspect dans les suites de couches, même lorsque les autres symptômes sont, en apparence, normaux.

Des frissons erratiques annoncent la localisation d'embolies dans des organes éloignés. Avec la formation d'abcès métastatiques dans les poumons ou dans d'autres organes parenchymateux, le caractère typique de la maladie change. Au lieu de frissons arrivant à des intervalles réguliers, suivis de rémissions et de périodes d'amélioration apparente, la fièvre est continue, le pouls devient petit et rapide, tandis qu'un assoupissement profond, un léger délire, une peau sèche, une langue sèche, brune, fendillée et un abdomen modérément tympanisé donnent au cas l'apparence d'une fièvre typhoïde.

La péritonite existe, à peu près, dans le tiers des cas. L'abdomen est, par conséquent, plat et mou et, souvent, n'est pas sensible à la pression. L'ictère, qui, alors, est dû à la désagrégation des corpuscules du sang, est un fâcheux symptôme.

La mort arrive ordinairement dans la seconde ou la troisième semaine. Dans les cas ressemblant au typhus, cependant, la mort peut suivre rapidement le premier accès. Le rétablissement est possible lorsque

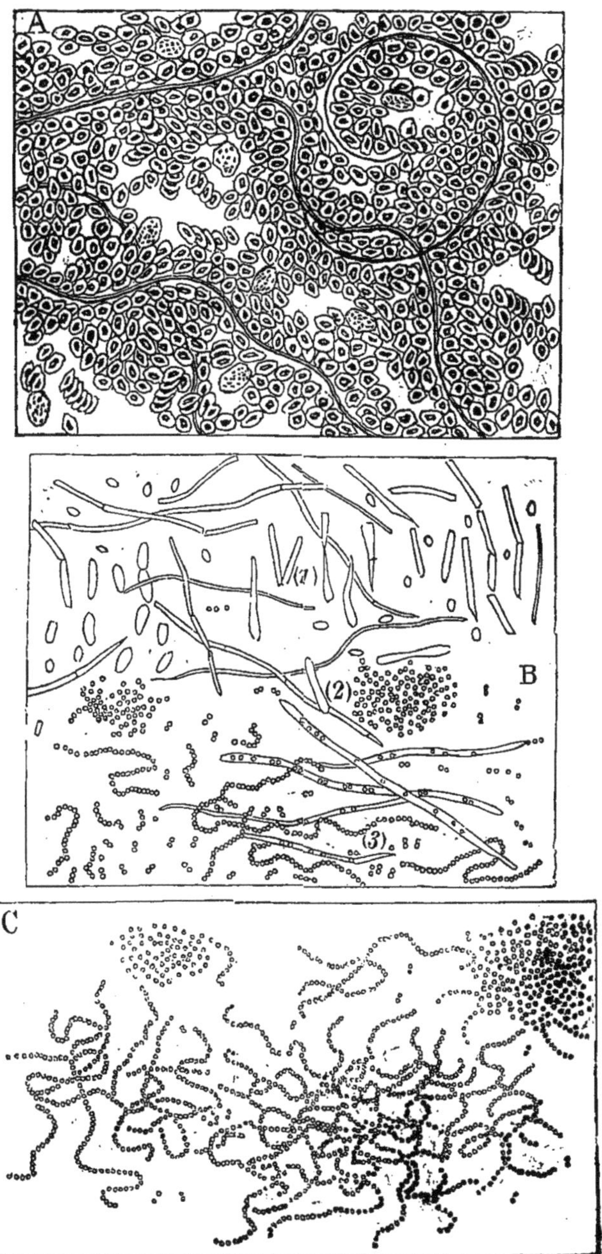

A. Vibrion septique dans le sang à l'état de développement complet (Vibrio repens) (Représentation schématique).

B. Bactéries septiques sous diverses formes (1). — Zooglea,(2). — Chapelets et micrococcus en couples (3), développés dans le pus d'un lymphatique.

C. Chapelets obtenus purs, par la culture du sang (même aspect dans la sérosité de certains érysipèles). (*Doléris*) fièvre puerpérale, 1880.

les organes secondairement affectés ne sont pas d'une trop grande importance.

Une combinaison des formes lymphatique et veineuse de la septicémie n'est pas rare, dans les cas de longue durée.

Septicémie pure.

Sous le titre de *septicémie pure*, doivent être rangés les cas dans lesquels l'absorption des matières putrides par le sang, donne naissance à des symptômes intenses d'empoisonnement, sans le développement de lésions locales. Un exemple commun de cette forme se rencontre dans la fièvre qui résulte de la présence, dans l'utérus, de caillots décomposés ou de portions de l'œuf retenues, la fièvre disparaissant avec la suppression de la cause occasionnelle du désordre. De semblable manière, nous nous trouvons quelquefois en présence de cas d'empoisonnement septique, suivis d'une mort rapide, et dans lesquels l'examen *post-mortem* révèle seulement des altérations du sang et le ramollissement du parenchyme des viscères. Les symptômes sont souvent semblables à ceux produits par l'injection expérimentale de matériaux putrides contenant des bactéries *en bâtonnet*, dans les vaisseaux des animaux. Comme les bactéries longues ne possèdent pas la faculté de se reproduire, dans le sang, pour produire des résultats funestes, la quantité de liquide putride injectée doit être considérable ou fréquemment répétée. On dit que cette forme n'est point inoculable.

Lorsqu'on recueille le sang des femmes septicémiques arrivées à la période ultime de l'agonie, ou très peu de temps après la mort, par l'aspiration dans une grosse veine, faite avec les précautions nécessaires, on peut, en cultivant ce sang, dans le vide, arriver à mettre en évidence un vibrion septique anaérobie, très virulent et susceptible de reproduction dans les tissus des animaux inoculés. L'injection intra-veineuse peut échouer, mais l'inoculation à l'abri du contact de l'oxygène a des chances de réussite. Ces animaux meurent très vite et l'on retrouve le microbe dans leur sang aussitôt après la mort. La septicémie devient, par les inoculations successives, de plus en plus virulente et de plus en plus rapidement mortelle. L'organisme septique ne provient pas de l'intestin, car il est avéré que sa migration post-mortem, du milieu intestinal vers le sang, n'a lieu que seize heures au minimum après la mort, et quand l'animal est mort par suffocation, sans agonie. C'est grâce à l'accumulation agonique de l'acide carbonique dans le sang et au ralentissement du courant, que le milieu sanguin devient habitable au vibrion septique anaérobie. Voir les observations de ces expériences dans mon travail sur la fièvre puerpérale. Voir ci-contre les figures de la page 771. D.

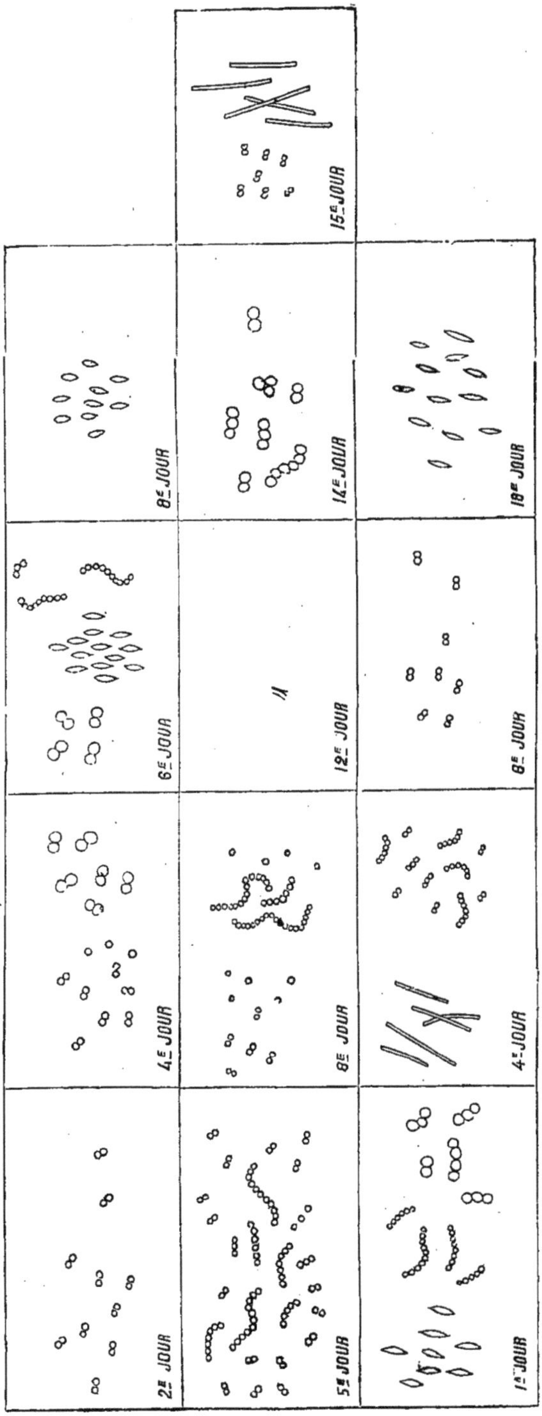

Microbes des lochies chez trois femmes malades. *Doléris* (fièvre puerpérale 1880.)

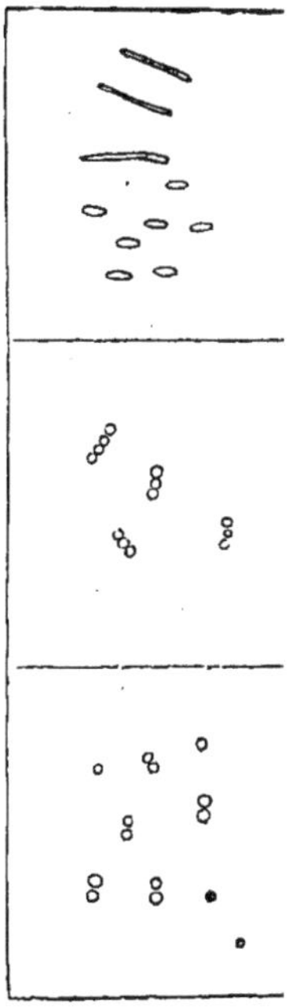

Microbes que l'on rencontre parfois, en très petite quantité, dans les lochies des femmes bien portantes.

CHAPITRE XXXVI

FIÈVRE PUERPÉRALE (*suite*)

Causes. — De l'atmosphère. — Rapport avec les maladies zymotiques. — Des saisons de l'année. — Conditions sociales.
Prophylaxie de la fièvre puerpérale.
Traitement de la fièvre puerpérale. — Injections vaginales et utérines ; opium ; sangsues ; laxatifs ; quinine ; salicylate de soude, veratrum viride ; digitale ; alcool ; froid. — Traitement des épanchements péritonéaux.

CAUSES DE LA FIÈVRE PUERPÉRALE

De l'atmosphère. — Les effets d'une atmosphère empoisonnée s'observent dans ce qu'on appelle la malaria nosocomiale des hôpitaux. Dans les hôpitaux de Bellevue et de la Maternité, j'ai eu l'occasion fréquente d'être témoin des invasions fébriles, parmi les malades du service des femmes en couche. Ces poussées étaient instantanément arrêtées par la fermeture du quartier contaminé et par le transfert de ses habitantes dans une localité salubre. Comme, à cette époque, les garde-malades, la literie et les ustensiles n'étaient pas changés, il est juste de supposer que la condition d'insalubrité antérieure n'était pas due au transport du poison, d'une malade à une autre malade, par les choses et les gens du milieu ambiant, mais par quelque propriété résidant dans l'air de l'appartement évacué. De l'enquête relative à la production de ces sortes d'invasions, il résulte qu'elles ne sont pas causées par l'encombrement seul. Les salles de médecine, toujours encombrées, ont été reconnues des habitats sans danger pour les femmes en couches. L'infection n'est certainement pas due à la présence de ce que l'on regarde comme les constituants ordinaires de l'atmosphère. Nous devons, par conséquent, chercher quelque élément additionnel, capable d'affecter défavorablement l'économie. Quand le trouble causé par la malaria nosocomiale n'est pas immédiatement enrayé par un changement de localité, et quand on a laissé échapper le moment favorable, les sécrétions des malades affectées deviennent inoculables. Dans de telles circonstances l'épidémie s'étend rapidement et acquiert continuellement un caractère, un type, de plus en plus sévère. Si, durant une pareille épidémie, les parties génitales externes sont soigneusement examinées, des plaques diphtéritiques peuvent être observées çà et là. D'abord, ces plaques peuvent n'être d'aucune importance clinique spéciale. Il est possible qu'elles se détachent rapidement; elles arrivent ainsi à n'être considérées que comme de peu de signification. Quand, enfin, l'épidémie a revêtu la forme pestilentielle, ces lésions, qui peuvent faire leur apparition, d'une façon isolée, à n'importe quelle époque, dans un hôpital, manquent rarement. Je me suis arrêté déjà sur la constitution de ces exsudats, non que je les croie essentiels à la fièvre puerpérale, mais parce que leur présence nous fait mal augurer de la nature de l'élément de l'air qui est en train d'accomplir son œuvre de destruction. Des conditions atmosphériques se sont présentées qui ont favorisé la multiplication des bactéries et les ont rendues propres à devenir d'actifs propagateurs de la maladie. Pouvons-nous en douter? D'abord l'épidémie est bénigne. Cependant, si une malade succombe, ses tissus et ses sécrétions sont remplis de bactéries identiques à celles qui déjà ont été décrites. (Voir fig. p. 751 et 773) Alors l'épidémie devient virulente, et les lésions de l'appareil générateur, spécialement celles des organes extérieurs qui sont le plus exposés à l'air, se recouvrent de plaques que l'on trouve fourmillant de micrococcus. Je ne puis m'empêcher, dans ces conditions, de considérer ce fait comme s'accordant davantage avec le raisonnement scientifique habituel, pour arriver à conclure que les micrococcus ont joué un rôle important dans la production de la fièvre puerpérale plutôt que la fièvre puerpérale n'a produit les micrococcus.

Indubitablement, les bactéries ou leurs spores sont toujours présents dans l'atmosphère et l'on peut se demander justement comment les malades restent à l'abri de leur atteinte. La réponse est, qu'ils ne sont pas toujours également nuisibles. Buchholz a trouvé, que les mêmes bactéries développées dans le liquide de Cohn, offraient plus de résistance aux acides carbonique et salicylique que celles cultivées dans un liquide de culture analogue, qu'il avait adopté. L'eau distillée rend l'action des bactéries extrêmement faible. Dans les expériences, sur les animaux, les résultats obtenus avec des liquides septiques dépendent, à un degré étonnant, de l'âge du virus, des matériaux dont il est composé et des conditions dans lesquelles il a été engendré. Les micrococcus se multiplient dans les hôpitaux, lorsque les matériaux organiques favorables à leur développement existent en quantité suffisante. Robin et d'autres ont démontré l'existence de matières albuminoïdes, dans l'eau condensée dans des vases contenant des mélanges réfrigérants, et placés dans des salles d'hôpitaux surencombrées. Quand les résultats de l'encombrement deviennent manifestes, ces matières albuminoïdes, non seulement dégagent une odeur fétide particulière et se putréfient avec une grande rapidité, mais elles communiquent rapidement la putréfaction au sang normal et aux muscles sains, avec lesquels on les met en contact (1). Les micrococcus

(1) *Leçons sur les humeurs*, Paris, 1867, p. 195.

causent tout à la fois la putréfaction et servent de véhicule au virus septique.

Hueter a montré que le sang putride est un liquide extrêmement favorable aux expériences de septicémie. A l'hôpital de Bellevue, il était remarquable que les poussées épidémiques de fièvre naissaient toujours et se renfermaient habituellement dans les salles de l'hôpital qui, par suite d'un mauvais arrangement, étaient assignées aux femmes des quatre ou cinq premiers jours après l'accouchement, c'est-à-dire pendant la période des lochies sanglantes. Comme la fièvre puerpérale est rare après le cinquième jour, ceci semble naturel à première vue. Mais si, durant une de ces périodes malsaines, une femme, immédiatement après l'accouchement, était transportée dans les salles contenant les malades qui avaient dépassé les cinq premiers jours, sans avoir complété les dix jours, cette accouchée échappait à la fièvre. C'étaient toujours les mêmes salles qui demandaient à être désinfectées.

Dans un appartement à grandes communications, tous les accouchements avaient lieu, et, en tout temps, par conséquent, l'atmosphère était chargée des produits du sang décomposé ; or dans les mois d'été aussi longtemps que les croisées pouvaient rester toujours ouvertes, les malades jouissaient d'une immunité parfaite vis-à-vis de la malaria nosocomiale. En automne, aussitôt qu'il devenait nécessaire de fermer les fenêtres à cause des nuits froides, il n'était pas rare de voir se manifester, à l'occasion du plus léger dérangement, la prétendue fièvre de lait, *le pouls de l'hôpital*, et les affections génitales catarrhales. C'est pendant les mois de février, mars et avril que la mortalité s'élevait le plus. Pendant les mois d'hiver, il y avait, règle générale, un encombrement de malades, une insuffisance de ventilation, et il existait en même temps une saturation de l'air, par les matières albuminoïdes dérivées principalement du sang, qui, sous l'influence ultérieure de la chaleur requise pour rendre les salles confortables, entraient rapidement en décomposition. Que les derniers mois d'hiver se soient montrés les plus dangereux, ceci est donc en concordance non seulement avec la théorie de l'accumulation continue, mais avec le fait expérimental qui nous enseigne que des semaines peuvent s'écouler, avant qu'une substance décomposée ait acquis son plus haut degré de virulence.

En dehors de la *malaria nosocomiale* des hôpitaux, il y a raison de croire à des influences périodiques, tenant à certains états qui affectent de vastes régions et atteignent la société tout entière. Dans l'année 1871, la mortalité par suites de couches fut de 399 ; en 1872, de 503 ; en 1873, de 431 ; en 1874, de 439 ; en 1875, de 420. Le nombre excessif des décès de 1872 fut entièrement dû à l'augmentation des phlegmasies utérines, les cas résultant des accidents ordinaires, demeurant à peu près dans les mêmes proportions que dans les années précédentes. La maladie ne s'étendit certainement pas des hôpitaux à la ville, les services hospitaliers servant de foyers ; car la mortalité, à l'hôpital de Bellevue, fut à peine au-dessus de la moyenne habituelle. Il n'y eut pas, cette année-là, de mortalité anormale provenant de diphtérie, d'érysipèle ou de scarlatine, mais l'ensemble de la mortalité arriva au chiffre le plus considérable connu, dans les statistiques sanitaires de la ville. Il n'y a pas de données positives sur le rapport des décès en ville par fièvre puerpérale, avec le parasitisme ; mais la prédominance d'épizooties, d'affections catarrhales épidémiques, de formes particulièrement graves de pneumonie et d'autres maladies qu'on attribue maintenant à la présence d'organismes minuscules dans l'atmosphère, rendent fort probable une semblable origine.

Il est bon de dire ici que malgré la force de l'argument qui consiste à regarder les parties génitales des femmes puerpérales, comme la porte d'entrée exclusive des matériaux infectieux dans l'organisme, il semble impossible, jusqu'à présent, de faire coïncider tous les faits avec une semblable théorie. J'ai les relevés de nombre de cas s'étant présentés au cours d'une épidémie de fièvre puerpérale, dans lesquels les malades avaient été atteintes par la fièvre, dès avant la parturition, — ou de cas dans lesquels la longueur prolongée du travail, la fréquence des hémorrhagies *post-partum* et les contractions irrégulières de l'utérus, immédiatement après l'accouchement, étaient des indices de quelque influence anormale déjà exercée à la période de début du travail, antérieurement à l'existence du traumatisme. Que les matériaux délétères puissent trouver, pour entrer dans l'économie, d'autres voies qu'une surface blessée, on le constate évidemment par l'état cachectique qui se produit assez souvent chez les médecins, à la suite d'un séjour trop assidu dans les salles de dissection ou dans des endroits où se pratiquent les autopsies. Dans un cas grave et rapidement fatal, qui eut lieu à l'hôpital de Bellevue, il me fut impossible d'attribuer l'accident à une autre cause qu'à ce que la femme, pendant cinq mois, avant son accouchement, avait servi d'aide dans des salles de femmes en couches. L'autopsie ne fit découvrir aucune lésion spéciale, mais les symptômes furent ceux d'une septicémie intense. Il ne semble pas qu'il soit encore temps d'abandonner l'idée que, dans des circonstances exceptionnelles, les appareils respiratoire et digestif peuvent livrer passage à des matériaux de nature septique.

Inoculation. — Une autre et fréquente source de fièvre puerpérale réside dans l'inoculation directe. Toute matière septique introduite dans les conduits génitaux d'une femme, pendant ou après son accouchement, peut produire une infection générale de l'organisme.

Mais le point sur lequel je désire insister spécialement c'est la possibilité de suivre la marche des épidémies de fièvre puerpérale, occasionnées par le transport direct, du poison puerpéral, d'une malade à l'autre, par l'intermédiaire des personnes de service. Dans des cas semblables, le changement de salle et les précautions sanitaires les plus rigides sont sans grand avantage, tant que le personnel affecté continue à rester en fonctions. A moins que ce fait ne soit pleinement reconnu, les devis les plus habiles pour la construction d'un hôpital seront en défaut, pour empêcher que des désastres n'aient lieu. Dans les épidémies, il faut se garantir tout particulièrement contre cette source de danger, le poison septique augmentant d'intensité par des inoculations successives. Davaine (1) a démontré que lorsqu'un certain nombre d'animaux étaient inoculés successivement de l'un à l'autre, tandis que dix à quinze gouttes de sang putride étaient nécessaires pour produire la mort du premier animal, la dix-trillionnième partie d'une goutte était suffisante pour le vingt-cinquième animal de la série. Dans les épidémies de fièvre puerpérale, on observe une pareille augmentation de la malignité meurtrière des poisons engendrés par les malades.

Les garde-malades, dans les hôpitaux et dans la pratique privée, sont habituellement les transmetteuses de la contagion. En étudiant les registres de la cité de New-York pendant neuf ans, je trouve cependant que le fait de deux décès de fièvre puerpérale se suivant l'un l'autre, de si près qu'ils faisaient naître le soupçon d'inoculation, s'est présenté pour trente médecins; une série de trois cas arriva dans la pratique de trois médecins; un médecin perdit trois femmes, puis deux successivement; un autre médecin eut une fois deux décès, une fois trois décès et deux fois quatre décès se suivant l'un l'autre; enfin, un autre rapporta d'abord deux décès très rapprochés, puis la perte de six malades en six semaines. Ainsi, dans la pratique de plus de douze cents médecins, en neuf ans, je trouve, à l'exclusion des cas survenant dans les hôpitaux, que *la pratique* de trente-six d'entre eux seulement, donne de la force à l'idée que la fièvre puerpérale peut être due à une négligence criminelle, de la part des hommes de la profession. Indubitablement dans beaucoup de ces cas, aussi, la responsabilité n'est qu'apparente, comme, par exemple, lorsqu'un praticien a eu la mauvaise fortune de perdre, dans une semaine, une femme, de convulsions puerpérales et, dans la semaine suivante, d'en perdre une autre d'hémorrhagie placentaire. Chose singulière! aucune de ces conséquences ne se présenta dans la pratique d'un médecin en rapport avec un hôpital d'accouchement. En présence de cette accusation que les médecins, appointés par des institutions publiques obstétricales, sont d'actifs propagateurs de la fièvre puerpérale, dans les milieux popu-

(1) *Rapport à l'Académie de Médecine*, 17 Septembre, 1872.

leux, j'ai trouvé que la mortalité totale, par toutes causes de nature puerpérale, survenue dans la clientèle privée de dix médecins attachés intimement à de semblables institutions, se chiffrait, pendant les neuf années, par vingt et un cas seulement. Parmi ceux-ci, treize furent le résultat d'accidents ordinaires et huit seulement de métrite proprement dite, dont une s'était développée avant que le médecin ne fût appelé; tandis qu'un seul médecin dépourvu de fonctions hospitalières eut, durant le même temps, vingt-sept cas, dont vingt et un furent des cas de métrite.

Je me suis complu à multiplier mes efforts pour déterminer jusqu'où l'expérience correspondait avec la théorie de Semelweiss, en vertu de laquelle la fièvre puerpérale devrait son origine aux matériaux empoisonnés provenant des salles de dissection et introduits dans le canal génital, par les mains du médecin assistant des femmes en couches. J'ai fait, de cette idée, des applications personnelles à un certain nombre de jeunes gens qui se livraient à la pratique des accouchements, tandis qu'ils remplissaient leurs fonctions de démonstrateurs d'anatomie dans nos écoles médicales. Le Dr H. B. Sands, du collège des médecins et chirurgiens, rapporte que, dans les cinq années durant lesquelles il remplit l'office de démonstrateur, il assista à soixante cas d'accouchements environ. Tous se passèrent bien. Il perdit sa première malade, des suites de couches, peu de temps après avoir résigné ses fonctions dans les salles de dissection. Le Dr J. W. Wright, le professeur actuel de chirurgie à la section de médecine de l'Université de New-York, qui occupa pendant un an la place de démonstrateur au Woman's College, m'écrit : « Durant l'année, j'ai assisté à cent quatre accouchements, compris vingt-deux cas de forceps, deux de craniotomie, deux de version podalique, et quatre de présentation du siège. Sur ce nombre je perdis deux femmes : l'une de phlegmasia alba dolens compliquée d'urémie, double désordre dont la malade avait souffert dans un accouchement précédent ; et une de pneumonie double, par suite d'une exposition intempestive à l'air, à la suite de l'accouchement. En dehors de ces cent quatre cas, je ne puis me rappeler que trois ou quatre observations de métrite d'un caractère bénin ; je n'ai jamais pensé qu'ils pussent avoir aucun rapport avec mes occupations de la salle de dissection. Je puis ajouter que, pendant dix ans, j'ai assisté un assez grand nombre de femmes en couches, chaque année, et que, durant tout ce temps-là, j'ai eu l'habitude de faire des autopsies, quand l'occasion s'offrait, de toucher et d'examiner des pièces pathologiques, aussi bien en dedans qu'en dehors des salles de dissection, et cependant ma mortalité a été extraordinairement restreinte. » Le Dr Samuel B. Ward, autrefois démonstrateur au Woman's College, actuellement professeur de chirurgie à l'École médicale d'Albany écrit : « Alors que j'étais journellement dans la salle de dissection, pendant les sessions d'hiver de l'Ecole, de 1868 à 1872, j'ai fait trente-deux accouchements dont j'ai les observations. Toutes les malades guérirent, aucune d'elles ne souffrit de la moindre complication pouvant se rattacher à l'infection. »

Il est de connaissance courante qu'après que Semelweiss eut introduit l'usage, parmi les médecins assistant les malades, au grand hôpital des femmes en couches à Vienne, de se laver dans une solution de chlorure de chaux, il y eut une grande diminution dans la mortalité, nonobstant ce que rapporte G. Braun, qu'en 1857, dans le mois de juillet, sur deux cent quarante-cinq accouchements il y eut dix-sept décès. Le mois suivant le professeur Klein donna l'ordre de suspendre l'usage des désinfectants. Par un heureux hasard, il n'y eut en août que six décès seulement sur deux cent cinquante accouchements ; et, en septembre, sur deux cent soixante-quinze femmes, aucune ne mourut. De 1857 à 1860 la mortalité fut légère, quoique on n'usât pas de désinfectants; tandis que durant les trois années suivantes, en dépit de l'emploi systématique et persistant des agents antiseptiques, le chiffre des décès revêtit des proportions formidables (1).

En conséquence, je ne veux pas exagérer l'importance des travaux de Semelweiss. Il n'est point douteux que ce soit une épreuve périlleuse que de passer d'une salle de dissection au lit d'une femme en travail, sans employer les mesures rigoureuses de désinfection des mains et de toutes les parties qui ont été en contact avec le cadavre; mais il est bon d'appeler l'attention sur le fait que la fièvre puerpérale n'est pas due à une cause simple et unique, ni qu'on puisse la prévenir par une précaution unique. Au surplus, le poison cadavérique n'existe pas, de toute nécessité, dans tout cadavre examiné. Haussmann a trouvé que des injections, dans le vagin de lapines pleines, arrivées à la dernière moitie de leur gestation, faites avec le sérum provenant du corps d'une personne qui n'avait pas succombé à la septicémie, ne produisaient aucun résultat fâcheux; tandis qu'une mort rapide résultait d'injections faites, dans les mêmes conditions, avec le pus de l'abdomen d'une femme ayant succombé à une maladie puerpérale infectieuse (2).

Rapports de l'infection puerpérale avec les maladies zymotiques.

Dans mes recherches d'il y a quelques années, sur la nature, les causes et la prophylaxie de la fièvre puerpérale (3), j'ai dressé, d'après

(1) Braun. *Rückblicke auf die Gesundheits Verhältnisse unter den Woechnerinnen*, u. s. w., pp. 32, 33.

(2) Haussmann. *Untersuchungen und Versuche über die Entstehung der überragbaren Krankheiten des Wochenbettes*, « Beitr. zur Geb. und Gynek., Bd. II, Heft 3, p. 374.

(3) « Trans. of the International Med. Congress, » Philadelphia, 1876.

les statistiques du Bureau de la santé de la ville de New-York, des tableaux portant sur une période de plus de dix années, pour répondre à la question de savoir s'il y a quelque rapport entre la fréquence des décès de scarlatine, de diphtérie et d'érysipèle et ceux provenant de maladies puerpérales. Avant leur publication, je fus devancé, dans mes déductions, par un mémoire sur le même sujet de Matthews Duncan (1). Ni Duncan ni moi ne trouvâmes dans les statistiques la preuve de cette relation. Il n'y a cependant rien dans nos recherches qui puisse invalider un témoignage direct tendant à démontrer que, dans des cas particuliers, une connexion réelle entre la fièvre puerpérale et les maladies zymotiques peut exister. En effet, il me semble pleinement établi qu'un poison peut être transporté de malades souffrant de l'un des processus morbides précédents, lequel, une fois absorbé par la femme en état de puerpéralité, détermine chez elle une fièvre infectieuse possédant un intense degré de virulence. Le rapport intime entre l'érysipèle et la fièvre puerpérale s'accuse quelquefois par la manifestation, dans cette dernière maladie, d'inflammation érysipélateuse provenant d'ulcères puerpéraux du vagin, s'étendant à la surface cutanée de la cuisse, jusqu'au genou; et, en haut, sur l'abdomen, jusqu'à la moitié du corps. Que, dans ces cas, le processus interne soit semblable comme caractère, c'est un fait qui ne saurait être mis en question.

Influence des saisons de l'année.

Dans une autre occasion, j'ai montré que, dans la ville de New-York, le chiffre de la mortalité, par la fièvre puerpérale, était près de deux fois plus grand, pendant le semestre de Décembre à Mai inclusivement, que pendant celui de Juin à Novembre. La plus grande mortalité avait lieu en Février et Mars, englobant plus du quart du chiffre total. Le nombre le plus minime de décès avait lieu en Septembre et Octobre, mois dans lesquels on observa seulement le treizième du nombre total.

Influence des conditions sociales.

Que la fièvre puerpérale, dans sa moisson meurtrière, n'épargne ni les classes riches ni les classes aisées, cela est une vérité trop familière pour mériter une discussion. J'ai montré, par des comparaisons faites entre les divers quartiers de la ville, où l'on peut voir

(1) Duncan. *On the Alleged Occasional Epidemic Prevalence of Puerperal Pyoemia, or Puerperal Fever, and Erysipelas*, « Edinburgh Med. Jour., March, 1870, p. 774.

côte à côte, les deux extrêmes de la richesse et de la pauvreté, que les riches jouissent d'immunités spéciales comparativement aux membres moins favorisés de la société. Ainsi, la mortalité parmi les représentants des couches sociales inférieures serait, en proportion de la population, de trois à six fois plus grande que celle des classes plus fortunées.

PROPHYLAXIE DE LA FIÈVRE PUERPÉRALE

Des 3 342 décès d'origine puerpérale constatés dans la ville de New-York, de 1868 à 1875 inclusivement, 420, soit un huitième du nombre total, survinrent à l'hôpital. Quant aux 1 947 cas d'infection, les hôpitaux y contribuèrent pour 300 environ, soit à peu près un sixième. D'après un pareil tableau, le premier mouvement serait de réclamer à haute voix la suppression des maternités. — Mais une politique plus sage suggère plutôt l'idée de rechercher si cette grande mortalité mentionnée n'est pas le résultat d'une nécessité malheureuse. Les citations suivantes montreront combien l'on peut faire, dans l'état présent de nos connaissances scientifiques, pour faire disparaître les conditions qui favorisent la genèse du puerpérisme dans les grands hôpitaux, au point de les transformer en asiles salubres pour les pauvres.

Dr Goodell (1) a constaté qu'à Preston-Retreat, sur 756 accouchements il n'y avait eu que 2 cas de mort d'origine septique. Winckel (2), à la maternité de Dresde, a signalé en 1873, 18 morts par infection, soit un huitième ; mais du 10 janvier jusqu'au 7 juillet, il n'y eut que 1 cas de septicémie sur 570 accouchements ; dans l'année 1872, le chiffre des décès avait excédé cinq pour cent. La réduction de la mortalité ne tint pas à une circonstance fortuite, mais fut due à des mesures rigoureuses instituées pour prévenir la maladie. Stadfeldt (3) réduisit la mortalité de la fièvre puerpérale à l'hôpital de la Maternité de Copenhague de un trente-septième, proportion relevée de 1865 à 1869, à un quatre-vingt-septième, de 1870 à 1874. Le Dr Johnston (4) rapporte qu'à Rotunda-Hospital à Dublin, pendant les sept années de sa maîtrise, il y eut 7860 accouchements, avec 169 décès sur lesquels 85, soit 1 pour 91, provenaient d'infection. Braun von Fernwald (5), en seize années, cite 61 949 accouchements, faits dans le vaste hôpital de la Maternité

(1) Goodell. *On the Means employed at the Preston Retreat for the Prevention and Treatment of Puerperal Diseases*, p. 13.

(2) Winckel. « Berichte und Studien », Leipsic, 1874, p. 183.

(3) Stadfeldt. *Les maternités, leur organisation et leur administration*, Copenhague, 1876.

(4) Johnston. « Clinical Reports », from 1870 to 1876, inclusive.

(5) Braun von Fernwald. « Lehrbuch der gesammten Gynaekologie », p. 885.

de Vienne, avec 825 décès par fièvre puerpérale, soit 1,3 pour 100. Spiegelberg (1), sur 901 accouchements, à Breslau, perdit seulement 5 femmes de fièvre puerpérale. De Beurmann (2) rapporte qu'à l'hôpital Lariboisière, dans le service de M. Siredey, le chiffre des décès en 1877 fut de 1/145 et en 1878 de 1/199 accouchements; à l'hôpital Cochin, dans le service de M. Polaillon, la mortalité totale de 1873 à 1877 fut de 1/108,7. En 1877, il y eut seulement 1 décès, de cause puerpérale, sur 807 accouchements : 1/807.

Quand le service de la maternité fut transféré, en 1872, de l'hôpital de Bellevue à l'île de Blackwell, il devint nécessaire de prendre quelques précautions d'aménagement pour ce qu'on appelle *les cas des rues*, c'est-à-dire pour les femmes subitement surprises par le travail, sans asile, dans un état de pénurie et de besoin extrêmes. D'abord, elles furent reçues, en partie, par les diverses institutions de charité privées de la ville de New-York; mais celles-ci, en 1877, décidèrent de les exclure de là, sous le prétexte que leur état, au moment de leur réception, était tel qu'il pouvait faire courir des dangers à l'existence des pensionnaires pour lesquels ces institutions de charité avaient été établies. Une ancienne fabrique de machines fut rapidement appropriée par la ville et, sous le nom d'Emergency-Hospital, fut confiée aux soins du Dr Henry F. Walker et aux miens. Le nombre d'accouchements, à Emergency, atteint le chiffre de deux cent vingt, annuellement. Le nombre des décès, provenant de toutes causes, a été de deux pour cent, chiffre qui, quoique considérable, n'est pas un résultat défavorable, quand on se rappelle que les malades appartiennent toutes à des classes vagabondes et privées de demeure; que, toutes, elles ont été surprises par le travail, avant leur entrée, et que beaucoup d'entre elles étaient dans des conditions déplorables au moment de leur admission. L'hôpital reçoit aussi, annuellement, un nombre considérable de malades qui y sont envoyées, après qu'en dehors de son enceinte, on a tenté des opérations prolongées et souvent graves. L'établissement possède, en vue des besoins spéciaux, deux salles largement ventilées. D'excellentes garde-malades sont fournies par l'école des garde-malades de New-York. Un citoyen généreux, M. Osborn, a fait construire sur l'arrière, mais détaché de la maison principale, un petit pavillon, d'après le modèle de celui de Tarnier, pour la réception des cas infectieux. Les commissaires des bureaux de charité ont promptement répondu à toutes les demandes qui leur ont été faites pour étendre les facilités se rapportant au soin des malades.

Ces résultats ne sont pas, sûrement, faits pour servir de soutien à l'idée

(1) Spiegelberg. « Lehrbuch », p. 748.

(2) De Beurmann. *Recherches sur la mortalité des femmes en couches dans les hôpitaux*, Paris, 1879.

qu'il est préférable pour une femme de faire ses couches dans un grenier que de franchir la porte d'un asile d'accouchements. L'expérience du Dr Goodell montre qu'un hôpital, établi pour de respectables femmes mariées, peut être administré de telle sorte que les pensionnaires y jouissent d'un plus grand degré de salubrité que les femmes n'en sauraient exiger dans leurs maisons, environnées de toutes les ressources que la richesse peut permettre.— Des résultats également bons ne peuvent être obtenus dans des hôpitaux ouverts aux infortunées de toutes classes. Mais il y a beaucoup de fausse appréhension et de confusion d'idées touchant le sort de ces malheureuses, quand nulle précaution charitable n'a été prise en leur faveur. La Maternité de Copenhague est fermée durant six à huit semaines, dans l'été. Pendant cette période, les femmes en travail non mariées reçoivent une assistance pécuniaire, qui les met à même d'obtenir une place dans des établissements où elles peuvent faire leurs couches. Or, Stadfeldt signale une plus grande mortalité parmi cette catégorie de femmes que parmi celles de l'hôpital. Cependant elles accouchent à une saison favorable de l'année, sans avoir de communication avec les objets, les sage-femmes ou les médecins de l'hôpital. Comme elles ne reçoivent heureusement rien, sauf de l'argent monnayé, on pourrait difficilement soupçonner celui-ci d'être le véhicule de la contagion. Ce que leur sort serait, peut-être, dans la ville de New-York, on peut en juger par les faits suivants. Ici, à l'exclusion des accouchements dans les hôpitaux, à peu près un trentième de tous les décès et un vingt-quatrième des cas d'infection, entre 1867 et 1875, sont constatés par quatre praticiens. Dix praticiens sur douze cents ont signé des certificats de décès pour un *quinzième des femmes* mortes de causes puerpérales en général et pour *un dixième des cas* dus à l'infection. Or on ne peut pas supposer que ces morts soient toutes le résultat de mauvaise pratique et d'incompétence. La véritable histoire de la plus grande part d'entre eux, c'est que, probablement, le docteur s'était engagé à faire l'accouchement pour une modique rétribution, avec l'arrière-pensée qu'il ne ferait pas de visites subséquentes, à moins d'être réclamé d'une façon spéciale par les amis de la malade. Celle-ci restait abandonnée à une garde ignorante, ou peut-être sans assistance aucune, exposée à toutes les pernicieuses influences engendrées par la pauvreté. Lorsque survint le mal, elle n'appela probablement le médecin à son aide qu'après l'écoulement du temps propice à l'assistance, de telle sorte que toute l'intervention médicale se borna à la délivrance du permis d'enterrement.

L'humanité exige l'établissement de lieux de refuge, dans lesquels les misérables recevront asile pendant les épreuves de l'enfantement. Si donc, il nous faut des maternités, nous devons les établir salubres, et ceci peut être réalisé en se rappelant la double source de danger qui naît d'une atmosphère empoisonnée et de la contagion directe. Un hôpital doit être propre, spacieux et bien ventilé, sinon son atmosphère se chargera de détritus organiques décomposés et produira la malaria nosocomiale. Les précautions sanitaires les plus rigides, observées par le personnel, n'empêcheront pas une salle mal ventilée de devenir malsaine, à moins qu'on ne tienne inoccupées des salles où les malades pourront être transportées au premier indice de danger. Le docteur Goodell constate qu'à Preston-Retreat les salles sont occupées invariablement à tour de rôle. Comme annexes de la Maternité de Copenhague, il existe plusieurs petits hôpitaux supplémentaires disséminés dans la ville, qui servent comme de soupapes de sûreté pour l'institution centrale. Des méthodes artificielles de ventilation rendent comparativement aisée la tâche de maintenir les salles saines. Elles ne nécessitent point cependant une installation compliquée et coûteuse. Les bons résultats de l'hôpital de la Rotonde me semblent dus, dans une large mesure, à la ventilation naturelle établie par les bouches de chaleur.

A la Clinique de Vienne, suivant C. Braun, la mortalité, de 1834 à 1862, fut en moyenne de 6 pour 100, et en 1842, le total énorme de cinq cent vingt et un décès, sur trois mille soixante-sept accouchements, fut atteint. En 1862, avec l'introduction de ce qui est connu sous le nom de système de calorification et de ventilation de Böhm, une amélioration immédiate se produisit. Dans les seize années, de 1863 à 1878 inclusivement, la mortalité totale a été de 1-6 pour 100, quoique, dans cet intervalle, *cinq mille quatre cent soixante-quatre praticiens aient reçu dans l'établissement une série considérable de cas obstétricaux.* En commentant ce changement, Braun dit : « Je suis arrivé maintenant, par mon expérience pratique, à la connaissance de ce fait, que la prophylaxie rapide et complète de la putridité, par une ventilation appropriée, doit être considérée comme un excellent moyen préventif contre la fièvre puerpérale ; que ce n'est pas le nombre des malades dans un hôpital d'accouchements, ni le nombre des malades dans une chambre isolée, mais la circulation insuffisante de l'air, défaut qui peut être inhérent aux locaux isolés des plus petites maternités, qui est le facteur important dans la propagation de la fièvre puerpérale ; que les femmes en état de puerpéralité doivent être protégées contre les maladies suites de couches, non par des constructions et des jardins, mais par l'introduction permanente de grandes quantités d'air pur et chaud. » Il ajoute ensuite, ce qui est en complet accord avec ma propre expérience : « Avant de bâtir de nouveaux établissements, on doit donner une plus grande attention que jadis à la ventilation des anciennes constructions, et là où on la trouve défectueuse, on doit y substituer un système correspondant aux desiderata indiqués par la science. »

En 1872, la fièvre puerpérale fit périr vingt-huit femmes sur cent cinquante-six, qui étaient accouchées à l'hôpital de Bellevue. Le service fut alors dissous et une grande clameur s'éleva contre « les hôpitaux infectés ». Des pavillons en bois furent, en conséquence, élevés sur l'île Blackwell pour la réception des femmes en couches. Ces bâtiments furent construits d'après ce que l'on connaît sous le nom de *cottages*. Ils étaient situés favorablement, dans un lieu aéré, loin de l'hôpital général. Ils étaient chauffés par de gros poêles en fonte et aucune mesure pour ventiler les salles n'avait été prise, excepté par les fenêtres qu'on ouvrait.

En moins de trois mois, à partir de leur occupation, une épidémie de fièvre puerpérale rendit nécessaire de reporter, pour un temps, le service à l'hôpital de la Charité. Le même résultat suivit chaque tentative subséquente, faite pour les utiliser comme maternités, jusqu'à ce qu'après trois ans d'essai, on jugeât nécessaire de les abandonner tout à fait.

Dans la pratique privée, il est également important que la chambre de l'accouchée soit abondamment pourvue d'air et de lumière. Le médecin doit insister sur la valeur de la ventilation, comme moyen propre à contribuer au rétablissement rapide des femmes accouchées. En tenant les croisées hermétiquement fermées, par une fausse frayeur que la malade puisse prendre froid, il l'expose au risque de s'empoisonner avec ses propres exhalaisons.

Mais les expériences de l'hôpital Cochin et de l'hôpital Lariboisière, constructions coûteuses, semblables à des palais, prouvent que l'air frais, seul, ne protège pas les malades contre la contagion.

Le grand progrès réalisé, dans la condition des malades des maternités, en ces dernières années, a été dû à l'application des principes de Lister à la pratique obstétricale. Une antisepsie complète, au sens chirurgical, est naturellement impraticable. La pratique de l'accouchement, sous le jet phéniqué, a été essayée en Allemagne, mais on n'a pas trouvé qu'il ajoutât beaucoup à la sécurité de la femme en état de puerpéralité. *Une antisepsie appropriée consiste dans l'observation de précautions multiples, lesquelles ont été le fruit tardif de l'expérience.*

En somme, la prophylaxie, dans les hôpitaux, c'est la protection de la malade contre toute forme connue de contamination; c'est l'éloignement et l'isolement rapides de toute femme accouchée qui manifeste des symptômes fébriles.

Quant aux détails, les *lits* doivent être en fer et souvent frottés avec une solution phéniquée ; après chaque accouchement, la paillasse sur laquelle la femme reposait doit être lavée à l'eau bouillante et la paille brûlée ; au lieu du caoutchouc habituel dont on garnit le lit, Tarnier recommande le papier goudronné qui est antiseptique et coûte si peu qu'on peut ne s'en servir qu'une seule fois ; tout le linge souillé doit être immédiatement emporté hors de la salle, pour être brûlé, ou désinfecté par une longue ébullition; les éponges doivent être rejetées parce qu'ayant été une fois imbibées de sang, l'acide phénique même ne peut pas les assainir; les garde-malades, employées dans les salles, ne doivent pas avoir accès auprès des femmes en couches, d'Espine (1) ayant montré que les lochies d'une personne en bonne santé, au troisième jour, peuvent empoisonner un lapin; une malade atteinte de fièvre doit être immédiatement éloignée et la garde-malade qui lui donne des soins doit aller avec elle.

Doléris (2) formule comme suit les indications d'une prophylaxie efficace :

1° Empêcher l'introduction des germes (antisepsie avant et pendant l'accouchement) ;

2° Paralyser sûrement leur action dans toute éventualité (antisepsie après l'accouchement);

3° Fermer les portes d'entrée, — veines lymphatiques, trompes de Fallope (emploi des moyens qui favorisent la contraction utérine).

Le premier devoir du médecin est de se défendre d'assister à un cas d'accouchement, lorsqu'il vient d'être en présence de maladies contagieuses, ou en contact avec des matériaux septiques dérivés soit de la salle de dissection, soit de l'hôpital. Le scepticisme à l'égard de ces sources de dangers sera, à coup sûr, puni sérieusement dans un temps plus ou moins éloigné. Pour un cas douteux, la moindre des précautions consistera dans un grand bain et le changement complet de vêtements. Un vêtement spécial, destiné aux accouchements, souillé de sang et de liquide amniotique, est susceptible de communiquer l'infection. Avant tout accouchement, soit à l'hôpital soit dans la pratique privée, les mains et les avant-bras doivent être largement baignés dans une solution phéniquée, pour pratiquer l'examen vaginal. Une brosse à ongles doit faire partie de l'équipement obstétrical habituel. On devra éviter de faire de fréquents examens durant le travail. Tous les instruments employés, pendant et après l'accouchement, doivent être soigneusement désinfectés. Pour les accouchements prolongés, dans les cas de dystocie, lorsque les membranes se sont rompues prématurément et que le fœtus est mort, c'est une précaution utile, après la délivrance, que de laver l'utérus et le vagin avec de l'eau phéniquée chaude.

(1) D'Espine. *Contributions à l'étude de la septicémie puerpérale*. p. 18.

(2) Doléris. *La fièvre puerpérale*, 1880, p. 303.

Dans la période puerpérale, l'injection phéniquée chaude stimule la rétraction utérine et facilite la cicatrisation rapide des plaies du canal vaginal ; dans la pratique hospitalière, elle possède en outre l'avantage de prévenir l'accumulation de matières albuminoïdes putrides dans l'air. Dans la pratique privée, la malade doit employer une seringue neuve ; dans les hôpitaux, chaque femme doit être pourvue d'un tube en verre pouvant s'adapter à l'irrigateur. Quand on ne s'en sert pas, ces tubes doivent être plongés dans l'acide phénique.

Le courant injecté dans le vagin doit être continu comme celui fourni par la seringue-fontaine. Avec mes malades de l'hôpital, au lieu de compresses à la vulve, j'ai pris l'habitude de me servir d'étoupe. En trempant celle-ci dans une solution d'acide phénique, on environne la vulve d'une atmosphère antiseptique.

Quoique ces conseils puissent paraître pédantesques, ils sont justifiés par l'expérience et, transportée au dehors, la pratique des détails indiqués devient aisément une affaire d'habitude. Que, par de semblables précautions, la fièvre soit destinée à être rayée de la liste des maladies dangereuses attaquant la femme, à la suite des couches, c'est dire plus qu'on ne peut garantir. Néanmoins, il reste vrai qu'un médecin ne doit jamais perdre le sentiment de sa responsabilité personnelle dans cette circonstance. En vérité, la fièvre puerpérale doit être regardée comme une maladie qu'on peut empêcher. Son invasion dénote évidemment que quelque source de danger a été méconnue, quoique, en raison de l'imperfection de nos connaissances, il puisse facilement arriver que, même avec l'attention la plus opiniâtre, la cause précise puisse, dans tel cas particulier, échapper à nos recherches.

Des essais nombreux permettent de recommander l'usage de la solution de sublimé corrosif à 1/2000 et de sulfate de cuivre à 1/100 comme antiseptiques précieux. (Voir p. 296 et suiv.) D.

TRAITEMENT DE LA FIÈVRE PUERPÉRALE

Quand les germes septiques caractéristiques de l'infection putride sont une fois entrés dans le sang, ils sont au delà de l'atteinte du médecin. Excepté, cependant, dans les cas de septicémie aiguë, lorsque la quantité de poison introduite au début a été excessive, la malade peut se relever de ce choc subit et, pourvu que de nouveaux matériaux pyogéniques ne pénètrent point dans l'organisme, le rétablissement peut être espéré.

Les indications du traitement sont, par conséquent, de neutraliser le poison puerpéral dans son foyer de production, afin de l'empêcher de causer un dommage ultérieur ; et d'adopter les moyens appropriés, pour mettre la malade à même de supporter sa présence, quand il a été une fois absorbé, jusqu'à ce qu'il soit éliminé ou qu'il ait perdu ses propriétés malfaisantes.

Pour l'accomplissement de la première indication, on recommande que, dans tout cas de fièvre d'origine puerpérale, le vagin soit nettoyé, toutes les quatre à six heures, avec une solution d'acide phénique de deux à trois pour cent. L'injection, par elle-même, est absolument sans danger. Dans la plupart des cas, l'infection procède des plaies du vagin et du col.

La tendance des sécrétions à séjourner dans le cul-de-sac vaginal, baignant, comme elles le font, la portion cervicale, est une source féconde de septicémie. Dans tous les cas, si ce n'est dans les plus bénins, l'orifice vaginal doit être examiné au point de vue de la possibilité d'ulcérations puerpérales. Toutes les plaques nécrosées doivent être touchées avec l'acide hydrochlorique, avec une solution d'acide phénique à dix pour cent, ou avec ce que personnellement je préfère : une solution composée de persulfate de fer et de teinture d'iode; l'un agit comme un puissant antiseptique, tandis que l'autre, en corrodant les tissus, bouche les lymphatiques et ferme les portes par où les germes septiques pénètrent dans l'organisme.

On aura recours aux injections intra-utérines avec une extrême circonspection. A moins que l'infection ne procède de la cavité utérine, ce qui est le cas le plus rare, elles sont inutiles. Dans les inflammations circonscrites, lorsque le poison morbifique perd sa virulence à peu de distance de la plaie puerpérale, elles sont souvent nuisibles. J'avance cette observation à contre-cœur, car la pratique des injections locales s'accorde avec mes convictions théoriques les plus enracinées. Il semble certainement logique de traiter l'utérus comme on traiterait toute autre cavité sécrétant du pus. Le procédé est chaudement recommandé par Fritsch, Schülein, Richter, Langenbuch et Schrœder comme prophylactique, contre les affections puerpérales. C. Braun, cependant, avec sa grande compétence sur les questions obstétricales, écrit à ce sujet : « Nous devons protester contre les injections faites dans la cavité utérine, par les médecins. Ces entreprises ambitieuses sont plutôt pour faire du mal que du bien. » Ceci correspond à ma propre expérience. A l'hôpital, j'ai eu fréquemment l'occasion d'être témoin de cas où l'état de la malade était tout à fait aggravé par des injections administrées avec un zèle enthousiaste, par des adjoints autorisés de l'établissement. Des accidents, tels que convulsions, choc, empoisonnement par l'acide phénique, ont été cités par nombre d'auteurs.

Cette circonspection, cependant, n'a pas pour but de bannir l'emploi de l'antisepsie intra-utérine, dans les cas nettement indiqués.

Ainsi, il serait imprudent dans une infection due à la décomposition de débris placentaires, de parcelles de caduque ou de lambeaux de membranes, de traiter les symptômes généraux et de négliger les causes locales du mal. — Dans tel ou tel cas spécial, il peut devenir difficile de décider de la conduite à suivre.

En général, cependant, on peut établir qu'il convient de faire des lavages dans toute l'étendue du canal génital, quand la fièvre succède aux opérations pratiquées dans la cavité utérine ou à l'expulsion d'un fœtus mort ; et dans des cas de fièvre, associée malgré les injections vaginales, à un écoulement fétide persistant, à la présence de parties de l'œuf ou de ses annexes, reconnaissables dans les lochies, à l'écoulement répété de caillots décomposés ou à l'involution lente d'un utérus gros et flasque.

L'opération du nettoyage de l'utérus doit être conduite avec le soin le plus scrupuleux. La seringue employée doit fournir un jet continu et non un jet interrompu, et l'air doit être complètement chassé du tuyau. Le tube à passer dans le col doit être de verre, de la dimension du petit doigt et un peu recourbé, pour se conformer à la courbure du pelvis. Une solution d'acide phénique, à deux pour cent, doit être d'abord injectée dans le vagin, par mesure de précaution contre le transport de matériaux septiques dans l'utérus. L'introduction du tube doit être faite sous la conduite de deux doigts passés dans l'orifice externe. Mais un léger effort est à faire pour franchir l'anneau de Bandl. Il n'est ni nécessaire, ni désirable de pousser le tube jusqu'au fond. Le liquide phéniqué injecté doit être tiède et d'une quantité de deux à trois drachmes jusqu'à une pinte. Il doit être introduit très lentement et les plus grands soins sont à prendre *pour assurer son échappement, lequel peut habituellement s'accomplir par la pression exercée sur la paroi antérieure du col au moyen du tube de verre.* Langenbuch, pour établir un drainage permanent, recommande de laisser un morceau de tube en caoutchouc dans le canal cervical, méthode sur les mérites de laquelle je ne suis pas en mesure de parler par expérience. Le tube, dit-on, est bien supporté et possède l'avantage de permettre de pratiquer les injections subséquentes sans déranger la malade.

Dans beaucoup de cas, les résultats du traitement intra-utérin sont vraiment frappants. Souvent la température s'abaisse notablement, une heure ou deux après l'opération. Ce résultat pourtant est rarement permanent. Habituellement la fièvre reparaît et l'opération est à répéter. La malade doit être soigneusement surveillée et, au premier indice du retour du danger, l'injection doit être renouvelée. Deux à trois injections peuvent ainsi être réclamées et il peut être nécessaire de les continuer pendant une semaine. En somme, par les moyens indiqués, une assez grande quantité de femmes, qui semblaient destinées à périr, obtiennent, à la fin, d'heureuses guérisons.

Aujourd'hui que j'ai une certaine expérience des lavages intra utérinsque j'ai pratiqués à profusion et à la pratique desquels j'ai dressé un grand nombre d'élèves, je crois pouvoir donner mon avis sur les indications générales qui doivent en régir l'emploi.

La sonde la plus propre à cet usage sera la plus simplement construite : un tube en caoutchouc solidifié, en celluloïde, ou en métal, pourvu d'un canal de retour comme celle de Budin, ou d'une gaine comme celle du professeur Pajot ; un cathéter courbe, fait de deux tubes cylindriques accolés ménageant le retour du courant par le moyen des deux gouttières angulaires qui séparent les tubes, ainsi que je l'ai proposé. A condition que les orifices de sortie du liquide antiseptique soient percés à l'extrémité de l'instrument, ces différents appareils sont d'un emploi commode et sûr. Il en existe des modèles de calibre différent pour les différents cas.

Le liquide d'injection le plus employé est la solution de sublimé à un millième. Néanmoins, comme cet agent est suscèptible de déterminer des accidents légers ou graves suivant les circonstances, il faut y renoncer et le remplacer par un autre antiseptique, dès que l'indication est évidente. La solution phéniquée à un cinquantième, et mieux, la solution de sulfate de cuivre, à un centième, réalisent parfaitement le but.

Le liquide injecté doit être à la température du corps. Sinon l'on s'expose aux accidents de schock et aux sensations de douleur intense accompagnée de frissonnements et de tétanisme utérin, par l'emploi d'une injection froide.

Il est nécessaire de diriger et d'incliner la sonde en divers sens, pour faciliter le reflux du liquide pendant l'opération, ou bien de suivre le précepte précédemment indiqué par Lusk qui consiste à appuyer en avant, sur le col,

Dans les cas où il existe des parcelles épaisses de placenta adhérent vouées à la nécrobiose, peut-être y aurait-il mieux à faire que d'irriguer la surface des tissus, par un lavage qui, quoi qu'on fasse, ne baigne que la partie la plus superficielle, sans atteindre les portions profondes adhérentes, dont la connexion plus directe avec les vaisseaux joue le principal rôle dans la résorption septique. Cet objet mérite les soins et l'attention des accoucheurs. Les essais, auxquels je me suis livré, ne sont pas assez nombreux pour justifier une pratique personnelle, qui est peut-être destinée à prendre une certaine importance dans la thérapeutique des suites de couches. — Dol.

Le premier, par ordre, des symptômes qui se réclament du traitement est habituellement *la douleur péritonéale*. Elle est, comme nous l'avons vu, de nature ordinairement lancinante et s'associe à une respiration brève et à une extrême fréquence du pouls. Dès que la douleur est une fois dominée, la violence de l'accès tombe. On doit la combattre, par conséquent, par des injections hypodermiques à deux centigrammes de *morphine* en solution. L'action calmante doit être maintenue par des doses, administrées par la bouche, en quantités et à intervalles appropriés à la gravité du cas. L'objet le plus important *est d'obtenir la disparition des douleurs spontanées.* Il est, en outre, d'une bonne pratique de pousser l'administration des *opiacés* jusqu'à ce qu'on ait fait aussi disparaître la douleur éveillée par la pression, pourvu que cela puisse se faire sans produire du narcotisme. Chez les malades impressionnables et dans les inflammations localisées, la quantité peut ne pas être très grande, au lieu que, dans la péritonite générale aiguë, la tolérance que montrent, pour le médicament, les femmes en état de puerpéralité, est quelquefois extraordinaire. Ainsi, une malade du professeur Alonzo Clark prit, en quatre jours, l'équivalent de 934 grains d'opium ; une malade du Dr Howard Pinkney 13 969 gouttes de la solution de Magendie, en onze jours ; et l'une des miennes, à la Maternité, l'équivalent de plus de 1 700 grains d'opium en sept jours (1). Dans ce dernier exemple, la malade avait toute l'apparence d'une moribonde, quand le traitement fut commencé. Ainsi, les traits étaient grippés, la face contractée, les pupilles dilatées, les extrémités des doigts bleues et froides, la respiration rapide, le pouls à peine perceptible. Dans cet état, les larges doses d'opium ne produisirent pas le narcotisme, mais furent suivies du rétablissement de la circulation et de la respiration, et de la disparition des symptômes du choc ; à chaque tentative d'abandon du traitement, de suite on observait le retour des symptômes alarmants. A l'expiration de la maladie, l'opium fut brusquement supprimé, sans détriment pour la malade.

Au contraire des cas de péritonite aiguë, on observe souvent une extrême susceptibilité pour l'opium, dans la variété pyémique. Ici, les *opiacés* ne m'ont jamais semblé faire bien : ils n'empêchent pas les migrations des bactéries rondes, il y a rarement de la douleur à soulager, et j'ai quelquefois pensé que leur administration était simplement l'addition d'un second poison à celui qui déjà envahissait le système nerveux.

Dans la péritonite pelvienne, au cours des premières quarante-huit heures, l'exsudation plastique s'est formée et la douleur persiste dans une grande étendue. A partir de ce moment, en règle générale, des doses très modérées d'opium sont nécessaires pour le bien-être de la malade.

En France, on emploie beaucoup l'application de sangsues sur l'abdomen, comme moyen de soulager la sensibilité du péritoine. Qu'elles opèrent ainsi, c'est indubitable. Leur abandon dans notre pays est dû plutôt à un préjugé populaire qu'à leur inefficacité.

Au commencement d'un accès, une fomentation térébenthinée sur l'abdomen procure du bien-être à beaucoup de femmes, tandis que la vive dérivation produite peut exercer une influence

(1) Les détails de cette observation ont été rapportés dans l'« Am. Jour. of Obst., » Oct., 1880, p. 864, par le Dr. F. M. Welles, qui conclut à l'administration de l'opium.

favorable sur le cours de la maladie. A une période plus avancée, j'emploie des compresses de flanelle trempées dans de l'eau, tordues et recouvertes de soie huilée, pour prévenir une trop rapide évaporation. C'est un fait d'ancienne expérience, qu'au début d'une fièvre puerpérale la provocation d'abondantes garde-robes, par des purgatifs, est fréquemment suivie d'un abaissement de la température et d'une grande amélioration dans l'état de la malade. Le résultat, cependant, est loin d'être uniforme ; car, dans d'autres cas, ces diarrhées artificielles ont une tendance à aggraver les symptômes péritonéaux. A cause de cette incertitude dans leur action, les purgatifs doivent être administrés avec circonspection, non pas en raison d'une théorie relative à leur puissance éliminatrice, mais seulement en vue de combattre l'accumulation fécale. Dans les inflammations pelviennes, l'huile de ricin, à la dose de deux ou trois cuillerées à bouche, ou 25 à 50 centigrammes de calomel, enrobés avec 1 gramme de bicarbonate de soude, comme le recommande le professeur Barker, peuvent être donnés, quand la même indication existe. Après que les intestins ont été une fois débarrassés, la purgation ne doit pas être répétée. Dans les cas d'inflammation locale intense, et dans la péritonite généralisée, les lavements doivent être seulement employés pour remédier à la constipation.

Tout accroissement de la chaleur du corps est associé à une destruction rapide des tissus, à l'affaiblissement de l'action du cœur et à l'épuisement des centres nerveux. Depuis la découverte moderne des effets délétères *per se*, des hautes températures, les remèdes antipyrétiques sont venus jouer le rôle principal dans le traitement des fièvres, à la place des sédatifs cardiaques employés autrefois

Parmi les agents antipyrétiques, le *sulfate de quinine* jouit à juste titre d'une haute réputation. Dans les formes rémittentes de la fièvre, il peut être administré aux doses de 25 centigrammes, à des intervalles de quatre à six heures. Ainsi donné à doses moyennes, il tempère la fièvre, diminue les sueurs et, chez la plupart des malades, diminue les troubles intestinaux. Dans les formes fébriles continues, au contraire, il doit être donné en une seule dose, assez élevée pour procurer une rémission nette. En amenant une interruption dans les symptômes fébriles, ne fût-elle seulement que de quelques heures de durée, on apporte un retard dans le processus destructif. A la première administration, on peut donner de 1 gramme à 1 gr. 50 cgr. Dans les cas favorables, la température tombe, en peu d'heures, au-dessous de 38 degrés. Lorsque la température n'est tenue en échec que temporairement, à l'expiration des vingt-quatre heures, si tous les symptômes de cinchonisme ont disparu, la même dose devra être répétée.

C. Braun et Richter parlent favorablement de l'action du *salicylate de soude* (1). Il possède des propriétés antipyrétiques réelles, quoique moindres que celles du quinine. Il est rapidement absorbé, circule à travers les organes parenchymateux et, finalement, se décharge dans l'urine, sans avoir subi de changement. Binz dit qu'à petites doses il empêche l'action des ferments morbifiques, tandis qu'il laisse intacts les ferments normaux de l'organisme. Il est d'un avantage spécial, lorsque le quinine n'est pas bien toléré, ou, lorsque celui-ci est donné à la dose de 75 centigrammes à 1 gramme, toutes les quatre à six heures; il peut devenir un auxiliaire pour de plus hautes doses de quinine administrées en une seule fois. Le médicament doit être continué, jusqu'à ce que toute trace de désordre fébrile ait disparu.

Un remède plus puissant que l'acide salicylique lorsque le quinine a échoué, c'est la *teinture de Warburg*. Cependant, quelques malades trouvent que l'estomac la tolère difficilement.

Il y a quelques années, en raison des éloges du professeur Fordyce Barker (2), la teinture de *veratrum viride* était en grande faveur dans la fièvre puerpérale, comme moyen de réduire l'excitation spéciale du pouls inflammatoire. La méthode recommandée était d'administrer cinq gouttes par heure, d'habitude, conjointement avec la morphine, jusqu'à ce que le pouls fût abaissé à soixante-dix ou quatre-vingts battements par minute. Si le pouls était une fois réduit, alors trois, deux, ou une goutte par heure devaient suffire pour le juguler entièrement. Les vomissements et le collapsus résultant de l'emploi du veratrum ne devenaient pas un sujet d'alarme, étant uniquement considérés comme symptômes temporaires, car leur apparition était suivie d'une chute du pouls à trente ou quarante battements par minute, ce qui donnait plutôt au pronostic une signification favorable. Avec le pouls rapide de la période d'épuisement, la vératrine ne devait pas être administrée. — Depuis l'introduction du thermomètre dans la pratique on a trouvé qu'à la réduction du pouls par la vératrine s'associait l'abaissement de la température du corps. Cependant, la vératrine a passé de mode, non parce que ce n'était pas un agent efficace, mais parce que son administration est un art à acquérir et qu'on ne peut la confier, en toute sécurité, à des mains inexpérimentées. Depuis ces dix dernières années aussi, on s'est davantage familiarisé avec des médicaments moins dangereux.

Braun recommande, dans les cas graves où le quinine employé seul a été sans effet, de donner additionnellement de 60 centigrammes à 1 gr. 20 cgr. de *digitale*, en infusion, par jour, jusqu'à production

(1) Richter. *Ueber intra-uterine Injectionen*, etc., « Ztschr. für Geburtsh. und Gynaek. », Bd. II, Heft 1, p. 146.

(2) F. Barker. *The Puerperal Diseases*, p. 347.

de son action spécifique. Différente de la vératrine, la digitale détermine le ralentissement permanent des mouvements du cœur. En prolongeant la diastole cardiaque et en contractant les artérioles, elle permet au ventricule gauche de se remplir, à la tension artérielle de se rétablir, elle diminue conséquemment la pression intraveineuse et active l'absorption. Sa tendance à produire des troubles gastriques et la défiance ressentie au sujet de sa nocivité l'ont empêchée de se répandre dans la pratique.

L'*alcool*, comme auxiliaire du traitement, est indiqué dans tous les cas, que le quinine, l'acide salicylique ou la vératrine aient été simultanément ou séparément employés. Il stimule et soutient le cœur, retarde la destruction des tissus, et, par lui-même, est un antipyrétique de valeur. Habituellement, on le donne conjointement avec le quinine, par une ou deux cuillerées à thé toutes les heures, soit de whisky, de rhum ou de cognac, conformément à la recommandation de Breisky (1). Il s'était écoulé des années avant que j'eusse appris de mon ami, le professeur Barker, que l'influence spécifique de la vératrine ne pouvait être obtenue, dans beaucoup de cas, que lorsque l'emploi de l'alcool était combiné avec elle.

L'action antipyrétique des médicaments est due probablement, en grande partie, à quelque influence directe qu'ils exercent sur l'oxydation des tissus. Nécessairement, moins il y a de feu, moins il y a de chaleur. Il est bon, cependant, de soutenir leur administration intérieure par l'emploi extérieur du *froid*. Le froid doit son effet, dans la fièvre, en partie à ce qu'il enlève de la chaleur à la surface du corps, mais, à un degré plus important encore, à l'impression qu'il produit sur le système nerveux.

Chez les personnes en bonne santé, l'action du froid est d'augmenter la consommation de l'oxygène et la production de l'acide carbonique. La chaleur additionnelle ainsi engendrée permet de supporter les vicissitudes climatériques. L'effet primitif du froid dans les fièvres, est de nature similaire. Sa principale action thérapeutique relève de son influence secondaire sur les centres nerveux lesquels régularisent la chaleur du corps. Si l'on fait usage d'un froid intense, ou suffisamment prolongé, il s'en suit, non pas toujours immédiatement, mais dans le cours d'une heure ou deux, un abaissement marqué de la température, dont on ne peut se rendre compte qu'en l'attribuant à une influence indirecte, exercée par le grand sympathique et la moelle allongée. Cette particularité rend l'application du froid un précieux adjuvant, parmi les ressources thérapeutiques usitées contre les fièvres. Dans les cas de gravité moyenne, on trouvera que les

(1) Breisky. *Ueber Alcohol und Chinin-behandlung*, Bern, 1875.

lotions fréquentes avec de l'eau froide sont d'une impression agréable et un soulagement réel pour la malade. Un bonnet, plein de glace sur la tête, agira souvent sur la température générale du corps. De temps immémorial on a employé ce moyen pour arrêter le délire et provoquer le sommeil. Un sac de glace placé sur la région inguinale est d'un bénéfice local pour les inflammations pelviennes situées profondément, et, suivant C. Braun, il peut déterminer un abaissement rapide de la température. On permettra, en toute liberté, les boissons glacées.

Schrœder recommande un jet d'eau froide permanent dans la cavité utérine, à l'aide d'un grand irrigateur et d'un tube à drainage; d'autres conseillent les injections rectales froides continuées pendant une longue période, au moyen d'un tube à double courant.

Dans les fièvres de grande violence, l'application systématique du froid, à l'aide des bains ou de l'enveloppement humide, est capable, dans quelques cas, de rendre un service important. La température du bain sera de 25 à 30 degrés. Sa durée ne doit pas excéder dix minutes. La malade, quand elle est rapportée dans son lit, doit être enveloppée dans un drap humide et confortablement recouverte. Si on emploie l'enveloppement humide, deux lits seront placés l'un à côté de l'autre. Le tronc et les cuisses de la femme devront être enveloppés dans un drap plongé dans l'eau froide, puis exprimé, et cela, pendant dix à vingt minutes. Le drap devenu chaud, la malade sera placée dans un autre drap frais, sur le second lit, et les transbordements seront continués, jusqu'à ce que l'abaissement de température désiré soit effectué. Braun prétend que quatre enveloppements équivalent, comme action, à un grand bain.

Ces deux méthodes sont cependant sujettes à l'objection qu'elles ne peuvent être pratiquées sans un dérangement considérable pour la malade, considération qui n'est point d'une importance médiocre dans les cas de péritonite. Le Dr G. B. Kibbie a inventé un *fever-cot* hamac à fièvre, qui remédie aux difficultés ordinaires de ce mode de traitement. Le hamac est fait « d'un filet en coton fort, élastique, fabriqué exprès, à travers lequel l'eau passe rapidement jusqu'au fond placé en dessous, lequel est formé d'une toile de caoutchouc disposée de manière à conduire l'eau jusqu'à un vase situé aux pieds ». Le professeur T. G. Thomas (1) qui a employé très souvent cet appareil pour abaisser de hautes températures, après des ovariotomies, explique comme suit le *modus operandi.*

Sur ce hamac est placée une couverture, destinée à protéger la malade contre les cordes du filet; à une extrémité, on dispose un oreiller

(1) Thomas. *The Most Effectual Method of controlling the High Temperature occurring after Ovariotomy,* « N.-Y. Med. Jour. », August, 1878.

recouvert d'une pièce de caoutchouc, et un drap replié est mis en travers, au milieu du *hamac*, sur deux tiers environ de son étendue. La malade est couchée sur le *hamac*, les vêtements relevés jusqu'au haut des bras, et le corps enveloppé par le drap replié qui s'étend de l'aisselle jusqu'à un peu au-dessous des trochanters. Les jambes sont protégées par des caleçons de flanelle et les pieds par des bas de laine chauds ; l'on y ajoute des bouteilles d'eau chaude. On revêt alors la malade avec deux couvertures et on pratique l'affusion. Descendant les couvertures au-dessous du bassin, le médecin prend à ce moment un grand broc d'eau à 25 ou 30° et le verse doucement sur le drap. Celui-ci, saturé, laisse filtrer, à travers le filet, l'eau qui est reprise par le tablier en caoutchouc situé dessous et, courant inférieurement le long de la gouttière formée par celui-ci, elle est reçue dans un tube placé dans ce but, à l'extrémité. On peut se servir d'eau à des degrés plus élevés ou plus bas. Comme règle, il est mieux de commencer par une haute température, 32 ou même 35°, en diminuant graduellement.

Après cela, la malade est couchée sur un drap complètement sec, avec des bouteilles d'eau chaude à ses pieds, et soigneusement revêtue de couvertures sèches. Ni la partie du corps au-dessus des épaules, ni les extrémités inférieures ne sont nullement mouillées. L'eau est appliquée sur le tronc seulement. Le premier effet de l'affusion est souvent d'élever la température, fait noté par Currie lui-même, mais l'affusion suivante, pratiquée au bout d'une heure, l'abaisse à peu près sûrement. Il vaut mieux verser de l'eau modérément froide, sur la surface du corps, pendant dix à quinze minutes, que de verser un liquide glacial pendant un espace de temps plus court. L'eau, versée lentement, enlève la chaleur du corps plus certainement qu'employée d'une autre manière. L'eau recueillie dans le tube disposé au pied du lit, après avoir passé sur le corps, est habituellement de 8 ou 10° plus chaude que celle qui avait été versée du broc. Dans une occasion le Dr Vorst, mon aide, m'a dit qu'elle avait augmenté de 12°.

Au bout de chaque heure, on vérifie par le thermomètre le résultat de l'affusion, et si la température n'est pas tombée, on pratique une autre affusion, laquelle est continuée jusqu'à ce que la température se soit abaissée à 37°,5 et même au dessous.

On doit se rendre compte que la malade est constamment couchée sur un drap froid et humide, et, que l'affusion ne devient jamais une fomentation *ou bain local*, par la raison qu'aussitôt qu'une soustraction de chaleur suffisante a eu lieu, le drap est de nouveau mouillé et continue son œuvre, qui est de soustraire de la chaleur. J'ai tenu des malades, sur ce hamac, enveloppées dans le drap mouillé, pendant deux ou trois semaines, sans désagrément pour elles et avec un arrêt des plus marqués de la production de la chaleur animale. Habituellement, quand la température est descendue à 37° ou 37°,5 quatre ou cinq heures se passeront avant qu'une nouvelle affusion soit nécessaire.

Depuis que j'ai lu cette note, j'ai fait un grand nombre d'essais de cette méthode sur des femmes puerpérales et je n'ai pas trouvé qu'elle convînt à toutes au même degré. Dans quelques cas, les affusions, malgré les bouteilles d'eau chaude aux pieds, ont été suivies d'un tel degré de dépression et d'irrégularité de l'impulsion cardiaque, ce que dénotait le froid persistant des extrémités, qu'on a été obligé de les discontinuer. D'un autre côté, je puis me reporter à des cas désespérés en apparence, la malade étant considérée comme perdue sans ressources, où elles se sont montrées d'un effet vraiment miraculeux et héroïque. Naturellement, la différence dépend de la question de savoir si la température élevée est la seule cause des symptômes alarmants, ou si plutôt ceux-ci ne sont pas dus, en partie, à la dissolution du sang et aux altérations consécutives opérées dans les organes et les parenchymes.

Il est à peine nécessaire de faire remarquer que, dans la fièvre puerpérale, comme dans les autres fièvres, les forces de la malade devront être soutenues et la perte des tissus réparée, autant que possible, par l'administration régulière d'une alimentation liquide comme le lait et le thé de bœuf, en telle quantité que l'estomac la pourra supporter, et à une ou deux heures d'intervalle.

Dans le traitement des épanchements péritonéaux enkystés et des exsudats inflammatoires effectués dans le bassin ou le tissu cellulaire adjacent, lorsque les symptômes aigus sont dissipés, l'attention doit être dirigée sur la *fièvre vespérale* et les moyens de favoriser l'assimilation de la nourriture. Aussitôt que la transpiration et la fièvre sont réprimées, la résorption des matériaux plastiques commence. Les agents les plus importants, pour arriver à ce but, sont : le sulfate de quinine à doses modérées, combiné avec l'alcool sous une des formes usitées et les lotions au moyen de l'éponge imbibée d'eau tiède. Une douleur profonde dans la région iliaque se trouvera le mieux soulagée par un large *vésicatoire* sur le côté, au niveau du point où la sensibilité est perçue. On doit enjoindre le repos prolongé au lit. Même après que la convalescence est fort avancée, aussi longtemps que l'épanchement n'est point résorbé, la reprise des devoirs du ménage est suivie à peu près sûrement par une rechute ou par un état chronique qui sera d'une guérison des plus difficiles. — Plus tôt l'estomac de la malade est capable de digérer et d'absorber du beefsteak et du fer, plus rapide est son rétablissement.

Dans les épanchements pelviens, la douche vaginale chaude, les bains chauds, l'application de flanelles imbibées d'eau, sur l'abdomen, contribueront à diminuer la douleur locale et, peut-être, à amener la disparition de la tumeur. L'action des mercuriaux ou de l'iodure de potassium, en fondant les matériaux plastiques inflammatoires, est quelquefois très frappante, mais, plus souvent, ils ne font de bien ni l'un ni l'autre, ou ils font mal, en troublant la digestion.

Si la fièvre, les frissons et les sueurs annoncent la présence du pus, on devra procéder à l'exploration la plus attentive pour déterminer, s'il est possible, le siège de la suppuration. Il y a grand avantage à traiter les abcès du bassin comme on traite les abcès des autres parties du corps. Si la rougeur de la peau, au-dessus du ligament de Poupart, indique une tendance du pus à pointer dans cette direction, on introduira une aiguille aspiratrice pour s'assurer du diagnostic. Si la collection est près de la surface, une large incision doit être faite, pour permettre au pus de s'échapper librement. Dans bien des cas, je donne à ces incisions trois ou quatre pouces d'étendue. La rougeur extérieure de la peau donne la certitude que l'abcès est devenu adhérent à la paroi abdominale et que, par conséquent, l'incision ne communiquera pas avec le péritoine. Après que l'abcès a été ouvert, il doit être lavé deux fois par jour et sa cavité remplie avec de l'étoupe. Si, après quelque temps, les granulations deviennent mollasses, on devra verser du baume du Pérou, dans la poche, à chaque changement d'appareil. Je puis recommander cette méthode comme un procédé essentiellement doux. Avec une large ouverture pour l'écoulement du pus, la fièvre et les sueurs disparaissent, l'appétit revient et l'abcès se ferme rapidement par granulation. Avec une petite incision, la fièvre hectique est capable de persister et l'abcès d'aboutir à des fistules interminables.

Si le ramollissement et la tuméfaction, ou une fluctuation nette, indiquent que l'on peut atteindre le pus par le cul-de-sac vaginal, on devra introduire profondément, sur le point suspecté, une aiguille aspiratrice et, si on découvre une grande quantité de pus, on fera une incision avec un bistouri à long manche, en se servant de l'aiguille comme directrice et en faisant l'ouverture assez large pour permettre l'introduction de la sonde de Nélaton. On passe facilement celle-ci à l'aide d'un cathéter utérin que l'on a fixé à l'extrémité de la sonde. A travers ce tube, sans déranger la malade, on peut faire des lavages, dans la cavité purulente, aussi fréquemment qu'il est nécessaire; avec le drainage et la propreté, on peut espérer le rétablissement, même dans des cas de longue durée.

Le Dr P. F. Mundé (1) a relaté un certain nombre de cas d'un caractère chronique où l'aspiration du pus a été suivie d'une résorption rapide de l'épanchement intra-pelvien. La presence du pus avait été soupçonnée à cause de la fluctuation et de l'empâtement, au niveau de la tumeur exsudative.

(1) Mundé. *Diagnosis and Treatment of Obscure Pelvic Abcess*, etc., « Arch. of Med. », December, 1880.

CHAPITRE XXXVII

FOLIE PUERPÉRALE. — PHLEGMASIA ALBA DOLENS. — MALADIES DE LA MAMELLE.

Folie de la grossesse, des suites de couche, des nourrices. — Phlegmasia alba dolens. — Galactorrhée. — Crevasses du mamelon. — Phlegmon sous-cutané de la mamelle. — Abcès sous-mammaires. — Mammite parenchymateuse. — Galactocèle.

FOLIE DE LA GROSSESSE, DES SUITES DE COUCHES, DES NOURRICES

Si l'on se souvient de la forte perturbation du système nerveux que déterminent même les grossesses normales, par suite de phénomènes réflexes, de troubles digestifs et de l'altération du sang, il ne semble pas étonnant que ces mêmes conditions, qui s'accompagnent de véritable aberration mentale, de perte de la mémoire, d'hystérie, d'hypochondrie, soient également propres à favoriser l'apparition des formes les plus graves de l'aliénation mentale. Au fond, ces troubles psychiques des femmes enceintes ne diffèrent pas de ceux qui surviennent dans les circonstances ordinaires. Mais les causes qui agissent durant la gravidité sont, en réalité, si actives que, suivant Tuke, chez le huitième des femmes folles qui peuplent les asiles, la maladie est d'origine puerpérale. Chez beaucoup d'entre elles il existe, par avance, une *prédisposition héréditaire* à la folie, et la grossesse ou les suites de couches qui, habituellement, coïncident avec l'accès décisif, n'interviennent alors que comme l'étincelle qui met le feu à la mine.

Durant la grossesse, le caractère prédominant de l'aliénation mentale est la mélancolie, qui s'accompagne d'une tendance au suicide.

Le pronostic est favorable quand la maladie se développe dans les premiers mois et quand elle succède à la dépression physiologique et à l'hypochondrie ; il est fâcheux, lorsque des crises sérieuses se produisent pour la première fois dans la seconde moitié de la grossesse, ou que la grossesse survient alors que l'état maniaque existait déjà. Il y a généralement tout avantage à ce que ces malades soient placées dans des établissements privés, bien organisés, où elles échappent du moins aux obsessions quoique bien intentionnées des amis intimes.

On dit que les douleurs du travail peuvent déterminer, chez les personnes excitables, un délire transitoire, mais assurément le fait est rare de nos jours, où l'usage des anesthésiques est si répandu. Les indications du traitement sont, assurément, de diminuer les douleurs et de hâter la naissance de l'enfant.

La manie peut compliquer toute affection puerpérale sérieuse. On l'a observée non seulement dans les diverses variétés de la métrite, mais même comme conséquence de lésions du mamelon et d'inflammations très douloureuses des mamelles. Le délire, en pareil cas, s'exagère ou s'atténue, suivant les oscillations de la maladie actuelle, et on suppose qu'il est connexe d'une hypérémie cérébrale concomitante. Les manifestations de la manie peuvent, lorsqu'il n'existe pas de douleur, être d'un caractère gai. Souvent la malade chante ou porte sur son visage une expression de contentement; au contraire, si la souffrance est grande, la femme peut apercevoir des fantômes qui la menacent, de sorte que, prise de terreur, elle appelle au secours, s'élance de son lit et se débarrasse de ses vêtements pour fuir le danger. La gravité du pronostic dépend, évidemment, de celle de la maladie, dont la manie n'est, en réalité, qu'un symptôme. Le traitement, à l'exception de l'application du froid sur la tête, est celui de l'affection principale.

En outre, la manie puerpérale peut être la conséquence d'une prédisposition héréditaire, ou de maladies antérieures à la grossesse, l'état puerpéral agissant, dans les deux cas, comme cause prochaine, mais non primitive de l'accès. Les attaques peuvent se compliquer d'érotomanie, de nymphomanie, d'extase religieuse ou de délire de persécution.. Celui-ci peut être dû à des impressions psychiques. Il se manifeste à une période précoce des suites de couches, lorsque la force est épuisée par la douleur, l'excitation ou la fièvre.

Enfin, la manie puerpérale peut être causée par des pertes de sang excessives, des douleurs intenses, l'éclampsie et par n'importe quel phénomène susceptible d'amener une congestion cérébrale. Dans la variété qu'on désigne sous le nom de forme idiopathique de la manie puerpérale, l'attaque est généralement précédée par l'insomnie, une agitation continuelle, l'incohérence du langage et le refus de prendre des aliments. Au début de l'accès, le délire est bruyant, les malades poussent des cris aigus, prient ou prêchent d'une façon emphatique, ou bien elles essayent de sortir de leur lit et de s'échapper par les portes ou les fenêtres. L'excitation génésique est rare; la tendance qu'ont les malades à se dépouiller de leur linge de nuit et à découvrir leur corps, ne procédant pas d'une impulsion érotique, mais du désir qu'elles ont de fuir une contrainte imaginaire. Les tentatives qui auraient pour but de contenir ces malades par la force seraient propres à les porter à de nouvelles violences. — Ce stade aigu est suivi d'une période de mélancolie, caractérisée par des gémissements, des prières et des craintes touchant les conséquences d'une faute impardonnable. Comme complication dérivant de cette dépression mentale, des idées de suicide naissent dans un nombre considérable de cas.

La période pendant laquelle la manie apparaît ou attire l'attention, pour la première fois, correspond généralement aux deux premières semaines.

Les indications du traitement sont d'arrêter les pertes profuses débilitantes, de soutenir la force de la malade et d'assurer une tranquillité parfaite. Dès le premier signe de désordre psychique, il faut suspendre l'allaitement de l'enfant par la mère, donner à celle-ci, à de courts intervalles, une alimentation liquide, assurer soigneusement l'évacuation de la vessie et du rectum, tenir la chambre dans l'obscurité et régler la température. On doit également augmenter l'activité des fonctions de la peau par l'emploi d'ablutions, laver bien soigneusement la région sacrée et la protéger par l'application d'emplâtres adhésifs, s'il y avait à craindre la formation d'eschares. Les peintures, les objets, toutes les choses qui peuvent inquiéter l'esprit de la malade doivent être écartées de sa vue. Il n'est pas de situation dans laquelle une garde puisse avoir une influence aussi réelle sur la marche de la guérison. Ses devoirs sont de donner la nourriture, de veiller à ce que les mictions se fassent d'une façon régulière, de tenir la malade couverte et de l'empêcher de faire mal à elle-même et aux autres. Il est sage de défendre la porte de sa chambre aux personnes qui ne pourraient résister au désir de remontrer à la femme ses extravagances et sa folie. Rarement, les visites du prêtre sont utiles. Si la folle devient furieuse, il est d'ordinaire possible au médecin habituel d'obtenir l'obéissance, sans recourir à la contrainte ou à la force. La question de l'influence personnelle, dans le traitement de la folie puerpérale, est si importante, que le succès du traitement à domicile dépend, presque entièrement, du degré d'influence que le médecin aura su prendre sur le moral de sa cliente, avant l'apparition de la maladie. Les narcotiques ne guérissent pas, mais lorsqu'ils procurent à la malade quelques heures de sommeil, ils hâtent d'une façon certaine la guérison. Il n'en est, pour ainsi dire, pas un de toute la série qui, à un moment donné, ne m'ait rendu de bons services. Je donne la préférence au chloral et au bromure de potassium (ââ. 1 gr. 50), employés en solution et administrés par le rectum. Pour retirer un bon effet de l'emploi de doses modérées, il est nécessaire de donner les narcotiques, non pas au moment où la femme est loquace et agitée, mais lorsqu'on est parvenu à la calmer par des soins avisés, ou bien durant un intervalle de calme naturel. Souvent l'application du froid sur la tête est efficace, en diminuant la céphalalgie et l'hypérémie cérébrale. Si, à la période d'exaltation succède la période de mélancolie, la question de la continuation du traitement à domicile devient très sérieuse. Quelquefois la mère, loin de montrer de l'affection pour son enfant, témoigne alors de l'aversion pour lui ; il y a, en pareil cas, danger à les laisser l'un avec l'autre. En outre, en raison des idées de suicide qui naissent souvent, durant la période lypémaniaque, il n'est jamais prudent de laisser la malade en dehors de toute surveillance, ainsi que le démontre le fait suivant. Une jeune femme eut, après son premier accouchement, un accès de manie pour lequel on l'envoya dans un asile. Peu après, elle fut ramenée chez elle, par ses amis. Là, sa douceur et sa résignation passive firent cesser tout soupçon. Mais, un jour, elle abandonna sa couture, mit son chapeau, donna un *joyeux bonjour* à sa mère et alla tranquillement jusqu'à la rivière, — située à un demi-mille environ, — se coucha délibérément dans le courant, peu profond près de la rive, de façon que l'eau couvrît son visage. Elle fut tirée de là par quelques hommes qui travaillaient, dans un champ voisin, et qui la rapportèrent évanouie chez elle. Le jour suivant, on la ramena à l'asile, où elle fit promptement une parfaite convalescence.

La folie qui complique la *lactation* est, ou le résultat de l'anémie cérébrale ou une rechute d'une attaque antérieure. Elle apparaît, généralement, de six à dix semaines après l'accouchement. Dans la plupart des cas, elle revêt la forme mélancolique. Le pronostic est favorable, si la maladie est traitée à temps, par la suspension de l'allaitement et la disparition de la débilité dont elle est la conséquence.

En général, le pronostic de la manie puerpérale est bénin : plus de soixante femmes sur cent guérissent et, dans la clientèle privée, la proportion est, sans doute, encore plus favorable. Durant la convalescence, il faut mettre tous ses soins à assurer à la malade le repos, le sommeil, la nourriture et l'évacuation intestinale quotidienne. Puis, peu à peu, elle reviendra, ainsi, à ses anciennes habitudes et reprendra de nouveau les responsabilités de l'existence.

PHLEGMASIA ALBA DOLENS

On désigne sous le nom de *phlegmasia alba dolens*, le gonflement de l'une ou des deux extrémités inférieures, qui apparaît d'ordinaire entre le dixième et le douzième jour, après l'accouchement, et qui est caractérisé par la douleur, la tension de la peau et une coloration blanc laiteux de sa surface. En raison de sa coloration et de l'origine qu'on lui assigne, elle a reçu la dénomination vulgaire de *milk-leg* (jambe laiteuse.) La phlegmasia est une maladie du tissu connectif associée fréquemment, mais non toujours, à des thromboses veineuses.

Quelquefois, l'origine de la tuméfaction est obscure. L'affection, dans un certain nombre de cas, paraît être le résultat d'un processus inflammatoire qui, développé primitivement au niveau des organes génitaux, a ensuite gagné successivement le périnée, les fesses et la portion supérieure des cuisses. Quand elle se confine dans le tissu cellulaire sous-cutané, les vaisseaux peuvent ne pas être intéressés. Mais lorsque les altérations morbides affectent également les gaines vasculaires, les parois veineuses et lymphatiques s'épaississent et, dans la généralité des circonstances, il y a formation secondaire de thrombus.

Parfois l'organisation du thrombus paraît être la lésion primitive. Elle peut se faire, d'une manière spontanée, par le simple ralentissement du courant sanguin. L'existence de varices constitue une condition favorable à la thrombose. Les vaisseaux le plus fréquemment atteints sont les veines fémorales et leurs branches, les veines tibiales et péronières. En outre, les caillots peuvent commencer au niveau du siège de l'insertion placentaire et, s'étendant le long du plexus pampiniforme, oblitérer, à partir de ce point, la veine crurale, jusqu'au ligament de Poupart; ou, remontant par les veines spermatiques, ils peuvent obstruer la veine cave. Quelquefois l'occlusion d'une veine crurale se complique de celle de sa congénère, auquel cas la phlegmasia se développe des deux côtés.

La formation du thrombus peut commencer pendant la grossesse et elle s'accompagne habituellement alors de douleur, au niveau du siège de la lésion, et de raideur, de tension au niveau des orteils et du dos du pied. Mais, d'une manière générale, la maladie est rare, avant la seconde semaine qui suit le travail. Souvent, elle est précédée par des troubles digestifs, par la perte de l'appétit, un état saburral de la langue, de la constipation, des frissons et par une sensation de pesanteur dans le membre affecté. Quelquefois, un examen minutieux permet de reconnaître l'existence d'inflammations ou de thromboses dans les veines de la jambe, de l'espace poplité ou celles de la face interne de la portion supérieure de la cuisse. Si les veines malades touchées sont superficielles, la rougeur et la tuméfaction peuvent apparaître manifestement.

Le premier symptôme caractéristique est le développement, dans le membre affecté, d'une douleur sourde, gravative, qui s'exagère par les mouvements. La sensibilité à la pression n'existe qu'au niveau et le long des vaisseaux enflammés.

Dans les thromboses primitives, le gonflement débute généralement au niveau du cou-de-pied, puis remonte rapidement vers le genou, jusqu'à la région inguinale; dans les thromboses secondaires, partant, celles des sinus utérins, et dans les phlegmasies superficielles, la tuméfaction suit au contraire une direction inverse, c'est-à-dire du pli inguinal vers le cou-de-pied.

L'imminence de la crise peut être annoncée par un frisson. Souvent l'invasion est précédée ou accompagnée de fièvre. Toutefois, celle-ci, dans les cas simples, offre un caractère modéré, et la température retombe à son degré normal, avant la disparition du gonflement. Des frissons violents et une fièvre intense, accompagnés de rémissions accusées, sont des signes de pyémie généralisée avec phénomènes métastatiques. Des complications d'autre espèce peuvent, aussi, modifier profondément la marche de la maladie.

La douleur, la sensibilité, les accidents fébriles, sont plus marqués, dans la variété phlegmoneuse de l'œdème qui a son point de départ dans les organes génitaux. La terminaison la plus commune de la phlegmasia consiste dans la résorption du thrombus et le rétablissement de la circulation. La période de tension extrême dure, habituellement, de cinq à huit jours. La guérison ne s'établit que lentement, parce que la disparition de la tuméfaction réclame de trois à six semaines.

Une issue bien plus rare est l'oblitération permanente du vaisseau, par la transformation du thrombus en un cordon de tissu connectif très solide, et, dans ce cas, le membre peut longtemps rester lourd et, par suite, la marche s'accompagner de difficultés.

Dans quelques rares circonstances, le processus peut se terminer par suppuration et par la formation d'abcès. Le pronostic d'une collection purulente au voisinage d'un vaisseau, à la suite d'une périphlébite, est habituellement favorable, car les symptômes qui sont dus à l'abcès disparaissent dès qu'on ouvre celui-ci et qu'on donne issue au pus. Quand le travail de suppuration montre une tendance à s'étendre, à envahir les tissus au-dessous de la peau; lorsqu'il se propage au tissu adipeux inter-musculaire, les altérations nécrosiques peuvent prendre des proportions effrayantes. Ainsi il nous arrive quelquefois, dans la clientèle hospitalière, d'observer des cas, dans lesquels les muscles sont parfaitement disséqués, dissocies les uns des autres, baignent dans un liquide ichoreux, et présentent des parties adhérentes et verdâtres de tissu mortifié. Ces cas se terminent par la mort, laquelle est causée par une septicémie aiguë.

Quelquefois, le thrombus devient le siège de phénomènes infectieux et subit un ramollissement puriforme, qui peut s'accompagner du détachement de fines particules qui, pénétrant dans la circulation, donnent lieu à la production d'infarctus et d'abcès métastatiques. Ou bien il peut arriver qu'un fragment volumineux, détaché d'un caillot normal, pénètre dans la veine cave, arrive dans le cœur droit, et cause une mort subite, par obstruction de l'artère pulmonaire.

Il résulte de ce que nous venons de dire, que le pronostic dépend de l'origine de l'inflammation et de la nature des complications. Les principales indications du traitement sont les suivantes : donner de l'opium pour diminuer la douleur; des cathartiques, si besoin est, pour maintenir la liberté du ventre ; de la quinine, du fer et une nourriture tonique, pour soutenir les forces de la malade ; assurer enfin le repos des extrémités œdématiées. Il faut placer celles-ci dans une position plus élevée que celle du corps, et durant la première période de la tuméfaction les tenir enveloppées, suivant le conseil du Dr F. Barker. On diminue la sensibilité par l'application de liniments sédatifs. S'il se forme des phlyctènes superficielles, on les ponctionne et on évacue le liquide qu'elles renferment. Quand le tégument commence à se laisser déprimer par la pression, et la sensibilité à disparaître, il faut activer le mouvement de résorption en faisant des frictions délicates, et en comprimant d'une façon uniforme la totalité du membre par l'application d'une bande de flanelle. On ne permettra jamais, à la malade de quitter le lit, pour aucune raison, tant qu'il restera un certain degré de sensibilité et d'épaississement au niveau des veines atteintes. La possibilité de la mort subite, par obstruction soudaine de l'artère pulmonaire, existe toujours, jusqu'à ce que le thrombus ait complètement disparu ou qu'il se soit solidement organisé.

Un certain temps après son rétablissement, la femme verra son extrémité se tuméfier encore, sous l'influence de la station verticale ou d'un exercice quelconque ; mais, d'une façon générale, cet inconvénient est largement amélioré par l'usage d'un long bas élastique.

MALADIES DE LA MAMELLE

Insuffisance de la sécrétion lactée.

L'insuffisance de la lactation, dépendant d'un développement incomplet de l'organe mammaire, de la polysarcie, de l'extrême jeunesse ou de l'âge très avancé de la mère, n'est pas justiciable d'un traitement. Mais l'insuffisance momentanée, associée à une nutrition défectueuse, peut, dans quelques cas, être corrigée par un régime azoté régulier, par l'emploi de la teinture de fer, la vie au grand air, et l'absorption de grandes quantités d'aliments liquides. On doit recommander très vivement le régime lacté presque exclusif. Si l'enfant est faible, s'il crie ou s'endort lorsqu'on le met au sein, il sera peut-être sage pour la mère de se procurer un enfant fort, dont les succions énergiques pourront stimuler la glande et activer l'accomplissement de ses fonctions. Il ne faut accorder aucune confiance à la prétendue efficacité des cataplasmes d'huile de castor ou à la tisane de fenouil.

Galactorrhée.

L'abondance du lait n'est pas un fait pathologique ; d'ailleurs la sécrétion se règle très vite sur les besoins de l'enfant. L'écoulement continu du lait par le mamelon, c'est-à-dire la *galactorrhée*, affection qui peut persister encore longtemps après la suspension de l'allaitement, entraîne les mêmes conséquences que n'importe quelle autre sécrétion excessive. Elle épuise les forces de la malade et s'accompagne d'une usure exagérée des tissus. Le traitement consiste dans la suspension de l'allaitement, la compression des seins, l'emploi des moyens les plus propres à relever l'état général de l'organisme.

Entre autres agents spéciaux et comme étant les plus en vogue, nous citerons l'emploi des laxatifs et l'administration de l'iodure de potassium.

Maladies du mamelon.

Sous le nom de maladies du mamelon, on englobe toute une catégorie de lésions qui, en dépit de leur banalité apparente, offrent une grande importance, non pas seulement en raison des souffrances qu'elles occasionnent, mais parce que surtout elles sont presque toujours le point de départ des abcès mammaires.

Un érythème simple, s'accompagnant d'une sensibilité très vive, constitue un accident fort commun au début de la lactation, mais on l'observe plus fréquemment chez les primipares que chez les multipares. Il est sage, pour prévenir cette complication, de recommander aux femmes de laver les mamelons, durant les derniers jours de la grossesse, avec des solutions alcooliques ou astringentes. Durant les suites de couches, en outre d'une propreté parfaite, il y aura grand avantage à tenir autour du mamelon une fine compresse de lin, constamment humectée avec une solution de l'extrait de Goulard, (une cuillerée à café pour une tasse d'eau), jusqu'à ce que la sensibilité et la rougeur aient complètement disparu. Avant de mettre l'enfant au sein, on doit avoir soin d'enlever le dépôt de carbonate de plomb qui se fait d'ordinaire sur la peau.

Chez beaucoup de femmes, la macération véritable et le ramollissement de l'épithélium qui résultent de l'écoulement du colostrum, peuvent, grâce aux succions de l'enfant, favoriser la formation de vésicules qui, accidentellement, se rompent en laissant des érosions isolées, gerçures ou crevasses. Dans les cas heureux, ces érosions se recouvrent de croûtes, au-dessous desquelles se développe un travail de cicatrisation. Mais si, par l'effet des succions, ces croûtes se détachent, avant qu'un nouveau tissu ait eu le temps de se former, une simple excoriation peut se transformer en une ulcération qui s'accompagne de nécrose profonde des tissus. Si l'enfant est affecté de *muguet*, le transport de l'oïdium albicans peut donner aux écorchures du mamelon un caractère diphthéritique. — Si les vésicules primitives, au lieu de rester isolées, se réunissent, le mamelon peut être privé de son épithélium sur une grande étendue; et, dans ce cas, les papilles s'hypertrophient et la surface dénudée offre un aspect framboisé.

Les fissures du mamelon sont extrêmement douloureuses et peuvent même provoquer une réaction fébrile intense. Elles s'observent plus communément sur les mamelons aplatis et comprimés par les corsets, et sur ceux dans lesquels les sillons inter-papillaires normaux sont plus profonds que de coutume. Elles siègent, le plus souvent, à la base de l'organe. Elles peuvent, soit donner naissance aux ulcérations que nous venons de décrire, ou bien se recouvrir d'une matière sanieuse et de croûtes qui, détachées pendant les tétées, tombent en entraînant l'épithélium sous-jacent.

Pour ce qui concerne le *traitement*, il est bon d'avoir toujours présent à l'esprit, que par la seule propreté et l'enlèvement des principes irritants, les écorchures les plus sérieuses du mamelon guérissent dans l'espace de vingt-quatre à quarante-huit heures, à condition toutefois que l'allaitement soit suspendu. Aussi, le but du traitement est-il de guérir la lésion, en s'abstenant absolument de mettre l'enfant au sein malade. Cette condition est aisément réalisée quand un seul des mamelons est écorché, car l'enfant peut suffisamment s'allaiter avec le lait fourni par la mamelle non malade. Mais il faut, en pareil cas, diminuer la tension excessive qui résulte de la suspension de l'allaitement, en comprimant, avec les mains, la mamelle mise au repos, de la base vers le sommet, ou bien en chargeant la sage-femme de tirer le lait directement avec la bouche, *une pipe en terre ordinaire*, ou en se servant d'une pompe appropriée, munie d'une extrémité large et en forme de cône. On peut, en même temps, activer le travail de cicatrisation par des lotions avec des solutions à base de plomb, des solutions tanniques, et l'application de pommades astringentes. J'ai l'habitude, comme pour l'érythème simple, de maintenir, sur le mamelon, une compresse imprégnée de l'extrait de Goulard, pendant les heures de veille de la malade; mais, pendant les heures de sommeil, je substitue à ce pansement des applications d'onguent phéniqué; car, autrement, la dessiccation de la compresse pourrait la faire adhérer à la surface dénudée. Si l'enfant est atteint de muguet, il faut guérir l'affection buccale et mettre tous ses soins à prévenir le développement de l'oïdium albicans sur le mamelon écorché, par des lavages fréquents avec des solutions d'acide borique et de sulfate de soude.

On agira prudemment en suivant la méthode prophylactique qui consiste à maintenir sur le mamelon, dans l'intervalle des tétées, une fine compresse trempée dans une solution à 3 p. 100 d'acide borique et recouverte d'un carré de taffetas gommé qui la conserve longtemps humide et l'empêche d'adhérer aux surfaces dénudées. D.

Les crevasses sont plus rebelles au traitement que les excoriations simples. Lorsqu'elles sont d'une certaine étendue, on saisit le mamelon et on le relève d'un côté, de façon à mettre bien à découvert la crevasse que l'on touche ensuite avec la pointe du crayon mitigé de nitrate d'argent. Comme l'action de ce dernier doit être absolument locale, on l'applique à sec; la lymphe sécrétée par la surface à vif fournit le degré d'humidité nécessaire. Je fais cette remarque banale, parce que j'ai vu quelquefois, à l'hôpital, des mamelons entièrement privés de leur épithélium, en raison de ce que le médecin habituel avait d'abord plongé le crayon dans l'eau, et permis que la solution forte diffusât d'elle-même sur les surfaces voisines.

La teinture composée de benjoin, si vivement recommandée par le professeur Barker, est une excellente préparation stimulante pour les crevasses du mamelon. Bien qu'elle paraisse un peu douloureuse dès le commencement de son emploi, les femmes arrivent bientôt à la tolérer très aisément.

Si les deux mamelons sont atteints simultanément, on ne peut évidemment interrompre l'allaitement sans tarir la sécrétion lactée, mais on a soin d'espacer les tétées, autant que le permet le bien-être de la mère. Si le lait ne vient pas sans grands efforts de succion, on favorise l'écoulement, avant de mettre l'enfant au sein, par la compression des mamelles. Je suis très peu enthousiaste des bouts de sein. Beaucoup d'enfants, sinon la plupart, rejettent les bouts en caoutchouc ordinaire et refusent de teter avec leur aide. Un beaucoup plus commode, est pourvu d'un tube en caoutchouc terminé lui-même par une pièce buccale; il est en tout semblable à ceux qu'on adapte habituellement aux biberons. Legroux recommande de se servir de baudruche, qu'on maintient appliquée sur la mamelle, avec du collodion, et qu'on perce avec une aiguille dans la portion qui correspond aux orifices des canaux galactophores. Mais, sans recourir à ces divers expédients, on peut obtenir la guérison, en ayant recours, d'une façon persévérante, aux remèdes déjà mentionnés. Il est également nécessaire de suspendre l'allaitement lorsque les mamelons sont extrêmement aplatis ou difformes, ou bien lorsqu'il y a évidence d'une mammite.

On peut employer contre l'eczéma les pommades à base de plomb, de zinc ou au précipité blanc. Pour les cas rebelles, Hebra recommande l'usage d'une solution de sublimé à 1 gr. 50 pour 1 000.

Inflammation sous-cutanée de la mamelle.

L'inflammation sous-cutanée peut se localiser dans la région de l'aréole qui, alors, devient rouge, se tuméfie et acquiert une sensibilité extrême. Cette forme se termine généralement par suppuration et peut créer des trajets fistuleux communiquant avec les conduits galactophores. Parfois, la phlegmasie débute dans les follicules sébacés et aboutit à la formation de petits furoncles autour du mamelon.

En d'autres circonstances, l'inflammation dépasse la région aréolaire et devient le point de départ d'abcès qui restent localisés; ou bien, lorsqu'elle est elle-même due à une infection septique des mamelons excoriés, elle affecte un caractère érysipélateux.

Le traitement de ces deux variétés de phlegmasie consiste dans l'application de solutions saturnines et dans l'évacuation hâtive du pus. Pour éviter la section des conduits galactophores, l'incision sera faite en rayonnant à partir du mamelon.

Inflammation du tissu connectif sous-mammaire.

Cette forme de phlegmasie rare est due, d'après Billroth, dans la plupart des cas, sinon dans tous, à des abcès formés dans les lobules mammaires profonds. Le pus perfore le tissu connectif, semblable à un fascia, qui tapisse la base de la glande, et fait irruption dans la couche celluleuse lâche, située entre la glande et le muscle pectoral. Le sein se trouve, par suite, comme isolé du tronc et peut être déplacé dans tous les sens comme s'il reposait sur une couche d'eau. La peau n'est pas rouge, mais elle est quelquefois très fortement tuméfiée. La douleur est profonde et sourde, la fièvre élevée et continue, les ganglions axillaires engorgés et les mouvements des bras gênés par la douleur que ces mouvements déterminent. On dit que Stoltz a pu retirer 650 grammes environ de pus d'un abcès de ce genre. Mais, dès qu'on reconnaît la formation du pus, il faut pratiquer une large incision à la partie inférieure de la mamelle, puis traiter la plaie avec toutes les précautions antiseptiques, que nous allons exposer à propos de la mammite parenchymateuse.

Mammite parenchymateuse.

L'inflammation des éléments glandulaires de la mamelle apparaît généralement au cours des quatre premières semaines qui suivent l'accouchement. Elle se révèle par la douleur, l'intensité de la fièvre et l'hypertrophie nodulaire des lobules atteints. La maladie débute généralement par un frisson violent. On observe parfois ces symptômes trois ou quatre heures après la naissance de l'enfant, c'est-à-dire tout au début de la lactation. Mais, dans ces cas, l'inflammation n'est que temporaire et la mammite se termine d'ordinaire et spontanément par résolution. La mammite qui aboutit à la formation d'abcès appartient resque toujours à une période plus tardive. Elle apparaît le plus fréquemment durant la troisième ou la quatrième semaine, bien longemps après que les premiers symptômes inflammatoires se sont déclarés.

On pense très communément que la mammite puerpérale est due aux émotions morales, au froid, aux coups ou aux *coagula* consécutifs à la rétention du lait, hypothèses essentiellement propres à dégager le médecin de toute responsabilité, dans la pathogénie de la maladie. Toutefois ces conditions jouent un rôle secondaire dans l'étiologie de l'affection, car, en réalité, c'est des lésions du mamelon que, sauf de rares exceptions, part l'inflammation pour arriver jusqu'aux éléments glandulaires; soit qu'elle se propage aux tissus profonds, par les vaisseaux lymphatiques; soit qu'elle gagne les acini, à travers les canaux galactophores. La structure anatomique exacte des masses nodulaires consécutivement formées est encore, en grande partie, l'objet de pures hypothèses. On sait, tout au plus, d'une façon certaine : qu'elles sont formées en partie d'éléments glandulaires et en partie de tissu interstitiel tuméfié; que les conduits galactophores sont ou comprimés ou oblitérés; que la suppuration se fait à la fois dans le tissu connectif et dans les acini, et que les larges collections purulentes résultent de la fusion de plusieurs petits foyers. Aussi, les parois de ces abcès ne sont-elles pas unies mais, au contraire, irrégulières et présentent-elles des portions saillantes de tissu glandulaire qui n'a pas encore subi un processus de désintégration. La sécrétion lactée est suspendue dans les lobules atteints. Si, ainsi qu'il arrive quelquefois, un conduit volumineux est perforé, le pus peut s'écouler avec le lait ou bien, si l'abcès s'ouvre à l'extérieur, il en peut résulter une fistule laiteuse. Quand il existe plusieurs foyers, ils peuvent suppurer successivement, un abcès se développer après un autre, et la maladie se prolonger plusieurs semaines et même plusieurs mois. Si une collection purulente s'ouvre spontanément, en un point mal situé pour l'écoulement facile du pus, il peut se produire des trajets fistuleux. A l'hôpital, ces suppurations prolongées et les nécroses qui les accompagnent peuvent amener la destruction de lobules entiers et la formation consécutive de cicatrices se compliquant de déformations mammaires. Il peut encore se faire que, sous l'influence de la pénétration dans les collections purulentes d'un air contaminé, les parties sphacélées se putréfient et que la mort arrive par septicémie.

Le point capital, dans le traitement de la mammite parenchymateuse, est de retirer l'enfant du sein. Si l'on prend cette mesure de bonne heure, dans un très grand nombre de cas, l'inflammation disparaît sans passer par la suppuration. Mais, si la lactation est continuée, surtout lorsqu'il existe des lésions du mamelon (fissures, crevasses), on n'a que très peu de chance d'éviter la formation des abcès. Dans les cas où la douleur paraît due à la réplétion excessive des canaux galactophores, on peut la diminuer par l'expression de la glande mammaire. On combat la douleur par les préparations opiacées, et la fièvre par des doses massives de quinine. Les purgatifs cathartiques agissent comme dérivatifs et diminuent l'hypérémie des seins. Comme la douleur de l'inflammation est augmentée par le poids de l'organe, il faut relever le sein et le maintenir ainsi, par l'application d'un bandage approprié. On procure souvent un grand soulagement à la malade, par l'emploi de la belladone, sous forme de pommade ou de liniment, mélangée avec trois ou quatre parties de baume opodeldoch. On retire également un excellent résultat de l'application d'une compresse imbibée d'une solution saturnine et opiacée, dont on prévient la dessiccation rapide en la recouvrant d'un tissu imperméable (taffetas gommé). Les larges cataplasmes de farine de lin diminuent également la douleur par la chaleur qu'ils conservent à la région ; mais il ne faut pas les employer tant qu'on espère que la résorption est encore possible.

Dès qu'il y a des signes manifestes de l'existence du pus, tels que l'amincissement, l'œdème, la rougeur de la peau, il faut ouvrir l'abcès, en s'entourant de toutes les précautions antiseptiques. Si les acini enflammés sont situés près de la peau, la fluctuation apparaît de bonne heure. Mais, quand il s'agit d'abcès profonds, le siège précis de la collection purulente n'est pas facile à reconnaître. Si le résultat semble douteux, mieux vaut ponctionner d'abord la mamelle avec une aiguille aspiratrice que de faire subir à la patiente une opération douloureuse qui est mal dirigée et qui peut devoir être renouvelée.

Voici quelle est la méthode que l'on suit, à la clinique de Billroth, pour l'ouverture des abcès : on nettoie d'abord la surface à inciser avec du savon et on la lave avec une solution d'acide phénique ou de thymol. L'incision a un demi-pouce de long et s'éloigne du mamelon. On place, immédiatement après, un tube à drainage et l'on fait écouler le pus, par des pressions délicates ; puis, on lave encore la mamelle avec une solution antiseptique. Cela fait, on enveloppe complètement le sein avec de la gaze antiseptique, qu'on recouvre d'une toile imperméable. Enfin, après avoir garni la périphérie de ouate, surtout au-dessous de la glande et dans l'aisselle, on comprime et on maintient le pansement à l'aide d'un bandage qui prend le tronc depuis le cou jusqu'à l'ombilic. Ce faisant, on doit avoir bien soin de placer assez de ouate autour et au-dessous du sein malade, de façon à empêcher qu'il ne se trouve comprimé contre la surface thoracique. Si l'abcès est profond et sinueux, on change ce premier pansement au bout de vingt-quatre heures, mais le second reste en place de trois à cinq jours environ.

Par ces moyens, la glande est uniformément comprimée, le pus ne subit pas de décomposition et son écoulement est facilité, toutes conditions propres à diminuer la douleur et à hâter la guérison. Si pendant que le bandage est appliqué, la malade est de nouveau prise de douleur et de fièvre, on défait le pansement, et lorsqu'un nouvel abcès s'est formé, on l'ouvre et on le traite de la même façon.

Grâce à ce traitement, on évite les cicatrices vicieuses et les déformations mammaires qui accompagnaient quelquefois l'ancienne méthode par les cataplasmes.

Dans les cas récents, le pus n'est pas décomposé et l'irrigation de la plaie n'est pas nécessaire. Au contraire, dans les abcès anciens qui ont été traités par de petites incisions et sans précautions antiseptiques, le pus est souvent acide et possède des propriétés irritantes. Pour ces abcès négligés, Billroth conseille d'endormir les malades, d'agrandir ensuite les orifices, de façon à ce qu'ils permettent l'introduction des doigts, d'aller ensuite déchirer les minces cloisons qui existent entre les abcès, de façon à les transformer en de larges poches communiquant entre elles. Durant ces manœuvres, on passe, le long du doigt, le tube d'un irrigateur et on lave soigneusement la cavité, avec une solution à trois pour cent d'acide phénique, jusqu'à ce que le liquide injecté revienne absolument clair et inodore. On introduit ensuite un tube à drainage, et on fait le pansement antiseptique décrit plus haut.

Il est presque inutile d'ajouter que la guérison est toujours hâtée par une nourriture fortifiante et l'avantage d'un air pur et frais.

Galactocèle.

Dans quelques cas, par suite de l'oblitération ou de l'obstruction d'un conduit galactophore, le sinus, distendu par le lait, peut devenir l'origine d'un kyste désigné sous le nom de galactocèle. Habituellement ces tumeurs sont de petit volume; mais, dans le cas si souvent cité de Scarpa, la mamelle avait acquis des dimensions si extraordinaires qu'elle arrivait jusqu'à la cuisse. La ponction du kyste, avec le trocart, fournit dix litres de lait, qui, sous tous les rapports, ressemblait au lait humain de qualité normale.

TABLE DES MATIÈRES

ANATOMIE ET PHYSIOLOGIE

Chapitre I

ORGANES DE LA GÉNÉRATION CHEZ LA FEMME

PHYSIOLOGIE DE L'OEUF

Chapitre II

DÉVELOPPEMENT DE L'OVULE

Chapitre III

DÉVELOPPEMENT DU FŒTUS

PHYSIOLOGIE DE LA GROSSESSE

Chapitre IV

MODIFICATIONS PRODUITES PAR LA GROSSESSE DANS L'ORGANISME MATERNEL

Chapitre V

DIAGNOSTIC DE LA GROSSESSE

GROSSESSE

Chapitre VI

CONDUITE DU MÉDECIN PENDANT LA GROSSESSE

ACCOUCHEMENT

Chapitre VII

PHYSIOLOGIE ET PHÉNOMÈNES CLINIQUES DU TRAVAIL

Chapitre VIII

MÉCANISME DU TRAVAIL

Chapitre IX

MÉCANISME DU TRAVAIL (SUITE)

Chapitre X

MÉCANISME DU TRAVAIL (SUITE)

Chapitre XI

CONDUITE A TENIR DANS L'ACCOUCHEMENT NORMAL

Chapitre XII

DES GROSSESSES MULTIPLES

Chapitre XIII

PHYSIOLOGIE ET TRAITEMENT DES SUITES DE COUCHES

PATHOLOGIE DE LA GROSSESSE

Chapitre XIV

COMPLICATIONS ACCIDENTELLES. — ANOMALIES TENANT A L'UTÉRUS

Chapitre XV

MALADIES DE LA CADUQUE. — MALADIES DE L'OEUF

Chapitre XVI

EXPULSION PRÉMATURÉE DE L'OEUF

Chapitre XVII

GROSSESSE EXTRA-UTÉRINE

CHIRURGIE OBSTÉTRICALE

Chapitre XVIII

PROVOCATION DU TRAVAIL PRÉMATURÉ

Chapitre XIX

FORCEPS

Chapitre XX

Chapitre XXI

VERSION

Chapitre XXII

CRANIOTOMIE ET EMBRYOTOMIE

Chapitre XXIII

OPÉRATION CÉSARIENNE. — OPÉRATIONS DE THOMAS ET DE PORRO

PATHOLOGIE DU TRAVAIL

Chapitre XXIV

DYSTOCIE TENANT AUX ANOMALIES DES FORCES EXPULSIVES

Chapitre XXV

RÉTRÉCISSEMENTS DU BASSIN

Chapitre XXVI

TRAITEMENT DES RÉTRÉCISSEMENTS DU BASSIN

Chapitre XXVII

FORMES RARES DES VICES DE CONFORMATION DU BASSIN

Chapitre XXVIII

ANOMALIE DES ORGANES GÉNITAUX

Chapitre XXIX

ANOMALIES DU FOETUS QUI CRÉENT UN OBSTACLE A L'ACCOUCHEMENT

Chapitre XXX

ÉCLAMPSIE

Chapitre XXXI

HÉMORRHAGIE POST-PARTUM ET RÉTENTION DU PLACENTA

Chapitre XXXII

PLACENTA PROEVIA. — HÉMORRHAGIE ACCIDENTELLE.
INVERSION DE L'UTÉRUS

Chapitre XXXIII

RUPTURES DU CONDUIT GÉNITAL

Chapitre XXXIV

PROLAPSUS DU CORDON, ETC.

MALADIE DES FEMMES EN COUCHES

Chapitre XXXV

FIÈVRE PUERPÉRALE

Chapitre XXXVI

FIÈVRE PUERPÉRALE

Chapitre XXXVII

4816. — Paris. Imprimerie A. L. Guillot, 7, rue des Canettes.

A LA MÊME LIBRAIRIE

Annales de gynécologie, publiées sous la direction de MM. PAJOT, COURTY, T. GALLARD; rédacteurs en chef, MM. A. PINARD et LEBLOND.

Prix de l'abonnement:

Pour Paris . . . . 18 fr.
Pour les départements. . . . . 20 fr.
Pour l'étranger, suivant les conventions postales.

Revue mensuelle des maladies de l'Enfance, publiée sous la direction de MM. les Docteurs CADET DE GASSICOURT, médecin de l'hôpital Trousseau et DE SAINT-GERMAIN, chirurgien de l'hôpital des Enfants malades.

Prix de l'abonnement:

Pour Paris. . . . . 12 fr.
Pour les pays faisant partie de l'Union postale. . . . . 14 fr.

BYROM-BRAMWELL. — *Maladies de la moelle épinière*; ouvrage traduit de l'anglais sur la dernière édition, par MM. G. POUPINEL et L.-H. THOINOT, anciens internes des hôpitaux. 1 vol. in-8, avec 151 gravures sur bois ou chromolithographies intercalées dans le texte. Prix. . . . . 14 fr.

GAILLARD-THOMAS. — *Traité des maladies des femmes.* 1 vol in-8, avec 301 gravures sur bois intercalées dans le texte. Ouvrage traduit de l'anglais, sur la 5e édition, par le Dr LUTAUD. Prix. 16 fr.

HARDY (A.), professeur à la Faculté de médecine, et **MONTMÉJA** (le Dr A. DE). — *Atlas des maladies de la peau.* (Clinique photographique de l'hôpital Saint-Louis), 3e édition. 1 vol. petit in-4, avec 60 planches photographiées et coloriées, relié en demi-chagrin, doré en tête. . . . . 78 fr.

LOMBE-ATTHIL, médecin de l'hôpital de la Rotonde, à Dublin. — *Leçons cliniques sur les maladies des femmes.* Ouvrage traduit sur la 6e édition anglaise par le Dr LAVOYE. 1 vol. in-18. Prix. . . . . 5 fr.

PAJOT, professeur de clinique d'accouchements à la Faculté de médecine de Paris. — *Travaux d'obstétrique et de gynécologie,* précédés d'éléments de pratique obstétricale. 1 vol. in-8. Prix. . . . . 12 fr.

PINARD, professeur agrégé à la Faculté de médecine de Paris. — *Traité du palper abdominal au point de vue obstétrical et de la version par manœuvres externes.* 1 vol. in-8, avec 29 gravures, et précédé d'une préface de M. le professeur PAJOT. Prix. . . . . 6 fr.

RABUTEAU. — *Eléments de toxicologie et de médecine légale appliquée à l'empoisonnement.* 1 vol. in-18, avec 2 planches lithographiées et des gravures sur bois intercalées dans le texte. Prix. . . . . 10 fr.

SAINT-GERMAIN (DE), chirurgien en chef de l'hôpital des Enfants malades. — *Traité de chirurgie infantile.* 1 fort vol. in-8, avec gravures sur bois intercalées dans le texte. Prix. . . . . 15 fr.

TARNIER, professeur agrégé de la Faculté de médecine de Paris, chirurgien en chef de la Maternité, et **CHANTREUIL,** professeur agrégé à la Faculté de médecine de Paris. — *Traité de l'art des accouchements.* 2 vol. in-8, de 1,000 pages environ, avec nombreuses gravures dans le texte.

Le premier volume comprenant l'anatomie, la physiologie, la grossesse, l'accouchement, la délivrance, l'état puerpéral physiologique et l'hygiène de la première enfance, est paru. Il contient 270 gravures sur bois intercalées dans le texte.

Le second volume est sous presse. Par suite du décès de M. Chantreuil, M. Tarnier s'est adjoint comme collaborateur M. le Dr Budin, professeur agrégé d'accouchements à la Faculté de médecine de Paris.

Prix de l'ouvrage complet, le 2e volume payé d'avance. . . . . 30 fr.

4816. — Paris. Imprimerie A. L. GUILLOT, 7, rue des Canettes.

www.ingramcontent.com/pod-product-compliance
Ingram Content Group UK Ltd.
Pitfield, Milton Keynes, MK11 3LW, UK
UKHW012137240726
13966UKWH00001B/31